U0661710

读客科普文库

熊猫君激发个人成长

人体简史

全彩插图版

[英] 比尔·布莱森　著
阎佳　译

THE BODY

(ILLUSTRATED EDITION)

BILL BRYSON

浙江科学技术出版社·杭州

著作合同登记号图字：11-2023-173号

图书在版编目（CIP）数据

人体简史 : 全彩插图版 / (英) 比尔 · 布莱森著 ; 闫佳译. -- 杭州 : 浙江科学技术出版社, 2024.4（2025.10重印）
ISBN 978-7-5739-0625-0

Ⅰ. ①人… Ⅱ. ①比… ②闫… Ⅲ. ①人体－普及读物 Ⅳ. ①R32-49

中国国家版本馆CIP数据核字(2023)第075690号

书　名	**人体简史 : 全彩插图版**
著　者	［英］比尔 · 布莱森
译　者	闫　佳

出　版	浙江科学技术出版社	**地　址**	杭州市拱墅区环城北路177号
邮政编码	310006	**联系电话**	0571-85176593
发　行	读客文化股份有限公司	**印　刷**	天津联城印刷有限公司

开　本	787mm × 1040mm 1/16	**印　张**	35
字　数	410千字	**审图号**	GS浙（2023）104号
版　次	2024年4月第1版	**印　次**	2025年10月第6次印刷
书　号	ISBN 978-7-5739-0625-0	**定　价**	199.90元

特约编辑 黄麒通　刘鉴宜　冯文姝　**封面装帧** 陈艳丽　于　欣　江冉滢　**封面插画** Zygmunt Laskowski
责任编辑 卢晓梅　胡　水　**责任校对** 李亚学　**责任美编** 金　晖　**责任印务** 叶文炀

To Lottie. Welcome to you, too.

献给洛蒂，也欢迎你降临人间。

鸣　谢

我相信我在写这本书的时候，得到过的专业帮助与指导最多，无私的给予也最多。我要特别感谢两个人，感谢他们给予我密切的协助：我的儿子，利物浦桤木海伊儿童医院儿童骨科助理医师戴维·布莱森博士，以及我的好朋友，诺丁汉大学创伤外科临床副教授、诺丁汉女王医疗中心创伤外科医生顾问本·奥利维尔先生。

我也十分感谢如下这些人：

英国：诺丁汉大学和诺丁汉女王医疗中心的凯蒂·罗林斯博士、“玛吉”·普拉腾博士以及西沃恩·劳纳博士；牛津大学的约翰·瓦斯教授、艾琳·特蕾西教授以及罗素·福斯特教授；伦敦卫生和热带医学院的尼尔·皮尔斯教授；杜伦大学计算机系的马格努斯·博德维奇博士；英国皇家化学学会的卡伦·奥格尔维和埃德温·西尔维斯特；曼彻斯特大学免疫学教授、兼曼彻斯特炎症研究协作中心主任丹尼尔·戴维斯，以及他的同事乔纳森·沃博伊斯博士、波比·西蒙兹、皮帕·肯尼迪博士和卡罗琳娜·托梅拉；纽卡斯尔大学的罗德·斯金纳教授；纽卡斯尔泰恩医院NHS基金会信托肾病顾问医生查尔斯·汤姆森博士；还有北布里斯托尔NHS信托的马克·冈佩尔斯博士。我还要特别感谢我的好朋友约书亚·奥利维尔。

美国：哈佛大学的丹尼尔·利伯曼教授；宾夕法尼亚州立大学的尼娜·贾布隆斯基教授；费城莫奈尔化学感官中心的莱斯利·J. 施泰因博士和嘉利·博尚博士；圣路易斯华盛顿大学的艾伦·道格特博士和迈克尔·金奇教授；斯坦福大学的马修·波特乌斯博士和克里斯托弗·加德纳教授；还有俄亥俄州哥伦布市哥伦布大都会图书馆的帕特里克·洛辛斯基和他乐于助人的同事们。

荷兰：乌得勒支马克西玛公主儿童癌症中心的约瑟夫和布丽塔·沃姆尔博士，汉斯·克莱夫斯教授，奥拉夫·海登莱希博士，和安妮·利奥斯博士。我还要特别感谢约翰娜和本尼迪克特·沃姆尔。

对于这本全彩插图版图书的出版，我相当感谢卡洛琳·霍特布莱克、史密斯和吉尔莫公司、斯蒂芬妮·邓肯、卡特莉娜·沃恩、吉利安·萨默斯卡尔斯、玛丽·罗伯茨、卡特里奥纳·希尔顿和朱丽叶·巴特勒。

我也十分感谢企鹅兰登书屋的格里·霍华德、盖尔·巴克雷女爵、苏珊娜·韦德森、拉里·芬利、艾米·布莱克以及克里斯汀·科克伦。我要感谢杰出的艺术家欧文·根特和姬伯·威廉姆斯，感谢卡米拉·菲利尔和她在伦敦的马什代理公司。还要感谢我的孩子费莉希蒂、凯瑟琳和山姆的慷慨帮助。最后，我尤其要把我最诚挚的谢意送给我亲爱而善良的妻子辛西娅。

目　录

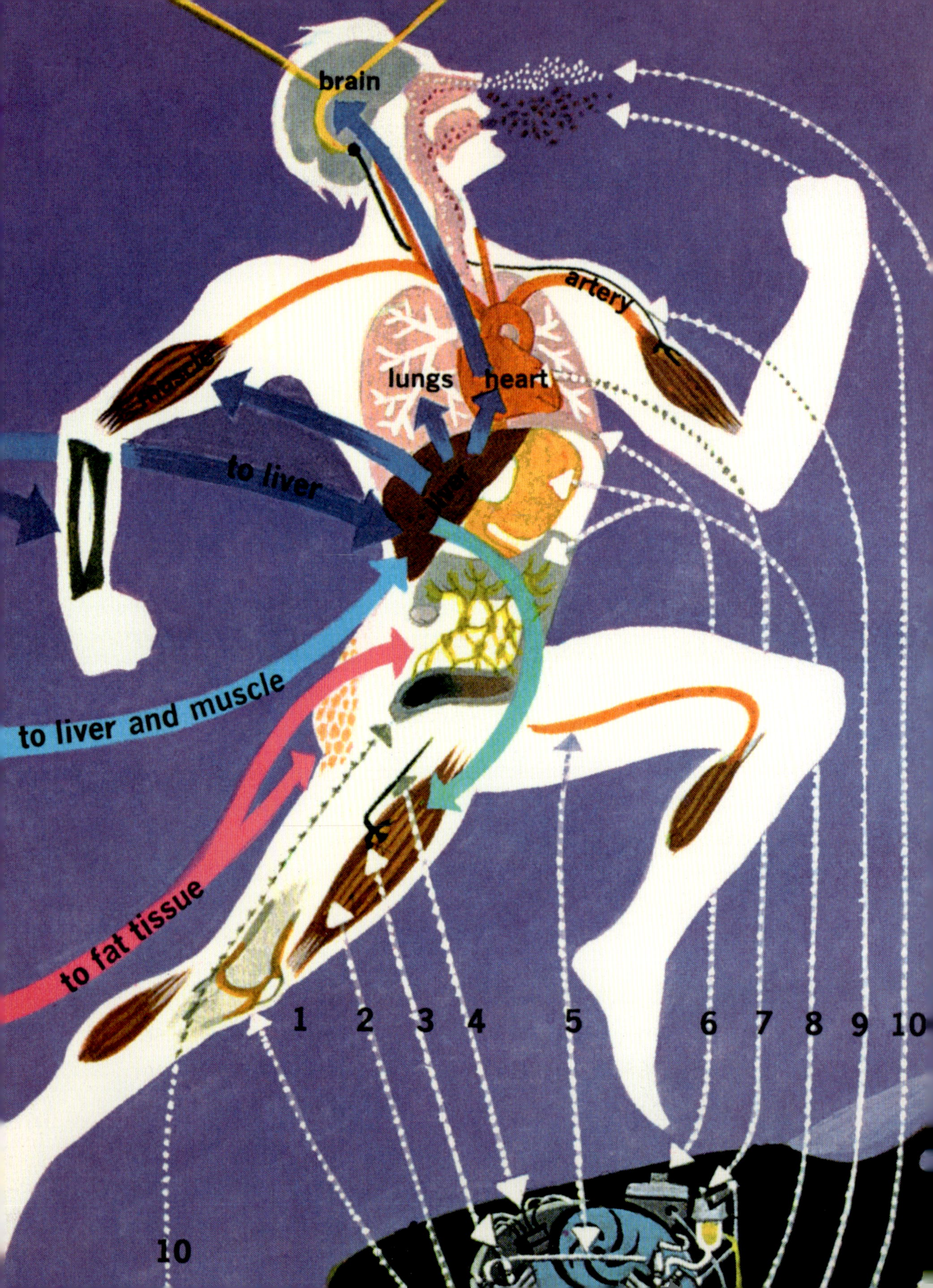
brain
artery
lungs
heart
to liver
to liver and muscle
to fat tissue
1
2
3
4
5
6
7
8
9
10
10

第一章

制造一个人要花多少钱

“多像个天神！”

——威廉·莎士比亚（William Shakespeare），《哈姆雷特》

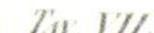
Tav. VII.a

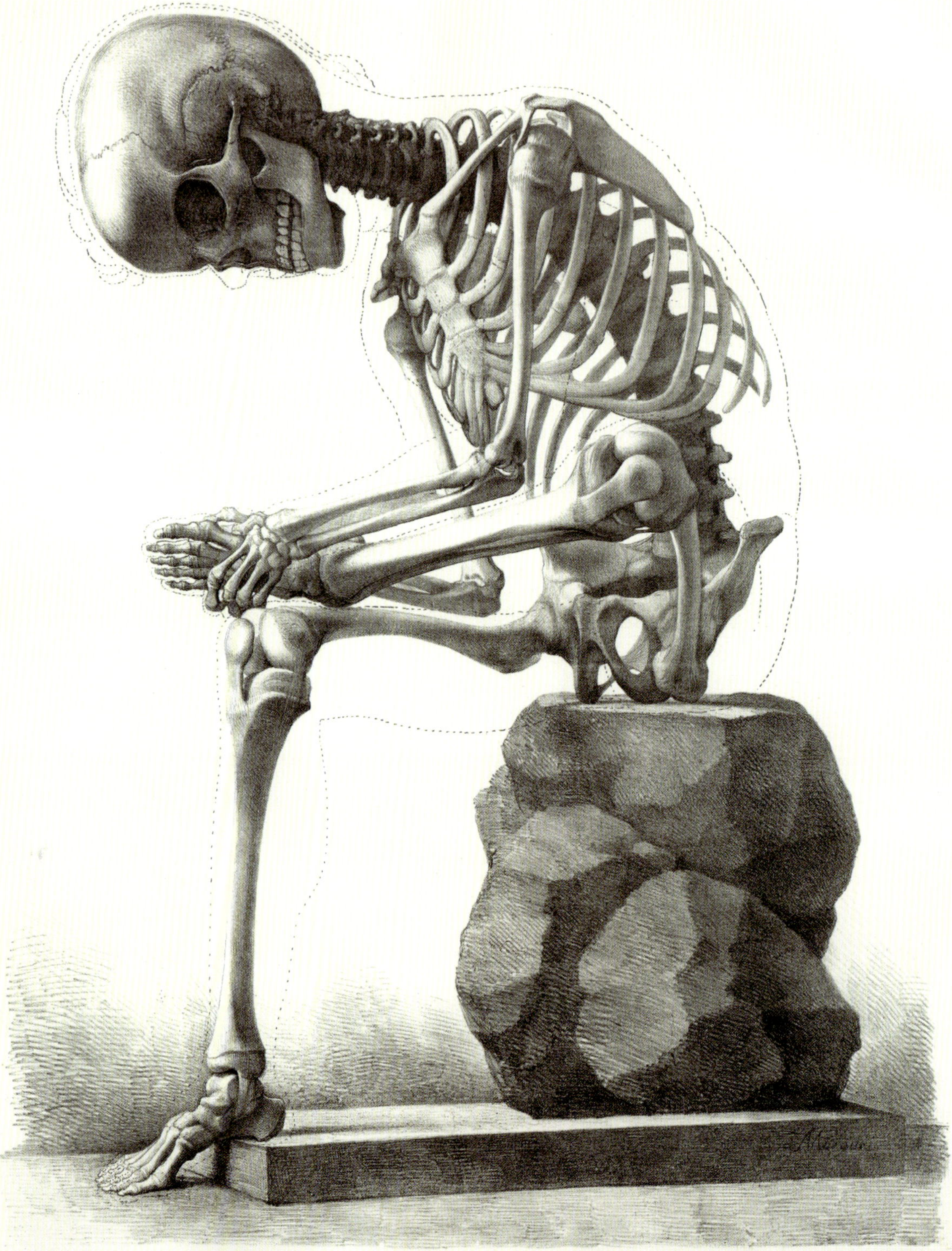

Morgari litografò   Con permissione 1838   Torino, Lit. Doyen e C.ie

很久以前，还在美国念初中的时候，我记得生物老师教过，构成人体的所有化学物质，花上差不多5美元，就可以在五金店买到。我不记得实际的数目了，可能是2.97美元，也可能是13.5美元，反正即使是放在20世纪60年代，那也是笔小钱。我还记得当时自己大吃一惊：居然只要花这几个钱，就能造出一个像我这样满脸疙瘩的懒家伙？

这件事让人深感丢脸，以至于这么多年我一直难以忘怀。问题是：这是真的吗？我们真的只值这么点钱吗？

许多权威人士（你或许可以把这里的“权威人士”解读为“星期五都没人可约会的科学系本科生”）尝试过许多次（主要是为了好玩），计算构建一个人要花多少材料费。近年来最值得尊敬、最全面的一个尝试，或许来自英国皇家化学学会。它在2013年的剑桥科学节上，计算了构建演员本尼迪克特·康伯巴奇（Benedict Cumberbatch）必需的所有元素要花多少钱。（那一年，康伯巴奇是科学节的客座导演，用起来正趁手，而且他也算是个有着典型体格的人类。）

总的来说，根据英国皇家化学学会的计算，构建一个人需要59种元素。其中6种——碳、氧、氢、氮、钙和磷——占了我们身体的99.1%，其余的大部分元素都有点出人意料。没有体内的钼，或者钒、锰、锡和铜，谁会想到我们不完整呢？必须说的是，我们人类对部分元素的需求量其实非常少，只能以百万分之几，甚至十亿分之几来度量。例如，身体中每出现999,999,999又1/2个其他所有原子，其中就只有20个钴原子和30个铬原子。

人体里最多的成分是氧，占可用空间的61%。所以说，几乎2/3的我们是由这种无味气体组成的，这似乎有点违反我们的常识。我们之所以不像气球那么轻盈有弹性，原因是氧大多跟氢相结合（氢占了人体的另外10%），构成了水——而水，重得吓人，如果你曾试过搬动一个儿童戏水盆，或是穿着完全湿透的衣服走过

对页：行动的复杂性：这幅插画取自19世纪的一本艺术解剖书，显示的是一个年轻女性的骨架。这副骨架展示出来的是她要拔出脚上刺时的动作。骨架周围的虚线表明身体的轮廓，来自一位与她年龄、身材都一样的模特。正如赞美诗中说的那样：我们是“可怕而美妙的存在”。

本章章节页图片：人体就像一辆汽车，每个对应部件都发挥着相似的功能。这幅由科尼利厄斯·德维特（Cornelius de Witt）创作的插图，来自米切尔·威尔逊（Mitchell Wilson）1959年出版的《人体：它是什么，它是怎么工作的》（*The Human Body: What It Is and How It Works*）一书。

自然界中最轻的两种东西——氧和氢——组合成了一种很重的东西，这个事实不免让人觉得有些讽刺，但这就是你作为人的本质。

路，你就一定会知道水有多沉。自然界中最轻的两种东西——氧和氢——组合成了一种很重的东西，这个事实不免让人觉得有些讽刺，但这就是你作为人的本质。氧和氢也是你体内较为廉价的两种元素。假设你的体形跟本尼迪克特·康伯巴奇相当，你体内的氧价值8.90英镑，氢价值16英镑多一点。你体内的氮（占2.6%）虽然单价更高，但按体内的含量计算，仅值27便士。但之外的一切就相当昂贵了。

根据英国皇家化学学会的数据，你需要大约30磅[1]的碳，这将花费44,300英镑（对各种元素，他们只用纯度最高的那种。英国皇家化学学会可是不会用便宜货来造人的）。钙、磷和钾，虽然需要的量极少，但它们会让你的价值再增加47,000英镑。其余的大多数元素，每单位体积的价值更加昂贵，好在你只需要很微小的分量。钍的价格差不多是每克2000英镑，但因为它只构成了你的0.000,000,1%，所以，按你的身体所需，你用21便士就能买到。你需要的所有锡，价值4便士，而锆和铌只花你2便士。0.000,000,007%的你是钐，但它显然都不值得你花钱，在皇家化学学会的账本上，它的登记费用是0.00英镑！

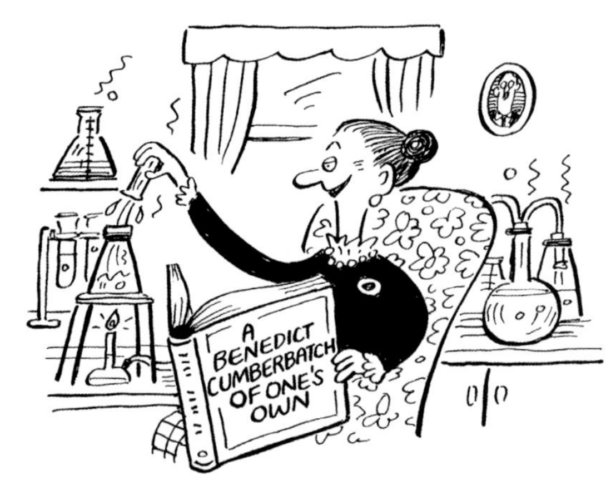

在我们体内发现的59种元素里，有24种传统上被称为“基本元素”，因为我们没了它们真的

1　1磅约等于0.45千克。——编者注

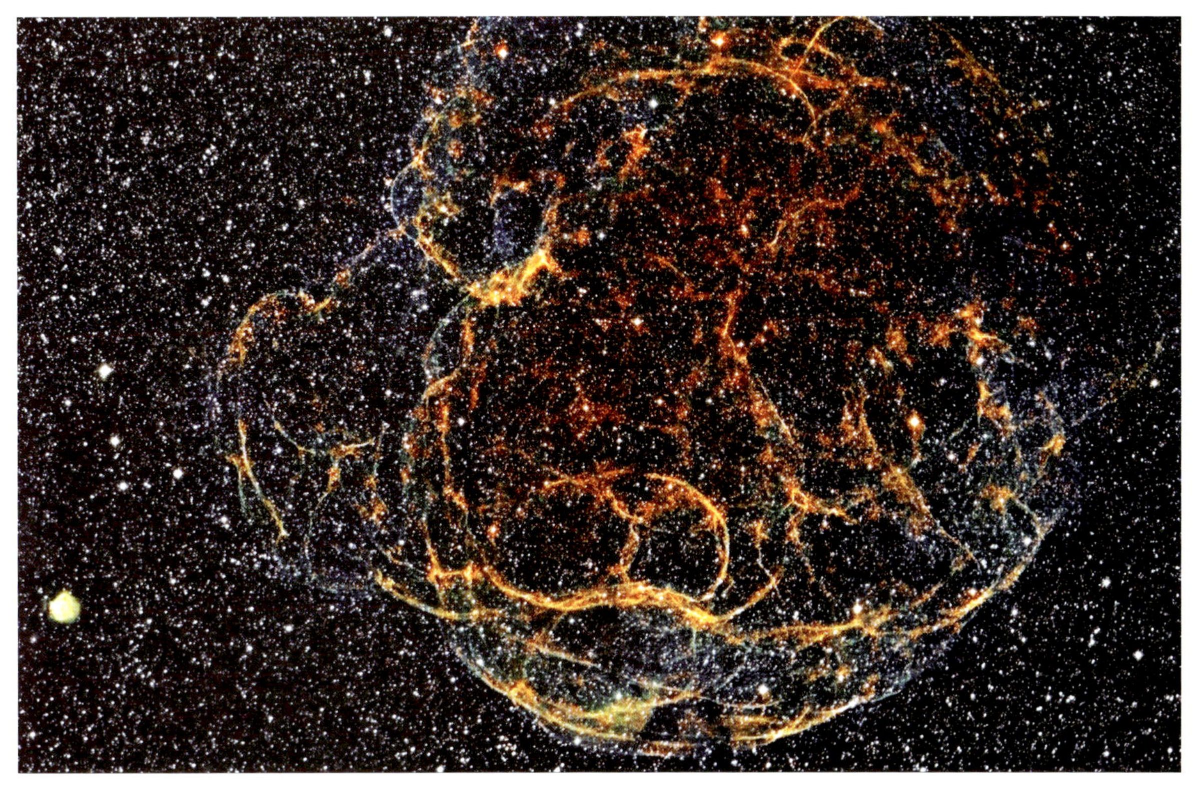

不行。其余的则好坏参半：有些显然是有益的；有些兴许有益，但我们说不准是哪些方面有益；其他的既不有害也不有益，只是搭了个便车；只有极少的几种是彻底的坏家伙。例如，镉是体内最常见的第23种元素，占你体重的0.1%，但毒性极大。我们拥有它不是因为身体需要它，而是因为它通过土壤进入了植物，而我们吃植物时也顺便摄入了它。如果你住在北美，你可能每天会摄入大约80微克的镉，它对你可没有半点好处。

那些构建了人类身体的元素来自爆炸的恒星。那些构建了你的元素的特殊之处，就在于它们构建了你。这，就是生命的奇迹。

人体在元素水平上的绝大部分运作方式，是我们至今仍在研究的课题。把你体内几乎所有的细胞抽出来，它们还包含100多万个硒原子，但不久之前，还没有人知道硒原子的用途。我们现在知道，硒是两种重要的酶的构成成分，高血压、关节炎、贫血、某些癌症都与缺少硒有关，甚至还可能使精子数量减少。因此，为人体加入一些硒（坚果、全麦面包和鱼类中的硒很丰富）是个好主

毫无疑问，最叫我们震惊的事情是：我们只是一堆惰性化学成分，就跟你在一堆泥土里找到的东西一样。

意，但要是摄入过多，你的肝脏会受到无可挽回的损伤。跟生活中的大部分事情一样，找平衡是一桩微妙的活计。

总的来说，按英国皇家化学学会的说法，构建一个全新人类的全部成本（以亲切的本尼迪克特·康伯巴奇为样板）是个非常精确的数字：96,546.79英镑。当然，劳动力和增值税会进一步提高成本。用不到20万英镑换一个能带回家的本尼迪克特·康伯巴奇，应该是个很合理的价格——考虑到方方面面的情况，这不能算一笔大钱，但显然比我初中老师说的区区几美元要贵多了。据说，2012年，美国公共电视网（PBS）的老牌科学节目《新星》（*Nova*）做了一期名为《寻找元素》（*Hunting the Elements*）的专题，做了一项和英国皇家化学学会完全相同的研究，计算出人身体内基本组成要素的总价值是168美元。这说明了一个随着本书的推进会变得越发明显的观点：有关人类身体的各种细节，往往都十分不确定。

当然，这其实并不重要。无论你花多少钱，也不管你怎么精心地装配材料，你都没法用这些材料造出一个人来。你可以把现在在世的和已经去世的所有最聪明的人都召集在一起，赋予他们人类知识的总和，他们也没法制造出哪怕一个活细胞，更别说复制出本尼迪克特·康伯巴奇了。

毫无疑问，最叫我们震惊的事情是：我们只是一堆惰性化学成分，就跟你在一堆泥土里找到的东西一样。我之前在另一本书中说过，这里不妨再说一遍：构成你的元素唯一特殊的地方，就在于它们构成了你。这是生命的奇迹。

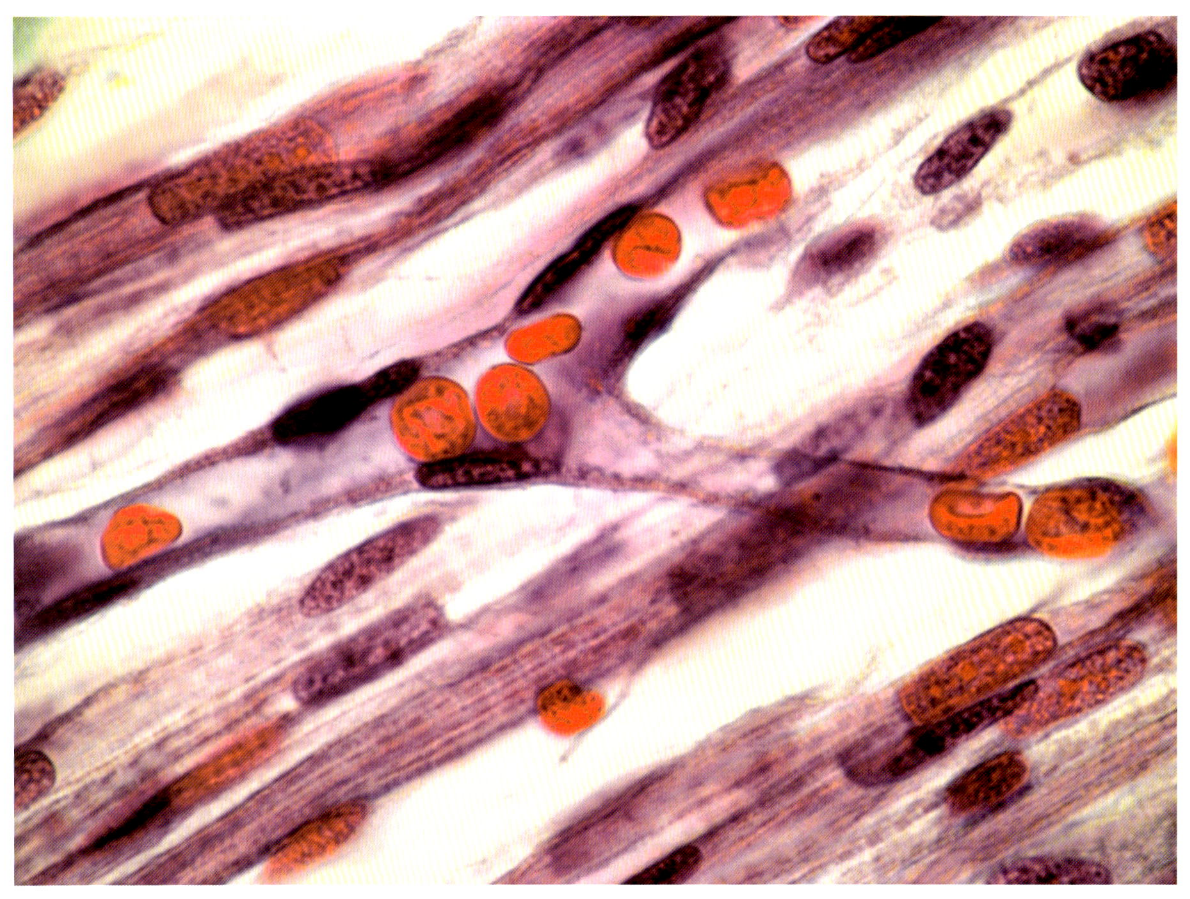

这些仅仅是我们的身体日常每分钟制造的数百万个红细胞中的一小部分，一架光学显微镜捕捉到了它们在血管中穿梭和输送氧气。

在这柔软而温暖的肉体里，我们延续着自己的存在，而且将之视为理所当然。我们中有多少人知道脾脏在哪儿，它是干什么的？哪怕只知道个大概也行。肌腱和韧带之间的区别是什么？我们的淋巴结是做什么的？你认为自己一天里会眨多少次眼睛？500次？1000次？显然，你一点概念也没有。听好了，你每天眨眼14,000次——相当于你在清醒的一天里闭着眼长达14分钟。然而，你从来没想过这件事，因为每一天的每一秒，你的身体都承担着次数几乎无法量化的任务：10^{15}次、10^{30}次、10^{48}次、10^{63}次（这些都是真实存在的尺度）。在你根本来不及注意的一瞬间，发生了数量大得超乎你想象的事情。

在一秒之间，或者说，就在你开始读这句话之后，你的身体已经制造了100万个红细胞。它们在你周身飞驰，在血管里穿梭，

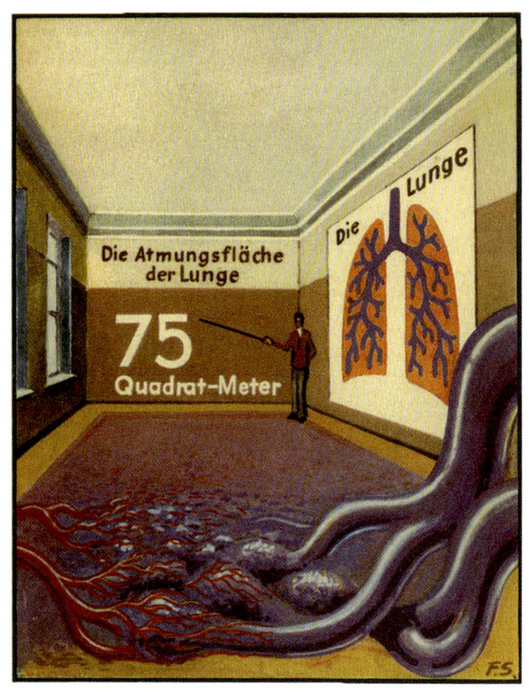

这幅绘制于20世纪30年代的插图以某种让人惶恐的方式展现了，如果将肺部参与呼吸的一面平铺，它可以盖住一个网球场。

维持你的生命。每一个红细胞都会在你身体里游荡差不多150,000次，不停地向机体的其他细胞输送氧气，自己却被磨损、损坏，接着把自己交给其他细胞，为了你的更大利益，它们静悄悄地被杀死。

要制造出一个你，总共需要7000亿亿亿（7,000,000,000,000,000,000,000,000,000或7×10^{27}）个原子。没有人能说出为什么这7000亿亿亿个原子这么迫切地渴望成为你。说到底，它们是无意识的粒子，它们自己没有任何想法或概念。然而，不管怎么说，在你存在的时间长度里，它们将建造、维护数不清的必要系统和结构，让你哼哼作响，让你成为你，赋予你形状和相貌，让你享受到一种稀罕而又极为愉悦的状态，而这种状态就叫作“生命”。

这是一项你根本意识不到的庞大的任务。倘若把你拆解开来，你无比巨大。把你的肺摊开，能覆盖一座网球场，肺里的呼吸道能从伦敦延伸到莫斯科。把你所有血管的长度加起来，可绕地球两圈半。意义最深远的部分是你的DNA（脱氧核糖核酸）。你的每一个细胞中包含着1米多长的DNA，如果把你体内所有的DNA连成一根细细的线，它能延伸100亿英里[1]，比从地球到冥王星的距离还远。想一想这件事吧，光靠你自己就足够离开太阳系了。从字面意义来看，你就是宇宙。

但你的原子仅仅是积木块，它们本身并不是活的。生命是从什么地方开始的，这不大容易说明白。生命的基本单位是细胞——人人都同意这一点。细胞里充满了各种忙忙碌碌的东西：核糖体和蛋

1　1英里约等于1.61千米。——编者注

如果你把体内所有的DNA连成一根细细的线，它能延伸100亿英里，比从地球到冥王星的距离还远。

白质、DNA（脱氧核糖核酸）、RNA（核糖核酸）、线粒体，还有其他大量微观层面上的神秘东西——但它们本身无一是活的。细胞本身仅仅是一个隔间，一个容纳上述种种的小房间[1]，它本身没有生命，就跟其他所有的房间一样。然而，天知道怎么回事，所有这些东西聚拢到一起，你就拥有了生命。这是科学无法解释的部分。我有点希望它永远保持这种神秘状态。

这是一幅电脑绘制的DNA双螺旋模型图，它是完美的复制品，也是生命的使用说明书。这是一种令人惊叹的稳定分子，其纤长的长链被包在我们每个人的细胞之中。

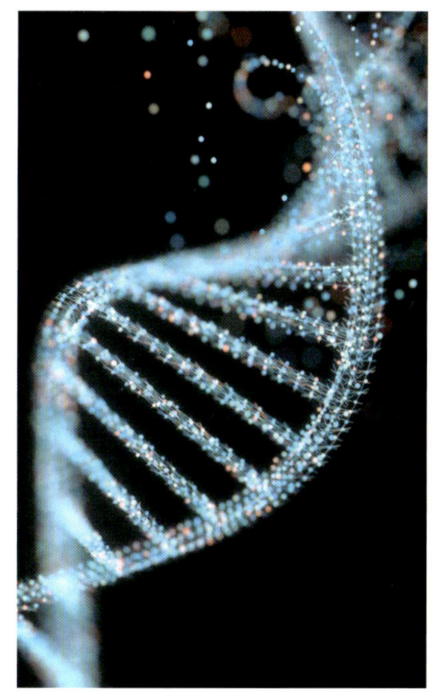

最值得注意的地方是，细胞中的任何东西都不行使掌控之责。细胞的每一个组成部分都响应着来自其他部分的信号，这些信号就像许多辆碰碰车一样碰撞反弹，但不知道怎么的，当细胞与你个体宇宙不同部位的其他细胞进行沟通时，在细胞之间，也在人的整个身体之间，这些随机的运动产生了平稳、协调的动作。

细胞的核心是细胞核。它包含了细胞的DNA——我们已经提到过，1米多长的DNA，蜷缩进了一个可以合理地称之为“无穷小”的空间。这么多DNA能缩在细胞核里的原因是，它非常细。200亿股DNA并排在一起，才相当于人类最细的头发那么粗。你身体里的每个细胞（严格来说，每个带有细胞核的细胞）都有两份DNA拷贝。这就是为什么光靠一个你，就足够扩展到冥王星甚至更远的太空。

1　细胞“cell”也有“单人舱房”的意思。——译者注

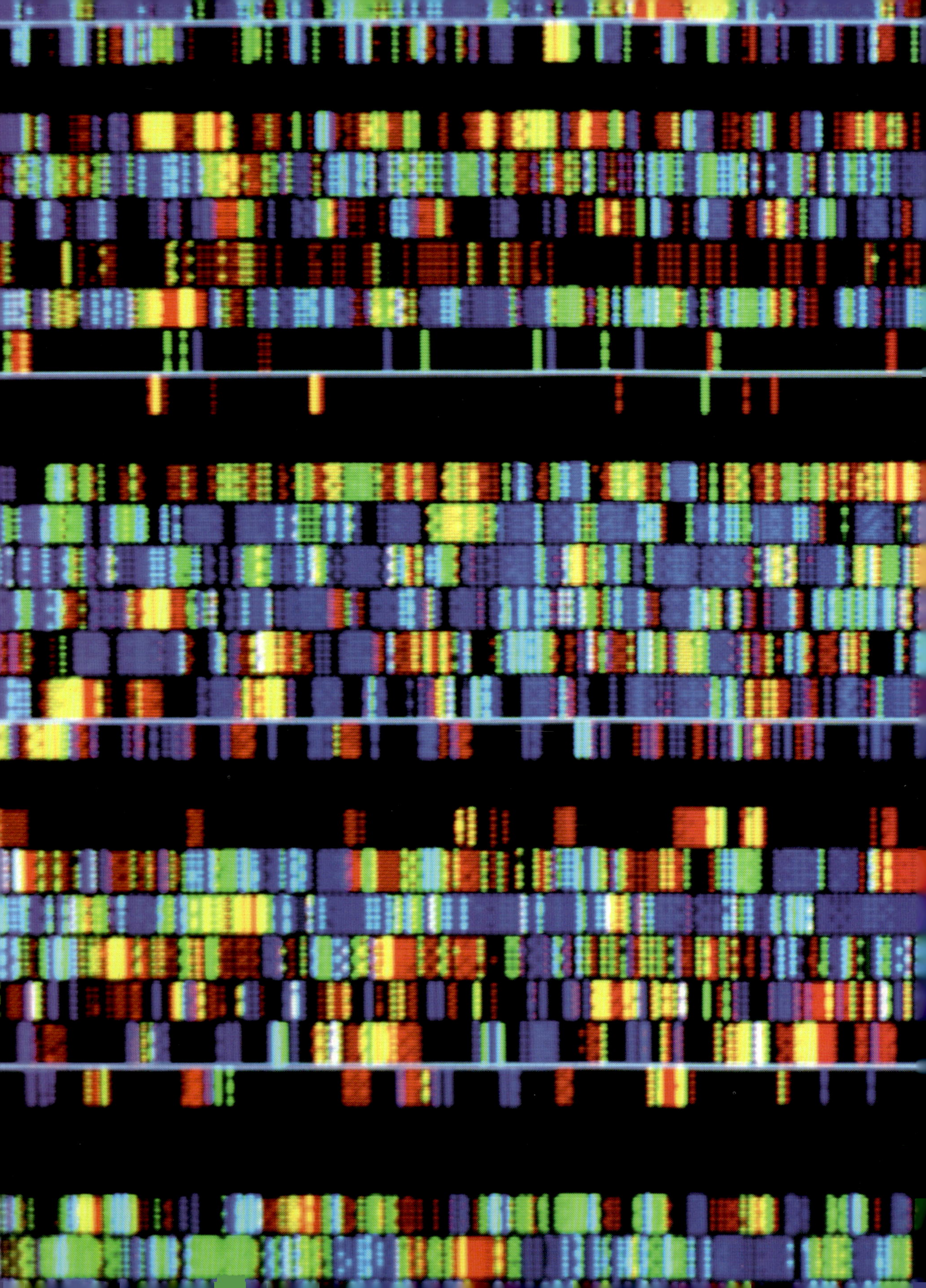

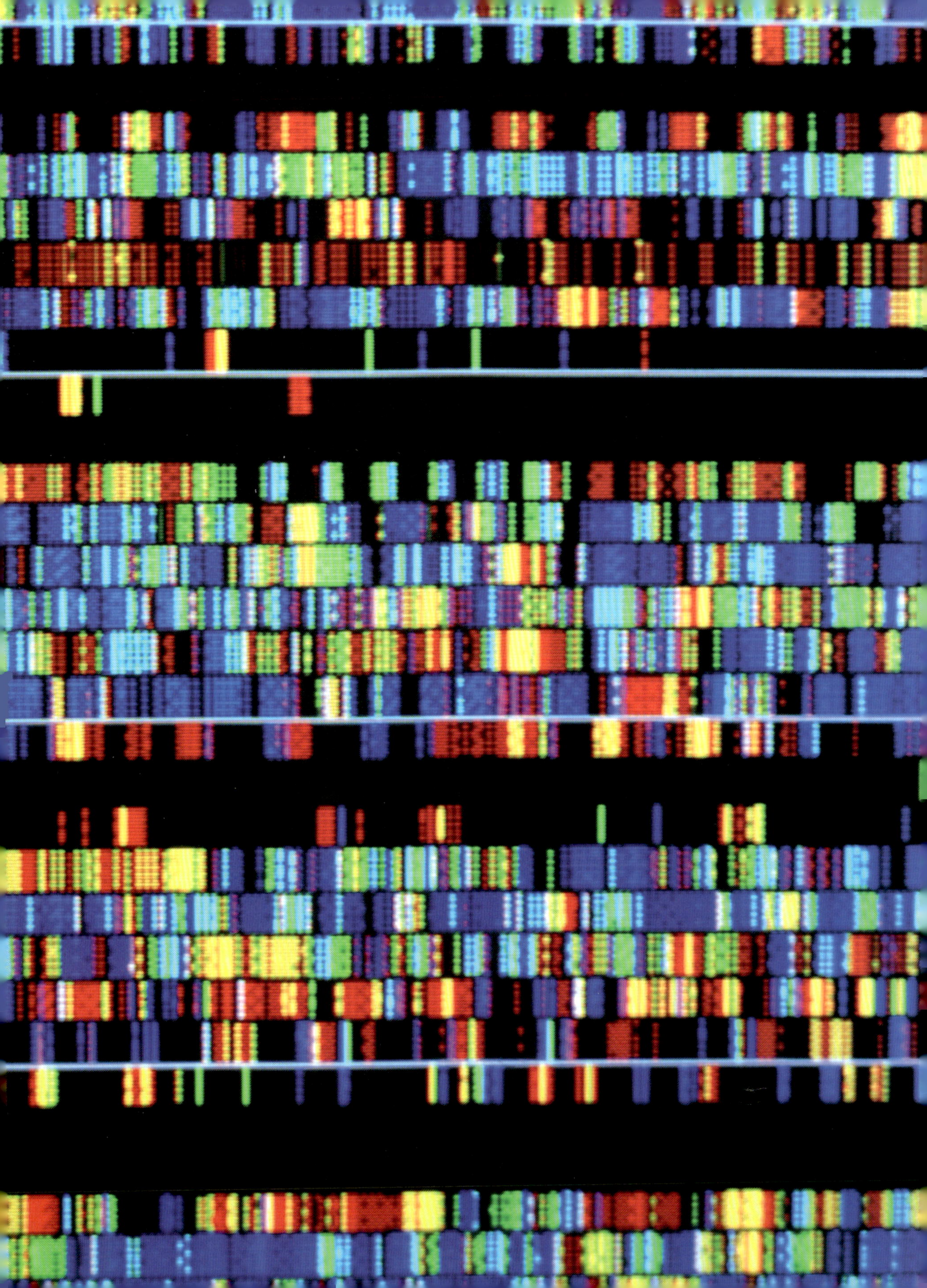

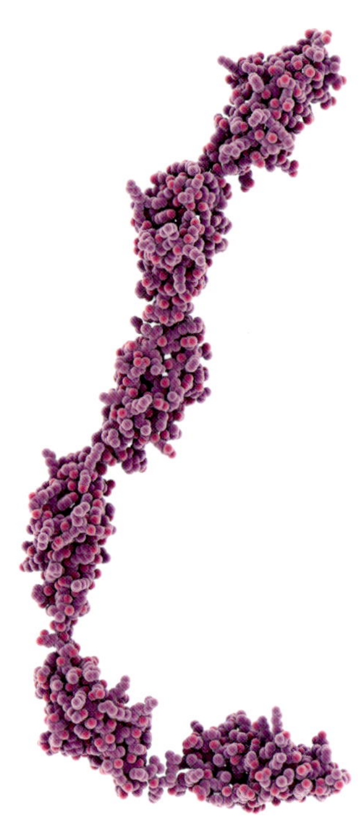

基因指导蛋白质的合成，而蛋白质能做的事非常多。这幅电脑模型图显示的是一小段肌联蛋白，它像一段化学“橡皮筋”，能帮助控制肌肉伸缩。

上页图片：这幅电脑截图来自剑桥桑格中心的人类基因组计划，上面显示的是一段人类DNA序列，不同颜色表示的是构成基因组的各种化学成分。

DNA只为了一个目的而存在——创造更多的DNA。简单地说，你的DNA就是一本制造你的指导手册。就算没学过生物学，你也肯定从无数个电视节目里听说过，DNA分子由两条梯级相连、呈著名双螺旋形状的长链构成。DNA是染色体的组成部分，而基因是DNA的片段。你所有基因的总和就是基因组。

DNA非常稳定，可以保存数万年。如今，靠着DNA的稳定特点，科学家们得以推测出遥远过去的人类信息。你现在拥有的东西，大概没有哪一件——不管是信件、珠宝，还是珍贵的传家宝——到了1000年之后还存在，但只要有人肯费心寻找，你的DNA几乎肯定存在，而且可以恢复。DNA以非凡的保真度传递信息。它每复制10亿个碱基只产生一个错误。即便按照这样的精确度运行，每次细胞分裂大概也会出现三个错误或突变。身体可以忽略大多数的突变，但偶尔，突变也会带来持久的影响。这就是演化（evolution）。

基因组的所有组成部分都有一个执着的目的：让你的血脉延续下去。你携带的基因来自非常遥远的古代，而且很可能是永恒存在的——这真是个想起来令人震撼的念头。你将死去，消失不见，但只要你和你的后代继续繁衍后代，你的基因就会继续存在。而且，自生命开始以来的30亿年，你的个人血脉从未中断，这一点想起来也肯定叫人震惊。你现在能在这里，多亏了你的每一代祖先都成功地在死前或者脱离生殖过程之前，将自己的遗传物质传递给了下一代。这真是一股成功的链条。

基因的具体工作，是为构建蛋白质提供指导说明。人体内大多数有用的东西都是蛋白质。有些蛋白质能加速化学变化，它们叫作酶；另一些蛋白质传递化学信息，叫作激素；还有一些蛋白质攻击病原体，叫作抗体。在所有蛋白质里，最大的叫作肌联蛋白，它有助于控制肌肉伸缩。它的化学名称长达189,819个字母，成为英语中最长的单词，只可惜字典无法识别化学名称。没人知道我们体内有多少种蛋白质，但估计范围从几十万到上百万种，甚或更多。

遗传学上的悖论是，我们极为不同，但在遗传上实际又是相同的。所有人类共享99.9%的DNA，但没有哪两个人一模一样。我的DNA和你的DNA有着300万～400万个不同之处，只占总数的极小比例，但它们足以让我们产生巨大的差异。你体内还有着100来个只属于你的个人基因突变，也就是说，这些基因跟你双亲赋予你的基因无一相符，而是专属于你自己。

这一切的运作细节到底怎样，对我们来说迄今仍然是个谜。只有2%的人类基因组负责编码蛋白质，这就是说，只有2%的基因组从事着有明确意义的操作。其余的基因做什么，我们不知道。看起来，大量基因就像是皮肤上的雀斑，它们在那儿，但并没什么用处。还有一些基因让人百思不得其解。有一种叫作“Alu元件”的特殊短序列，在整个基因组中重复超过100万次，有时还出现在重要的蛋白质编码基因当中。不管让谁说，它都是一个完全没有意义的存在，但它还是占了我们所有遗传素材的10%。这些神秘部分一度被称为垃圾DNA，但如今有了个更优雅的名字——“黑暗DNA”，意思是我们不知道它是干什么的，以及为什么要出现在那里。一些黑暗DNA参与了基因的调制，但其余的大部分仍有待确定。

机械以及更多：这幅图是弗里茨·卡恩（Fritz Kahn）绘制的作为“工业宫殿”的人体。作者是一名德国医生，信息图是他在书中的首创。20世纪20年代，通过书中的插画，他为人体解剖学中的机械比拟做了很多普及工作。

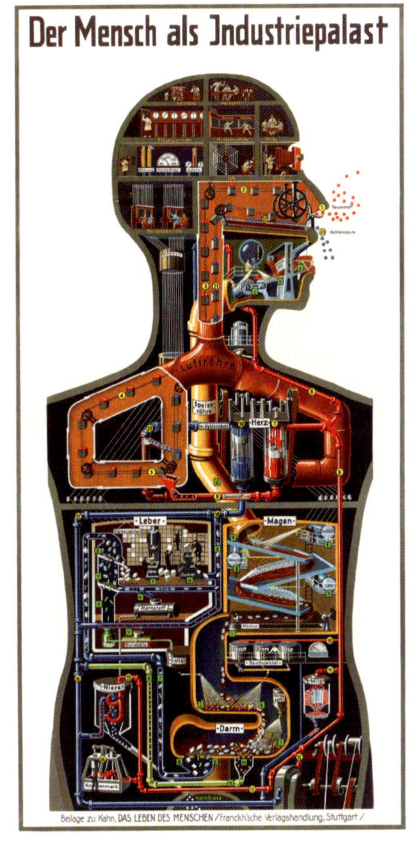

人们通常把身体比喻成机器，但它远不止如此。身体一天工作24小时，连轴转上几十年，靠水和若干有机化合物运行，（基本上）无须定期保养或安装备件。它柔软，相当可爱，有着随和的机动性和柔韧性，对自我复制怀有热情，能讲笑话，感受亲情，欣赏火红的落日和清凉的微风。就你所知，有多少种机器能做到这一切？所以，有一件事毫无疑问：你就是

有数以千计的事情可以扼杀我们，而除了衰老致死，我们逃过了每一种。对我们大多数人来说，这算得上是一笔不错的买卖。

个真正的奇迹！不过，必须说，一条蚯蚓也可以用这话来形容。

我们该怎样赞美这存在的荣耀呢？嗯……我们大多数人采取的做法是能少锻炼就少锻炼、能吃多少就吃多少。想想你往喉咙里塞了多少垃圾，想想在发光的屏幕前，你以近乎植物人的状态虚掷了多少时光。然而，身体却以某种神奇的方式照料着我们，从我们塞进肚里的各种食物里提取营养，让我们紧密地维持团结，长达数十年。我们用乱七八糟的生活方式来自杀，还真得花上不少时日。

就算你把所有的事情都做错了，身体也能维持还顺带保护你。我们大多数人都对此做了证明。每6名吸烟者中就有5名不会患上肺癌。大多数容易心脏病发作的人，并未真的发作。据估计，每天，你会有1～5个细胞发生癌变，而你的免疫系统会捕获并杀死它们。想想看，每个星期几十次，一年超过1000次，你都有可能患上我们这个时代最可怕的疾病，而每一次，你的身体都拯救了你。当然，极为偶尔的，癌症会发展成更严重的事情，有可能害死你，但整体而言，癌症很罕见：身体内的大多数细胞几十亿几十亿地复制却不曾出错。癌症或许是死亡的常见原因，但不是生活中的常见事件。

我们的身体是一个由37.2万亿[1]个细胞构成的宇宙，它们基本上都能随时随地、完美和谐地运作。痛感、消化不良、奇怪的瘀伤

1　当然，这个数字是猜测而来，但有其根据。人体细胞有各种类型、大小和密度，实际上是没法计数的。37.2万亿这个数字，于2013年由意大利博洛尼亚大学的伊娃・比安科妮（Eva Bianconi）领导的一支欧洲科学家团队提出，并在《人类生物学年报》上公布。

或疙瘩，差不多就是正常运作过程中所有不完美的表现了。根据世界卫生组织编制的《国际疾病和相关健康问题统计分类》，有数以千计（8000多种）的事情可以扼杀我们——而除了衰老致死，我们逃过了每一种。对我们大多数人来说，这算得上是一笔不错的买卖。

老天知道，我们在任何意义上都并不完美。我们有阻生臼齿，因为我们的颌骨演变得太小，无法容纳所有牙齿。我们的骨盆太小，不经历极度的疼痛没法生下孩子。我们很容易陷入无可救药的背痛。我们的器官基本上无法自我修复。如果一条斑马鱼弄坏了自己的心脏，它会生长出新的组织；如果你弄伤了心脏，那就太糟糕了。几乎所有动物都能自己合成维生素C，我们人类却不能，虽然我们执行合成过程的每一环节，但莫名其妙地，缺少了最后一步——生成一种酶。

人类生命的奇迹不在于我们生而具备一些弱点，而在于我们没有被弱点湮没。别忘了，你的基因来源大部分并不是人类的祖先，其中一部分是鱼，更多的则是生活在洞穴里的毛茸茸的小不点。你的身体方案就继承自这些生物。你是30亿年演变调整的产物。如果我们能根据身为智人的需求从头来过，赋予自己全新的身体，我们会比现在好过得多——我们可以直立行走，而不必弄伤自己的膝盖和背部；我们可以吞咽，而不必冒窒息的风险；我们也可以生孩子顺畅得就像商品从自动售货机里滚下来。但我们人类并不是为此而构建的自己。从漂浮在温暖浅海里的单细胞生物开始，我们就踏上了这趟历史之旅。自此以后发生的一切，是一场漫长而有趣的意外，但也不乏闪耀的荣光。但愿我能在接下来的篇章里，清晰地讲述这个故事。

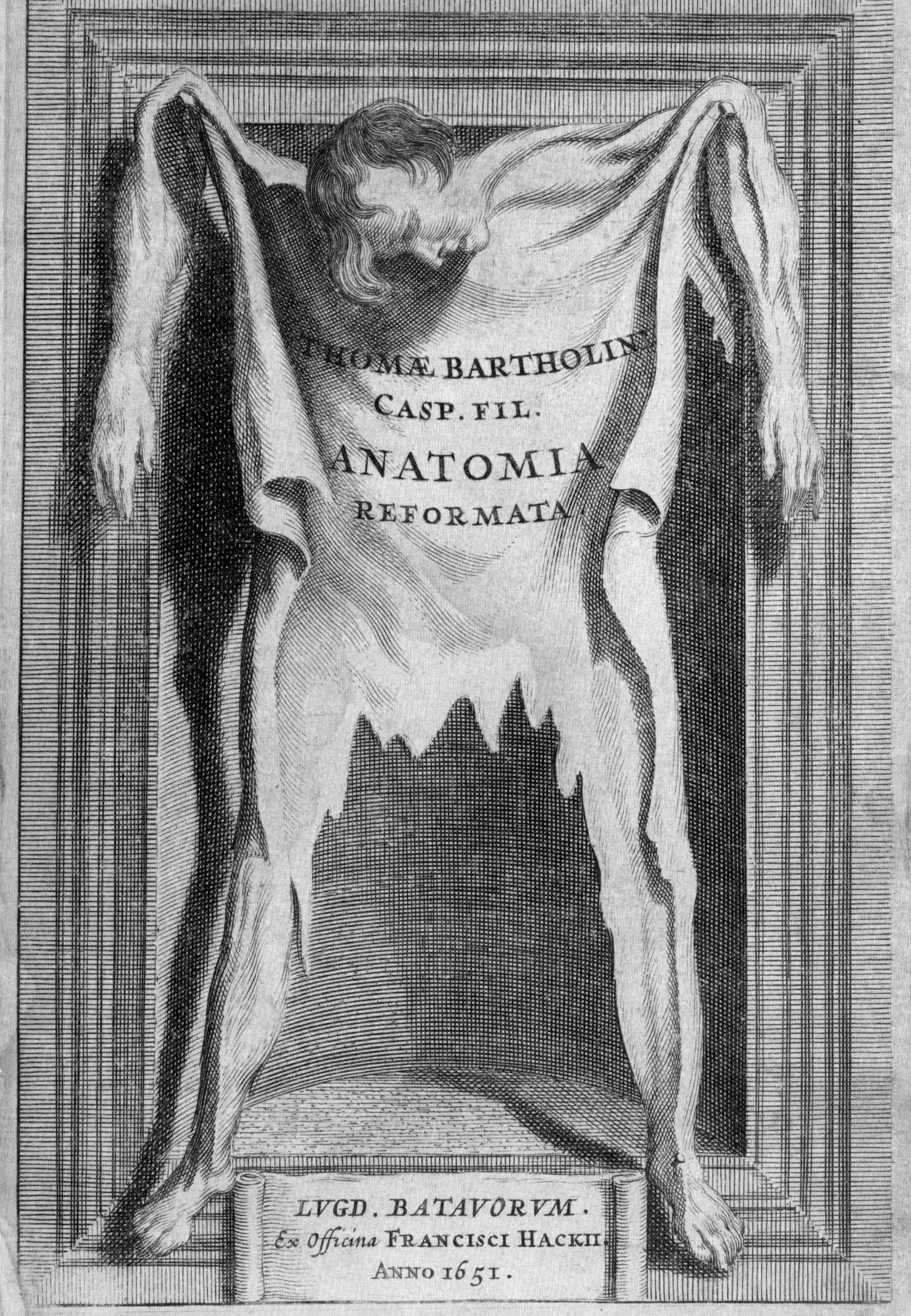
THOMÆ BARTHOLIN
CASP. FIL.
ANATOMIA
REFORMATA.
LUGD. BATAVORUM.
Ex Officina FRANCISCI HACKII.
ANNO 1651.

第二章

皮肤:人体最大的器官

“美丽只是肤浅表面，丑陋却深入骨髓。”

——美国诗人多萝西·帕克（Dorothy Parker）

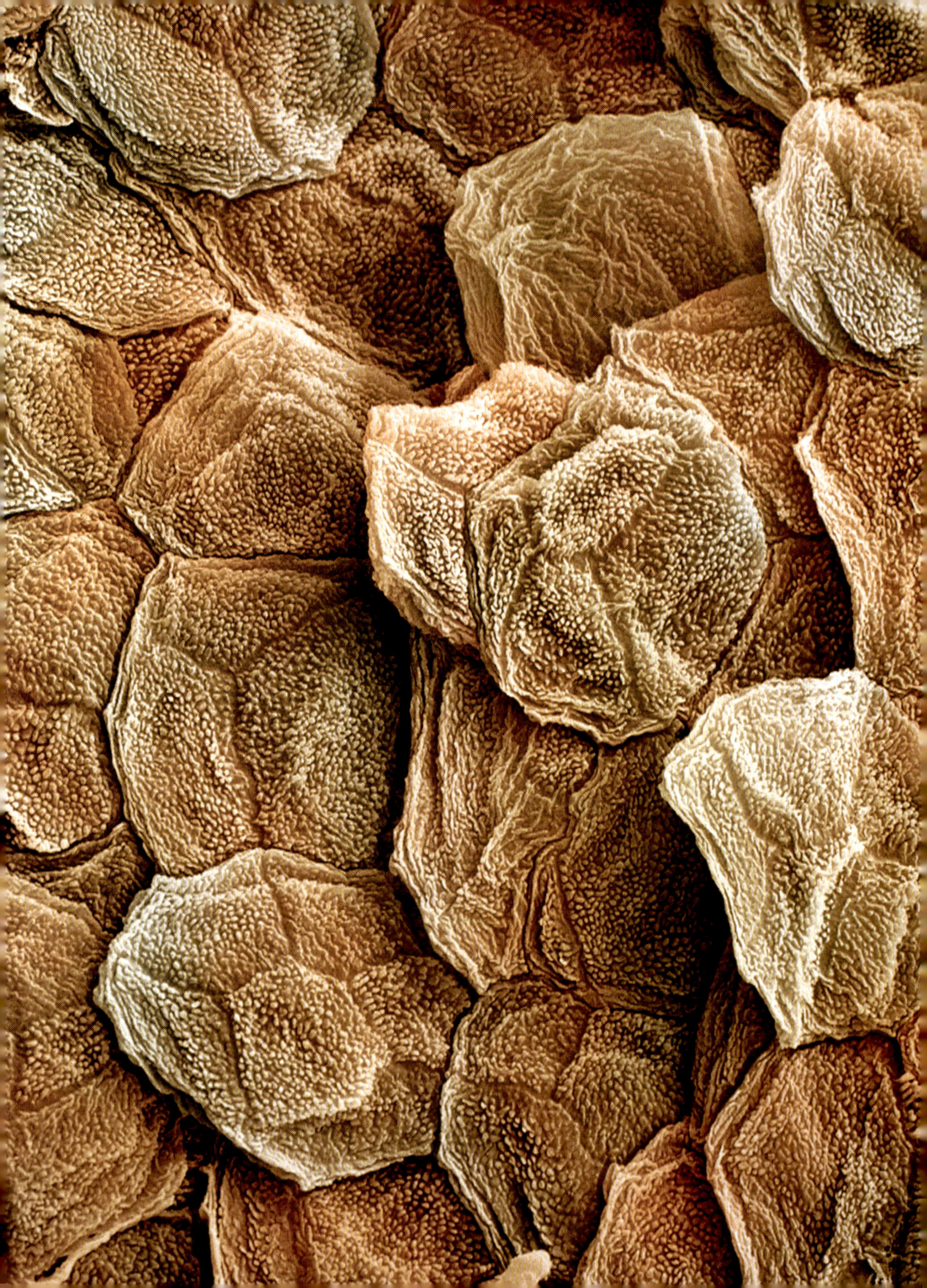

I

有件事儿说起来或许令人稍感惊讶：皮肤是人体最大的器官，也最多才多艺。它包住人体内部的东西，还把坏东西挡在外面。它减缓冲击力。它赋予我们触觉，给我们带来快乐、温暖和疼痛，以及其他几乎所有让我们有所感知的东西。它生成黑色素，保护我们不受太阳光线的伤害。如果我们滥用它，它会自我修复。它让我们如此美丽。它照料着我们。

皮肤（skin）的正式名称是皮肤系统（cutaneous system）。它的面积约为2平方米，重量为10～15磅，尽管这在很大程度上取决于你多高，需要皮肤覆盖的臀部和肚皮有多大。眼睑上的皮肤最薄（仅千分之一英寸[1]厚），手掌和脚后跟最厚。跟心脏或肾脏不同，皮肤永远不会衰竭。各类皮肤问题的研究专家——宾夕法尼亚州立大学人类学教授尼娜·雅布隆斯基（Nina Jablonski）说："我们皮肤接缝的地方不会破裂，也不会自发出现泄漏。"

皮肤由内外两层组成，内层叫真皮，外层叫表皮。表皮的最外面，称为角质层，完全由死细胞组成。想到让你变得这么可爱的皮肤其实都是些死物，不免有些惊悚。在身体与空气的相遇之处，不过都是"尸体"。表皮细胞每个月更换一次。我们大手大脚、漫不经心地挥霍着皮肤：每分钟脱落大约25,000个表皮细胞，每小时就有100万个以上。用手指顺着满是灰尘的书架一抹，基本上就等于从之前的自己的碎片里清理出一条路来。在悄无声息之中，我们坚持不懈地化为尘土。

皮屑叫作"鳞屑"（squames）。我们每个人，每年身后都会掉落整整1磅的尘渣。如果你把真空吸尘器脏收集到的皮屑烧掉，主要的气味是一种明显的焦味，跟头发烧着的气味差不多。那是因

对页：皮肤最外层的这些皮屑中的表皮细胞已死，很快就会脱落，为下面正在生成的新细胞让路。它们悄无声息地落在我们周围，看上去就像物体表面的灰尘。

本章章节页图片：我们每个人大约有2平方米的皮肤，但与这幅17世纪的解剖学插图相比，我们通常不会一次就看到那么多。

1　1英寸约等于2.54厘米。——编者注

左边的彩色显微照片展现的是皮肤有许多持续不断自我更新的皮层；右边的照片展示的是一根毛发和毛囊，它们在我们的皮肤上有几百万个。

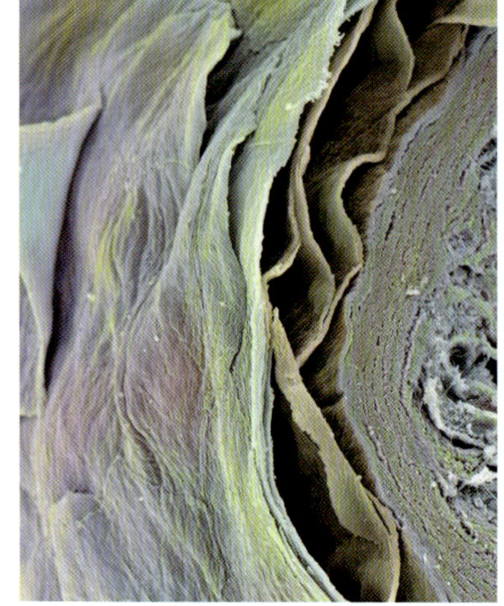

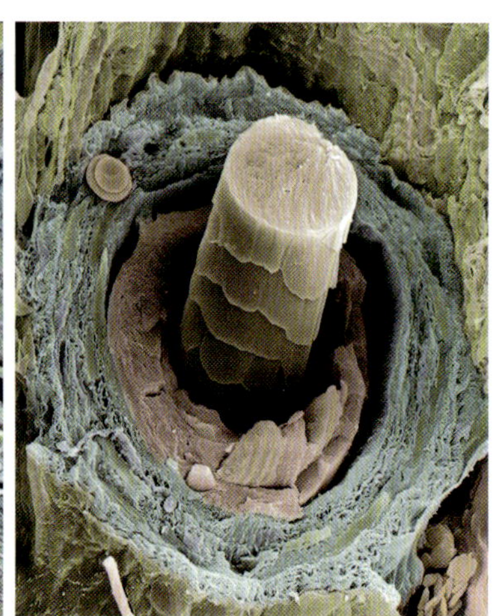

为皮肤和头发主要由相同的东西构成：角蛋白。

表皮下面是营养丰富的真皮，驻扎着皮肤的所有活跃系统——血管和淋巴管、神经纤维、毛囊根部、汗液和皮脂的腺体储存库。再下面是存储脂肪的皮下层（严格来说已经不再是皮肤的一部分了）。虽然它也许不算是皮肤的一部分，却是身体的重要组成部分，因为它可以储存能量、保持温度，并使皮肤附着于身体。

没人确切知道你的皮肤上有多少个小孔，但可以说，你身上的孔相当多。大多数估计认为，你全身的皮肤上有200万～500万个毛囊，还有2倍于它的汗腺。毛囊具有双重职责：让毛发发芽，分泌皮脂（来自皮脂腺），皮脂与汗液混合，在表面形成油性层。这有助于保持皮肤柔软，让许多外来生物无法停留。有时，毛孔会因为少数死皮和干枯的皮脂而堵塞，形成所谓的“黑头”。如果再加上毛囊感染细菌而发炎，就产生名叫“粉刺”的青少年噩梦。青春痘折磨年轻人，因为人年轻的时候皮脂腺（其他所有腺体也一样）非常活跃。一旦“粉刺”发展为长期状况，就变成了痤疮（acne）。“acne”一词的词源很不确定，似乎与希腊语里的“acme”相关，后者指的是崇高且令人钦佩的成就，但满脸青春痘肯定算不上这样的成就。两者到底是怎样扯上了关系，我们并不太清楚。1743年，这个词被首次收录在英国的一本医学词典里，进入了英语。

包裹在真皮中的是各种各样的受体，它们是我们与世界保持联系的渠道。当微风轻轻拂过你的脸颊，那就是你的迈斯纳小体[1]告诉你的。当你把手放在热盘子上，你的鲁菲尼小体会嗷嗷大叫。默克尔细胞对恒定压力做出响应，帕西尼小体对振动起反应。

迈斯纳小体是所有人的最爱。它们可以检测到轻微的接触，在我们的性感带和其他高度敏感的区域最为丰富：指尖、嘴唇、舌头、阴蒂、阴茎等。它们的名字来自德国解剖学家乔治·迈斯纳（Georg Meissner），他在1852年发现了它们，不过，他的同事鲁道夫·瓦格纳（Rudolf Wagner）声称自己才是真正的发现者。两个人在这件事上争执不休，这证明了在科学领域，哪怕再小的细节也能引发宿怨。

所有这些受体都经过精心微调，好让你感受到这个世界。帕西尼小体可以检测到微小至0.000,01毫米的运动（简直算得上完全没有实际运动）。不仅如此，它们甚至不需要直接接触这些物体，就能检测到这种运动。正如大卫·林登在《触感引擎》（*Touch*）中指出，你把铁锹插入碎石或沙土，就可以感受到两者之间的区别，哪怕你的手只摸到了铁锹。很奇怪的是，我们没有任何湿润感受器，只能靠热传感器来指导行为。这就是为什么每当坐在潮湿的地方，你往往无法判断它到底是湿还是冷。

女性手指的触觉敏感性远远高于男性，但这可能只是因为她们的手比较小，有着更为密集的传感器网络。触摸最有趣的一点是，大脑并不光是告诉你某样东西感觉起来如何，还告诉你它应该是什么感觉。这就是为什么爱人的爱抚感觉很好，但陌生人做同样

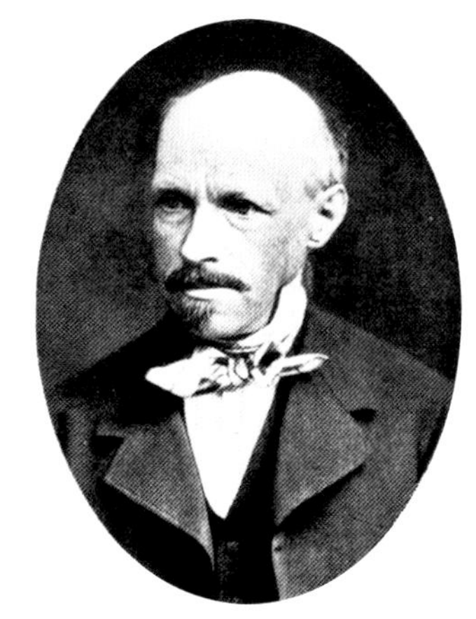

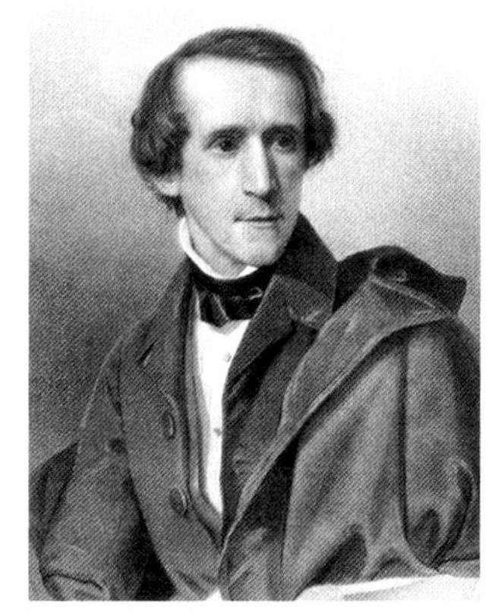

轻微的触碰方面的大师们：德国解剖学家乔治·迈斯纳（上图）可能发现了皮肤中极其敏感的受体细胞，并以他的名字命名，而他的同事鲁道夫·瓦格纳（下图）声称自己才是真正的发现者。

1 “小体”的英文是Corpuscle，它来自拉丁语，意思是“小小的身体”，在解剖学上是个有点含糊的说法。它既可以指代自由漂浮的独立细胞，如血细胞，也可以指代独立运转的细胞团，如迈斯纳小体。

的抚摸，就会感觉毛骨悚然。这也是人很难给自己挠痒痒的原因。

在撰写本书的过程中，我在诺丁汉大学医学院的解剖室经历了一件难忘的意外事件。一位名叫本·奥利维尔（Ben Ollivere）的教授兼外科医生（我们稍后再详细说他）轻轻地切开了一具尸体的手臂，并掀起了一块1毫米厚的皮肤。它太薄了，薄得几乎半透明。“喏，”他说，“你们所有人的肤色就从这儿来——一小片表皮，所有种族都这样。”

不久之后，我到宾夕法尼亚州立大学跟尼娜·雅布隆斯基见面，向她提起了这件事。她点点头，表示强烈的认同。“在人体构成上，这么小的一部分被赋予了如此重要的意义，这太不寻常了。”她说，“人们平时表现得好像肤色就能决定性格，但肤色无非是对阳光的反应。从生物学来看，并不真正存在种族这样的东西，不管是肤色、面部特征、头发类型、骨骼结构，或者其他别的任何东西，都无从定义种群。然而，放眼历史，由于皮肤的颜

这张彩色光学显微照片非常清晰地展现了扁平的、已死亡的皮肤外表层。其下有活细胞，受真皮层（黄色）里纤维结缔组织的滋养，从下表皮（紫色）里冒出来。

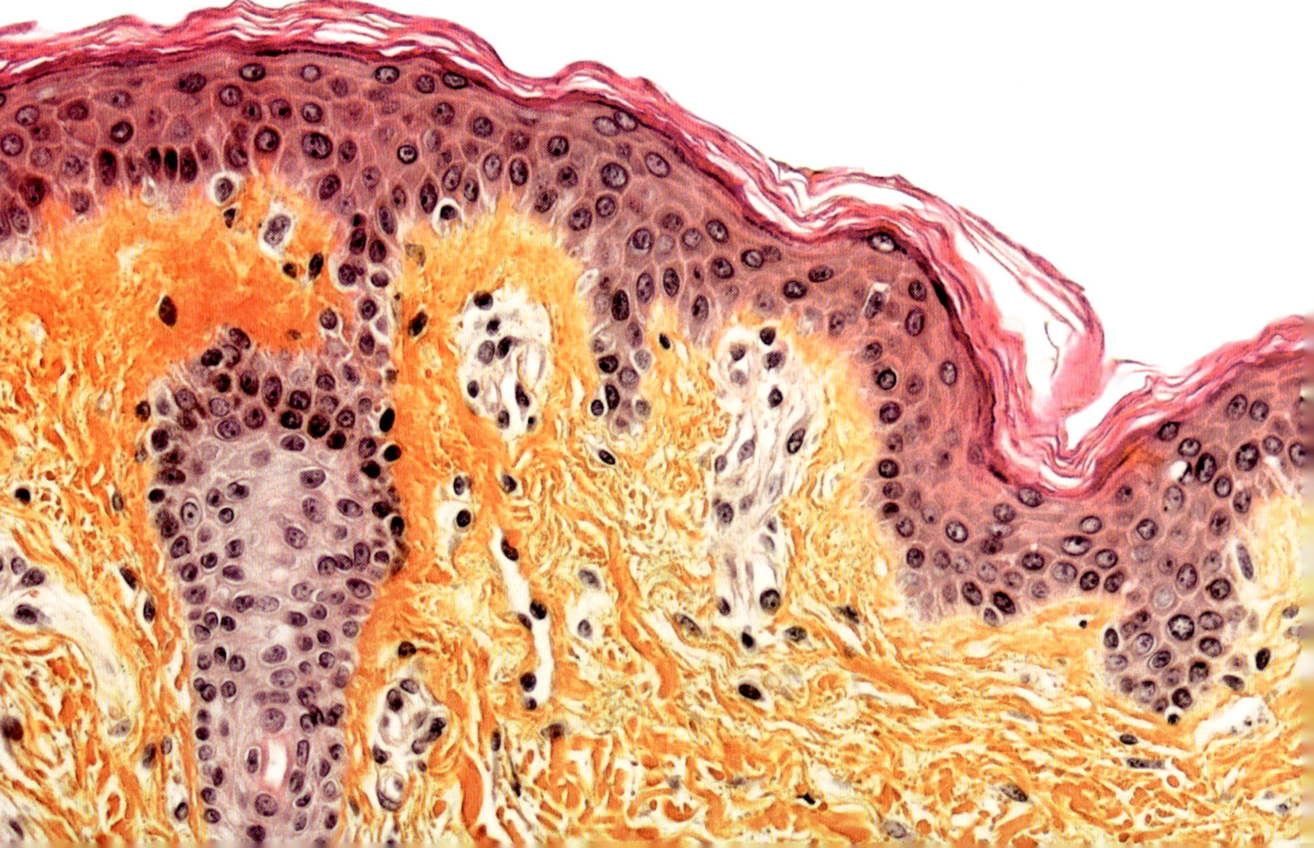

色，有多少人遭到了奴役、嫌恶，甚至被私刑处死、剥夺了基本的权利。”

雅布隆斯基是位个子挺高的优雅女性，留着一头银色短发，在宾夕法尼亚州立大学人类学大楼四层的一间整洁的办公室里工作，她对皮肤的兴趣产生自差不多30年前。当时，她是珀斯西澳大学一名年轻的灵长类动物学家兼古生物学家。在筹备一场关于灵长类动物肤色和人类肤色之间差异的讲座时，她意识到有关这一主题的信息少得惊人，便开始从事相关研究，日后，这成为她终身的课题。她说：“起初只是个无关紧要的小项目，最终却占据了我职业生涯的很大一部分。”2006年，她写出了备受推崇的作品《皮肤简史》（*Skin: A Natural History*），年后，又写出了《生命的色彩：肤色的生物学意义和社会意义》（*Living Color: The Biological and Social Meaning of Skin Color*）。

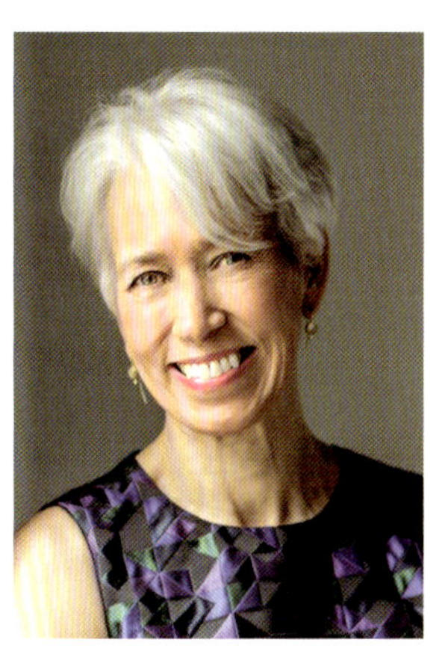

美国古生物学家及人类学家尼娜·雅布隆斯基倾尽她的职业生涯证明：肤色只是皮肤对阳光的反应，从生物学角度说，种族这个东西是不存在的。

从科学上看，皮肤颜色比任何人想象的都更加复杂。“有120多种基因参与了哺乳动物的色素沉着，”雅布隆斯基说，“要把它完全分解开来真的很难。”我们可以说的是：皮肤的颜色来自各种色素，其中最重要的是一种分子，正式名称是真黑素（eumelanin），但通常被称为黑色素（melanin）。它是生物学中最古老的一种分子，遍布整个生物世界。它不仅跟肤色有关，还为鸟带去了羽毛的颜色，为鱼增添了鳞片的纹理和光泽，让鱿鱼的墨水呈现出黑紫色。它甚至参与了水果的褐化。在我们身上，它也负责头发的颜色。随着年龄的增长，它的生成会急剧放缓，这就是老年人的头发会变白的原因。

雅布隆斯基说：“黑色素是一种绝佳的天然防晒品。”它由黑色素细胞生成。无论我们属于什么种族，所有人都拥有相同数量的黑色素细胞，只不过，不同人种生成的黑色素多少有着不同。黑色素往往会对阳光做出长斑的反应，这就带来了雀斑。

肤色是所谓“趋同进化”的典型例子，也就是说，在两个或浅色皮肤在地球上至少演化了三次。人类引以为傲的可爱皮肤色调范围，是一个不断变化的过程。

多个地方，演化出了类似的结果。举例来说，在南亚的斯里兰卡和中太平洋地区的波利尼西亚，人们的肤色都呈浅棕色，这不是因为他们有任何直接的遗传联系，而是因为他们在演化中独立地获得了适应自己居住环境的能力。过去，人们一直认为，（皮肤）脱色可能需要1万～2万年，但如今，靠着基因组学的研究成果，我们知道，它可以发生得快得多——两三千年兴许就够了。我们还知道，这种情况曾多次发生。浅色皮肤（雅布隆斯基叫它“褪色皮肤”）在地球上至少演化了三次。人类引以为傲的可爱皮肤色调范围，是一个不断变化的过程。“我们，正置身一轮全新的人类演化实验当中。”雅布隆斯基说。

有人认为，浅色皮肤可能是人类迁徙和农业兴起带来的结果。这种论点认为，狩猎-采集者从鱼类和野味中获取大量的维生素D，而当他们开始种植作物，尤其是搬迁到北纬地区之后，维生素D的摄入量就大幅下降了。因此，更浅的肤色带来了一个很大的优势，那就是合成额外的维生素D。

维生素D对健康至关重要。它有助于形成强壮的骨骼和牙齿，提升免疫功能，对抗癌症，为心脏提供营养。它完全是个好东西。我们可以通过两种方式获得它——饮食或者阳光。可问题是，在阳光的紫外线下暴露太多，会破坏我们细胞中的DNA，导致皮肤癌。怎样晒太阳才能晒得恰到好处，成了棘手的问题。为应对这一挑战，人类演化出一系列深浅不同的肤色，以适应不同纬度的阳光强度。人体适应变化的环境，这个过程叫作表型可塑性。我们的肤色随时在改变：在灿烂的阳光下，我们会晒黑；碰到尴尬的事，我们会脸红。晒伤的红色，来自晒伤部位皮肤里毛细血管的充血，它让皮肤摸起来很烫。晒伤的正式名称是红斑。孕妇的乳头和乳晕经常会变暗，有时身体的其他部分，比如腹部和面部也不能幸免，这是黑色素生成增多所致。这个过程叫黄褐斑色素沉着，但它的目的还不清楚。我们通常会因为生气而满脸通红，这实在有点违背直觉。当身体做好了战斗准备之时，它会将血液转移到真正需要的地方去（也就是肌肉）。那么，它为什么会把血液送到没有明显生理效益的脸部呢？这至今仍然是个谜。雅布隆斯基提出了一种可能性：脸红能以某种方式帮忙调节血压；又或者由于人真的非常生气才会脸红，它就可以充当吓唬对手的信号。

不管怎么说，当人们待在一个地方或缓慢迁移的时候，不同肤色缓慢演变的方式就能运转得很好，但当今时代有高度的人口流动性，大量的人迁移到肤色与日照程度完全无法适应的地方。在北欧和加拿大等地区，不管肤色有多么苍白，人们也无法在冬季从微弱的阳光里提取足够的维生素D来维持健康，所以维生素D必须通过食物补充，而很难有人靠此获得足够的量——而这也没什么好意外的。要光靠饮食满足维生素D的摄入，你就必须每天吃15个鸡蛋，或者近3千克的瑞士奶酪，要不然，也可以吞下半汤匙的鱼肝油（虽说鱼肝油不算美味可口，但可行性总归更强些）。在美国，人们推崇喝牛奶来补充维生素D，但牛奶也只能提供成人每日需求量的1/3。因此，据估计，全球有50%的人至少会在一年里的部分时间缺乏维生素D。在北部地区，这个比例甚至可能高达90%。

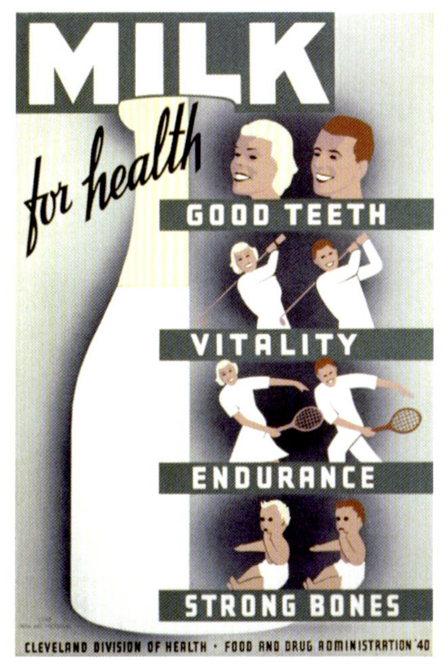

玻璃瓶里的阳光？这是1940年克利夫兰卫生局发布的海报，宣传喝牛奶对健康的好处，能帮助补充维生素D，虽然这依然只提供了成年人每天维生素D需求量的1/3。

随着人们进化出更浅的肤色，他们的头发和眼睛的颜色也变浅了——但这是更晚才出现的。大约6000年前，波罗的海周围的某个地方出现了较浅色的眼睛和头发。原因是什么还不太清楚。毕

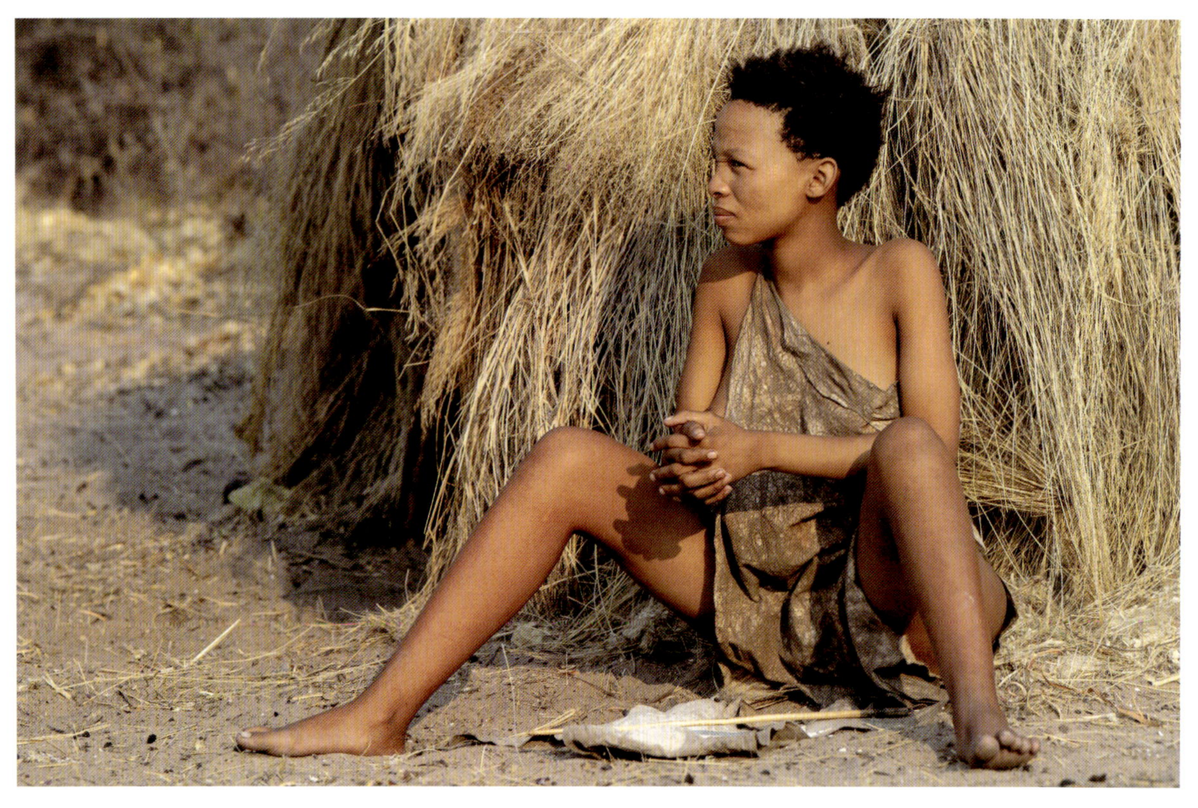

尽管总是生活在非洲西南部沙漠的骄阳之下，但原住民科伊桑人的肤色相对较浅——这要归功于未知的外来者给他们带来的，相对来说年代比较近的基因突变。

竟头发和眼睛的颜色并不会影响维生素D的代谢，任何其他的生理因素也归结不到这里来，所以它们颜色变浅似乎没有实际上的好处。有人假设，这些身体特征被选中成为部落标记，或是因为人们发现它们更具吸引力。如果你的眼睛是蓝色或绿色的，那不是因为你的虹膜有着比其他人更多的颜色，而是因为缺少了别的颜色。其他色素的缺乏使得眼睛看起来呈蓝色或绿色。

皮肤颜色发生改变的时间周期更长（至少6万年），而且它并不是个直线过程。“有些人是褪色，有些人是重新着色，”贾布隆斯基说，“有些人搬到新的纬度时，肤色会发生很大改变，也有人几乎完全不变。”

例如，照理说，南美洲原住民的肤色应该比同一纬度其他地区的人更浅才对。这是因为从演化的角度来看，他们是新近来到的。“他们能够相当快地到达热带，并且拥有许多装备，包括一些衣物。”雅布隆斯基告诉我，“因此，他们在实际上挫败了演化。”更难以解释的是南部非洲的科伊桑人。他们一直生活在沙漠的阳光下，从来不曾远距离迁徙，可他们的肤色，比根据环境所预测的要浅50%。现在看来，在过去的2000年的某个时间，某次负责苍白皮肤的基因突变被外来者带到了他们身上。而这些神秘的外来者是什么人，就无从知晓了。

近年来，对古代DNA分析技术的发展，意味着我们了解到更多的东西，这些东西里大部分令人惊讶——有些令人困惑，有些存在争议。2018年初，伦敦大学学院和英国自然历史博物馆的科学家们利用DNA分析结果公布，一个“切达人”（Cheddar Man，一种古不列颠人）已经拥有了“深到近乎黑色的皮肤”，这引得外界一片哗然。（其实，他们说的是，他有76%的概率拥有深色皮肤。）他似乎还有着蓝色的眼睛。在大约1万年前最后一次冰河时代结束后，切达人率先返回英国。他的祖先已经在欧洲生活了3万年，有足够的时间来演化出浅色皮肤，所以，如果他真的是黑皮肤，那将会是一个真正的意外。然而，另一些权威人士认为，因为用于分析的DNA分解得太厉害，而且我们对色素沉着遗传学的理解也不一定是正确的，所以我们根本无法就切达人的皮肤和眼睛颜色做出任何结论。好吧，这至少提醒我们还有多少东西需要学习。“从很多方面来看，就皮肤问题而言，我们还处在最初级的阶段。”雅布隆斯基说。

皮肤分为两种类型：有毛发的和没有毛发的。没有毛发的皮肤叫作“无毛”（glabrous），而且为数不多。我们真正无毛的部位寥寥无几，只有嘴唇、乳头和生殖器，以及手心和脚底。身体的其余部分要么覆盖着明显的毛发，称为终毛（terminal hair），比如你的头上；要么覆盖着毫毛，也就是小孩子脸颊上那些软乎乎的东西。我们其实跟猿类表亲们一样毛发丛生。只不过，我们的毛发更纤细、更微弱。总的来说，我们估计有500万根毛发，但这个数字因年龄和环境而异，而且只是个猜测。

毛发为哺乳动物所独有。与底层皮肤一样，它具有多种用途：能提供保暖、缓冲和伪装，保护身体免受紫外线照射，并允许群体成员彼此传递生气或者是被唤醒的信号。但当你几乎无毛的时候，这些功能显然无法很好地发挥作用。对所有的哺乳动物而言，一旦感到寒冷，毛囊周围的肌肉就会收缩，这个过程，正式名称叫作“立毛”（horripilation），但更为人熟知的名称是“起鸡皮疙瘩”。哺乳动物有毛，使得毛发和皮肤之间增加了一层有用的空气层，对人类而言，它绝对没有生理上的好处，仅仅是提醒我们自己，比较起来我们是有多么光秃。鸡皮疙瘩也能让哺乳动物的毛发直立（让动物显得块头更大、更凶猛），这就是为什么我们受到惊吓或紧张的时候会起鸡皮疙瘩，当然，这对人类来说也没有什么太大的作用。

关于人类毛发，有两个由来已久的问题：我们是在什么时候变得基本没毛的？为什么我们在少数几个地方保留了明显的毛发？对第一个问题，由于化石记录里没有保存头发和皮肤，因此不可能明确地指出人类脱掉毛发的时间。但根据遗传学研究，深色的色素沉着可追溯到距今170万～120万年前。我们仍覆盖着毛发的时候，深色皮肤并无必要，故此，这强烈暗示了褪去毛发的大概时期。至于为什么我们身体某些部位保留了毛发，对于头部而言，原因相当简单，别的地方就不那么清楚了。头部毛发在寒冷的天气下是良好的绝缘体，在炎热的天气下是出色的热反射器。根据尼娜·贾布隆斯基的说法，紧密卷曲的头发效果最好，“因为它增加了头发表面和头皮之间的空间厚度，能让空气吹拂而过”。保留头发还有一个不同的原因，而且同样重要：自从远古以来，它一直是诱惑的工具。

对页：无上的荣耀：罗塞蒂1868年的画作《莉莉丝夫人》（*Lady Lilith*）充分证明，我们自始至终都对头发散发的魅力迷恋不已。

耻骨阴阜和腋下毛发的问题就比较多了。要想出腋毛能给人类生存带来什么好处可不太容易。有一种假设认为，次级毛发用于捕

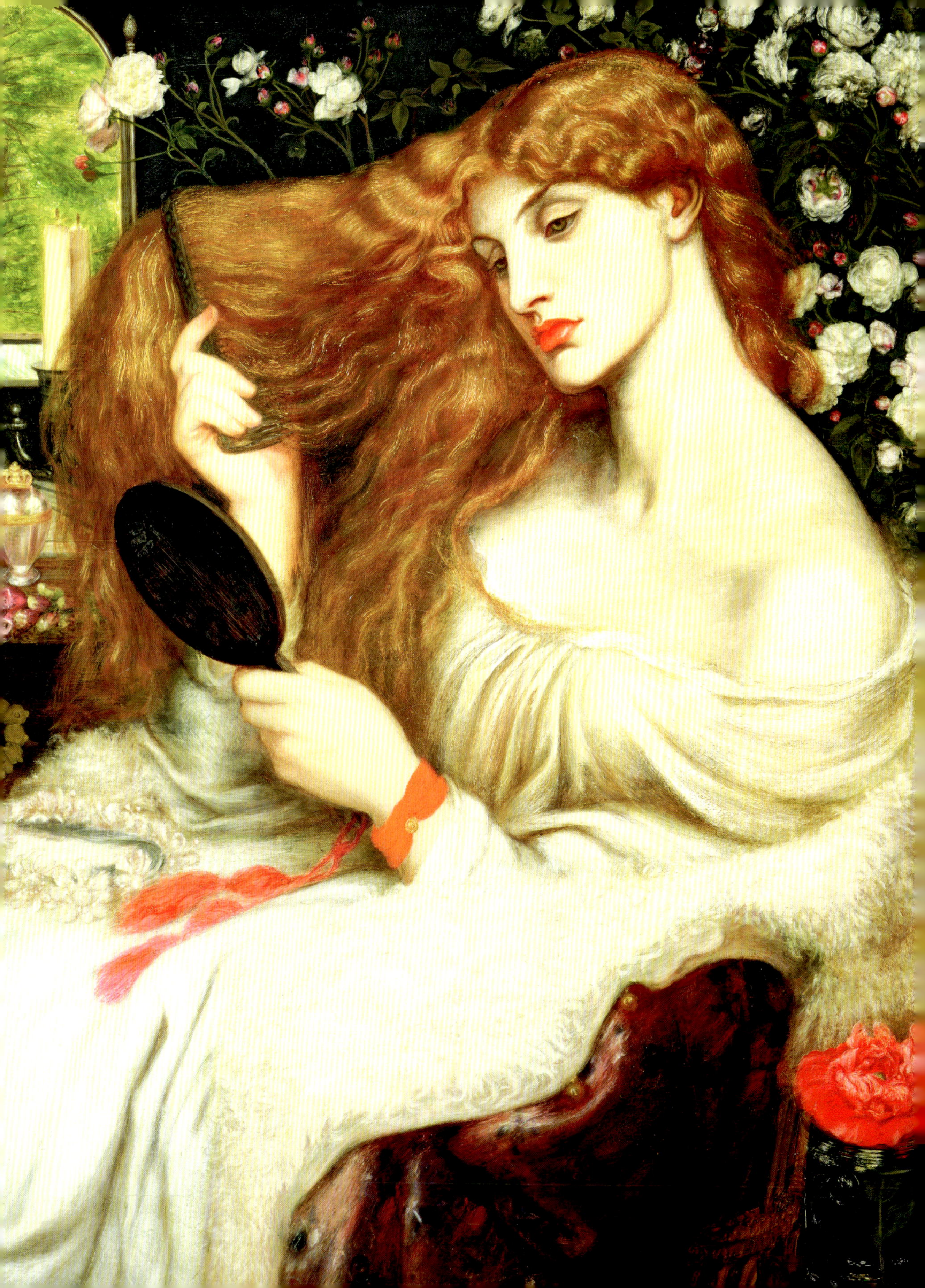

获或散发（取决于你看的是哪一种理论）性气息（即信息素）。这一理论存在一个问题：人类似乎并没有信息素。2017年，澳大利亚研究人员在《皇家学会开放科学》（*Royal Society Open Science*）杂志上发表了一项研究，认为人类信息素恐怕并不存在，而且可以肯定地说，它在性吸引方面并未发挥可检测的作用。另一种假设是，次级毛发保护了下方的皮肤免受擦伤。但很明显，很多人会把身体各处的毛发去除，同时并未带来皮肤刺激的显著增加。还有一种看似更说得通的理论是，或许，次级毛发是为了展示之用，宣告人的性成熟。

你身体上的每一根毛发都有生长周期，它分为生长期和静止期。对面部毛发，一个周期通常持续4个星期，但一根头发却有可能陪伴你长达6～7年。你的腋毛有可能坚持6个月，腿毛可持续2个月。头发每天增长1/3毫米，但它的生长速度取决于你的年龄和健康状况，甚至跟一年中的季节有关系。去除毛发，不管是切割、刮剃，还是使用蜡，对毛根都没有影响。我们每个人一生会长出大约8米长的头发，但由于所有的毛发到了一定时候就会脱落，所以，很少有一根头发能长过1米。我们头发的周期是交错的，所以，人通常并不会注意到头发数量的减少。

II

1902年10月，巴黎的警察接到报警，来到位于圣-奥诺雷街的一套公寓，这是一个富裕街区，距离第八区的凯旋门只有几百码远。一名男子遭到谋杀，一些艺术品失窃。凶手并未留下明显的线索，但幸运的是，侦探们找来了一个精于识别罪犯的神奇人物，他叫阿方斯·贝迪昂（Alphonse Bertillon）。

贝迪昂发明了一种他称之为人体测量学的识别系统，但仰慕的公众把它叫作“贝迪昂式人体测定法”。该系统引入了“面部

对页：让照片开口。这是阿方斯·贝迪昂发明的人体测量学的资料汇总表，里面详细描绘了面部特征的变化。这些特征有某些精确的测量值，让他成功识别出了诸多惯犯。

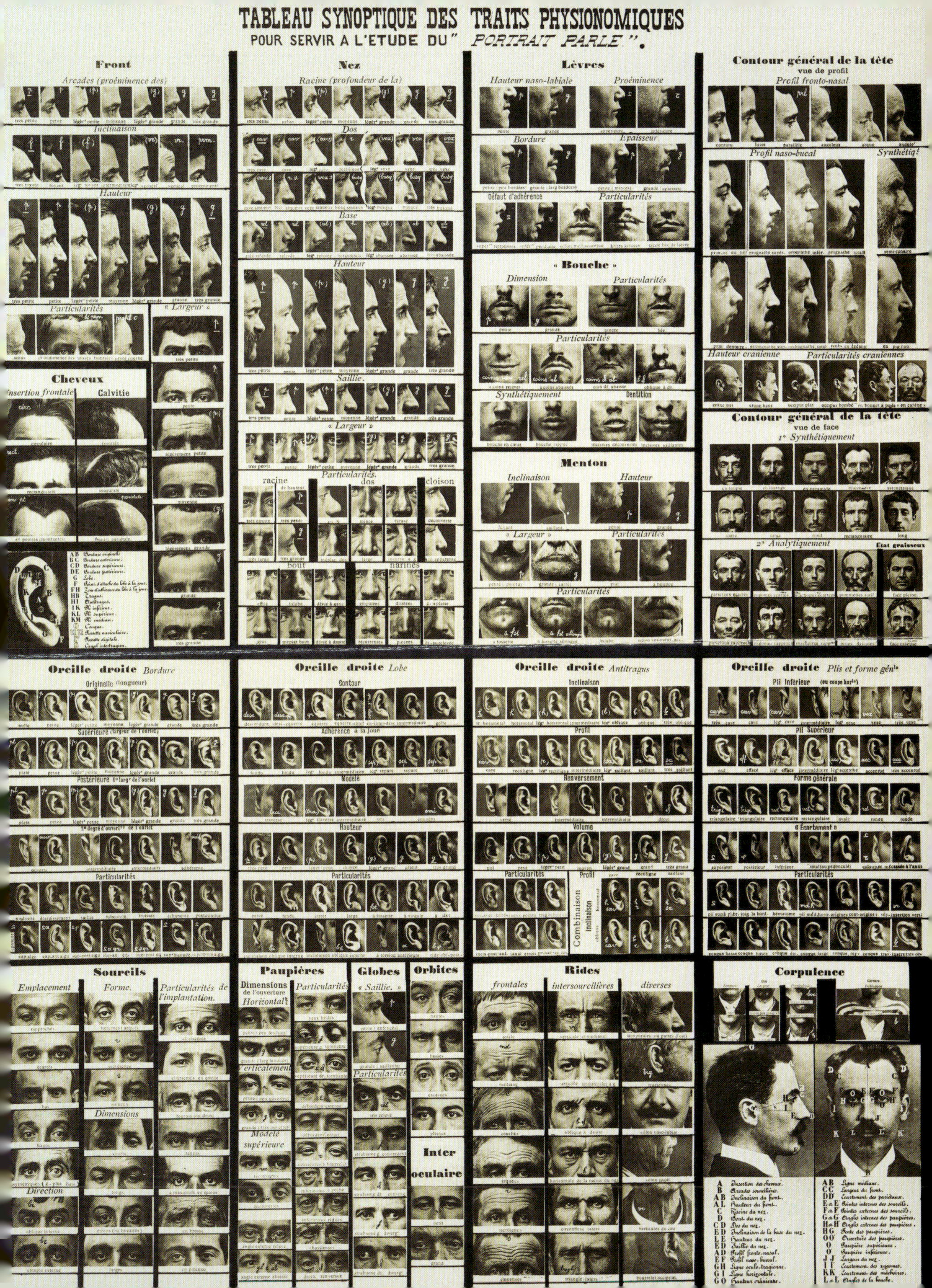

TABLEAU SYNOPTIQUE DES TRAITS PHYSIONOMIQUES
POUR SERVIR A L'ETUDE DU "PORTRAIT PARLE".
Front
Nez
Lèvres
Contour général de la tête
vue de profil
Cheveux
« Bouche »
Menton
Contour général de la tête
vue de face
Oreille droite Bordure
Oreille droite Lobe
Oreille droite Antitragus
Oreille droite Plis et forme génle
Sourcils
Paupières
Globes
Orbites
Rides
Corpulence
Inter oculaire

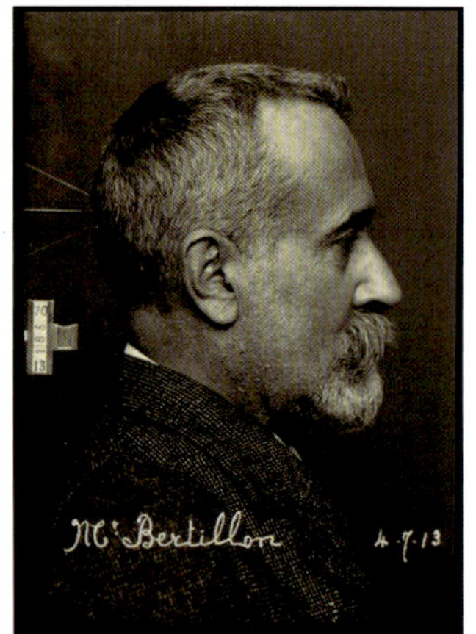

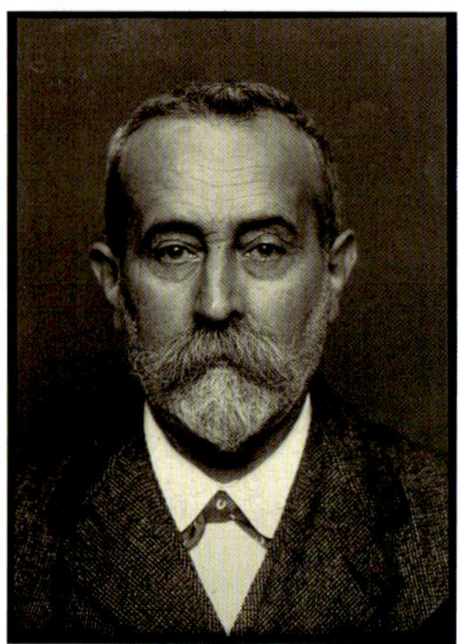

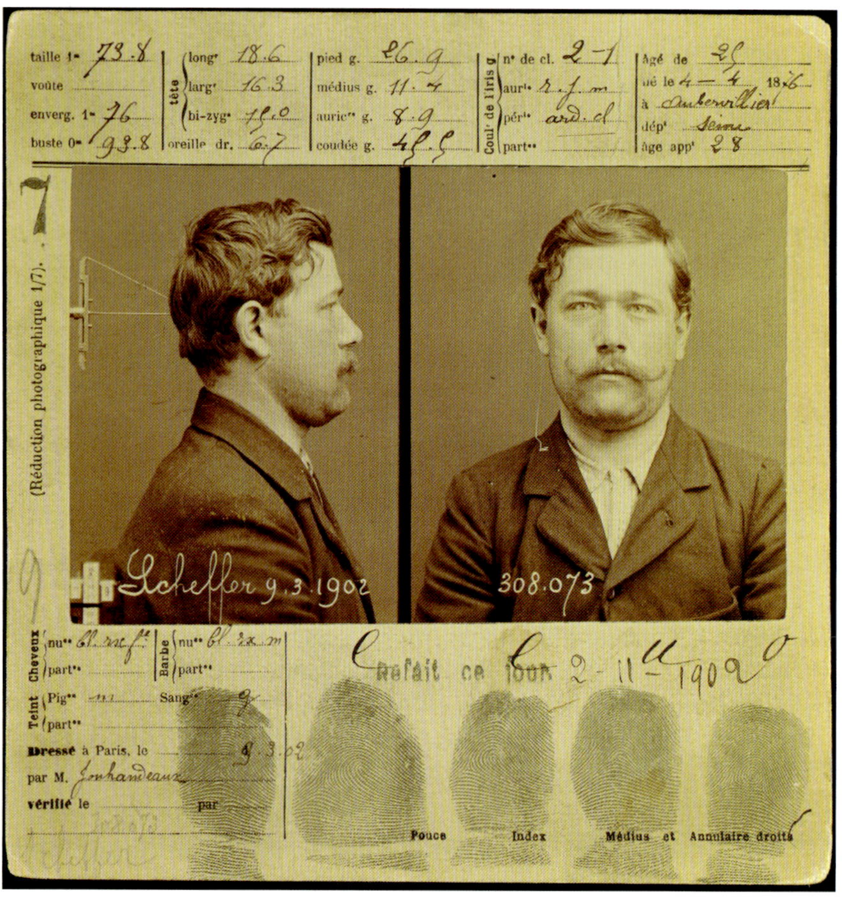

"猎手"与"猎物"的镜像面部照片：阿方斯·贝迪昂本人的照片，以现在常用的侧脸和全脸的形式；还有亨利-列昂·夏侯，这个凶手出名是因为仅靠指纹就被识别出来了。

照片"（mugshot）的概念和做法，也就是用照片记录每一个被捕人员的全脸和侧脸。这一做法迄今仍普遍存在。但贝迪昂式人体测定法最突出的地方在于它的测量非常严格。接受测试的人要测量11个奇怪的特定属性：坐下时的身高、左手小指的长度、脸颊宽度等。贝迪昂选中它们，是因为它们不随年龄而变化。贝迪昂的系统不是为了给罪犯定罪而设计的，而是为了抓获罪犯。由于法国会对累犯给予更严厉的判决（而且往往把他们流放到法属圭亚那恶魔岛等遥远、潮湿的化外之地），所以许多罪犯都拼命想把自己伪装成第一次犯罪。贝迪昂的系统旨在识别这些人，而且效果非常好。在投入使用的第一年，他就揭穿了241个人的伪装。

指纹识别其实只是贝迪昂系统的附带部分，但自从他在圣-奥诺雷街157号的窗框上发现一枚指纹，并用它识别出凶手是亨利-列昂·夏侯（Henri-Léon Scheffer）之后，不光法国，甚至全世界都为之狂热。很快，指纹识别就成为各地警务工作的基本工具。

在西方，头一个确定指纹独特性的是19世纪的捷克解剖学家杨·浦肯野（Jan Purkinje）。不过，早在1000多年前，中国人就得出了同样的认识；数百年来，日本的陶工会在入窑烧制之前将指纹按印在陶土上，在器皿上保留自己的制作身份。在贝迪昂之前很多年，查尔斯·达尔文的表弟弗朗西斯·高尔顿（Francis Galton），以及一名苏格兰传教士亨利·福尔兹（Henry Faulds）就提出使用指纹抓捕罪犯的概念。贝迪昂甚至不是第一个使用指纹抓住凶手的人——第一例其实发生在比他早10年的阿根廷——但获得荣誉的是贝迪昂。

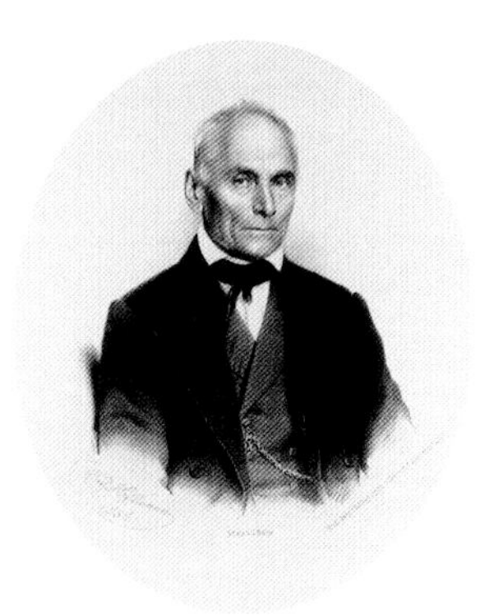

捷克解剖学家杨·浦肯野，他发现没有一个人的指纹是与别人相同的。贝迪昂对指纹的运用轰动世界，但杨·浦肯野发现得早了好几十年。

是什么样的演化命令让我们的手指末端产生旋涡的形状呢？答案是，没有人知道。你的身体是一个神秘的世界。我们身上，以及我们身体内部发生的大部分事情，我们都不知道原因——毫无疑问，很多时候是根本没有什么原因。毕竟，演化是一个偶然的过程。“所有指纹都独一无二”这个概念，其实也是一种假设。没有人可以绝对肯定地说，没有谁的指纹跟你的一模一样。我们只能说，迄今为止，还没有人找到两组精确匹配的指纹。

在教科书上，指纹的名称是皮纹。构成我们指纹的犁沟状条纹叫表皮嵴。据说，它们有助于抓握，跟轮胎花纹可改善与道路的摩擦力是一个道理，但没有人真正证明过这一点。还有人提出，指纹的旋涡或许能更好地排水，使手指的皮肤更具弹性和柔软，又或是提高灵敏度，但这些都只是猜测。同样，没有人能够解释为什么我们长时间洗澡时手指会起皱。最常见的解释是皱纹有助于更好地排水，增强抓握力。但这并没有太大意义。很明显，最迫切需要良好抓握力的人是那些刚刚落水的人，而不是那些已经在水里待了一阵的人。

在极为偶然的情况下，有些人天生指尖就完全光滑，这是一种叫作“皮纹病”的状况。这种人的汗腺也比正常人少。这似乎暗示了汗腺和指纹之间的遗传联系，但该联系尚有待确定。

就皮肤特征而言，指纹显然微不足道。远比它重要的是汗腺。你兴许不曾想到，出汗是人类的关键功能。正如尼娜·雅布隆斯基所说：“单调乏味而古老的出汗，造就了人类今天的样子。”黑猩猩的汗腺只有我们的一半，因此无法跟人类一样迅速散热。大多数四足动物靠喘气来降温，而这跟持续跑动同时沉重呼吸不相容，对炎热气候里的有毛动物尤其不适合。我们的方法要好得多，将含水的液体渗透到近乎光秃的皮肤上，随着水的蒸发使身体降温，将人体变成了活生生的空调。雅布隆斯基写道：“我们大部分体毛的丧失，以及通过向外分泌汗液来消散体内多余热量的能力，有助于我们对温度最敏感的器官——大脑——显著变大。”她说，这就意味着出汗能帮你变聪明。

就算静止时，我们也会难以察觉地稳定出汗，要是你参加剧烈活动，置身挑战性环境，我们的水储备便会很快耗尽。按彼得·斯塔克（Peter Stark）的《最后的呼吸：来自人类耐力极限的警示故事》（*Last Breath: Cautionary Tales from the Limits of Human Endurance*）中所说，一个体重70千克的男子，体内含有40多升的水。如果他什么都不做，只是坐着呼吸，他每天会因为出汗、呼吸和排尿，减掉1.5升水。但如果他拼尽全力，水分流失的速度可以达到每小时1.5升，这样，人体的情况很快就会变得危险起来。在艰苦的条件下（如在热辣辣的太阳下步行），你可以轻松地在一天内排出10～12升的汗水。难怪我们需要在天气炎热时不停地喝水。

除非水分流失停止或得到补充，否则，当事人会在失去3～5升液体后，开始头痛和昏睡。如果损失6升或7升水又没能及时补充，就可能出现神经损害。（脱水的徒步旅行者离开小径，漫步进入荒野，就可能出现这种情况。）如果一个70千克重的男子流失10升以上的水，他将陷入休克并死亡。第二次世界大战期间，科学家研究了士兵在没有水的情况下能在沙漠里走多远（假设他们最开始时已经充分补充过水分）。他们得出的结论是，士兵可以在28℃的温度下行走72千米，在38℃的高温下行走24千米，在49℃的高温下只能走11千米。

你的汗液中，99.5%的成分是水。其余有一半是盐，另一半是其他化学物质。虽然盐只占汗液整体的一小部分，但在炎热的天气里，你一天内可以损失多达12克（3茶匙）的盐，这是一个高到危险级别的量，所以，补充盐和补充水同等重要。

流汗是由肾上腺素的释放所激活的，这就是你承受压力时会流汗的原因。与身体的其他部位不同，手掌不会因为体力消耗或热量过高而出汗，只有压力才能让它出汗。测谎检验就会测量情绪性出汗。

汗腺分为两类：外泌汗腺和顶泌汗腺。外泌汗腺要多得多，在炎热的一天，它产生水样的汗液，会弄湿你的衬衫。顶泌汗腺主要分布在腹股沟和腋窝，会产生更浓、更黏稠的汗液。

让你的脚散发出熏人气味的是外泌汗液，更确切地说，是脚上的汗液细菌分解的化学物质。汗水本身没有气味，产生气味靠的是细菌。促成汗味的两种化学物质——异戊酸和甲二醇——都来自跟某些奶酪中相同的细菌作用，这就是脚丫子闻起来常跟奶酪差不多的原因。

你的皮肤微生物非常个性化。不管你喜欢的是棉质衣服还是羊毛服装，不管你是在工作之前还是之后洗澡，生活在你身上的微生物，很大程度上取决于你使用的肥皂或洗涤剂。一些微生物是永久居民，另一些只在你身上扎营一个星期或一个月，接着便无声消失，就如同是一个流浪的部落。

每平方厘米的皮肤上大约有10万个微生物，而且不容易根除。根据一项研究，在泡澡或淋浴后，你身上的细菌数量实际上会增加，因为它们会被从边边角角里冲出来。就算你努力想要给自己除菌消毒，也不容易。在医学检查后，要让人的手达到安全清洁

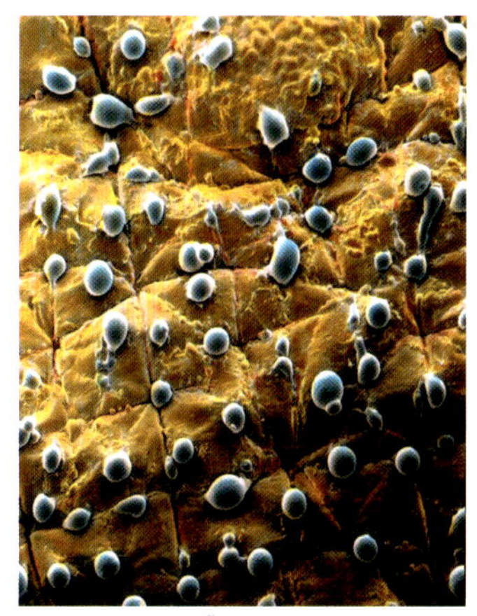

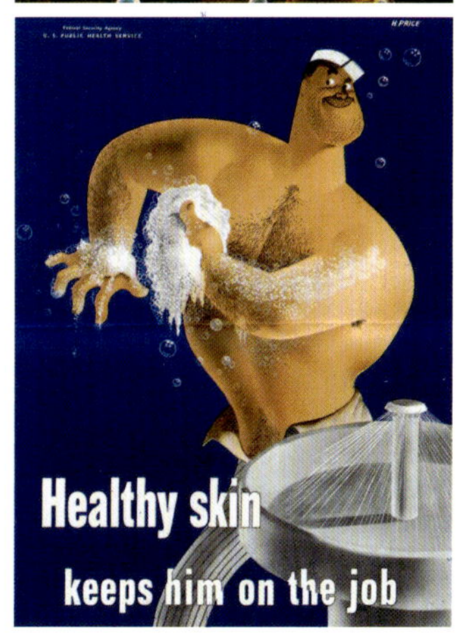
Healthy skin
keeps him on the job

皮肤上的空调：汗滴从人的手背上冒了出来。
保持干净、维持健康、坚持工作——并赢下战争。这是1942年美国公共卫生局的一张海报。最近的这类海报可能会写除细菌建议，比如确保你洗手的清洗时间。

随机找来60名美国人，用棉签擦拭其肚脐，观察其中潜藏的微生物。这项研究发现了2368种细菌。

的状态，需要用肥皂和水彻底清洗至少整整一分钟：实际上，这个标准对于要接待大量患者的医生来说，几乎无法实现。这也是每年有大约200万美国人在医院里遭到严重感染（其中9万人因此而死）的很大一部分原因。“最大的困难，”阿图·葛文德（Atul Gawande）写道，“是让像我这样的临床医生去做一件明显能阻止感染蔓延的事情——洗手。”

2007年，纽约大学进行的一项研究发现，大多数人的皮肤上存在大约200种不同类型的微生物。但人与人之间携带的微生物种类差异极大，只有4种微生物出现在每一名受试者身上。还有一项被广为报道的研究叫“肚脐生物多样性项目”（Belly Button Biodiversity Project），由北卡罗来纳州立大学的研究人员进行。他们随机找来60名美国人，用棉签擦拭其肚脐，观察其中潜藏的微生物。这项研究发现了2368种细菌，其中1458种不为科学所知（也就是说，每个肚脐眼里平均藏着24.3种科学不了解的微生物）。每人肚脐眼里的微生物种类有29～107种。一名志愿者身上居住着一种从未见于日本境外记录的微生物——而他从未去过日本。

抗菌皂的问题在于，它们不光可以杀死皮肤上的坏细菌，也会杀死好细菌，洗手液也一样。2016年，美国食品和药物管理局禁掉了抗菌皂中常用的19种成分，理由是制造商无法证明它们的长期安全性。

微生物不是你皮肤上的唯一居民。就在此刻，有一种小不点的螨虫，名叫毛囊蠕形螨（Demodex folliculorum），就正徜徉在你的头皮上（以及你身体的其他油性表面，但主要是在头皮上）。一般

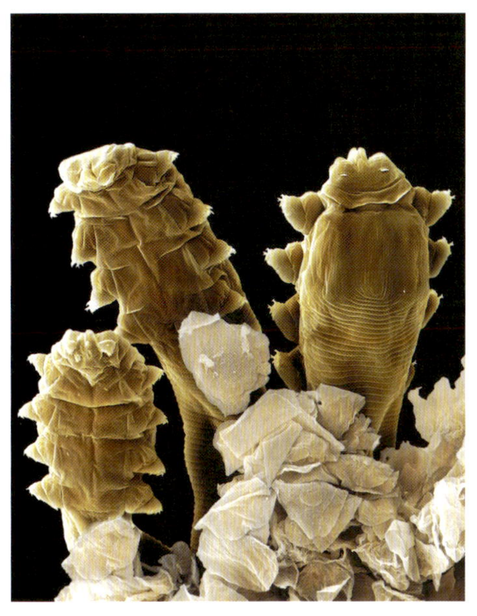

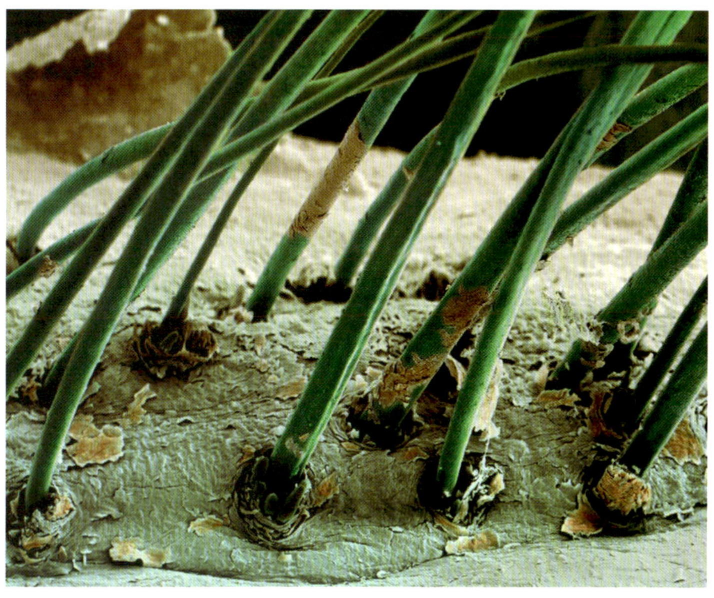

毛囊蠕形螨是我们“忠实的小伙伴”。左边这张电子显微镜照片里它正从人类的毛囊中探出来；而在眼睫毛（右图里涂上了绿色）的根部，可以看到它们的尾巴正从皮肤上睫毛生长的位置探出来。

而言，它们是无害的（谢天谢地），也是看不见的。它们和我们一起生活的时间很长，一项研究认为，它们的DNA可以用来追踪几十万年前我们祖先的迁徙。以它们的规模来看，你的皮肤就像一大碗脆皮玉米片。如果你闭上眼睛运用想象力，你几乎可以听到嘎吱嘎吱的声音。

还有一件很容易在皮肤上发生的事情是发痒，但发痒的原因我们不见得总是能弄明白。很多瘙痒很容易解释（如蚊虫叮咬、皮疹，以及碰到了蜇人的荨麻），但也有很多无法解释。

就在你读这段话的时候，你兴许就会产生一股冲动，仅仅因为我提到了“痒”，你就想要抓一抓片刻之前根本没发痒的某个地方。没有人能说清为什么我们这么容易受到瘙痒暗示，以及为什么没有明显的刺激物，我们却仍会发痒。大脑中没有任何一个位置是专门用于产生瘙痒感的，因此，展开神经学研究几乎不可能。

瘙痒仅限于皮肤的外层和少数潮湿的前哨——主要是眼睛、喉咙、鼻子和肛门。不管你痛得多厉害，都不可能出现脾脏发痒。关于抓挠的研究表明，最长效的解痒做法是挠背，但挠起来最

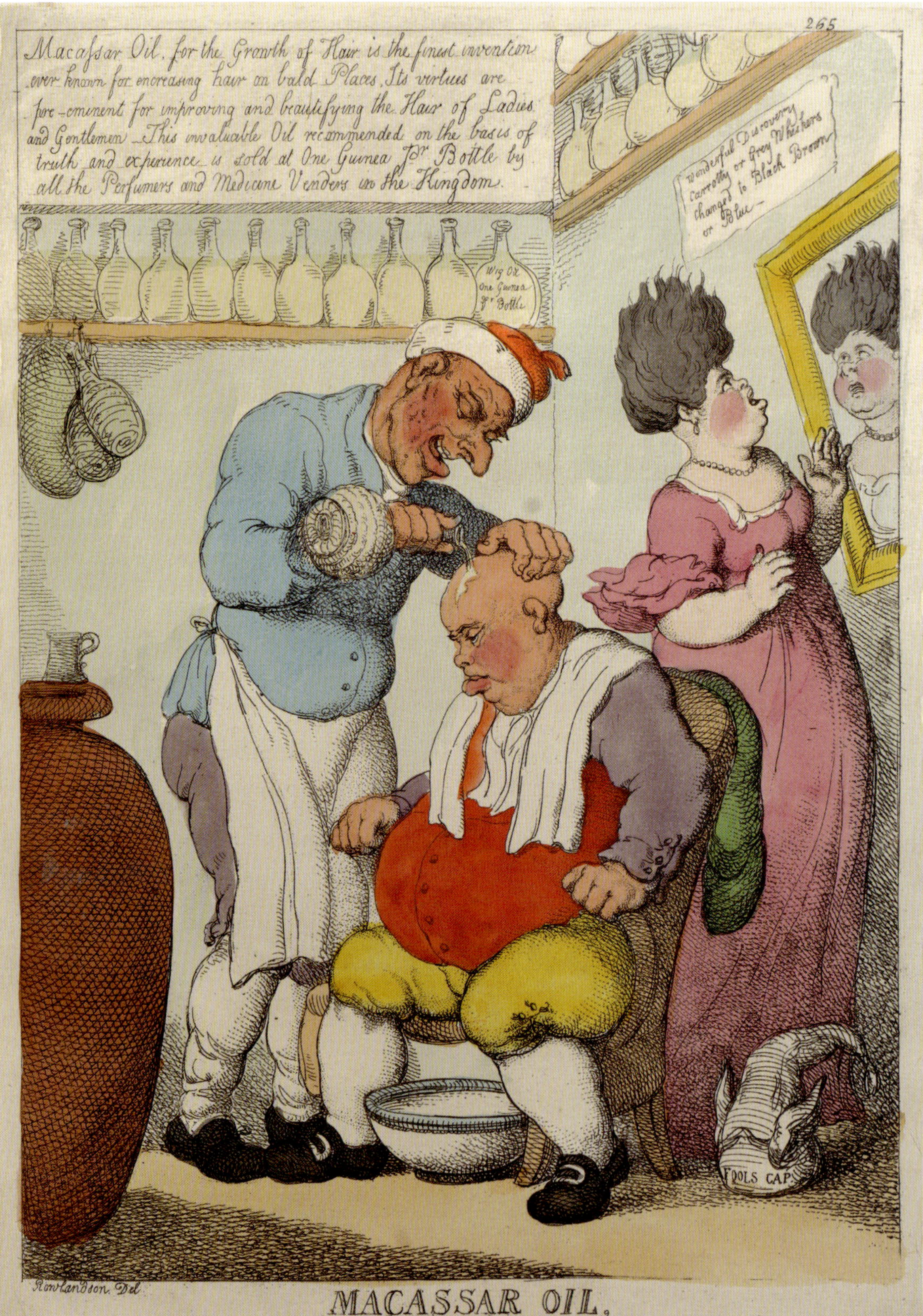
265
Macassar Oil, for the Growth of Hair is the finest invention ever known for encreasing hair on bald Places, Its virtues are pre-eminent for improving and beautifying the Hair of Ladies and Gentlemen — This invaluable Oil recommended on the basis of truth and experience is sold at One Guinea Pr Bottle by all the Perfumers and Medicine Venders in the Kingdom.
Wig Oil One Guinea Pr Bottle
Wonderful Discovery Carrotty or Grey Whiskers changed to Black Brown or Blue —
FOOLS CAP
Rowlandson Del
MACASSAR OIL,
An Oily Puff for Soft Heads.
May 15. 1814

愉悦的地方是脚踝。各种疾病都可能带来慢性瘙痒——脑肿瘤、卒中（俗称“中风”）、自身免疫性疾病、药物的副作用等。最令人发狂的一种瘙痒形式是幻痒，它通常伴随截肢出现，可怜的患者在根本没法抓挠到的部位（因为该部位已经被截去）产生持续的痒感。但发痒最叫人克制不住的可怕案例，来自一位叫M的患者，她是个三十来岁的马萨诸塞人，染上带状疱疹后，她的前额产生无法抵挡的痒感。瘙痒逐渐变得令人疯狂，她彻底抓掉了一块直径约一英寸半的头皮。药物对此也无济于事。就连她睡着了，也会特别激动地抓挠这个位置。有一天，她醒来时发现，脑脊液顺着脸颊流了出来。原来是她挠穿了颅骨，手伸进了颅腔。今天距离她产生疯狂的痒感已经十多年了，据报道，她已经能够控制住抓痒的动作，不对自己造成严重伤害了，但瘙痒从未消失。最令人费解的是，她几乎彻底摧毁了那块皮肤上的所有神经纤维，但令人抓狂的瘙痒仍然存在。

然而，人的外表面最能引发惊慌失措的谜题，莫过于人随着年龄增长会掉头发的奇怪趋势了。我们每个人的头上都有10万～15万个毛囊，但很明显，不是所有人都有着等量的毛囊。平均而言，你每天要掉50～100根头发，有时候，它们就不再长回来了。大约60%的男性到50岁就基本上秃顶了。1/5的男人在30岁就秃了。我们对秃顶的过程了解甚少，只知道随着年龄的增长，一种叫作二氢睾酮的激素容易变得紊乱，使得头上的毛囊关闭，鼻孔和耳朵里的毛囊反而保留得较多，鼻毛、耳毛肆意生长，让人备觉沮丧。阉割是一种公认的治疗秃头的方法。

考虑到我们有些人是那么容易脱发，有一个事实就显得颇为讽刺：头发其实很经得起腐蚀，在坟墓里能保存数千年之久。

对于这件事，最积极的看法大概是这样的：如果说我们身上必定要有某个部分向中年屈服，那么，牺牲毛囊可以算是最明智之选。说到底，毕竟没有谁会死于秃头呀！

对页：“望加锡发油，一种使头发变软的油性粉扑”：19世纪的讽刺作家托马斯·罗兰森（Thomas Rowlandson）以其特有的语言和视觉灵性，瞄准了两性在头发（还有脱发）这个问题上的虚荣心。

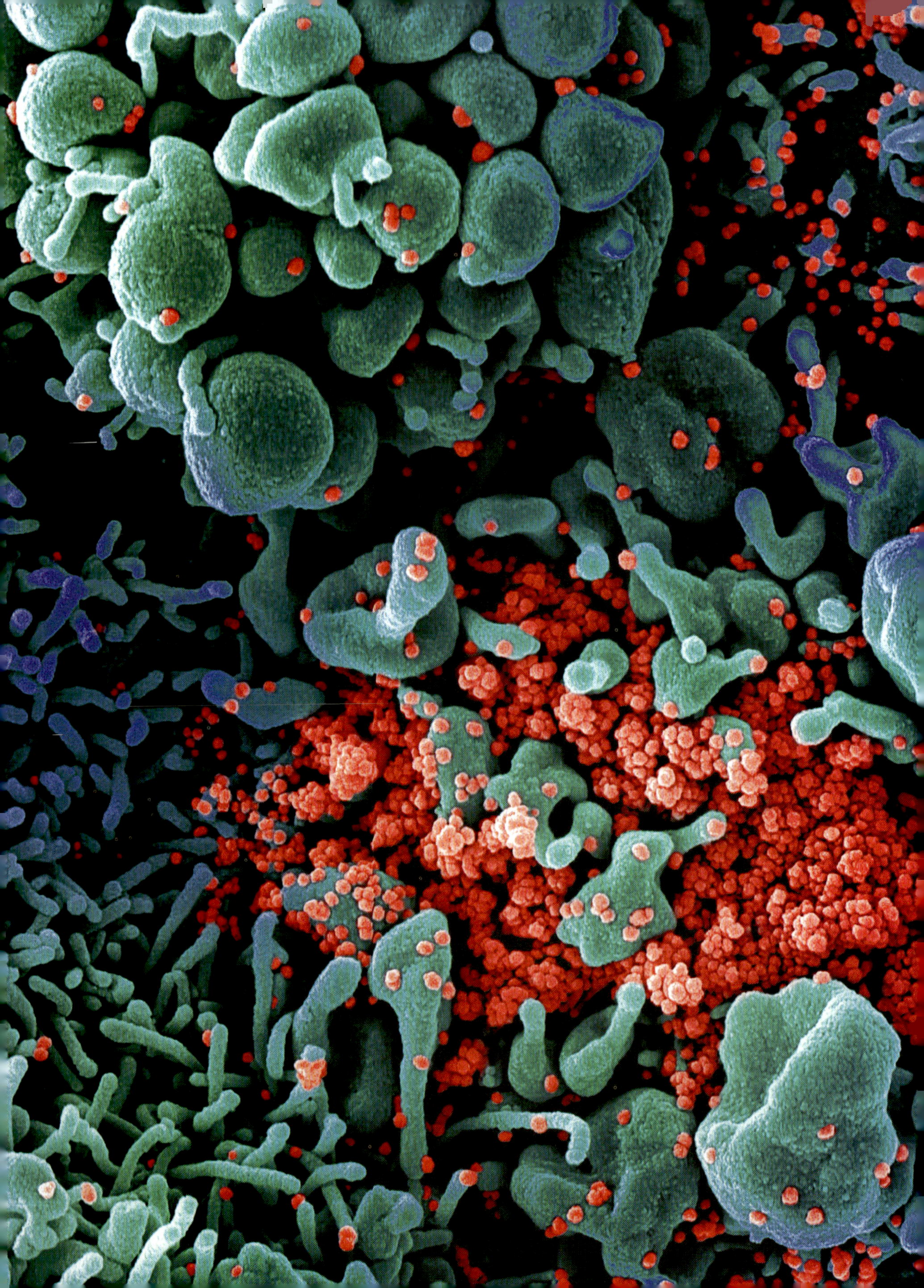

第三章

你和地球
都属于微生物

“青霉素的故事，我们还没有走到结尾。也许我们才刚刚开始。”

——亚历山大·弗莱明（Alexander Fleming），
诺贝尔奖获奖致辞，1945年12月

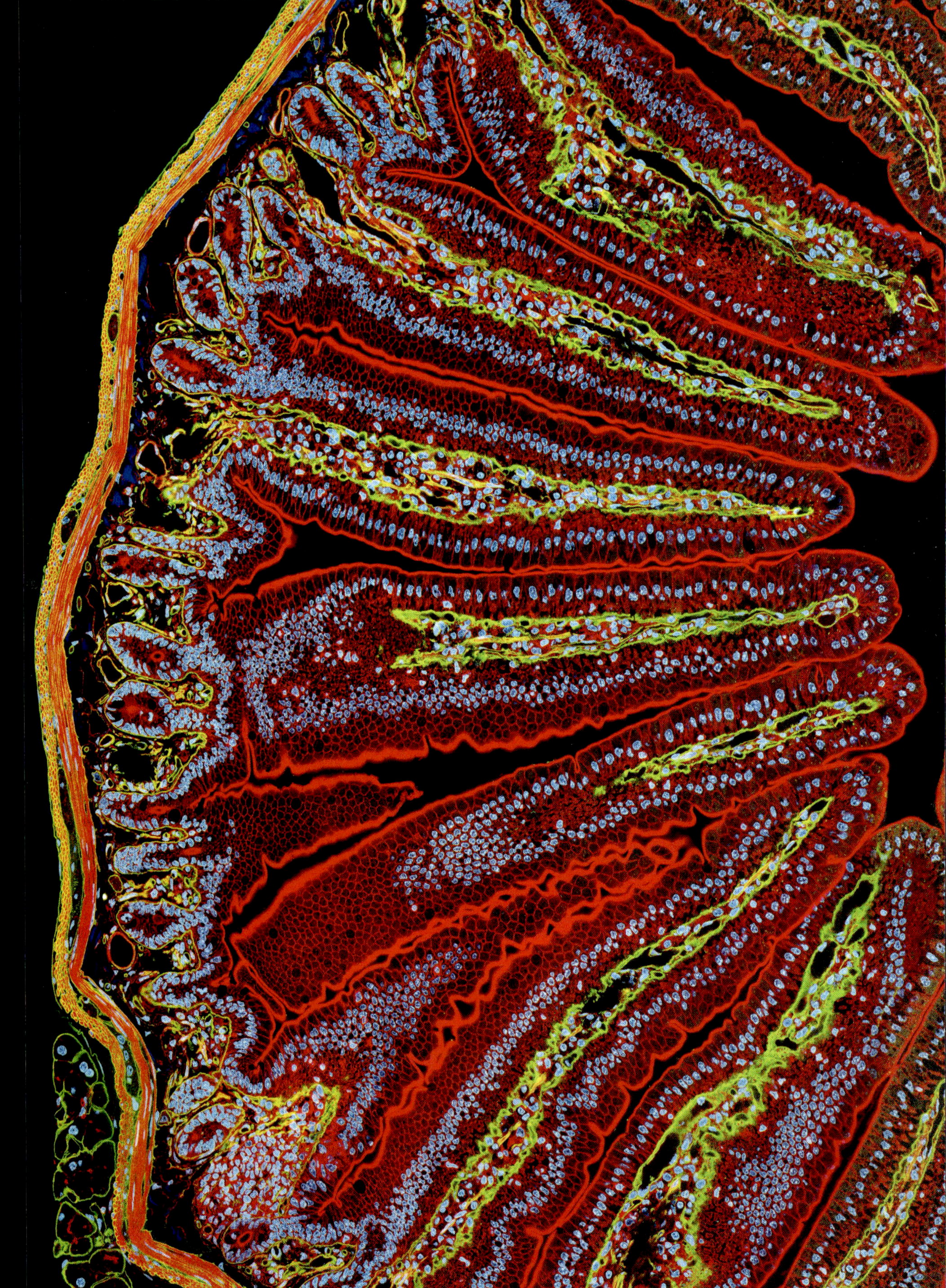

I

深吸一口气，你兴许认为自己的肺部充满了能让生命充满活力的氧气。其实不然，你吸入的空气中有80%是氮气，它是大气中最丰富的成分，也对我们的存在至关重要，但并不与其他元素相互作用。当你吸气，空气中的氮进入你的肺部，之后又直接排出，就像是心不在焉的购物者溜达进了错误的商店。要把氮利用起来，必须将它转化为更便于利用的形式，如氨，而替我们完成这项转化工作的是细菌。没有它们的帮助，我们会死，确切地说，我们根本不可能存在。是时候向你的微生物表达谢意了。

你是数万万亿微小生物的家园，它们为你带来了数量惊人的好处。它们分解你无法利用的食物，为你提供大约10%的卡路里，并在此过程中提取有益的营养物质，如维生素B_2、维生素B_{12}和叶酸。根据斯坦福大学预防研究中心营养研究室主任克里斯托弗·加德纳（Christopher Gardner）的说法，人类生成20种消化酶，这在动物界算是一个相当可观的数字，但细菌所产生的酶，数量是人类的500～1000倍。“没有它们，我们身体里的营养将会大大减少。”他说。

从个体来看，细菌趋于无限小，其生命也极为短暂。细菌的平均重量是一张美元纸币的万亿分之一，寿命不超过20分钟——但从群体上看，它们无比强大。你生而获得的基因，就是你日后所拥有的基因。你没法购买或者交换得到更好的基因，但细菌可以在彼此之间交换基因，好像《宝可梦》里的卡牌一样，而且，它们可以从死去的邻居那里获取DNA。这种水平基因转移大大加速了细菌适应自然或实验条件的能力。细菌DNA的校正也没那么严格，因此，它们经常变异，具有强大的遗传灵活性。

在变化速度上，我们根本没法跟它们匹敌。大肠杆菌可以在一天内繁殖72代，这意味着，它们在三天内产生的新世代数量，

对页：你的胃肠道是大约36,000种微生物的家园。小肠中这些被称为绒毛的手指样突起是许多微生物生活的地方。绒毛使接触面更大，能帮助你从你吃的食物中吸收营养。

本章章节页图片：是一个包裹在蛋白质里的坏消息：图中是一些导致了Covid-19的冠状病毒（红色），是从病人被严重感染的细胞（绿色和蓝色）样本里提取出来的。

跟人类整个历史繁衍出的同样多。理论上，单个亲本细菌可以用不到两天的时间产生出总量大于地球重量的后代。三天之内，它的后代就将超过可观察宇宙的质量。很明显，这种情况永远不会发生，但陪伴我们的细菌数量，远远超过想象。如果你把地球上所有的微生物放在一堆，而将其他所有动物放在另一堆，微生物堆将比动物堆高出25倍。

别弄错了。这是一个微生物的星球。我们能在这儿，多亏了它们心情好。它们完全不需要我们；可没有它们，我们一天都活不了。

我们对于人体内外的微生物知之甚少，因为它们绝大多数无法在实验室生长，研究起来极其困难。可以这么说，你坐在这里的此刻，很可能就有大约40,000种微生物把你当成家园：你鼻孔里有900种，脸颊上又多了800种，牙龈旁边有1300种，胃肠道里有多达36,000种，不过，这些数字会随着新的发现而不断调整。2019年初，剑桥大学附近的维康桑格研究所（Wellcome Sanger）做了一项仅针对20人的研究，便发现了105种全新的肠道微生物。根据你是婴儿还是长者、你在哪儿和谁一起睡觉、你是否服用抗生素、你是胖还是瘦等因素的不同，肠道微生物的具体数量也有所不同。（瘦人比胖人有更多的肠道微生物。瘦人拥有吃不饱的微生物，至少部分地解释了他们为什么瘦。）当然，这还仅仅是微生物的种类数量。就微生物个体而言，其数量无法想象，根本数不清：至少得以万亿为单位计数。你的私人微生物总重约1.3千克，跟你大脑的重量大致相同。有人甚至开始将微生物菌群形容为人体的一种器官。

多年来，人们普遍认为，我们每个人体内的细菌细胞数量是人自身细胞数量的10倍。这个自信满满的数字来自1972年的一篇论文，事实证明，这篇论文大体上是出于猜测。2016年，来自以色列和加拿大的研究人员进行了更仔细的评估，并得出结论：我们

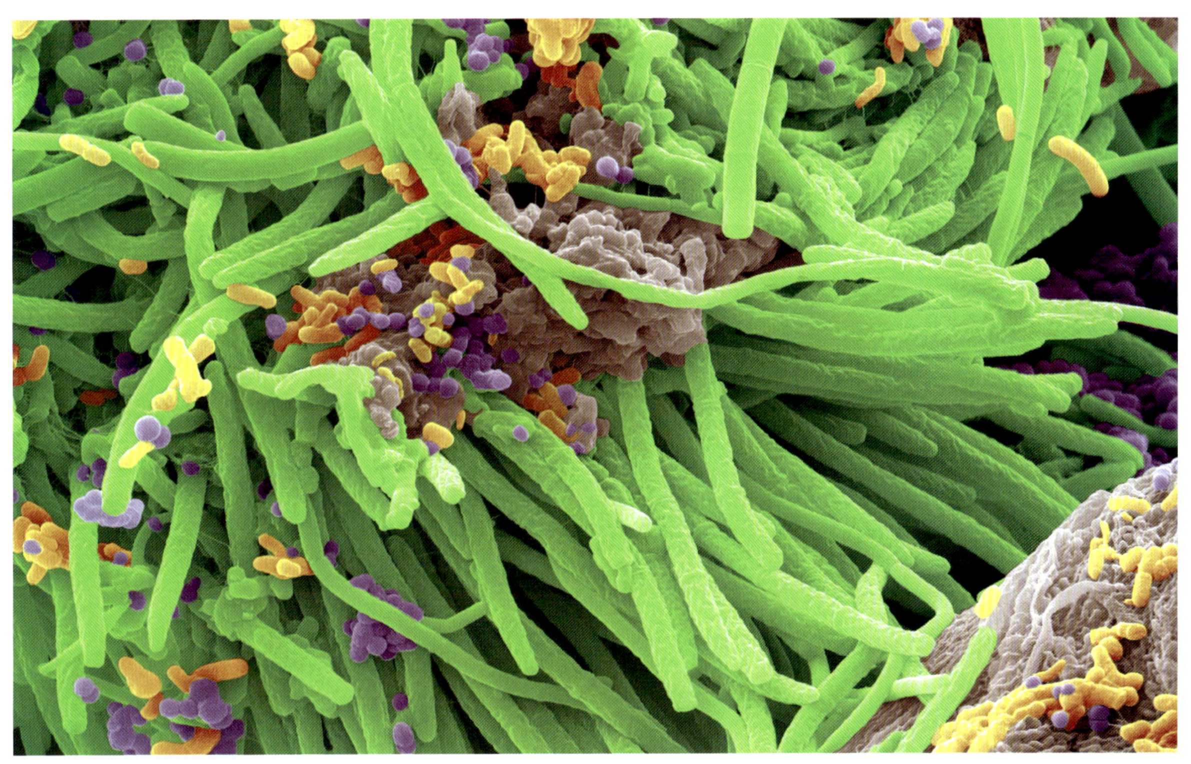

每个人含有大约30万亿个人体细胞，以及30万亿～50万亿个细菌细胞（具体的数字取决于许多因素，如健康和饮食），故此，两者的数量基本相同。虽然，有一点应当指出，我们自己的细胞里有85%是红细胞，由于它们没有任何常见的细胞器（如细胞核和线粒体），并不是真正的细胞，仅仅是血红蛋白的容器。另一个考虑因素是细菌细胞很小，而人类细胞相对较大，因此，仅从质量的角度来说，人体细胞无疑更重要，更何况，人体细胞也远为复杂。再说一遍：从基因上看，你体内大约有2万种你自己的基因，但兴许还有多达2000万种细菌基因，故此，从这个角度来看，大约有99%是细菌的基因，不到1%是你本身的基因。

人嘴里含有丰富的细菌混合物，其中一些就出现在这张色彩斑斓的图像中。其中大部分细菌是无害，甚至有益的。

微生物群落可能具有惊人的个体特异性。虽然你我的身体内部各有数千个细菌种群，但我们两个人之间，可能只有极小一部分相同的细菌种群。微生物就像是不留情面的管家。比如，你和伴侣发生性行为，彼此会交换大量的微生物和其他有机物质。按一项研究的估计，光是热情的接吻，就能让8千万个细菌从一张嘴转移到另一张嘴，此外还包括大约0.7毫克蛋白质、0.45毫克盐、0.7微克脂肪和0.2微克其他有机化合物（也就是食物残渣）。[1]但是一旦接吻结束，两名参与者体内的常驻微生物就会开始一场彻彻底底的大扫除，在短短一天之内，双方的微生物特征将多多少少完全恢复到两个人舌头相接之前的状态。偶尔会有一些病原体潜伏下来，这就是你染上疱疹或感冒的原因，但这属于例外情况。

幸运的是，大多数微生物与我们无关。有些微生物仁慈地居住在我们体内，叫作共生体。只有一小部分的微生物让我们生病。在已确定的大约100万种微生物中，只有1415种微生物会引起人类疾病——这个数量其实非常少。反过来说，它们仍然是人感染疾病的主要原因，这总计1415种没有意识的微小实体，共同导致了人类在地球上1/3的死亡率。

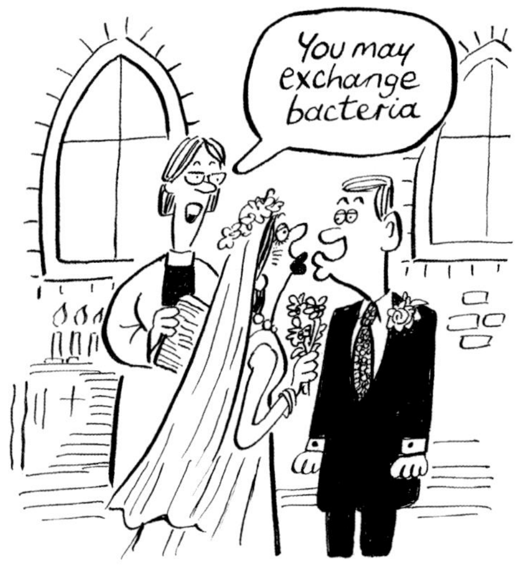

除了细菌，你的个人微生物储备还包括真菌、病毒、原生生物（变形虫、藻类、原生动物等）和古生菌，在很长一段时间里，我们都以为古生菌也是细菌，但它其实代表了另一脉完整的生命形式。古生菌非常像细菌，因为它们非常简单，没有细胞核，但它们对我们有很大的好处，任何已知的人类疾病都不是由它们引起的。它们带给我们的只是一种气体——甲烷。

有必要记住，所有这些微生物在其历史和遗传方面几乎没有任何共同之处。它们的唯一共同点就是渺小。对于所有这些微生物而言，你不是一个人，而是一个世界：你是极其丰富的生态系统所构

1　按照牛津大学安娜·梅钦博士（Anna Machin）的说法，当你和另一个人接吻时，其实也是在对其组织相容性基因做采样，这些基因参与免疫反应。虽然在那一刻，这件事在你脑海里可能并不占首要地位，但从本质上看，你也是在从免疫学的角度测试对方是否属于好配偶。

成的一笔庞大财富，你有着方便投入的机动性，外加打喷嚏、抚摸动物、洗澡洗得还不够真正频繁等对它们大有助益的习惯。

II

用英国诺贝尔奖获得者彼得·梅达沃（Peter Medawar）的不朽名言来说，病毒就是“一个包裹在蛋白质里的坏消息”。实际上，很多病毒根本不是坏消息，至少对人类而言不是。病毒有点奇怪，并不能算生命，但又绝非死物。在活细胞之外，它们是些惰性的东西。它们不吃，不呼吸，不做太多其他事情。它们没法自己行动。它们不推动自己，只是搭便车。我们必须出门才会接触到它们——从门把手上，从握手之间，或从我们呼吸的空气里吸入。大多数时候，病毒像尘埃一样毫无生气，但倘若将它们放入活细胞里，它们会骤然变为生动的存在，像任何活物一样疯狂地繁殖。

和细菌一样，病毒非常成功。疱疹病毒已经延续了数亿年，感染了各种动物，甚至连牡蛎也没逃过。它们同样小得可怕——比细菌小得多，用传统显微镜看不到。如果你把一个病毒吹成网球大小，那么，按照同等放大比例，人将高达500英里。相较而言，细菌大约有沙滩球那么大。

病毒学始于此：在实验室里的荷兰微生物学家、植物学家马丁努斯·拜耶林克。

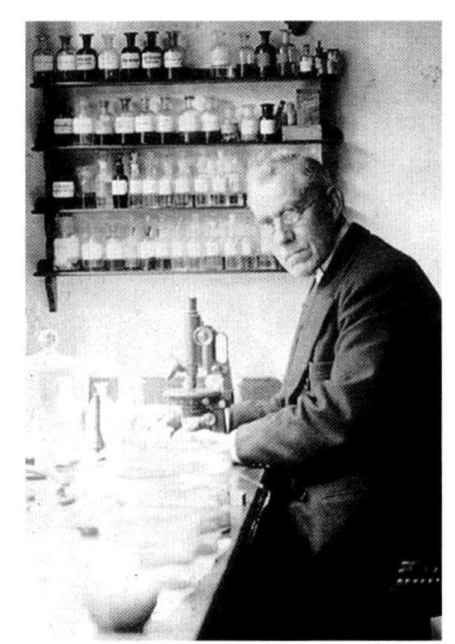

“virus”（病毒）这个词的现代含义（指一种非常小的微生物）可以追溯到1900年。当时，荷兰植物学家马丁努斯·拜耶林克（Martinus Beijerinck）发现自己正在研究的烟草植物，容易受一种比细菌还小的神秘传染因子的影响。起初他称这种神秘因子为“传染活液”（*contagium vivum fluidum*），后来，又把它改为了“*virus*”，这来自一个指代“毒素”的拉丁词语。虽然马丁努斯是“病毒学之父”，但这一发现的重要性在他一生中都没有受到应得的重视，所以他从来没有获得过诺贝尔奖（他本来真的配得上这当普鲁克特发现，每升海水平均含有高达1000亿个的病毒时，不免令人大感震惊。

一荣誉）。

人们过去认为，所有病毒都会导致疾病——彼得·梅达沃的引言就是这么来的——但我们现在知道，大多数病毒只感染细菌细胞，对人类毫无影响。我们可以合理地推断，病毒有数十万种，但已知只有586种会感染哺乳动物，其中263种能影响人类。

我们对大多数其他非病原性病毒知之甚少，因为只有会引起人类疾病的病毒才有人去研究。1986年，纽约州立大学石溪分校一名学生——丽塔·普鲁克特（Lita Proctor），决定在海水里寻找病毒，其他人认为这是一件很离谱的事情，因为当时普遍认为，海洋里没有病毒，最多只有通过排污管等带来的暂时性少量病毒。因此，当普鲁克特发现，每升海水平均含有高达1000亿个的病毒时，不免令人大感震惊。最近，圣地亚哥州立大学生物学家戴娜·维尔纳（Dana Willner）研究了健康人肺部的病毒数量——人们认为，身体其他地方潜藏的病毒都不如肺里多。维尔纳发现，一般人携带着174种病毒，其中90%此前从未被发现。我们现在知道，地球充斥着多得叫人根本想不到的病毒。根据病毒学家多萝西·克劳福德（Dorothy H. Crawford）的说法，光是海洋病毒，如果将它们挨个摆放在一起，其长度将绵延1000万光年，这是一个根本无法想象的距离。

病毒所做的事不外是耐心等待，伺机而动。最不寻常的例子发生在2014年，一支法国团队在西伯利亚发现了一种以前未知的病毒，名叫西伯利亚阔口罐病毒（Pithovirus sibericum）。虽然它已经在永久冻土带里沉睡了近30,000年，一旦将它注入一只变形

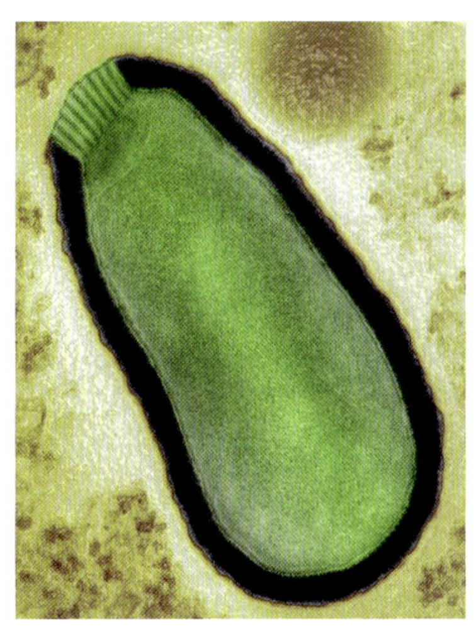

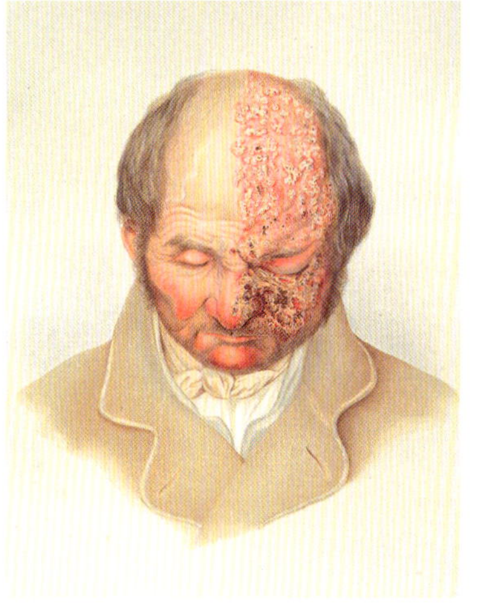

西伯利亚阔口罐病毒（*Pithovirus sibericum*），是迄今为止已发现的最大的病毒。虽然它已经在永久冻土带里沉睡了近30,000年，一旦将它注入一只变形虫，它立刻精力充沛地活跃起来。

导致儿童长水痘的病毒会在体内默默潜伏数十年，直到作为带状疱疹（shingles）重新出现。这种痛苦的皮疹可以出现在身体的任何部位。我们在这里看到的插图摘自希伯来的著作《皮肤病图谱》（*Atlas of Skin Diseases*）（1856—1876）。

虫，它立刻精力充沛地活跃起来。好在事实证明，西伯利亚阔口罐病毒不会感染人类，但天知道还有些什么病毒正静悄悄地等待被人发现呢。病毒耐心极佳，关于这点更常见的例子来自带状疱疹病毒。这种病毒会在你小的时候让你长水痘，接着，它们可能会在神经细胞里静止长达半个世纪，甚至更长时间，再在人进入老年之后，暴发带状疱疹这一可怕而痛苦的毛病。按照通常的描述，它是躯干上发作的一阵疼痛性皮疹，但事实上，带状疱疹几乎可以在身体表面的任何地方突然出现。我的一个朋友左眼长了带状疱疹，他说，那是他一辈子最糟糕的经历。（顺便说一句，在英语里，带状疱疹“shingles”也有“屋顶瓦片”的意思，但两者之间没有半点关系。指“疾病状况”的词义来自拉丁语*cingulus*，意思是一种“带子”；而取“屋顶材料”的词义则来自拉丁语*scindula*，意思是“阶梯式瓦片”。而它们最终演变出了相同的英语拼写形式，这纯属偶然。）

说到不受欢迎的病毒，最常见的是普通感冒病毒。人人都知道，如果你感到寒冷，就更容易感冒伤风（这就是为什么我们叫它“catch a cold”），然而，科学从未能证明为什么会这样，甚至也从未证明是否真的如此。毫无疑问，感冒在冬天比在夏天更常见，但这有可能只是因为我们在室内待的时间太长，更容易接触到他人

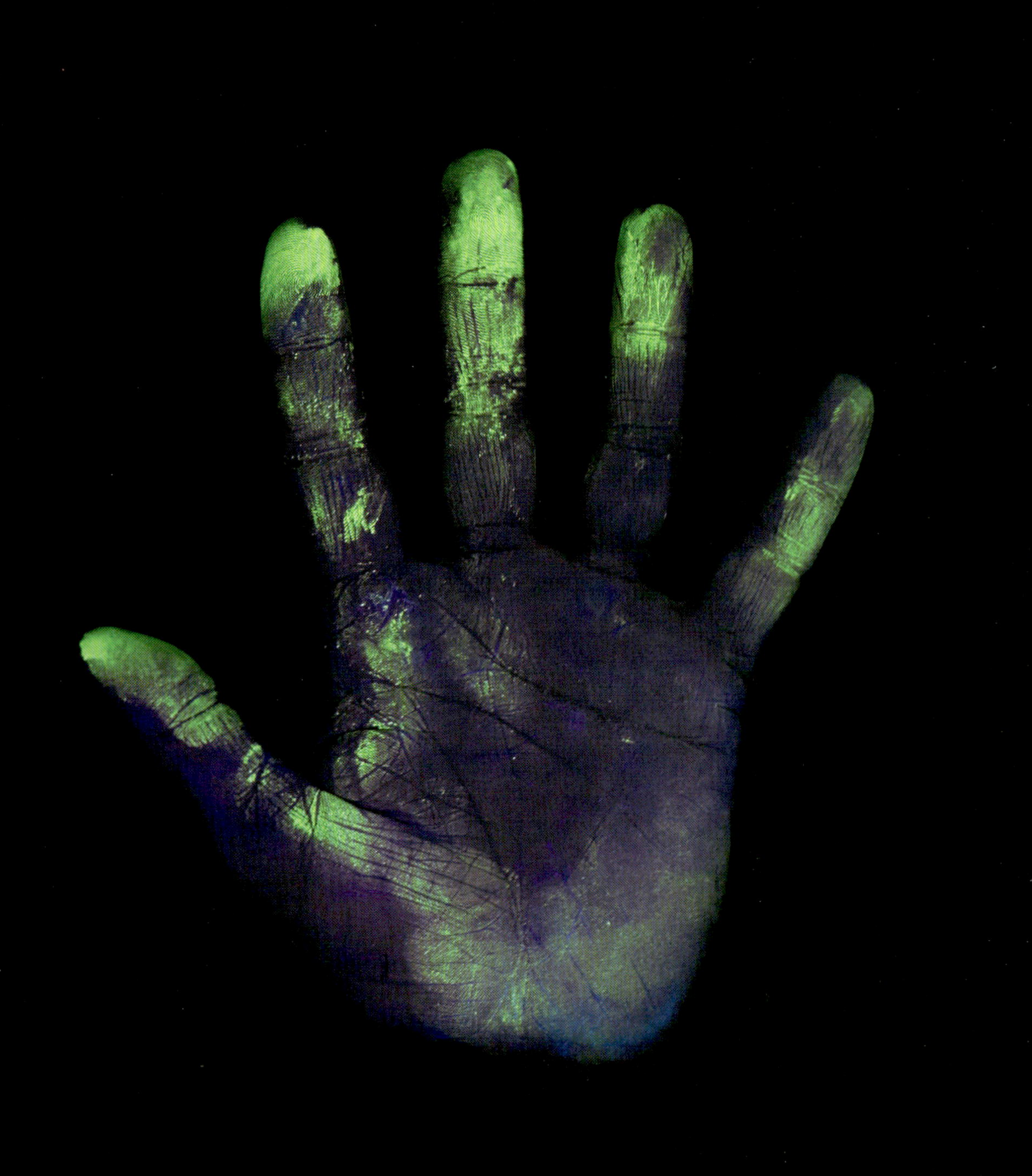

呼出的气体。感冒不是单纯的一种疾病，而是由多种病毒产生的一系列症状，其中最有害的是鼻病毒。而光是鼻病毒就有100种之多。总之，患上感冒的途径太多了，你永远无法产生足够的免疫力来避免沾染与感冒有关的所有病毒。

多年来，英国在威尔特郡运营着一家研究机构，名叫“常见感冒单位”（Common Cold Unit），但因为从未找到治愈方法，它已于1989年关闭。不过，它确实进行了一些有趣的实验。一项实验为一名志愿者的鼻孔安装了一种装置，让他能以流鼻涕的速率泄漏稀薄液体。接着，这名志愿者与其他志愿者一起社交，就像在鸡尾酒会上一样。事前，没人知道这种液体含有仅在紫外灯照射下可见的染料。等志愿者接触一段时间后，研究人员打开紫外灯，他们惊讶地发现，染料到处都是：每一名参与者的手上、头上和上半身，眼镜上、门把手上、沙发垫上、零食上，任何你想得到的地方。普通成年人每小时会摸自己的脸16次，每次触摸都将鼻子处的模拟病原体转移到无辜的第三方——零食碗，再到无辜的第四方——门把手，依此类推，直到所有人和所有东西都蒙上了一层假想中的鼻涕。在亚利桑那大学进行的一项类似研究中，研究人员在一栋办公大楼的金属门把手上涂了颜料，短短4小时之后，“病毒”就扩散到了整栋大楼，“感染”了半数以上的员工，并出现在了每一台公用机器（如复印机和咖啡机）上。在现实世界中，这种感染可以在长达三天的时间里保持活跃。令人惊讶的是，传播细菌效果最差的方法是接吻（来自另一项研究）。在威斯康星大学成功感染感冒病毒的志愿者里，几乎完全没有因为接吻而感染的。打喷嚏和咳嗽的效果也并不太好。转移感冒病菌唯一真正可靠的方法是实体触摸。

对波士顿地铁车厢的一项调查发现，金属杆对微生物来说是一种相当恶劣的环境。让微生物茁壮成长的地方是座椅的织物和塑料手柄。细菌转移最有效的方法，似乎是纸币和鼻涕的组合。瑞士

对页：现在，再一次洗洗你的手。手上的荧光斑块显示这只手没有得到充分清洗，没有充分去除微生物，也就导致了交叉污染。

的一项研究发现，如果流感病毒伴有微量的鼻涕，可以在钞票上存活两个半星期。没有鼻涕，大多数感冒病毒在折起来的纸钞上只能存活几小时。

潜伏在我们体内的另外两种常见微生物是真菌和原生生物。在很长的时间里，用科学始终无法解释真菌是怎么回事，于是，就把它归类为一种略微奇怪的植物。事实上，从细胞层面上看，它们和植物完全不同。它们不进行光合作用，所以没有叶绿素，因此不是绿色的。它们跟动物的关系，实际上比跟植物更密切。直到1959年，科学研究才确定它们是独立品种，拥有了自己的王国。它们基本上分为两组：霉菌和酵母。真菌基本上不搭理我们。在数百万个物种中，只有大约300种真菌对我们有所影响，而且，这些真菌病大多数并不会让你真的生病，而是只引起轻微不适或刺激，比如足癣。当然，有几种真菌病比足癣麻烦多了，而且它们的数量也在增加。

白色念珠菌（*Candida albicans*），也就是鹅口疮背后的真菌，直到20世纪50年代还只在口腔和生殖器中被发现，但如今，它们有时会侵入身体更深处，长在心脏甚至其他器官上，就像水果上的霉菌一样。同样的情况还有数十年来都只存在于加拿大不列颠哥伦比亚省的隐球菌，它主要存在于树木或周围的土壤里，从未伤害过人类。可1999年，它发展出一种突如其来的毒力，在加拿大西部和美国的一群受害者中引发了严重的肺部和脑部感染。由于这种疾病常遭误诊，而且在加利福尼亚这一主要发生地也没有登记报告过，因此我们无法给出确切的患者人数。但自1999年以来，北美西部地区有300多例病例得到证实，其中1/3的受害者死亡。

球孢子菌病（更常为人知的名字叫溪谷热）的患病数量有比较完善的报告。它几乎都发生在加利福尼亚州、亚利桑那州和内华达州，每年感染10,000～15,000人，死亡大约200人。尽管可能跟肺

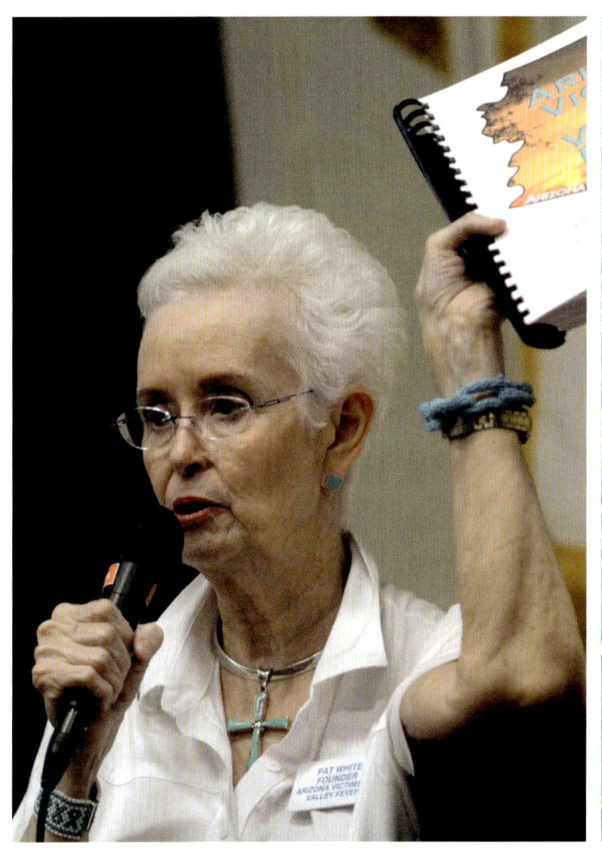

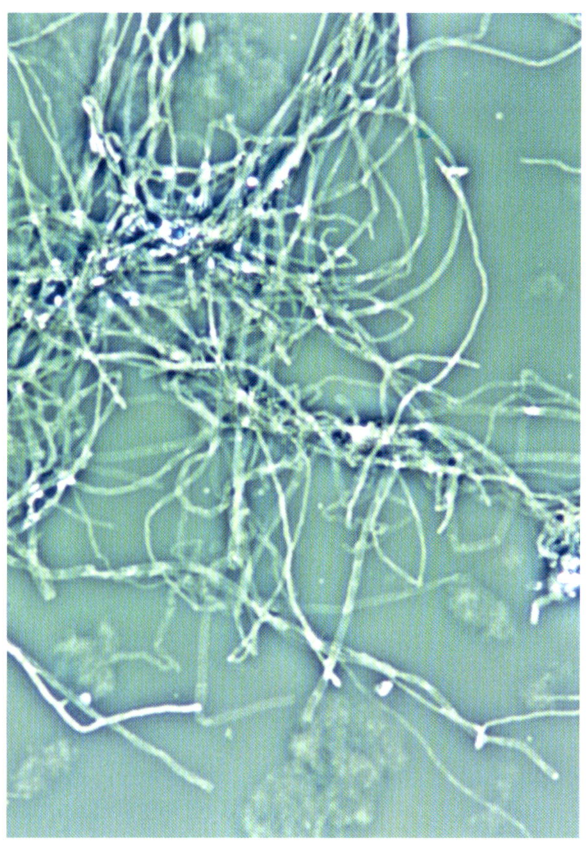

帕特里夏·怀特（Patricia White），亚利桑那州溪谷热受害者组织的创始人，在一次演讲中谈到了这种由真菌传播的疾病，美国西部每年有上千人深受其苦；而这种由真菌菌丝或细丝引起的疾病，正式名称是球孢子菌病（coccidioidomycosis）。

炎混淆，但是实际由它引起的患者数量可能更高。这种真菌常驻土壤，每当土壤受到扰动（如地震和沙尘暴），病例数就会增加。据信，真菌每年会导致全球大约100万人死亡，故此，也不能说它们无关紧要。

最后是原生生物（protist）。原生生物是指除了明显不是植物、动物或真菌之外的任何东西，这一门类专为各种与其他生命形式不相吻合的生命形式所保留。最初，在19世纪，所有单细胞生物都被称为原生动物（protozoa）。人们认为它们全都密切相关，但随着时间的推移，细菌和古生菌独立“建国”。原生生物是一个巨大的类别，包括变形虫、草履虫、硅藻、黏菌和其他许多除了生物领域工作者之外谁都搞不清楚的东西。从人类健康的角度来看，最著名的原生生物来自疟原虫属。它们从蚊子转移到我们身

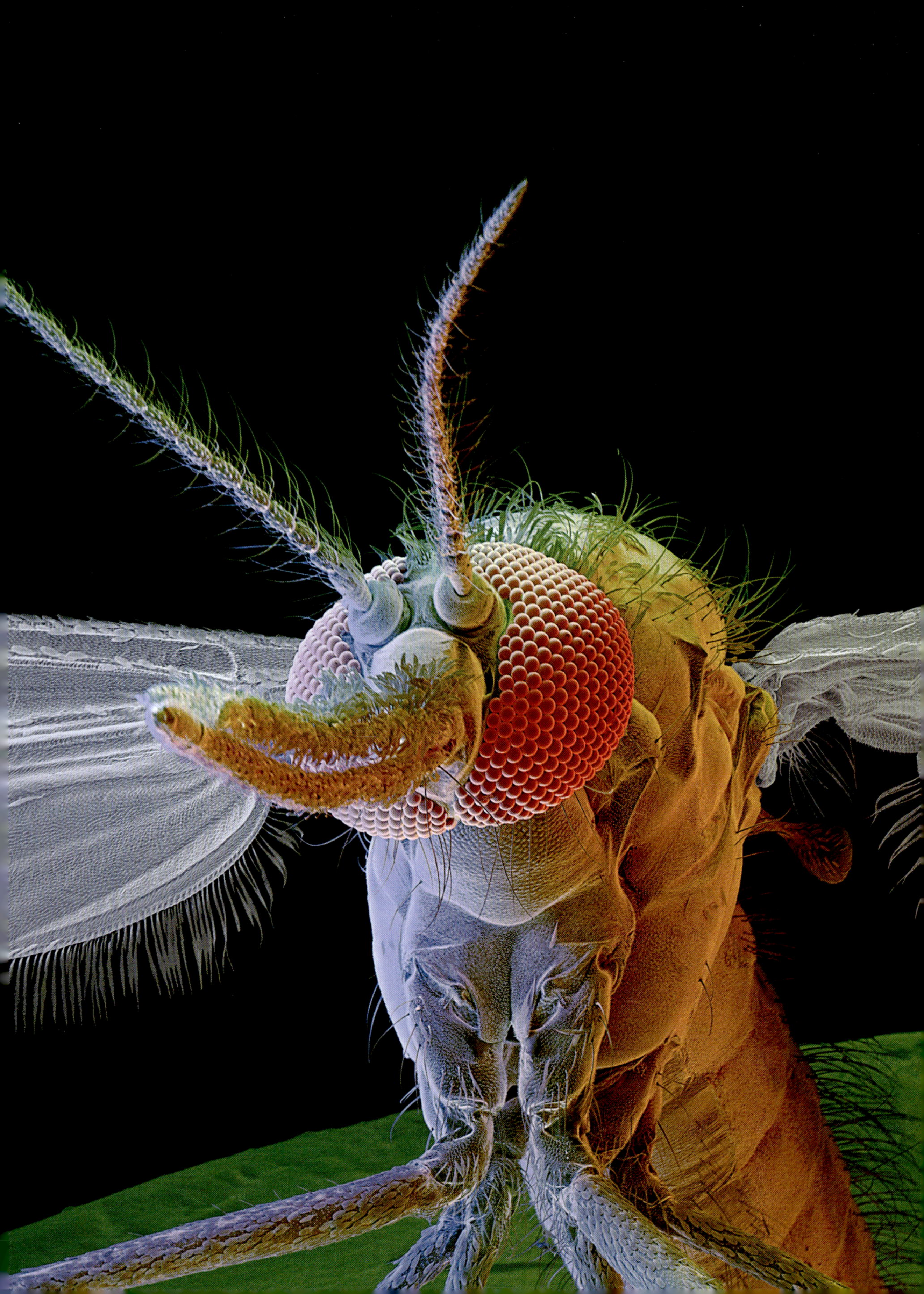

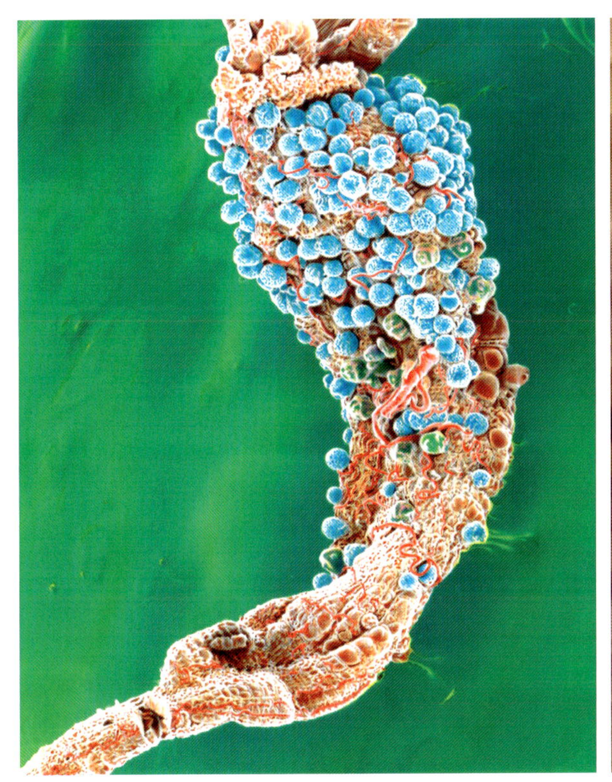

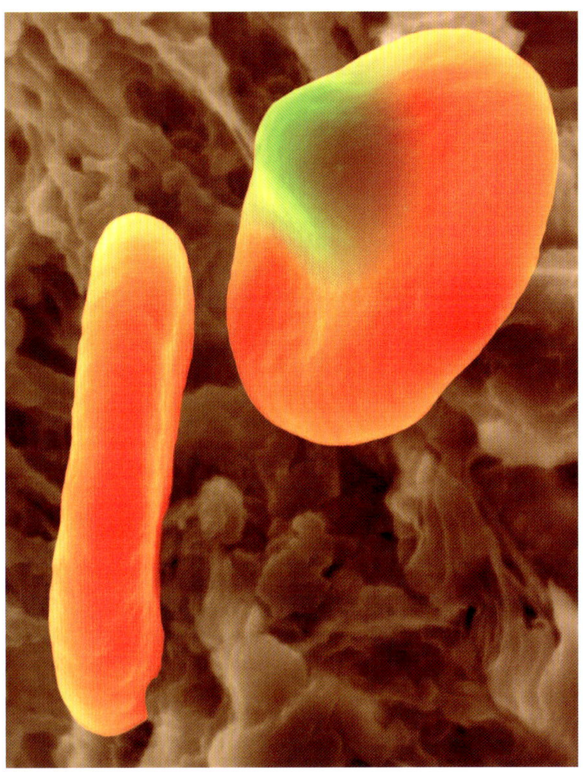

上，让我们沾染引发疟疾的邪恶小生物。原生生物还要对弓形虫病、贾第虫病和隐孢子虫病负责。

简而言之，我们身边有着种类繁多、数量惊人的微生物，而它们对我们的影响，无论好坏，我们都几乎毫无了解。1992年，英格兰北部西约克郡布拉德福德的老磨坊镇出现过一个有趣的例子：政府派微生物学家提摩西·劳勃瑟姆（Timothy Rowbotham）到当地去调查肺炎暴发的根源。他从水塔取出的水样里发现了一种微生物，跟他或其他人从前见过的任何东西都不一样。他暂时将它归类为一种新细菌，这倒不是因为它在本质上特别像细菌，而是因为它除了是细菌不可能是其他东西。因为想不到更合适的名字，他把这种细菌叫作“布拉德福德球菌”。虽然劳勃瑟姆自己不知情，但他改变了微生物学的世界。

左图是一个感染了疟原虫（蓝色）的蚊子的胃壁。当这些疟原虫成熟以后，它们会在蚊子体腔内散播开来，最终抵达蚊子的唾液腺，然后传染给下一个被咬的人。在右边的图里，我们可以看到一个正常的红细胞和一个感染了疟原虫的红细胞。后者那个巨大的突起就是其内部的寄生虫繁殖导致的。

对页：疟疾的传声筒。这张细节惊人的电子显微扫描照片上显示的是一只雌性的冈比亚按蚊。图片正中间清晰地展现了按蚊用来吸食血液的那根长长的探针。在吸血过程中，导致疟疾的原生生物从中传递出去。

劳勃瑟姆将样品在冰箱里保存了六年，自己提前退休时移交给了同事。最终，样本来到了在法国工作的英国生物化学家理查德·伯特斯（Richard Birtles）手里。伯特斯意识到，布拉德福德球菌不是细菌，而是一种病毒，但又跟病毒的任何定义都不相吻合。首先，这种病毒比从前所知的所有病毒都大得多——大100倍以上。大多数病毒只有十来个基因，这种病毒却有1000多个基因。以前，在人们眼里，病毒并非生物，但它的遗传密码包含了由62个碱基组成的片段[1]，这一片段跟创始之初在所有生物里能找到的一样，这就令它不仅可以说是活的，而且跟地球上的其他一切生物同样古老。

伯特斯将这种新型病毒命名为拟菌病毒（mimivirus，其中，“mimi”是“microbe-mimicking”的缩写，即“类似细菌的”）。伯特斯和同事们写下了发现结果，由于太过怪异，一开始找不到愿意发表它的任何期刊。20世纪90年代末，布拉德福德的水塔被拆除，这种离奇的古老病毒唯一的栖息地似乎就这么消失了。

然而，自那以后，人们发现了更多巨型病毒的栖息地。2013年，让-米歇尔·克拉夫利（Jean-Michel Claverie）率领的艾克斯-马赛大学（伯特斯在研究拟菌病毒时就暂时挂靠在这家机构下）的一支研究团队发现了一种巨型病毒，他们称之为“潘多拉病毒”，它含有不少于2500个基因，其中90%不见于自然界的其他任何地方。后来，他们又发现了第三组病毒，即前文提到的阔口罐病毒，它更大，至少可算同样奇怪。截至撰写本书期间，人们已经发现了五组巨型病毒，这些病毒不仅与地球上其他一切病毒不同，彼此之间也存在很大差异。有人认为，这种奇特的外来生物粒子是存在第四重生命象限的证据（前三者是细菌、古生菌和真核生物，而最后一重就包括了像我们一样的复杂生命）。就对微生物的关注而言，我们真的才只开了个头。

1　这一片段如下：GTGCCAGCAGCCGCGGTAATTCAGCTCCAATAGCGTATATTAAAGTTGCTGCAGTTAAAAAG。

III

进入现代很久之后，人们仍然认为，那些小得像微生物一样的东西，竟然可能会给我们造成严重的伤害，这种想法太过荒唐。1884年，德国微生物学家罗伯特·科赫（Robert Koch）报告说，霍乱完全是由一种杆菌（杆状的细菌）引起时，他著名的同事马克斯·冯·佩滕科弗（Max von Pettenkofer）对此心存怀疑，强烈反对，甚至喝下一小瓶杆菌，想要以此证明科赫错了。倘若佩滕科弗因此患上重病，放弃了他这个毫无根据的异议，这段逸事会更为贴切，只可惜，他完全没生病。有时候的确会出现这样的事情。如今，人们相信，这是因为佩滕科弗从前就患过霍乱，有着一定残余的免疫力。但不太为人所知的是，他的两个学生也喝了霍乱提取物，而他们两人都病得很重。不管怎么说，这段插曲推迟了人们对细菌理论的普遍接受。就某种意义而言，导致霍乱或许多其他常见疾病的原因到底是什么，其实并不太重要，反正当时也没有任何治疗方法。[1]

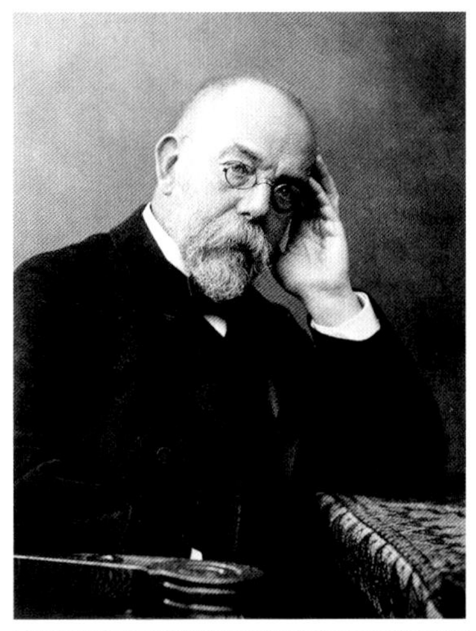

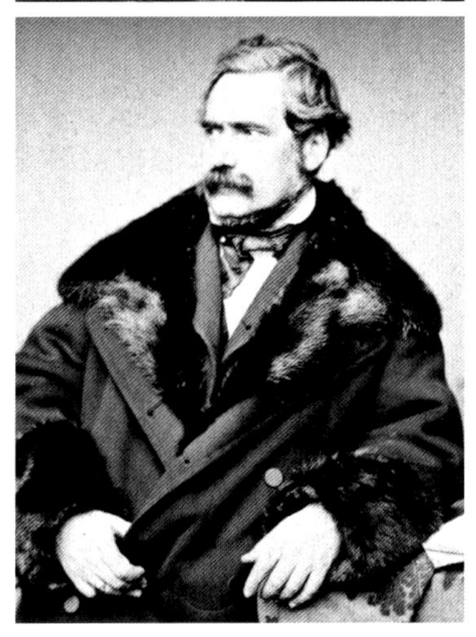

细菌战：上面的照片是罗伯特·科赫，下面的是马克斯·冯·佩滕科弗。后者喝了霍乱杆菌后依然健康，这对他来说是好事，但对医疗研究的进展来说就没那么好了。

在青霉素出现之前，最接近万用灵药的是德国免疫学家保罗·埃尔利希（Paul Ehrlich）1910年开发的砷凡纳明（Salvarsan，也叫

1 科赫的发现当然广为人知，他也是因此而出名的。然而，人们往往会忽视偶然的小贡献能给科学进步带来巨大的影响，科赫自己的生产实验室对此做了最好不过的说明。培养大量不同的细菌样本会占用大量的实验室空间，并且不断增加交叉污染的风险。幸运的是，科赫有一位名叫朱利叶斯·理查德·佩特里（Julius Richard Petri）的实验室助理，他设计出了一种带有保护盖的浅盘，上面写有他自己的名字。佩特里的培养皿占用空间非常少，提供了无菌和统一的环境，有效地消除了交叉污染的风险。但此外还需要的是培养基质。人们尝试过各种明胶，但都不够令人满意。接着，另一位初级研究员的妻子，出生于美国的范妮·黑塞（Fanny Hesse），建议他们尝试琼脂（一种植物胶）。范妮从祖母那里学到了使用琼脂制作果冻的方法，因为琼脂在美国的炎夏里不会融化。琼脂也非常适合实验室用途。如果没有这两项贡献，科赫可能需要更长时间才能实现突破（甚至根本无法成功）。

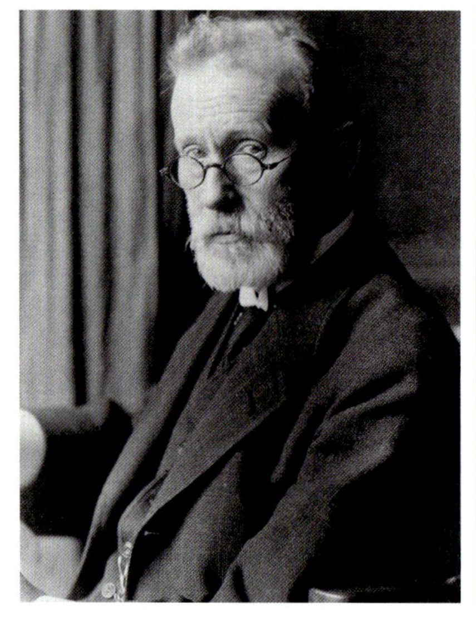

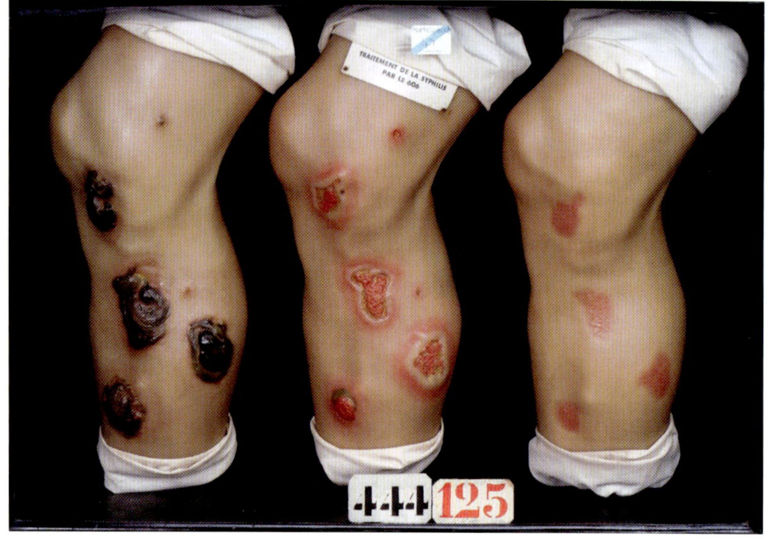

保罗·埃尔利希，他开发出了有效但有风险的抗梅毒药物——砷凡纳明。三条蜡制的腿展示了砷凡纳明的神奇疗效，也许更生动地说明了它所治疗的梅毒溃疡的恶劣程度。人们希望，这种展示能对高危性行为产生威慑作用；但可能也激起人们对于这种疾病依然具有的恐惧和厌恶。

对页：亚历山大·弗莱明与青霉素的发现。从左上角开始顺时针依次是：弗莱明在他的实验室里；1928年12月，弗莱明的研究笔记中关于“霉菌抑制”的一页；谨小慎微的弗莱明做的有关抗菌——抗生素效用的笔记；原始青霉菌培养照片，拍摄于那次关键性的、意外的发现25年以后。

洒尔佛散），但砷凡纳明仅对几种东西（主要是梅毒）有效，而且缺点众多。首先，它由砷制成，因此有毒，而治疗过程涉及每周一次向患者手臂注射大约1品脱[1]的溶液，需要持续50周甚至更长时间。如果注射方法不完全正确，液体可能会渗入肌肉，导致疼痛，有时会带来严重的副作用（包括截肢）。能够安全注射它的医生备受推崇。具有讽刺意味的是，亚历山大·弗莱明（Alexander Fleming）就是备受推崇的医生之一。

弗莱明偶然发现青霉素的故事已经被很多人讲过了，但几乎没有哪两个版本完全相同。对这一发现的首次全面描述，直到1944年才发表，此时距离它描述的事件已经过去了15年，时间细节早已模糊，故事似乎是这样的：1928年，医学研究员亚历山大·弗莱明离开伦敦圣玛丽医院去度假，一些来自青霉属的霉菌孢子飘进了他的实验室，并降落在他无人看管的培养皿上。得益于一连串的偶然事件——弗莱明在度假前没有清理培养皿；那个夏天的天气异常凉爽（因此对孢子有益）；弗莱明离开的时间足够长，生长缓慢的霉菌才得以活跃——等他回来之后发现，培养皿

1　1品脱约等于568毫升。——编者注

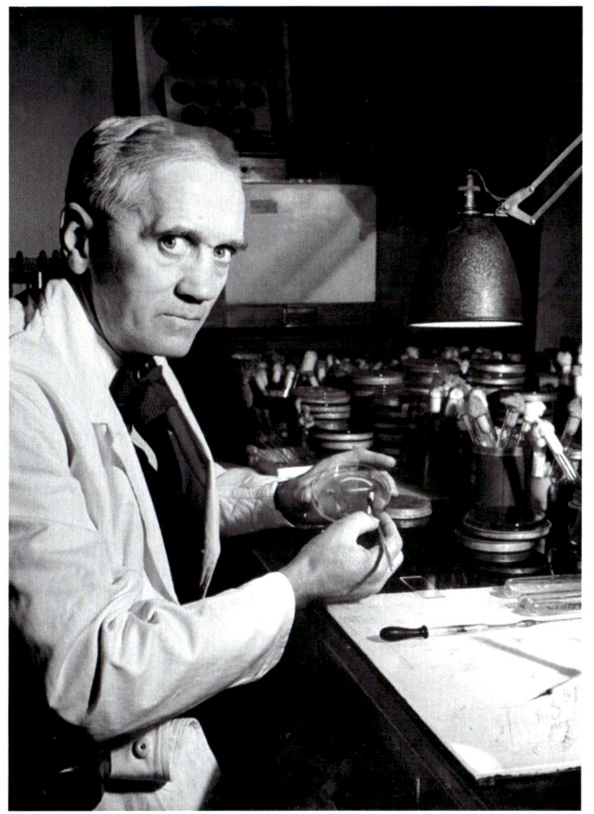

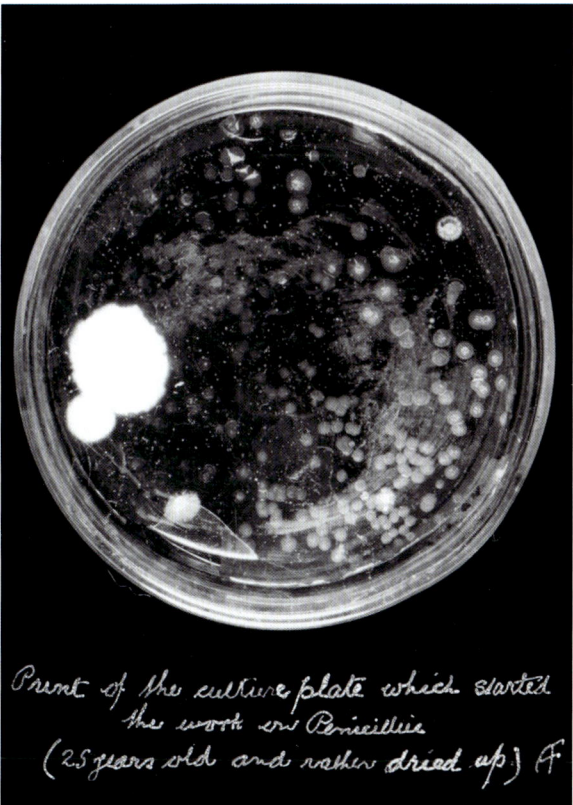

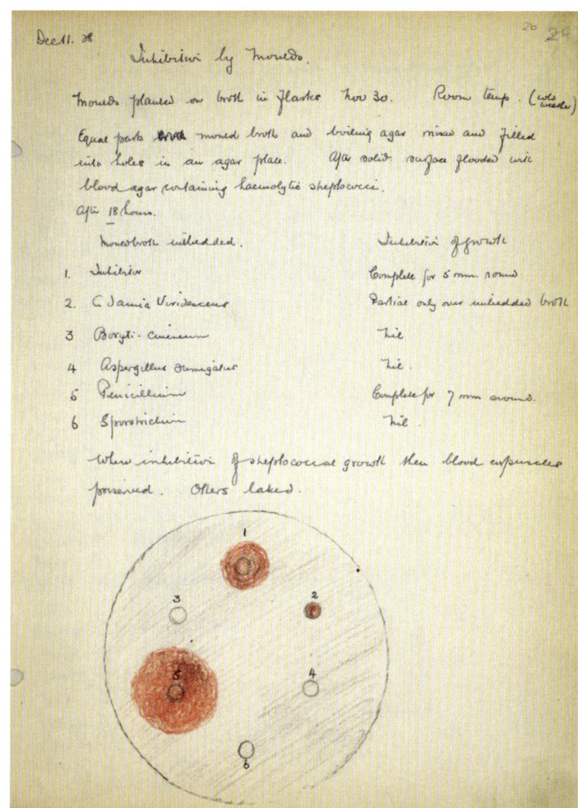

Dec 11. 28

Inhibition by moulds.

Moulds planted on broth in flasks Nov 30. Room temp.

Equal parts mould broth and boiling agar mixed and filled into holes in an agar plate. After solid surface flooded with blood agar containing haemolytic streptococci.

After 18 hours.

Mould broth imbedded.	Inhibition of growth
1. Inhibitor	Complete for 5 mm round
2. C. Jamia Viridescens	Partial only over imbedded broth
3 Botrytis cinereum	Nil
4 Aspergillus fumigatus	Nil.
5 Penicillium	Complete for 7 mm around.
6 Sporotrichum	Nil.

Where inhibition of streptococcal growth then blood corpuscles preserved. Others laked.

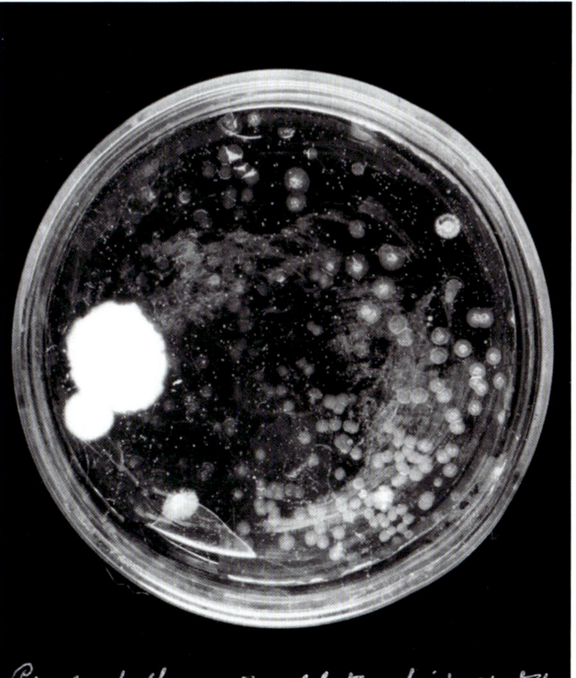

Print of the culture plate which started
the work on Penicillin
(25 years old and rather dried up) A.F.

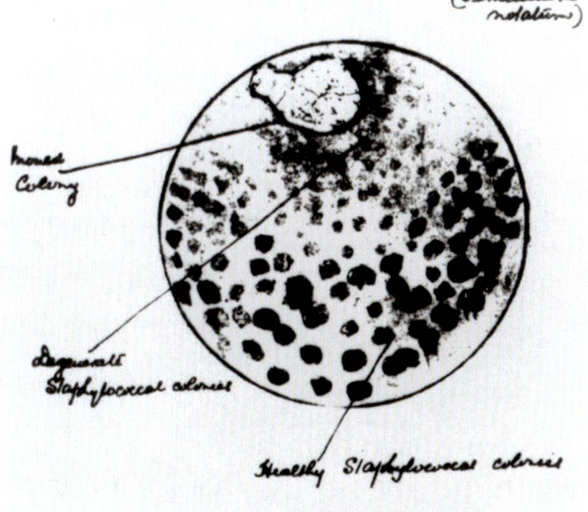

Anti-bacterial action of a mould

Mould Colony
Degenerate Staphylococcal colonies
Healthy Staphylococcal colonies
On a plate planted with staphylococci a colony of a mould appeared. After about two weeks it was seen that the colonies of staphylococci near the mould colony were degenerate

中的细菌生长受到明显抑制。

按通常的写法，落在弗莱明培养皿上的是一种罕见的霉菌，所以，该发现是个奇迹，但这样的故事似乎来自新闻人士的创作。那种霉菌其实就是黄霉菌，在伦敦很常见，因此，有几个孢子飘进他的实验室，在他的琼脂上扎了根，这其实并没有什么大不了的。此外，故事里还常常提到，弗莱明未能利用自己的发现，过了很多年，其他人才把他的发现变成有用的药物。这种解释多少有些狭隘。首先，弗莱明值得称赞的地方在于，他认识到了霉菌的意义：换作一个没那么警觉的科学家，说不定会把整个培养皿都扔掉。此外，弗莱明尽职尽责地报告了自己的发现，甚至在一本受人尊敬的期刊中提及了它的抗菌意义。他还做出了一些努力，想凭借这一发现研发出可用的药物，但这在技术上很棘手（其他人后来也都发现了这一点），他自己有更紧迫的研究兴趣要去追寻，所以才没有坚持下去。人们经常忽视，在发现青霉素之前，弗莱明就已经是一位杰出而又忙碌的科学家了。1923年，他发现了溶菌酶，并致力于探索其性质。溶菌酶是一种可在唾液、黏液和眼泪中找到的抗菌酶，是身体抵抗入侵病原体的第一道防线。和故事中暗示的不同，弗莱明并不愚蠢，也不马虎。

20世纪30年代初，德国研究人员制成了一组名为磺胺类（sulphonamides）的抗菌药物，但它们的效果不是随时都足够好，还经常带来严重的副作用。在牛津，一队生物化学家，在澳大利亚出生的霍华德·弗洛里（Howard Florey）领导下，开始寻找更有效的替代方案，在此过程中，他们重新发现了弗莱明的青霉素论文。牛津大学的首席研究员是一位名叫恩斯特·钱恩（Ernst Chain）的古怪德国人，跟阿尔伯特·爱因斯坦惊人地相像（甚至都留着浓密的小胡子），但性格却更为苛厉。钱恩在柏林一户富裕的犹太家庭中长大，阿道夫·希特勒当权后，他逃到了英格兰。

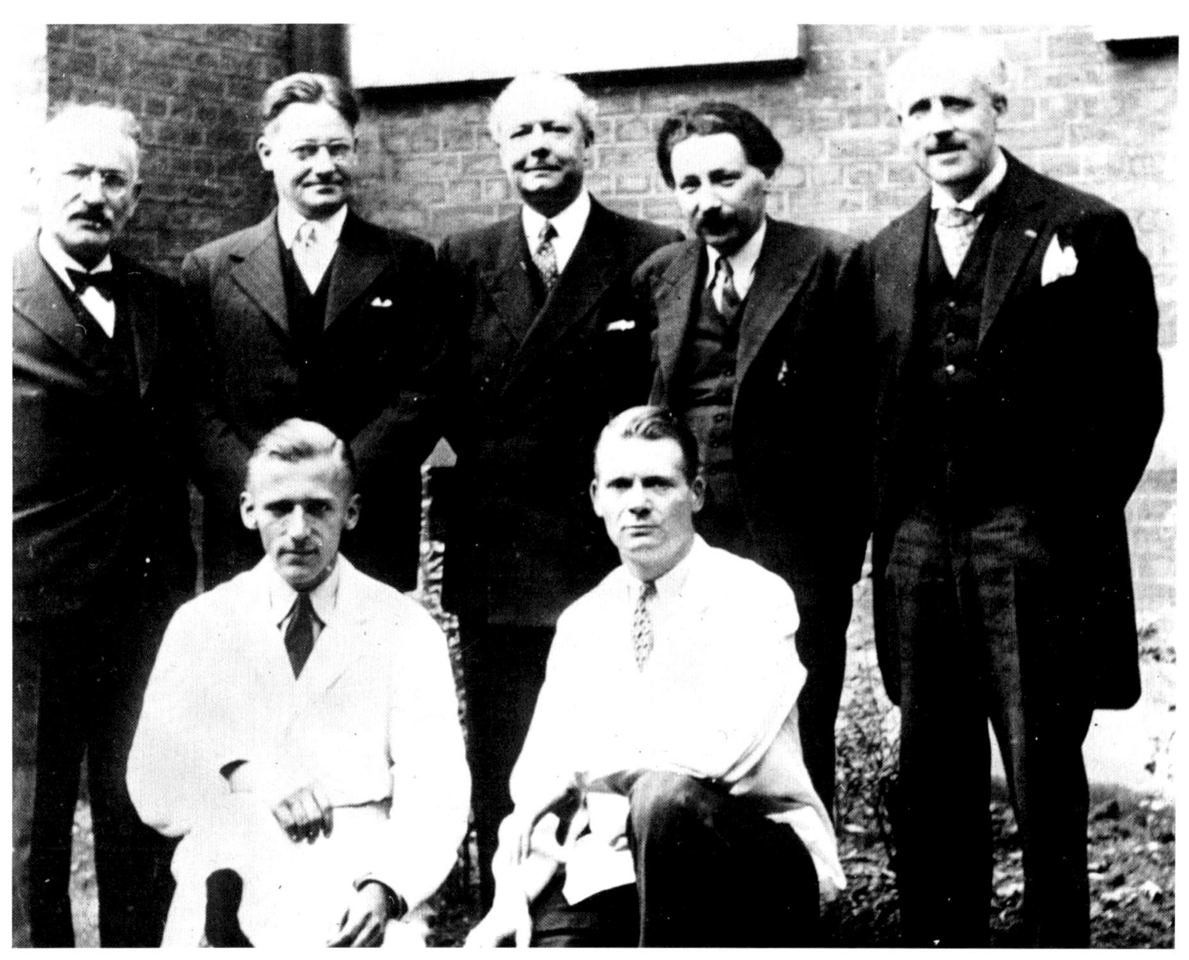

牛津大学研究团队：霍华德·弗洛里（后排，左二）和脾气反复无常，但很有天赋的恩斯特·钱恩（后排，右二），与青霉素研究领域的五位同事的合影，他们在弗莱明的发现的基础上发挥了聪明才智——虽然很遗憾，他们生产出的新型“奇迹之药”数量不足以挽救他们的第一个病人。

钱恩在很多领域都很有天赋，他从事科学工作之前，是众人眼里公认的钢琴演奏家。但他也是一个很难相处的人，脾气反复无常，还有着略带偏执的本能——不过，公平地说，如果哪一个时期犹太人偏执些当属正常，那就是20世纪30年代了。乍看上去，他不像是个能做出任何重大科学发现的人，因为他病态地害怕被毒死在实验室里。尽管害怕得不得了，钱恩仍坚持了下来，他惊讶地发现，青霉素不仅杀死了小鼠的病原体，还没有明显的副作用。他们找到了一种完美的药物：一种可以破坏目标，而不会造成附带伤害的药物。可一如弗莱明的认识，生产出临床可用剂量的青霉素，实在太难了。

在弗洛里的指挥下，牛津大学投入了大量的资源和研究空间来培养霉菌，耐心地从中提取微量青霉素。到1941年初，他们终于有了足够的青霉素，便在一名名叫艾伯特·亚历山大（Albert Alexander）的警察身上进行了药物试验。说到在抗生素出现之前人类有多么容易受到感染，亚历山大简直是个悲惨的完美例子。他在花园里修剪玫瑰时，脸被玫瑰刺擦了一下，划痕感染并扩散。亚历山大失去了一只眼睛，此刻正神志不清，濒临死亡。青霉素发挥了奇迹般的效果。两天之内，他坐了起来，几乎恢复了正常。但存储的青霉素很快就不够用了。绝望之中，科学家们对亚历山大的小便做过滤，并将提取物重新注射到他身上，即使这样，四天之后，青霉素的存量还是最终告罄。可怜的亚历山大就此旧疾复发并死亡。

此刻，英国正全神贯注地投入第二次世界大战，美国尚未参战，生产大批量青霉素的尝试，转移到设在伊利诺伊州皮奥里亚的一家美国政府研究机构。来自各同盟国的科学家和其他有关方面人士，都被秘密要求送去土壤和霉菌样本。数百人对此做出回应，但事实证明，他们送去的所有东西都没有什么指望。测试两年后，皮奥里亚的一位实验室助理玛丽·亨特（Mary Hunt）带去了从当地一家杂货店买的香瓜。她后来回忆说，瓜上长着一种“非常好的金色霉菌”。结果，这种霉菌比此前测试过的任何东西效力都强200倍以上。玛丽·亨特购买香瓜的商店叫什么名字、位置在哪里，如今已无人记得，那个具有历史纪念意义的香瓜本身也没有被保留下来：刮下霉菌后，工作人员把它切成块吃掉了，但霉菌继续存活着。自那天以后，人们生产的每一丁点儿青霉素，都来自那个随便买来的香瓜。

一年之内，美国制药公司每月生产1000亿单位的青霉素。英国发现者们十分懊恼地发现，生产方法已经由美国人申请了专利保护，如今必须支付专利使用费才能使用。

亚历山大·弗莱明直到战争快结束时才以“青霉素之父”的

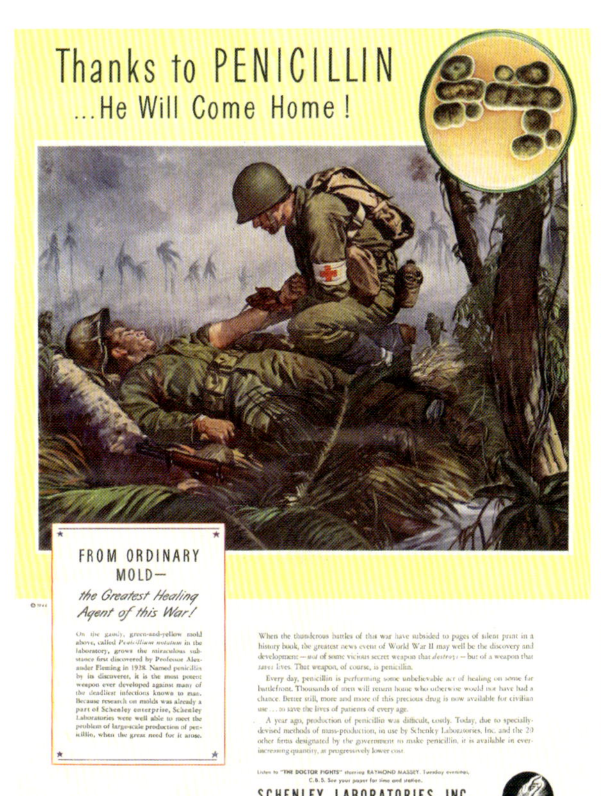

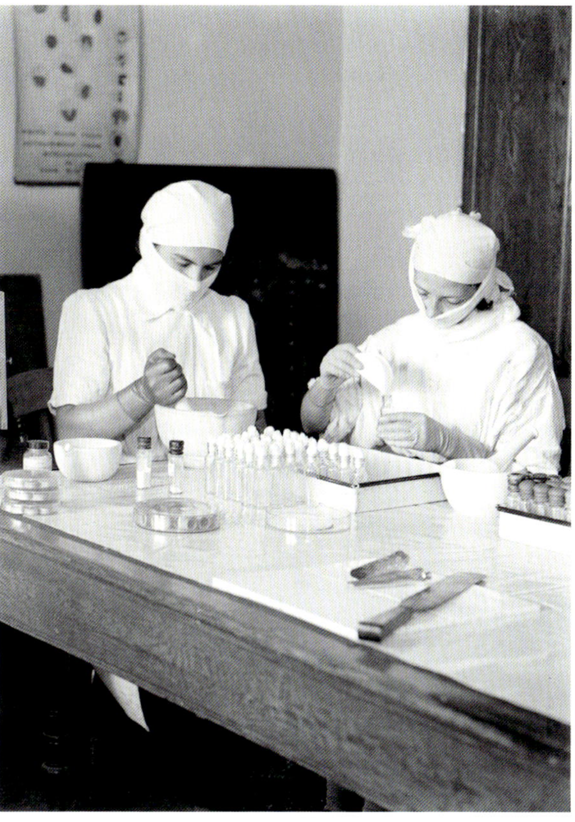

身份成名，这时距离他偶然发现青霉素已经20多年了，但此后，他的确非常有名。他获得了来自世界各地形形色色的189项荣誉，甚至还有一座以他的名字命名的月球火山口。1945年，他与恩斯特·钱恩、霍华德·弗洛里共同获得诺贝尔生理学或医学奖。钱恩和弗洛里从未能在大众中获得应得的荣誉，部分原因是他们不像弗莱明那样合群，还有部分原因是弗莱明意外发现青霉素的故事，比他们勤勤恳恳搞应用的故事更容易流传开来。尽管共同分享了诺贝尔奖，钱恩仍然觉得弗洛里没有给予他足够的荣誉，两人的友谊也就此化为泡影。

早在1945年，弗莱明就在诺贝尔奖获奖致辞中警告说，如果滥用抗生素的话，微生物很容易就会演化出抗药性。再没有哪一场诺贝尔讲演比这更有先见之明了。

一切从一个发霉的甜瓜开始：在此类大肆宣传青霉素优点的广告的带动下，美国青霉素生产在第二次世界大战期间爆炸式发展。

1944年，皇家海军正在为诺曼底登陆制作自产的青霉素。那些口罩和手套不是戴着用来保护工人的，而是用来保护这些珍贵的产品的。

IV

青霉素的巨大优点（能横扫各种细菌）也是它最大的缺点。微生物接触抗生素的机会越多，就越容易产生抗药性。毕竟，完成抗生素疗程之后，剩下的是最耐药的微生物。对广谱细菌的攻击，会激活身体的大量防御行为。与此同时，还引来了一些不必要的附带损害。抗生素就跟手榴弹一样，爆炸起来不分青红皂白。不管是好的微生物还是坏的微生物，抗生素一视同仁地消灭。越来越多的证据表明，一些好微生物可能再也无法还原，让我们付出永久性的代价。

西方世界的大多数人，到成年时接受过5～20次抗生素治疗。令人担心的是，这些影响可能会累积起来，每一代人传递下去的微生物都少于前一代人。一位名叫迈克尔·金奇（Michael Kinch）的美国科学家对此深有感触。2012年，金奇在耶鲁大学康涅狄格分校的分子发现中心担任主任，他12岁的儿子格兰特患上了严重的腹痛。“他就是在夏令营的第一天吃了些纸杯蛋糕，”金奇回忆说，“起初，我们以为这只是孩子太兴奋，吃得太多了，但症状越来越严重。”格兰特最终被送进了耶鲁纽黑文医院，那里发生了许多令人警觉的事情。原来，格兰特的阑尾破裂，肠道微生物逃逸到腹部，让他患上了腹膜炎。腹膜感染发展成败血症，也就是说，病情已经扩散到血液，可以进入他身体的任何地方。令人沮丧的是，医生为格兰特注射的四种抗生素，对正在肆虐的细菌都毫无作用。

迈克尔·金奇在为某些抗生素令人担忧的真相发声，他目睹过他的儿子在病中的苦苦挣扎，得到了惨痛的教训。

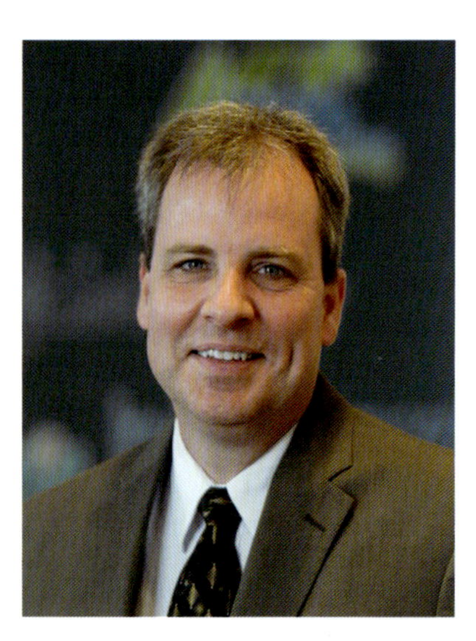

“这真是令人震惊，”金奇现在回忆说，“这孩子一辈子就因为耳道感染用过一次抗生素，但他的肠道细菌却对抗生素产生了耐药性。不该是这样的。”幸运的是，另外两种抗生素发挥了作用，格兰特的生命得以挽救。

“他运气不错，”金奇说，“如今，人体内的细菌对我们现在使用的2/3的抗生素产生了耐药性，从这种趋势看来，它们对全部抗生素产生耐药性的一天很快就会到来。到时候，我们可就真的碰到大麻烦了。”

今天，金奇是圣路易斯华盛顿大学商业研究创新中心的主任。他在一座曾遭废弃、现经时尚翻新的电话工厂里工作。对这座工厂的翻新，属于大学开展的社区救助项目的一部分。“这里以前是圣路易斯嗑药的最佳场所。”他的语气既骄傲，又带着一丝讽刺。金奇是个刚步入中年的开朗男子，华盛顿大学请他来是为了培养创业精神，但就他自己而言，制药行业的未来和新抗生素的来源仍然是他的核心热情所在。2016年，他就这一主题写了一本令人警醒的书，叫《变革的处方：药物开发中迫在眉睫的危机》（*A Prescription for Change: The Looming Crisis in Drug Development*）。

“从20世纪50年代到90年代，”他说，“美国每年推出三种抗生素。如今，大约每隔一年会出现一种新的抗生素。抗生素因无效或过时而停用的速度，是新药推出速度的2倍。这样做最显而易见的后果是，我们治疗细菌感染的药品库存不断减少。而且，没有迹象表明这种趋势会停下来。”

更糟糕的是，人类是疯了才会用这么多抗生素。在美国，每年开出的4000万份抗生素处方，有近3/4用在了抗生素无法治愈的疾病上。根据哈佛大学医学教授杰弗里·林德（Jeffrey Linder）的说法，70%的急性支气管炎治疗病例都取得了抗生素处方，尽管指南明确指出抗生素用在此处无效。

更令人震惊的是，在美国，80%的抗生素用于饲养农场动物，主要是为了让它们增肥。水果种植户也用抗生素来对抗作物中的细菌感染。因此，大多数美国人在不知情的情况下，在饮食中摄入了二手抗生素（甚至连一些标记为有机食物的食物也含有二手抗生素）。瑞典于1986年禁止农用抗生素。欧洲联盟于1999年跟进。1977年，美国食品和药物管理局曾下令停止使用抗生素对农场动物增肥，但在农业利益集团和支持他们的国会领导人的强烈抗议下退缩了。

1945年，也就是亚历山大·弗莱明获得诺贝尔奖的那一年，40,000单位的青霉素就可治疗典型的肺炎球菌肺炎病例。今天，由于耐药性提高，可能需要每天超过2000万单位、连续多天使用才能达到相同的效果。对某些疾病，如今的青霉素根本没有效果。因此，感染性疾病的死亡率一直在上升，并退回到大约40年前的水平。

细菌真的不容小觑。它们不仅稳扎稳打地变得更具耐药性，而且毫不夸张地说，还已经演变出了超级细菌等可怕的新型病原体。金黄色葡萄球菌（*Staphylococcus aureus*）是一种可见于人体皮肤和鼻孔的微生物。一般而言，它并无害处，但它是个投机分子，一旦人的免疫系统遭到削弱，它就可能偷偷潜入，造成严重破坏。20世纪50年代，它就演化出了对青霉素的耐药性，但幸运的是，出现了另一种名为甲氧西林的抗生素，可阻止金黄色葡萄球菌感染。但甲氧西林推出仅两年后，在伦敦附近的吉尔福德皇家萨里郡医院，两名患者身上发展出了对甲氧西林无反应的金黄色葡萄球菌感染。金黄色葡萄球菌几乎在一夜之间就演变出了新的耐药形式。新菌株被称为耐甲氧西林金黄色葡萄球菌（MRSA）。不到两年，它就蔓延至欧洲大陆，又过了不久，它登陆美国。

今天，MRSA及其近亲每年在全球造成大约70万人死亡。一种名为万古霉素的药物曾对MRSA有效，但MRSA现在已开始出现了对万古霉素的耐药性。与此同时，我们面临着令人闻风丧胆的碳青霉烯类耐药肠杆菌科（或CRE）感染，此类感染几乎对我们能用的一切抗生素免疫。CRE感染能杀死一半左右的受害者。幸运的是，到目前为止，它一般不感染健康人，但要警惕它是否一直如此。

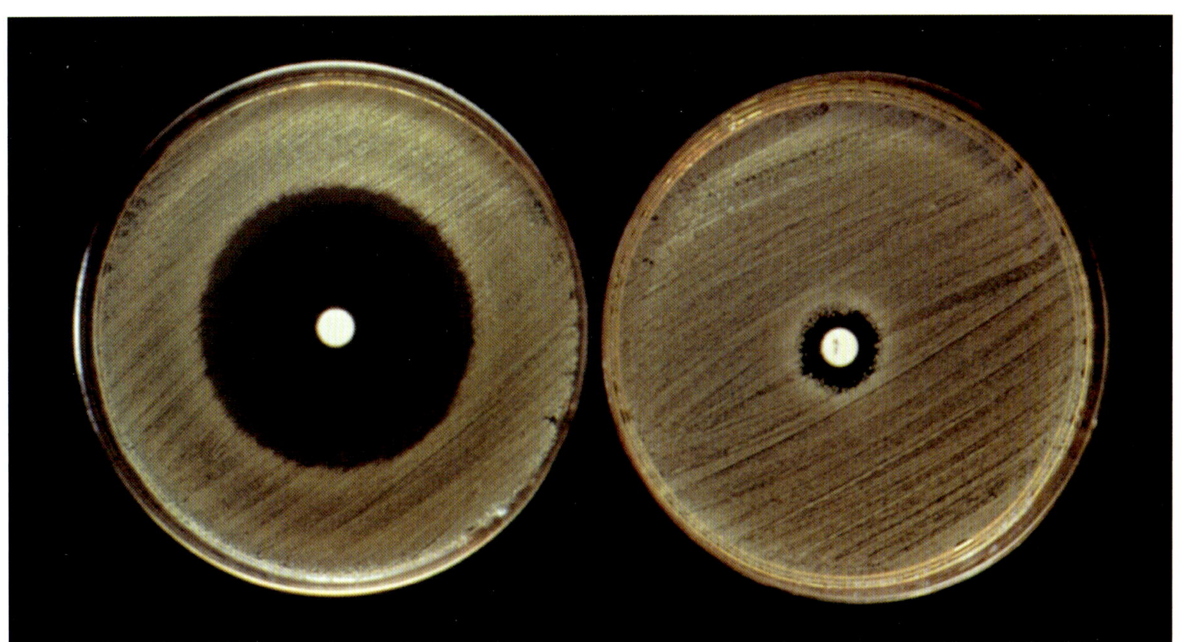

抗生素耐药性在行动：这两个培养皿装着金黄色葡萄球菌的两种菌株。两盘中间的白色小球是青霉素。左边的那一盘，白球外面一圈无斑点的区域显示球菌的生长受到了抑制，而右边球菌的生长则不受药物的影响。

然而，随着问题的发展，制药行业逐渐放弃制造新的抗生素。“这对他们来说太贵了。”金奇说。在20世纪50年代，用相当于今天10亿美元的资金，可以开发大约90种药物。今天，同样的钱，平均只能完成一种药物1/3的开发进度。药物专利只能维持20年，临床试验期也包括在这20年当中。制造商通常只有5年的排他性专利保护期。因此，在全世界最大的18家制药公司里，除了两家，其余全都放弃了对新抗生素的研究。人们最多服用抗生素一两个星期。而类似他汀类药物或抗抑郁药，人们多多少少要无限期地服用，把重点放在它们身上回报更高。“制药公司只要还有理智，就不会再开发新的抗生素了。”金奇说。

问题的解决不一定毫无指望，但确实有待加以正视。按照目前的传播速度，预计30年内，抗生素耐药性每年将导致1000万人死亡（比目前死于癌症的人要多），而这些死亡本可避免。按今天的币值，其代价可能高达100万亿美元。

几乎人人都同意，我们需要一种更有针对性的方法。有一种有趣的潜在方法是瓦解细菌的沟通渠道。除非累积了足够的数量，细

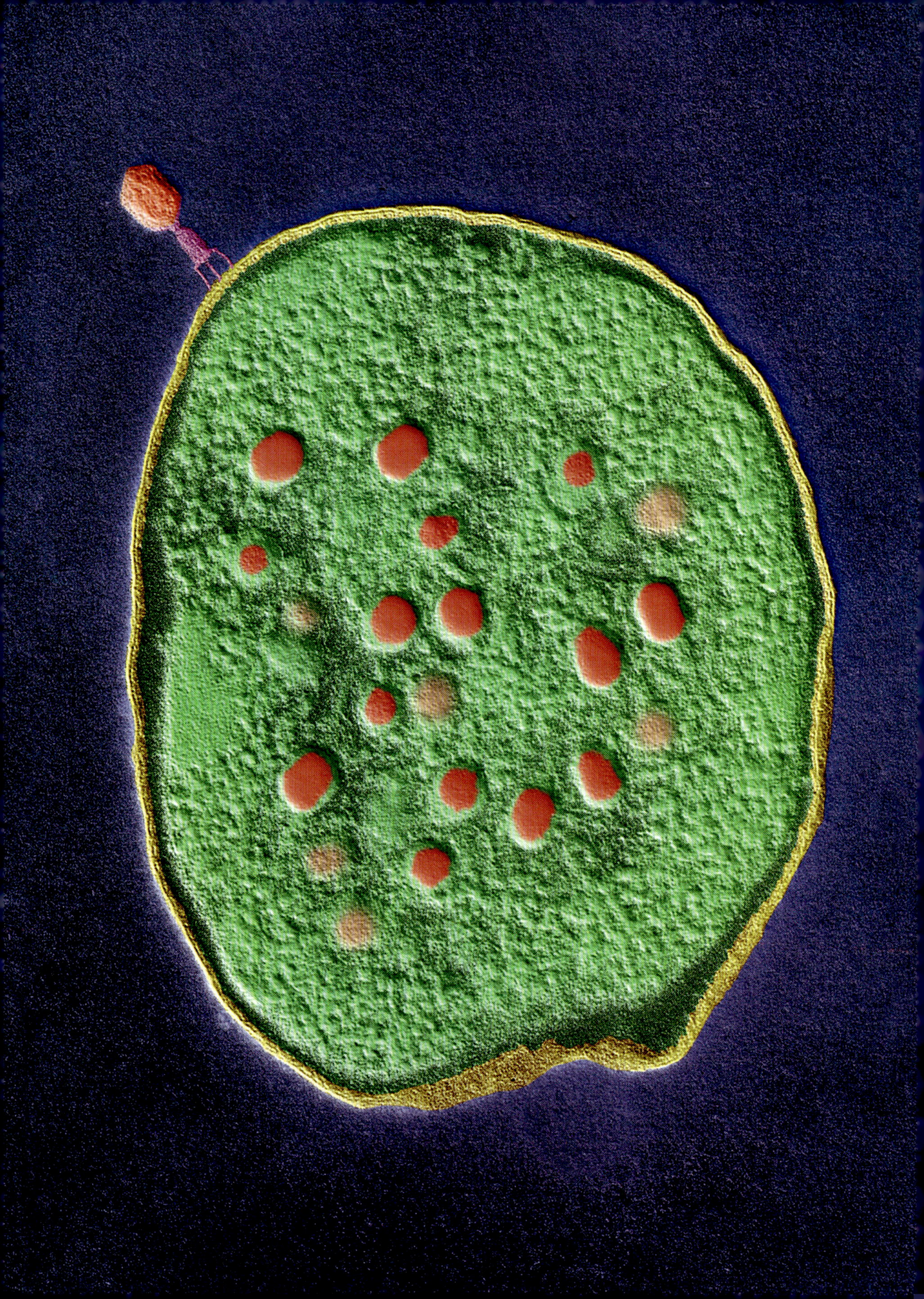

菌值得发动攻击，否则，它绝不会这么做（这叫作quorum，群体感应）。人们设想，生产出带群体感应的药物，不会杀死所有细菌，而是把数量永久性地控制在触发攻击的阈值之下。

另一种可能性是使用噬菌体（一种病毒）来捕获并杀死有害细菌。我们大多数人并不熟悉噬菌体，但它们是地球上最丰富的生物粒子。实际上，地球上所有的表面，包括我们，都覆盖在噬菌体下。它们很擅长做一件事：每一种噬菌体，都能攻击特定的一种细菌。这意味着，临床医生必须识别出有害的病原体，并选择合适的噬菌体来杀死它，这是一个更加昂贵和耗时的过程，但这样一来，细菌也更难以产生耐药性。

可以肯定的是，必须采取一些措施。“我们爱把抗生素危机称为迫在眉睫的危机，”金奇说，“的确如此。这是一场当下就要面对的危机。我儿子的例子说明，如今问题已经来到我们身边了，而且会越变越糟糕。”

还有一位医生曾告诉我：“我们正在思考会不会出现这样的状况：因为感染风险太高，我们连髋关节置换术或者其他常规手术都不能做了。”

因为脸被玫瑰的刺扎了一下就死掉，这样的日子说不定很快会再度降临。

对页：能抓小偷的小偷？利用一种微生物来处理另一种微生物可能是医学发展中的最佳方案之一。这张图片显示的是一个感染了噬菌体病毒（红色）的大肠杆菌。这种病毒劫持了细菌自身的细胞机制，强迫它生产出更多噬菌体副本。当足够多的噬菌体被生产出来时，就会冲破细胞，并杀死细菌。

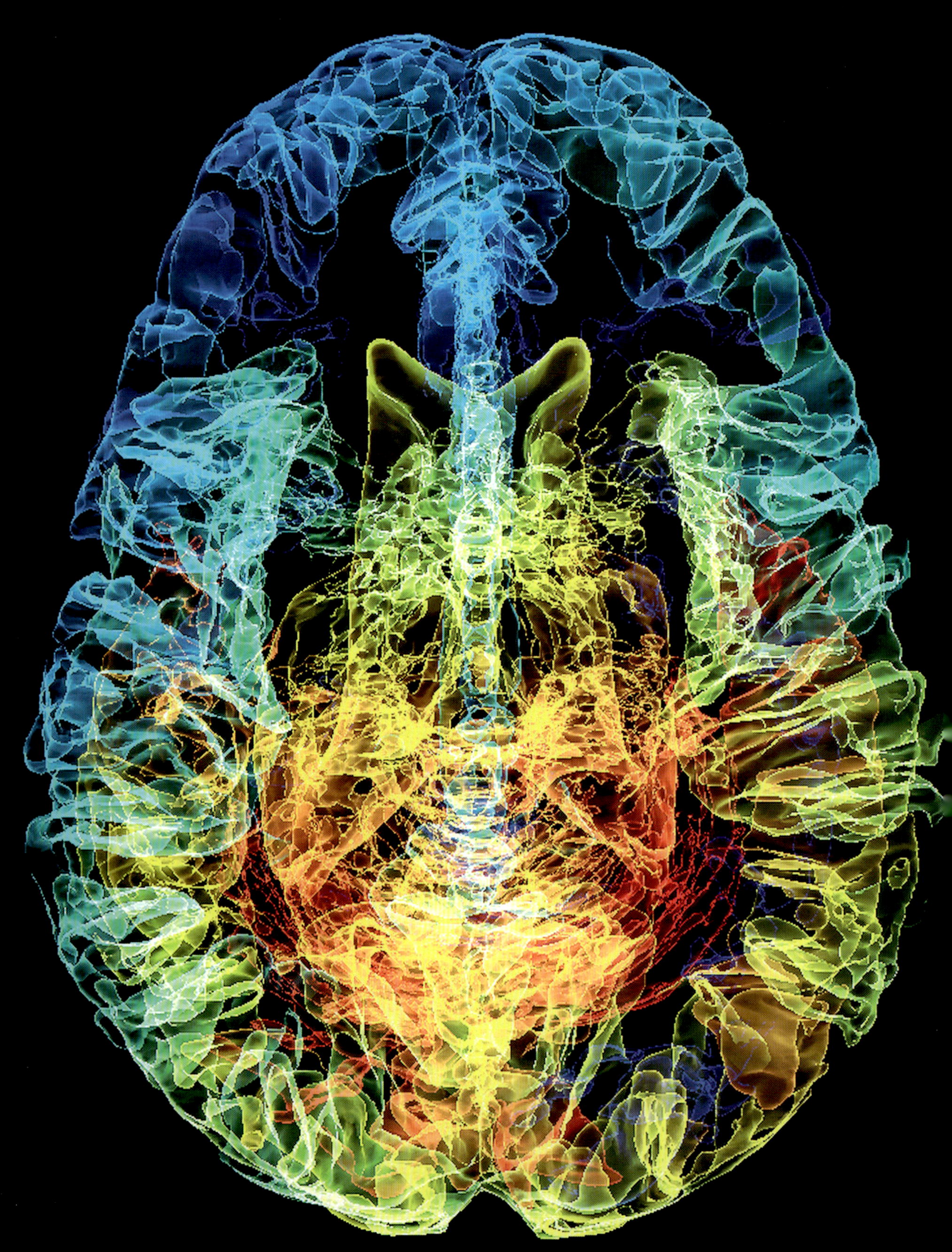

第四章

大脑：

你的大脑80%是水

“大脑，比天空更辽阔，因为，把它们并排在一起，一个能轻松包含另一个，而且，你也在其中。”

——美国诗人艾米莉·迪金森（Emily Dickinson）

大脑的一大悖论是，你对世界所知的一切，都来自一个从未亲眼见过这个世界的器官。

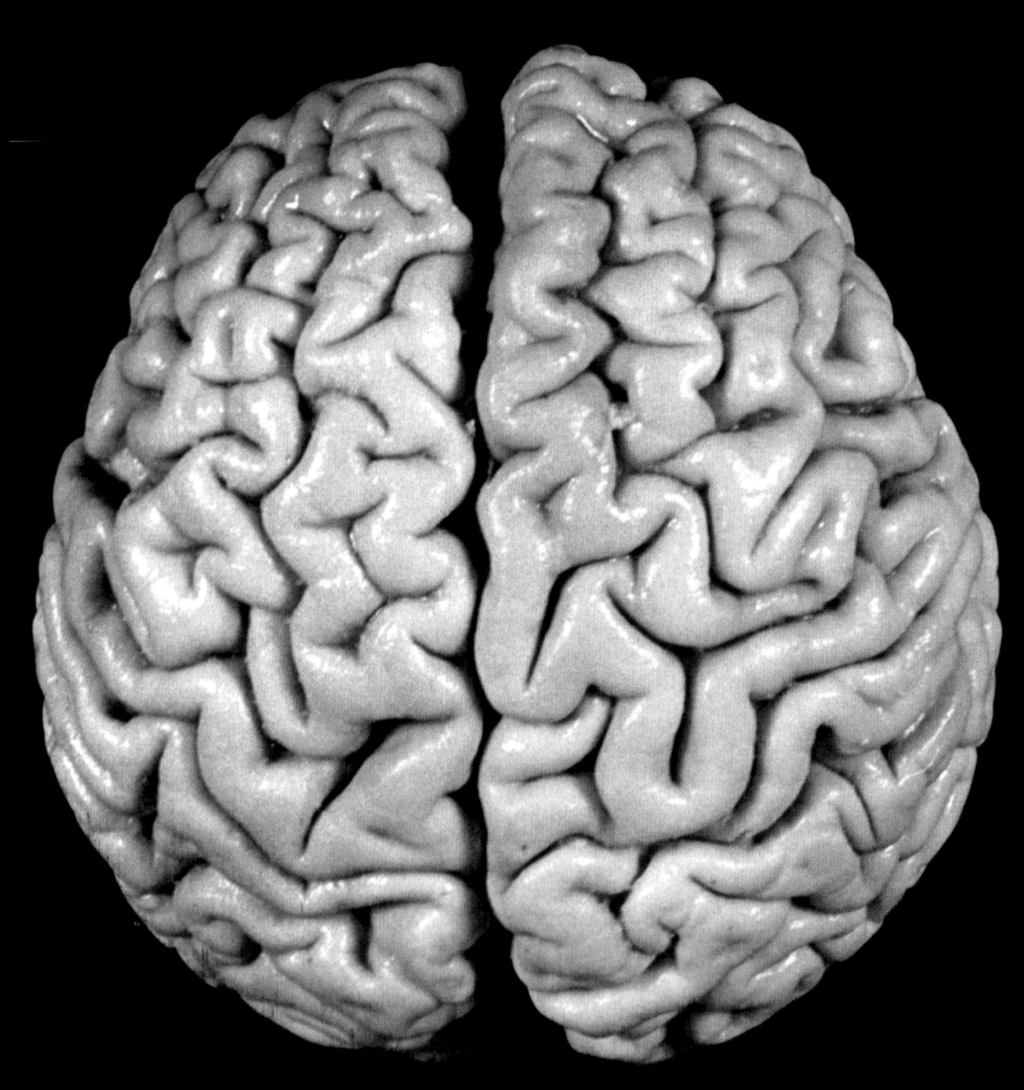

宇宙中最超凡的东西，就在你的头颅里面。哪怕你穿梭于外太空的每一寸，说不定都找不到任何东西比你两耳之间这两斤半软乎乎如海绵般的东西更神奇、更复杂、功能更强劲的了。

作为一项纯粹的奇迹，人类的大脑长得毫不起眼。首先，它有75%～80%是水，其余的主要成分是脂肪和蛋白质。令人惊讶的是，这三种平平无奇的物质凝聚起来，竟然带来了思考、记忆、视觉、审美等。如果你把大脑从颅腔里拿起来，你肯定会对它是那么柔软感到诧异。大脑的稠度有着不同的比喻：豆腐、软黄油、稍微煮得过了头的牛奶冻。

大脑的一大悖论是，你对世界所知的一切，都来自一个从未亲眼见过这个世界的器官。大脑存在于静寂与黑暗当中，就像关在地牢里的囚犯。它没有疼痛感受器，不折不扣地没有感觉。它从未感受过温暖的阳光或温柔的微风。对你的大脑来说，世界只是一股电脉冲，就像一连串的莫尔斯电码敲击。从这赤裸裸的中立信息中，大脑为你创造（不折不扣地创造）出一个充满活力、三维立体、在感官上引人入胜的宇宙。你的大脑就是你。其他一切都只是管道和支架。

光是静静地坐着，什么都不做，你的大脑在30秒里处理的信息，就超过了哈勃太空望远镜30年的工作量。一块1立方毫米见方的皮层（就跟一粒沙差不多）可以容纳2000TB的信息，足以存储历年来拍摄的电影，包括预告片；要不，就相当于12亿册你现在正在读的这本书。[1]按《自然神经科学》（*Nature Neuroscience*）杂志所说，总的来说，人类大脑可以容纳200艾字节（exabytes）的信息，大致相当于“当今世界的所有数字内容”。如果这还不是宇宙中最非同凡响的东西，那就肯定是还有人类没发现的奇迹。

对页：人脑一方面就是一大团脑浆，主要成分是水（约占3/4）、脂肪和蛋白质；而另一方面，大脑是我们所有人可能遇到的最不可思议的实体，是我们所有经验的创造者。这个大脑是爱因斯坦的，它看上去几乎各个方面都和普通人的没什么两样，直到1999年，人们发现，它的顶叶，也就是与视觉、空间思维有关的部分比一般人大了15%。

本章章节页图片：多亏核磁共振（MRI）带来的奇观，如今我们可以看到被折叠在人类盘根错节的大脑里的全部微妙细节了。

法国杂志《年轻发明家》中的这张插画反映了人们对脑电活动的迷恋。

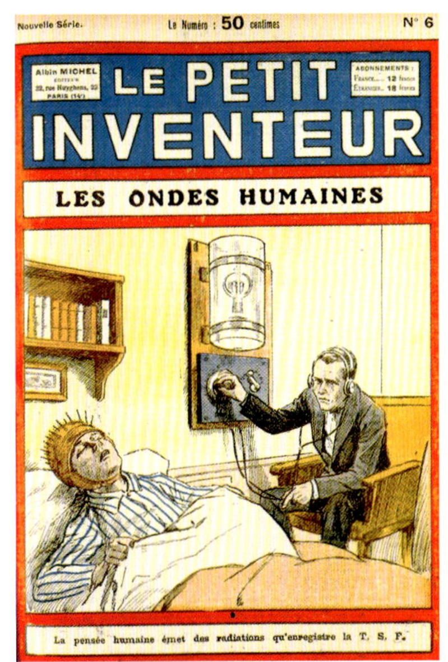

Nouvelle Série.
Le Numéro : 50 centimes
N° 6
LE PETIT INVENTEUR
LES ONDES HUMAINES
La pensée humaine émet des radiations qu'enregistre la T. S. F.

1 我非常感谢杜伦大学计算机科学系研究主任马格努斯·博德维奇（Magnus Bordewich）博士对上述计算所做的工作。

人们通常把大脑形容成一个饥饿的器官。它只占我们体重的约2%，却消耗了我们20%的能量。对新生儿来说，大脑的能耗不低于65%。这就是婴儿总是在睡觉（因为不断发育的大脑把他们累坏了）以及婴儿有着大量的身体脂肪的原因（脂肪将在需要时充当能量储备）。你的肌肉所消耗的能量其实更多（约占1/4），但你拥有大量的肌肉；按每单位质量物质来算，大脑是我们所有器官里最为昂贵的，但它也非常高效。你的大脑每天只需要大约400卡路里的能量，差不多相当于一块蓝莓松饼所含的能量。试着用一块松饼的能量让你的笔记本电脑运行24小时，看看它会怎么样。

与身体的其他部位不同，不管你做什么，大脑每天都以稳定的速度燃烧400卡路里。艰难的思考没法让你变得更苗条。事实上，它似乎并不带来任何好处。加利福尼亚大学欧文分校一位名叫理查德·海尔（Richard Haier）的学者使用正电子发射断层扫描仪发现，最辛苦运转模式下的大脑，效率往往最低。他发现，大脑最高效的工作方式，是快速解决任务，接着就进入待机模式。

尽管大脑具备种种神奇的能力，但大脑并不为人类所独有。我们跟狗或者仓鼠使用完全相同的元件：神经元、轴突、神经节等。鲸鱼和大象的大脑比我们大得多，虽说这两种动物也有更庞大的身躯。但哪怕是把一只老鼠按比例放大到人类大小，它的大脑也有人的大，许多鸟类的甚至更大。人类的大脑没我们之前想象的那么强大。多年来，据说人脑有1000亿个神经细胞或神经元，但2015年，巴西神经科学家苏珊娜·埃尔库拉诺-乌泽尔（Suzana Herculano-Houzel）经仔细评估后发现，这个数字似乎应该是860亿——可谓是极大地缩水了。

其他细胞大多是紧凑的球形，神经元不一样。神经元长而多分支，能更好地传递电信号。神经元的主索叫轴突；末端分裂成树枝状延伸部分，叫树突，可多达40万条。神经元末端之间的微小空间称为突触。每个神经元与成千上万的其他神经元相连，

对页：灰质——那层薄薄的组织里挤满了神经细胞，大脑所有的高级功能都在这里进行。这是张皮层组织横切面的光学显微镜照片，显示了拉长的神经细胞，每个中心都有圆圆的细胞核，还有通向它们和延伸出去的神经纤维，它们都在进行着大量持续不断且不可思议的复杂交流。滋养和支持神经细胞的是体积更小、数量更多的胶质细胞，在图片里显示为紫色。

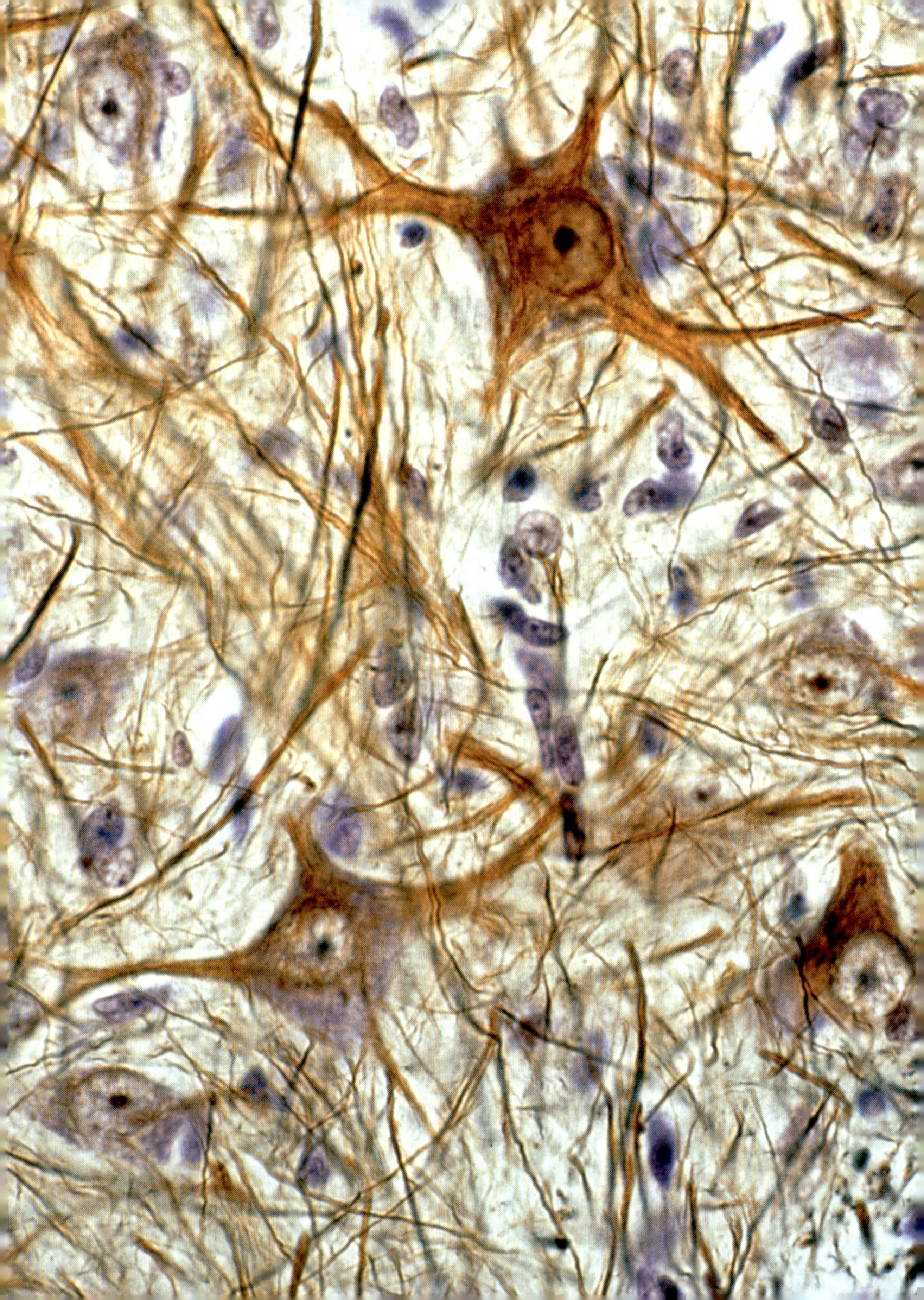

建立起数万万亿的连接——用神经科学家大卫·伊格曼（David Eagleman）的说法，“1立方厘米脑组织里的连接就多得跟银河系中的恒星一样”。我们智力的来源，就在于突触复杂的纠缠，而非之前所认为的神经元数量。

对我们的大脑来说，最奇怪又最不同寻常的地方在于，它基本算不上是必需品。为了在地球上生存，你不必拥有创作音乐或探讨哲学的能力：真的，你只需要比四足动物聪明就够了——所以，为什么我们会投入那么多的精力，承担那么多的风险，产生并不真正必要的心智能力呢？不过，这件事，你的大脑不会告诉你——当然，它不会告诉你的事情还很多，这只是其中之一。

大脑是所有器官中最为复杂的，毫无疑问比身体任何其他部位都有着更多值得一提的特点和标志，但基本上，它分为三部分。最靠上的，不管是从字面上还是比喻上看，是端脑（cerebrum，来自拉丁语里的“大脑”），它填充了大部分的颅穹窿，是我们在想到“大脑”时通常会想到的部分。端脑是我们所有高级职能的所在地。它分为两个半球，每个半球主要与身体的一侧相关，但出于未知的原因，绝大多数的神经界限都是交叉的，因此大脑的右侧控制身体的左侧，大脑的左侧控制身体的右侧。这两个半球由一条被称为胼胝体（corpus callosum，在拉丁语里的意思是“坚硬的材料”，按字面意思则是“坚硬的身体”）的带状结构连接起来的。大脑因被称为脑沟和脑脊的深裂缝而起皱，这为它带来了更大的表面积。对于这些遍布大脑的沟槽和脊纹的确切模式，每个人都是独一无二的（就跟你的指纹一样独一无二），但它是否与你的智力、气质或其他任何东西存在关系，就没人知道了。

大脑的各个半球进一步分为四个脑叶——额叶、顶叶、颞叶和枕叶，分别广泛地擅长特定功能。顶叶管理感官输入，如触摸和温度。枕叶处理视觉信息，颞叶主要管理听觉信息，但它也帮

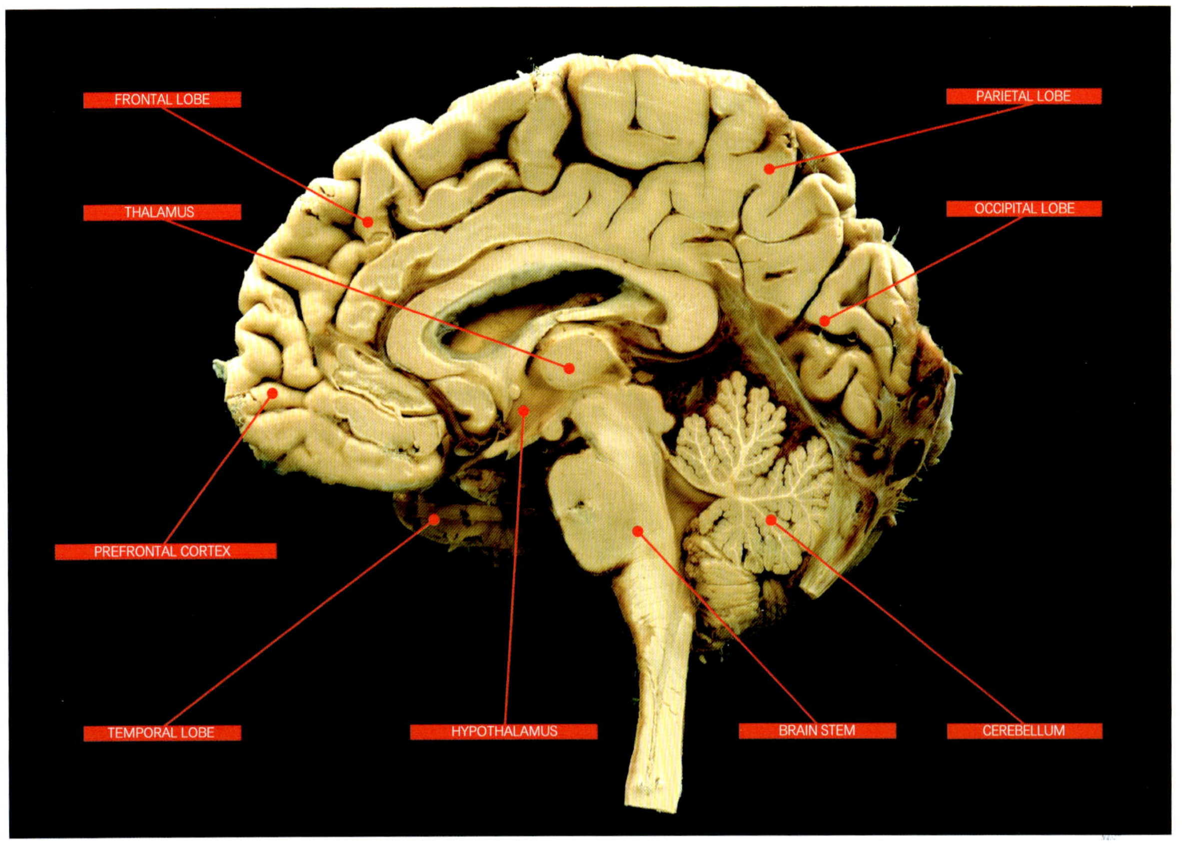

这是张人脑的纵切面照片，绝佳地清晰展示了大脑的主要组成部分和各种结构形式。

忙处理视觉信息。好些年来，人们知道，当我们看到另一张面孔时，颞叶上的六个区域（叫作“面部识别区域”）会兴奋起来，尽管到底是我脸上的哪一部分激活了你大脑里的哪一块面部识别部位，似乎基本上还不能确定。额叶是大脑高级功能的所在地，负责推理、预见、解决问题、控制情绪等。它也是负责个性（我们是什么样的人）的地方。讽刺的是，一如奥利弗·萨克斯（Oliver Sacks）所说，额叶是最后才得以破译的大脑部位。“就算在我自己的医学生时代，它们也被叫作‘沉默的额叶’。”2001年，他这样写道。这并不是因为人们认为额叶没有功能，而是因为额叶的功能并未显露。

在端脑下方，头部正后方跟颈背相接的地方，驻守着小脑

（cerebellum，拉丁语的意思是“小的大脑”）。虽然小脑只占颅腔容积的10%，但它有着超过一半的大脑神经元。这里神经元众多，不是因为小脑要从事大量的思考，而是因为它控制平衡和复杂运动，这需要大量的神经接线。

在大脑的基座往下，有一条像电梯井似的、连接大脑与脊神经以及身体其余地方的东西，这是大脑最古老的部位：脑干。它掌管我们更为基本的运作：睡觉、呼吸、保持心跳。脑干并未得到大众的太多关注，但它对我们的生存至关重要：在英国，脑干死亡，是衡量人类死亡的基本准绳。

如同撒在水果蛋糕上的坚果一般分散在大脑里的，是许多较小的结构——下丘脑、杏仁核、海马体、端脑、透明隔、缰连合、内嗅皮质，以及其他十来个类似结构[1]——它们统称边缘系统（limbic system，来自拉丁语的*limbus*，意思是“外围的”）。除非它们出了问题，否则，人很容易一辈子也听不到有关这些部位的任何一个字眼。举例来说，基底神经节在运动、语言和思考方面扮演着重要角色，但通常只有当它们退化并导致帕金森病时，才会引起人们的注意。

保罗·麦克莱恩，美国神经科学家，1952年提出了“边缘系统”的概念，这个系统包含了分散在大脑里的许多较小但相当重要的结构。

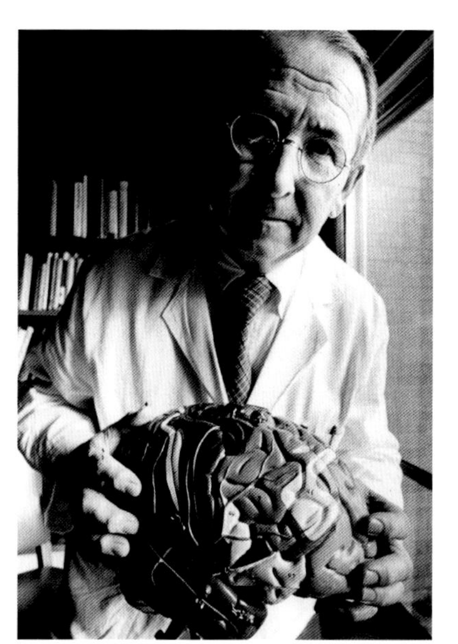

尽管边缘系统默默无闻，体积大小也不够显眼，但这些结构在我们的幸福中扮演着基础角色：控制和调节记忆、食欲、情绪、困倦和警觉，以及感官信息处理等基本过程。“边缘系统”的概念是1952年美国神经科学家保罗·麦克莱恩（Paul D. MacLean）提出的，但直到今天，还不是所有神经科学家都认同这些组件构成了一套连贯的系统。许多人认为，它们只是若干不同的部分，连接在一起只是因为它们关注的是身体表现而非思考表现。

边缘系统最重要的组成部分是一个叫作下丘脑的小

1　你的左、右脑半球各有一套边缘系统，所以其实应该用复数形式。但一般很少这么说。

考虑到大脑已经被人类做过如此长时间又如此彻底的研究，有一件事就显得很扎眼：其实，大量基础的东西我们仍然不知道。

小发电室，与其说它是一个结构，不如说它是一束神经细胞更为准确。它的名字并没有描述它的作用，而是指它所在的位置：丘脑之下。（丘脑，thalamus，意思是“内室”，类似感官信息中继站，是大脑的重要组成部分——这里显然不是说大脑有哪个部分不重要，而是说丘脑并不是边缘系统的组成部分。）说来奇怪，下丘脑的样子太不起眼了。它只有花生米大小，重量仅为1/10盎司[1]，却调控着身体大部分最为重要的化学成分。它具备调制性功能，控制饥饿和口渴，监测血糖和盐分，决定你何时需要睡觉。它甚至有可能在人的衰老快慢中扮演一定的角色。身为人类，你的成败在很大程度上依赖于自己脑袋中央这个小小的东西。

海马体是铸就记忆的核心（seahorse这个名字来源于希腊语的“seahorse”海马，因为两者有着外形上的相似之处）。杏仁核（希腊语里“杏”的意思）专门处理强烈而紧张的情绪，如恐惧、愤怒、焦虑，各种各样的恐惧症。杏仁核遭到破坏的人，是真真正正的无所畏惧，他们往往还无法识别他人的恐惧。我们睡着的时候，杏仁核变得特别活泼，因此说不定可以解释为什么我们的梦境常常令人不安。噩梦兴许只是杏仁核在给自己减负。

考虑到大脑已经被人类做过如此长时间又如此彻底的研究，有一件事就显得很扎眼：其实，大量基础的东西我们仍然不知道，或

1　1盎司约等于28.35克。——编者注

生命的丰富多彩，来自你头脑的创造。你看到的并非事物的本来面貌，而只是大脑告诉你的样子，这两者完全不是一回事。

者至少说无法普遍认同。比如说，意识究竟是什么？一种想法到底是什么？“想法”不是你能装在罐子里，涂抹在显微镜涂片上的东西，但它显然是一种真实而明确的事物。思考是我们最关键也最神奇的才能，但在深刻的生理意义上，我们并不真正了解思维是什么。

记忆的情况大致相同。我们对记忆怎样组装、怎样存储、存储在何处有很多认识，但不太清楚为什么我们留下了某些记忆，却放弃了另一些记忆。它显然与实际价值或效用没太大关系。我能清楚记得1964年圣路易斯红雀棒球队首发阵容的全体队员，可1964年一过完，这件事对我来说就没什么意义了，而且其实也没什么用处；然而，我记不得自己的手机号码，记不得我在大型停车场把车停在了哪里；我妻子让我去超市买三样东西，第三样到底是什么，我怎么也回想不起来，我记不得诸如此类但毫无疑问比记住1964年红雀队球员更紧急、更必要的事情（我得顺嘴啰唆一下：这些队员分别是蒂姆·麦卡弗、比尔·怀特、朱利安·贾维尔、迪克·格罗特、肯·鲍耶、罗·布鲁克、科特·弗拉德和麦克·香农）。

总之，有关大脑，我们还有大量的东西有待了解，也有很多东西我们可能永远也无法了解。但我们已经知道的一些事情，跟我们还不知道的事情相比，至少是同等程度地令人惊讶。就以我们怎样看（或者说得更准确些，大脑怎样告诉我们该看些什么）为例吧。

现在，朝你身边四下看一看。眼睛每秒向大脑发送1000亿个信号，但这只是该事件的一部分。当你“看到”某样东西，只有大约10%的信息来自视神经。大脑的其他部分要解构信号——识别面部、阐释动作、识别危险。换句话说，“看”的最重要部分不在于接收视觉图像，而是理解它们。

对于每一次视觉输入，信息都要花一段微小但可感知的时间（大约200毫秒，或者1/5秒），顺着视神经传输到大脑当中，再由大脑进行处理和阐释。在需要快速做出反应的时候（比如看到迎面而来的汽车赶紧往回退，或是躲开一次头部击打），1/5秒可算不上微不足道的时间跨度，为了帮助我们更好地应对这种时间上的滞后，大脑做了一件真正非同凡响的事情：它不断地预测世界在1/5秒后的样子，并告诉我们，这就是“当下”。这也就是说，我们永远也无法看到世界在这个瞬间的样子，我们看到的是片刻之后的将来是什么样子。换句话说，我们一辈子都生活在一个还不存在的世界里。

为了你好，大脑会以很多方式欺骗你。声音和光线以极为不同的速度抵达你——我们经常会碰到这样的现象：我们听到有飞机从头顶飞过，抬起头来却发现，声音来自天空的某一个位置，飞机却正在另一个位置静悄悄地移动。而在更贴近你身边的世界，大脑往往会抹除这些差异，让你感觉到所有的刺激是同时到达的。

大脑以类似方式制造了构成我们感官的所有组件。光子没有颜色，声波不发音，气味分子没有气味，这些都是存在既定的事实，都很奇怪，也都有违直觉。英国医生兼作家詹姆斯·勒法努（James Le-Fanu）说：“我们有一种无法抵挡的印象，即树木的绿色和天空的蓝色，就像通过一扇敞开的窗户似的穿过我们的眼睛；然而，与视网膜碰撞的光线粒子没有颜色，一如震动鼓膜的声波是沉默的，气味分子完全没有气味。它们是在空间中穿行的看不见的、无重量的、亚原子级别的物质粒子。”生命的丰富多彩，来自你头脑的创造。你看到的并非事物的本来面貌，而只是大脑告诉你的样子，这两者完全不是一回事。以一块肥皂为例。你是否想过，不管肥皂是什么颜色，肥皂的泡沫为什么总是白色呢？不是因为肥皂在润湿和摩擦后会以某种方式改变颜色。从分子上看，它跟以前完全一样，只不过泡沫以不同的方式反射光线。沙滩上拍打来的海浪也是一个道理，幽蓝的水、白色的泡沫，其他许多现象亦如此。颜色不是固定的现实，而只是一种感知。

你兴许曾做过这样一道错觉测试题：你先凝视一个红色方块15～20秒，接着把你的视线转移到一张白纸上，在片刻之间，你似乎能看到白纸上有一个幽灵般的蓝绿色方块。这一残像是眼睛里一些光感受器因劳动强度过大而太过疲惫带来的结果，这里与我们所说主题相关的地方在于，蓝绿色方块并不存在，它只存在于你的想象当中。从极为真切的意义上说，所有颜色都是这样。

你的大脑还非常擅长发现模式，从混乱中确定秩序，如以下两个广为人知的错觉所示：

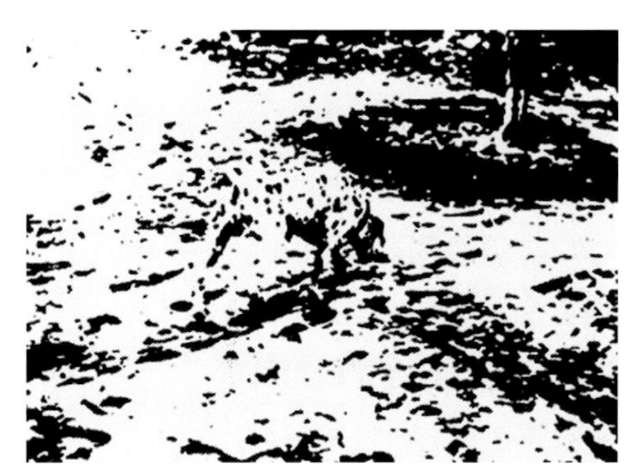

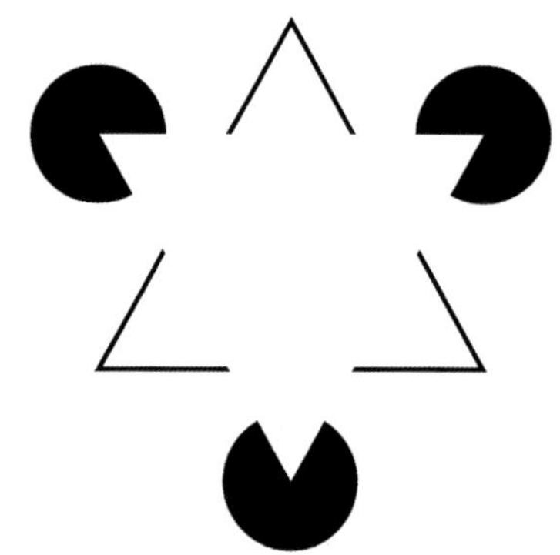

在左插图中，大多数人只看到随机的污点，直到有人告诉他们，画中包含了一条斑点狗，突然之间，几乎所有人的大脑都填补了缺失的边缘，理解了整个构图。这种错觉可以追溯到20世纪60年代，但似乎没有人记录下是谁创造了它。右插图的来历更清楚。它被称为卡尼萨三角，以意大利心理学家盖塔诺·卡尼萨（Gaetano Kanizsa）之姓得名，卡尼萨于1955年创建了这一图形。图中其实没有三角形，只不过，大脑为你放了一个。

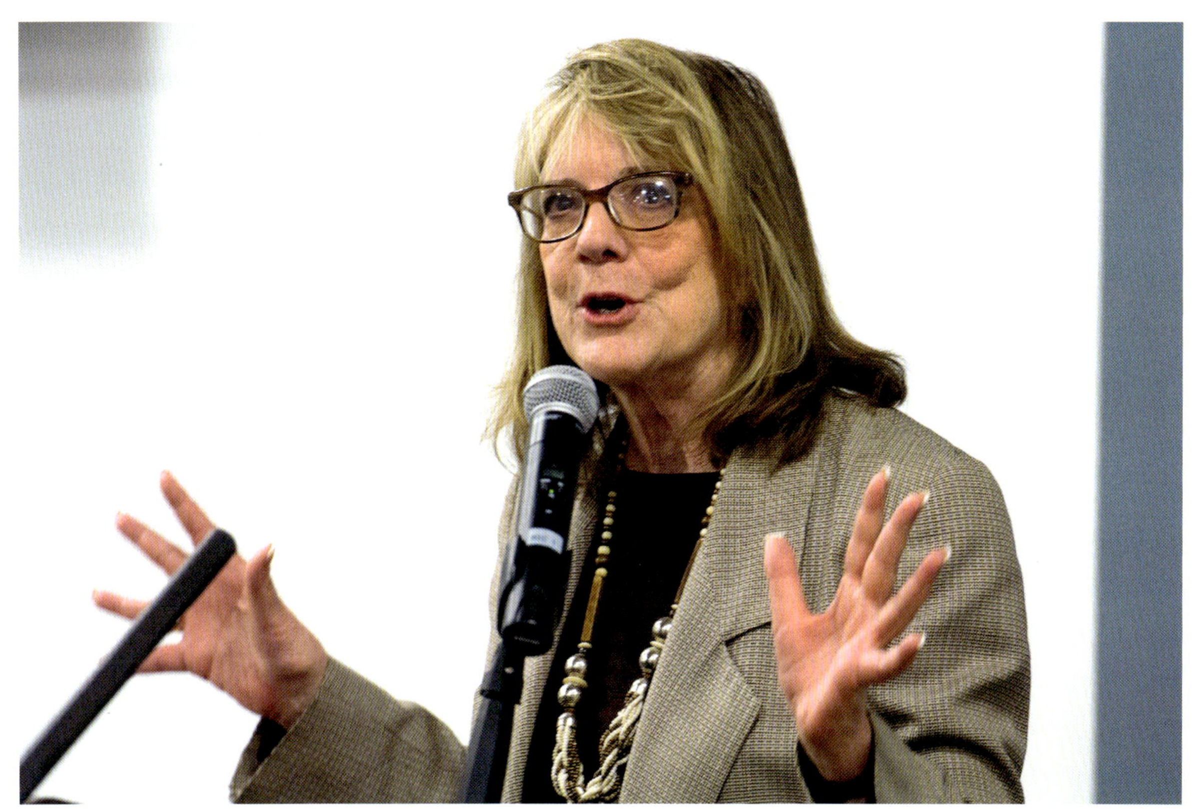

伊丽莎白·洛夫图斯在2014年做了一场报告。她在报告里展示了自己的研究，并说明记忆是如何被唤醒或者创造出来的。

大脑会为你做所有这些事情，是因为设计它的用意就是想方设法地帮助你。然而，吊诡的是，它也惊人的不可靠。几年前，加利福尼亚大学欧文分校的心理学家伊丽莎白·洛夫图斯（Elizabeth Loftus）发现，通过错误的暗示往人的脑袋里植入完全错误的记忆，完全能误导人们，让人们相信自己小时候曾经在百货商店或购物中心里悲惨地迷过路，或者被迪士尼乐园的邦尼兔拥抱过（哪怕这些事情从未发生过）（请注意，邦尼兔不是迪士尼的角色，也从未在迪士尼乐园出现过）。她向人们展示孩提时的照片，而这些照片里的图像是做了手脚的，显得像是当事人曾坐在热气球里，通常，受试者会突然回忆起当时的经历，并兴奋地描述起来，哪怕所有这些经历从未发生过。

现在，你或许认为自己绝不会这么容易上当，你也许是对的（只有大约1/3的人容易上当），但另一些证据表明，面对哪怕是

一个一闪而过的念头或记忆，可以激活大脑中数百万个神经元。

最生动的事件，我们所有人仍有可能做出完全错误的回忆。2001年9月11日纽约世界贸易中心灾难性事件过后，伊利诺伊大学的心理学家立刻找来700人，详细地询问他们听说这件事时身在何处、在干什么。一年后，心理学家向同一批人提出同样的问题，发现近一半的人明显地出现了前后矛盾，他们把听说灾难发生时的自己放到了不同的地方，认为自己当时在看电视（其实却是在听收音机）等，他们根本没有意识到自己的记忆发生了变化。（就连我自己也不例外，我生动地记得事件发生时，自己在新罕布什尔州跟两个孩子一起看直播，但我后来才知道，孩子之一那时其实在英格兰。）

记忆存储是特质性的，而且杂乱得几近奇怪。思维将每一段记忆分解成不同组成部分（名字、面孔、位置、背景、摸起来是什么感觉、是活的还是死的），再将这些部分发送到不同的地方，等以后需要的时候再重新组装起来。一个一闪而过的念头或记忆，可以激活大脑中数以百万甚至更多的神经元。此外，出于完全未知的原因，这些记忆碎片会随着时间的推移而移动，从皮层的某一部分迁徙到别的一部分。这就难怪我们会弄混细节了。

由此而来的结果是，记忆不像文件柜里的文件是固定的永久性记录，它更模糊多变。2013年，伊丽莎白·洛夫图斯在一场采访中说："它更像是维基百科页面，你可以动手去修改它，其他人也可以。"[1]

---

1 加拿大某大学（这所大学的名字未曾曝光）进行的一场实验，揭示了虚构记忆的另一个不同寻常的例子：60名学生志愿者面临着一项指责，说他们在青少年时期犯下过涉嫌盗窃或殴打的罪行，还因此被捕。指责中所说的一切其实从未真正发生过，但跟一位表面和气却暗加操纵引导的采访者做了三轮会面之后，70%的志愿者承认了这些虚构出来的事件，往往还附加了生动的罪证细节（这些细节纯属想象，但志愿者们信以为真）。

记忆按多种方式分类，似乎没有哪两个权威人士会使用完全相同的术语。最常提及的划分方式是长期、短期和工作记忆，以及程序、概念、语义、陈述、内隐、自传和感官记忆。然而，从根本上说，记忆分为两种主要类型：陈述性记忆和程序性记忆。陈述性记忆是你可以用语言表达的那种：首都城市的名字、你的出生日期、如何拼写“眼科医生”，以及你知道的其他各种事实。程序性记忆描述了你懂得也理解但又无法轻易地用语言表达的事情：怎样游泳、驾驶汽车、剥橙子皮、识别颜色。

工作记忆是短期和长期记忆结合的地方。假设一道数学题摆在你面前，要你求解。这个问题会存储在短期记忆当中（毕竟，你不必把它记上几个月），但计算所需的技能则保留在长期记忆中。

研究人员还发现，有时候区分记忆唤回（你能自发唤回的记忆）和记忆再认（你对事情有些模糊，但还记得背景）也是有用的。记忆再认解释了为什么我们很多人难以回忆起一本书的内容，却常常还记得自己是在哪里读的这本书、书封面的颜色以及其他看似无关紧要的细节。记忆再认很有用，因为它不会用不必要的细节堵塞大脑，还能在有需要的时候，帮助我们回忆起到哪里去寻找细节。

短期记忆真的很短——对地址、电话号码一类事情的记忆，不会超过半分钟（如果半分钟后你仍能记住某件事情，那么从技术上来说，它不再属于短期记忆，而成了长期记忆）。大多数人的短期记忆糟糕透顶。大多数人在短短片刻里只记得住6个左右随机的单词或数字。

反过来说，通过努力，我们可以训练自己的记忆，进行最超凡的特技表演。每一年，美国都会举办一场全国记忆大赛，比赛里的记忆表演令人目瞪口呆。一位记忆冠军看了30分钟资料之后，就能回想起4140个随机数字。另一个人能够用同样长的时间，记住27副随机洗好的扑克牌。还有一个人可以经过32秒的学习，回忆

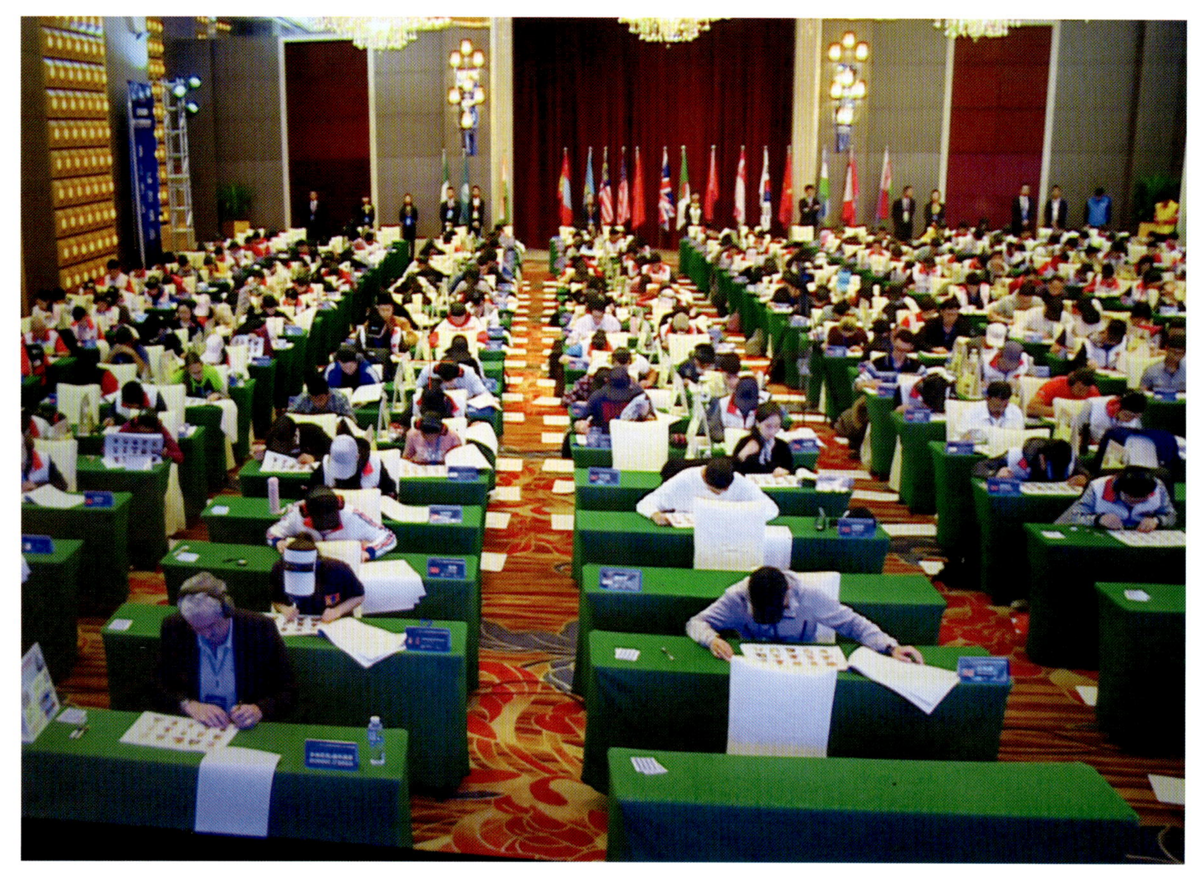

作为竞赛的大脑训练：2017年，中国深圳举办了第26届世界脑力锦标赛。

起一副牌的顺序。它或许算不上人类思维的最佳用途，但显然展示了它不可思议的力量和多功能性。顺便说一句，大多数记忆冠军并非聪明过人。他们只是有足够的动力去训练记忆，掌握一些非凡的技巧。

人们一度认为，每一次经历都会永久地存储在大脑某处的记忆中，但大多数经历被锁在我们即刻回忆的范围之外。这一设想，主要来自20世纪30—50年代由加拿大神经外科医生怀尔德·潘菲尔德（Wilder Penfield）进行的一系列实验。潘菲尔德在蒙特利尔神经学研究所做外科手术时发现，用探针接触患者的大脑，往往会唤起强烈的感知——来自童年的生动气息，或者兴奋的感觉，有时甚至回想起一段早就被遗忘的小时候的生活场景。他据此得出结论，不管多么琐碎，大脑记录和存储我们生活中的每一

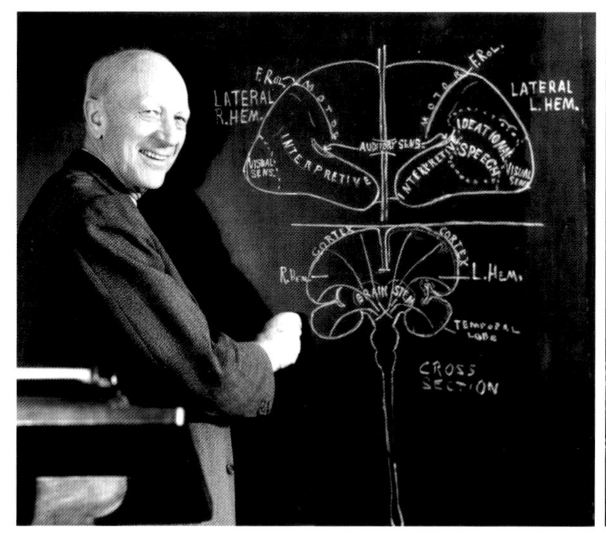

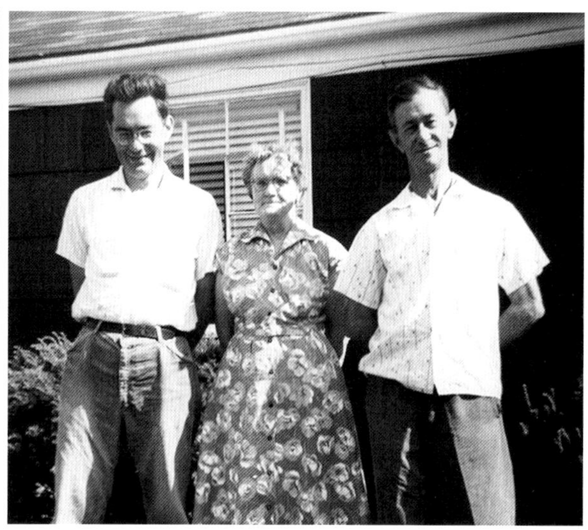

个意识事件。然而，按照现在的看法，刺激主要是提供记忆的感知，而且患者所体验到的更像是幻觉，而非唤回过去的事件。

当然，我们保留下的东西，确实远远不止那些轻松回想起的事情。你大概对小时候生活的街区记得不大清楚了，但如果你回去到处走一走，几乎肯定能回忆起好多年都没想到过的非常特别的细节。只要有足够的时间和提示，我们必定会惊讶地发现：自己的脑子里竟然存储了这么多的东西！

讽刺的是，我们对记忆的许多认识，来自一个本身只有极少记忆的人。亨利·莫莱森（Henry Molaison）是个长得好看、和蔼亲切的年轻人，他来自康涅狄格州，患有严重的癫痫症。1953年，受加拿大怀尔德·潘菲尔德的启发，一位名叫威廉·斯科维尔（William Scoville）的外科医生，用电钻钻开了莫莱森的头，从大脑左右两侧取下了一半的海马体和大部分的杏仁核。这一手术大大减少了莫莱森的癫痫发作（但并未完全消除它们），但代价却是剥夺了莫莱森形成新记忆的能力——这种病症，叫作顺行性遗忘症。莫莱森可以回想起来遥远过去的事件，但几乎不再具有形成新记忆的能力。只要有人离开房间，他立刻就会忘掉那个人。哪怕是多年来几乎天天来看他的精神科医生，每次出现在门口时，对莫

全都存储在那里某处……存着的吧？神经外科医生怀尔德·潘菲尔德（左图）错误地认为，我们每个人曾拥有过的每一段经验都存储在大脑里，即使我们不常能回想得起来。

活在当下：可怜的亨利·莫莱森，在改善癫痫发作的手术以后与他的父母合影，而这场手术也剥夺了他形成新记忆的能力。

莱森来说也是一个全新的人。莫莱森能认出镜子中的自己，却常常为自己的苍老大感惊讶。偶尔，他能够神秘地留下一些回忆。他记得约翰·格伦（John Glenn）是宇航员，而李·哈维·奥斯瓦尔德（Lee Harvey Oswald，暗杀肯尼迪的凶手）是一名刺客（尽管他想不起奥斯瓦尔德暗杀的人是谁）；搬到新居之后，他还知道了地址和新居的布局。[1]但除此之外，他被锁在了自己永远无法理解的永恒当下。可怜的亨利·莫莱森的困境，是海马体在形成记忆中发挥核心作用的第一个证明。但科学家从莫莱森那里学到的，不是记忆怎样运作，而是理解记忆的运作方式是多么困难。

毫无疑问，大脑最显著的特征是，它所有的高级过程——思考、视觉、听觉等——都发生在大脑皮层最靠外的4毫米厚的表面。第一个绘制出该区域的人是德国神经学家科比尼安·布罗德曼（Korbinian Brodmann，1868—1918）。布罗德曼是现代神经科学家中最杰出者之一，却也是最被忽视的一位人物。1909年，在柏林的一家研究所工作期间，他煞费苦心地识别出了大脑皮层的47个不同功能区域，自此以后，这些区域就叫布罗德曼区。一个世纪之后，卡尔·柴尔斯（Karl Zilles）和卡特林·阿姆茨（Katrin Amunts）在《自然神经科学》里写道："在神经科学的历史上，还很少有哪一幅图能具有如此大的影响力。"

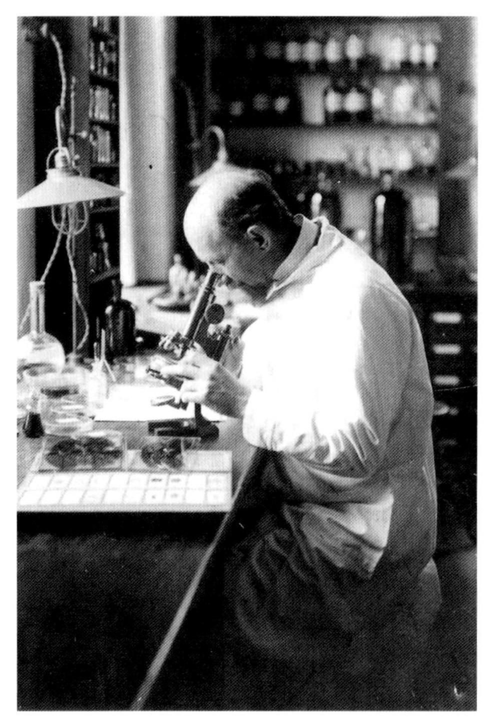

杰出的神经学家科比尼安·布罗德曼首度绘制出了大脑皮层图，将大脑皮层分成了47个不同的区域，现在被称作布罗德曼区。

布罗德曼害羞得恼人，尽管他的研究很重要，却一次次地错过晋升。他为了拿到中意的研究职位挣扎了多年。随着第一次世界大战的爆发，他

1　约翰·格伦在1962年从外太空首次环绕地球飞行，奥斯瓦尔德刺杀肯尼迪发生在1963年，这两件事都是莫莱森做了开颅手术之后发生的。所以，作者说他能神秘地留下一些回忆。——译者注

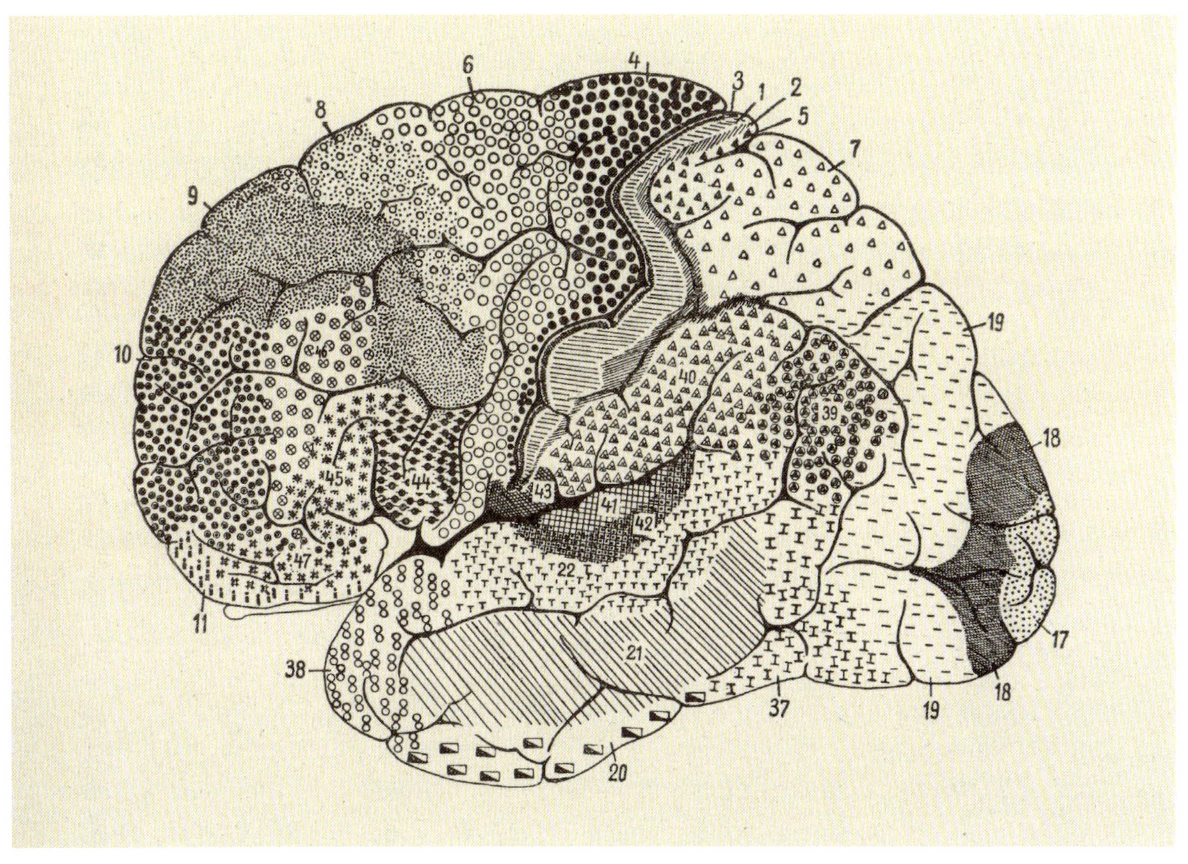

该图首次发表于1909年，来自布罗德曼辨认大脑皮层区域的原始研究资料，是他绘制的具有巨大影响力的图片之一。

的职业生涯陷入了更深的困境，他被派往图宾根的一家精神病院工作。最后，1917年，48岁的他时来运转，在慕尼黑的一家研究所担任局部解剖学部门负责人的重要职务。他终于获得了经济保障，很快结婚并生下一个孩子。但这反常的安宁，布罗德曼享受了仅仅不到一年。1918年夏天，他结婚11个半月后，孩子出生才两个半月，他在幸福的最高点突然因感染患病，5天之后就过世了。这时他才49岁。

布罗德曼绘制的区域，即大脑皮层，是大脑著名的灰质。在灰质下面，有更大体量的白质，白质之所以得名，是因为神经元包裹在名为髓鞘的苍白脂肪绝缘体中，能极大地加快信号传输的速度。白质和灰质的名字都带有一定的误导性。灰质在活体中并不是那么灰，而是带一点微微的腮红色。在没有血液流动且添加了防腐剂的情况下，它才会成为明显的灰色。白质也是一个死后特点，是酸洗过程使得神经纤维上的髓鞘涂层变成了发光的白色。

顺便说一句，人只使用了大脑10%的说法纯属传说。没有人知道这个说法来自何处，它从来不是真的，甚至可以说相去甚远。你兴许未能十分明智合理地使用大脑，但多多少少你在使用自己的整个大脑。

大脑需要用很长时间才能完全成形。青少年大脑中的神经连接只完成了大约80%（这对青少年的家长来说或许并不算是特别大的意外）。虽然大脑的大部分生长发生在人生头两年，10岁之前将完成95%，但年轻人直到25岁上下，突触都并未完全建立连接。这也就是说，青春期实际上要延长到成年之后。与此同时，青少年肯定比年纪更大的人冲动得多，行为更欠反思，也更容易受到酒精的影响。“跟成年人的大脑相比，青少年的大脑里，神经连接的里程数更短。”2008年，神经学教授弗朗西斯·詹森（Frances E. Jensen）对《哈佛杂志》说。可以说，青少年的大脑是一种完全不同的大脑。

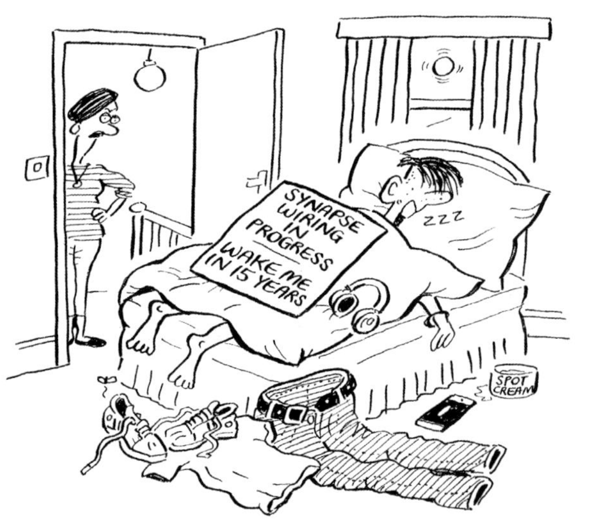
SYNAPSE WIRING IN PROGRESS
WAKE ME IN 15 YEARS
ZZZ
SPOT CREAM

伏隔核是一个跟快感相关的前脑区域，在人的青少年时期生长到最大尺寸。与此同时，身体会产生数量远超此后的愉悦神经递质多巴胺。这就是为什么你在青少年时期感受到的感官刺激，比生命其他任何时刻都更强烈。但这也意味着，寻求愉悦对青少年而言是一种职业危害。青少年死亡的主要原因是事故，而发生事故的主要原因仅仅是，跟其他青少年待在一起。举个例子，如果一名以上的青少年搭乘同一辆汽车，发生事故的风险会增加400%。

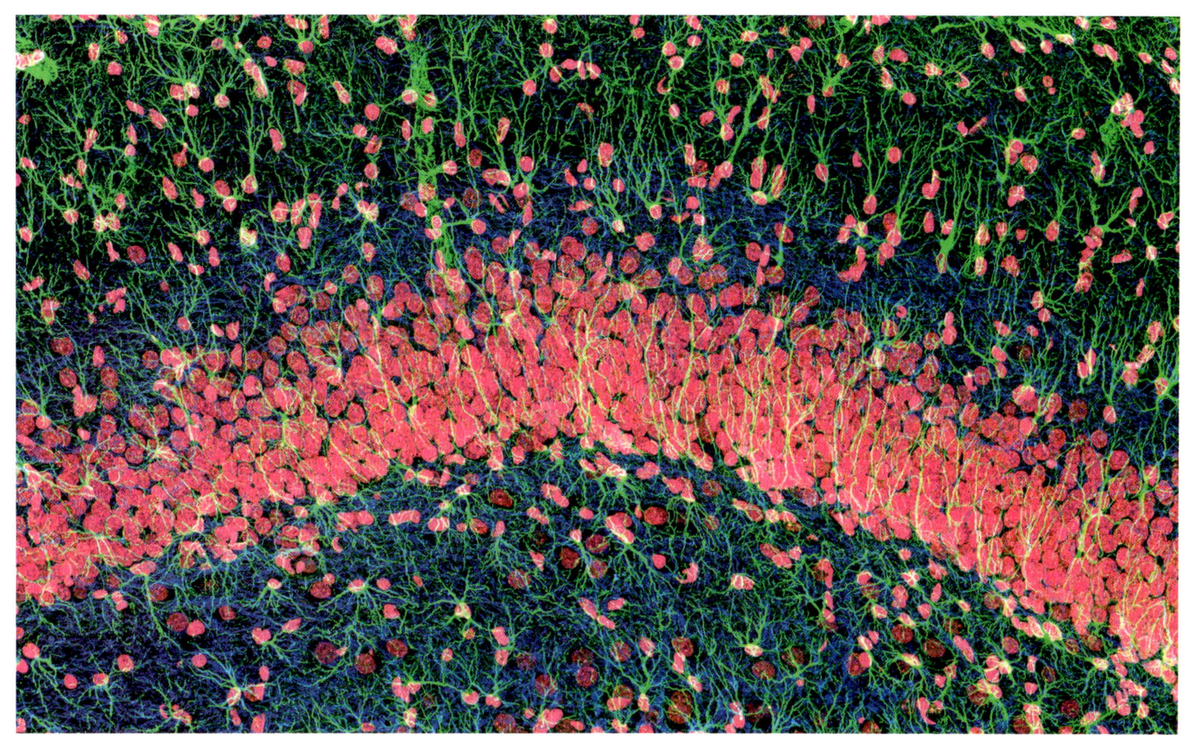

这张美丽的光学显微镜照片里，海马体切片被上色了，用以展现这个微小的海马状结构中的不同组成部分。红色的圈圈是神经元的细胞核，蓝色的卷须状物是神经元轴突中的神经丝，绿色的卷须是神经胶质，它既能支持神经元，自己也有重要的化学功能。

许多人都听说过神经元，但熟悉其他主要脑细胞（胶质细胞）的人就不多了。这有点奇怪，因为后者的数量是神经元的10倍。胶质细胞的作用，是为大脑神经元和脊髓神经元提供支持。很长一段时间里，人们认为它们不怎么重要——以为它们的作用主要是物理上的支持，用解剖学家的说法，也就是神经元的细胞外基质——但现在，我们知道，它们要参与大量重要的化学过程，从生成髓鞘到清除废物等。

有关大脑是否可以制造新的神经元，存在很多分歧。2018年初，由莫拉·博尔德里尼（Maura Boldrini）领导的一支来自哥伦比亚大学的团队宣布，他们确定大脑的海马体会产生一些新的神经元，但加利福尼亚大学旧金山分校的另一支团队却得出了完全相反的结论。棘手之处就在于没有确定的方法可以判断大脑中的神经元到底是不是新的。毫无疑问的是，就算我们确实会制造新的神经元，也不足以抵消一般衰老带来的神经元损失，卒中或阿尔茨海默病造成的损失就更不必说了。因此，不管从什么角度来说，一旦你度过了童年早期，你就拥有了日后能够拥有的所有脑细胞。

从好的方面来说，大脑能够补偿相当严重的数量损失。詹姆斯·勒法努在《为什么是我们》（*Why Us*）中引用了一个案例，医生扫描一名智力正常的中年男子的大脑，惊讶地发现，一个巨大的良性囊肿（明显从他婴儿时期就开始生长）占据了此人颅腔内2/3的空间。他的所有额叶，以及部分顶叶和颞叶都消失了。剩下1/3的大脑直接接管了消失不见的2/3大脑的职责和功能，却运转得非常好，不管是患者还是其他任何人都不曾怀疑，这是个在脑部功能遭到极大削弱条件下运转的人。

大脑创造了无数的奇迹，却是个不动声色的奇怪器官。心脏泵动，肺部吸气呼气，肠道静静地蠕动，而大脑如同牛奶冻一般待着，不作声响。它的结构里没有任何地方表明这是一种高级思维工具。正如伯克利的约翰·塞尔（John R. Searle）教授所说："如果你要设计一台泵动血液的有机机器，你大概会想出某种类似心脏的东西，但如果你要设计一台能生成意识的机器，谁能想到1000亿个神经元呢？"

因此，不足为奇，我们对大脑怎样运转的认识发展缓慢，而且大多是无意偶得。1848年，在佛蒙特州乡下，发生了早期神经科学中的一件大事（必须说，也是最多人写过的）：一个名叫菲尼斯·盖奇（Phineas Gage）的年轻铁路工人正把炸药塞进岩石，但炸药提前爆炸，一根2英尺[1]长的塞药杆扎进他的左脸颊，又从头顶穿出，最终弹到50英尺开外的地面上。塞药杆彻底损毁了他直径1英寸的大脑核心。盖奇却奇迹般地存活下来，甚至没有失去意识，

菲尼斯·盖奇是个年轻的铁路工人，他把火药塞进岩石的时候，一根2英尺长的杆子扎进了他的脸颊，又从头顶穿出。在此过程中，他恰好失去了直径1英寸大小的大脑核心区域。

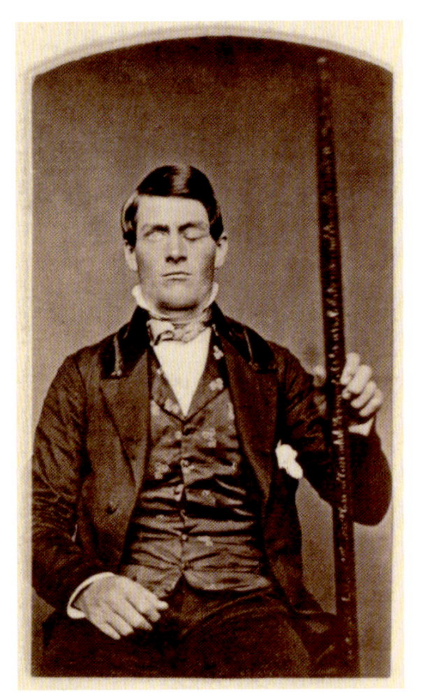

1　1英尺等于30.48厘米。——编者注

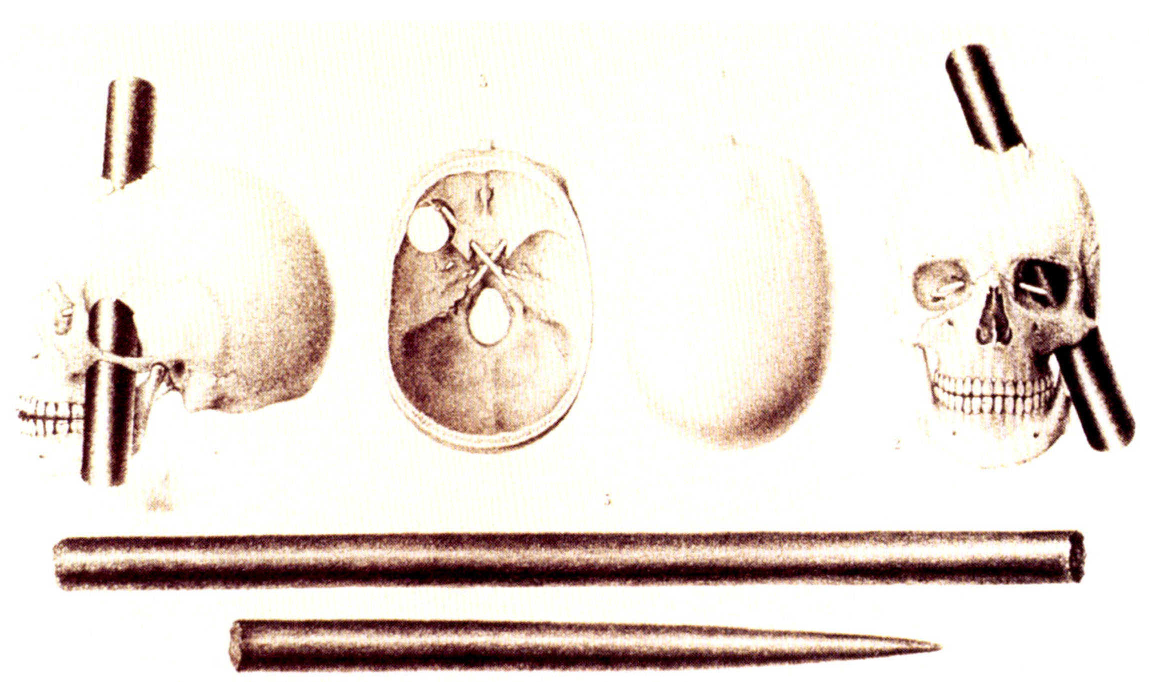

但他失去了左眼，而且从此性情大变。他从前是个无忧无虑、讨人喜欢的乐天派，事故发生后，他变得阴郁，好争吵，而且时不时地粗野爆发。一位老朋友悲伤地说，他“不再是盖奇了”。和大多数额叶受损的人一样，盖奇对自己的情况并不知情，也不理解自己为什么发生了变化。由于很难安定下来，他从新英格兰流浪到南美洲，后来又到了旧金山，36岁时因癫痫发作死在了那里。

这幅图显示了创伤带来的影响，盖奇的左眼、部分大脑，以及他之前的人格，都丢失了。

盖奇的不幸，是大脑物理损伤有可能改变人格的第一份证据，但此后的几十年，其他人注意到，当肿瘤破坏或压迫了额叶部位时，受害者有时会变得出奇的平静温和。19世纪80年代，瑞士医生高特列・布克哈特（Gottlieb Burckhardt）通过一系列手术，从一位心理失常女士的大脑里移除了18克组织，把她从“危险而又亢奋的疯子”变成了“一个安静的疯子”（这是布克哈特自己的话）。他还在另外五名患者身上做了这一尝试，但三人死亡，两人患上癫痫，所以他放弃了。50年后，在葡萄牙里斯本大学，神经学教授埃加斯・莫尼斯（Egas Moniz）决定再次尝试，实验性地切除

埃加斯・莫尼斯，葡萄牙神经学家，尽管对外科手术和医学伦理漫不经心的态度令人担忧，但作为额叶切断术的先驱，他不仅获得了显著的名声，还获得了诺贝尔奖。

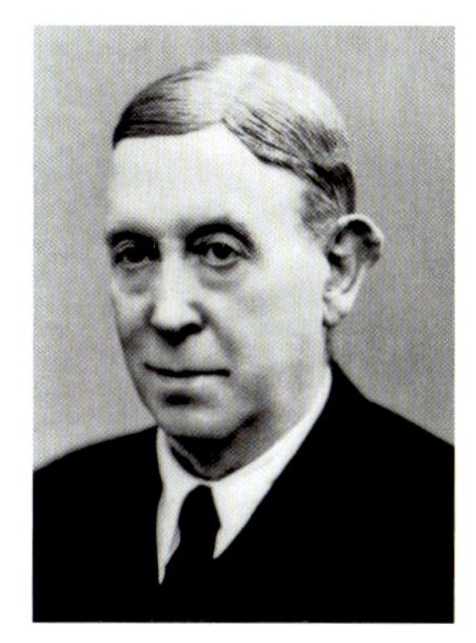

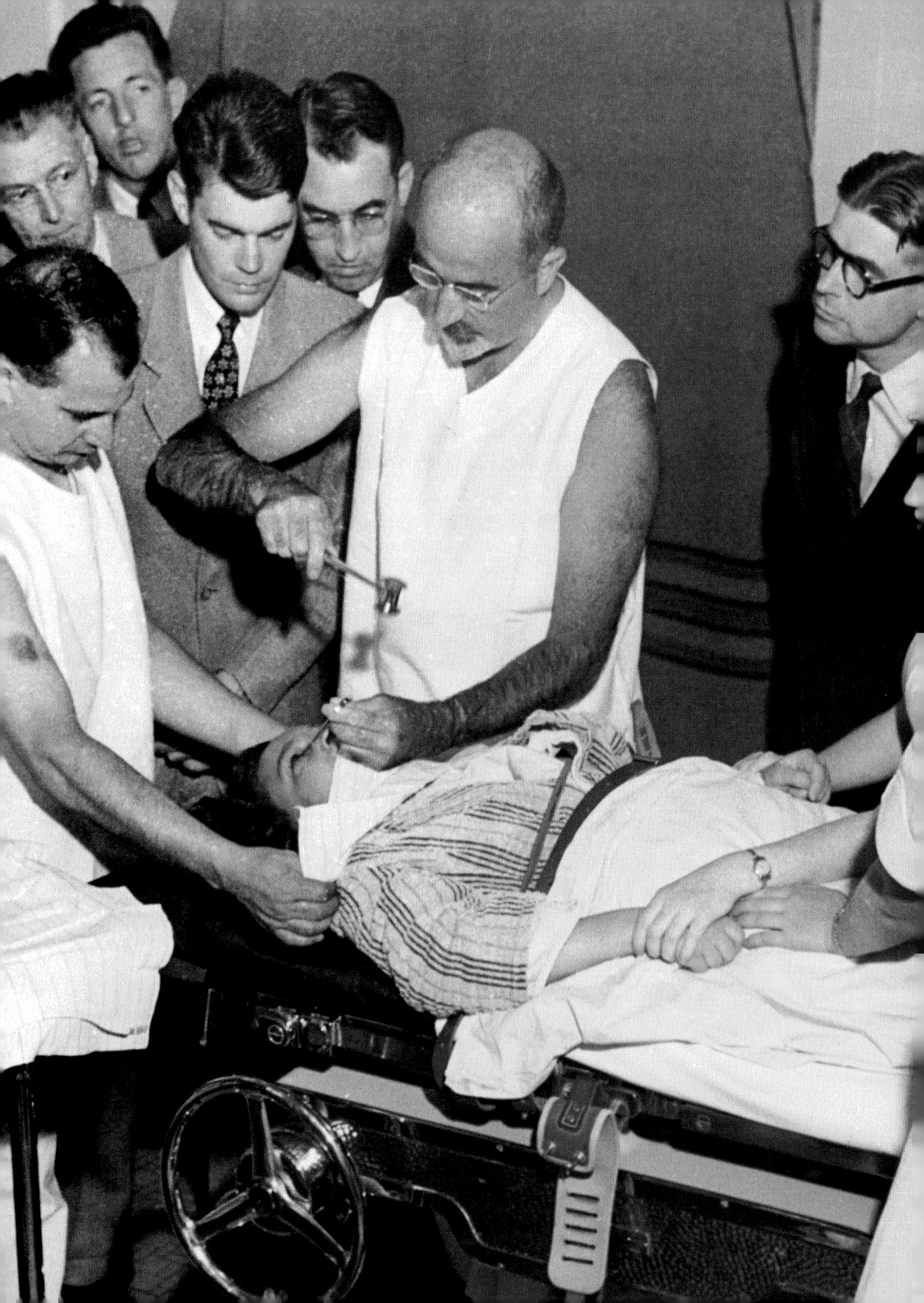

精神分裂症患者的额叶，看看这能不能平息这些人烦乱的意识。额叶切断术就是这样发明的（虽然它通常被称为脑白质切断术，特别是在英国）。

莫尼斯近乎完美地示范了“怎样做不科学”。他进行了手术操作，却不知道可能会造成什么样的伤害，或者结果会是什么样。他没有对动物进行过初步实验。他没有特别谨慎地选择病人，术后也没有密切监测结果。他本人从未真正执行过外科手术，而只是监督自己的医科三年级学生动手，如果取得成功，就兴高采烈地邀功。从某种程度上说，手术确实有一定的作用。做了额叶切断术的人通常变得不那么暴力，更易管教，但他们也经常承受不可逆的巨大性格丧失。尽管这种手术存在许多缺陷，莫尼斯的临床标准也令人不快，但他却在世界各地受到欢迎，1949年还获得了诺贝尔奖这一最高荣誉。

在美国，一位名叫沃尔特·杰克逊·弗里曼（Walter Jackson Freeman）的医生听说了莫尼斯的手术，成为他最热心的传道人。在近40年的时间里，弗里曼巡游全美，对几乎任何被带到他面前的人进行额叶切断术。在一次巡回诊疗当中，短短12天，他就切断了225人的额叶。有的病人年仅4岁。他对恐惧症患者、街头捡到的醉汉，以及任何被控发生同性恋行为的人进行手术——一句话，只要是旁人眼里稍有精神失常或社会性反常的人，他一概切断额叶。弗里曼的方法太过迅猛野蛮，叫另一些医生望而生畏。他将一把标准家用冰锥从眼窝插入大脑，用锤子敲击冰锥穿进颅腔，然后用力搅动，切断神经连接。他在写给儿子的信中，对手术程序做了轻松愉快的描述：

> 我用……电击将他们震晕，趁着他们处在“麻醉”状态下，将一根冰锥从眼球和眼睑之间穿过眶顶，进入大脑的额叶，然后左右摆动这玩意儿，让额叶断开。有两名患

对页：沃尔特·杰克逊·弗里曼过分踊跃地采用了莫尼斯的手术程序和对精神疾病的残酷而标准的治疗方法。弗里曼在20世纪中期走遍美国，因为不喜欢受限于外科卫生标准设备，所以用冰锥给病人做额叶切断手术。

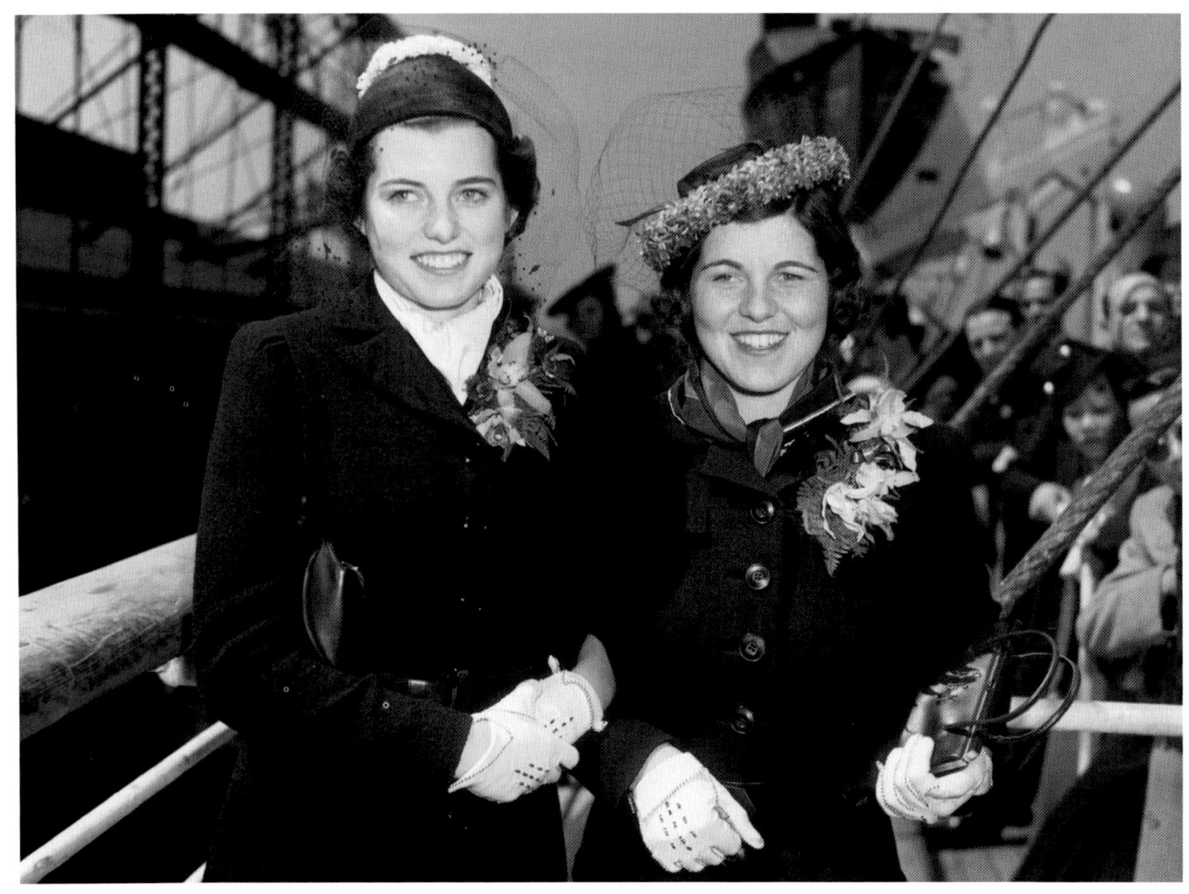

这张罗斯玛丽·肯尼迪（右边）的照片拍摄于1938年，3年后弗里曼实施的额叶切断术将她从一个善变但迷人的年轻女子变成了一个不会说话的废人。

者，我两侧都给他们做了，另一名患者我只做了一侧，没出现任何并发症，不过有一个人眼睛乌青得厉害。以后可能会有麻烦，但看起来还算轻松，虽然旁观的话，这个过程绝对令人不快。

确实如此。手术非常粗暴，纽约大学一位经验丰富的神经科医生在观看弗里曼手术时昏了过去。但这个手术速度很快：患者通常一小时内就能回家。正是这种快速和简单，迷惑了许多医学界人士。弗里曼对自己的方法秉持极为随意的态度。他不戴外科手套或口罩，就穿着便服。这种方法不会留下任何伤痕，但也意味着，他是在盲目操作，根本不知道自己摧毁了患者的哪一种心理能力。由于冰锥不是为了做脑部手术而设计的，有时候它们会在患者头部当中脱落下来，导致必须经过开颅将其取出——如果此时患者还没有被弄死的话。最终，弗里曼为这一手术设计了一种专门的工具，但究其本质，无非是一把更结实的冰锥。

最值得注意的是，弗里曼是个精神科医生，没有外科手术的施术资质，这一事实吓坏了其他许多医生。接受弗里曼治疗的人，大约2/3并未从中获益，甚至变得更糟糕了；2%的人死亡。他最恶名远扬的失败发生在未来总统的妹妹——罗斯玛丽·肯尼迪（Rosemary Kennedy）身上。1941年，罗斯玛丽23岁，是个活泼有魅力的姑娘，有些任性，情绪波动很大。她还存在一定的学习障碍，但似乎并不像有些报道里说的那么严重，完全丧失能力。她的倔强激怒了她父亲，她父亲没跟妻子商量，就找弗里曼给她做了额叶切断术。切断术基本上毁掉了罗斯玛丽。在此后的64年里，她一直住在中西部的一家疗养院，无法说话，大小便失禁，丧失个性。她亲爱的母亲，20年都没去看望过她。

渐渐地，情况变得很明显：弗里曼和其他同类人物，在身后留下了长长的人类残骸遗迹，随着有效的精神药物的开发，这套治疗程序已经过时了。弗里曼直到70多岁还在做额叶切断术，1967年才最终退休。但是他和其他人留下的影响持续了多年。我可以在这里说些自己的经历。20世纪70年代初，我在伦敦郊外的一家精神病院工作了两年，有一间病房里住的基本是20世纪40年代和50年代做过额叶切断术的患者。他们是顺从、毫无生气的空壳，几乎无一例外。[1]

大脑是我们最为脆弱的器官之一。矛盾的是，虽然大脑严密地被保护性的颅骨包裹着，但这竟然会使它更容易受到损伤。当大

1　2001年版的《牛津身体辞典》（*Oxford Companion to the Body*）对此写下了一个大有问题的词条："在很多人看来，'额叶切断术'让人联想到大脑遭到大范围破坏致残的错乱人类，但他们充其量处在植物状态，没有个性或情感。其实绝非如此……"不，千真万确就是这样。

脑因感染而肿胀，或当液体被添加进去时，例如脑充血，其结果就是，额外的物质无处可去，大脑受到压迫，这可能会致命。颅骨遭到暴力冲击（如车祸或摔倒）也很容易让大脑受伤。脑膜（大脑的外膜）里流动的薄薄一层脑脊液，可以提供一些缓冲，但作用极为有限。这些损伤被称为撞伤，出现在撞击点的另一侧大脑，因为脑髓会被甩到保护性外壳上（这种情况下它没起到保护作用）。这种伤害在接触性体育运动中尤为常见。如果它们很严重或多次重复，有可能带来一种退行性脑病，名为慢性创伤性脑病（CTE）。据估计，美国职业橄榄球大联盟有20%～45%的退役球员患有一定程度的慢性创伤性脑病，而且这种病也常见于前英式橄榄球运动员（rugby，英式橄榄球，在澳大利亚开展也很广泛）和在比赛时经常使用头部顶球的足球运动员身上。

除了接触性损伤外，大脑还容易受到内部风暴的影响。卒中和癫痫是人类特有的弱点。其他大多数哺乳动物绝不会出现卒中，就算会出现卒中的哺乳动物，发作也是极为罕见的。但据世界卫生组织称，对人类而言，它是全球第二大死亡原因。事情何以如此，真的非常神秘。丹尼尔·利伯曼（Daniel Lieberman）在《人体故事》（*The Story of the Human Body*）中说，我们对大脑给予极佳的供血，以求其卒中概率最小化，但我们仍然会卒中。

癫痫病的治疗因为迷信的社会氛围而受到严重阻碍。在这幅18世纪的版画中，两名绅士（他们不是医生，而是牧师）从魔鬼的身上提取癫痫和许多其他疾病。

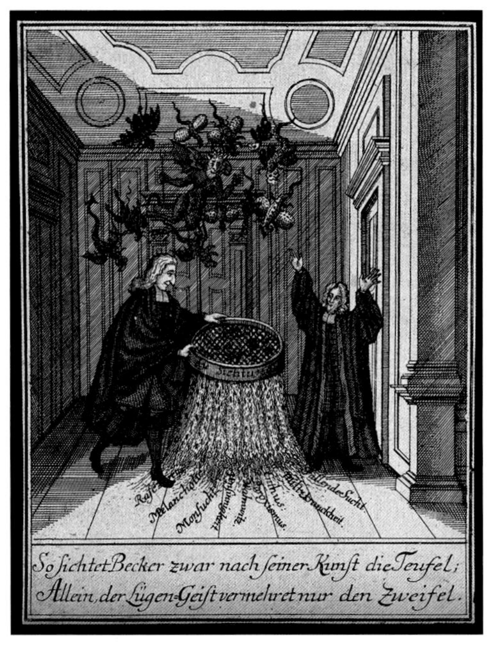

同样，癫痫也是一个由来已久的谜团，并背负着沉重的历史包袱：放眼历史，患者始终遭到躲避和妖魔化。哪怕是来到20世纪，医学权威仍普遍相信，癫痫发作具有传染性——只要看到有人癫痫发作，就可能引起其他人的癫痫发作。癫痫患者通常被视为精神缺陷，要关在治疗机构里。直至1956年，在美国的17个州，

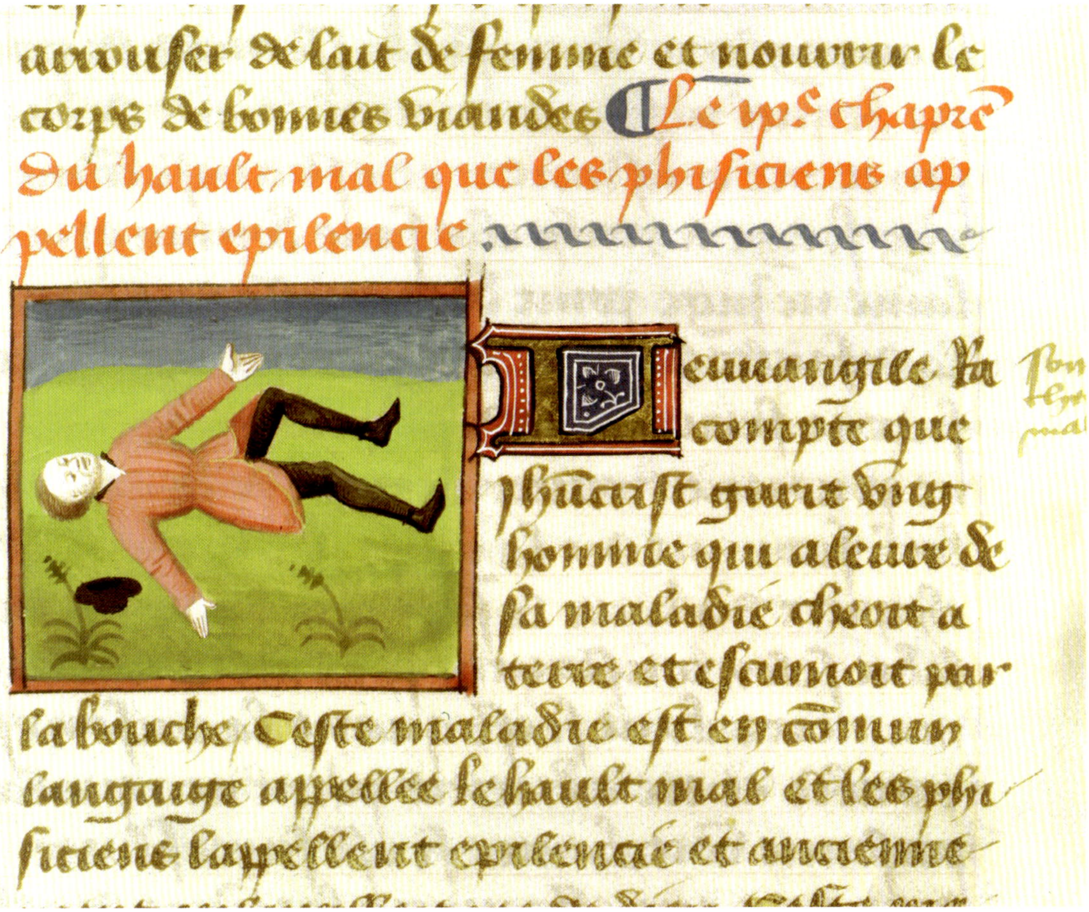

癫痫患者结婚仍为非法；在18个州，癫痫患者可能遭到非自愿的绝育。最后一项此类法律，直到1980年才得以废除。在英国，直到1970年，法律全书中仍将癫痫视为法定无效的理由。若干年前，拉金德拉·凯尔（Rajendra Kale）在《英国医学期刊》（*British Medical Journal*）上说过："癫痫的历史可以概括为4000年的无知、迷信和污名化；此后又是100年的知道、迷信和污名化。"

癫痫并不是单一疾病，而是一系列的症状，包括短暂的意识丧失和长时间的抽搐，它们全都是大脑中神经元错误启动导致的。癫痫有可能是疾病或头部创伤引起，但通常并没有明显的诱发事件，只是凭空突然出现一阵可怕的发作。现代药物大大减少

早在行之有效的治疗方法出现之前，学者们就对癫痫的"发作"或癫痫性痉挛感兴趣了。上图内容是一段对癫痫患者的描述，出自13世纪方济会修士巴特尔米·昂格莱斯（Barthelemy l'Anglais）所著的法文版《知识概要》。

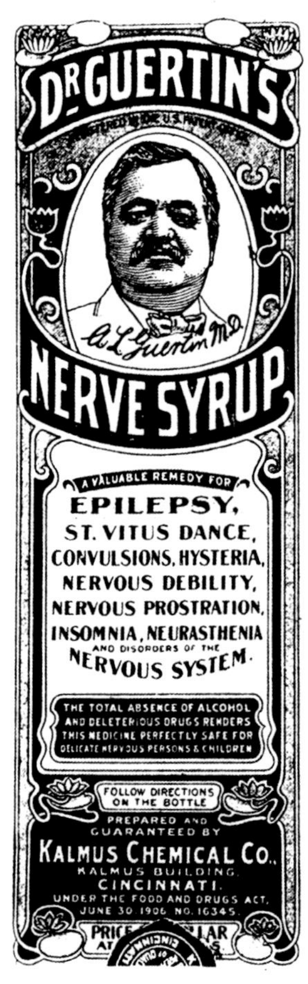

治疗癫痫发作的万金油（Snake oil）？笼罩在癫痫病周围的谜团被吃人的骗子利用了。以格尔汀医生（Dr. Guertin）那副并不令人完全安心的形象加以推广的同名"神经糖浆"，很可能是骗子奥托·卡尔慕斯（Otto Kalmus）搞出来的。他声称自己的癫痫病研究所可以治疗癫痫。1908年美国邮政部门终结了这个骗局。

或消除了数百万患者的癫痫，但大约还有20%的癫痫患者，药物治疗对他们并没有效果。每年大约有1/1000的癫痫患者在发作或发作之后死亡，这就是所谓的癫痫突发意外死亡。一如科林·格兰特（Colin Grant）在《烧焦的味道：癫痫的故事》（*A Smell of Burning: The Story of Epilepsy*）中所说："没有人知道是什么原因造成的，心脏就那样停止了。"（每年每1000名癫痫患者中就有1个人会悲惨地在不幸环境下失去意识——比如洗澡时，或摔倒时头部受到沉重撞击。）

大脑固然神奇，也是个令人不安的地方，这是不可回避的事实。跟神经紊乱相关的奇特怪异综合征和病症，数量多到无穷无尽。例如，安东-巴宾斯基综合征就是一种人们失明却拒绝相信的病症。里登奇综合征（Riddoch syndrome）的患者，除非在运动，否则就看不到物体。卡普格拉斯综合征（Capgras syndrome）的患者相信自己身边熟知的人都是冒名顶替者。克鲁尔-布西综合征的受害者会产生不加选择地吃喝酗酒的冲动（引起爱人可以理解的不快）。最离奇的或许要算是科塔尔妄想（Cotard delusion）患者会认为自己已经死了，而且始终无法被说服。

有关大脑的任何事情都不简单。就连失去意识也是一件复杂的事情。除了睡着、麻醉或痉挛之外，你可能处于昏迷状态（眼睛闭着，完全没有知觉）、植物人状态（睁着眼睛，但没有知觉），或是最小意识状态（偶尔清醒，大多数时候糊里糊涂或是没有知觉）。而闭锁综合征又与上述所有情况完全不同，此时人处在完全警觉但瘫痪的状态，通常只能通过眨眼来进行沟通。

有多少人活着但处在最小意识状态（或更糟糕的状态），我们显然无从得知。但《自然神经科学》在2014年曾暗示，全球范围内这一数字大概在10万数量级。1997年，当时在剑桥大学工作的年轻神经科学家阿德里安·欧文（Adrian Owen）发现，据可靠的研究表明，一些处在植物人状态的患者，实际上已经完全清醒，只是他们无法向任何人表明这一事实。

欧文在《灰色地带》（*Grey Zone*）中讨论了患者艾米的病例，她因跌倒受到严重头部伤害，多年来都躺在病床上。研究人员使用fMRI扫描仪，向她询问一系列问题，并仔细观察这位女士的神经反应，得以确定她完全是有意识的。“她听到了每一次的谈话，认出了每一位访客，并专心听取了每一个代替她所做的决定。”但她无法动弹任何一块肌肉，不能睁开眼睛，不能挠痒痒，不能表达任何欲望。欧文认为，在被认为处于永久植物状态的患者中，有15%～20%的人实际上是完全有知觉的。即使是现在，判断大脑是否在运转的唯一确定方式仍然只能靠大脑主人的表达。

有关人类大脑最令人意外的一点大概是，今天的人类大脑比10,000或12,000年前的要小，而且小得多。特别是大脑的平均体积，从当时的1500立方厘米，缩小到了今天的1350立方厘米。这相当于从大脑里挖掉了网球大小的一部分。这种差异很难解释，因为它同时发生在世界各地，就好像我们签订了一致答应缩小大脑的条约。常见的假设是，我们的大脑变得更加高效，能够将更多的性能打包进更小的空间，就跟智能电话一样，随着尺寸的缩小，反倒功能越来越多。但同时也没有人能证明，我们没有比从前变得更笨拙。

在大致相同的时期内，我们的头骨变得更薄了。同样，没人能真正解释这一点的原因。或许这无非是因为我们的生活方式不像过去那么生猛活跃，不再需要对颅骨做那么多投资了。但话又说回来，这有可能只是因为我们不再是从前的自己了。

带着这发人深省的想法，让我们去看看头部的其余部位吧。

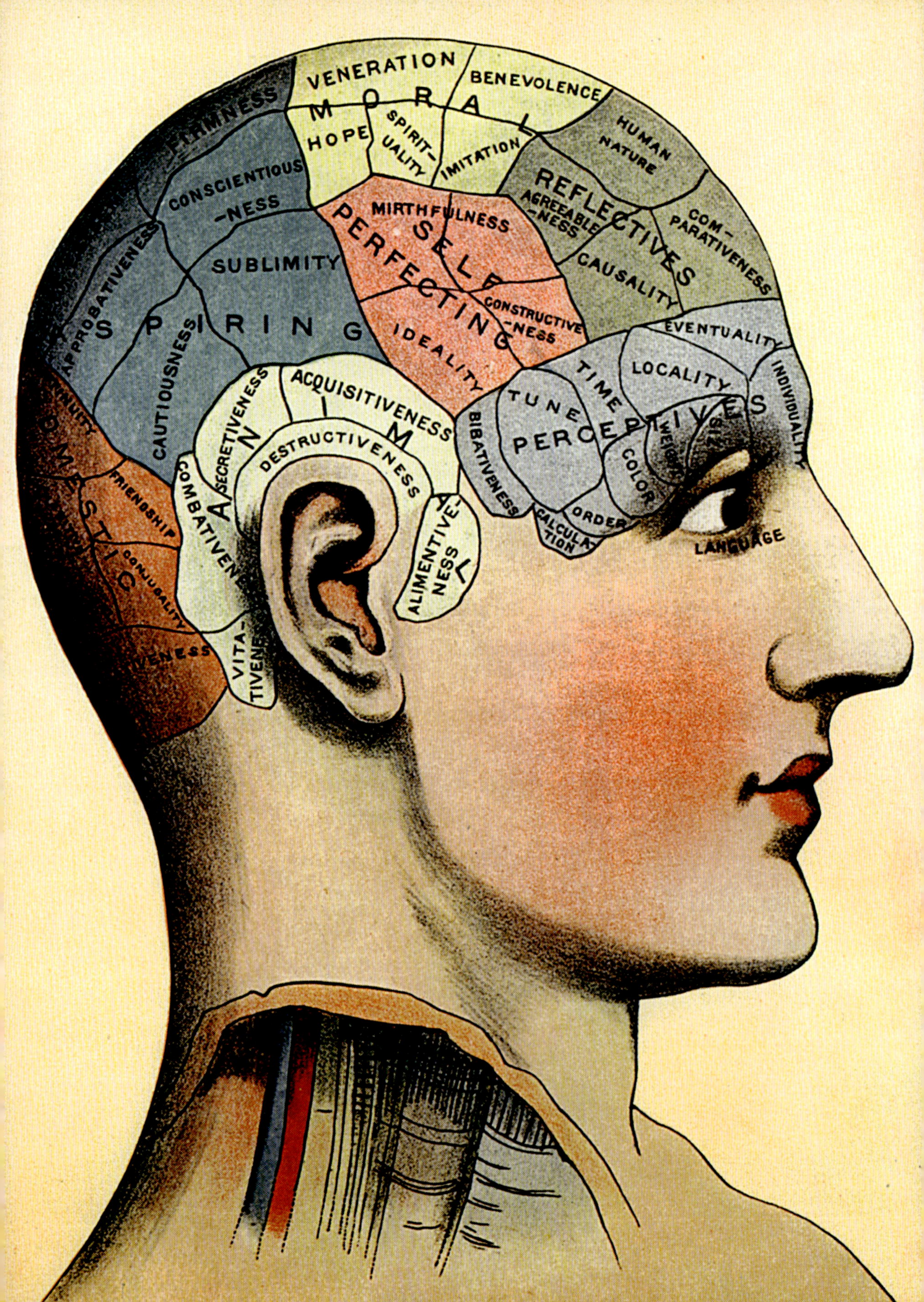

VENERATION
BENEVOLENCE
MORAL
HOPE
SPIRIT-UALITY
IMITATION
HUMAN NATURE
FIRMNESS
CONSCIENTIOUS-NESS
REFLECTIVES
AGREEABLE-NESS
COM-PARATIVENESS
MIRTHFULNESS
SELF PERFECTING
SUBLIMITY
CAUSALITY
APPROBATIVENESS
ASPIRING
CONSTRUCTIVE-NESS
IDEALITY
EVENTUALITY
CAUTIOUSNESS
LOCALITY
TIME
INDIVIDUALITY
ACQUISITIVENESS
TUNE
PERCEPTIVES
SECRETIVENESS
ANIMAL
DESTRUCTIVENESS
BIBATIVENESS
COLOR
DOMESTIC
FRIENDSHIP
ORDER
CALCULA-TION
LANGUAGE
CONJUGALITY
ALIMENTIVE-NESS

第五章

头：

没有头，人能活多久

“这不仅仅是一个想法，而是灵感的闪光。那颗头颅的出现，似乎突如其来地，让我理解了罪犯的性质问题，就如同燃烧的天空照亮了一片巨大的平原。”

——切萨雷·龙勃罗梭（Cesare Lombroso）

4

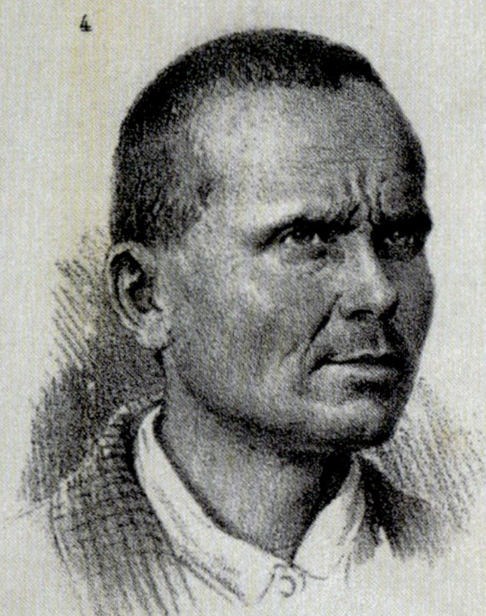

SALVATORE A. brigante calabrese

5

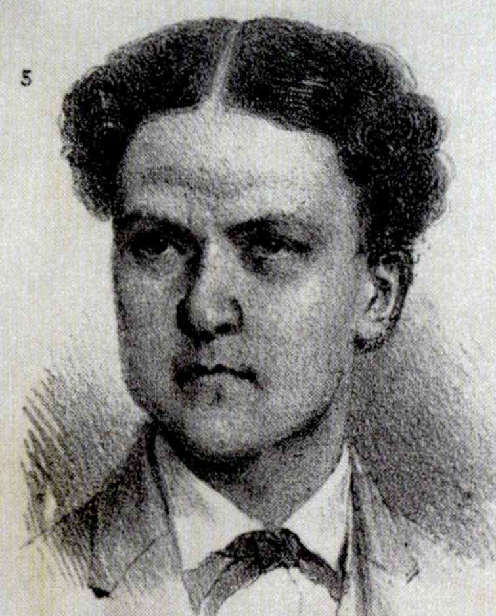

CAVAGLIA' detto FUSIL assassino

6

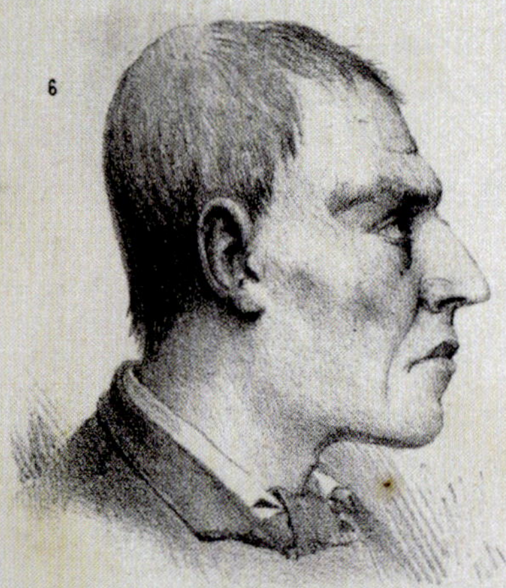

O. ladro napoletano

1

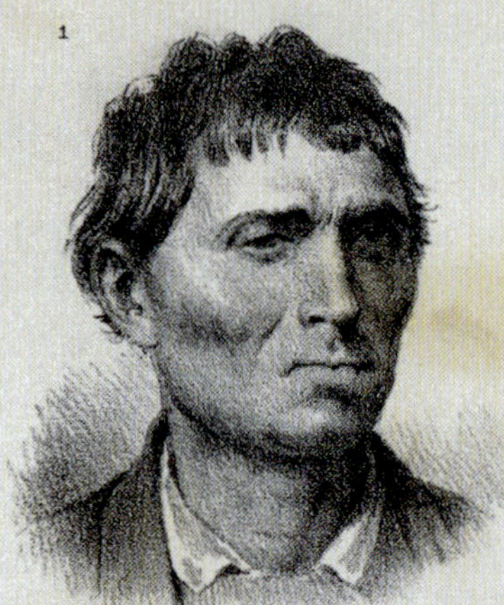

G. SANA di Galluccio brigante

2

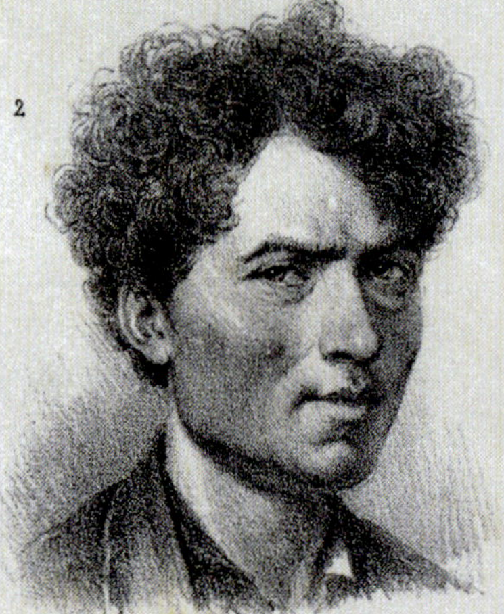

G.B. VENAFRO di Caspoli brigante

3

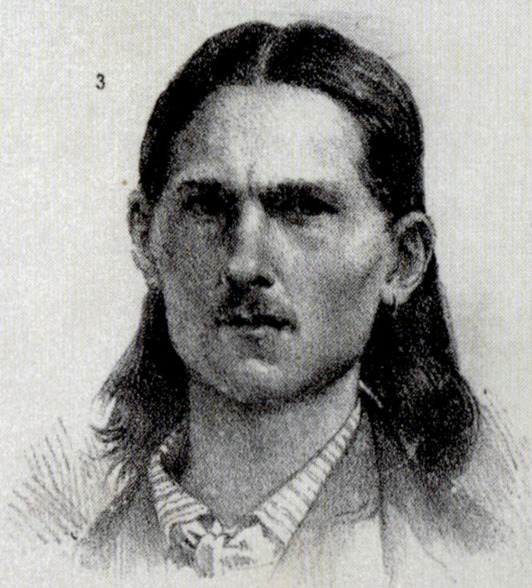

CARBONE capobrigante

我们都知道，你活着不能没有头，但没有头，人到底能活多久，在18世纪末这是个得到了大量关注的问题。那是个探索的好时机，因为法国大革命使得爱钻研的人士有了稳定的新鲜砍下的脑袋。

被砍下的头里还保留着一些含氧的血液，因此可能并不是立刻就丧失意识。脱离身躯的大脑可以保持多长时间的运作呢？据估计是在2～7秒——但这里的前提条件是干干净净地一刀两断，而实际情况绝非随时如此。就算是专业人士手持一柄特别锋利的斧头来斩首，头部也不会轻易脱落。弗朗西斯·拉尔森（Frances Larson）在她的《人类砍头小史》（*Severed*）一书中指出，哪怕是脖子相对纤细的苏格兰女王玛丽的头在掉进篮子里之前，都需要三下大力猛砍。

许多处决观察人士声称自己目睹了脑袋刚落地还保留有意识的证据。夏洛特·柯尔黛（Charlotte Corday）于1793年因刺杀激进领导人让-保罗·马拉（Jean-Paul Marat）而被砍头，据说，当刽子手举起她的首级向欢呼的人群示众时，那颗头颅带着愤怒和怨恨的表情。按拉尔森的说法，还有些头颅据说会眨眼睛、动嘴唇，仿佛在说话。有个名叫特里尔的男子，在身首异处15分钟之后，将目光转向了说话人。但没人说得清，这些说法带有多大的回忆成分，或是在复述中得到了多大的夸张。1803年，两名德国研究人员决定对此事做一些严谨的科学考察。被斩首的脑袋一落地，他们就立刻扑上去，观察是否存在警觉的迹象，并且大声喊："你能听到吗？"但无人有过回应，研究人员得出的结论是，意识是立刻丧失的，要不然，就是丧失的速度快得无法测量。

除了头，身体再没有哪个部位得到过如此之多的错误关注，为科学认识设置了如此之多的阻碍。在这方面，19世纪尤其是一个黄金时代。这一时期出现了两种不同但经常遭到混淆的学科：颅相学和颅骨测量学。颅相学把头骨上的凹凸跟精神力量和性格力量挂钩的做法，始终是一项不登大雅之堂的追求。颅骨测量学家几乎

颅相学和犯罪人类学这两门新"学科"的狂热追捧者们并没有被这些理论完全没有科学依据所吓倒，他们急切地给大脑（本章章节页图片）和面部类型（对页）贴上标签，就像图中所描绘的那样。对页的图片来自法国版凯撒·隆布罗索（Cesare Lombroso）的作品《罪犯的生活》（*L'Uomo Delinquente*）。

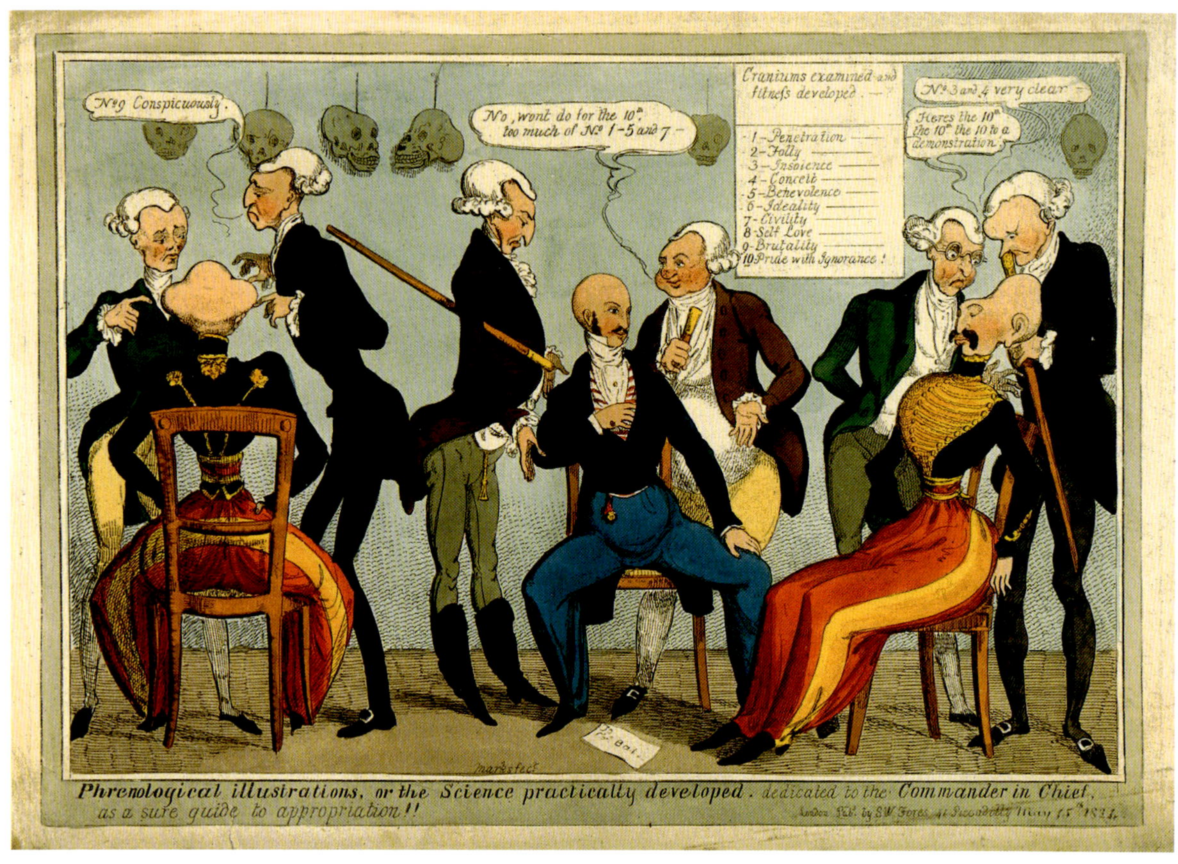
No 9 Conspicuously.
No, wont do for the 10th too much of No 1-5 and 7 -
Craniums examined and fitness developed. —
1-Penetration
2-Folly
3-Insolence
4-Concert
5-Benevolence
6-Ideality
7-Civility
8-Self Love
9-Brutality
10-Pride with Ignorance!
No 3 and 4 very clear
Heres the 10th the 10th the 10 to a demonstration.
Marks fect
Phrenological illustrations, or the Science practically developed. dedicated to the Commander in Chief, as a sure guide to appropriation!!

这幅1824年的讽刺版画描绘的是威廉·巴蒂尔（William Battier）和两名第十轻骑兵队的军官正在接受一组颅相学家的头部检查。从任何一个方面来说，此类做法都没有得到认真对待。

毫无例外地将颅相学视为想入非非的科学，同时他们自己也传播另一套胡言乱语：颅骨测量学专注于对头部和大脑的体积、形状与结构进行更精确、更全面的测量。但必须说，他们得出的结论同样荒唐。[1]

英国中部地区的医生巴纳德·戴维斯（Barnard Davis，1801—1881）是最伟大的颅骨爱好者，虽然他如今已经遭到遗忘，但一度非常有名。19世纪40年代，戴维斯迷上了颅骨测量学，并迅速成为全世界的最高权威。他炮制了一连串有着堂皇名字的书籍，比如

1　颅骨测量学（craniometry）有时也叫作颅骨学（craniology），此时，必须把它跟同名的另一门可敬的现代学科加以区别。人类学家和古生物学家使用现代颅骨学来研究古代人的解剖学差异，法医学家用现代颅骨学来判断和复原头骨的年龄、性别和种族。

《西太平洋岛屿某部落居民的特殊颅骨》（*The Peculiar Crania of the Inhabitants of Certain Groups of Islands in the Western Pacific*）和《不同人种的大脑重量》（*On the Weight of the Brain in Different Races of Man*）。这些书大受欢迎。《人类土著民族的颅骨骨性结合》（*On Synostotic Crania among Aboriginal Races of Man*）再版了15次。史诗级的《颅骨大英百科全书》（*Crania Britannica*）出版了两卷，发行了31版。

戴维斯太出名了，世界各地的人，甚至包括委内瑞拉总统，都留下了自己的颅骨供他研究。他逐渐建立了全世界规模最大的颅骨藏品——总计1540颗，超过世界其余机构的所有收藏。

几乎什么都无法阻止戴维斯扩大藏品的脚步。他想要获得塔斯马尼亚土著的颅骨，便写信给土著居民保护官员乔治·罗宾逊（George Robinson）索要可选颅骨。由于这时候盗挖土著人坟墓已经是犯罪行为，戴维斯便详细地向罗宾逊说明要怎样从塔斯马尼亚土著人身上移除颅骨，并将其替换成任何方便取得的颅骨以避免被怀疑。这番努力显然取得了成功，因为他的收藏里很快就多了16颗塔斯马尼亚人颅骨和一具完整的骨架。

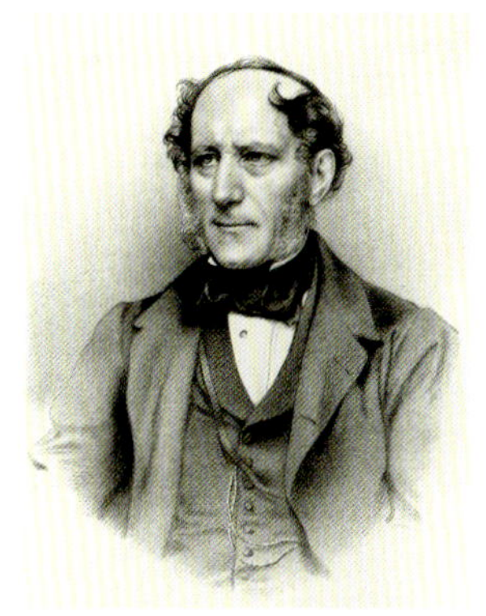

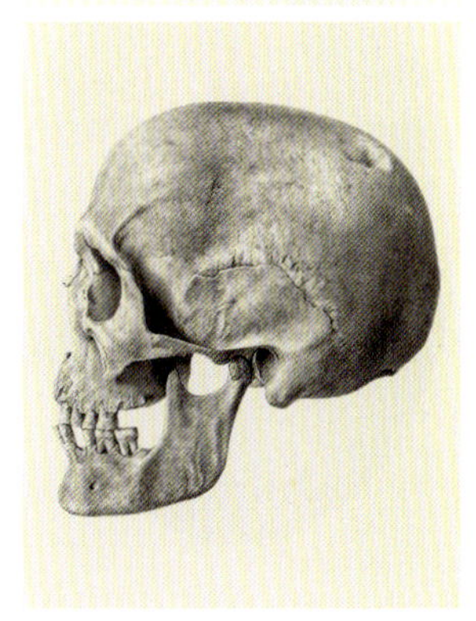

巴纳德·戴维斯，致力于用自己的颅骨测量法来巩固自己的种族和阶级偏见。上图摘自他的著作《颅骨大英百科全书》，画的是他海量收藏中的一个人类头骨。这些头骨部分是遗赠品，但大部分是偷盗来的。

戴维斯的基本目标是证明黑皮肤的人与浅肤色的人是分别创造的。他确信，人的智力和道德不可磨灭地写在头骨的曲线与孔洞之中，而这些又都是种族和阶级独一无二的产物。他提出，“颅骨有着特异之处”的人，“不是罪犯，而是危险的白痴”。1878年，77岁的他跟一名比自己小50岁的女性结了婚。她的颅骨什么样，无从得知。

欧洲权威们出于本能地想要证明除他们自己外，其他所有民族都是劣等民族，就算不是所有人都这样，这种心理也普遍存在。1866年，在英格兰，著名医生约翰·朗顿·海登·唐（John Langdon Haydon Down，1828—1896）在他的《对白痴种族分类的观察》（*Observations on an Ethnic Classification of Idiots*）中，首次描述

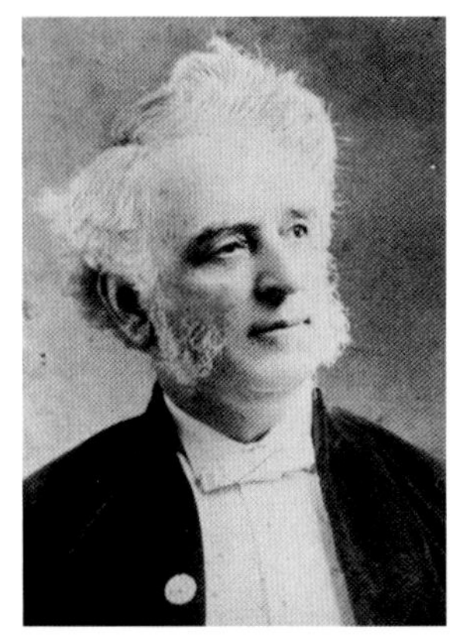

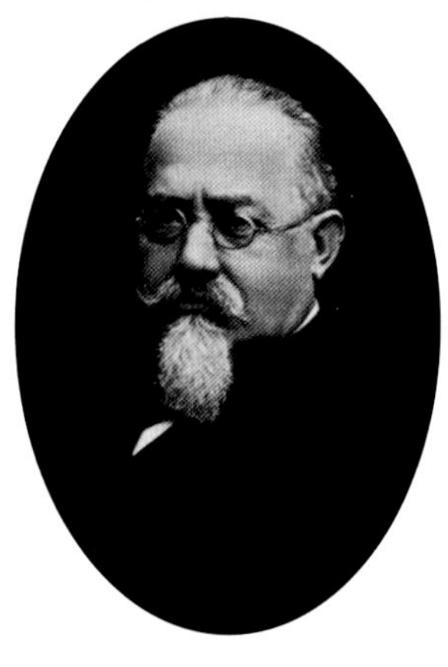

约翰·朗顿·海登·唐（上图），他对医学的贡献是确定了一种以他名字命名的综合征，但他坚信这种综合征与“劣等”种族有关，因此他的贡献在某种程度上变质了。

切萨雷·龙勃罗梭（下图），“犯罪人类学”的创始人。这又是一门听起来很学术的学科，但没有任何正经的科学或法医调查基础。

了我们现在称为唐氏综合征的病况，但他将之称为“蒙古症”，将患者称为“蒙古症先天愚型”，认为他们先天退化到了更“劣等”的亚洲祖先。唐相信（而且似乎没人怀疑过他），白痴和种族是两相结合的。他还将“马来人”和“尼格罗人”列为退化类型。

与此同时，在意大利，该国最杰出的生理学家切萨雷·龙勃罗梭（Cesare Lombroso，1835—1909）发展出一种名叫犯罪人类学的类似理论。龙勃罗梭认为，犯罪分子是进化上返祖的人，一系列的解剖学特征背叛了他们的犯罪本能——前额的倾斜度，耳垂是圆形还是铲形，甚至是脚趾之间的间距（他解释说，很多脚趾间距大的人更接近猿猴）。虽然他的主张没有一丝半点的科学性，但龙勃罗梭得到了普遍敬重，甚至现在偶尔还被称为“现代犯罪学之父”。龙勃罗梭还常以专家证人身份受到传唤。斯蒂芬·杰·古尔德（Stephen Jay Gould）在《人的错误量度》（*The Mismeasure of Man*）中引用过一个案例，龙勃罗梭受邀判断两名男子中是哪一个杀死了一名女子。龙勃罗梭称其中一个人不言自明地有罪，因为他有“巨大的下颌、额窦和颧骨，过薄的上嘴唇，巨大的门牙，少见的大脑袋，迟钝的触觉和左撇子的感知”。没有人知道这一切意味着什么，也没有真正的证据不利于这可怜的家伙，可没人在乎，他被判有罪。

但最有影响力也最出人意料的颅骨测量学家是伟大的法国解剖学家皮埃尔·保罗·布罗卡（Pierre Paul Broca，1824—1880）。布罗卡无疑是一位杰出的科学家。1861年，他对一位卒中患者进行尸检，这位患者多年来无法说话，只能不停地重复音节“tan”。布罗卡在他的额叶发现了大脑的语言中枢——这是头一次有人将大脑区域跟特定动作联系起来。语言中枢仍然叫作“布罗卡区”，布罗卡发现的障碍叫作布罗卡失语症（患有布罗卡失语症的人，可以理解语言但无法回复，而只能发出毫无意义的噪声或类似“我会说”“噢，孩子”等固定短语）。

然而，布罗卡在性格特征方面的判断就没这么机敏了。哪怕所有的证据都不利于自己的主张，他仍确信女性、罪犯和深色皮肤的外国人，其大脑比白人男性更小、更迟钝。每当有人给布罗卡看与之相悖的证据，他都以这肯定存在缺陷为由视若无睹。一项来自德国的研究表明，德国人的大脑平均比法国人重100克，他自然同样拒绝相信。面对这一令人尴尬的差异，他解释说，法国的受试者接受测试时年纪很大，大脑缩小了。“年老让人的大脑退化程度更加复杂多变。”他坚持说。论及为什么遭到处决的犯罪分子有时候大脑体积很大，他也难以自圆其说，并认定这些人的大脑是因为绞刑的压力而致人为肿胀。但最有伤他尊严的事情，发生在布罗卡去世后：经测量，他的大脑小于平均水平。

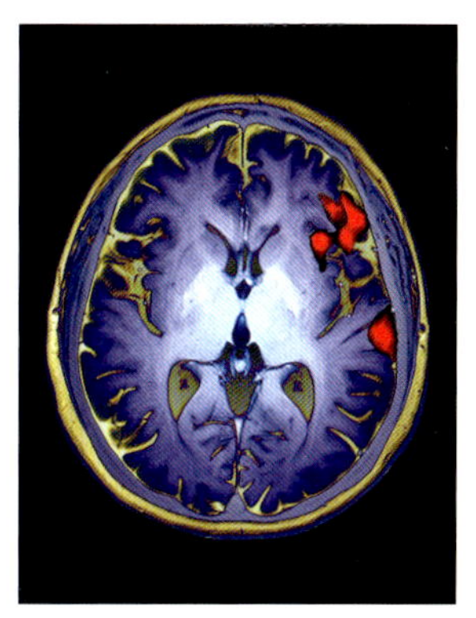

19世纪法国解剖学家皮埃尔·保罗·布罗卡是第一位正确识别大脑特定区域与特定功能对应的人，他识别出了控制语言的区域。这幅彩色核磁共振成像扫描图来自一个健康而年轻的大脑，图中被激活的区域（红色，右上方那块）在现在被称为“布罗卡区”附近。

最终把人类头颅研究放到理性科学基础上的人物，非伟大的查尔斯·达尔文莫属。1872年，在发表《物种起源》的13年后，达尔文又写出了另一部具有里程碑意义的作品《人与动物的情感表达》（*The Expression of the Emotions in Man and Animals*），不带偏见地理性考察了表情。这本书的革命之处，不光在于它保持了理性，更在于它观察到了某些表情是人类共有的。这句话的意义，恐怕比我们意识到的更加大胆，因为它强调了达尔文的信念，即所有人，无论他们是什么种族，都继承了共同的遗产，这在1872年是一个极具革命性的想法。

达尔文意识到了一件所有婴儿本能就知道的事情：人类的面孔有着高度表现力，并能即刻让人着迷。我们可以做出多少表情，没有任何两名权威能达成一致意见，其估计范围为4100～10,000种，但显然是个大数目。[1]40多块肌肉（占身体肌肉总数的可观比例）参与面部表情。据说，刚从子宫诞生的婴儿，较之其他任何形状，都

1　当然，任何数目基本上都只是个概念性说法。比方说，你怎么才能区分1013号表情和1012号或1014号表情呢？任何此类差异必然都是微观上的，甚至一些基本表情也很难区分。如果不了解引发情绪的背景，人们通常很难区分恐惧和惊讶。

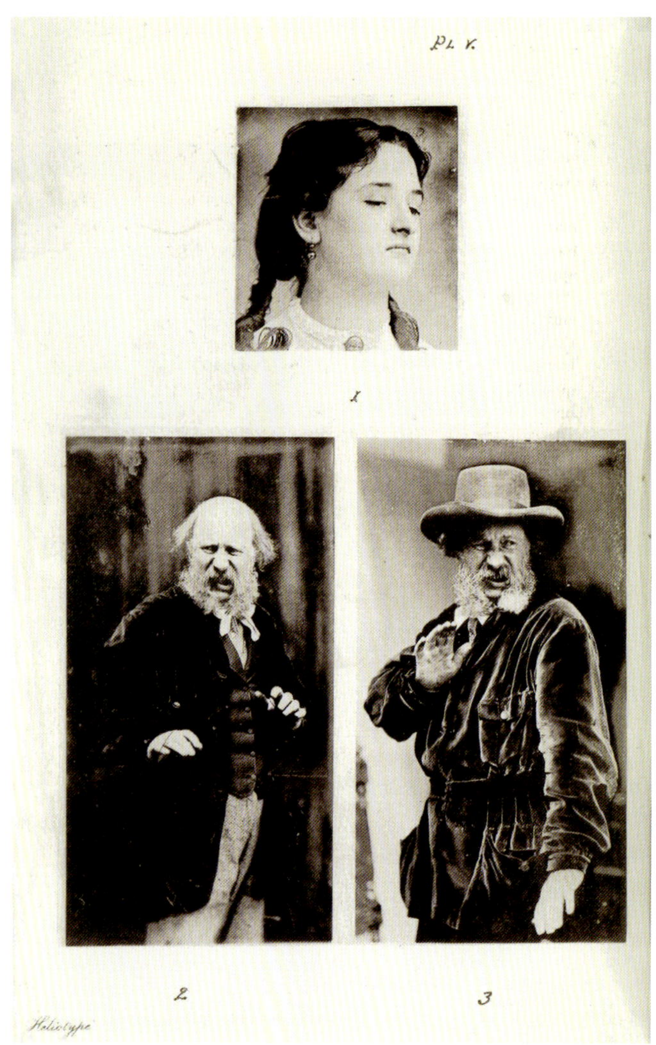

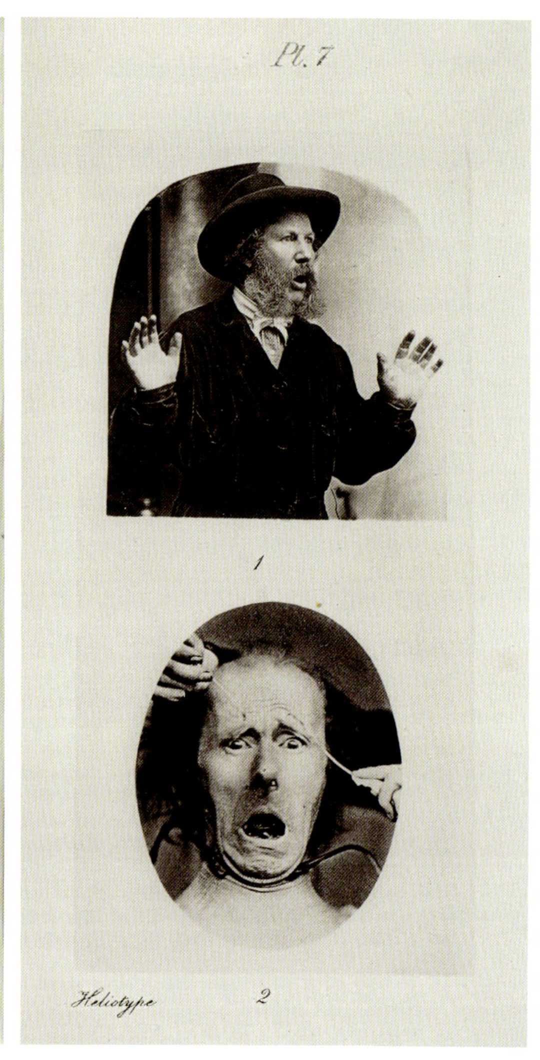

达尔文，在诸多方面都领先于他的时代，他为面部表情的研究带来了科学的严谨性和分析级的清晰度。上面的图片来自他的《人与动物的情感表达》，左边图片是不屑和两个表示厌恶的表情，而右边图片表情则是惊讶与苦恼。

更偏爱面孔，甚至脸的通用模型。大脑有许多完整区域仅用来识别面孔。我们对最为微妙的情绪或表情异常敏感，哪怕我们并不总是能意识到。丹尼尔·麦克尼尔（Daniel McNeill）在《面孔》（*The Face*）一书中提到，一项实验向男性展示两张方方面面都一模一样的女性照片，只是其中一张微妙地放大了女性的瞳孔。尽管这种变化小到无法被有意识地察觉到，但测试对象却总觉得瞳孔较大的女性更具吸引力，虽然他们解释不了原因。

说最普遍的表情是微笑，只是个美好的设想。

20世纪60年代，在达尔文写出《人与动物的情感表达》近一个世纪后，加州大学旧金山分校心理学教授保罗·埃克曼（Paul Ekman）决定对不熟悉西方习惯的偏远部落人群展开研究，检验表情是否普遍存在。埃克曼得出结论，有六种表情是普遍的：害怕、愤怒、惊讶、快乐、厌恶和悲伤。说最普遍的表情是微笑，只是个美好的设想。研究发现，没有任何社会对微笑采用相同的回应。真正的微笑十分短暂——介于2/3秒至4秒。这就是为什么保持笑容会变得像是威胁。真正的微笑是人无法假装的表情。早在1862年，法国解剖学家杜乡·布伦（G.-B. Duchenne de Boulogne）就注意到，一个真正的、自发的微笑，涉及每只眼睛里眼轮匝肌的收缩，而我们对这些肌肉并无独立控制机制。你可以让嘴微笑，但不能让自己的眼睛伪装出喜悦的闪光。

按保罗·埃克曼的说法，人人都有微表情。不管我们整体上更受控制的表情在传达什么情绪，微表情都会泄露我们真正的内心感受。微表情是情绪的闪现，持续时间不超过1/4秒。据他所说，我们几乎所有人都会错过这些泄露秘密的表情，但经过教导，我们可以识别它们（假设我们希望知道同事和亲人对我们的真正想法是什么）。

以灵长类的标准来看，我们的头非常奇怪。我们的脸扁平，额头高，鼻子隆起。几乎可以肯定的是，我们独特的面部安排是一系列因素决定的：直立的体态、大大的脑袋、饮食和生活方式、为适应长时间奔跑而演化出来的身体结构（这会影响我们的呼吸方式），以及我们眼里配偶可爱的样子（酒窝就是一例——大猩猩发情时并不会寻找酒窝这种东西）。

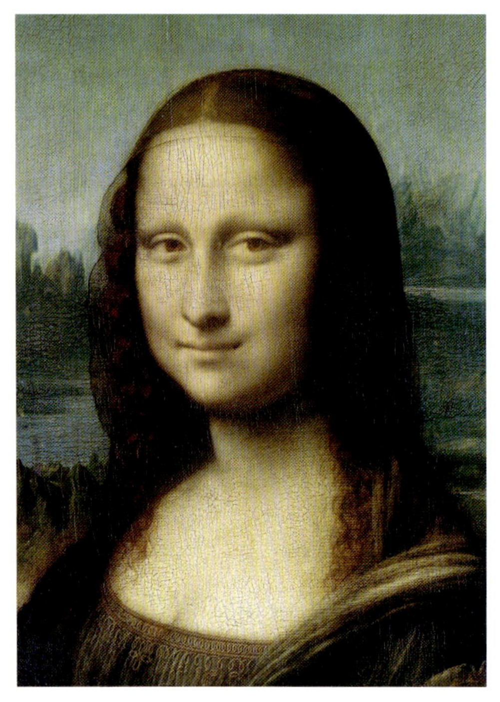

神秘的不止一处：蒙娜丽莎没有眉毛。

令人惊讶的是，考虑到面部对我们的存在有着多么重要的作用，有关它还有很多的事情至今竟然仍旧是谜。以眉毛为例。在我们之前的许多原始人类都有着凸出的眉脊，但我们智人放弃了这种眉脊，选择了生动活泼的小眉毛。解释原因并不容易。有一种理论认为，眉毛可以避免汗液滑到眼睛里，但眉毛真正擅长的是传达感情。想想看，你扬起眉毛能传送多少信息，从“我觉得难以置信”到“小心脚下”再到其他情感的表达。蒙娜丽莎看起来很神秘的原因之一是她没有眉毛。一项有趣的实验向受试者展示两组著名人物经电脑处理过的照片：一组抹掉眉毛，另一组抹掉眼睛。出人意料的是，绝大多数受试者发现，没有眉毛的名人比没有眼睛的名人更难被认出来。

睫毛也存在同样的不确定性。有证据表明，睫毛会微妙地改变眼睛周围的气流，帮忙扫开尘埃微粒，避免其他小粒子落在眼睛里，但它的主要好处大概还是增加了面部的特点和吸引力。通常，在他人眼里，有着长睫毛的人显得比没有长睫毛的人更具吸引力。

鼻子就更加奇怪了。在哺乳动物中常见的是拱嘴，而不是圆形的凸出鼻子。根据哈佛大学人类进化生物学教授丹尼尔·利伯曼的说法，我们演化出外鼻和错综复杂的鼻窦是为了帮忙提高呼吸效率，避免我们在长距离的跑动中过热。这种安排显然适合我们，因为人类及其祖先拥有凸出的鼻子已经大概200万年了。

最神秘的是下巴。下巴为人类所独有，没有人知道为什么我们会有下巴。它似乎不曾给头部带来任何结构上的好处，所以，有可能只是因为我们发现，拥有一个好下巴能让人风度翩翩。利伯曼在一个罕见的轻松瞬间这样评论说：“检验这最后一种假说尤其困难，但我们鼓励读者构思出合适的实验来。”当然，我们在这里所说的案例便是“没有下巴的奇迹”[1]，很多时候，下巴太小，暗示着在性格和智力上有缺陷。

一如我们都喜欢高挺的鼻子和漂亮的眼睛，人大多数面部特征的真正目的就在于帮助我们通过感官来阐释世界。很奇怪，我们总是爱说人有五种感官，其实我们拥有的更多。我们拥有平衡感、加速和减速感、空间位置感（所谓的本体感受）、时间流逝感，以及食欲。总而言之（取决于你如何计算），我们内部有多达33种系统，让我们知道自己身在何处、做得怎么样。

下一章，我们将斗胆进入嘴巴，去探索味觉的奥秘，但现在，让我们看看头部另外三种最为人熟知的感觉：视觉、听觉和嗅觉。

视觉

毋庸置疑，眼睛是件神奇之物。大约1/3的大脑皮层都与视觉相关。维多利亚时代的人们惊讶于眼睛的复杂性，常将之视为智能设计论的证据。对眼睛来说，它的存在是一种奇怪的选择，因为它不折不扣是反着来的——它是从后往前演化出来的。检测光线的视杆细胞和视锥细胞位于后部，为之输送氧气的血管在其前面。其间散落着血管、神经纤维以及其他连带的细小结构，你的眼睛必须穿过它们才能看。通常，大脑会把所有的干扰都编辑去除，但也并非随时都能成功。在阳光明媚的日子，看着清澈湛蓝的天空，你可能碰到过一些白色的小小闪光突然凭空冒出来，就像是飞逝的流星。你看到的其实是自己的白细胞，它们正在穿越视网膜前方的毛细血

“五感”事实上是诸多感觉中的五种，下图来自法国艺术家路易斯·布瓦伊（Louis Boilly）。

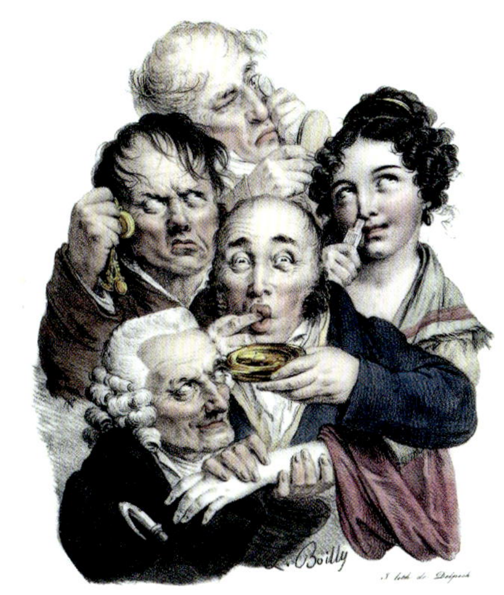

1 chinless wonders，在英语中的意思是“白痴、蠢蛋”，这里采用直译，以突出下巴的作用。——译者注

管，够好玩的吧。因为白细胞（相较于红细胞）很大，它们有时会短暂地卡在狭窄的毛细血管中，这就是你看到的东西。此种失调的技术名称叫“谢瑞尔蓝天内视现象”（Scheerer’s blue field entoptic phenomena，得名自20世纪初的德国眼科医生理查德·谢瑞尔），更常见也更诗意的名字叫“蓝天精灵”。由于眼睛吸收不同波长的光线，它们在明亮的蓝天下尤为明显。飞蚊症也是一种类似的现象。它们是眼睛里果冻状玻璃体中的微观纤维团块，在视网膜上投下阴影。随着年龄的增长，“飞蚊”经常出现，一般而言是无害的，但有时亦可暗示视网膜撕裂。它们的学术名字叫“muscae volitantes”（如果你想向别人炫耀的话），直译其实就是“飞蚊”。

如果你手拿一颗人类眼球，可能会对它的大小感到惊讶，因为当它嵌入眼窝时，我们只看到了它的1/6。眼睛感觉就像一只注满凝胶的袋子，这并不奇怪，因为它就是用类似凝胶的材

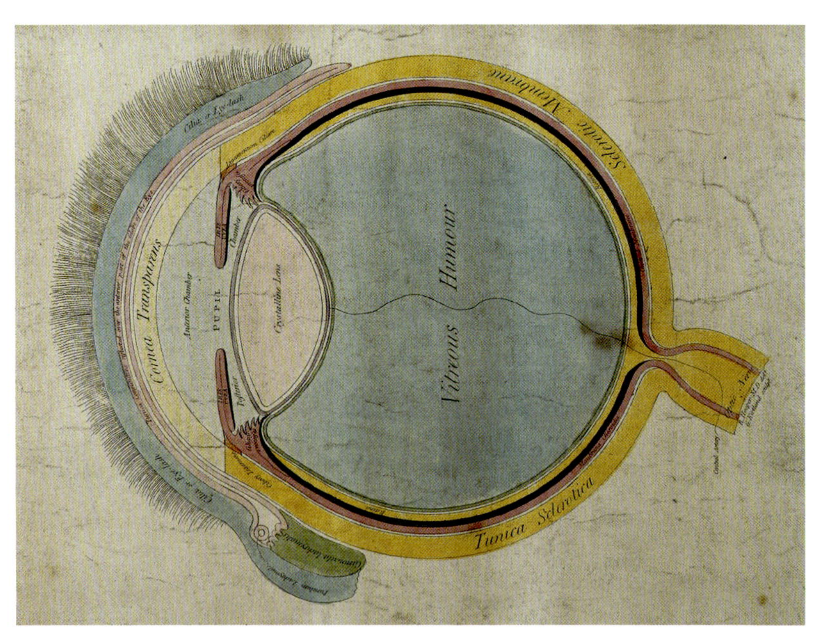

1803年绘制的人眼的横切面图，标明了从众所周知到鲜为人知的各个部分。

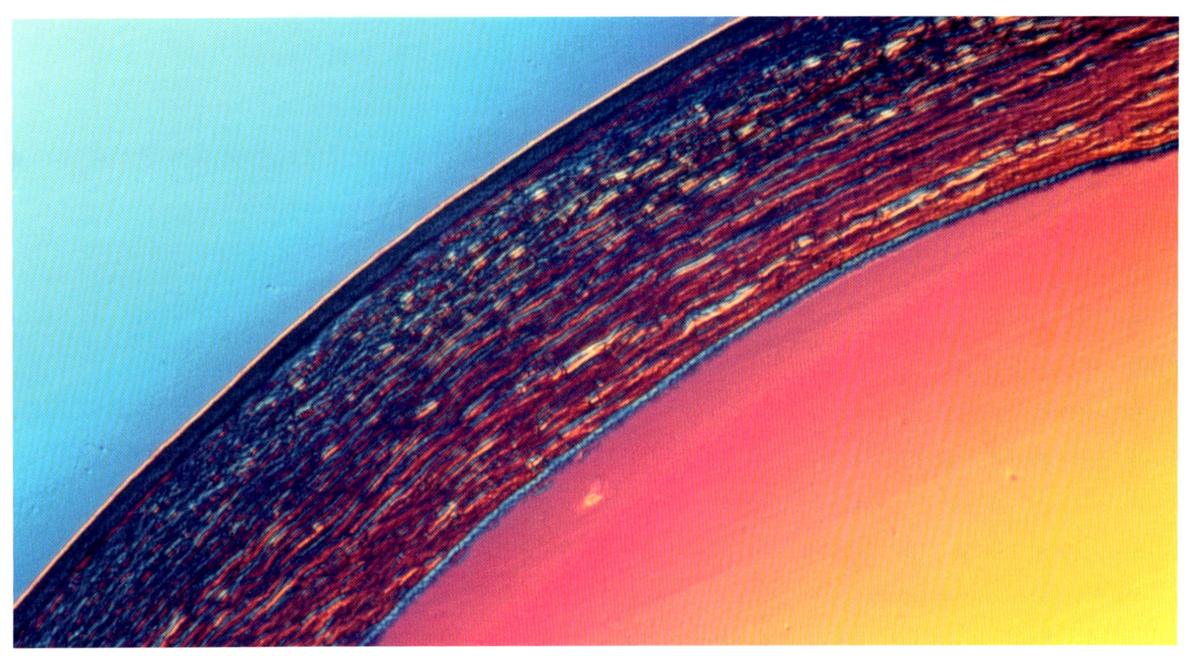

角膜，是一个由透明组织组成的不起眼的圆顶，能保护眼球，又承担着大部分的聚焦工作。这张光学显微镜照片显示的是极薄的鳞状上皮外层横截面（只有大约五个细胞那么厚）包裹着下面结缔组织致密层，也就是图中的彩色区域。

料（前述的玻璃体）所填充的（玻璃体，vitreous humour，其中“humour”一词在解剖学意义上表示身体中的各种液体或半流体，而不是指它的另一个词义“幽默”）。

一如你对复杂装置的期待，眼睛分为诸多零件，其中一些的名字为我们所熟知（虹膜、角膜、视网膜），另一些部位更为低调（中央凹、脉络膜、巩膜），但究其本质，眼睛就是照相机。前面的零件（晶状体和角膜）捕捉飞逝的图像，投射到眼睛的后墙（视网膜）上，后墙上的光感受器把图像转换成电信号，通过视神经传递到大脑。

如果说，你的视觉解剖里有哪个部分最值得特别鸣谢，那它莫过于角膜了。这羞怯的圆顶形护目镜不仅可以保护眼睛免受外界攻击，还完成了眼球2/3的聚焦工作。在大众意识里赢得所有功劳的晶状体，只完成大约1/3的聚焦工作。角膜再低调不过了。如果你把它剥出来，放在手指尖上（它跟指腹的形状十分契合），它看上去一点也不起眼。但仔细考察，它跟身体的几乎所有部位一样，是复杂的奇迹。它分为五层（上皮细胞层、前弹性层、基质层、后弹性层和内皮细胞层），紧密地压进比半毫米略厚的空间。为了透明，它的血液供应量非常少——几近于没有。

眼睛中有着最多光感受器的部位（真正“看”的地方）叫作中央凹（fovea，来自拉丁语里的“浅坑”；中央凹也确实位于一个轻微的凹陷处）。[1]有趣的是，这样的一个关键部位，我们大多数人却从未听说过。

为了使这一切流畅运作，我们持续产生眼泪。眼泪不仅可以保持眼睑的流畅滑动，还可以抚平眼球表面的微小瑕疵，让视觉聚焦成为可能。它们还含有抗菌的化学物质，可成功地阻止大多数病原体。眼泪分为三种：基底眼泪、反射性眼泪和情绪性眼泪。基底眼泪起润滑作用。反射性眼泪是眼睛受烟雾或洋葱片等刺激时流出的眼泪。情绪性眼泪名副其实，但它们也很独特。据我们所知，我们是唯一一种会因感情而哭泣的生物。我们为什么会这样，是眼泪的另一未解之谜。眼泪直流并不会给我们带来生理性的好处。同样有点奇怪的是，这种表示强烈悲伤的行为，也可由极度的快乐、无声的狂喜、强烈的骄傲，或者其他几乎所有强烈的情绪状态所触发。

眼泪的产生，跟眼睛周围数量繁多的微小腺体相关——包括克劳塞腺（Krause）、沃夫宁腺（Wolfring）、莫氏腺（Moll）和蔡氏腺（Zeis），除此之外，眼睑里还有近40种睑板腺（Meibomian glands）。人每天会产生5～10盎司的眼泪。泪水从每只眼睛靠近鼻子一侧肉质小旋钮（叫作泪乳头）里的小孔（叫作泪点或泪孔）流出。当你动情地哭泣，泪点无法足够快速地排出液体，所以眼泪会溢出来，顺着脸颊往下流。

虹膜给了眼睛颜色。它由一对肌肉组成，可调节瞳孔的大小，很像是相机的光圈，能根据需要放入或遮挡光线。表面看来，虹膜

对页：这是一张人眼的特写，上面是虹膜的复杂图形，有斑状、楔形和辐条状，每个人的虹膜都是独一无二的，这就是为什么虹膜识别设备越来越多地被用于身份识别了。

1　顺便说一下，按照美国通用的斯内伦视力表，视力达到20/20（译注：相当于中国视力表里的1.0）的意思是，在光线明亮的条件下，你能看到20英尺之外其他任何人都能看到的东西。它并不意味着你的视力完美。

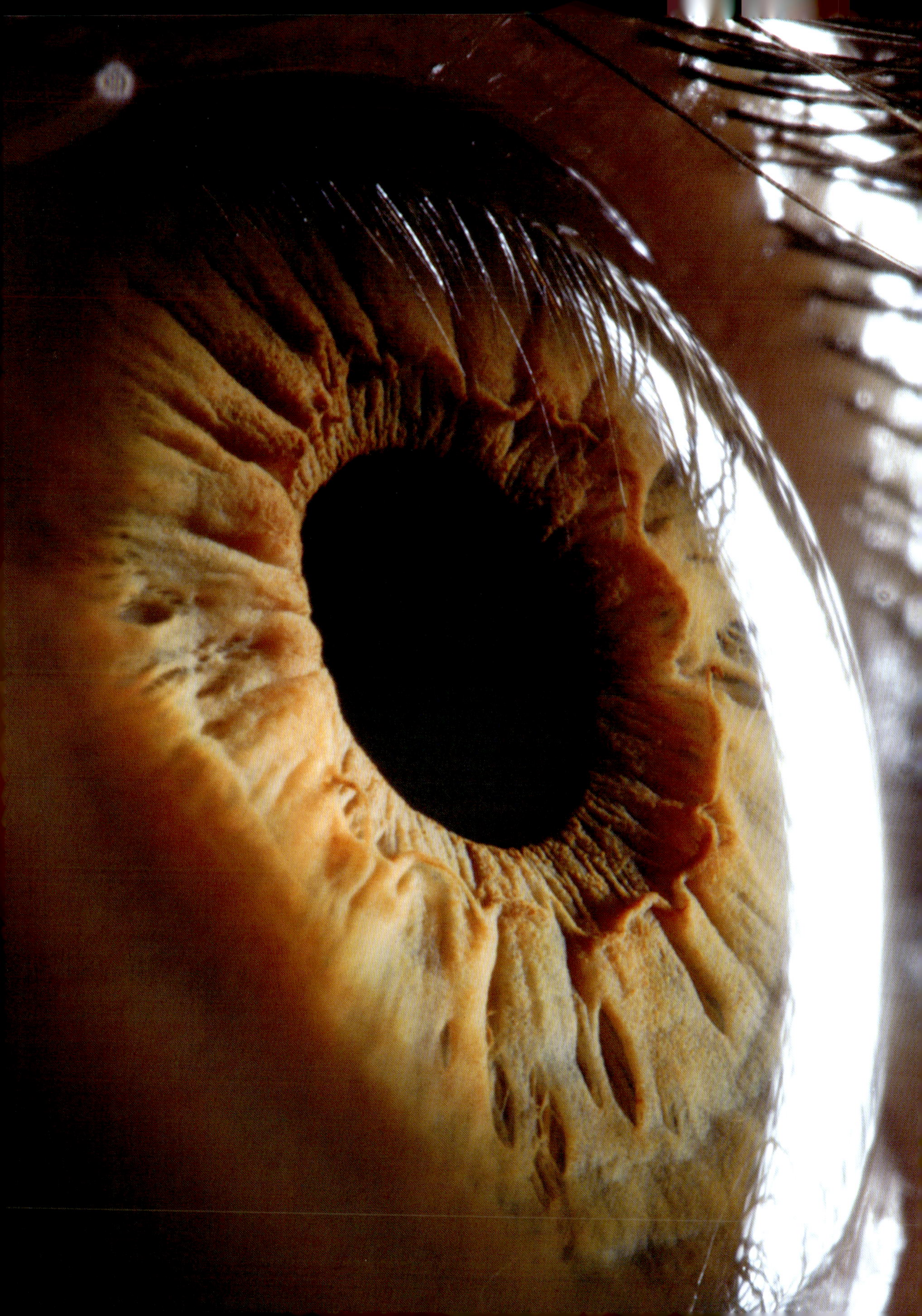

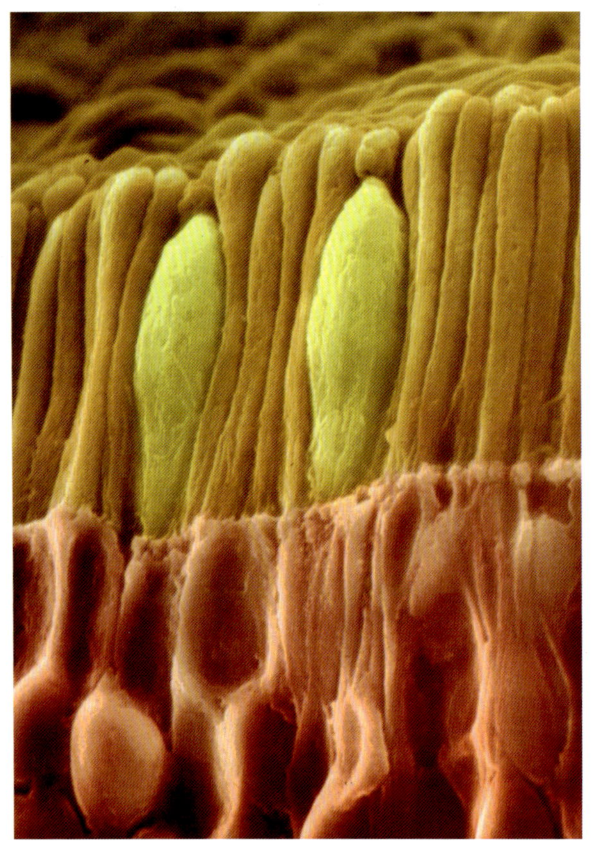
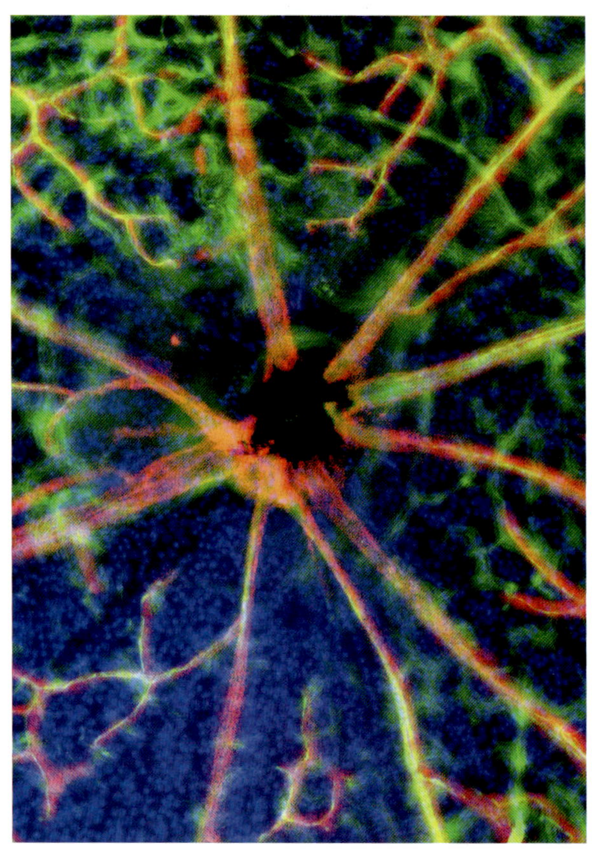

视网膜的感光组织包括了两种类型的细胞：视杆细胞（左图里显示为橙色），帮助我们在昏暗的光线下看东西；视锥细胞（左图里显示为黄色），使我们能够看见有限的颜色——这是我们在狩猎与采集的需求之间进行的进化妥协。

右图是盲点——无数隐喻的起源，却是眼睛真实而必不可少的部分。中央这个视盘（图中显示为黑色）是传输的关键点，血管（图中显示为浅色的线）从这里进入和离开眼睛，瞳孔收集来的视觉信息经由视觉神经也通过这里传达至大脑。

像一道整齐的圆圈，环绕着瞳孔，但经更仔细地观察，它其实是“乱糟糟的斑点、楔形和辐条”，丹尼尔·麦克尼尔这样形容。这些斑点、楔形和辐条散布的模式每个人各不相同，这就是虹膜识别设备如今越来越多地应用在安检处的原因了。

眼白的正式名称叫巩膜（sclera，来自希腊语中的“坚硬”一词）。我们的巩膜在灵长类动物中非常独特。有了它们，我们能够相当准确地监控他人的目光，并且能够无声交流。你只需稍微转动眼球就能让同伴看向餐馆里邻座的某个人。

我们的眼睛包含了两类视觉感光器：一种是视杆细胞，它们帮助我们在昏暗条件下视物，但不能在光线明亮时分辨颜色；另一种是视锥细胞，它们在光线明亮时发挥作用，将世界分为三种颜色：蓝色、绿色和红色。

“色盲”通常缺少三种视锥细胞中的一种，所以并不是看不见所有的颜色，而只是看不见部分颜色。完全没有视锥细胞，也就是真正色盲的人叫作“全色盲”。他们的主要问题还不在于世界暗淡苍白，而是很难应对明亮光线，在日光下可以说完全失明。由于我们曾经是夜行动物，所以，祖先们放弃了一些颜色敏感度（也就是说，牺牲了视锥细胞，增加了视杆细胞），以获得更好的夜视能力。很久以后，灵长类动物重新演化出了分辨红色和橙色的能力，这样就能更好地识别成熟的果实，但跟鸟类、鱼类和爬行动物所拥有的四种颜色受体相比，我们仍然只有三种颜色受体。这一事实令人汗颜，但基本上，所有非哺乳动物都生活在一个比我们视觉更丰富的世界。

另一方面，我们也相当充分地利用了手头的现有条件。根据各种计算，人眼可以区分200万～750万种颜色。哪怕只看这个范围内较少的数字，那也很可观了。

你的视野非常紧凑。伸出胳膊，看你的指甲：你在任何特定瞬间能够完全聚焦的区域就是这么大了。但由于你的眼睛不断快速运动（每秒拍摄四张快照），你会有一种看得到更宽阔区域的印象。眼睛的运动叫作扫视（saccade，来自一个法语单词，意思是猛烈地拉动），你每天大约要扫视25万次，而自己一点也意识不到（我们也不会注意到其他人的扫视）。

此外，所有神经纤维都通过眼球背部的一条通道离开眼睛，使得我们视野存在一个盲点，距离中心位置大约15度。视神经很粗——约有铅笔那么粗——所以，这一视觉空间的损失是很大的。利用一个简单的操作，你可以体验盲点。首先，闭上你的左眼，另一只眼睛朝前瞪着。现在，举起右手的一根手指，放在离脸部尽量远的地方。慢慢地将手指移动到视野中，同时直视前方不变。到了某个点，十分神奇地，手指消失了。恭喜你，你找到了自己的盲点。

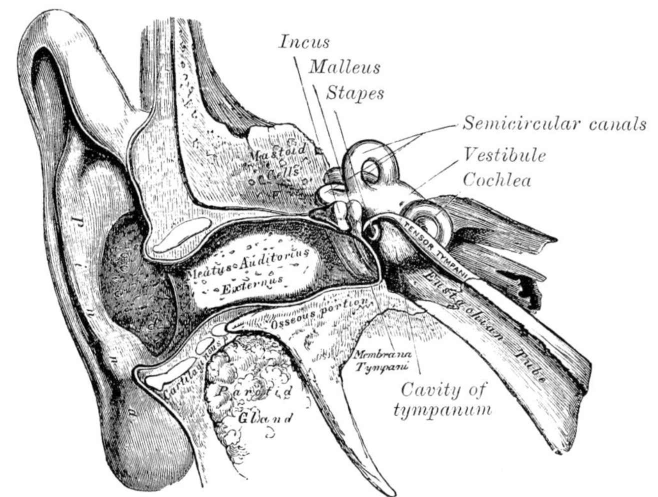

我们常说的耳朵只是听觉的开始，这可以从这幅右耳图直观地看出来。这幅图取自亨利·格雷著名的医学教科书《格雷解剖学》（1893年版）。

你通常不会体验到盲点的存在，因为大脑在连续地帮你填补空白。这一过程叫作感知插值（perceptual interpolation）。值得注意的是，盲点不光是个点，它在你的中心视野占据了很可观的部分。必须注意，你所看到的一切，有相当一部分实际出自你的想象。维多利亚时代的自然主义者有时会将此视为上帝施恩造人的又一证据，却显然忘了停下来想一想，为什么他一开始就要赐予我们一对存在缺陷的眼睛。

听觉

听觉是另一项遭到严重低估的奇迹。想想看，三块微小的骨头、若干条肌肉和韧带、一张精致的膜、一些神经细胞，根据它们设计出一套装置，以近乎完美的保真度，捕获一整套听觉体验——亲密的低语、丰富的交响乐、舒缓淅沥的雨落在树叶上，还有另一个房间里水龙头的滴水声。当你头戴一副价值600英镑的耳机并为它传送的声音之丰富精致而赞叹时，别忘了：这昂贵的技术向你传递的听觉体验，只能差不多接近你的耳朵免费为你所做的一切。

耳朵由三部分组成。长在头部两侧、靠在最外面、我们称为“耳朵”的软壳，正是耳廓（pinna，在拉丁语里是“翅”或者“羽”的意思，有点奇怪）。表面上看，耳廓似乎并不适合这份

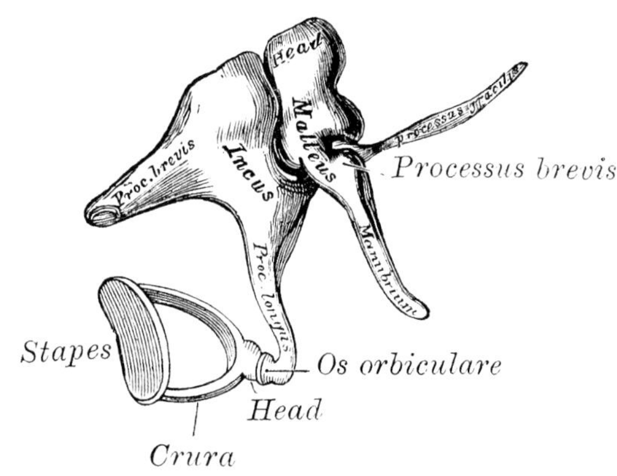

插图同样来自《格雷解剖学》，显示的是我们身体中最小的三块骨头，是中耳的听小骨，它们放大了鼓膜的震动，并将信息传递给右边的内耳，然后再传到大脑进行解析。一声呼喊、一阵嗞嗞声或是一首交响乐都会经过这相同的微小而复杂的结构。

工作。换了任何工程师，他们都会从一开始就设计更大、更坚硬的东西（比如碟形卫星接收器），而且，绝不会允许有头发这种东西耷拉在上面。然而，事实上，我们外耳的肉质轮廓，在立体地捕捉声音方面做得非常出色——不仅如此，它们还能找到声音来自哪儿，辨别是否值得关注。这就是为什么你不仅能在鸡尾酒会上听到房间对面的某个人在念你的名字，甚至还能转过头去，毫不含糊地准确辨识出说话人是谁。你的祖先当了多年的猎物，才把这样的强大功能赋予了你。

虽然所有的外耳都以相同的方式发挥作用，但它似乎也跟指纹一样，人人都有着独一无二的样式。根据德斯蒙德·莫里斯（Desmond Morris）的说法，2/3的欧洲人是耳垂下垂（离生），1/3的欧洲人是耳垂附着（连生）。无论是拴住的还是悬垂的，耳垂的形态并不影响你的听力或其他任何事情。

耳廓以外的通道叫耳道，结束于一块绷紧而坚固的组织，科学上称为鼓膜（tympanic membrane），普通人也叫它耳膜（eardrum），它标记了外耳和中耳的边界。鼓膜的微小颤动传递到身体里最小的三块骨头，它们统称为听小骨（ossicles），又分别被叫作锤骨、砧骨和镫骨（因为它们的形状分别与锤子、铁砧、马镫这些物体模模糊糊地有点像）。听小骨完美地展示了演变往往是件“凑合能用就行”的事儿。它们是我们古代祖先的下颌骨骼，但逐渐迁移到了我们内耳的新位置。在其存在的大部分历史阶段，这三块骨头与听觉无关。

听小骨的存在是为了放大声音，通过耳蜗将声音传递到内耳。耳蜗是一种蜗牛状结构（cochlea一词的意思便是“蜗牛壳”），里面充满了2700条头发状细丝，名叫静纤毛，声音通过它们，就像是浪涛穿过海草。而后，大脑将所有信号整合到一起，运算出刚才

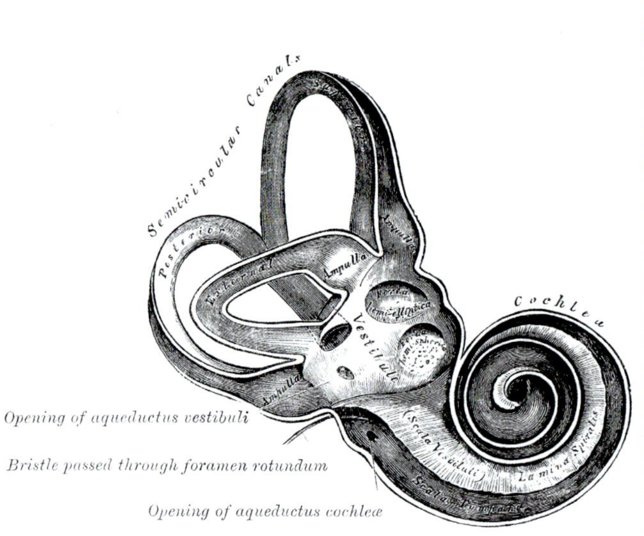

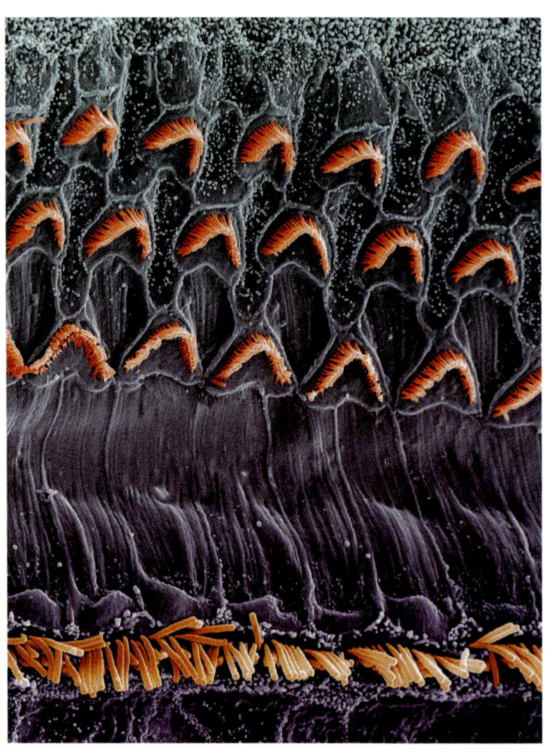

红色的是位于内耳的耳蜗上的静纤毛或者叫毛细胞，它将声音振动转换成神经脉冲。与鸟类不同，人类的毛细胞磨损了以后，就不再生了，因此，一旦我们把自己搞聋了，我们就只能靠机械来恢复听力了。

听到了些什么。所有这一切，都在小到极致尺度的结构上完成：耳蜗还没有向日葵种子大，三块听小骨能放进一枚衬衫纽扣——可它的效果好得不可思议。压力波哪怕只将鼓膜震动了比原子还窄的幅度，也能激活听小骨，再以声音形式传递到大脑。在这方面，你简直无法再做任何改进了。正如声学科学家迈克·戈德史密斯（Mike Goldsmith）所说：“如果我们还能听到更安静的声音，就会生活在一个噪声接连不断的世界里，因为无处不在的空气分子随机振动也会出声。我们的听觉真的不必变得更好了。”从可觉察的最安静声音到最响亮的声音，其振幅跨度大约为100万倍。

为了保护我们免受真正巨大噪声的伤害，我们有一种称为声反射（acoustic reflex）的能力，每当感知到了强烈的声音，肌肉就猛拉镫骨，使之远离耳蜗，中断回路，并在之后维持这种状态若干秒，这也是爆炸常使人短暂耳聋的原因。很遗憾，这一过程并不完美。像任何反射一样，它很快，但并非瞬间，肌肉收缩需要大约

1/3秒，足以造成重大伤害了。

我们的耳朵是在安宁的世界里演化出来的。演化并未预见到有一天人类会朝自己的耳朵里插入塑料耳机，让耳膜隔着几毫米承受高达100分贝的旋律咆哮。随着年龄的增长，静纤毛往往会磨损，并且不会再生。一旦你弄坏了静纤毛，就彻底失去了它。这倒没有什么特别的原因。鸟类的静纤毛可以完美还原。可我们人类不行。高频静纤毛在前面，低频静纤毛在后面。这意味着，所有声波，无论高低，都会先通过高频纤毛，而这么繁重的工作量，意味着它们将消耗得更快。

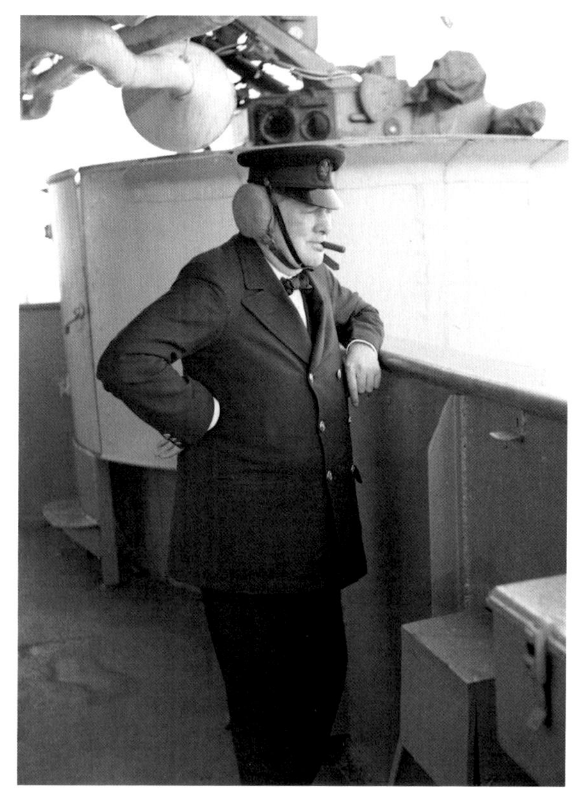

1943年秋，温斯顿·丘吉尔从加拿大返航，当他在皇家海军“声望号”上观看炮击练习时，他明智地戴上了一套耳罩。

为了衡量不同声音的功率、强度和响度，20世纪20年代，声学科学家提出了分贝（decibel）的概念。这个词是由英国邮政总局的托马斯·富勤·珀沃斯（Thomas Fortune Purves）上校创造（当时，他负责电话系统，因此对声音放大很感兴趣）。分贝是对数函数，也就是说，它的增量单位并不是数学上平常意义的增加，而是数量级的增加。所以，两个10分贝的声音总量不是20分贝，而是13分贝。音量大约每6分贝翻1倍，所以，96分贝的噪声不是只比90分贝的噪声大一点，而是它的2倍大。噪声的疼痛阈值约为120分贝，高于150分贝的噪声可使耳膜爆裂。举几个例子方便你进行比较：一个安静的地方（如图书馆或乡村），音量约30分贝，打鼾是60～80分贝，附近响起的雷声是120分贝，而站在飞机起飞引擎的轰鸣里，人承受的音量是150分贝。

耳朵靠一套灵巧的小装置——前庭系统（三个半规管和两个名叫耳石器官的椭圆囊和球囊组成，合在一起叫前庭系统），负

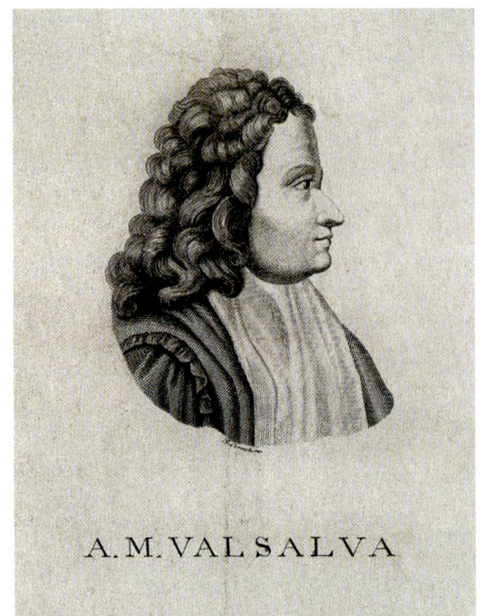

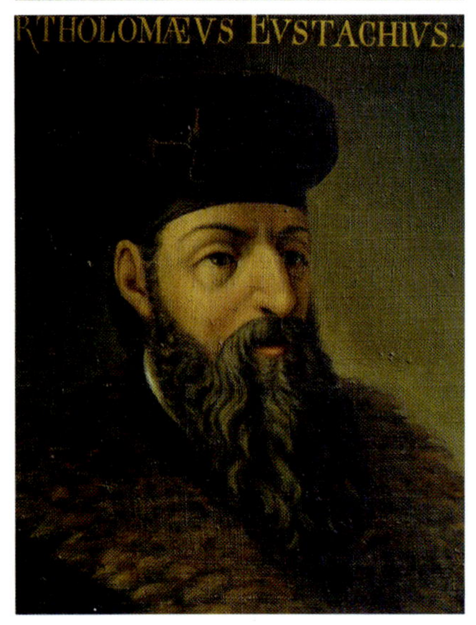

上图为安东尼奥·马里亚·伐尔萨尔瓦，在动力发明的300年前，他发现了这种以他名字命名的效应，并将其引入了我们日常的“耳鸣”体验中；下图为伐尔萨尔瓦的同事，解剖学家巴托罗梅奥·欧乌斯塔基，以他名字命名的管道连接着中耳和鼻腔，充当着释放多余压力的阀门。

责为你保持平衡。前庭系统的任务，跟飞机上的陀螺仪一模一样，只是采用了极端微型化的形式。前庭通道内部是内淋巴液，其作用有点像水平仪的气泡。内淋巴液左右上下运动，告诉大脑我们正朝着哪个方向行进（哪怕是在没有视觉线索的情况下，你也能觉察到自己在电梯里是上升还是下降）。当我们从旋转木马上跳下来时，会感到头晕，其原因在于，虽然头部停止运动，内淋巴液却还继续运动，因此身体暂时迷失了方向。随着年龄的增长，凝胶变稠，不再能顺畅地四处晃动了，这是老年人脚步往往不那么稳（以及他们尤其不应该从移动物体上跳下）的一个原因。如果长时间或严重地失去平衡，大脑搞不清这是怎么回事，只好将之阐释为中毒。这就是失去平衡通常会导致恶心的原因。

耳朵另一个不时打扰意识的部位是耳咽管，它存在于中耳和鼻腔之间，为空气开辟了一条“逃逸通道”。人人都知道，如果快速改变高度，你会感到不舒服，就像飞机降落时那样。这叫作压耳效应（Valsalva effect），它的产生是因为你头部的气压无法跟上外面气压的变化。跟你妈妈告诉你的一样，你不要吐气吐得太用力，这样做容易让耳膜破裂。嘴巴和鼻子紧闭同时往外吐气，把耳膜顶起来，这叫作压耳操作（Valsalva manoeuvre）。两者均得名自17世纪意大利解剖学家安东尼奥·马里亚·伐尔萨尔瓦（Antonio Maria Valsalva），而且并非偶然地，他还以自己的同行——另一位解剖学家巴托罗梅奥·欧乌斯塔基（Bartolomeo Eustachi）的名字为欧氏管（Eustachian tube，也叫耳咽管）进行了命名。

嗅觉

嗅觉的地位是这样：如果必须放弃一种感知，几乎每个人都会说，那就放弃嗅觉好了。根据一项调查，30岁以下的年轻人，有一半表示自己宁可牺牲嗅觉，也不愿放弃使用喜欢的电子设备。在我看来，这可不仅仅是有一点愚蠢而已。事实上，嗅觉对幸福和满足感的意义，远比大多数人理解的更重要。

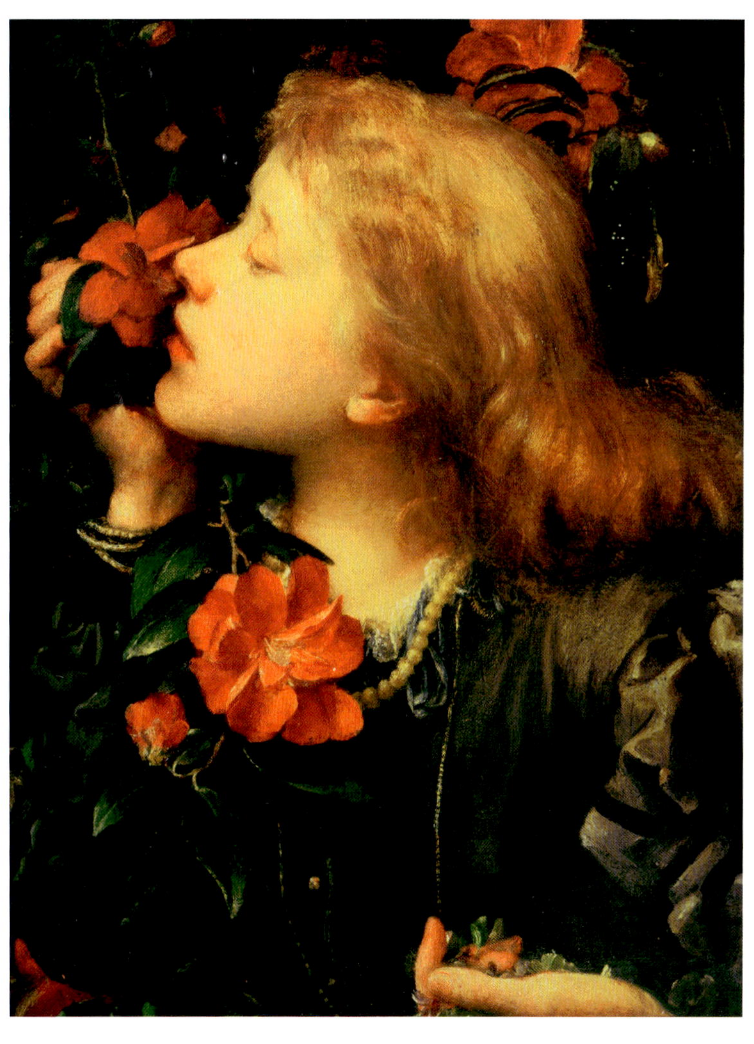

“这就是我们称为玫瑰的东西，换个名字闻起来也一样甜美……”人们通常都会低估嗅觉，但莎士比亚并没有。

芳香分子激活的往往不是一种而是若干种气味受体，就像钢琴家在巨大的琴键上弹奏和弦。

费城的莫奈尔化学感官中心（Monell Chemical Senses Center）专注于理解嗅觉，这可值得我们谢天谢地了，因为这么做的科研机构并不太多。莫奈尔化学感官中心坐落在宾夕法尼亚大学校园旁的一座朴素无名的砖砌建筑内，是全世界专门研究味觉和嗅觉这两种复杂却常遭忽视的感知的最大科研机构。

“嗅觉是一门孤儿科学。”2016年秋天，我拜访莫奈尔化学感官中心时，盖里·比彻姆（Gary Beauchamp）这么和我说。比彻姆是一位说话轻言细语的友善男士，白胡子修剪得整整齐齐，是该中心的名誉主席。“每年有关视力和听力的论文，发表数量多达数万篇，”他对我说，“而有关嗅觉的论文，最多只有几百篇。研究资金也一样，分配给听觉和视觉研究的资金至少是分配给嗅觉的10倍。”

由此而来的一个结果是，有关嗅觉的许多东西，包括嗅觉具体怎样运作，我们仍然不知道。当我们嗅闻或吸气时，空气中的气味分子会进入我们的鼻腔通道，并与嗅觉上皮（olfactory epithelium，这一片神经细胞包含了350～400种气味受体）接触。如果恰当的分子激活了对应的受体，受体便向大脑发出信号，将其阐释为一种气味。但引发争议的地方也就在这里：这一切到底是怎么发生的？许多权威人士认为，气味分子进入受体，就像是钥匙插入锁孔。这种理论存在的问题是，有时候分子的化学形状不同而气味相似，有时候形状相似而气味不同，这暗示着简单的形状解释还不够。因此，还有一种复杂得多的竞争理论认为，受体是被共振所激活的。本质上也就是说，激发受体的不是分子的形状，而是分子的振动方式。

对我们这些不是科学家的人来说，这倒没什么关系，反正结

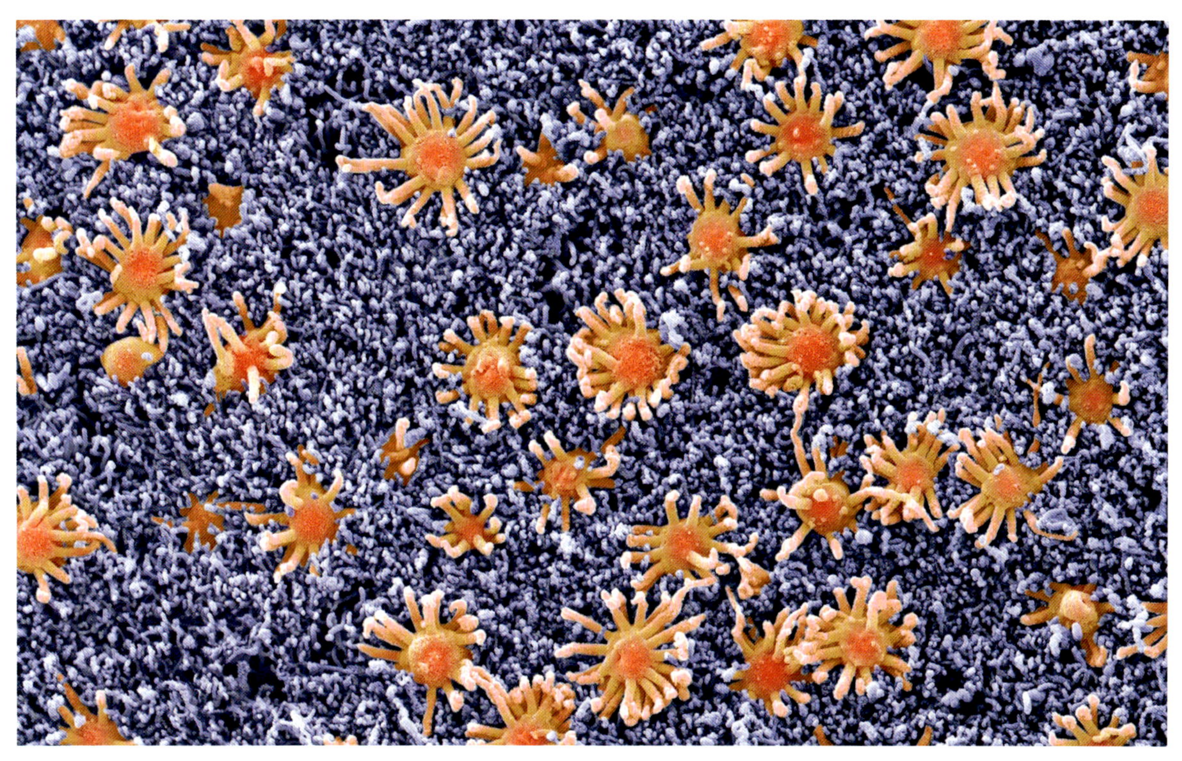

这是张鼻腔的照片，嗅觉细胞（红色）从我们吸入的空气中的气味分子中获取信息，然后传送至大脑。蓝色区域显示的是被黏液覆盖的保护性纤毛，用来捕获灰尘和其他颗粒，然后把它们送至鼻腔后部，被我们吞咽下去。

果都一样。重要的是，气味复杂，难以解构。芳香分子激活的往往不是一种而是若干种气味受体，就像钢琴家在巨大的琴键上弹奏和弦[1]。例如，香蕉包含了300种挥发物（芳香中的活性分子叫挥发物），西红柿有400种挥发物，咖啡有不少于600种挥发物。要想弄清这些挥发物对一种芳香做出了何种程度的贡献、是怎样做出贡献的，其实并不容易。即便在最简单的层面上，结果也往往与直觉相去甚远。如果将异丁酸乙酯的水果气味与乙基麦芽酚的焦糖味、烯丙基α-紫罗酮的紫罗兰香味结合起来，你会得到菠萝的味道，但菠萝闻起来跟这三种主要输入气味完全不同。还有另一些化学物质具有非常不同的结构，但产生相同的气味，没有人知道为什么会这样。烤焦的杏仁味可以由75种不同的化学组合产生，这些化学组合除了在人类鼻子里闻起来一样之外，没有任何共同之

1　一个和弦可由根音、三音、五音、七音、九音、十一音组成。这里作者将一种气味比喻成一个和弦，而若干种气味受体就相当于和弦的组成音。——译者注

处。由于嗅觉太过复杂，我们在完全理解它的征途上只算是才开了个头。例如，甘草的气味，直到2016年才被解码。其他许多常见的气味仍有待解读。

几十年来，人们普遍认为，人类可以辨别出大约10,000种不同的气味，但后来有人决定调查这种说法的起源，发现它是1927年由波士顿的两位化学工程师首次提出的，并且当时只是一种猜测。2014年，巴黎第六大学及纽约洛克菲勒大学的研究人员在《科学》杂志上报告说，其实我们可以检测出远比这个数字要多的气味——至少10,000亿种，甚至更多。该领域的其他科学家立刻质疑了该研究中所用的统计方法。“这些说法没有依据。”加利福尼亚理工学院生物科学教授马库斯·梅斯特（Markus Meister）断然宣称。

关于人类的嗅觉，一个有趣又特别奇怪的地方是，在人的五种基本感知中，只有它不经下丘脑介导。出于未知的原因，每当我们闻到某种气味，信息会直接传递到嗅觉皮层，嗅觉皮层又靠近塑造记忆的海马体。一些神经科学家认为，这可以解释为什么某些气味能强烈唤起记忆。

气味显然是一种强烈的个人体验。“我认为嗅觉的最不同寻常的方面是，每个人都以不同的方式闻到世界，”比彻姆对我说，“虽然我们都有350～400种气味受体，但其中只有一半为所有人所共有。这意味着，我们闻到的气味并不一样。”

他从办公桌里拿出一个小瓶，打开盖子递给我闻。我什么都闻不到。

“这是一种叫作雄酮的激素，”比彻姆解释说，“大约有1/3的人跟你一样，闻不到它；1/3的人说它闻起来像尿；而另外1/3的人说它像檀香味。”他咧嘴笑道：“这种东西闻起来到底是令人愉快、令人讨厌，还是没味道，三个人就会有三种答案，你现在稍微明白嗅觉的科学有多么复杂了吧？”

我们远比大多数人所想的更善于检测气味。在一次著名实验里，加利福尼亚大学伯克利分校的研究人员在一片巨大的草地上喷洒了一股巧克力香味，并邀请志愿者尝试像猎犬一样，用手和膝撑地，用鼻子吸嗅，寻找出这条气味的小径来。令人惊讶的是，大约2/3的志愿者能够相当准确地追随气味。研究一共检验了15种气味，对其中的5种，人类的表现其实比狗还好。另一些测试发现，给受试者闻若干件T恤，他们一般都能识别出自己伴侣穿的那件。婴儿和母亲同样很擅长通过气味识别彼此。一句话：对人类而言，气味远比我们以为的更重要。

我们可能还无法确切地知道气味是如何起作用的，但我们其实做得比许多人以为的要好。在加利福尼亚大学伯克利分校进行的一项实验中，志愿者们试着用猎犬的“鼻子嗅地”方法，追踪遍布草地上的气味。相当令人吃惊的是，他们中的大多数都做得很好——有些甚至比狗做得还要好。

气味的彻底损失叫作嗅觉缺失，部分丧失称为嗅觉减退。世界上有2%～5%的人患有这样或那样的嗅觉损失，这是个极高的比例。有特别可怜的少数人会出现恶臭幻觉，所有东西闻起来都像粪便，从方方面面来看，它正如你想的那样可怕。在莫奈尔化学感官中心，他们将嗅觉损失称为“不可见的残疾”。

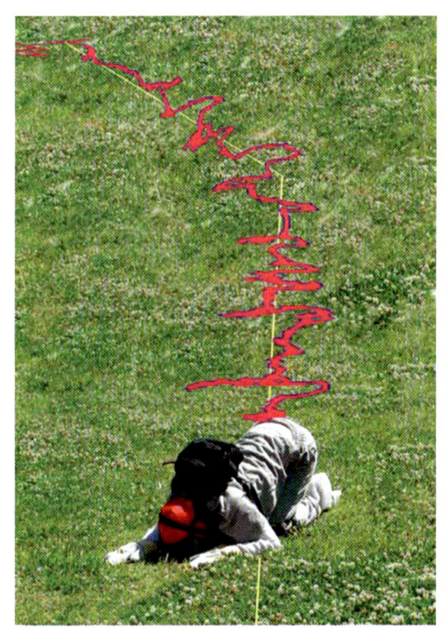

“人的味觉少有损失。”比彻姆说，“味觉由三种不同的神经支撑，备份得很充分。我们的嗅觉更为脆弱。嗅觉损失的主要原因是感染性疾病，如流感和鼻窦炎，但也可能因头部受到撞击或神经变性引起。”阿尔茨海默病的早期症状之一就是嗅觉损失。因为头部受伤失去嗅觉的人，90%再也未能恢复；因为感染失去嗅觉的人，未能恢复的比例较小（仍有约70%）。

“失去嗅觉会夺走人生多少愉悦，患者通常会为之大感震惊。”比彻姆说，“我们依靠嗅觉来诠释世界，而且同样重要的是，我们还从中获得愉悦。”

对食物来说，尤其如此。让我们新开一章来探讨这个重要主题。

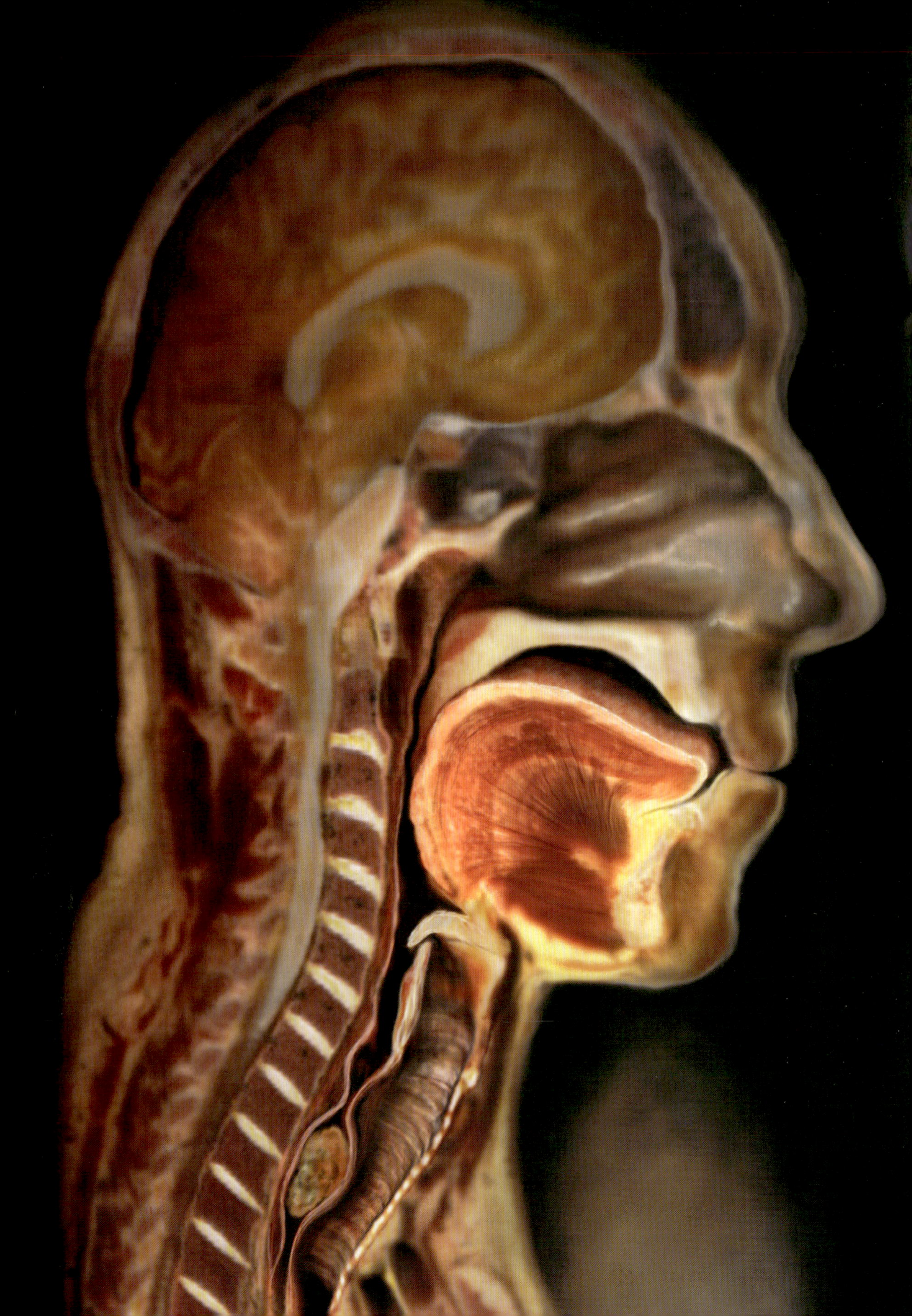

第六章

嘴：

人是最容易被噎死的动物

“欲长寿者须节食。”

——本杰明·富兰克林（Benjamin Franklin）

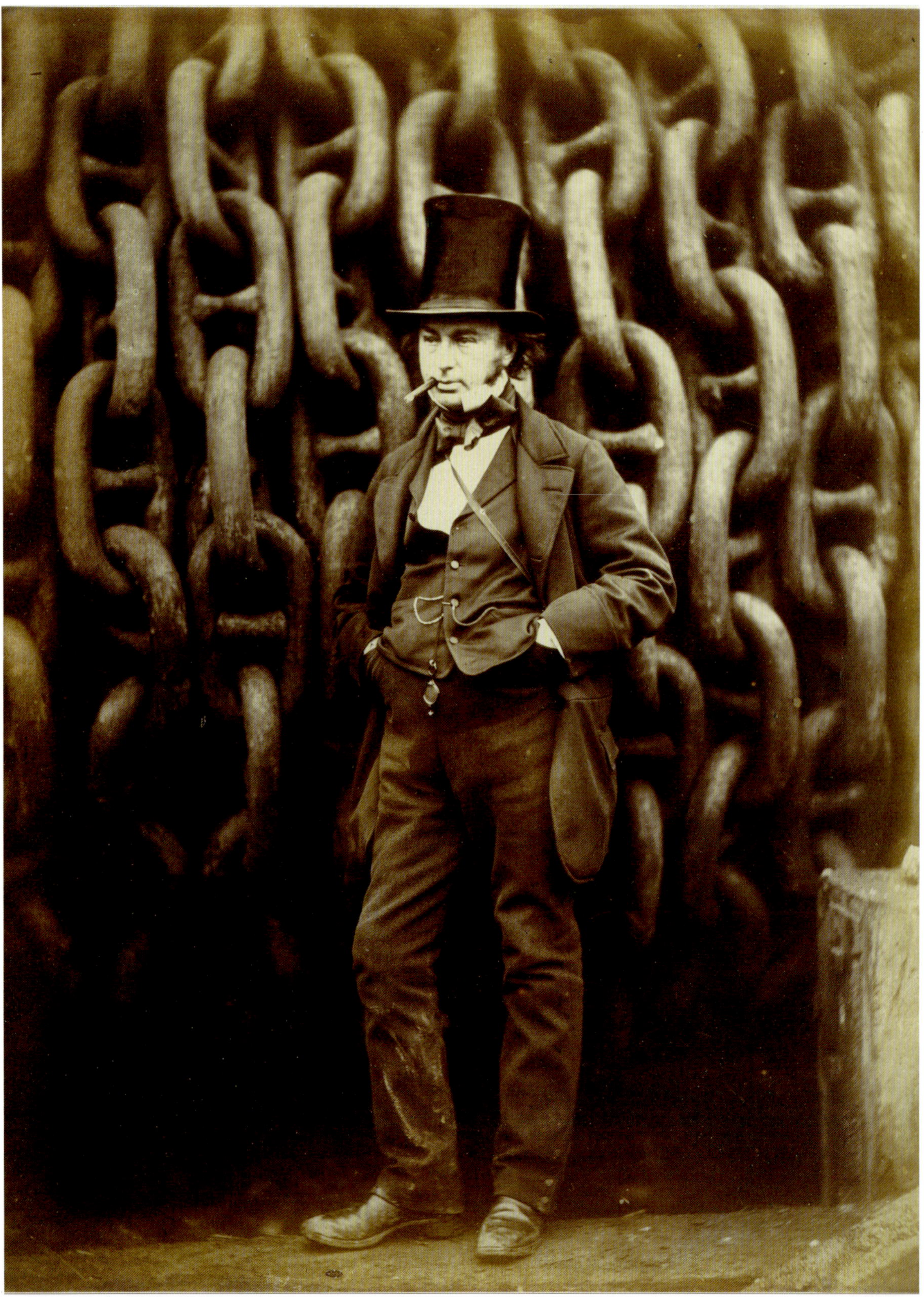

1843年春天，杰出的工程师伊桑巴德·金德姆·布鲁内尔（Isambard Kingdom Brunei）从工作中获得了一次难得的休息机会（他正在修建大不列颠SS号，这是当时从零开始设计的最大也最具挑战性的船舶），给孩子们变戏法玩。可惜，情况并未完全按计划进行。玩耍过程中，布鲁内尔不小心把藏在舌头下的半英镑金币吞了下去。我们可以合情合理地想象布鲁内尔当时的反应：他大概先是有点愕然，接着，随着感觉到硬币滑下喉咙，停留在气管底部，他惊慌起来，并伴随着些许的抓狂。虽说他并不觉得太痛，但这不舒服也令人不安，因为布鲁内尔知道，只要硬币稍微动弹一下，就可能让他喘不上气窒息而死。

接下来的几天，布鲁内尔，外加他的朋友、同事、家人和医生，尝试了各种想得到的补救措施，包括用力拍打他的背，抓着他的脚踝倒过来摇晃（他是个小个子，很容易倒着抓住），统统无济于事。布鲁内尔试图从工程上寻找解决方案，便设计了一套装置，可以把他倒挂在上面，并大幅摇摆，希望在运动和重力的共同作用下让硬币掉出来。但这也没有用。

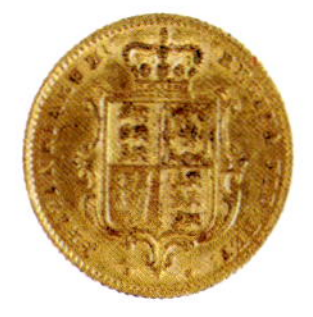

布鲁内尔的困境成了全国的谈资。全国各地和海外涌来无数建议，但每一次尝试都失败了。最后，名医本杰明·布鲁迪爵士（Sir Benjamin Brodie）决定试试气管切开术，这是一种风险很大也很不愉快的手术。当时还没有麻醉剂（三年之后，英国才首次使用麻醉剂），在布鲁内尔清醒的状态下，布鲁迪爵士在其喉咙处切开一个口子，试图将一柄长镊子伸入气管取出硬币，但布鲁内尔喘不上气，剧烈地咳嗽起来，医生被迫放弃尝试。

对页：伊桑巴德·金德姆·布鲁内尔。他曾意外吞下过一枚半英镑金币（实际尺寸如上图）。幸运的是，他设计的那个将自己倒挂起来，让金币自己出来的装置发挥了作用。不过，他尝试了许多次，而且在被弄出来之前，那枚硬币已经在他的气管底部躺了好几个星期了。

本章章节页图片：这是一张展示吞咽动作的快照。咀嚼过的食物在肌肉的作用下顺着食道向下滑去，参与这一过程的肌肉大约有50块。

最后，5月16日，在煎熬了六个多星期以后，布鲁内尔再一次站上自己的装置，开始摇摆。就在一瞬间，硬币掉了下来，滚到地板上。

过了不多久，著名历史学家托马斯·巴宾顿·麦考利（Thomas Babington Macaulay）兴奋地冲进蓓尔美尔街的雅典娜俱乐部，大声呼喊："出来了！"所有人都立刻知道了他在说什么。布鲁内尔没有因为这桩事故沾染并发症，平安度过了此后的岁月。据众人所知，他再也没往嘴里塞过硬币。

我在这里提到这个故事是想要说明（如果它当真需要指出的话），嘴巴是个危险的地方。我们比其他任何哺乳动物都更容易因哽噎窒息而死亡。事实上，我们生来就容易哽噎窒息，这显然是人活一辈子的一个奇怪特点——不管你气管里有没有硬币。

朝嘴里看看，你能看到许多熟悉的东西：舌头、牙齿、牙龈，后头那个黑洞里住着学名叫作"悬雍垂"的好玩的小舌头。但在幕后，还有我们大多数人从未听说过的大量重要器官：腭舌肌、颏舌肌、会厌谷、腭提肌。跟你脑袋的其他所有部分一样，嘴巴是个复杂又神秘的领域。

以扁桃体为例。我们都熟悉它们，但有多少人知道它们到底是做什么的呢？其实，没有人知道它们到底做什么。它们是两个肉质的小丘，矗立在喉咙后方左右两侧。（把人搞糊涂的是，19世纪，它们通常被叫作杏仁核，虽说此时"杏仁核"一词已经被用到了大脑里的对应结构上。）腺样体与扁桃体很类似，但它们藏在鼻腔里，外人看不见。扁桃体和腺样体都是免疫系统的一部分，不过，必须得说，它们不是会给人留下太深印象的部分。在青春期，腺样体收缩得几近于无，并且，它们跟扁桃体一样，摘除也不会让你的整体健康产生任何明显的差异。[1]扁桃体属于"瓦尔代尔扁桃体环"这一更宏大的结构，后者得名自德国解剖学家海因里希·威

海因里希·威廉·戈特弗里德·冯·瓦尔代尔-哈茨，德国解剖学家，扁桃体所在的结构就是以他的名字命名的。

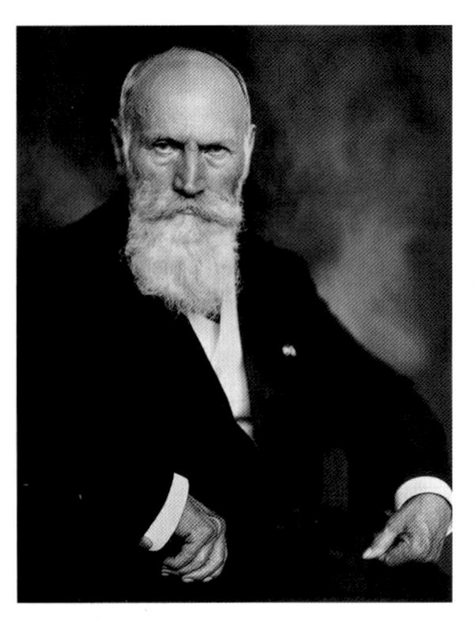

1　值得一提的是，2011年，在斯德哥尔摩的卡罗林斯卡医学院，一名研究人员注意到，年轻时摘除了扁桃体的人，日后心脏病发作的概率比常人高44%。当然，这两件事可能纯属巧合，但在没有确凿证据的情况下，最好还是保留扁桃体。同一项研究还发现，保留阑尾的人，中年时心脏病发作的概率减少近33%。

廉·戈特弗里德·冯·瓦尔代尔-哈茨（Heinrich Wilhelm Gottfried von Waldeyer-Hartz，1836—1921），他更为人所知的事迹是创造出了“染色体”（1888）和“神经”（1891）这两个词。在解剖学领域，到处都有他留下的痕迹。例如，早在1870年，他就头一个提出假设，女性一出生，她的所有卵子就已完全成形，并准备排出了。

解剖学家在说到吞咽时，使用的是“deglutition”一词，这件事，我们做得很多——每天平均2000次，或是每30秒一次。吞咽是一件麻烦得远超你想象的事情。吞咽的时候，食物并不是因为重力而落入胃部的，而是被肌肉的压缩挤下去的。这就是为什么哪怕你头朝下，也能吃吃喝喝。总而言之，光是要让一块食物从你的嘴进入胃部，就要动员50块肌肉参与其中，它们必须按照正确的顺序逐一运动，这样才能保证你朝消化系统里发送的东西不走上岔路，不会卡在气管里（就像布鲁内尔的硬币那样）。

人类吞咽的复杂性，很大程度上是因为我们喉头的位置比其他灵长类动物要低。当我们成为两足动物时，为了适应直立姿势，我们的颈部变得更长更直，并移动到颅骨下方更中央的位置，而不是像猿类一样偏向后方。不经意之间，这些变化带给了我们更强的语言能力，但也引发了丹尼尔·利伯曼所说的“气管阻塞”的风险。我们把空气和食物朝同一条管管里送，这在哺乳

吞咽是一套复杂的动作。这一系列解剖图会让你印象深刻。软腭上升阻止食物进入鼻腔，而气道里的会厌进行着类似的工作。当舌头向后和向下推动食物时，食道就会放松，让食物继续向前进。

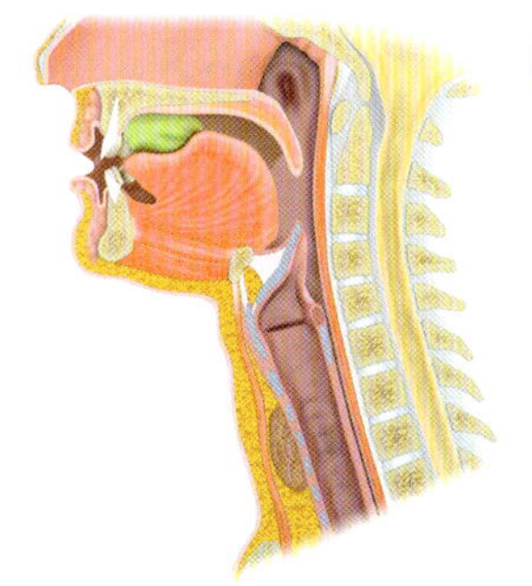
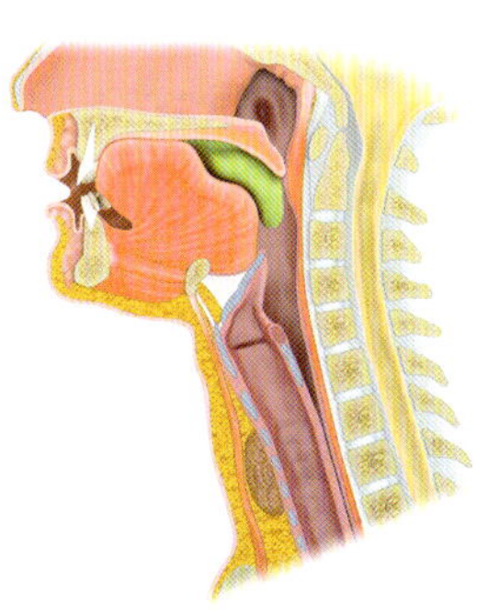
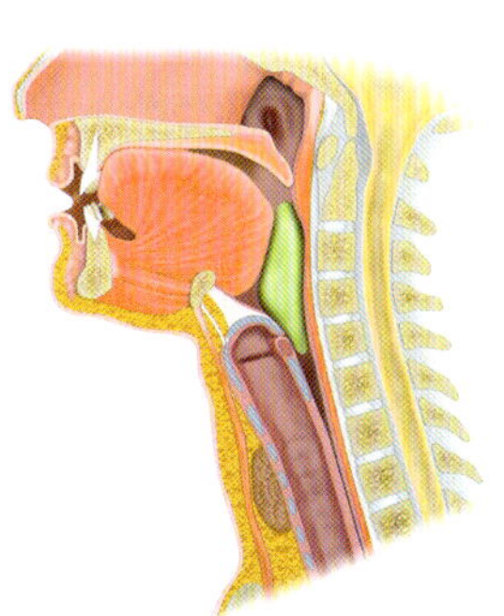
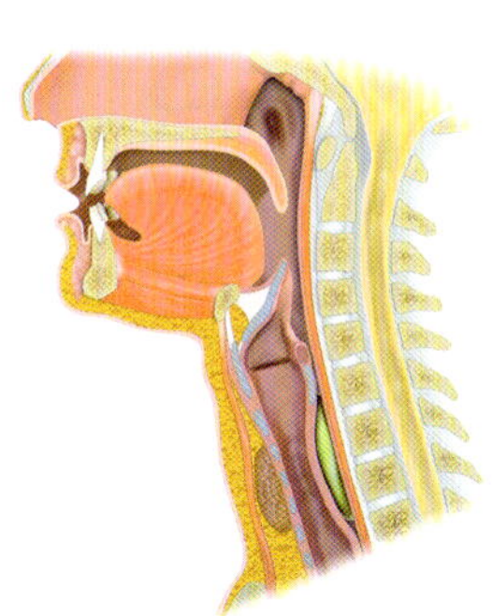

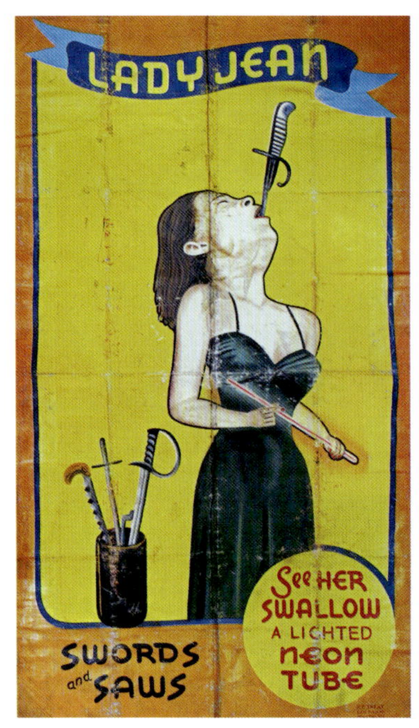
LADY JEAN
See HER
SWALLOW
A LIGHTED
neon
TUBE
SWORDS
and
SAWS

我们中的大多数人都不会像玩杂耍一样地吞咽。不过一想到你的鼻咽守护者会将你吃进去的所有东西都朝两个方向正确送达，甚至都不用你花一秒钟思索一下，这就挺神奇的。

动物当中独此一家。只有一个叫作“会厌”的小结构，相当于喉咙的活盖门，帮我们阻挡着灾难。呼吸时，会厌打开，吞咽时，会厌闭合，食物朝一个方向送，空气朝另一个方向送，但这套机制偶尔也会出错，有时甚至导致可怕的结果。

想想看，你正坐在餐桌边享受晚餐聚会，吃喝说笑，无须劳动你费半点心，你的鼻咽守卫就会负责把所有东西朝着两个方向，分别送到正确的地方，这其实挺神奇的，可谓一项了不得的成就。但还不止如此。在你闲聊工作、学校的生源或者花菜价格的时候，你的大脑不仅严密监控着你所吃东西的味道和新鲜度，还监测它的体积和质地。如此，它允许让你吞下一大坨“湿软”物体（比如一只牡蛎、一勺冰激凌），也会坚决要你多咀嚼小而坚硬的东西，比如坚果和种子，因为它们兴许无法顺利通过食道。

与此同时，你非但未能对这一关键流程给予协助，反而不停地朝喉咙里倒酒，破坏你所有内部系统的稳定性，严重损害你大脑的功能。可以说，你的身体就是任劳任怨、长期受你折磨的忠仆，这种用语都算是温和的了。

如果你考虑到这么做所需要的精准度，以及终此一生吞咽系统将遭受挑战的次数，我们没有经常地因哽噎而窒息，已经算是非常了不起了。根据官方消息，每年美国约有5000人、英国约有200人因吃东西哽噎而死。这些数字有些奇怪，因为按人口规模调整之后，它暗示美国人吃饭噎死的概率大约是英国人的5倍。

即便把美国同胞对于狼吞虎咽吃东西的偏好也考虑进去，这个比例似乎也有些离谱。更有可能的是，其实有大量噎死的人被误判为心脏病发作。很多年前，佛罗里达州的一位验尸官罗伯特·豪根（Robert Haugen）对这件事深感怀疑，便对在餐厅里据说死于心脏病发作的人的真正死因做了调查。没怎么费劲，他就发海姆立克急救法要求施救者从背后抱住哽噎者，对其肚脐上方连续大力推进，好把阻塞物逼出来，就像对瓶身施加压力，把瓶塞给挤出来一样。

现，有9人实际上都是哽噎窒息死亡的。他在《美国医学会杂志》上撰文指出，哽噎窒息死亡的情况比一般认为的要普遍得多。不过，即便采用最谨慎的估计，哽噎窒息也是今天美国第四大意外死亡的常见原因。

哽噎窒息危机最著名的解决途径是海姆立克急救法，得名自纽约外科医生亨利·尤达斯·海姆立克（Henry Judah Heimlich，1920—2016），于20世纪70年代被发明出来。海姆立克急救法要求施救者从背后抱住哽噎者，对其肚脐上方连续大力推挤，好把阻塞物逼出来，就像对瓶身施加压力，把瓶塞给挤出来一样。顺便提一句，这种气流冲击波（the burst of air）也叫“呛咳”（bechic blast）。

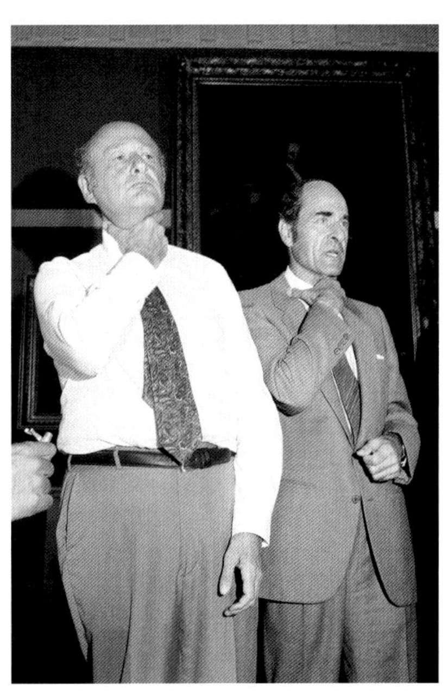

1981年，纽约市长埃德·科赫（左边）和亨利·海姆立克正在示范，受害者被噎住时应当如何发出求救信号。一周后，市长就被这套演示动作救了。

海姆立克是个有着表演天赋的人。他不懈地推广这套急救方法，也不懈地借此自我宣传。他参加约翰尼·卡尔森（Johnny Carson）的《今夜秀》（*The Tonight Show*），出售海报和T恤，向全美各地大大小小的团体发表演说。他吹嘘自己的急救法挽救了罗纳德·里根、雪儿（Cher，美国著名歌手）、纽约市长埃德·科赫（Ed Koch）和其他几十万人的生命。但对身边人来说，他不怎么受欢迎。一位前同事说海姆立克是“骗子和贼”，他自己的一个儿子指责他导演了一场“持续50年的大范围欺诈”。海姆立克还支持疟热疗法，也就是说，故意感染轻度疟疾，以求治疗癌症、莱姆病和艾滋病。此事严重破坏了他的声望。他的这套治疗方法是没有任

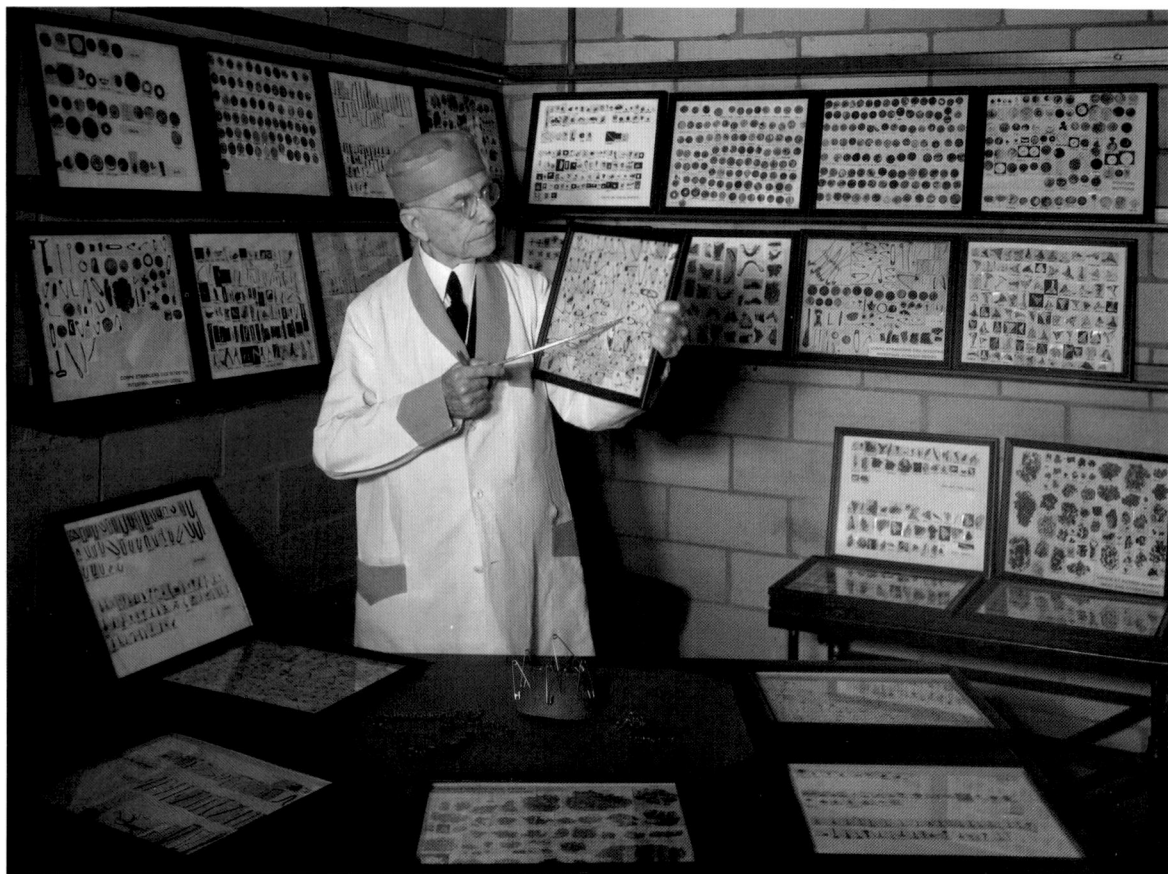

切瓦利尔·奎肖特·杰克逊，这是一个名字奇特，且爱好也不同凡响的人。他是哽噎领域的专家，而且擅长取出喉咙里的异物。20世纪上半叶，他从成千上万的美国人的消化和呼吸器官里取出异物，上图中围绕在他的周围的就是装裱展示的异物。

何科学依据的。可能也是因此他成了个尴尬人物，2006年，美国红十字会不再使用“海姆立克急救法”的名字，改称“腹部冲击法”。

海姆立克于2016年去世，享年96岁。去世前不久，他用自己的急救法在养老院救了一个女人的命——据说，他这辈子只有这一次有机会用上它。当然，也可能不是这样。不久以后，他又说自己在另一个场合救了另一个人的命。海姆立克似乎不光能操纵卡在气管里的异物，还能摆布真相呢。

有史以来最大的治疗哽噎窒息的权威，一定要数生活在1865年到1958年间的美国医生切瓦利尔·奎肖特·杰克逊（Chevalier Quixote Jackson）。美国胸外科医师协会称杰克逊为“支气管食管镜检查之父”，他的确担得起这一称号，不过，必须说，这个领域的其他竞争者不算多。他的专长（他着迷于）是观察被人吞下或吸入的异物。在历时近75年的职业生涯中，杰克逊专门设计了仪器和巧妙方法来探取此类物体，并在此过程中收藏了2374种误入气管等处的异物。今天，杰克逊的异物收藏品，放在宾夕法尼亚州费城医师学院马特博物馆地下室的一口柜子里。每一物体都按吞食者的年龄和性别、物体类型，是误入了气管、咽喉、食管、支气管、胃、胸膜腔还是其他部位，物体是否致命，通过什么途径取出等严格做了分类。据说，这是对全世界人们偶然或遭有意设计而咽下喉咙的奇异物体所做的规模最大的收藏。杰克逊从生者或死者的食管中取出的物品包括手表、带念珠的十字架、迷你双筒望远镜、小挂锁、玩具小喇叭、完整的肉串、暖气片钥匙、几把勺子、扑克筹码和一枚写有“戴着我有好运”（或许此语纯属讽刺）的大奖章。

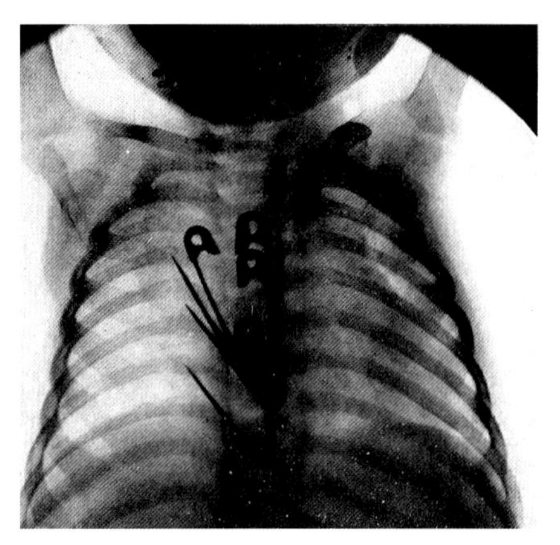

这幅图片是杰克逊第1071号病例的X光片。这名外科医生自己曾将这个病例称作他所有病例中最难搞的一个。这张图片充分说明了这一点。

从方方面面来看，杰克逊都是个孤独的冷酷男子，但他内心似乎仍埋藏着几分善意。在自传里，他说，自己有一次从一个孩子的喉咙中取出了“一坨灰色块状体，或许是食物，也许是死掉的身体组织”，这东西让孩子好几天都没法吞咽。事后，他让助手递给这孩子一杯水。小姑娘小心翼翼地啜了一口，水顺着喉咙流了下去，接着，她又喝了一大口。“她缓缓地把护士手里的水杯推开，捧起了我的手，吻了它。”按照杰克逊的记录，他一辈子就感动过这么一次。

在他近75年的职业生涯里，杰克逊拯救了数百人的生命，还提供培训，帮助其他人挽救了不计其数的患者。要是他能对患者和同事多施展些魅力，无疑他在今天会更出名。

你想必早就注意到，嘴巴是个水亮亮的潮湿拱顶结构。这是

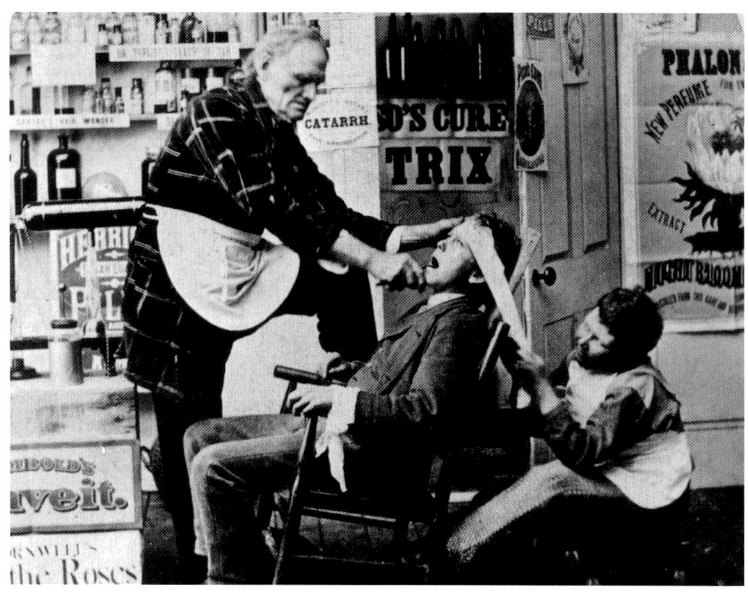

糖的代价：细菌侵入口腔，还会导致蛀牙。这张拔牙的照片拍摄于19世纪70年代。不过自那以后，牙科有了长足的进步。

因为它周围环绕着12个唾液腺。一名典型的成年人，每天分泌略少于1.5升的唾液。根据一项计算，我们一生中分泌大约30,000升唾液（相当于你泡200多次澡所消耗的水量）。

唾液几乎完全就是水，只有0.5%的成分是别的东西，但这一小部分充满了有用的酶，即加速化学反应的蛋白质。其中包括淀粉酶和唾液素，食物还在我们嘴里的时候，它们就开始分解碳水化合物里的多糖。多咀嚼一会儿面包或土豆等淀粉类食物，你很快就会品到甜味。遗憾的是，我们嘴里的细菌也喜欢甜味；它们吞噬了由淀粉分解的糖分并排出酸，这些酸会腐蚀我们的牙齿，让我们沾染蛀牙。其他的酶，特别是溶菌酶（这是亚历山大·弗莱明在偶然发现青霉素之前发现的），攻击许多入侵的病原体，却并不攻击能导致蛀牙的病原体，这真是遗憾。这不免叫人感到奇怪：我们不光没能杀死带来很多麻烦的细菌，还积极主动地培育它们。

就在最近，人们发现唾液中还含有一种叫作“唾液镇痛剂”（opiorphin）的强效止痛药。它的镇痛效力是吗啡的6倍，虽说我们只拥有极小剂量。所以，当你咬到自己的脸颊内侧或是烫伤了舌头的时候，你并没感到特别痛。因为这种镇痛剂太稀薄了，没人说得清它到底是怎么来的。它太低调了，直到2006年，人们才注意到它的存在。

我们睡觉时产生的唾液很少，这就是为什么微生物会大量滋生，让你在醒来感到嘴里脏脏的。这也是为什么睡前刷牙是个好主意——可以减少你睡觉时的细菌数量。如果你琢磨过为什么没人愿意跟一早醒来的你接吻，那大概是因为，你呼出的气体里兴许包含了多达150种不同的化合物，并不如我们所愿的那么清新爽利。造就起床口气的常见化学物质包括甲硫醇（闻起来很像老白菜）、硫化氢（臭鸡蛋）、二甲基硫化物（黏糊糊的海藻）、二甲胺和三甲胺（臭鱼），以及名副其实的尸胺。

20世纪20年代，宾夕法尼亚大学牙科医学院的约瑟夫·阿普尔顿（Joseph Appleton）教授头一个着手研究口腔内的细菌菌落，他发现，从微生物学的角度看，你的舌头、牙齿和牙龈就像是独立的大陆，各有不同的微生物殖民群体。就连牙齿的暴露部分和牙龈线下面的细菌菌落也有不同。总而言之，人类口腔中曾发现过大约1000种细菌，但在同一时刻，你不太可能拥有200种以上的细菌。

口腔不仅是细菌的温馨家园，也是所有有意迁往他处的微生物的理想中转站。南卡罗来纳州克莱姆森大学食品科学教授保罗·道森（Paul Dawson）的研究课题是人们怎样把自己身上的细菌传播到其他的表面（方式很多，比如几人同饮了一瓶水，吃薯片时蘸了同一碟酱料）。在一项研究（名为“与吹生日蛋糕蜡烛有关的细菌转移”）中，道森的研究小组发现，吹蛋糕蜡烛能让细菌覆盖率提升1400%，听起来非常可怕，但实际上也并不比我们在日常生活中遭遇的各种细菌接触更可怕。世界上有大量看不见的细菌在各种物体表面飘浮或蠕动，这些物体表面包括许多你要往嘴里放的东西，以及你要触摸的几乎所有东西。

口腔中人们最熟悉的部分当然是牙齿和舌头。我们的牙齿是一种让人望而生畏的器官，也是能干的多面手。它们分为三类：虎牙（也叫尖齿）、切牙（铲状，也叫门牙）和磨牙或槽牙（也叫臼齿，其形状介于前两者之间）。牙齿的外侧是牙釉质。它是人体中最硬的物质，但只有薄薄的一层，一旦损坏，无法再生。这就是你必须去找牙医的原因。牙釉质下面是另一种矿化组织，有厚厚的一层，名为牙本质，可以自我更新。牙齿的核心，是含有神经和血液的牙髓。由于非常坚硬，牙齿被称为“现成的化石”。当你身体上所有其他的一切都变成尘土消融之时，你在地球上存在的最后一条实体痕迹，大概就是石化的臼齿了。

我们能够使劲地咬。咬力是以牛顿为单位测量（这是为了纪念艾萨克·牛顿的第二运动定律，而不是因为他凶残的咬合力），一名成年男性的咬合力通常可以达到400牛顿，虽然远远不

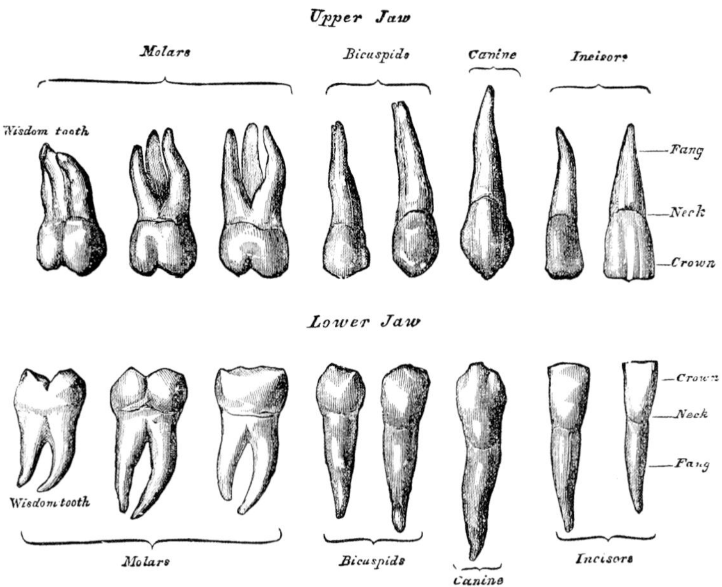

自亨利·芬戴克·卡特（Henry Vandyke Carter）的时代以来，牙科术语发生了一些变化，但我们牙齿的类型与形状并没有变，因此《格雷解剖学》中的这幅插图仍然有很好的指南作用。我们的嘴里有一座令人生畏的武器库。

如猩猩（其咬合力是人类的5倍），但也甚为可观。不过，考虑到你的撕咬能力有多强，比如咬碎一块小方冰（可以用你的拳头试试，看看结果会怎么样），以及你下颌五块肌肉占据的空间是多么小，你应该能理解人类的咀嚼力十分强。

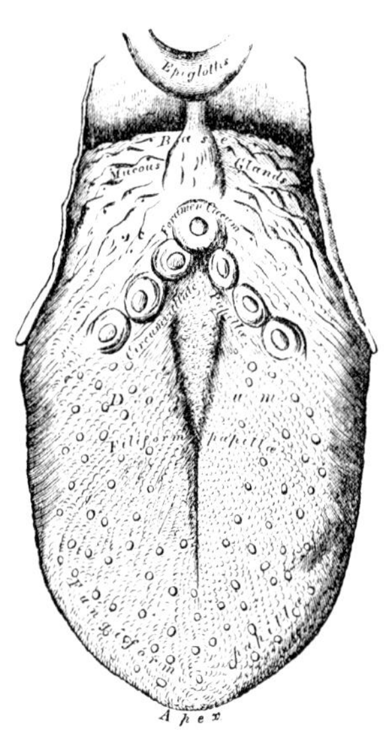

The 3 kinds of PAPILLÆ magnified

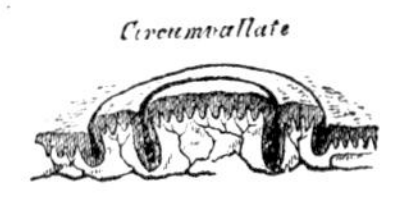

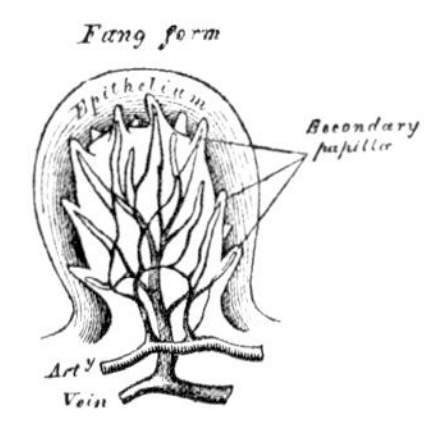

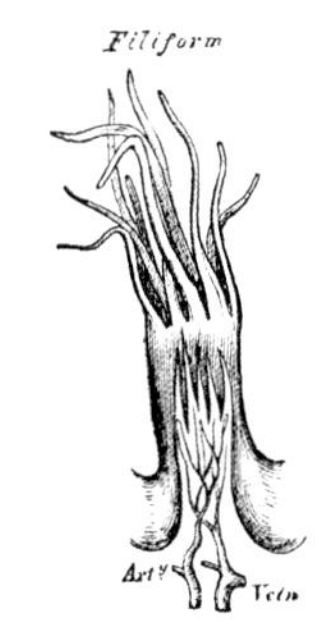

亨利·芬戴克·卡特有关舌头的插图，特别值得注意的是那些类型不同的乳突或味蕾。这些插图也摘自《格雷解剖学》。

舌头是一条肌肉，但又与其他肌肉完全不同。首先，它异常敏感（想想看，你能何等敏捷地从食物里选出某种不该存在的东西，比如一小片蛋壳或一粒沙），密切参与语言表达和品尝食物等关键活动。吃东西时，舌头就像鸡尾酒会上忙忙碌碌的东道主，在每一道菜品送进食道之前，检查其味道和形状。众所周知，舌头上布满了味蕾。这些分布在舌头隆起部位的味觉受体细胞团，正式名称叫“乳头状凸起”（papillae）。它们分为三种不同的形状——轮状（或圆形）、菌状（蘑菇形）和叶状。在人体的所有细胞里，它们有着最强的再生能力，每10天更替一次。

多年来，就连教科书也会谈及一幅舌头的示意图，在图中，每种基本味觉各自占据一个明确的区域：舌尖是甜味，两侧是酸味，舌根是苦味。这其实是个神话，可追溯到1942年哈佛大学心理学家埃德温·波林（Edwin G. Boring）所写的一本教科书，在书中，他对40年前德国一位研究员所写的论文做了错误阐释。我们总共拥有大约10,000个味蕾，主要分布在舌头周围，舌头最中央则完全没有味蕾。口腔顶部和喉咙靠下的地方还有一些味蕾，据说，这就是有些药物咽下喉咙后更觉苦涩的原因。

在肠道和喉咙里有跟嘴里一样的味觉受体（以帮忙识别变质或有毒物质），但出于充分的理由，它们与大脑的连接方式跟舌头上的味觉受体不一样。你并不希望尝到胃里的滋味。就连在心脏、肺部，甚至睾丸里也发现了味觉受体。没人知道它们在那儿是干什么用的。同时，它们向胰腺发送信号，调节胰岛素的分泌量，说不定两者还存在关联。

通常认为，味觉受体是出于两个非常实用的目的演化出来的：帮助我们找到能量丰富的食物（如甜的、成熟的水果），避开危险的食物。但必须说，它们并不总能很好地扮演这两种角色。1774年，英国伟大的探险家詹姆斯·库克（James Cook）船长在他第二次穿越太平洋的史诗级远航中，对此进行了有益的证明。一名船员捕获了一条船上没人认得的肥厚的鱼。人们把它煮熟，骄傲地呈送给船长和另外两名副官，但由于他们已经吃过了饭，只是稍微尝了尝，便剩下来放到第二天。这是一件非常幸运的事情，因为当天半夜，这三个人“变得异常虚弱，四肢麻木”。接连几小时，库克几乎瘫痪，无法举起任何东西，连一支铅笔都拿不动。他们服用了催吐剂来洗胃。他们能活下来简直是奇迹，因为他们品尝的鱼是河豚。河豚身体里含有一种叫作河豚毒素的毒药，毒性比氰化物强1000倍。

图上所示是日本的鱼市。在这里，河豚（fugu or pufferfish）只不过是一种装箱待售的渔获物。不过在它们上桌之前，人们需要进行异常小心的准备，不然这种危险的美味就会杀死那些满心期待的美食家。

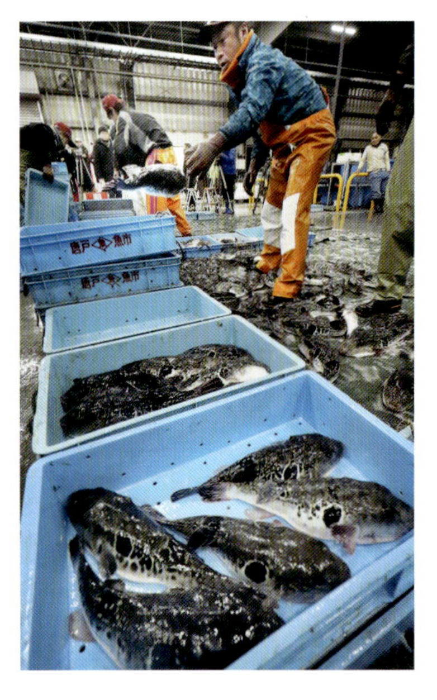

尽管河豚有着极强的毒性，在日本却是著名的美味。处理河豚是一份只能委托给极少数受过专门训练的厨师的工作，他们必须在烹饪前仔细去除河豚的肝脏、肠子和外皮，因为在这些部位，毒素浓度极高。即便如此，河豚里仍会保留足够的毒素，让嘴巴发麻，带给食用者一阵醉酒般微晕的愉悦。1975年发生过一件出名的事情，歌舞伎名演员坂东三津五郎不顾周围人的劝阻，吃了4份河豚，缺氧窒息4小时后惨死。如今，每年都有因吃河豚而死的人。

河豚棘手的地方在于，等到毒素作用变得明显的时候，已经没法采取任何补救措施了。从颠茄（belladonna，也叫“致命茄”，deadly nightshade）到各种各样的真菌等有害毒物，也都是同样情形。有一个广为人知的例子：2008年，英国作家尼古拉斯·埃文斯（Nicholas Evans）和他的三位家人在苏格兰度假时，因为把一种致命蘑菇——细鳞丝膜菌（*Cortinarius speciosissimus*）当成了它美味无毒的好表亲

我们大约有10,000个味觉受体，但嘴巴里其实还有着更多的疼痛和其他体感受体。

牛肝菌，误食中了剧毒。中毒的后果很可怕，埃文斯需要进行肾脏移植手术，而且他们四个人都遭受了持久的伤害，但毒蘑菇的味道里没有任何提醒他们当心即将到来的危险。不妨这样说，味觉受体的防御能力，实在纯属我们的假定。

我们大约有10,000个味觉受体，但嘴巴里其实还有着更多的疼痛和其他体感受体。因为这些受体在舌头上并列存在，我们有时会将它们混合起来。我们形容辣椒“热辣辣”的，这一点也不夸张。你的大脑将辣感阐释为真正的烧灼。科罗拉多大学的约舒亚·图克斯伯里（Joshua Tewksbury）说：“辣椒刺激到的神经元，跟你摸到335华氏度高温火炉时激活的神经元是同一种。基本上，大脑在对我们说，我们把舌头放在火炉上啦。”同样地，哪怕萦绕着热乎乎的烟雾，薄荷醇感觉起来也是凉丝丝的。

所有辣椒的活性成分都是一种名为辣椒素的化学成分。摄取辣椒素时，你的身体会释放出内啡肽（我们完全不清楚这是为什么），而内啡肽带来了一种暖烘烘的愉悦感。然而，一旦暖烘烘过了头，它很快就会变得不舒服，接着无法忍受。

对于辣椒中的辣味，其衡量指标是史高维尔辣度单位，此名来自一位谦逊的美国药剂师威尔伯·史高维尔（Wilbur Scoville，1865—1942），他对带辣味的菜没有特别的兴趣，甚至说不定一辈子也没吃过真正辛辣的食物。史高维尔职业生涯的大部分时间都在马萨诸塞州药学院培训学生，撰写有着“对甘油栓剂的若干观察”一类名字的学术论文。但到1907年，他42岁时搬到了底特律，接受了大型制药公司派德药厂提供的职位（明显是受了

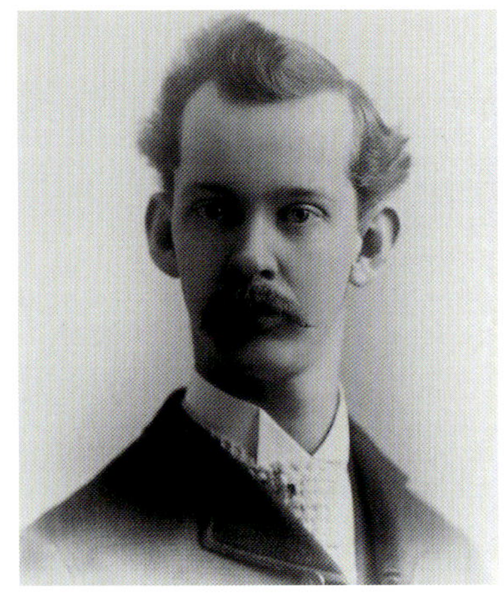

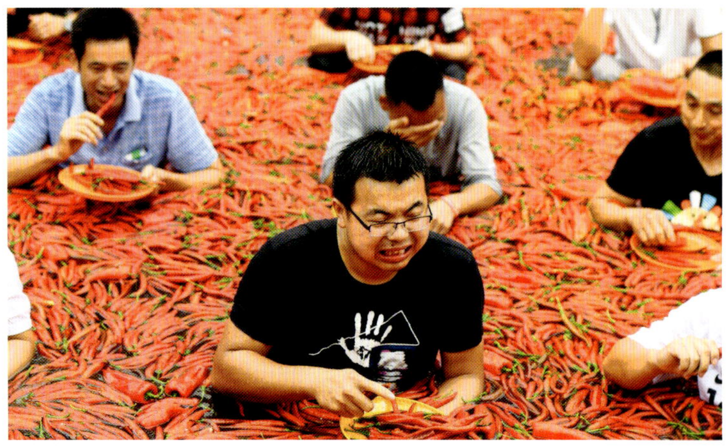

威尔伯·史高维尔教授，这位美国的药剂师以自己的名字命名了辣椒的辣度等级。

右边图片上展示的是在中国举行的吃辣椒比赛。参赛者们正吃得“热火朝天”，有一两位看上去还被辣到了。比赛的获胜者在一分钟内吃掉了50个辣椒，就他吃掉的辣椒数量和当时的温度而言，这一数字都挺令人难忘的。

丰厚薪水的诱惑）。他的任务之一是监督热门肌肉药膏“希特”（Heet）的生产。希特的暖意来自辣椒（就跟食物中所用的辣椒一样），但辣椒的辣度因品种不同而差异极大，怎样判断某一批次药膏里该放多少辣椒，当时还没有可靠的方法。于是，史高维尔想出了一种名叫“史高维尔感官检测”的流程，对所有辣椒的辣度进行科学测量。这一标准沿用至今。

按照史高维尔评级，甜椒的辣度在50～100史高维尔单位。墨西哥青椒的辣度大多在2500～5000史高维尔单位。如今，很多人会专门培育尽量辣的辣椒。截至本文撰写之时，辣度纪录保持者是220万史高维尔单位的卡罗来纳死神辣椒（Carolina Reaper）。有一种经纯化的摩洛哥种大戟科植物（spurge plant），是常见且无害的花园开花大戟（euphorbia）的表亲——按照测量，它的辣度是160亿史高维尔单位。超级辣椒并不用于食物，它们超出了人类的阈值，但辣椒喷雾剂（使用的也是辣椒素）制造商们对它们很感兴趣。[1]

据报道，辣椒素对普通人大有帮助，可降低血压、对抗炎症、

1 在自然界，辣椒演化出辣椒素，是为了防止小型哺乳动物吃掉自己的种子，哺乳动物会用牙齿咀嚼种子，有碍辣椒种子的传播。相比之下，鸟类将种子整个吞下，并不会尝到辣椒素，于是，它们能吃到成熟之后落地的辣椒种子。之后，鸟儿飞走，通过排便把种子（包裹在白色的鸟粪当中）传播到新的地方，这对鸟和种子来说都是绝好的安排。

减少癌症易感性。《英国医学杂志》报道过一项研究，相较于不喜欢吃辣的食客而言，大量食用辣椒的中国成年人的死亡风险要低14%。不过，这类研究结果始终存在一个问题，那就是，受试者食用大量辛辣食物跟生存率提高14%，两者说不定只是一种巧合的关系。

顺便说一句，人的疼痛感受体不光存在于口腔当中，也存在于眼睛、肛门和阴道里，这就是为什么辛辣食物会在那些地方引发不适。

就味道而言，我们的舌头只能识别出基本的甜味、咸味、酸味、苦味和鲜味。一些权威人士认为，我们还有专门分配给金属、水、脂肪和一种日语中叫“kokumi”（意为“浓郁”或“丰盛”）的味觉受体，但人们普遍接受的，只有前述五种基本味道。

在西方，鲜味仍然是一个有着奇特异域气质的概念。哪怕在日本，它也是一个相对晚近的术语，虽然数百年来人们都知道它。它来自一种名为“出汁”的受欢迎的鱼汤，由海藻和鱼鳞干熬制而成，如果添加到其他食物中，后者会变得更加鲜美，并带来一种难以形容的独特味道。20世纪初，东京一位叫池田菊苗的化学家决定找出这种味道的源头，尝试进行合成。1909年，他在东京的一份期刊上发表了一篇简短的论文，确定了味道的来源是化学物质谷氨酸。他把这种味道称作“鲜味”，意思是“美味的本质”。

这是日本化学家池田菊苗。他确定了“美味的本质”是什么，据此创立了一家十分成功的企业，还引发了有关味精的经久不息的争议。

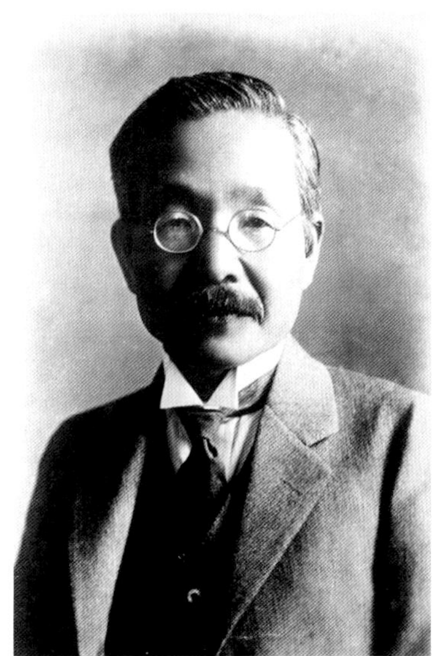

池田的发现，在日本以外的地方几乎没有引起任何关注。直到1963年，鲜味（umami）一词才出现在一篇学术论文里，正式进入英语。它在更主流刊物上的首次亮相，是1979年的《新科学人》。直到2002年，西方研究人员确认了鲜味受体的存在，池田的文章才被翻译成英语。但在日本，池田成了名人，但他出名不是因为自己的科学研究工作，而是因为跟人共同创办了一家了不起的公司——

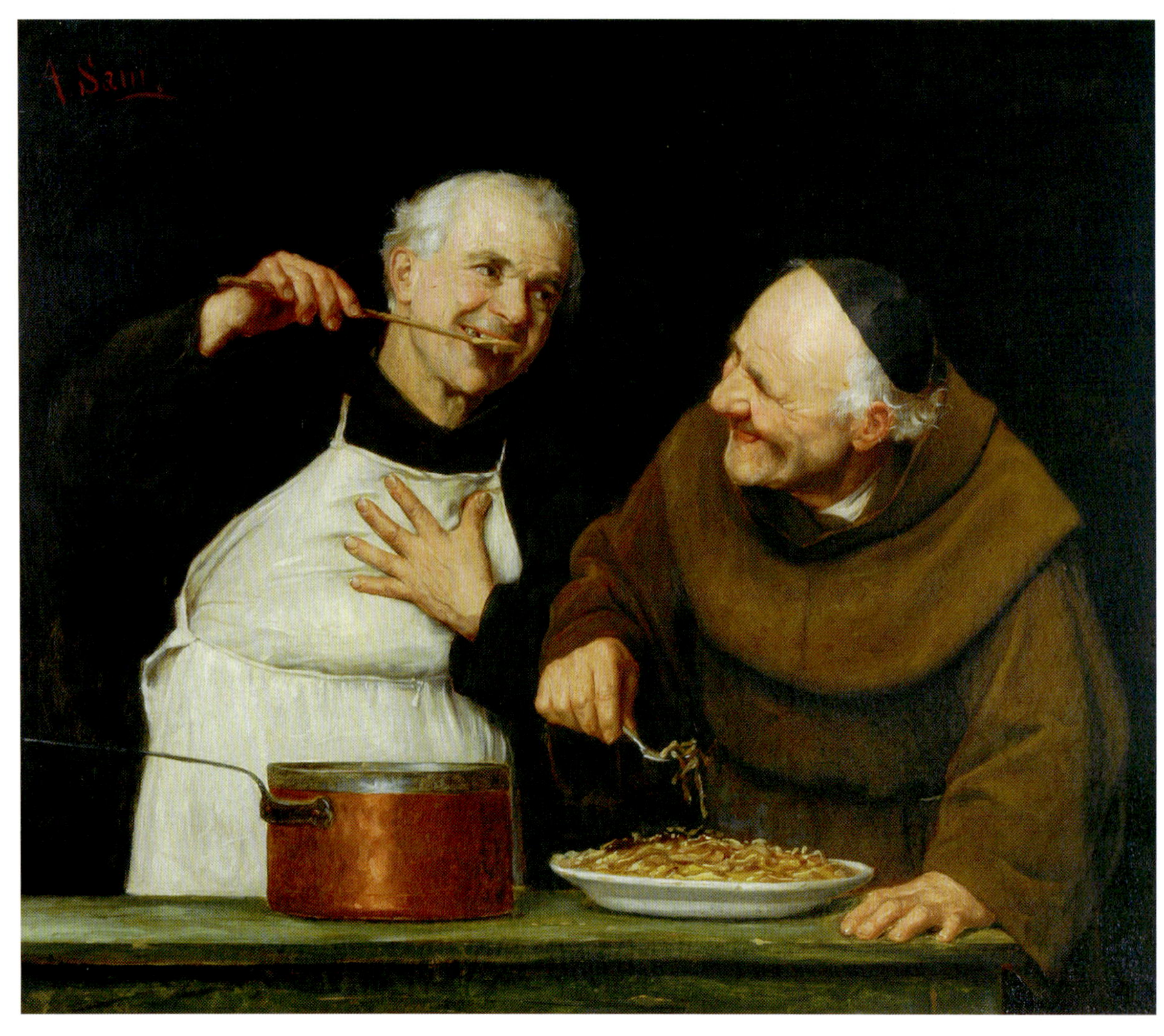

味道与气味，鼻子与舌头：无论它起源自哪里，也无论我们如何称呼它，品尝美食的纯粹快乐在这幅画作中呼之欲出。这幅意大利艺术家亚历山德罗·萨尼（Alessandro Sani）的画就被愉快地命名为《品尝》（*The Tasting*）。

“味之素”。他创办这家公司，是为了利用自己制作鲜味合成剂（如今人们熟知的谷氨酸钠或味精）的专利。如今，味之素早已成为行业巨头，全球1/3的味精都由它生产。

1968年，《新英格兰医学杂志》刊登了一位医生的来信（不是文章或研究，就只是一封信），他说自己在中国餐馆吃饭后有时会隐约觉得不舒服，好奇罪魁祸首会不会是加入食物里的味精。这封信的标题是《中国餐馆综合征》，从这件小事开始，很多人都固执地认为，味精是一种毒素。事实上，它不是。很多食物（如

很多人都固执地认为，味精是一种毒素。事实上，它不是。很多食物（如西红柿）都天然地蕴含它。

西红柿）都天然地蕴含它，按正常剂量食用，也从未发现它对任何人产生有害影响。根据奥尔·莫西森（Ole G. Mouritsen）和克拉夫斯·斯蒂贝克（Klavs Styrbk）合著的精彩研究《鲜味：解锁第五味觉的秘密》（*Umami: Unlocking the Secrets of the Fifth Taste*）的说法，“味精这一食品添加剂，是历年来受到最彻底审查的食品添加剂”，科学家并未找到任何理由谴责它，但在西方，它却一直背负着不好的名声，人们认为它会引发头痛和心神不安。

舌头和味蕾带给我们的仅限于食物的基本质地和特点（柔软的、光滑的、甜的、苦的等），但食物的完整感受性取决于我们的其他感官。我们当然都会说食物尝起来是什么味，但这还不完整。我们吃东西的时候，感受的是滋味（flavour），也就是味道（taste）加上气味（smell）。[1]

据说，气味至少占滋味的70%，甚至高达90%。我们直观地欣赏它，却并不经常思考它。如果有人递给你一罐酸奶，说：“这是草莓味的吗？”通常，你的反应是去闻一下，而不是喝一口。这是因为，草莓其实是一种气味，是鼻腔的感觉，而不是嘴里的味道。

吃东西时，大部分的香味并不是通过鼻孔到达你的鼻内，而是通过鼻道的鼻甲部到达你的鼻内，这就是所谓的“鼻后通道”（跟鼻子里的“鼻前通路”相对）。要想体验到味蕾的局限性，有一个很简单的方法：闭上眼睛，捏住鼻孔，从碗里随意抓起一枚

1　不光英语里是这样，在其他至少10种语言里，“味道”（taste）和“滋味”（flavour）可以互换使用。

果冻豆吃下去。你立刻能感受到它的甜味，但几乎肯定无法确定它到底是什么口味。但睁开眼睛，松开鼻孔，它的果味独特性就立刻变得明显了。

就连声音也会对我们的食物美味感知产生实质性的影响。让人们一边从不同的碗里取薯片吃，一边戴着耳机听一连串嘎吱嘎吱的声音，他们总会认为嘎吱声越大越吵的薯片更新鲜、更好吃，哪怕所有薯片都是同样脆的。

人们对食物的滋味感受是很容易受到愚弄的，这方面的测试已经做过很多。波尔多大学的盲品测试为酿酒学院的学生提供两杯葡萄酒，一杯红，一杯白。这些葡萄酒其实完全相同，只不过，其中一种掺入了完全无味无臭的红色添加剂。

学生无一例外地为两种葡萄酒列出了完全不同的品质。倒不是因为他们缺乏经验，或者太天真，而是因为，他们看到的情形，让他们产生了完全不同的期待，而期待又强烈地影响了他们从两个玻璃杯中啜饮时所产生的感受。出于完全相同的道理，如果一种橙汁饮料是红色，你会情不自禁地觉得它尝起来像是樱桃味。

事实上，气味和滋味完全是在我们脑袋里创造的。想象一种美味的东西，比如，烤箱里刚取出的新鲜烘焙好的热乎乎、湿润、黏稠的巧克力布朗尼。咬一口尝尝那天鹅绒般的丝滑，你的脑袋里就充满了巧克力令人兴奋的飘逸感。现在，再想想看：这些滋味或香气，其实都并不存在。真正进入嘴里的是颗粒和化学物质。是你的大脑，为了让你快活，解读了这些无臭无味的分子。你的布朗尼是乐谱。你的大脑让它变成了交响乐。与别的其他许多事情一样，你所体验到的世界，是你的大脑允许你体验的部分。

对页：我们能够产生有意义的声音，而很久之前的解剖学研究就已经对此着迷了。这些来自17世纪的图表，摘自牧师兼科学家约翰·威尔金斯（John Wilkins）的著作。图框的左上角都标着特定的字母和声音，图片展示的就是这些字母和声音是如何发出来的。

当然，我们还用嘴巴和喉咙做另一件了不起的事情，那就是发出有意义的声音。创造和分享复杂声音的能力，是人类存在的伟大奇迹之一，这一特征最为明显地把我们和曾经存在过的任何其他

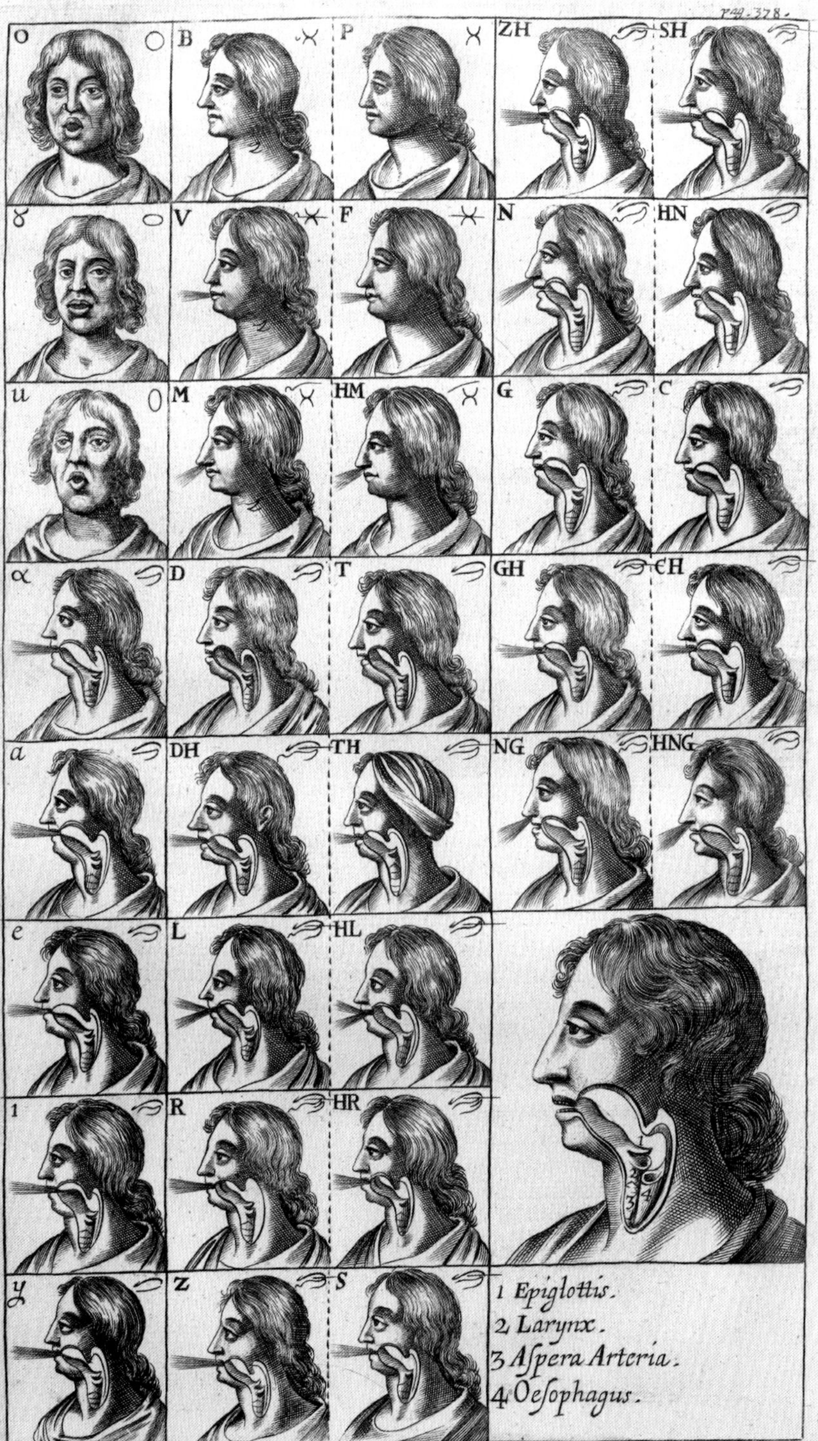
pag. 378.
O
B
P
ZH
SH
ȣ
V
F
N
HN
u
M
HM
G
C
α
D
T
GH
CH
a
DH
TH
NG
HNG
e
L
HL
I
R
HR
y
Z
S
1 Epiglottis.
2 Larynx.
3 Aspera Arteria.
4 Oesophagus.

生物都区别开来。

用丹尼尔·利伯曼的话来说，语言及其发展“或许比人类演化中其他任何主题都存在更广泛的争议”。甚至没有人知道语言在地球上大概是从什么时候开始的，以及它是一种仅限于智人（*Homo sapiens*），还是尼安德特人（Neanderthals）和直立人（*Homo erectus*）等原始人类掌握的技能。利伯曼认为，从大脑的大小和对工具的运用来看，尼安德特人有可能拥有复杂的语言，但这并不是一个可以被证明的假设。

可以肯定的是，语言能力需要小肌肉、韧带、骨骼和软骨之间达成精确而协调的平衡，它们必须有着恰如其分的长度、恰如其分的绷紧度和恰到好处的位置，才能让受控制的空气实现正确的微型爆发。舌头、牙齿和嘴唇也必须足够敏捷，好让喉咙间的微风变成有着细微区别的音调。所有这一切，还必须在不影响我们吞咽或呼吸能力的前提下实现。说得客气些，这是一项难以完成的任务。不光要有能允许我们说话的大脑，还要有一套安排精妙的解剖学结构。黑猩猩不能说话的原因之一是，它们似乎缺乏用舌头和嘴唇做出精细形状的能力，无法形成复杂的声音。

兴许，这一切的发生是因为，在我们两足行走新姿势的演化过程中，我们的上半身也有了新的特性，也说不定，这些特性里有一些是通过演化缓慢而渐进的智慧选择出来的。不管怎么说，我们最终拥有了体积足够大、足以处理复杂想法的大脑，以及能够清晰表达这些想法的独特声带。

基本上，喉部本质上就是一个盒子，每侧的宽度在30～40毫米。它内部和周围有9根软骨、6块肌肉和1组韧带，其中就包括2条我们通常叫声带（vocal cords）的韧带，但更恰当的叫法应该是声襞（vocal folds）。[1]

1　非常严格地说，声襞由两个声韧带及相关的肌肉和膜组成。

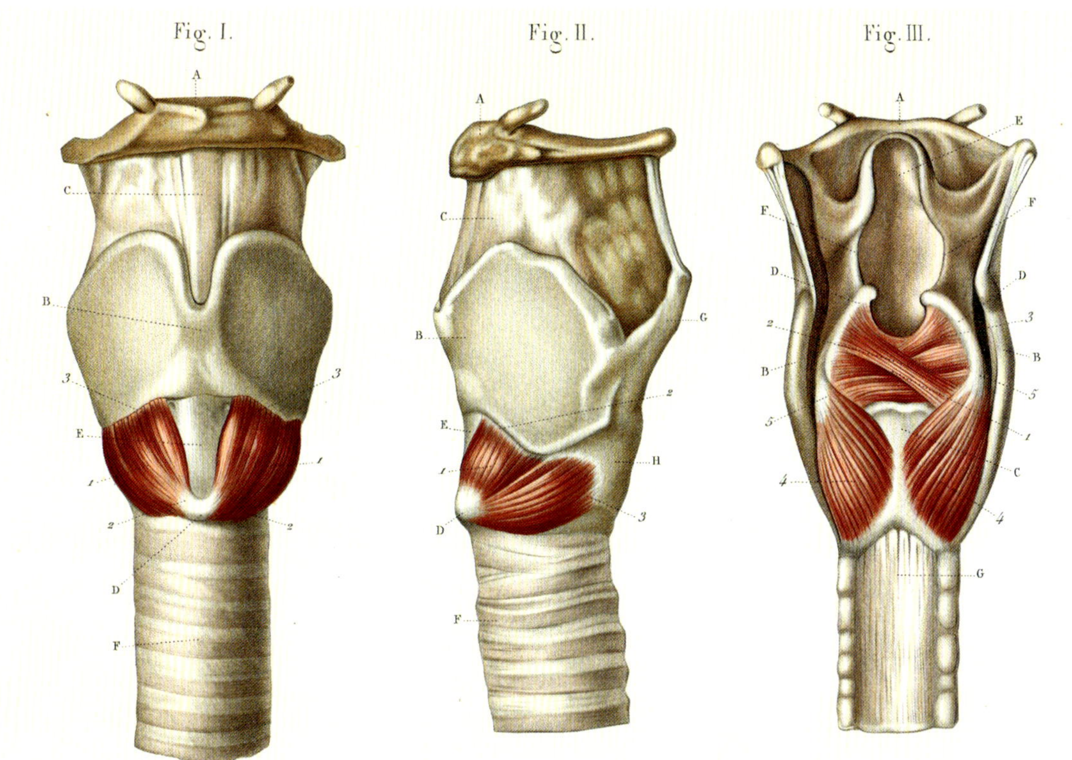

当空气被迫要从它们当中通过，声带就会颤振（据说，就像强风中的旗帜），发出各种声音，通过舌头、牙齿和嘴唇共同的微调，变成神奇、共鸣、蕴含了信息的呼气，也就是俗称的语言。这一过程分为三个阶段：呼吸、发声和清晰吐字。呼吸是推动空气通过声带；发声是把空气变为声音的过程；清晰吐字是把声音提炼成语言。如果你想欣赏什么叫作神奇的语言，不妨唱一首歌（《雅克弟兄》效果最佳），体会人声能够多么轻松地转化为旋律。其实，你的喉咙不光是一种乐器，也是水闸和风洞。

一些用于说话和唱歌的复杂支架形状的肌肉组织。这是一幅来自19世纪法国解剖学教科书上的插图，显示的是喉部的肌肉组织。

如果你知道这一切如此复杂，那么，有些人难以把它们整合到一起也就不足为奇了。口吃是一种最残忍又最乏人了解的常见疾病。它影响了1%的成年人和4%的儿童。出于未知的原因，80%的患者是男性。口吃在左撇子人士（尤其是那些后天经纠正用右手写字的左撇子）中比右撇子人士更常见。口吃的受害者里有数

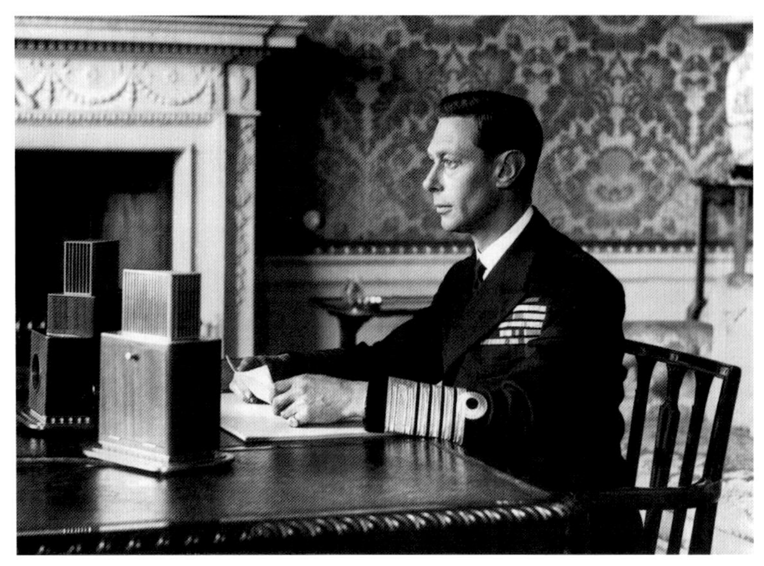

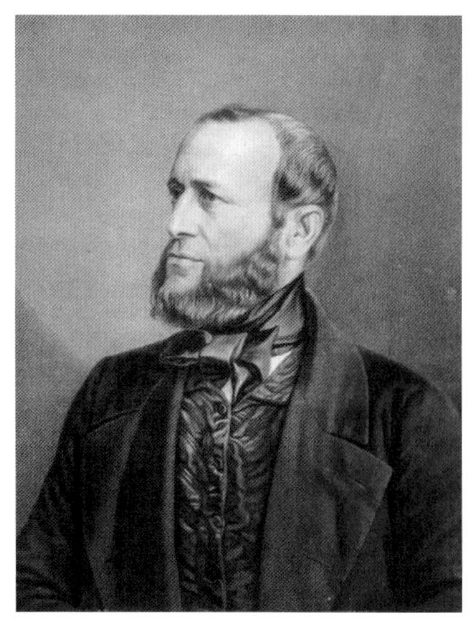

英王乔治六世和语言治疗师莱昂内尔·罗格（Lionel Logue）合作以克服他口吃的事迹，经电影《国王的演讲》的宣传而广为人知。左图显示的是1939年9月3日英国对德宣战的当天，乔治六世通过广播向英国人民发表讲话。

令人遗憾的是，在罗格的治疗方式普及之前，许多口吃患者都因为约翰·迪芬巴赫（右图）这样的外科医生而吃足了苦头。这些人毫无凭据地相信切断患者舌头上的肌肉可以治疗口吃。

不清的杰出人物，包括亚里士多德、维吉尔、查尔斯·达尔文、刘易斯·卡罗尔、年轻时的温斯顿·丘吉尔、亨利·詹姆斯、约翰·厄普代克、玛丽莲·梦露和英国国王乔治六世（在2010年的电影《国王的演讲》里，科林·费尔斯对他做了感人至深的刻画）。

没人知道是什么引起了口吃，为什么不同的患者会在一个句子里不同位置上的不同字眼或词汇上跌跟头。对许多人来说，当他们把结巴的字眼唱出来，说一门外语，或是自己跟自己说话的时候，口吃就神奇地消失了。绝大多数口吃患者到了青春期会自然痊愈（这就是为什么儿童患者的比例远高于成年人）。女性似乎比男性更容易恢复。

口吃没有可靠的治疗方法。19世纪德国最杰出的外科医生约翰·迪芬巴赫（Johann Dieffenbach）认为口吃完全是一种肌肉的毛病，认为可以靠着切断患者的部分舌头肌肉来治疗口吃。虽然这一治疗方式完全没有效果，但在欧洲和美国却广为流传了一阵子。不少病人死掉了，所有患者都承受了巨大的折磨。幸运的是，今天，大多数患者接受的都是语言疗法，得到了治疗师富有同情心的耐心诊治。

在我们离开喉咙，进一步探讨身体内部以前，我们不妨花些时间来谈谈守卫在喉咙关口（这道关口，是我们这趟旅程中最大的入口处，一旦通过这道关口，我们就将在黑暗中摸索了）的小小奇异肉质垂体。我指的是那永远神秘的悬雍垂（uvula，这个名字来自拉丁语，意思是“小葡萄”，虽说它的形状并不太像葡萄）。

很长一段时间里，没人知道它的用途。我们现在仍然不太确定，但它似乎在嘴里充当着挡泥胶皮的角色。它将食物导入喉咙，远离鼻道（以免你吃东西时咳嗽）。它还有助于唾液的产生（唾液总是很有用），并在触发呕吐反射中发挥着一定的作用。它说不定也在语言里扮演了角色，尽管这个结论仅仅基于一点：我们是唯一拥有悬雍垂的哺乳动物，也是唯一能说话的哺乳动物。事实上，摘掉了悬雍垂的人确实失去了对喉音的控制，偶尔还有人报告说，觉得自己唱歌不如从前那么旋律优美。悬雍垂在睡眠中的拍打，似乎是打鼾的重要组成部分，很多时候，打鼾也是摘除悬雍垂的原因，但这种情况是非常罕见的。我们绝大多数人一辈子都很难注意到悬雍垂。

简而言之，悬雍垂是一种奇怪的东西。考虑到它位于我们最大关口的中心位置，任何东西一旦过了这个关口就再也没有回头路可走，它似乎无关紧要，这不免太过奇怪。知道自己几乎绝对不会失去悬雍垂，而且就算失去了似乎也没什么太大麻烦，这恐怕可以起到一种神奇的双重安慰作用。

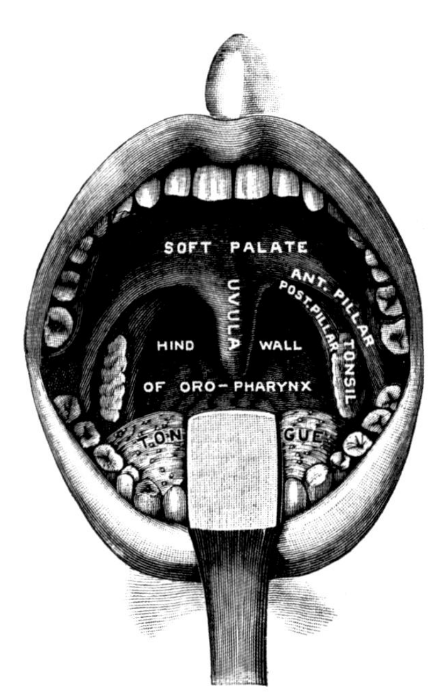

在这幅20世纪初的医学插图中，悬雍垂（uvula）出现在了口腔的中间，略显古怪，它到底是派什么用的，人们还不能确定。

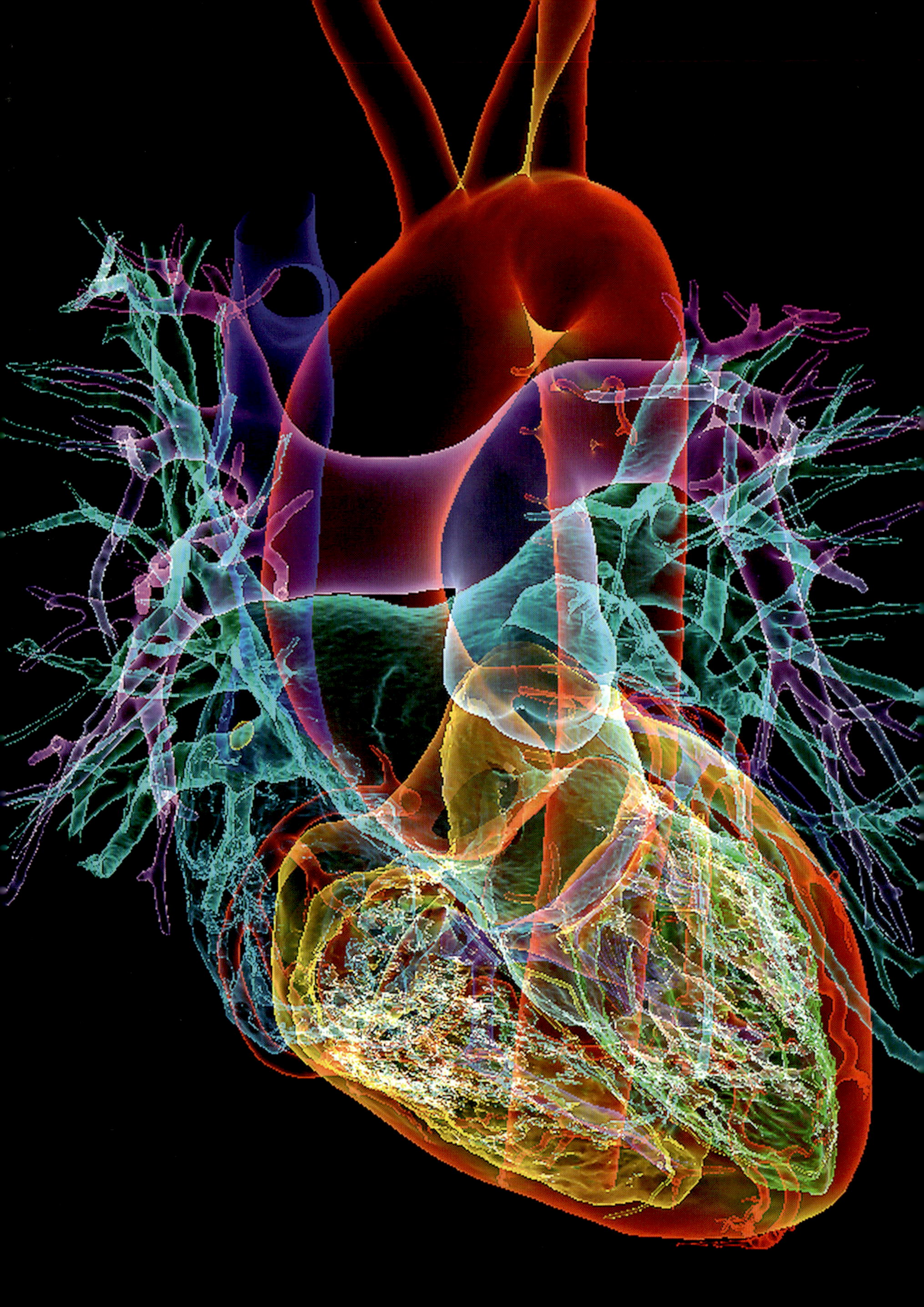

第七章

心脏和血液：

你分不分手
和心脏
没有半点儿关系

“停了。”

——英国外科医生兼解剖学家约瑟夫·亨利·格林（Joseph Henry Green，1791—1863），临终前摸着自己的脉搏说出了最后一句话

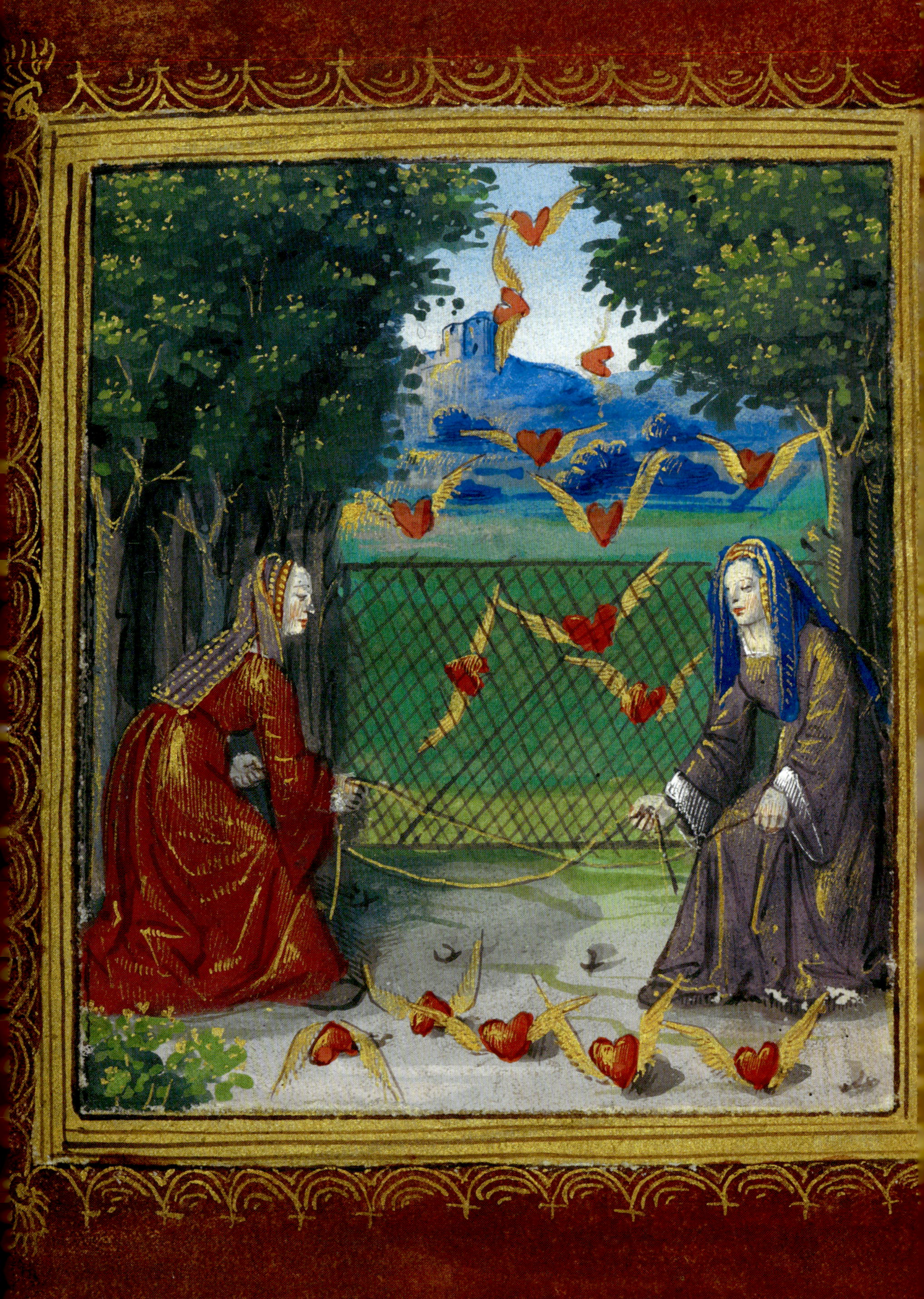

I

在人体的所有器官中，心脏遭到了最大的误解。首先，它看上去跟情人节及爱侣们把首字母刻在树干上的那种传统符号完全不一样。（这个符号最初是在14世纪早期的意大利北部绘画里凭空出现的，但没人知道是什么激发了它。）心脏也不在我们爱国情绪激昂时爱把右手放上去的位置，它位于胸腔的中心位置。最令人奇怪的一点是，我们让它处于把持自我情绪的位置：我们会说，自己全心全意地爱着某人；或者，当别人抛弃我们，我们说，自己的心都碎了。请不要误解，心脏是一个奇妙的器官，完全配得上我们的赞美和感激，但它与我们的情绪无关，甚至可以说，毫不相关。

这是一件好事。心脏没工夫走神。它是你身体之内最一心一意的器官。它只有一项工作要做，而且也做得非常好：那就是跳动。它跳动一次的时间略少于一秒，每天大约跳动10万次，一生多达35亿次，它有节奏地将血液泵动至全身。而且这种泵动力很强：如果主动脉遭切断，血压的强度足以让血液喷出3米开外。

有着如此不屈不挠的工作表现，大多数人的心脏工作时间之长，足可视为奇迹。你的心脏每小时泵送大约260升血液，也就是一天6240升——它一天推送的血液量，恐怕比你一年往汽车里加的燃油量还要多。心脏必须用足够的力量泵动，它不仅要将血液输送到身体的最末端，还必须帮忙把血液一路再带回来。如果你站着，心脏的位置大约比脚高1.2米，所以，在血液往回传送的过程中，需要克服大量的重力。想象自己用足够的力量挤压一台葡萄柚大小的泵，把液体顺着一条管子泵动到1.2米高的地方。现在，每隔一秒左右就做一次，昼夜不停，连轴转上几十年，看看你是否完全不觉得累。据计算（天知道是怎么算的），人一生中，心脏所完成的工作量，足以将重达1吨的物体往高空抬升240千米。这真的是令人叹为观止的执行力。它才不在乎你的爱情生活呢。

对页：深深扎根在我们文化中的心脏形象是相当不准确的。这幅16世纪的插图恰好捕捉到了这一现象。

本章章节页图片：这是一幅人类心脏的3D半透明彩色CT扫描图，上面展示了心脏的主要静脉和动脉，以及心脏顶部的主动脉弓。

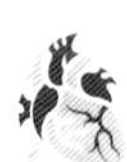

尽管如此，心脏朴素低调得惊人。它重量不到1磅，分为四个简单的隔间：两个心房和两个心室。血液通过心房（atria，拉丁语里的意思是“进入室”），从心室（ventricle，来自另一个拉丁词，指“室”的意思）离开。确切地说，心脏不是一台而是两台泵：一台泵把血液输送到肺部，另一台泵把它送往全身。要让一切正常运转，两者的输出必须平衡。在心脏泵出的所有血液里，大脑需要15%，但实际上，最大的血液量输送给了肾脏，占20%。血液绕你身体一周的旅程，大约要用50秒完成。奇怪的是，穿过心脏腔室的血液对心脏本身没有任何作用。为心脏提供营养的氧气经冠状动脉送达，跟氧气抵达其他器官的方式完全一样。

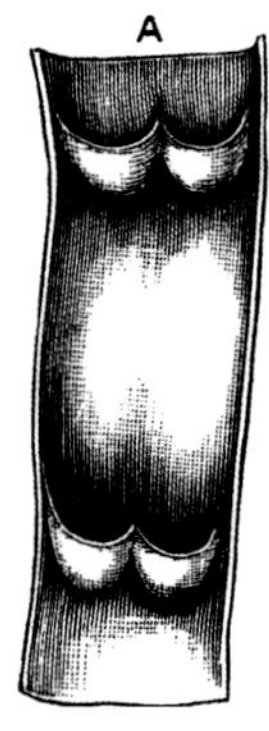

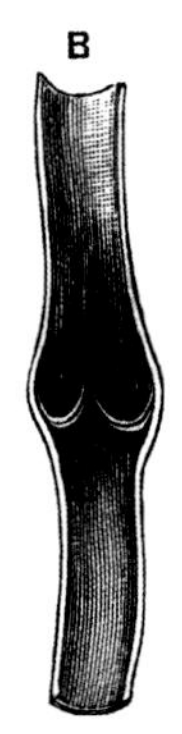

动脉将血液送出心脏，而静脉又将其送了回去。这幅陈年旧图上静脉的瓣膜清晰可见，它们能防止血管里的血液回流，使它朝着正确的方向流动。

对页：医学界在19世纪的时候已经对心脏有了几分更准确的认知。这套组图从左上角开始，沿着顺时针方向依次展示了心脏的正面、左侧、右侧和背面。

心跳分为两个阶段，分别叫心脏收缩（心脏往回收，把血液推向身体）和心脏舒张（它放松，重新充填血液）。这两者之间的压力差，就是你的血压。血压读数中的两个数字——比方说120/80毫米汞柱，只是简单测量了每次心跳时血管出现的最高和最低压力。第一个较高的数字是收缩压，第二个是舒张压。这些数字，用校准管里被推高的汞柱读数来专门测量。

持续地为身体各个部位提供足够量的血液，是一项棘手的工作。每当你站起身，大致就有1.5品脱的血试图往下流，而你的身体必须克服那该死的地球重力。为解决这个问题，静脉里有着能阻止血液向后流动的阀门，腿部肌肉收缩时，可充当泵的角色，帮助下半身的血液回到心脏。然而，要使腿部肌肉收缩必须得让它动起来。这就是为什么经常站起身来到处走动是那么重要。总的来说，身体很好地应对了这些挑战。“健康人肩膀和脚踝的血压差异低于20%。”有一天，诺丁汉大学医学院解剖学讲师西沃恩·劳纳（Siobhan Loughna）告诉我，“身体是怎么想出办法的，真的很值得注意。”

从这里面你大概能领悟到，血压不是一个固定的数字，而是各个部位有所变化的，而且在一整天里，血液将流遍全身，血压

Fig. 1.

Fig. 3.

Fig. 2.

Fig. 4.

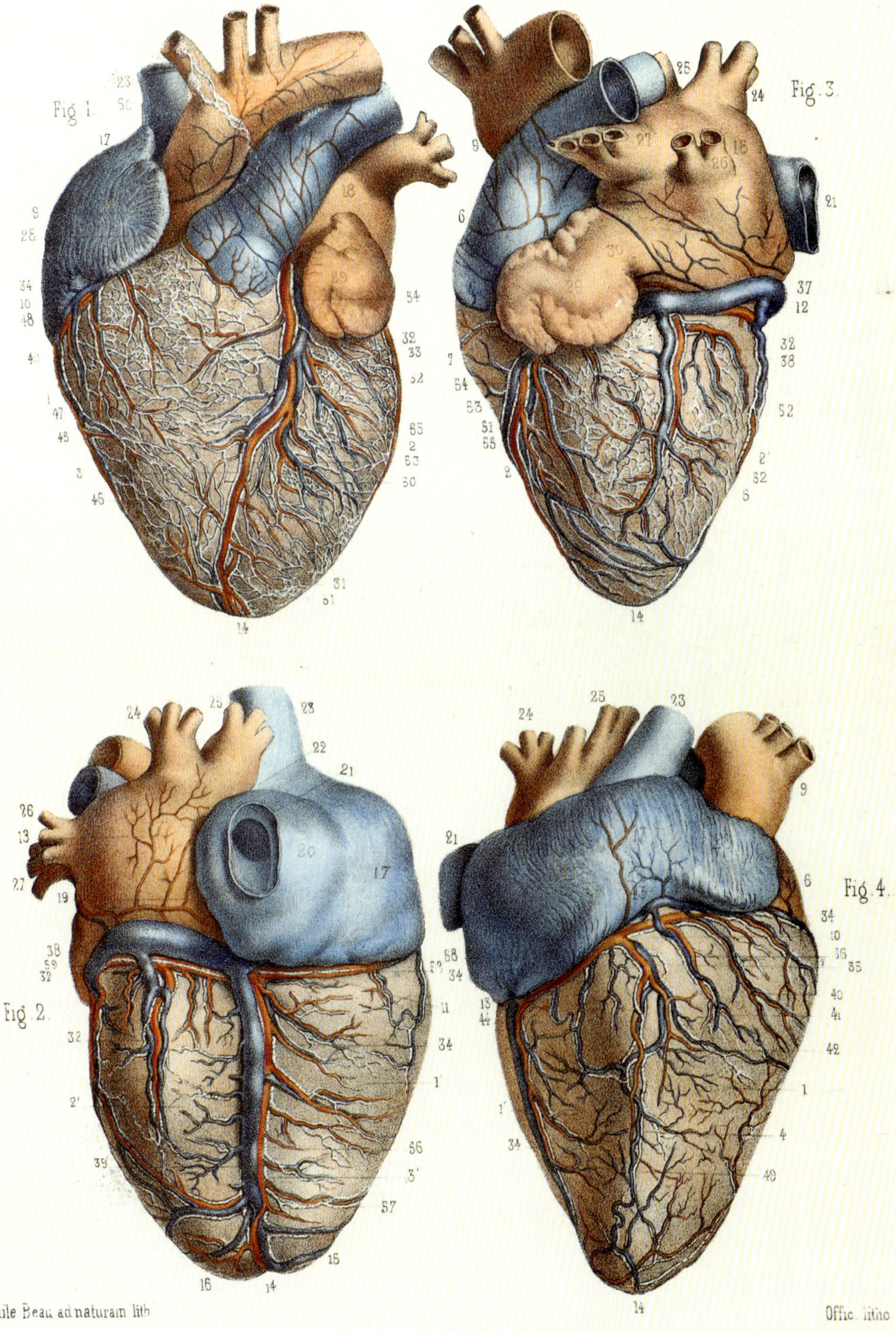

Emile Beau ad naturam lith

Offic. litho

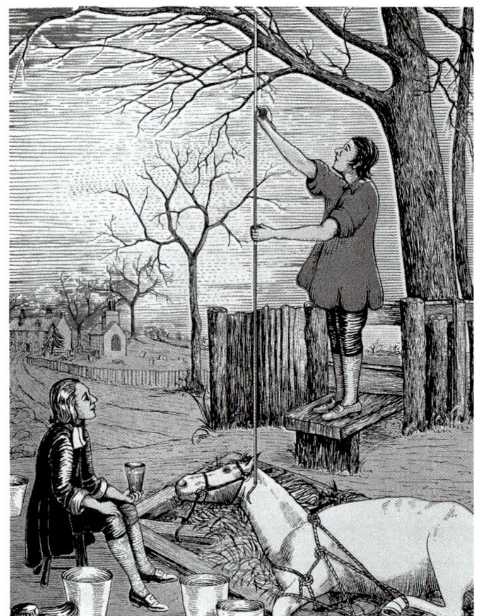

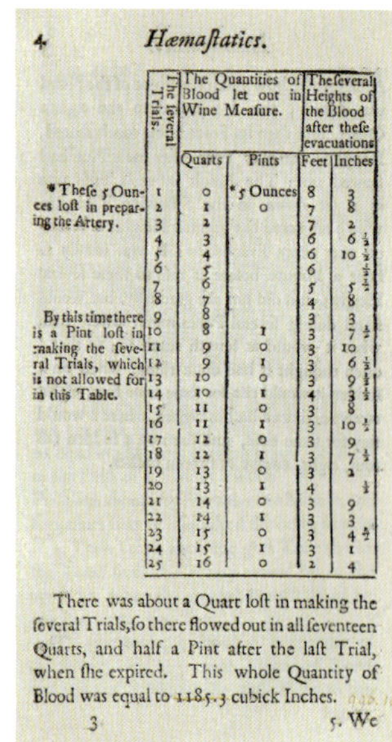

4 *Hæmaſtatics.*

* Theſe 5 Ounces loſt in preparing the Artery.

By this time there is a Pint loſt in making the ſeveral Trials, which is not allowed for in this Table.

The ſeveral Trials.	The Quantities of Blood let out in Wine Meaſure.		Theſeveral Heights of the Blood after theſe evacuations	
	Quarts	Pints	Feet	Inches
1	0	*5 Ounces	8	3
2	1	0	7	8
3	2		7	2
4	3		6	6 ½
5	4		6	10 ½
6	5		6	½
7	6		5	5 ½
8	7		4	8
9	8		3	3
10	8	1	3	7 ½
11	9	0	3	10
12	9	1	3	6 ½
13	10	0	3	9 ½
14	10	1	4	3 ½
15	11	0	3	8
16	11	1	3	10 ½
17	12	0	3	9
18	12	1	3	7 ½
19	13	0	3	2
20	13	1	4	½
21	14	0	3	9
22	14	1	3	3
23	15	0	3	4 ½
24	15	1	3	1
25	16	0	2	4

There was about a Quart loſt in making the ſeveral Trials, ſo there flowed out in all ſeventeen Quarts, and half a Pint after the laſt Trial, when ſhe expired. This whole Quantity of Blood was equal to 1185.3 cubick Inches.

3 5. We

字面意义上的高血压：这幅图描绘的是斯蒂芬·黑尔斯牧师用一匹马做的关键却残忍的实验。他的实验目的是发现马的心脏能将竖管里的血液泵多高。旁边的那页纸是他的笔记，上面是他记录的重要的实验结果。

也随之而动。在我们活跃的白天，它往往最高，到了夜里逐渐下降，午夜时分是最低点。人们早就知道，夜深人静时心脏病发作更为常见，一些权威人士认为，血压的夜间变化，说不定正是心脏病的触发因素。

早期有关血压的很多研究，来自18世纪初伦敦附近米德尔塞克斯郡特丁顿圣公会副牧师斯蒂芬·黑尔斯（Stephen Hale）所完成的一系列阴森可怕的动物实验。在一项实验中，黑尔斯把一匹老马捆起来，用铜插管插进马的颈动脉，再接了一根8英尺长的玻璃管。接着，他打开动脉，测量每一次脉搏中血液朝玻璃管里射得有多高。他在追求生理知识时，弄死了大量无助的动物，并因此受到严厉谴责——居住在当地的诗人亚历山大·波普（Alexander Pope）对此事的批评最为严厉——但黑尔斯的成就在科学界备受推崇。这也就是说，黑尔斯既推进了科学，同时又玷污了科学的名声。虽然受到动物爱好者的谴责，但英国皇家学会为黑尔斯授予了最高荣誉，即科普利奖章（Copley Medal），在一个多世纪里，黑尔斯的书《血液静力学》（*Haemastaticks*）是关于动物和人血压方面的最权威论述。

仅在美国，就有超过8000万人患有心血管疾病，相关治疗费用高达每年3000亿美元。

进入20世纪以后的很长一段时间，不少医疗机构仍认为高血压是一件好事，因为它表明血流得欢畅。当然，我们现在知道血压长期维持高位，将极大地提高心脏病发作或卒中的风险。但到底什么程度可以算是高血压，是个很难回答的问题。很长一段时间，人们都认为140/90毫米汞柱是高血压的基线，但到2017年，美国心脏协会突然将数字下调到130/80毫米汞柱，让几乎所有人大吃一惊。小幅下调后，男性高血压的人数多了2倍，而45岁以上高血压的女性人数多了1倍，几乎所有65岁以上人士全都进入了危险区域。按照新的血压阈值，几乎一半的美国成年人（1.03亿人）都处在血压不正常的那边。据信，至少有5000万美国人没有在这方面得到适当的医疗关注。

心脏健康是现代医学的一个成功故事。心脏病的死亡率从1950年的每10万人近600例，下降到今天的每10万人168例。迟至2000年，该数据仍为每10万人257.6例。但心脏病仍然是导致死亡的最主要原因。仅在美国，就有超过8000万人患有心血管疾病，相关治疗费用高达每年3000亿美元。

心脏失灵的形式多种多样。有可能是漏掉一拍，更常见的是多出一拍（因为电脉冲会错误点火）。有些人每天可能会出现近10,000次心悸，却毫无察觉。还有一些人心脏心律不齐，始终感到不适。心脏节律太慢，叫作心动过缓；太快则是心动过速。

虽然我们大多数人分不清心脏病发作和心脏骤停，但这实际上是两种不同的情况。如果含氧血液由于冠状动脉阻塞而无法进入心肌时，会出现心脏病发作。心脏病发作往往是突发的（所以它

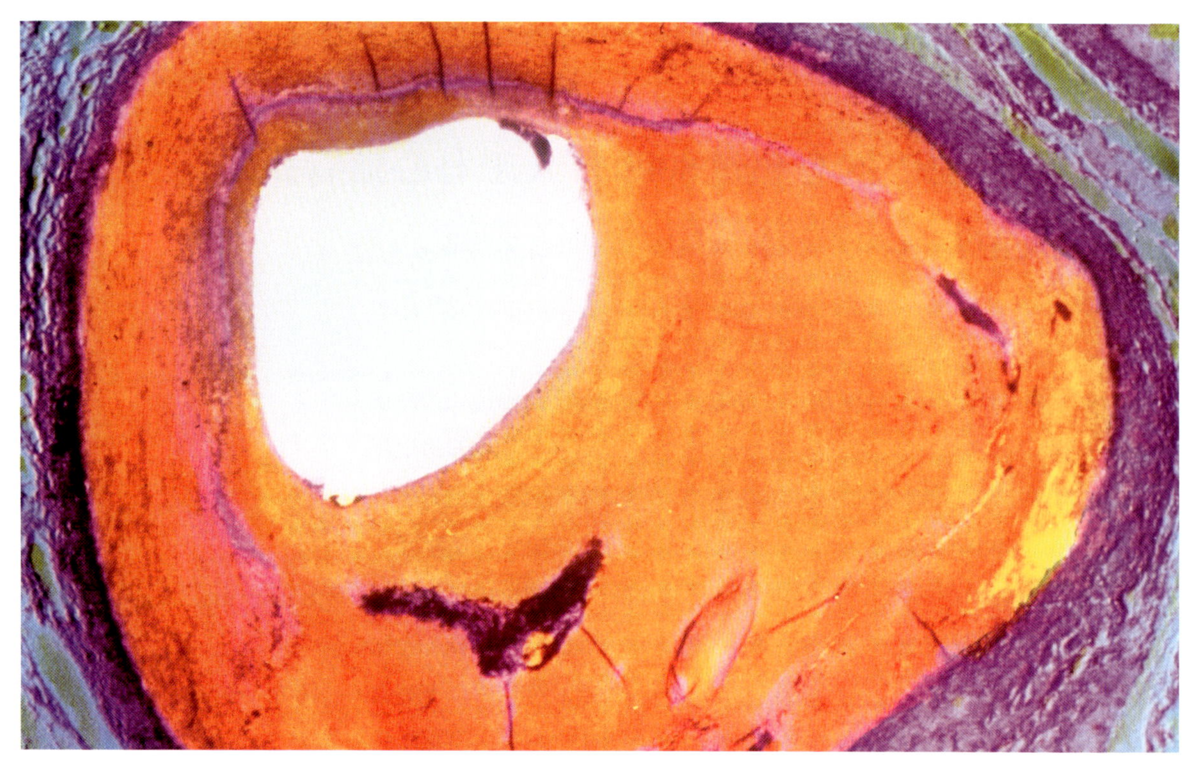

动脉粥样硬化，也就是动脉壁上脂肪斑块堆积，会产生心绞痛，并增加血栓形成的可能。这张人类冠状动脉切面照片显示了这些斑块（橙色部分）是如何大大减少血液可通过的动脉管腔（白色部分）的。

们叫“发作”），而其他形式的心力衰竭大多呈渐进型（但也并非所有都是）。如果阻塞下游的心肌缺乏氧气，它便开始枯萎，大多在60分钟之内死去。我们以这种形式损失的心肌，再也无法还原。而一些比我们简单得多的生物（比如斑马鱼），受损的心脏组织能重新生长，想到这一点，不免令人有些痛苦。为什么演化让我们丧失了这一有用机制，是人体的另一个未解之谜。

心脏骤停是指心脏完全停止泵动，通常是因为电信号失效。一旦心脏停止泵动，大脑就缺氧，进而迅速失去意识，除非快速得到治疗，否则人马上就会死。心脏病发作通常会导致心脏骤停，但哪怕没有心脏病发作，也可能出现心脏骤停。从医学上看，两者之间的区别很重要，因为它们需要不同的治疗方法，不过，在患者眼里，这种区别可能太学术化了。

所有形式的心力衰竭都鬼祟得出奇。大约1/4的受害者都是在遭受致命心脏病发作时才头一次知道自己有心脏问题。同样令人震

大约1/4的受害者都是在遭受致命心脏病发作时才头一次知道自己有心脏问题。

惊的是，超过一半的首次心脏病发作（致命或其他）发生在身材匀称、没有明显健康风险的人群里。他们不吸烟，不过量饮酒，体重并不大幅超重，没有长期高血压，胆固醇数据也不偏高，但他们仍然心脏病发作。良好的生活方式并不能保证你能避免心脏问题，只能减小概率。

似乎没有哪两次心脏病发作会是完全一样的。女性和男性心脏病发作就不一样。女性比男性更容易出现腹痛和恶心，也令病情更容易遭到误诊。部分是出于这个原因，50岁出头因心脏病发作而死的女性，是同龄男性的2倍。女性的心脏病发病数远多于通常报告的数据。在英国，每年有28,000名女性遭受致命的心脏病发作；这个数字约比因乳腺癌而死的患者高2倍。

一些即将经历灾难性心力衰竭的人会突如其来地产生可怕的死亡预感。这种情况出现得太过频繁，以至于有了医学名称：angor animi，它来自拉丁语，意思是“灵魂的痛苦”。有少数幸运的受害者（这里指的是致命事件里所蕴含的幸运），死亡来得很快，他们似乎并未感受到痛苦。1986年的一天晚上，我父亲睡着以后再没有醒来。据我所知，他是在没有痛苦不安（或者说，没有意识到痛苦不安）的情况下去世的。出于未知原因，东南亚的赫蒙人（Hmong，在中国叫苗族）特别容易受突发性夜间猝死综合征的影响。受害者睡着之后，心脏莫名其妙地停止了跳动。尸检几乎总是显示去世者的心脏正常而健康。肥厚型心肌病是运动员在运动场上突然死亡的病症。它源于心脏的不自然（而且往往从未确诊）增厚，在美国45岁以下人群里，它每年导致11,000人意外死亡。

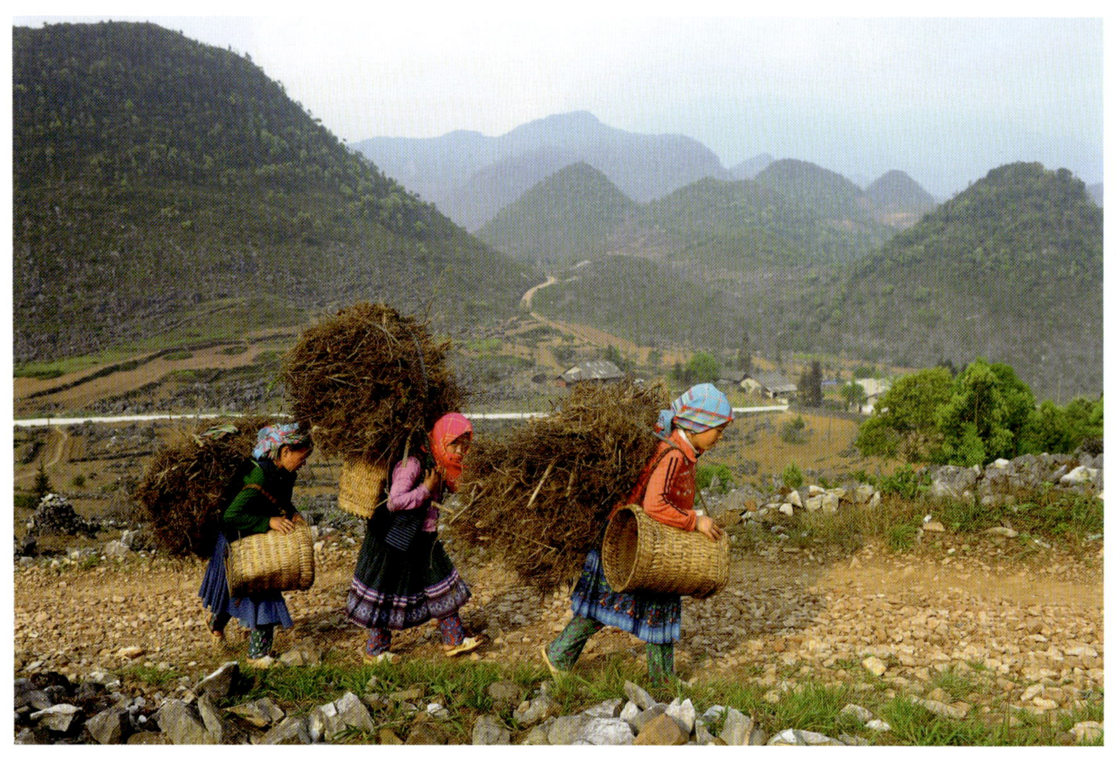

东南亚的赫蒙人（在中国叫苗族）有一种令人费解的现象，就是他们会在身体明显健康和心脏得到充分锻炼的情况下，在睡梦中突然死去——仅仅是心脏停止了跳动。图中这三个赫蒙妇女背着柴火回家的照片也许可以作为一种参考。

已有名字的心脏疾病比其他任何器官的疾病都要多，而且还全都是对身体健康有严重影响的。如果你一辈子从未经历过变异型心绞痛、川崎病、埃勃斯坦畸形、艾森曼格综合征、章鱼壶心肌病或者其他许许多多的心脏病变，你不妨认为自己是个幸运儿。

如今，心脏病是一种常见疾病，要是你听说它基本上是一种现代病，说不定会小小地吃上一惊。直到20世纪40年代，医疗保健的主要焦点还是征服白喉、伤寒和肺结核等传染病。只有当其他许多此类疾病得以清除，我们才察觉到出现了一种不断发展的流行病，那就是心血管疾病。富兰克林·德拉诺·罗斯福之死，似乎是触发公众意识的事件。1945年初，他的血压飙升至300/190毫米汞柱，很明显，这不是生机勃勃的迹象，而是恰好相反。没多久，他就去世了，年仅63岁，世界似乎突然意识到，心脏病已成为一种普遍存在的严重问题，该努力对它采取行动了。

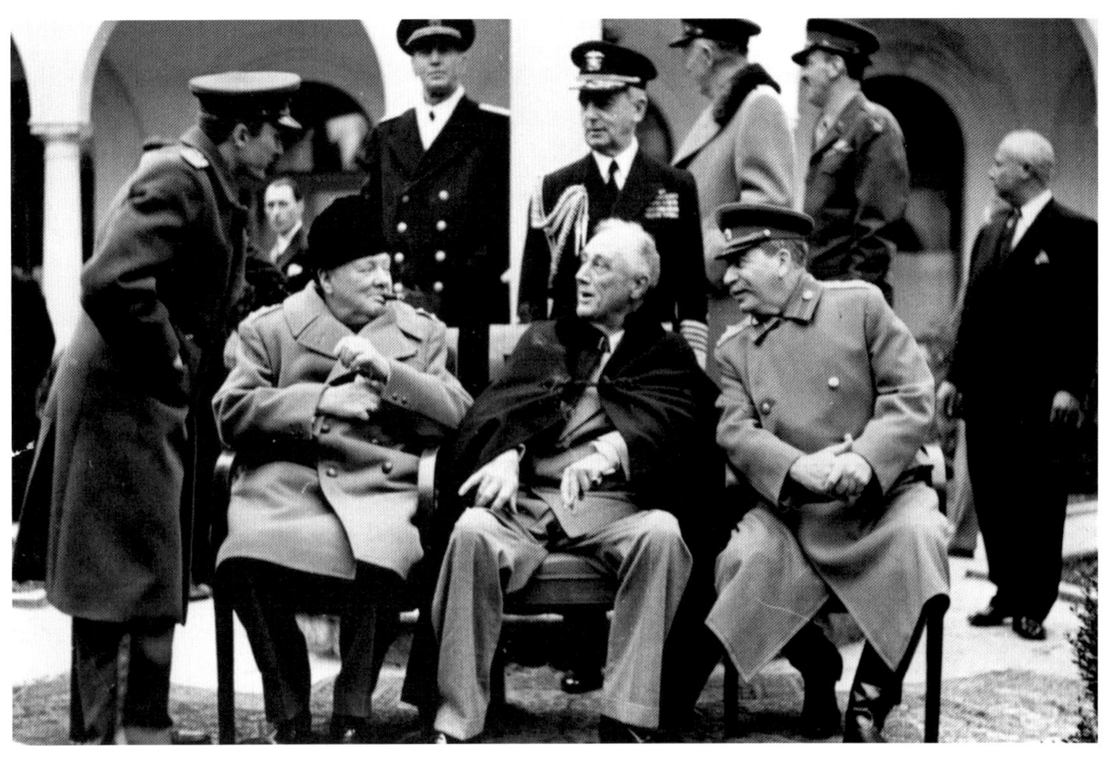

1945年2月，富兰克林·罗斯福在雅尔塔与丘吉尔和斯大林会面。当时，他的血压已经升至高危。两个月后，他就去世了。在他的众多遗产中，有一项是推动了对心脏疾病的首次重大医学调查。

在马萨诸塞州弗雷明汉镇进行的著名的弗雷明汉心脏研究，就是在这一背景下推进的。从1948年秋季开始，弗雷明汉研究项目招募了5000名本地成年人，并谨慎跟踪了他们此后的生活。虽说这项研究因参与者几乎仅限于白人（这一缺陷日后得到了纠正）遭到了批评，但至少，它颇有远见地招募了女性，在当时，人们认为女性不会因为心脏问题出什么大事。研究最初的想法是确定哪些因素会使部分人员产生心脏问题，而哪些因素又有助于让人避免心脏病。正是由于弗雷明汉研究，大多数重要的心脏病风险得以被确定或证实，包括糖尿病、吸烟、肥胖、不良饮食、长期懒散等。事实上，就连“危险因素”这个词，据说也是弗雷明汉研究创造的。

有不少理由可以把20世纪称为“心脏的世纪”，因为其他任何医学领域都没有出现比这更快、更具革命性的技术进步。不到

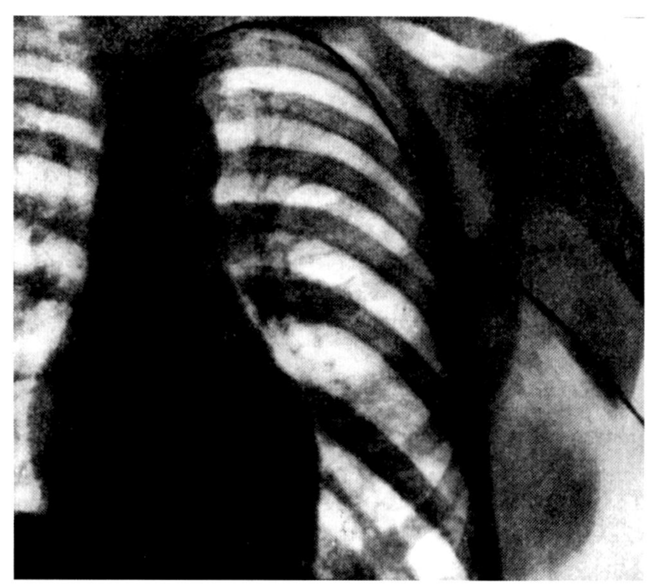

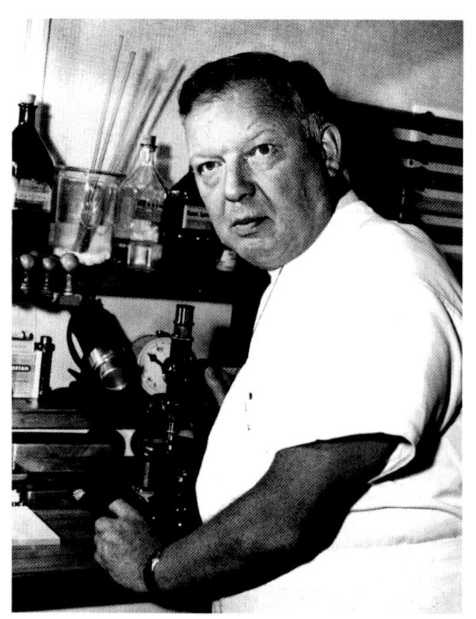

沃纳·福斯曼，医学道德模糊的教科书式案例。X光片显示的是一根导管。这根导管被他勇敢地插入自己的手臂，之后又进入心脏。福斯曼本人，既是一位医学先驱，也是一名顽固不化的纳粹分子。

人一辈子的时间，我们就从难以触及跳动的心脏，发展到经常对它做手术。和一切复杂而危险的医疗程序一样，经历了许多人多年耐心的工作，促成这一局面的技术和设备的完善。有时候，一些研究人员承担了异乎寻常的大胆和个人风险。以沃纳·福斯曼（Werner Forssmann）为例。1929年，福斯曼是一位刚拿到资质的年轻医生，在柏林附近的一家医院工作，他好奇地想知道，能不能通过导管直接接通心脏。他完全不知道自己的举动会招致什么样的后果，就把导管插入了自己手臂上的动脉，小心翼翼地把它推到了肩膀，又进入胸部，直至导管抵达心脏。此时，他高兴地发现，当有外来物体侵入心脏时，心脏并不会停下。之后，福斯曼意识到必须证明自己做过的事情，就走到位于大楼另一层的医院放射科，给自己做了X射线检查，留下了导管停留在心脏的惊人影像。福斯曼的操作，虽然最终彻底改变了心脏手术，但当时几乎没有引起人们的注意，这主要是因为，他是在一份二流刊物报告此事的。

要不是福斯曼是纳粹党和国家社会主义德国医师联盟（该联盟支持德国实现种族纯洁，是清除犹太人的幕后推手）的早期热情支持者，他本来会是个更值得同情的人物。目前还不完全清楚他本人在大屠杀期间做过多少邪恶之事，但至少，他在哲学上是应该被鄙视的。战争结束后，为逃避报复，福斯曼在黑森林的一座小镇上隐姓埋名地从事家庭医生工作。外面更广阔的世界原本将彻底遗忘他，然而，纽约哥伦比亚大学的两位学者——迪金森·理查兹（Dickinson Richards）和安德烈·考南德（Andre Cournand）以他的原创的突破性实验作为研究基础，并进而追踪、宣传了他对心脏病学的贡献。1956年，这三人都获得了诺贝尔生理学或医学奖。

宾夕法尼亚大学的约翰·吉本（John H. Gibbon）博士比福斯曼更为崇高，并有着同样坚韧的实验不适耐受能力。20世纪30年代初，吉本展开了一场漫长而耐心的追求，他想要制造一台能人工给血液充氧的机器，以便进行开心手术。为了测试身体深处血管扩张或收缩的能力，吉本从直肠插入了一根温度计，吞下一条胃管，然后从胃管倒入冰水，以确定其对体内温度的影响。经过20年的改良，并英勇地吞下大量冰水之后，1953年，吉本在费城杰斐逊医学院附属医院推出了全世界第一台心肺机，成功地修补了一名本可能会死的18岁姑娘心脏上的洞。靠着他的努力，这位女士又活了30年。

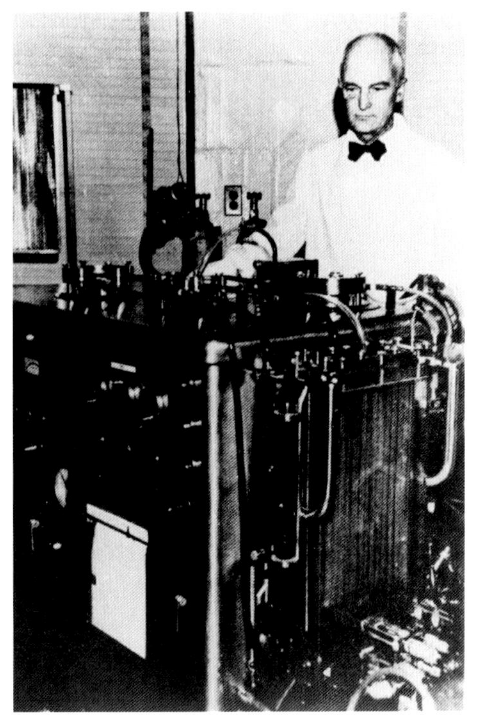

约翰·吉本与他20年来常常感到不适的研究成果——世上第一台能人工为血液充氧的机器。

不幸的是，接下来的四名患者都死了，吉本放弃了这台机器。此后，它流落到明尼阿波利斯外科医生沃尔顿·李拉海（Walton Lillehei）手里，李拉海对它做了技术上的改进，同时也改良了外科手术的技术。李拉海引入了一种称为控制性交叉循环的改进方案，把患者跟临时的血液捐赠者（多为血缘亲近的家人）连起来，在手术期间，后者的血液循环供应给患者。这项技术的效果非常好，李拉海成为公认的“心脏外科手术之

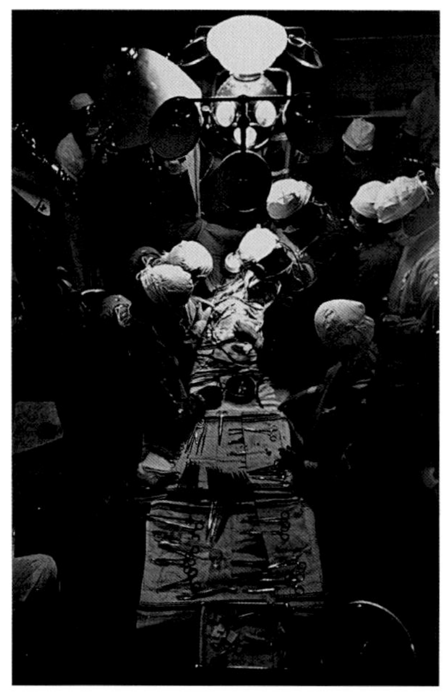
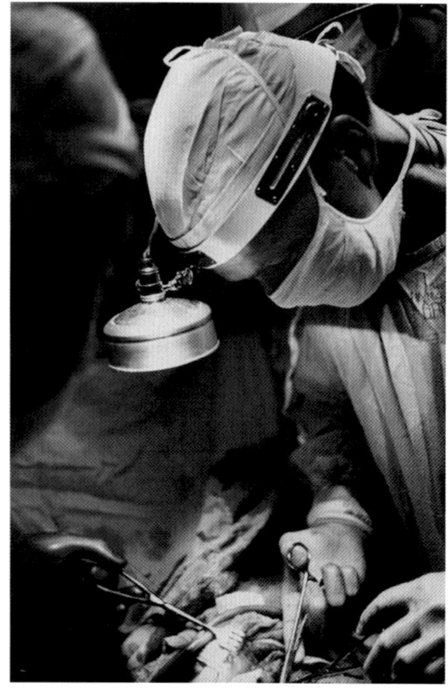
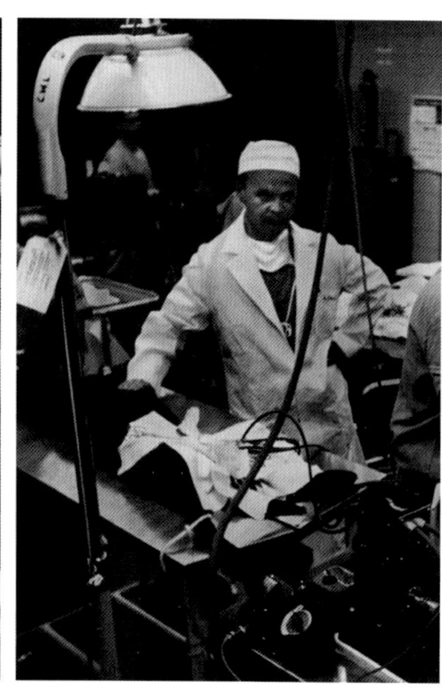

沃尔顿·李拉海，他的纳税申报方式和他的外科手术一样富有创造性。20世纪50年代，他用自己革新的血液交叉循环技术进行了一台心脏手术。

父”，得到了许多赞誉，实现了经济上的收获。只可惜，他的私德不够理想。1973年，他因五项偷税罪名外加极具想象力的记账手法被判有罪。

虽然心脏外科手术让医生们得以纠正此前许多无法解决的心脏缺陷，但却不能解决心脏不正常跳动的问题。后一种情况需要的是如今通常叫作起搏器的设备。1958年，瑞典工程师鲁内·埃姆奎斯特（Rune Elmqvist）跟斯德哥尔摩的卡罗林斯卡医学院外科医生阿克·森宁（Ake Senning）合作，在自己家的餐桌上制造出了两台实验性心脏起搏器。第一台插入了43岁的患者阿恩·拉尔森（Arne Larsson，他本人也是一名工程师）身体里，由于病毒感染，他心律失常，濒临死亡。几小时后，设备就失效了，其后插入的备用起搏器坚持了三年，虽说这期间它经常崩溃，电池每隔几小时就得重新充电。随着技术的进步，拉尔森多次安装新的心脏起搏器，继续活了43年。他于2002年去世，享年86岁，比救了自己一命的医生森宁和工程师同行埃姆奎斯特都长寿。第一台心脏起搏器大约有一包香烟的大小，到今天，它的体积不超过一枚硬币，可以持续

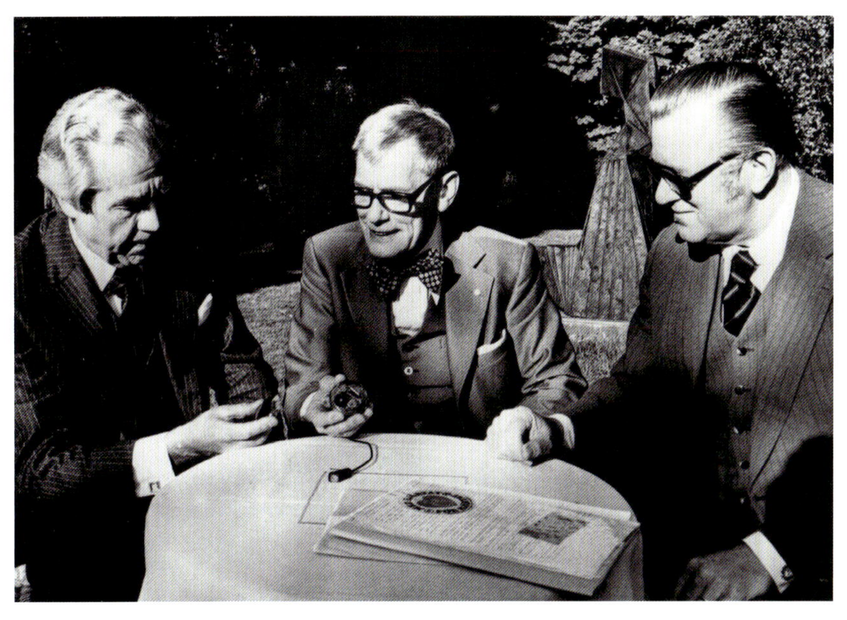

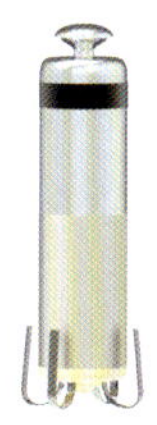

好好起搏：1978年，参与20年前第一例心脏起搏器插入手术的瑞士三人组在苏黎世举行了一次庆祝聚会：坐在中间的是鲁内·埃姆奎斯特，他是制造该设备的工程师；左边是阿克·森宁，他是实施那次手术的心脏外科医生；右边的是阿恩·拉尔森，他就是那个接受手术的幸运儿。右边图片上的就是一个现代心脏起搏器模型（实际尺寸），比1958年制造的第一台起搏器要小得多。

运行10年之久。

冠状动脉搭桥术是从人的腿部取一段健康的静脉，将其移植到病变冠状动脉旁引导血流，1967年由俄亥俄州克利夫兰诊所的勒内·法瓦洛罗（Rene Favaloro）设计。法瓦洛罗的故事，既让人激动万分，也带着悲剧色彩。他在阿根廷长大，家境贫寒，是全家第一个接受了高等教育的人。获得医生资格后，他为穷人工作了12年，20世纪60年代前往美国进修。在克利夫兰诊所，他最初只是一名实习生，但没多久，他就证明自己擅长心脏手术，并于1967年发明了动脉搭桥术。这是一种相对简单但十分巧妙的处理方式，效果极佳。法瓦洛罗的第一位病人，原本病情重得没法自己走上楼梯，搭桥后完全康复，又活了30年。法瓦洛罗有了金钱和名望，在职业生涯的黄昏阶段，他决定返回阿根廷的家，创办一家心脏诊所和教学医院，医生可以接受培训，有需要的患者，无论贫富，都可接受治疗。他做到了所有这一切，可由于阿根廷艰难的经济形势，医院陷入了经济困境。因为看不到出路，2000年，法瓦洛罗自杀身亡。

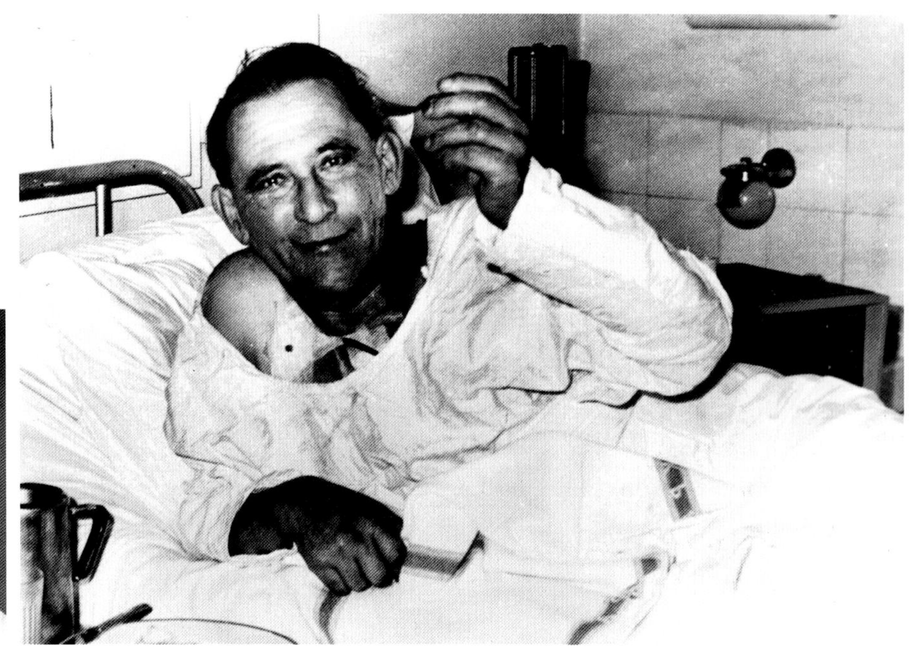

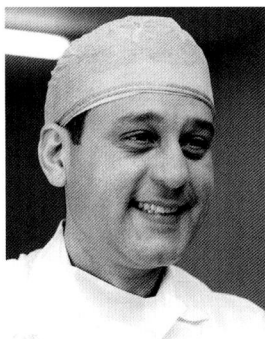

悲剧与胜利：勒内·法瓦洛罗，心脏搭桥手术的发明人。他慷慨无私的精神最终并没能保住他的医院，也没能保住自己的命。右图上的是路易斯·瓦什坎斯基，他是克里斯蒂安·巴纳德实施的全球首例心脏搭桥手术的受益者。

心脏移植是个伟大的梦想，但在许多地方，它面临着一个看似无法克服的障碍：除非心脏已停止跳动一段时间，否则不能宣布心脏的主人死亡，而一旦心脏停止跳动，它必定就无法再进行移植。为了摘下一颗还在跳动的心脏（哪怕心脏的主人已经失去了其他所有身体机能），做手术的医生要冒着承担谋杀罪名的风险。南非是一个不适用这类法律的地方。1967年，也就是勒内·法瓦洛罗在克利夫兰完成搭桥手术的同一时期，开普敦外科医生克里斯蒂安·巴纳德（Christiaan Barnard）将一名死于车祸的年轻女士的心脏，植入了54岁男患者路易斯·瓦什坎斯基（Louis Washkansky）的胸腔，吸引了世界的更多关注。这被誉为一项伟大的医学突破，尽管实际上瓦什坎斯基18天后就死了。巴纳德的第二名移植患者运气好得多。这是一名叫作菲利普·布莱贝格（Philip Blaiberg）的退休牙医，他多活了19个月。[1]

1　巴纳德进行的是第一例人与人之间的心脏移植手术。第一例涉及人的心脏移植发生在1964年1月，当时，密西西比州杰克逊市的詹姆斯·D. 哈迪（James D. Hardy）医生，将一头黑猩猩的心脏移植给一名叫博伊德·拉什的患者。拉什在一小时内死亡。

巴纳德进行心脏移植之后，其他国家相继制定政策，改以脑死亡作为不可逆转的无生命迹象指标，很快，各国都开始尝试心脏移植，但结果却几乎总是令人沮丧。主要问题在于缺乏一种完全可靠的免疫抑制药物来解决排斥反应。名为硫唑嘌呤的药物，偶尔能起作用，但不怎么靠得住。1969年，瑞士制药公司山德士的一名员工H. P. 弗雷（H. P. Frey）到挪威度假，采集了一些土壤样本带回了公司实验室。该公司曾要求员工在旅行时这样做，以期找到潜在的新抗生素。弗雷的样本中含有一种真菌多孔木霉（*Tolypocladium inflatum*），它没有任何有用的抗生素特性，但在抑制免疫反应方面表现出色——这正为器官移植所需要。山德士将弗雷采集的一小袋泥土，以及此后在威斯康星州发现的类似样品变成了畅销药环孢素。多亏了这种新药和一些相关的技术改进，到20世纪80年代初，心脏移植的成功率达到了80%，在短短15年里实现了一项了不起的成就。今天，全球每年要进行4000～5000次心脏移植手术，患者的平均存活时间为15年。到目前为止，存活时间最长的心脏移植患者是英国人约翰·麦克菲迪（John McCafferty），他靠着移植心脏活了33年，2016年73岁时去世。

顺便说一下，事实证明，脑死亡并不像最初设想的那么直白。我们现在知道，大脑的一些外围部位，有可能在其余所有部分都停止运作后继续活着。直到我撰写本文之时，这还是美国一桩长期案例的中心议题：一名年轻的女患者，2013年被宣布为脑死亡，但她仍然来月经，这一功能需要正常运作的下丘脑，而下丘脑是大脑的关键部位。这名年轻女子的父母认为，只要大脑任何部位还在运转，都无法合理地宣布脑死亡。

至于开启这一切的克里斯蒂安·巴纳德，他因为成功有点晕了头。他到世界各地旅游，跟电影明星约会（其中出名的有索菲亚·罗兰和吉娜·劳洛勃丽吉达），用他一位熟人的话来说，

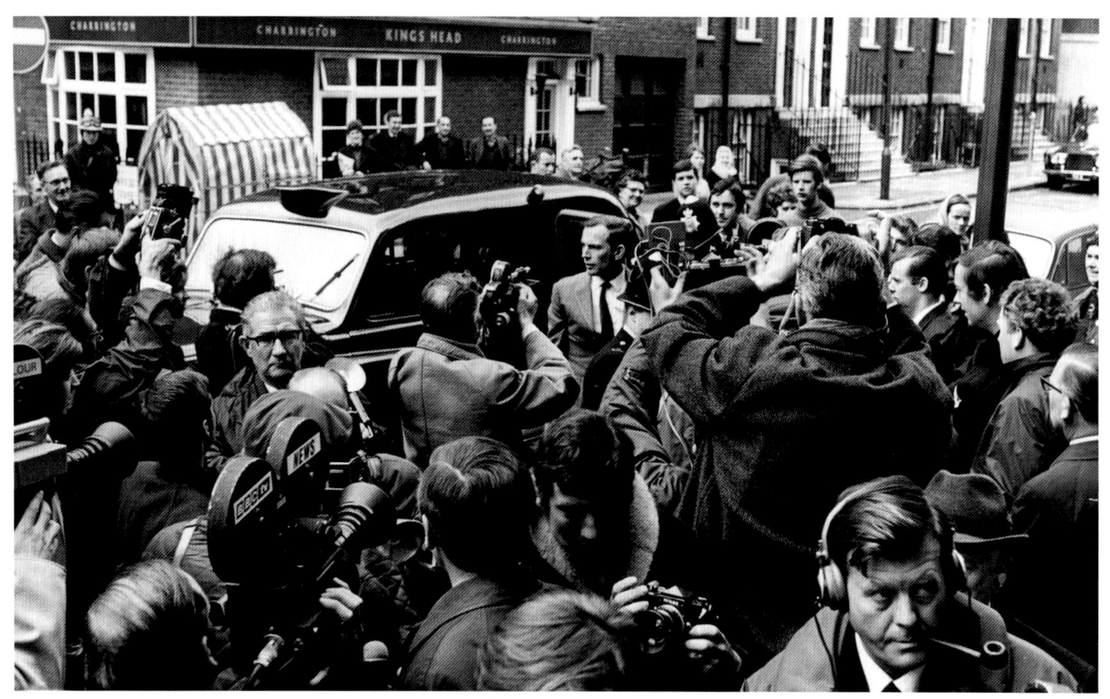

明星外科医生：在克里斯蒂安·巴纳德首次实施了那台令自己名声大噪的手术后，第二年也就是1968年，他抵达伦敦国家心脏病医院，摄影师和记者们蜂拥而至。

“成了全世界最大的浪荡子”。对他的声誉破坏性最大的是，他明知许多化妆品打虚假广告还为之代言，说它们有恢复活力的作用，并因此赚了很多钱。2001年，他在塞浦路斯玩得太开心，因心脏病发作而去世，享年78岁。他的名声再也不复往昔。

有一点值得注意，虽说如今护理方面大有改善，但人们死于心脏病的概率比1900年高出70%。一部分原因是，从前的人往往还没来得及患上心脏病就先因其他问题而死了；另一部分原因是，100年前的人们不会整晚守在电视机面前，拿着大勺子大口大口地吃冰激凌，一坐就是五六个小时。心脏病成为西方世界的头号杀手。免疫学家迈克尔·金奇写道：“每年因心脏病而死的美国人，跟癌症、流感、肺炎和事故加起来的人数一样多。每年死亡的美国人中有1/3是死于心脏病，超过150万人心脏病发作或卒中。”

根据一些权威人士的说法，当今的问题，既有治疗不足的问题，也有“过度治疗”的问题。治疗心绞痛（或胸痛）的球囊扩张术似乎就是一个切题的例子。球囊扩张术是用球囊撑起狭窄的冠状动脉，把它加宽，留下支架（即管状扩张架）[1]，好永久性地维持血管张开。这项手术毫无疑问可以在紧急状况下挽救生命，可事实证明，它也是一种大受欢迎的选择性手术。到2000年，美国每年要进行100万例预防性球囊扩张术，但没有任何证据证明它们救了患者的命。等最终进行临床试验时，结果发人深省。据《新英格兰医学杂志》报道，在美国，每1000例非紧急球囊扩张术中，有2例患者死在了手术台上，28例患者因手术而心脏病发作，60～90例的患者“健康仅有短暂改善”，其余的，也即大约800人，既没有改善，也算不上受损（当然，如果你把成本、时间损失和手术焦虑视为损害，那这一组的人数就远达不到这个数字了）。

尽管如此，球囊扩张术仍然非常受欢迎。2013年，67岁的美国前总统乔治·W. 布什虽说身体状况良好也并无心脏问题的任何迹象，仍接受了球囊扩张术。外科医生通常不公开批评同事，但克利夫兰诊所心脏病科主任史蒂夫·尼森（Steve Nissen）医生对此事发表了严肃的不同意见。“这就是美式医疗最糟糕的地方，”他说，“这就是我们在医疗上花费了那么多的钱，所得结果却不怎么好的一个原因。”

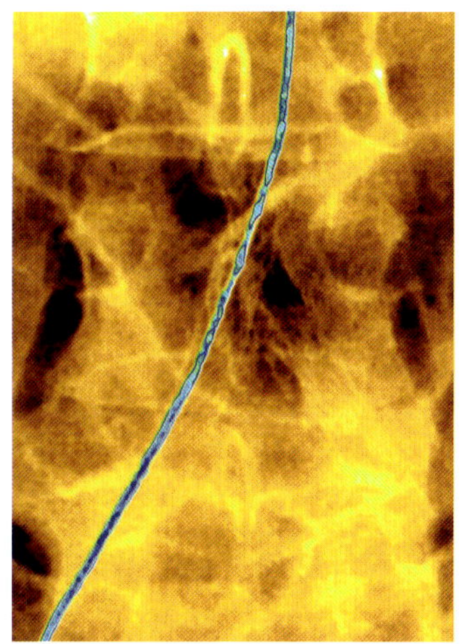

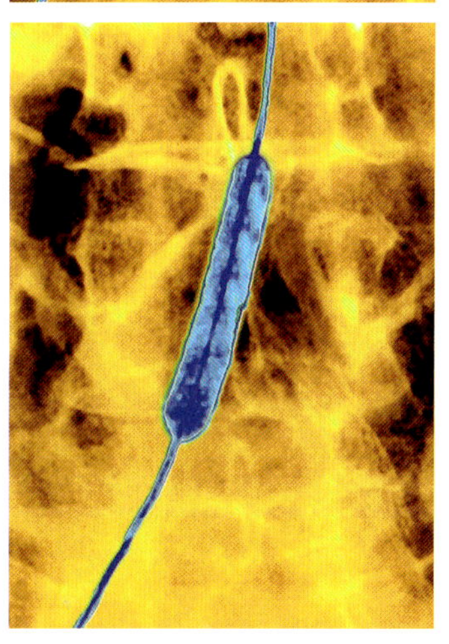

救命术，还是浪费时间、金钱的手术？球囊扩张术，方式是在冠状动脉中插入球囊导管，将其撑开。

II

如你所料，你的血液量取决于你的体格。一个刚出生的婴儿

1 “支架”的英语是stent，“stent”这个词的历史很好玩。它以19世纪伦敦牙医查尔斯·托马斯·斯腾特（Charles Thomas Stent）为名，而这位牙医与心脏手术毫无关系。斯腾特发明了一种化合物，可用来制作牙科模具，口腔外科医生在修复布尔战争伤员们口部的伤口时发现，这种模具很有用。随着时间的推移，任何在矫正手术期间固定身体组织位置的装置，都可以叫作“模具”。因为没有更好的指代词汇，人们逐渐用它来形容心脏手术的动脉支架。顺便提一下，按《贝勒大学医疗中心学报》（*Proceedings of the Baylor University Medical Center*）的说法，接受支架植入最多的人，是纽约一名56岁的男子，在10年时间里，他因心绞痛植入了67副支架。

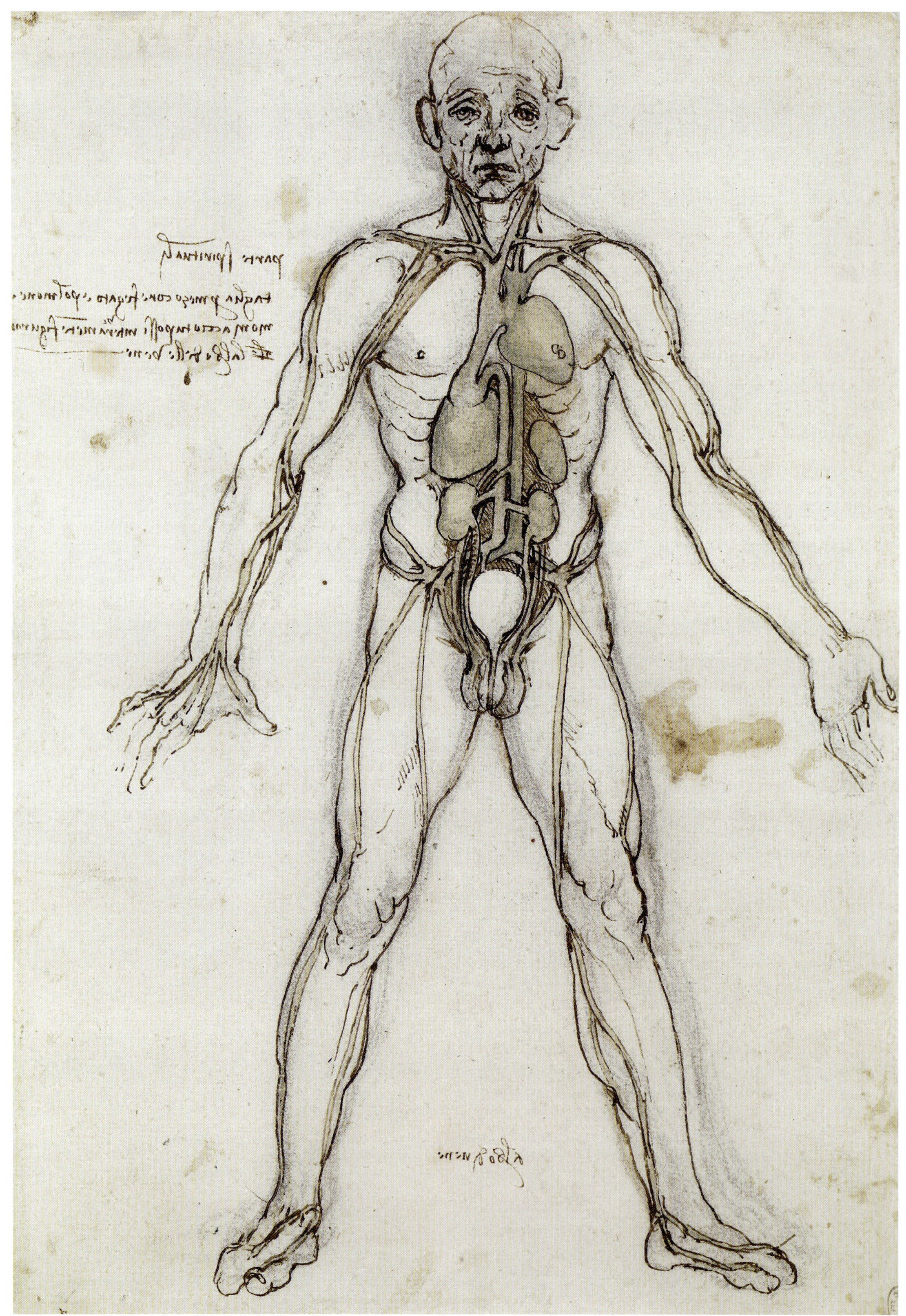

只含有大约半品脱血液，而一个完全成熟的男子则在9品脱上下。毋庸置疑，你体内充满这类液体。扎破任何地方的皮肤，你都会流血。以正常体格而言，人体的血管共有约25,000英里长（大多是微小的毛细血管），故此，没有任何一个部位离得开血红蛋白（在全身输送氧气的大分子物质）。

我们都知道，血液会将氧气输送到细胞（有关人类身体的事实，尽人皆知者非常少，但这一条似乎是其中之一），但还做了其他很多事。它运输激素和其他重要化学物质，带走废物，追踪和杀死病原体，确保氧气被传送到身体最需要的部位，发送情绪迹象（如我们因为害臊而脸红，或是气得脸红），帮忙调节体温，甚至促成了男性勃起的复杂液压调节过程。一句话：它是一种复杂的物质。据估计，一滴血可能含有4000种不同类型的分子。这就是为什么医生这么喜欢验血——你的血液里充满了信息。

用离心机旋转装有血液的试管，血将分为四层：红细胞、白细胞、血小板和血浆。血浆是最丰富的，占血液总体积的一半多一点。它90%以上是水，并有若干盐、脂肪和其他化学物质在里面。不过，这不是说血浆不重要，绝非此意。抗体、凝血因子和其他组成部分可以被分离出来，其浓缩形式可用于治疗自身免疫性疾病或血友病——这是一桩大买卖。在美国，血浆销售额占所有商品出口额的1.6%，比美国从卖飞机中赚的钱还要多。

接下来最多的成分是红细胞，约占血液总体积的44%。精心设计的红细胞只为了完成一项任务：输送氧气。它们非常小，但量非常大。一茶匙人体血液中含有大约250亿个红细胞——这250亿个红细胞中的每一个都包含25万个血红蛋白分子，也是氧气乐意依附的蛋白质。红细胞呈双面凹形——两侧朝着中间收缩的圆盘状，这带给了它们尽可能大的表面积。为了让自己达到最大效率，它们几乎抛弃了传统细胞的所有成分——DNA、RNA、线粒体、高尔基体、各种酶。完整的红细胞几乎完全是

对页：它去了哪里？这幅解剖学插图由达·芬奇在15世纪绘制，上面绘出了心脏以及主要的血管，与威廉·哈维在血液循环系统方面的开创性工作相比，这幅图要早大约一个世纪。

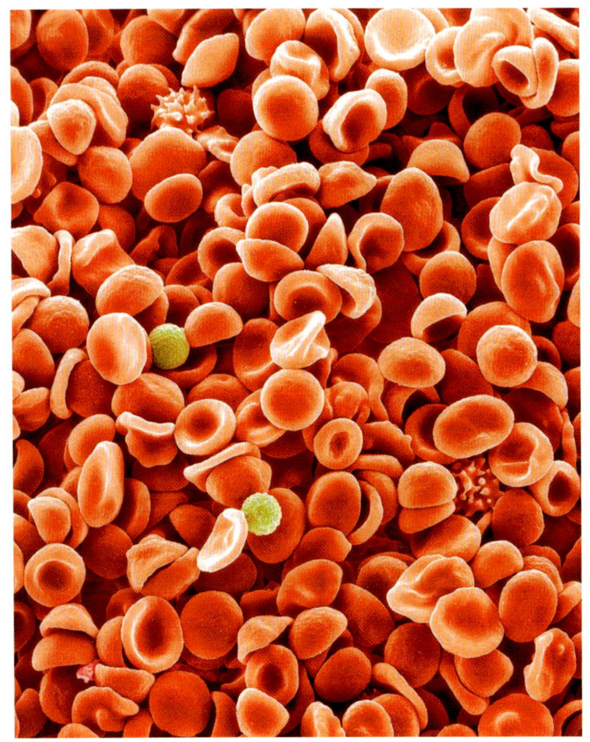

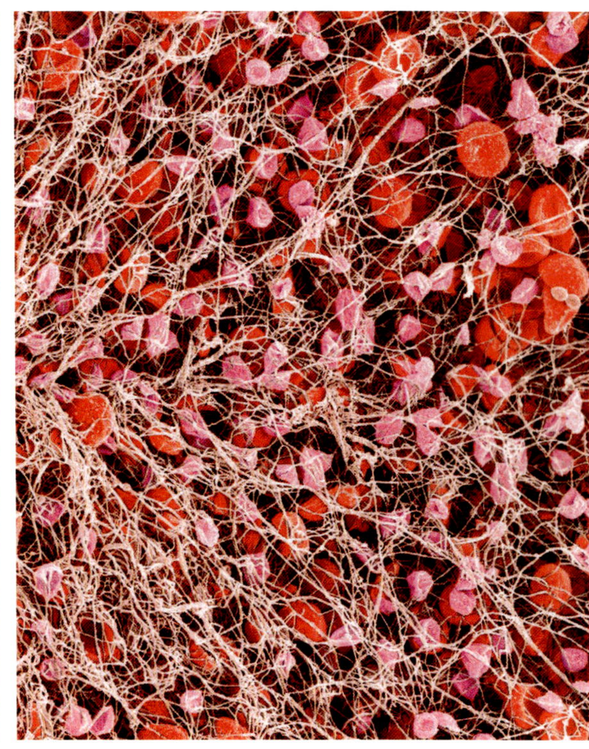

左图是氧气的输送者——红细胞。右图是血凝块——在某些情形下不可少，但在另外的情况下能致命。血小板（这里显示为粉色）与纤维蛋白网（白色的线条）结合，以捕获红细胞，并形成一个凝血块，以防失血。

血红蛋白。本质上，红细胞就是一个集装箱。有关红细胞，存在一条值得指出的悖论：尽管它们为身体的所有其他细胞输送氧气，但它们本身并不使用氧气。它们用葡萄糖来满足自身的能量需求。

血红蛋白有一种奇怪且危险的癖好：它对一氧化碳的喜欢程度，远远高于氧气。如果存在一氧化碳，血红蛋白就会把它当成高峰时段列车上的乘客一样装走，而把氧气留在站台上。这就是一氧化碳让人窒息而死的原因（每年，美国有大约430人因意外一氧化碳中毒造成的缺氧而死，跟用一氧化碳自杀的人数相近）。

每个红细胞存活大约4个月，考虑到它们的工作是那么繁忙，这个寿命已经相当不错。每一个红细胞都将在你身体里穿梭大约15万次，完成100英里左右的旅行，直至精疲力竭，无法维持。接下来，清道夫细胞会把它们收集起来，送到脾脏进行处理。你每天会丢弃大约1000亿个红细胞。你的粪便是褐色的，主要原因就在它们身上（尿液的金色光泽，以及瘀血退去时的黄红痕迹，是同一过程的副产物胆红素所致）。[1]

白细胞是对抗感染的关键。它们的重要性非同小可，我们将在第十二章讲述免疫系统时单独来谈。在眼下这个阶段，我们只要知道白细胞的数量比红细胞少得多就够了。人身体的红细胞数量是白细胞的700倍。白细胞只占血液总体积的不到1%。

血液四件套的最后一部分是血小板，也只占血液总体积的不到1%。长久以来，对解剖学家来说，血小板是个谜。1841年，英国解剖学家乔治·格列福（George Gulliver）首次在显微镜下看到了它们，但直到1910年，位于波士顿的马萨诸塞州综合医院的首席病理学家詹姆斯·霍默·赖特（James Homer Wright）才推断出它们在凝血中的核心作用，这时，它们才有了合适的名字，得到了正确的认识。凝血是桩棘手的事情。血液必须时刻保持警觉，能立刻凝结，但同时又不能在不必要的时候凝结。一旦开始受伤流血，数百万个血小板就聚集在伤口周围，通过数量相当的蛋白质的连接，这些蛋白质是一种叫作纤维蛋白的物质。纤维蛋白跟血小板结块，形成凝血块堵塞伤口出血。为了避免错误，这一过程中内嵌了不少于12种故障保护机制。凝血在主动脉中不起作用，因为血液流动过于剧烈；任何凝血块都会被冲走，这就是为什么止住大出血必须配合止血带的压力。在严重出血中，身体会尽其所能地把血液从肌肉和表面组织等二级前哨转移，使之流向重要器官。这就是为什么出血过多的患者，肤色会变得苍白，摸起来冰冷。血小板只能存活一个星期左右，必须不断补充。过去十多年，科学家们意识到，血小板不仅会管理凝血过程，还在免疫反应和组织再生中发挥着重要作用。

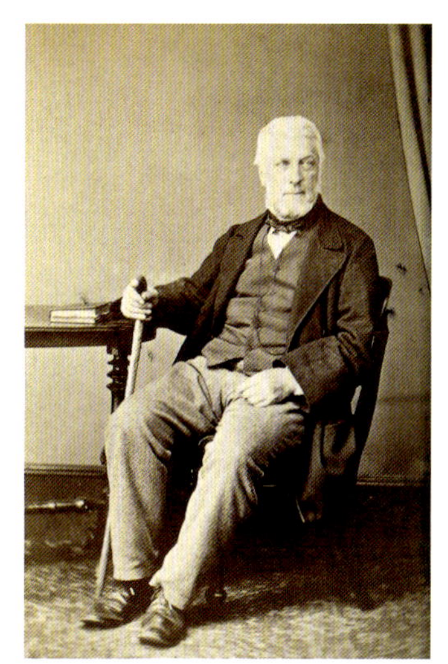

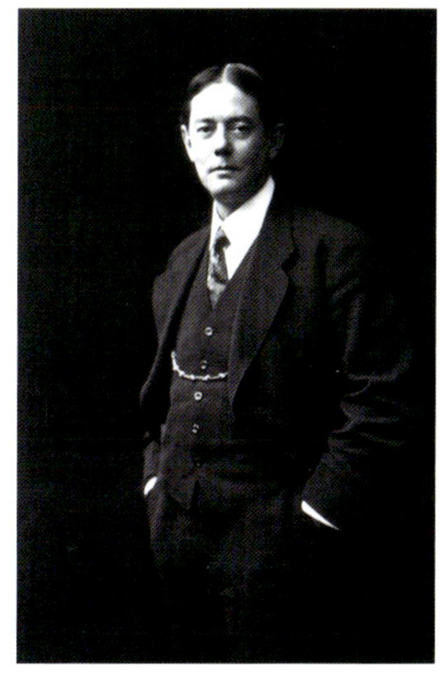

乔治·格列福（上图），1841年他首次观察到并确定了血液中的血小板，詹姆斯·霍默·赖特（下图），他在70年后发现了血小板在凝血中的重要作用。

1 顺便说一句，既然我们的血是红色的，为什么血管看上去是蓝色的呢？这是个光学把戏。当光线落在我们的皮肤上时，红色光谱有较高比例被吸收，而更多的蓝光被反射，于是我们看到的就是蓝色了。颜色不是从物体中辐射散发的固有特征，而是光线在物体上反射的标记。

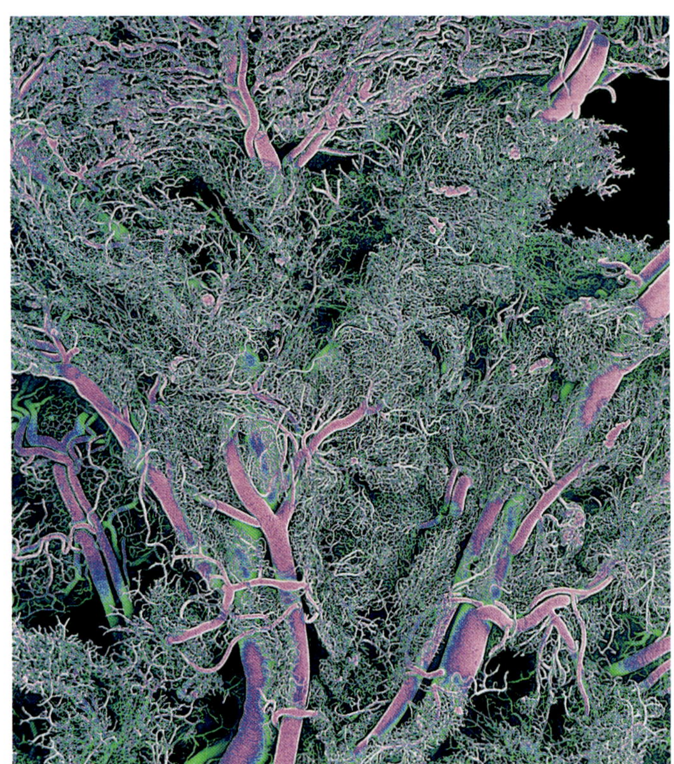

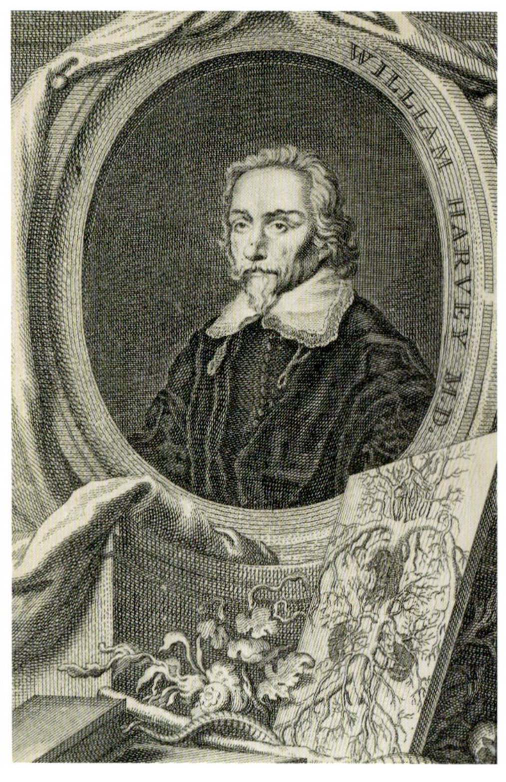

循环系统的复杂程度令人难以置信：这幅彩色电子显微扫描图显示，胰腺中的血管分叉得越来越小，一直到最小的毛细血管。通过毛细血管可渗透的管壁，气体和营养物质在血液与周围组织之间进行交换。

一个在自己的时代没有获得荣誉的先知——威廉·哈维。《动物心脏和血液运动的解剖学研究》里的插图是他所绘制的人类循环系统——这个发现本应为他赢得声誉，却招来了嘲笑。

在人类漫长的历史当中，除了血液对生命至关重要这一点之外，几乎没有人知道它的用途是什么。主流的理论延续自希腊医生盖伦（129—210）时代，它十分古老，但错误重重。它认为血液由肝脏不断制造，同时身体也会同样快速地消耗血液。毫无疑问，你大概会回想起学生时代所学的知识：英国医生威廉·哈维（William Harvey，1578—1657）意识到，血液不是无休止消耗的，而是在一个封闭的系统内循环。哈维写了一部具有里程碑意义的作品，叫《动物心脏和血液运动的解剖学研究》（*Exercitatio Anatomica de Motu Cordis et Sanguinis in Animalibus*），或多或少地用我们今天能理解的术语，概述了心脏和血液循环怎样运作的细节。我还在读小学的时候，教材里总是把此事表述成改变世界的一个“豁然开朗”的瞬间。事实上，在哈维的时代，人们对这一理论几乎是彻底嘲笑和拒绝的。用日记作家约翰·奥布里（John Aubrey）的话

在人类漫长的历史当中，除了血液对生命至关重要这一点之外，几乎没有人知道它的用途是什么。

来说，几乎所有哈维的同行都认为他“脑袋被夹了”。他遭到大多数客户的抛弃，在苦涩中去世。

哈维不理解呼吸作用，所以无法解释血液的用途，以及它为什么要流动——这是他理论的两个明显缺陷，批评他的人很快就指了出来。盖伦派的信徒还认为，身体包含了两套独立的血液干线系统——其一流的是鲜红色血液，其二流的是暗红色血液。我们现在知道，从肺部流出的血液富含氧气，因此是亮闪闪的鲜红色，而返回肺部的血液缺乏氧气，因此颜色是很暗淡的。哈维无法解释封闭系统中的血液循环为什么会呈两种颜色，这也是他的理论遭到嘲笑的另一个原因。

哈维过世后不久，另一位英国人理查德·罗尔（Richard Lower）就发现了呼吸作用的奥妙，他认识到，回流心脏的血液颜色暗淡，是因为它释放了氧气（他称之为“氮精”，nitrous spirit）（氧气要到18世纪才被发现）。罗尔认为这就是血液循环的原因，不停地吸收和排除“氮精”。这极具洞见力，本来也能让他出名。不过，如今，人们还记得罗尔，是因为血液的另一方面。17世纪60年代，几位出色的科学家对输血救命是否可行产生了兴趣，并进行了一连串大多很血腥的实验，罗尔就是实验者之一。1667年11月，他当着英国皇家学会“审慎而明智的”观众的面，完全没想过有可能发生什么后果，便将大约半品脱活羊的鲜血，输入了可敬的志愿者亚瑟·科加（Arthur Coga）的胳膊。然后，罗尔和科加，还有所有尊贵的旁观者，悬着心坐了好几分钟，想看看会发生些什么。幸运的是，什么也没有发生。一位在场的人报告

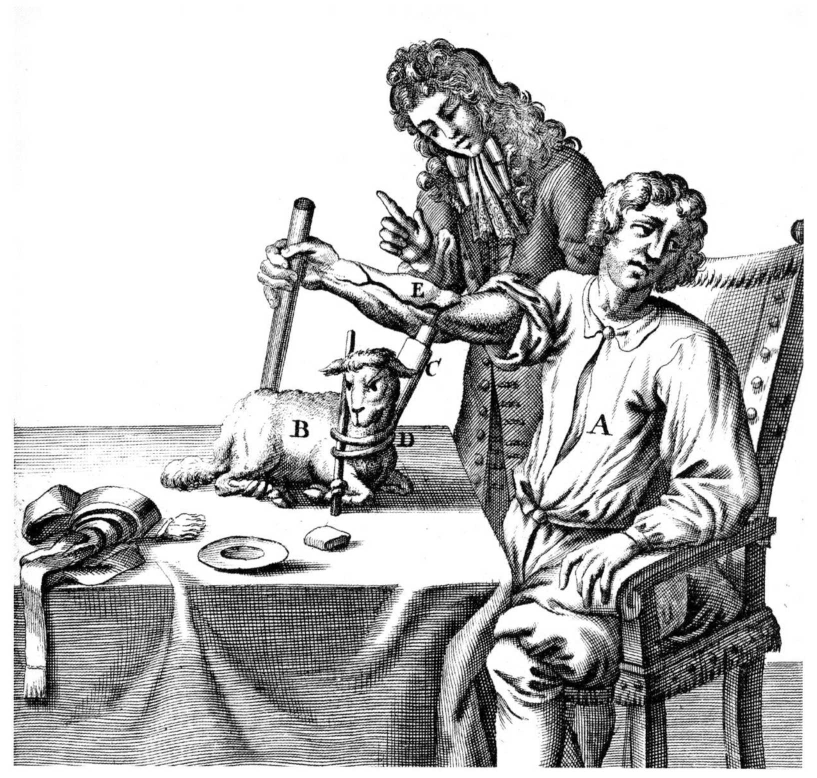

一项早期物种间输血的实验：1667年，理查德·罗尔在皇家学会进行了他著名的演示。

说，科加在事后“健康而愉快，喝了一两杯威士忌，抽了一烟斗的烟草”。

两个星期后实验再次重复，仍然没有不良影响，委实叫人吃惊。通常，把外来物质大量输入血液，会让接受者休克，所以，科加为什么逃脱了悲惨遭遇，令人费解。不幸的是，这样的结果让整个欧洲的其他科学家都胆量大增，独立展开输血尝试，而且这些尝试越发具有创意，甚至可以说超乎现实。除了各种家畜的血液，牛奶、葡萄酒、啤酒，甚至水银，都往志愿者的血管里灌。结果往往是志愿者痛苦地当众死亡，让在场人士大感尴尬。快速输血实验遭到禁止或暂时搁置，并在150多年的时间里不受欢迎。

接下来发生了一件奇怪的事情。科学界的其他领域迎来了我们称之为启蒙时代的曙光，各种发明、发现和洞见层出不穷，而医学在我们看来，对病情本就严重的人放血并捶打实在是乱来，但这种做法持续了相当长的时间。

界却陷入了黑暗时代。你很难想象还有什么样的做法，比18世纪甚至19世纪的大部分医生的所作所为更漏洞百出、适得其反了。正如大卫·伍顿（David Wootton）在《坏医学：医生自希波克拉底时代以来一直在害人》（*Bad Medicine: Doctors Doing Harm Since Hippocrates*）中所指出："直至1865年，医学就算没有产生什么正面伤害，也几乎完全是无效的。"

以乔治·华盛顿的不幸去世为例。1799年12月，从美国第一任总统的职位上退休不久，华盛顿为视察自己在弗吉尼亚州弗农山的种植园，在恶劣天气里骑了一整天的马。他回到家的时间比预期的要晚，晚餐期间一直穿着潮湿的衣服。当晚，他感到喉咙痛。不久，他吞咽困难，呼吸费力。

三名医生得信前来。经过一轮匆忙的会诊，他们在华盛顿的胳膊上切开了一条静脉，排出了18盎司的血，几乎能装满1品脱的玻璃杯。可华盛顿的病情继续恶化，医生们在他的喉咙处贴了一种糊状的药膏（通常所知的"西班牙苍蝇"）来发水疱，以抽出不良体液。另外，医生还给他开了催吐剂，以引起呕吐。当所有这一切都没能带来任何明显的好处之后，医生又给他放了3倍于第一次排血量的血。两天之内，华盛顿被放掉了40%的血。

"我死得真痛苦啊！"华盛顿对着好心却无情地耗尽了自己元气的医生们生气地说。没有人确切知道华盛顿到底患上了什么病，但很可能，他只是喉咙轻微感染，需要好好休息罢了。不管怎么说，疾病和治疗联手要了他的命。他时年67岁。

在他去世后，又来了一位医生拜访，建议大家轻轻摩擦过世总统的皮肤，刺激血液流动，给他输羊羔的血，替代之前损失的血，再把剩下的血换出来，好叫总统还阳（没错，就是死而复生）。好在华盛顿的家人仁慈地决定，还是让他永远安息吧。

在我们看来，对病情本就严重的人放血并捶打实在是乱来，但这种做法持续了相当长的时间。在过去的人眼里，放血不仅对治疗疾病有益，还有助于患者恢复平静。德国的腓特烈大帝在战斗前会放血，缓解紧张的神经。放血碗被当成传家宝传给后代。放血的重要性从英国著名的医学杂志《柳叶刀》的刊物名上亦可见一斑，它创刊于1823年，得名自切开静脉的工具。

对页：对放血的热情持续了整个18世纪和19世纪的大部分时间。在这幅由讽刺画家詹姆斯·吉尔雷（James Gillray）1804年创作的插画里，医生和病人的面部表情都说明，并不是每个人都相信这种做法是可取的。

一种被误导的方式留下的遗迹：这只锡制的放血碗内侧能看见刻度，那是用来记录放血量的。

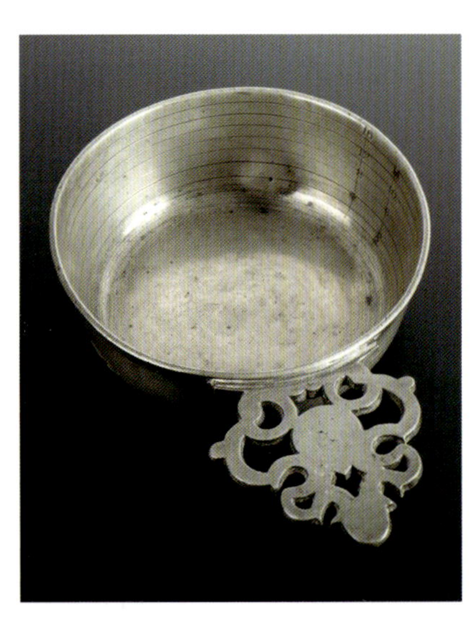

为什么放血疗法能延续这么长时间呢？答案是，直到19世纪，大多数医生并不认为疾病是不同的病症，每一种疾病需要区别治疗，而是认为疾病是影响全身的整体失衡。他们不会给头痛开一种药，给耳朵鸣响开另一种药，而是尝试让整个身体恢复平衡状态，具体措施是靠开泻药、催吐剂和利尿剂，或者是给患者放上一两碗血来清除毒素。一位权威人士说，打开静脉，“让血液冷却散发”，使它得以更自在地循环，“全无烧灼之忧”。

最著名的放血医生，人称“放血王子”的，是美国人本杰明·拉什（Benjamin Rush）。拉什在爱丁堡和伦敦受训，在伟大的外科医生兼解剖学家威廉·亨特（William Hunter）门下学习解剖，但他认为，所有的疾病都源于一个原因：血液过热。这个想法主要是他在宾夕法尼亚的长期职业生涯里自我发展起来的。必须说，拉什是个勤勉尽责的学者。他参与了《独立宣言》的签名，也是当时新大陆上最杰出的医生。但他对放血有一股超级的狂热。拉什会一次性地从患者身上放出多达4品脱的血，还有时一天对其放血两三次。部分问题在于，他以为的人体血液量是真实情况的2倍，而且他还相信人放掉80%的血也不会产生不良影响。他在这两

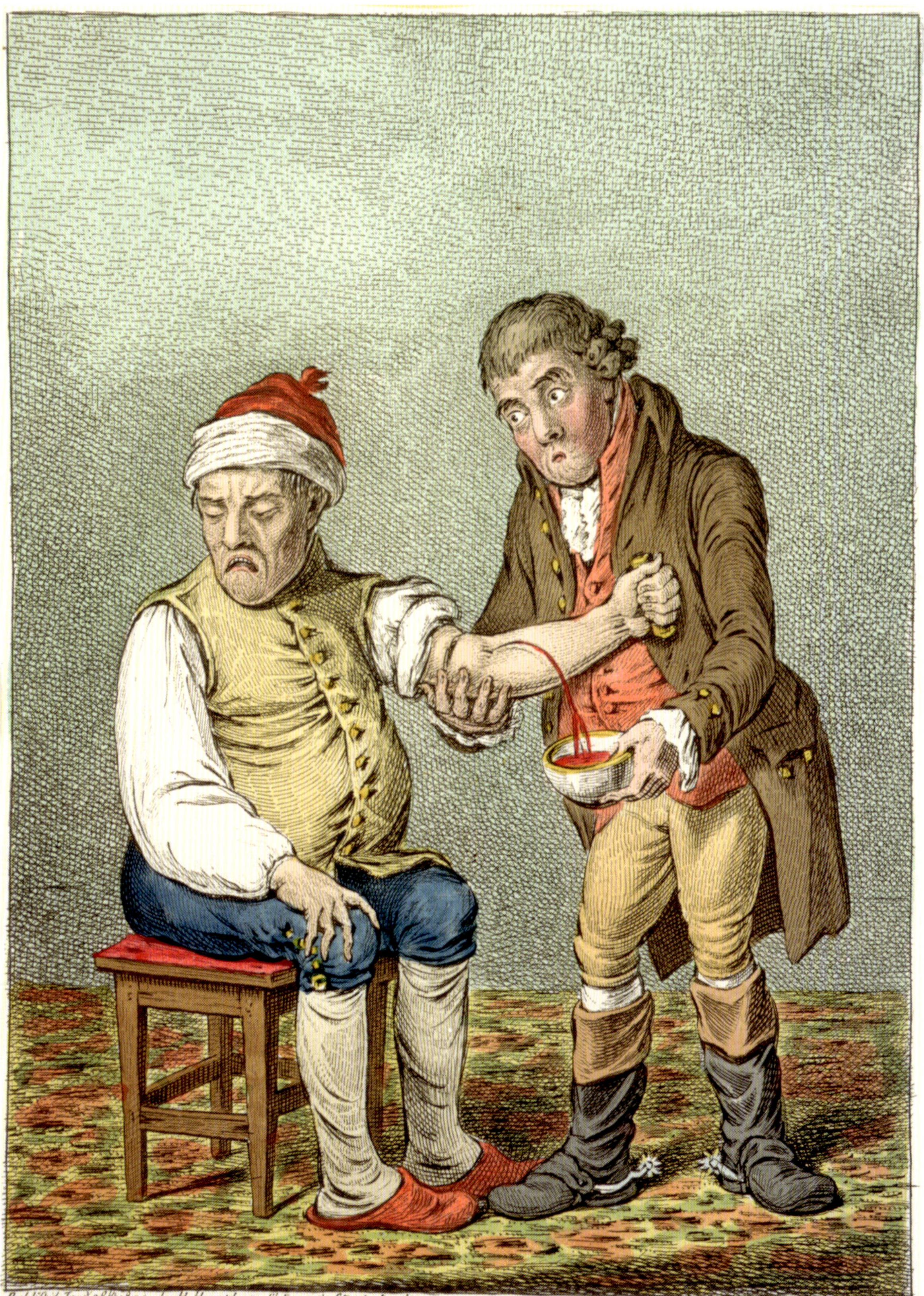
Publish'd Jany 28th 1804. by H. Humphrey St James's Street. London.

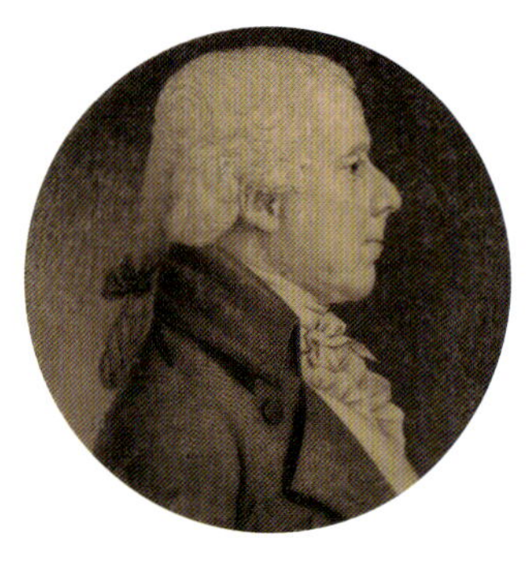

“放血王子”本杰明·拉什：他一次要从他的患者身上抽出多达4品脱的血，有时一天就要放两次或三次血，因为他相信，人体内具有的血量大约是实际血量的2倍。

方面都错得离谱，却从未怀疑过自己做法的正确性。费城黄热病流行期间，他对数百名患者放血，确信自己拯救了许多人，但实际上，他的所作所为无非是没把他们杀死罢了。“我观察到，放血最多的人恢复得也最快。”他自豪地写信给妻子说。

这就是放血的问题所在。如果你能告诉自己，活下来的人是因为你的努力，而死去的人是因为你还没来得及出手就已经没得救了，那么，放血就始终像是一种谨慎精明的选择。直至近代，放血都在医疗中保有一席之地。威廉·奥斯勒（William Osler）是19世纪（这时已经是我们眼里的现代时期）最具影响力的医学教科书《医学原理与实践》（*The Principles and Practice of Medicine*，1893）的作者，提到放血时仍持赞许态度。

至于拉什，1813年，67岁的他发了一场烧。因为病情没有好转，他催促主治医生给自己放血，他们照做了。接着，他就死了。

可以说，对血液的现代认识始于1900年维也纳一位年轻的医学研究人员的精明发现。卡尔·兰德斯坦纳（Karl Landsteiner）注意到，把来自不同人的血液混合在一起，有时候会凝结起来，有时候却不然。他观察哪些血液样本会跟其他样本结合，将其分为三组，标记为A、B和0。虽说所有人都把最后一组读成字母O，但兰德斯坦纳实际上的意思是零，因为它完全不结块。兰德斯坦纳实验室的另外两名研究人员随后发现了第四组，称之为AB，而兰德斯坦纳本人在40年后，又跟人共同发现了Rh因子（Rh是rhesu，也即恒河猴的缩写，这种因子就来自恒河猴）[1]。血型的发现解释了为什么输血经常失败：因为捐赠者和接受者有着不相容的血型。这是一项非常重要的发现，只可惜，当时几乎没有人关注它。直到30年之

1 人体里有多种名叫抗原的表面蛋白，Rh因子是其中之一。拥有Rh抗原的人（约占总人口的84%），叫作Rh阳性；缺乏Rh抗原的人，也即剩余的16%，为Rh阴性。

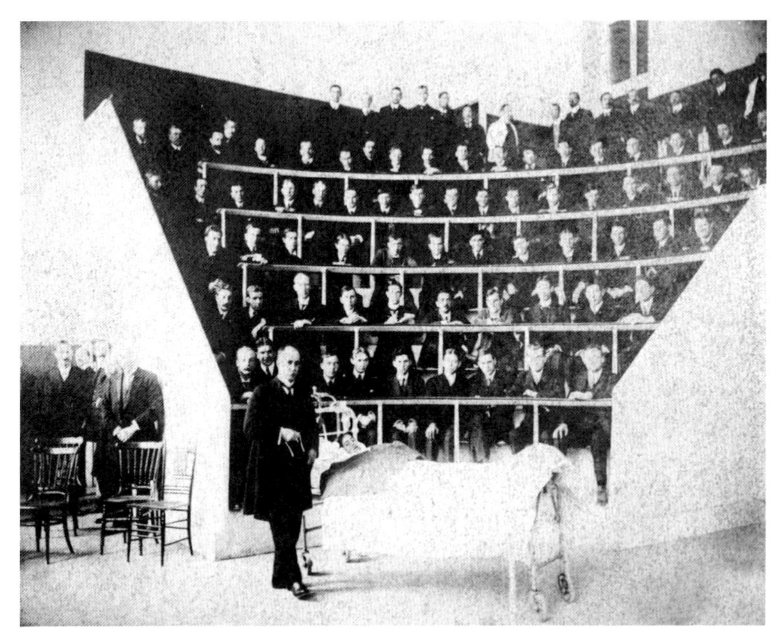

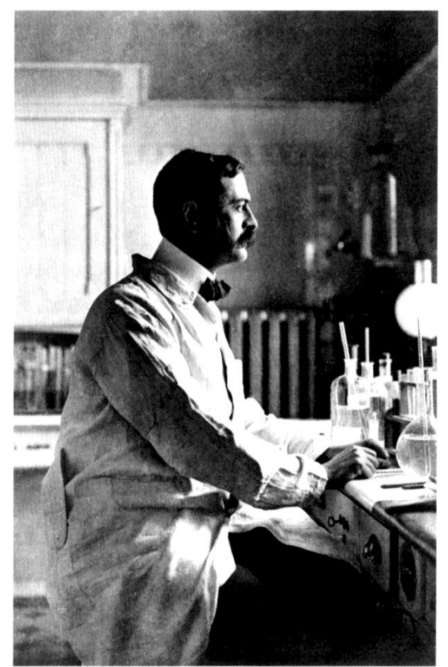

后的1930年，兰德斯坦纳才因对医学科学的贡献获得了诺贝尔奖。

血型运作的原理是这样：所有的血细胞都有着相同的内部结构，但外部覆盖着不同种类的抗原（即从细胞表面往外突出的蛋白质），它们就是存在血型的关键。抗原总共有400多种，但只有少数对输血有着重要影响，出于这个原因，我们全都听过A型、B型、AB型和O型，但没听说过凯尔型（Kell）、基布莱特型（Giblett）和E型。A型血的人可以献血给A型或AB型血者，但不能献给B型血者；B型血的人可以献给B型或AB型血者，但不能献给A型血者；AB型血者只能献给AB型血者。O型血的人可以献给其他所有血型者，因此被称为万能供血者。A型血细胞表面有A抗原，B型的有B抗原，AB型的有A和B抗原。把A型血输入B型血人体内，接受的一方会把输入的新型血视为入侵者并展开攻击。

我们并不真正知道为什么会存在血型。一部分原因可能是，没有任何理由不是这样。换言之，没有理由认为一个人的血液会进入别人身体里，故此，身体没有任何理由要演化出应对此类事宜的机制。同时，血液里自带某种抗原，我们可以从中获得对特定疾

被接纳的智慧轻易消亡不掉。1905年，威廉·奥斯勒在加拿大开设诊所，之后又在牛津大学担任医学讲座教授。他是公认的现代医学奠基人。但他仍然推崇放血疗法。右边的图片上的人是卡尔·兰德斯坦纳，他突破性地发现了三种主要血型，为成功的输血实践铺平了道路。

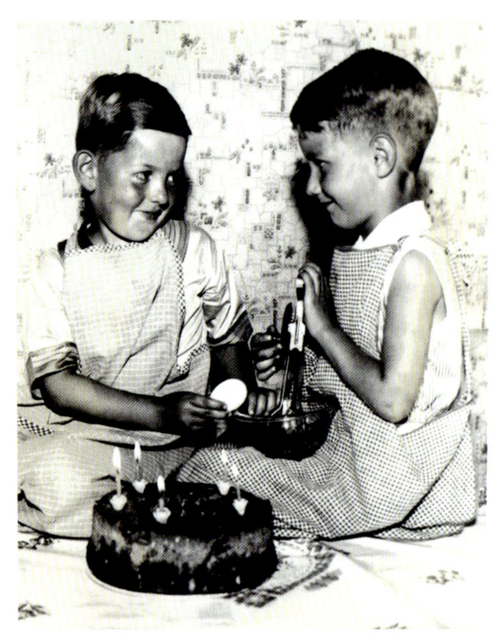

病的抵抗力——尽管这常常也是有代价的。例如，O型血的人对疟疾的抵抗力更强，但对霍乱的抵抗力较弱。发展出各种血型，并在人群里传播，能造福整个种群（但种群里的个体不见得总能从中受益）。

血型还有另一种意想不到的好处：确认父母身份。1930年芝加哥有一桩著名的案例：两对父母——班贝格斯夫妇和沃特金斯夫妇，同时在同一家医院生下孩子。回到家后，他们惊讶地发现，自己的宝宝身上带着另一对夫妇的姓名标签。于是，问题变成：是妈妈们把别人的孩子带回家了，还是孩子身上携带了错误的标签？两对夫妇怀着忐忑心情过了几个星期，就和所有的父母一样，爱上了自己照料的宝宝。最后，医院找来美国西北大学的一位权威人士（他的名字就像来自喜剧电影，叫作汉密尔顿·菲什巴克），对四名家长做了血液测试（在当时，这简直可谓是最复杂的技术了）。测试表明，沃特金斯先生及夫人都是O型血，因此只能生下O型血的婴儿，而他们照料的孩子是AB型血。因此，在医学的帮助下，家长们虽然心痛不已，却还是把孩子换了回来。

我儿子，还是你儿子？乔治·班贝格和查尔斯·沃特金斯。1930年，这俩孩子出生后被送错了家庭。在他们父母验了血型以后，他们才被重新送回了各自亲生父母的家中。

输血每年能拯救大量患者的生命，但取血和存血是一桩昂贵甚至有很大风险的事情。“血液是一种活组织，”圣路易斯华盛顿大学的艾伦·道格特（Allan Doctor）医生说，“就跟你的心脏、肺或者其他任何器官一样，它是活的。打从你把它抽出身体的那一刻起，血液就在退化，问题也就是从这里来的。”我和道格特医生在牛津见了面，他是个蓄着整齐白胡子、样子威严却又和蔼可亲的人。他到牛津是为了出席一氧化氮学会召开的大会的。该学会

1996年才成立，此前，没有任何人意识到一氧化氮也是个值得召集专家开会的主题。它对人类生物学的重要意义，人们几乎完全未知。事实上，一氧化氮（请不要把它跟一氧化二氮，即俗称的“笑气”弄混）是我们的主要信号分子之一，在各种生理过程中都发挥着关键作用——维持血压、对抗感染、为阴茎勃起提供动力、调节血流。道格特便为此而来。他的人生志向是制造人造血液，但与此同时，他还希望让真正的血液可更安全地用于输血。听到输血有可能害死你，我们大多数人恐怕都会感到震惊吧。

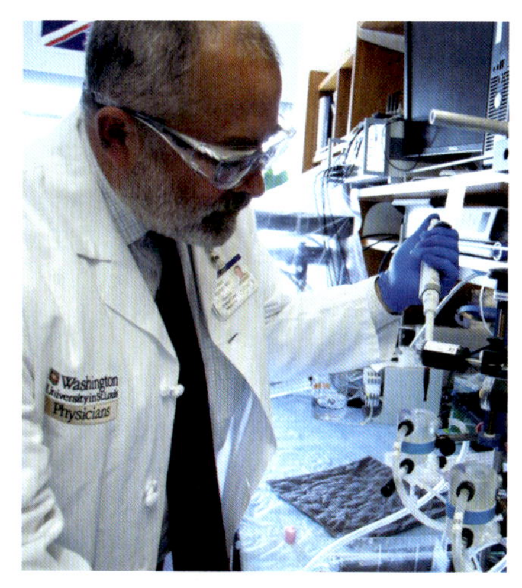

造血：阿兰·道格特，寻找人造血的重要参与者。

没人知道血液有多长的有效存储时间，这是个大问题。“从法律上说，在美国，供输血的血液可保存42天，”道格特说，“但实际上，它的有效期说不定只有两个半星期。过了这一期限，它的可用性如何，就没人说得准了。”美国食品和药物管理局的42天规定，是基于典型红细胞的循环时间。“很长一段时间以来，人们认为，如果红细胞仍在循环，它就仍在运作，但我们现在知道情况不一定如此。”他说。

传统上，完全补充创伤中损失的血液是医生的标准做法。“如果你失去了3品脱血，他们就给你输回3品脱血。但后来出现了艾滋病和丙型肝炎，捐献的血液有时受到污染，于是，他们对待输血更谨慎了，而且他们惊讶地发现，未接受输血的患者往往还出现了更好的结果。”原来，在某些情况下，让患者缺点血比输别人的血给他们反倒更好，尤其如果所输血液是存储了一定时间的，几乎一定是前者比后者好。血库接到供血要求，通常会先配送存储时间最长的血，在它过期之前赶紧把它用掉，而这意味着，几乎所有人得到的血都是陈血。更糟糕的是，人们发现，就算输的是新鲜血，其实也会妨碍接受者自身体内血液的运行。一氧化氮就是在这个环节介入的。

我们大多数人都以为，血液始终是均匀分布在体内各部位的。你手臂里现在有多少血，那就始终有多少血。道格特对我解释说，其实根本不是这样。“如果你坐着，腿上就不需要太多的血，因为身体组织对氧气的需求不大。但如果你蹦起来开始跑步，腿上很快就会需要更多的血。红细胞以一氧化氮作为信号分子，随着身体不同时刻的需求变化，基本上决定了朝什么部位分配多少血液。输血让这套信号系统变得混乱起来，阻碍了正常运转。”

最重要的是，储存血液存在一些实际问题。首先，它必须冷藏保存。所以，有着大量流血的战场或事故现场难以使用它，这很遗憾。美国每年有2万人在被送到医院前就因过量失血致死。在全球范围内，每年因出血而死的人数高达250万。如果能够迅速安全地进行输血，许多人的生命都将得到拯救——这就是对人造血产品渴望的由来。

从理论上讲，人造血应该相当简单，尤其当人造血只需携带血红蛋白，不必完成真正的血液要做的大部分事情的时候。“但实践证明事情不这么简单。”道格特露出一抹转瞬即逝的微笑。为了解释这个问题，他把红细胞解释成垃圾场上运输车辆所用的磁铁。磁铁必须锁住肺部的氧分子，将其传送到目的地细胞。为了做到这一点，它必须知道在哪里摄取氧气、什么时候释放氧气，同时不能让氧气在中途掉落。这始终是人造血的问题。哪怕是制造得最好的人造血也会偶尔掉落氧分子，把铁释放到血液里。铁是一种毒素。由于循环系统极度繁忙，哪怕是非常小的事故率，也会迅速达到毒性水平，因此，输送系统必须非常完美。从本质上说，人体自带的输送系统的确很完美。

50多年来，研究人员一直试图制造人造血，但尽管已经花费了数百万美元，还是没能造出来。这一路上遭遇的挫折多于突破。到20世纪90年代，一些血液制品进入试验阶段，但情况很快变得明显起来：报名参加试验的患者中心脏病发作和卒中的数量惊

50多年来，研究人员一直试图制造人造血，但尽管已经花费了数百万美元，还是没能造出来。

人。2006年，由于结果太过糟糕，美国食品和药物管理局暂时停止了所有试验。此后，一些制药公司放弃了制造合成血液的努力。目前，最好的方法是减少输血量。加利福尼亚斯坦福医院进行过一项实验，它鼓励临床医生只在绝对必要的时候做红细胞输血。5年里，医院的输血量减少了1/4。结果不仅节省了160万美元的成本，而且死亡人数降低，患者平均出院速度更快，治疗后并发症也减少了。

然而，今天，道格特及其在圣路易斯的同事认为他们已经解决了这个问题。“我们现在可以使用前人没有的纳米技术。”他说。道格特的团队开发了一套维持聚合物外壳内血红蛋白的系统。壳体的形状类似传统的红细胞，但体积仅为后者的1/50。该产品的一大优点是可以冷冻干燥，在室温下储存长达2年。我和道格特见面时，他认为这种技术距离人体试验还有3年的时间，距离临床应用大概还需10年。

与此同时，想到人体每秒要做100万次的事情，全世界所有的科学家时至今日仍然做不到，不免叫人深感人体之奇妙。

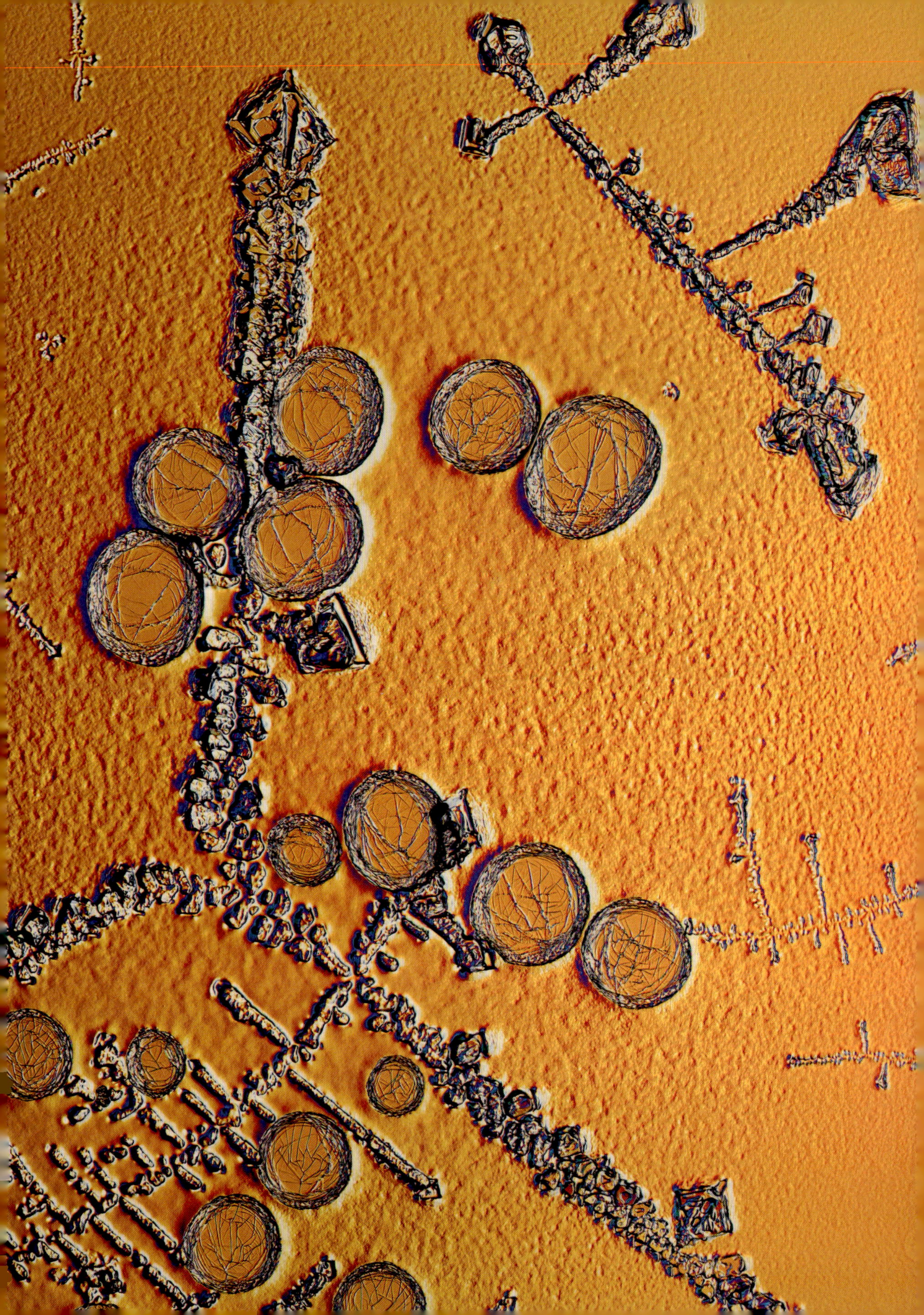

第八章

人体的化工厂：三个月还你一个新的肝

“我希望这结石病再也不回来，如蒙上帝开恩，愿它顺着小便自行消失，但我会去看医生的。”

——英国作家塞缪尔·佩皮斯（Samuel Pepys）

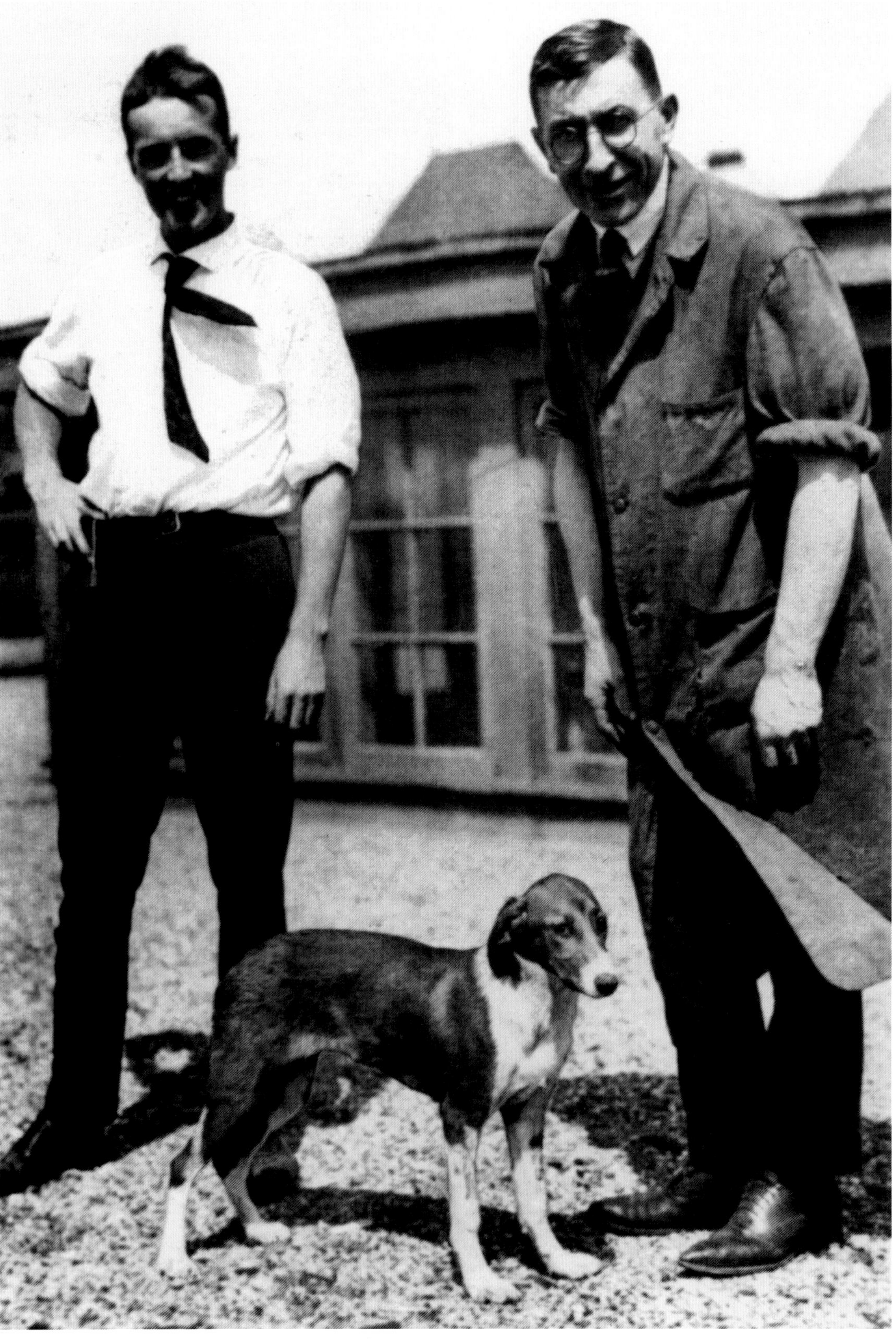

I

糖尿病是一种可怕的疾病，但从前更难对付，因为当时的人们拿它几乎毫无办法。患有糖尿病的青少年确诊后大多撑不过一年就会死，而且死得很可怜。要想降低体内糖含量、稍微延长一点寿命的唯一方法是让患者始终处于饥饿边缘。有个12岁的男孩饿得太厉害了，竟然偷吃起了金丝雀笼托盘里的鸟粮。最终，他还是死了，就跟所有的糖尿病患者一样，饥肠辘辘，悲惨可怜。他体重仅2.5英石[1]。

20世纪20年代末发生了科学进步史上最幸福也最侥幸的一幕：安大略省伦敦市一位勤奋的年轻全科医生从医学杂志上读到一篇有关胰腺的文章，冒出了一个治疗糖尿病的设想。他的名字叫弗雷德里克·班廷（Frederick Banting），而他对糖尿病所知甚少，在笔记里连名称都拼错了。他没有医学研究经验，但确信自己的设想值得一试。

解决糖尿病的挑战在于，人体胰腺具有两种完全独立的功能。它的主要工作是制造和分泌有助于消化的酶，但胰腺也含有称为胰岛的细胞簇。1868年，柏林医学生保罗·兰格尔翰斯（Paul Langerhans）发现了胰岛，他坦率地承认自己不知道它们在胰腺里是干什么的。20年后，法国人爱德华·拉盖斯（Edouard Laguesse）推断出它们的功能是，产生一种最初被称为isletin的化学物质，这就是我们如今所说的胰岛素。

胰岛素是一种小分子蛋白质，对维持体内血糖的微妙平衡至关重要。胰岛素太多或太少都会产生可怕的后果。我们需要大量的胰岛素。胰岛素每个分子只能持续5～15分钟，因此，人体对它有着不间断的补给需求。

在班廷的时代，胰岛素在控制糖尿病方面的作用已经众所周知，难的是把它跟消化液分离开来。虽说毫无证据，班廷却坚定地

对页：查尔斯·贝斯特（左边）与弗雷德里克·班廷，这两个加拿大人一起发现了分离胰岛素的方法。图片中还有玛乔丽（Marjorie），它是第一条靠注射胰岛素活下来的狗。

本章章节页图片：胰岛素晶体，由胰腺产生的激素，帮助身体代谢糖分。

医学生保罗·兰格尔翰斯（本页上图），他在1868年发现了以自己名字命名的胰腺细胞群，但他没有发现它们的作用；法国人爱德华·拉盖斯（本页下图），他在20年后研究出了它的功能——生产胰岛素。

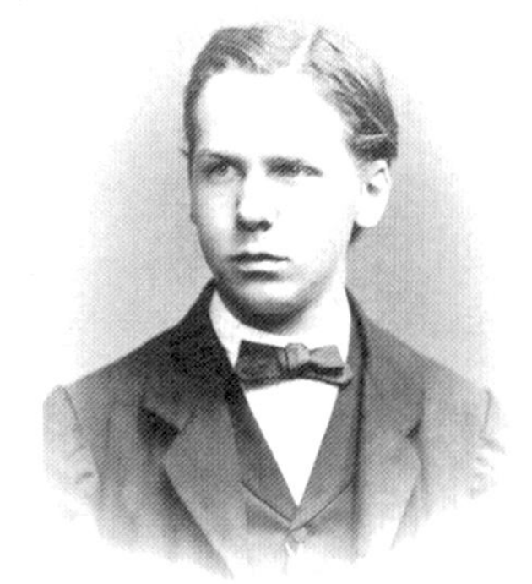

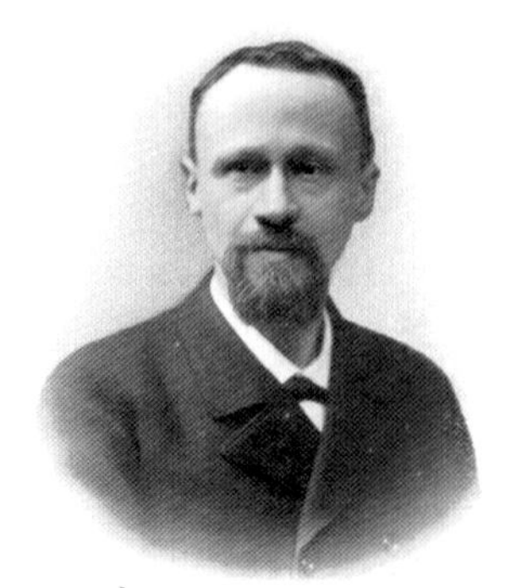

1　1英石约等于6.35千克。——编者注

多伦多大学的麦克劳德为班廷提供了做他的关键性实验所需的设备——而且令班廷惊恐莫名的是，他盖过了查尔斯·贝斯特一头，共同获得了诺贝尔奖，而后者才是真正出力之人。右图中的是克里普，他完善了提取胰岛素的方法。遗憾的是，这些人之间的关系一点也不像他们努力获得的成果那样积极。

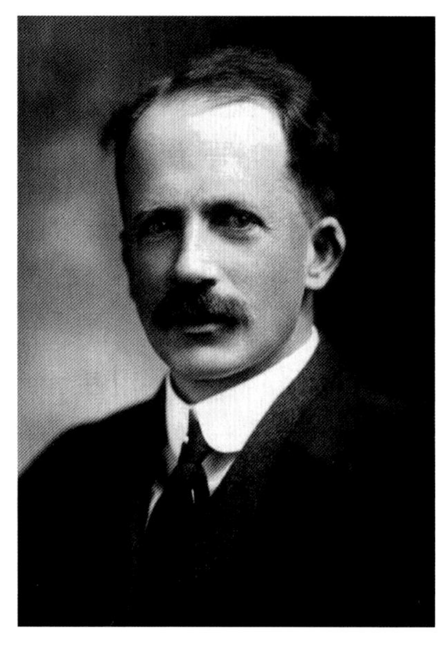

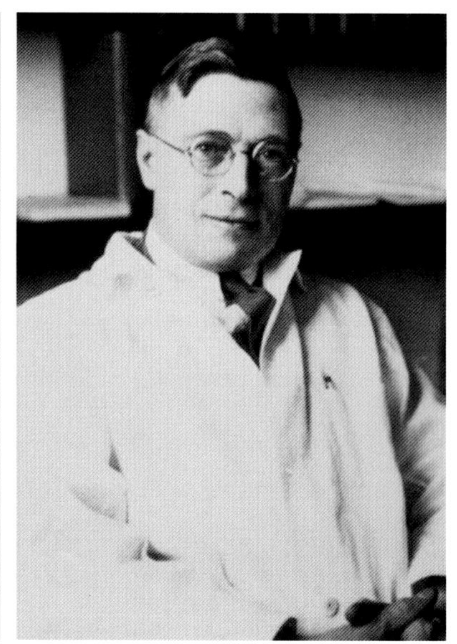

认为，如果把胰腺管系住，阻止消化液进入肠道，胰腺就会停止产生它们。尽管没有理由认为情况会这样，但他说服多伦多大学教授麦克劳德（J. J. R. Macleod）分配给自己一些实验室空间、一名助手和若干可供进行实验的狗。

他的助手是加拿大裔美国人，名叫查尔斯·赫伯特·贝斯特（Charles Herbert Best），在缅因州长大，父亲是小镇家庭医生。贝斯特尽职尽责也任劳任怨，但和班廷一样，他对糖尿病几乎一无所知，对实验方法也知之甚少。尽管如此，他俩着手工作，把狗的胰腺管绑起来，出人意料地取得了良好的效果。他们几乎犯了所有的错误（一位观察者说，他们的实验“构思有误、执行有误、阐释有误”），但短短几个星期，竟然就开始生成纯胰岛素了。

胰岛素用在糖尿病患者身上的效果可谓神奇。骨瘦如柴、无精打采、简直没法说还算活着的患者，迅速恢复了活力。借用迈克尔·布利斯（Michael Bliss）在经典作品《发现胰岛素》（*The Discovery of Insulin*）一书中的说法，这是现代医学带来的最接近死而复生的事情。实验室的另一位研究人员克里普（J. B. Collip）提出了一种更有效的胰岛素提取方法，很快，胰岛素的产量足以拯

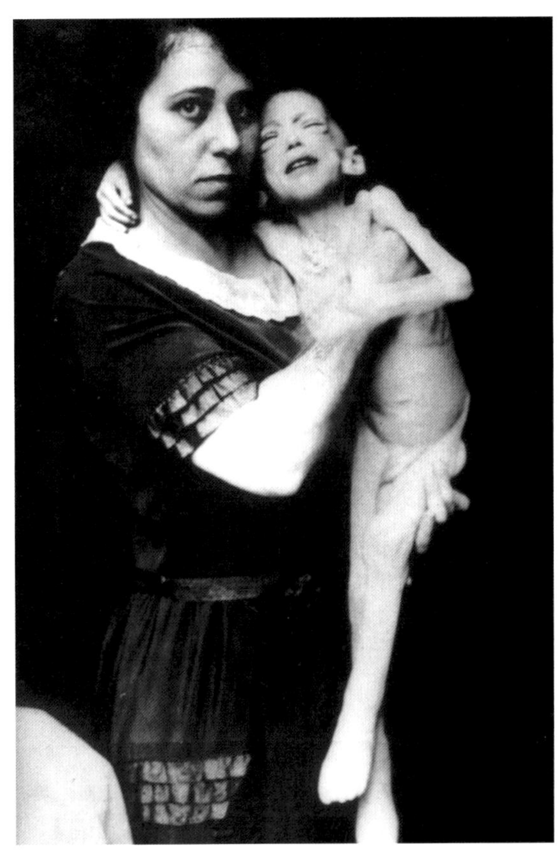
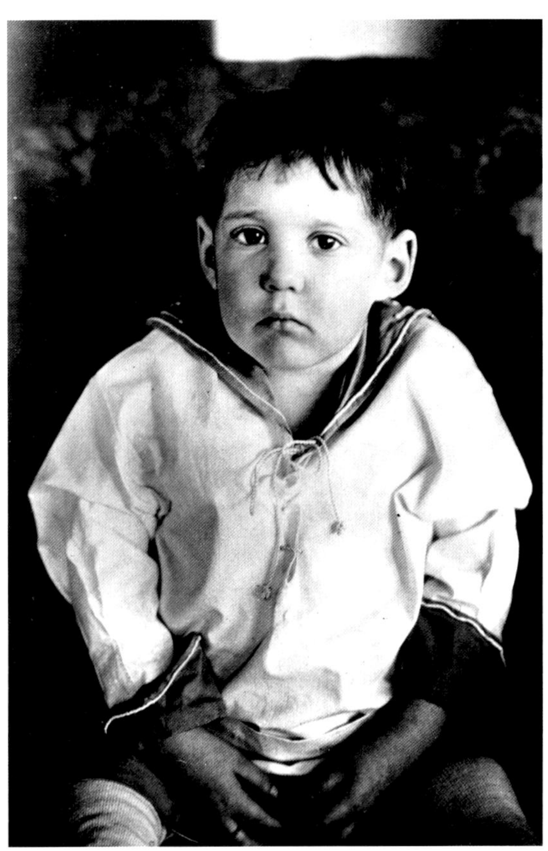

治疗前与治疗后：一名3岁的儿童在1922年得了糖尿病，那时，他的体重仅仅只有15磅；还是这名儿童，在获得了胰岛素治疗两个半月之后，他的体重就翻了一番，变成了健康的30磅。

救世界各地的患者了。“胰岛素的发现，”诺贝尔奖得主梅达沃说，“或许可以被评为现代医学的第一个伟大胜利。”

对所有相关人员来说，这原本应该是个美好的故事。1923年，班廷和实验室负责人麦克劳德一起获得了诺贝尔生理学或医学奖。班廷震惊不已。麦克劳德不仅没有参与实验工作，研究取得突破时甚至都不在美国，而是正在自己的祖国苏格兰做访问学者。班廷显然认为麦克劳德配不上这项荣誉，宣布自己会跟值得信赖的助手贝斯特共享奖金。与此同时，克里普拒绝向团队的其他成员公开自己改进过的提取方法，还说打算以自己的名义为该工艺申请专利，此举惹火了其他人。不管怎么说，至少有一次，班廷似乎气炸了肺，对克里普动起了手，周围的人不得不把他们拉开。

至于贝斯特，他受不了克里普和麦克劳德，也并不喜欢班廷。

从1980年到2014年，世界上患有1型或者2型糖尿病的成年人数量，从1亿多人增加到4亿多人。

一句话，这伙人多多少少地彼此厌恶。但至少，全世界有了胰岛素。

糖尿病分为两种。实际上，这原本是有着类似并发症和管理问题的两种病，在整体病理上并不相同。1型糖尿病是身体完全停止产生胰岛素。2型糖尿病是胰岛素效果变差，一来是因为生成数量下降，二来是因为胰岛素所作用的细胞没有做出正常的响应。这叫作胰岛素抗性。1型糖尿病多为遗传，2型糖尿病通常是生活方式导致的结果。但也没这么简单。尽管2型糖尿病的确跟不健康的生活有关，但也常在家族中延续，暗示它存在遗传的成分。同样，虽然1型糖尿病与人的HLA（人类白细胞抗原）基因缺陷有关，但只有一部分带此种缺陷的人患有糖尿病，暗示这里还另有一些没能识别出来的触发因素。许多研究人员怀疑它跟人早期生活里接触了一系列病原体有关。另一些人则提出，患者的肠道微生物不平衡，说不定还跟婴儿时期在母体子宫内的舒适和营养状况有关。

可以这么说，各地的糖尿病患病率都在飙升。从1980年到2014年，世界上患有1型或者2型糖尿病的成年人数量，从1亿多人增加到4亿多人。其中90%患的是2型糖尿病。一些发展中国家学习了西方国家的糟糕习惯，饮食不良，缺乏锻炼，在这些国家，2型糖尿病患者增长尤为迅速。与此同时，1型糖尿病同样增长迅速。在芬兰，它自1950年以来上涨了550%。而且，几乎在所有地方，它都以每年3%～5%的速度持续上升，原因没人明白。

尽管胰岛素改变了数百万糖尿病患者的生活，但它并非完美的解决方案。最主要的是，它不能口服，因为口服的话，它将会在肠道里分解，无法得到吸收和利用。因此必须采用注射的方式，这

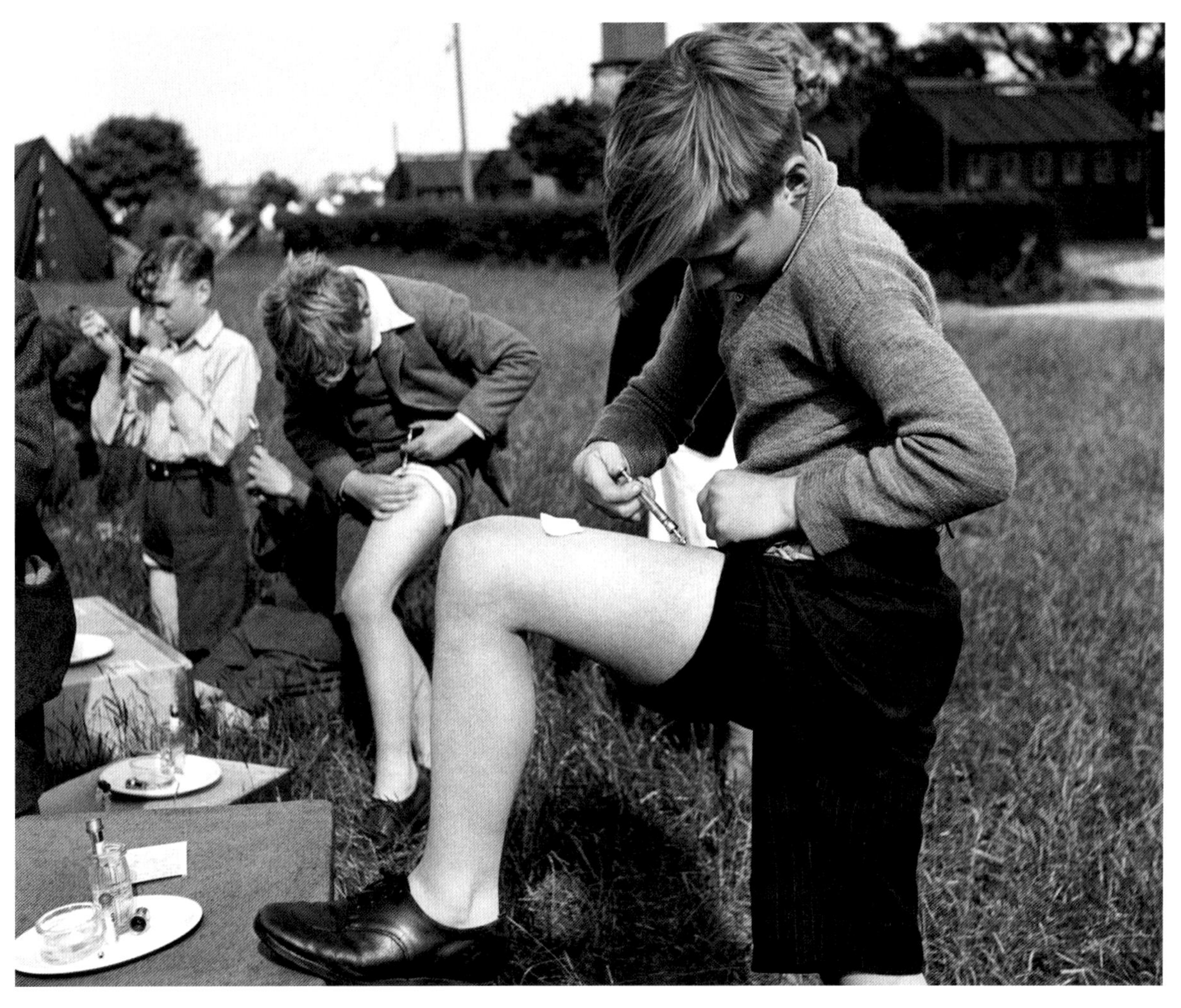

自我治疗在行动：在埃塞克斯的战后假日营地里，为伦敦学童设立的糖尿病儿童露天治疗中心。

是个烦琐的过程。在健康的人体里，胰岛素水平受监控，且逐秒调整。在糖尿病患者中，只有在患者自我治疗的时候，胰岛素才定期调整。这意味着胰岛素水平在大多数时候都不怎么对头，有可能产生累积的负面效应。

胰岛素是一种激素。激素是身体的自行车快递员，在你这座热闹忙碌的大都市里传递化学信息。按照定义，激素是身体某个部位产生、能导致其他地方行动的任何物质，但除此之外，不容易描述它们有什么特征。它们有不同的尺寸、不同的化学成分，去不同的地方，到达目的地时会有不同的效果。有些是蛋白质，有些是类

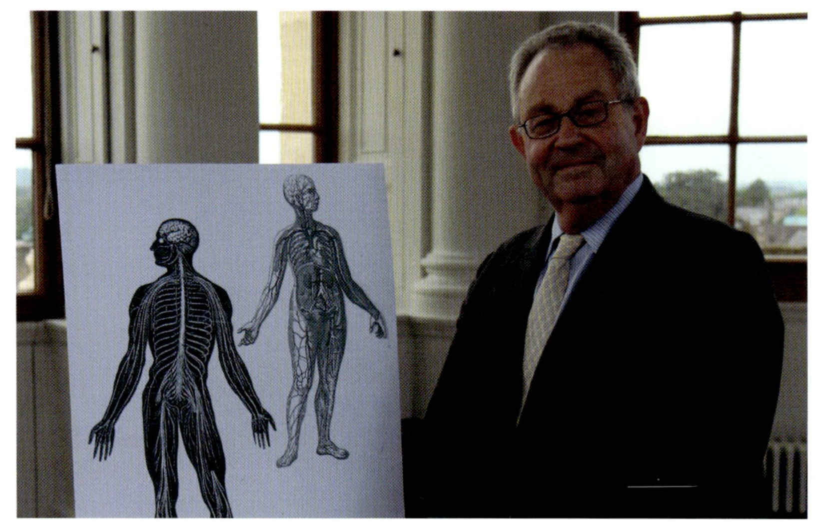

激素大使：约翰·沃斯，内分泌学教授，BBC节目《激素的神奇世界》（*The Fantastical World of Hormones*）的主持人。

固醇，有些来自一种名叫胺的群体。它们根据目的而非化学建立链接。我们对它们的理解还远远不算完整，而且我们所知道的大部分内容，都是近年才了解的。

牛津大学内分泌学教授约翰·沃斯（John Wass）致力于激素研究。“我爱激素。”他喜欢这么说。我们见面是在牛津的一家咖啡馆，一个漫长工作日结束的时候，他正抱着一大堆乱七八糟的论文。不过，他当天早晨刚从美国内分泌学会2018年会现场飞回来，从这个角度看，他还显得挺有精神。

“真是疯了，”他用高兴的声音对我说，“足足有8000～10,000名来自全球各地的内分泌学家。会议从早上5点半开始，一直持续到晚上9点，所以，要吸收的东西太多了，最后，你手里会有——”他晃了晃论文，“很多要读的东西。很有用，但也有点疯狂。”

一说到怎样更好地理解激素和它们能为我们做什么，沃斯就成了一位不知疲倦的宣传员。“激素是身体里最后一套被发现的重要系统。”他说，“而且我们仍然不断有所发现。我知道自己心存偏爱，但这真是一个令人兴奋的领域。”

垂体腺埋藏在你大脑深处，眼睛正后方的地方，它只有一颗烤豆子般大小，但影响极大。

直到1958年，只有大约20种激素为人所知。而现在，没人知道到底存在多少种激素。“哦，我认为至少有80种，”沃斯说，“但多达100种也说不定。我们真的不断有所发现。”

直到最近，人们才知道激素仅存在于体内的内分泌腺（endocrine glands，医学里内分泌科endocrinology这一分支也是从它而来）。内分泌腺是一种直接将产物分泌到血液里的腺体，跟外分泌腺相对，外分泌腺是分泌到表面（如汗腺分泌汗液到皮肤，唾液腺分泌唾液到口腔）。主要的内分泌腺——甲状腺、副甲状腺、脑垂体、松果体、下丘脑、胸腺、睾丸（男性）、卵巢（女性）、胰腺——散落在身体各处，但密切配合。它们大多很小，总重量不过几盎司，但它们对你的幸福和健康所具有的重要意义，跟其微不足道的小尺寸完全不成比例。

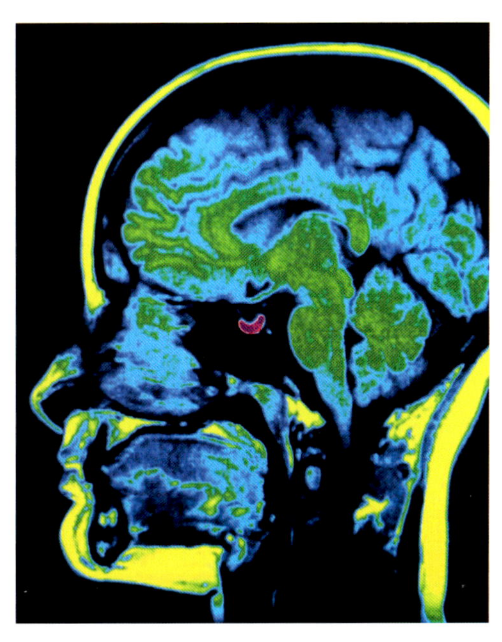

小小的脑垂体，在这幅电脑增强的核磁共振扫描图中央清晰可见。它就位于大脑的下方，掌控着身体的大部分激素活动——包括促进生长的激素。

脑垂体埋藏在你大脑深处，眼睛正后方的地方，它只有一颗烤豆子般大小，但影响极大。伊利诺伊州奥尔顿市的罗伯特·瓦德洛（Robert Wadlow），是有史以来个头最高的人，他患有一种垂体病症，导致他生长激素持续过度产生，进而让他不停长高。这个害羞又快活的人，8岁时就高过了自己的父亲（正常体格），12岁时身高2.1米，1936年高中毕业时身高超过2.44米——完全是因为他颅骨中间这颗“烤豆”的化学作用过度。瓦德洛从未停止生长，而

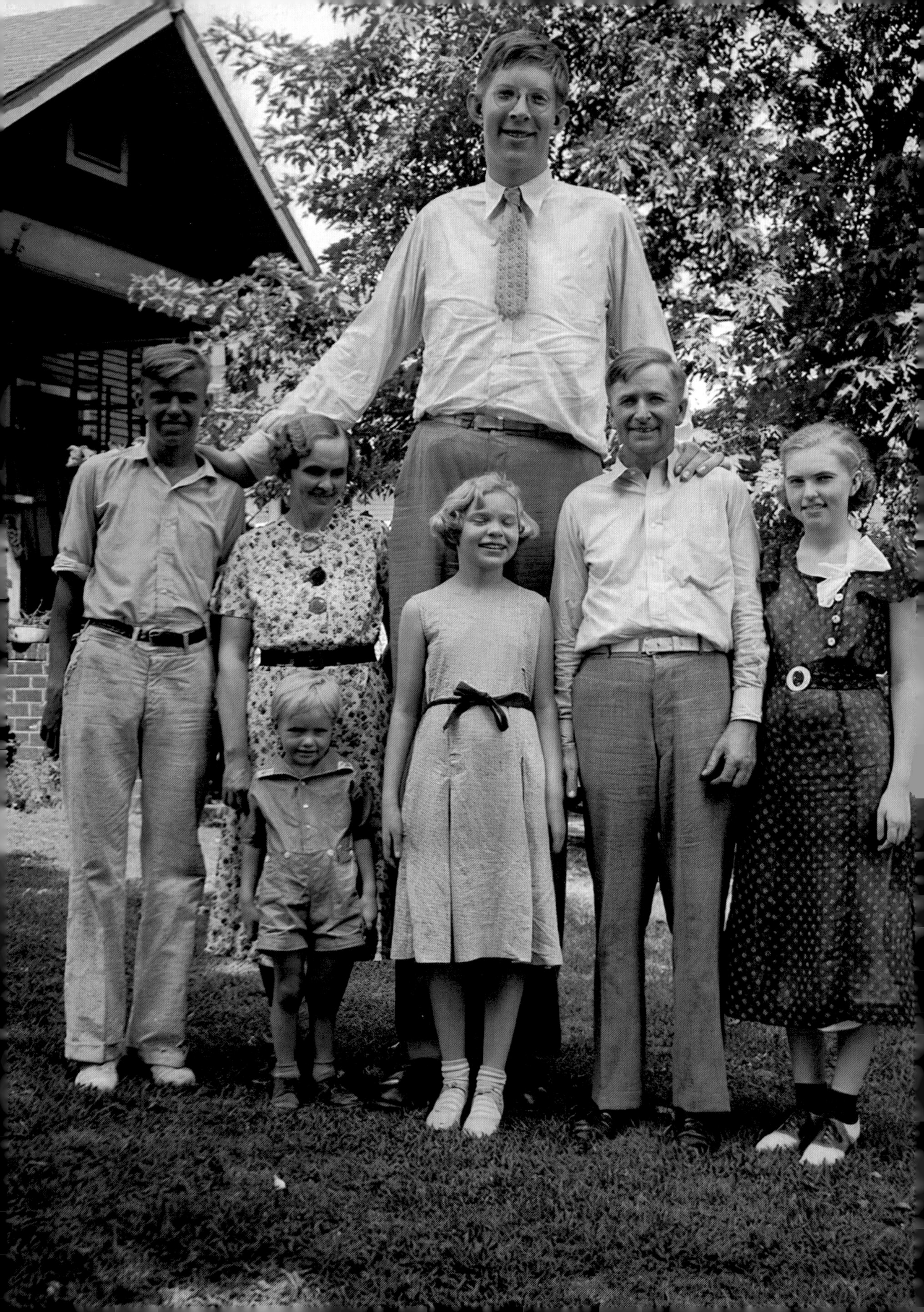

且在他巅峰的时期，他还差一点点就长到2.75米了。虽然不胖，但他体重约为227千克。他的鞋子是美国的40码。到20岁出头，他行走极为困难。为了支撑自己，他不得不佩戴腿支架。腿支架擦伤了皮肤，导致严重的感染，感染发展成败血症。1940年7月15日，他死于睡梦中，年仅22岁。死时，瓦德洛的身高为2.71米。他深得人们喜爱，至今在家乡都是个名人。

对页：罗伯特·瓦德洛，全世界最高的人。照片是1918年他在伊利诺伊州奥尔顿与家人的合影。他的家人都是标准身高。可惜他在22岁的时候就去世了。但他不是死于激素分泌过多导致的超常规生长，而是死于为了支撑他那巨大的身躯，他不得不戴上的腿部支架所引起的感染。

如此庞大的身躯，竟然是一处微小的腺体发生故障所致，显然十分讽刺。脑垂体通常被称为主腺，因为大部分激素都受它控制。它生成（或调解生成）生长激素、皮质醇、雌激素和睾酮、催产素、肾上腺素等。当你剧烈运动时，脑垂体会将内啡肽喷入你的血液。内啡肽就是你进食或发生性行为时所释放的化学物质。它们跟阿片类药物密切相关。“跑步者高潮”的说法也正是由此而来。你生活中几乎没有哪一个角落无关脑垂体，但直到进入20世纪多年以后，它的功能才得到广泛理解。

由于一位叫作查尔斯·爱德华·布朗-塞卡德（Charles Edouard Brown-Sequard，1817—1894）的天才人物热情但误入歧途的努力，现代内分泌学领域有一段颇为坎坷的起步阶段。布朗-塞卡德是个不折不扣的多国籍人士。他出生在印度洋岛国毛里求斯，由于当时毛里求斯是英国殖民地，他同时成为毛里求斯人和英国人，但他母亲是法国人，父亲是美国人，所以，从第一次呼吸的那一刻开始，他就拥有四重国籍。他从未见过自己的父亲，那人是位船长，在儿子出生前就消失在海上了。布朗-塞卡德在法国长大，并在当地接受医学培训，之后，他在欧洲和美国两地奔波，很少在同一个地方长时间停留。他曾在25年里横跨大西洋60次（在当时，一个人一辈子横跨一次大西洋也是件稀罕事），接受过英国、法国、瑞士和美国各种各样的职

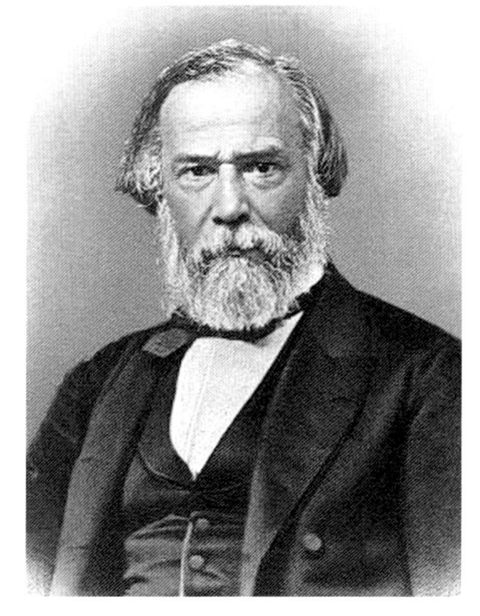

走四方教授查尔斯·爱德华·布朗-塞卡德，他用睾酮对自己做的实验对提高声誉没什么帮助。

位，其中不少职位都有着颇高的地位。同一时期，他写了9本书，发表了500多篇论文，编辑了3本期刊，在哈佛大学、日内瓦大学和巴黎医学院任教，到各地讲学，并成为癫痫、神经学、尸僵和腺体分泌领域的顶尖权威。但1889年，他72岁时在巴黎主持的一项实验，为他带来了永久的名声（不过这名声有些可笑）。

布朗-塞卡德将驯养动物的睾丸（各个出处最常引用的是狗和猪，但他最喜欢使用哪种动物，没有任何两种出处给出相同的意见）碾碎，将提取物注射到自己体内，报告说他感觉就像40岁一般精力充沛。事实上，他所感受到的任何改善都完全是心理作用。哺乳动物的睾丸几乎不含睾酮，因为它一经生成就立刻进入身体，再说，我们自己制造的睾酮非常少。如果布朗-塞卡德真的吸收到了睾酮，那也无非是一星半点。尽管布朗-塞卡德完全搞错了睾酮的返老还童作用，但这的确是一种强效物质——时至今日，合成睾酮都被视为管控药物。

布朗-塞卡德对睾酮的热情，严重损害了他的科学可信度，而且他没过多久就死了。讽刺的是，他的努力促使其他人更密切也更系统化地观察控制我们生活的化学过程。1905年，也就是布朗-塞卡德逝世10年后，英国生理学家E. H. 斯塔林（E. H. Starling）接受剑桥大学一位古典学家的建议，创造出“hormone”（激素，旧称荷尔蒙；它来自一个指代“启动”的希腊语单词）一词。不过，之后的10年，内分泌学科并未真正启动。第一本专门研究内分泌的学术期刊直到1917年才创办，而对身体无管腺体的总称，也即内分泌系统（endocrine system），出现得更晚。它是1927年英国科学家霍尔丹（J. B. S. Haldane）创造的。

可以说，真正的“内分泌学之父”反倒来自布朗-塞卡德之前的一代人。托马斯·艾迪森（1793—1860）是19世纪30年代伦敦盖伊医院人称“三巨头”的三位优秀医生之一。另外两人分别是理查德·布莱特（Richard Bright），他是布莱特病（现称为肾

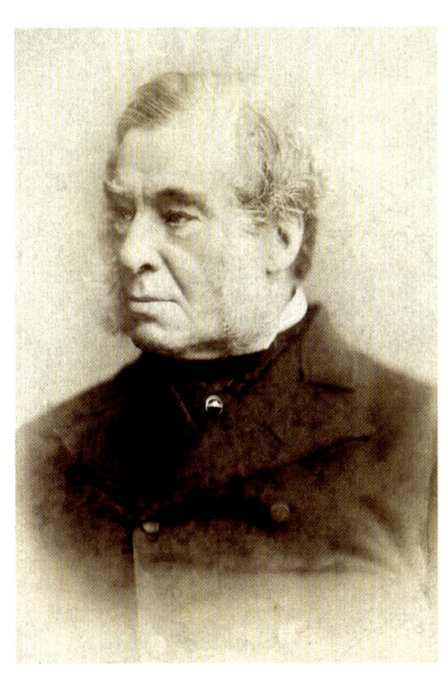
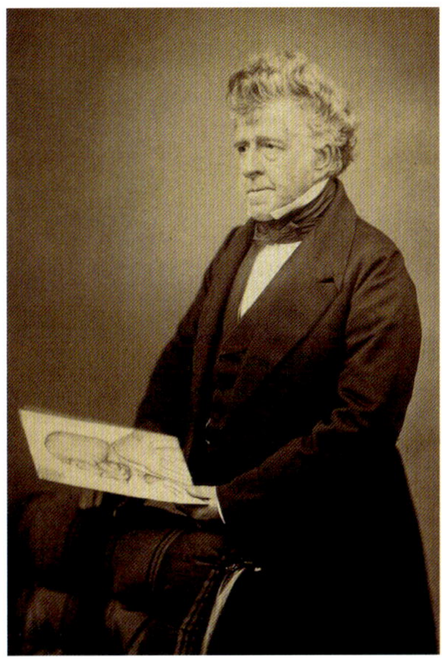
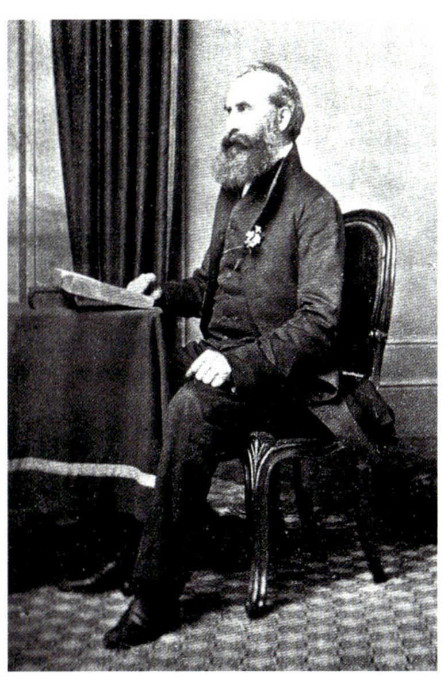

三巨头（从左到右）：托马斯·艾迪森、理查德·布莱特以及托马斯·霍奇金，他们每个人都至少命名了一种疾病。

炎）的发现者，以及托马斯·霍奇金（Thomas Hodgkin），他专门研究淋巴系统疾病，霍奇金淋巴瘤和非霍奇金淋巴瘤这两个名字，都是为了纪念他。艾迪森大概是这三人里才气最出众的，毫无疑问也是最有成效的。他第一个准确地论述了阑尾炎，是各类贫血症的顶尖权威。至少有五种严重的医疗病症因袭他的名字，其中最著名（而且至今仍叫）的是艾迪森病，这是艾迪森于1855年描述的一种肾上腺退行性疾病，也是第一种得以确认的激素类疾病。尽管名气很大，但艾迪森饱受抑郁症的困扰，1860年，在确定艾迪森病5年后，他退休回到布莱顿，自杀身亡。

艾迪森病是一种罕见但很严重的疾病。该病患者的比例大概在万分之一。历史上最著名的受害者是约翰·肯尼迪（John F. Kennedy），他于1947年确诊，尽管他和家人总是强烈地加以否认，睁着眼睛说瞎话。事实上，肯尼迪不仅患有艾迪森病，还很幸运地带病生存下来。当时糖皮质激素（一种类固醇）还没有问世，80%的患者都在确诊后1年内死亡。

我们见面的时候，约翰·沃斯正在专注研究艾迪森病。“这可能是一种很悲伤的疾病，因为症状主要是食欲不振和体重减

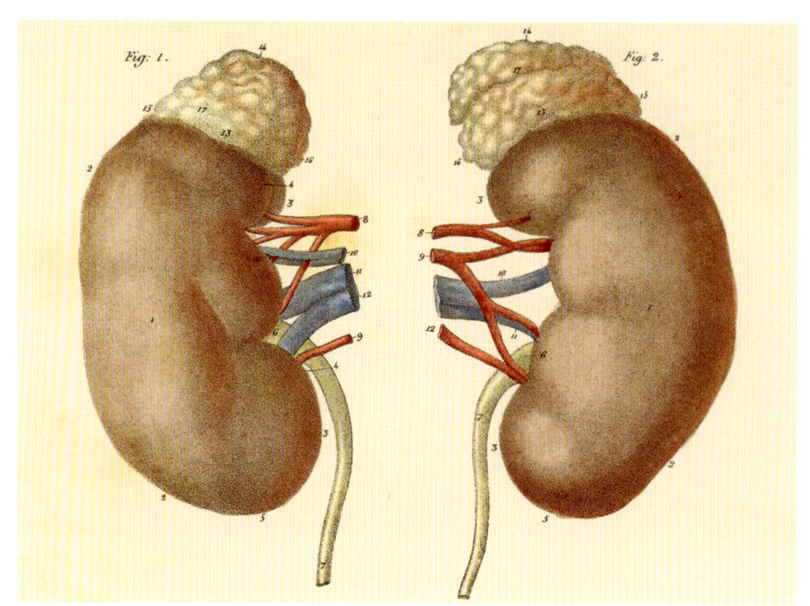

肾脏，还有位于它们顶上的肾上腺。这幅插图来自一本1825年的法国解剖图集。在这本图集出版30年后，托马斯·艾迪森发现了这些腺体功能紊乱所导致的疾病，并以他的名字加以命名。

轻，很容易遭到误诊。”他对我说，“我最近看到了一个病例，一位十分可爱的年轻姑娘，才23岁，未来充满希望，结果却死于艾迪森病，因为她的医生认为她患的是厌食症，把她送到了精神专科。事实上，艾迪森病是来自皮质醇（这是一种调节血压的激素）水平失衡。它的悲剧性在于，如果你纠正了皮质醇问题，患者可以在短短30分钟内恢复正常健康状态。她完全不必死。我工作的很大一部分内容是给全科医生办讲座，帮助他们发现常见的激素失调症。这类病常遭漏诊。”

1995年，内分泌学领域爆发了一场地震：纽约洛克菲勒大学的遗传学家杰弗里·弗里德曼（Jeffrey Friedman）发现了一种没人料到会存在的激素。他把它命名为瘦素（leptin，来自希腊语中的“thin”）。瘦素不是内分泌腺产生的，而是脂肪细胞所产生。这是一个最惊人的发现。没有人曾想过，除了专属的腺体，激素也能在别的部位产生。事实上，我们现在知道，激素遍布人体：胃里、肺里、肾里、胰腺里、大脑里、骨骼里，到处都是。

瘦素引发了巨大而直接的兴趣，不仅因为它产生的地方出人意料，更是因为它的作用：它有助于调节食欲。如果我们可以控制瘦素，说不定也能帮助人们控制体重。在对大鼠进行的研究中，科学家发现，通过操纵瘦素水平，他们可以如愿以偿地让大鼠变胖或变瘦。这让瘦素带上了几分灵丹妙药的色彩。

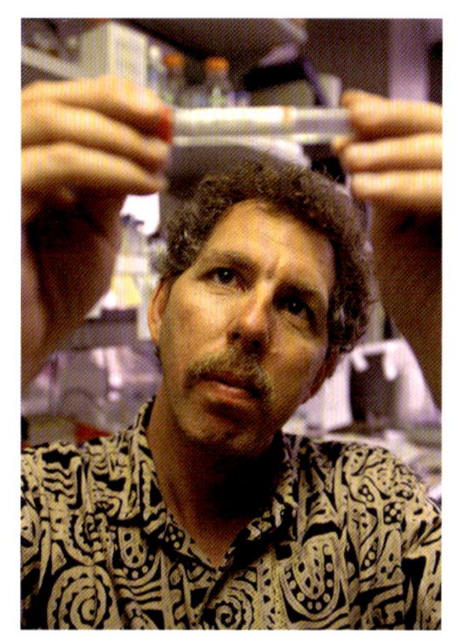

杰弗里·弗里德曼，他正在洛克菲勒大学的实验室内，手里握着一小瓶瘦素。这是一种他在1994年发现的激素。瘦素不是在身体的任何腺体里产生的，而是由脂肪细胞产生的。

很快，研究人员满怀期待地展开了人体临床试验。有体重问题的志愿者每天注射一次瘦素。然而，到了年底，他们的体重与开始时并无变化。瘦素的影响，并不像期望中那么直截了当。今天，瘦素已经被发现近1/4个世纪，我们依然没弄清楚它到底是怎么发挥作用的，把它作为控制体重的辅助手段就更是遥遥无期。

问题的核心在于，我们的身体是为了对付饮食匮乏的挑战而演化的，历史上没有饮食过度丰盛这种现象。所以，瘦素的程序代码并不会告诉你要停止进食。你体内没有任何化学物质有这种功能。这就是你经常一吃东西就停不下来的重要原因所在。只要我们打心眼里还觉得富足只是一种偶然出现的情况，就无法摆脱狼吞虎咽的习惯。如果瘦素彻底缺席，你会不停地吃啊吃，因为身体认为你正在挨饿。但要是把瘦素加入饮食，正常环境下它对食欲没有明显的影响。瘦素的用途主要是告诉大脑，你是否拥有足够的能量储备来应对相对苛刻的挑战，如怀孕或开始进入青春期。如果激素认为你正在挨饿，此类过程就不得启动。这就是为什么患有厌食症的年轻人，青春期大多来得很迟。“如今青春期开始得比历史上任何时期都更早，原因也必定在这里。”沃斯说，“在亨利八世统治的时期，人们到了十六七岁才进入青春期。如今更常见的是11岁。几乎可以肯定这是因为营养得到了改善。”

让问题变得更加复杂的是，身体几乎总是受不止一种激素的影响。瘦素被发现4年后，科学家们发现了另一种参与食欲调节的激素。它名叫胃饥饿素（ghrelin，前三个字母代表“growth-hormone related”，意思是“生长激素相关”），主要在胃中产生，但也在若干其他器官中产生。当我们感到饥饿时，我们的胃饥饿素水平上升，但说不清到底是胃饥饿素导致了饥饿感，还是胃饥饿素伴随饥饿感而来。食欲还受甲状腺、遗传和文化因素的影响，也受情绪和获得便利性（一碗花生摆在桌子，令人难以抗拒）、意志力、在一天里的什么时间，甚至季节等多种因素的影响。没有人知道如何将所有这些打包成一颗药丸。

最后，大多数激素有着多种功能，人们很难解构其化学成分，认为对激素进行调节也有很大的风险。例如，胃饥饿素不仅事关饥饿，也参与控制胰岛素水平和释放生长激素。篡改其中一项功能，有可能连带也破坏其他功能。

任何一种激素所负责的监管工作，其范围都可能广得让人眼花缭乱。举个例子，催产素以其产生依恋和亲情的作用而闻名（有时它甚至会叫作“拥抱激素”），但它也在面部识别、分娩时指导子宫收缩、阐释周围人的情绪、让母亲在哺乳期产奶等方面发挥重要作用。催产素为什么会形成这样的技能组合，现在只能靠猜测。它对纽带和感情所起的作用，显然是它最有趣的特质，但也是人们认识最不足的。为雌性大鼠注射催产素，会让它们去为不是自己后代的幼鼠筑巢，给予过分的关心和体贴。然而，在给人类施用催产素的临床测试中，它几乎没有效果。在某些情况下，它反而让测试对象变得更好斗，更不乐意合作。一句话，激素是复杂的分子，其中一些（如催产素）既是激素也是神经递质（神经递质是神经系统里的信号分子）。简而言之，它们做很多事，而且每一件都不简单。

对页：“自然的方式是最好的方式”，这是英国中央健康教育委员会（Central Council for Health Education）在20世纪50年代发布的一幅鼓励女性进行母乳喂养的宣传海报。

激素的无限复杂性，或许没人比德国生物化学家阿道夫·布滕南特（Adolf Butenandt，1903—1995）理解得更深刻了。布滕南特出生于不来梅，曾在马尔堡和哥廷根大学学习物理、生物和化学，同时还从事一些更有活力的体育项目。他热情地投身无防护击剑运动（这似乎是当时德国年轻人盛行的潇洒而不失鲁莽的惯

THE NATURAL WAY

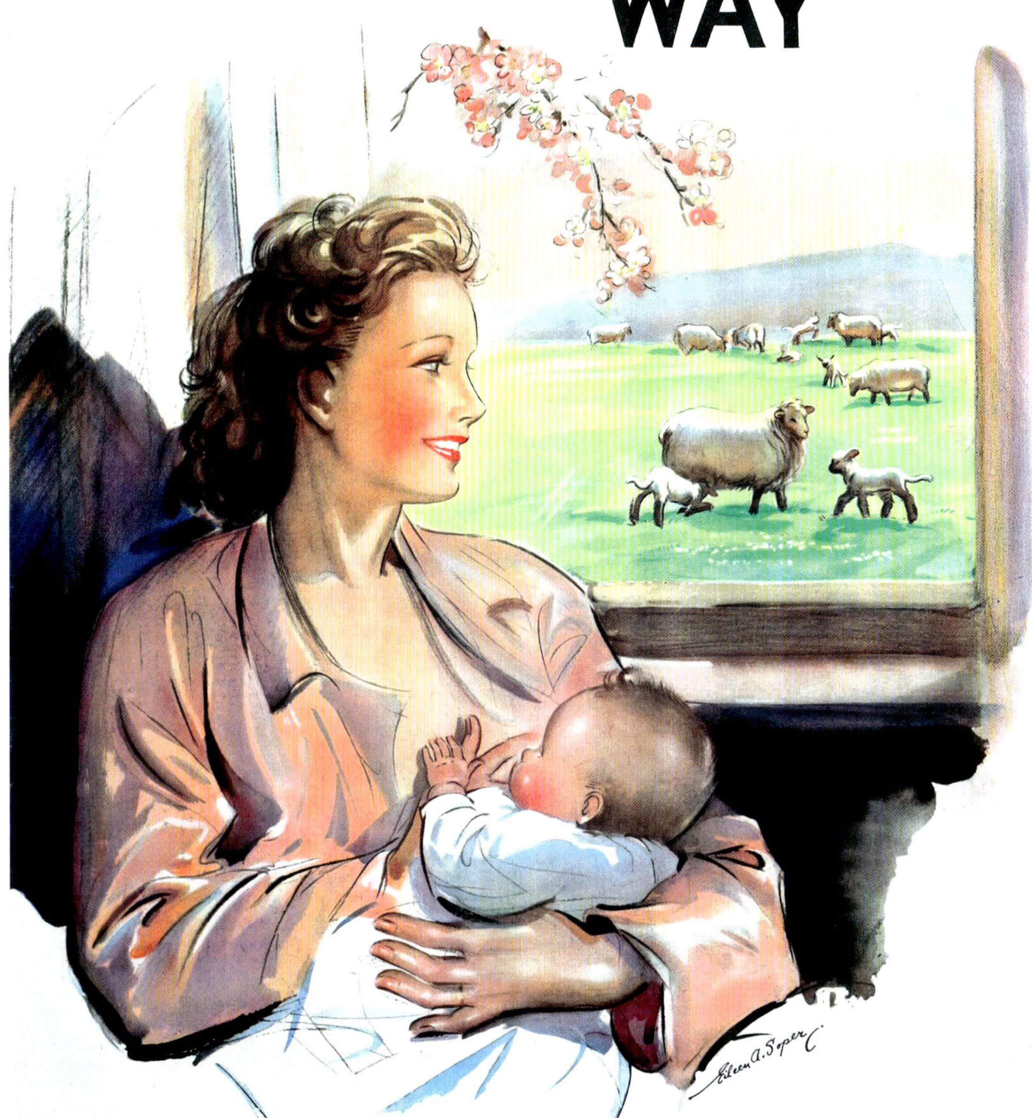

IS THE BEST WAY FOR MOTHER AND CHILD

D.C.21 Stafford & Co., Ltd., Netherfield, Nottingham.

Copies of this Poster may be obtained from The Central Council for Health Education, Tavistock House, Tavistock Square, London, W.C.1.

例），所以左侧脸颊上留下了一道长长的伤疤，对此他似乎相当引以为傲。动物和人类的生物学，是他一生的激情所在，为此，他付出了无比的耐心进行激素的提炼与合成。1931年，他收集了哥廷根警方捐赠的大量尿液（有人说是15,000升，也有人说是25,000升，但肯定比我们大多数人乐意经手的要多得多），并从中蒸馏出15毫克睾酮。靠着同样不屈不挠的努力，他还蒸馏出其他若干种激素。例如，为了分离黄体酮，他需要50,000头猪的卵巢。分离第一种信息素（性诱剂），需要50万只日本蚕的性腺。

多亏了布滕南特非凡的专注，他的发现促成了各种有用产品的问世，包括医用合成类固醇和避孕药。1939年，他获得诺贝尔化学奖，当时年仅36岁，却不得接受——因为此前诺贝尔和平奖颁给了一位犹太人，希特勒便禁止德国人接受诺贝尔奖。（布滕南特最终在1949年拿到了这一荣誉，没领到奖金。按阿尔弗雷德·诺贝尔的遗嘱规定，如果没有领取，奖金将在颁奖一年后到期。）

阿道夫·布滕南特，德国生化学家。他在蒸馏激素方面的辛勤工作为他赢得了诺贝尔化学奖——但由于纳粹政权的规定，他在10年后才拿到这一奖项。

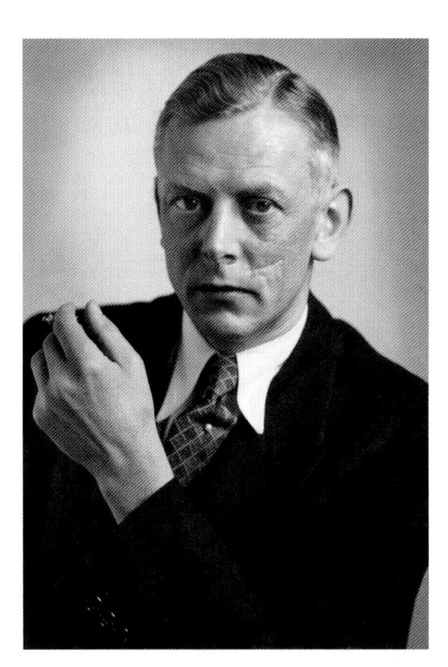

在很长一段时间里，分泌学家认为睾酮是雄性独有的激素，雌激素也仅限于雌性。但实际上，无论雄雌，都同时生成和使用这两种激素。对人类男性来说，睾酮主要由睾丸产生，少量来自肾上腺，并且要做三件事：它赋予男性生育能力，带给他低沉的嗓音和胡子等第二性征，还深刻地影响他的行为，让他产生性冲动，偏好冒险和攻击。对女性而言，卵巢和肾上腺各生成大约一半的睾酮，但数量少得多，它虽然提升了女性的性欲，却仁慈地让她们的常识不至于因此受到干扰。

有一个领域，睾酮似乎没有带给男人任何好处，那就是长寿。诚然，寿命由许多因素决定，而受阉割的男性跟女性寿命一样长，却是个不折不扣的事实。睾酮到底怎样缩短了男性的生命，原因未知。从40多岁开始，男性的睾

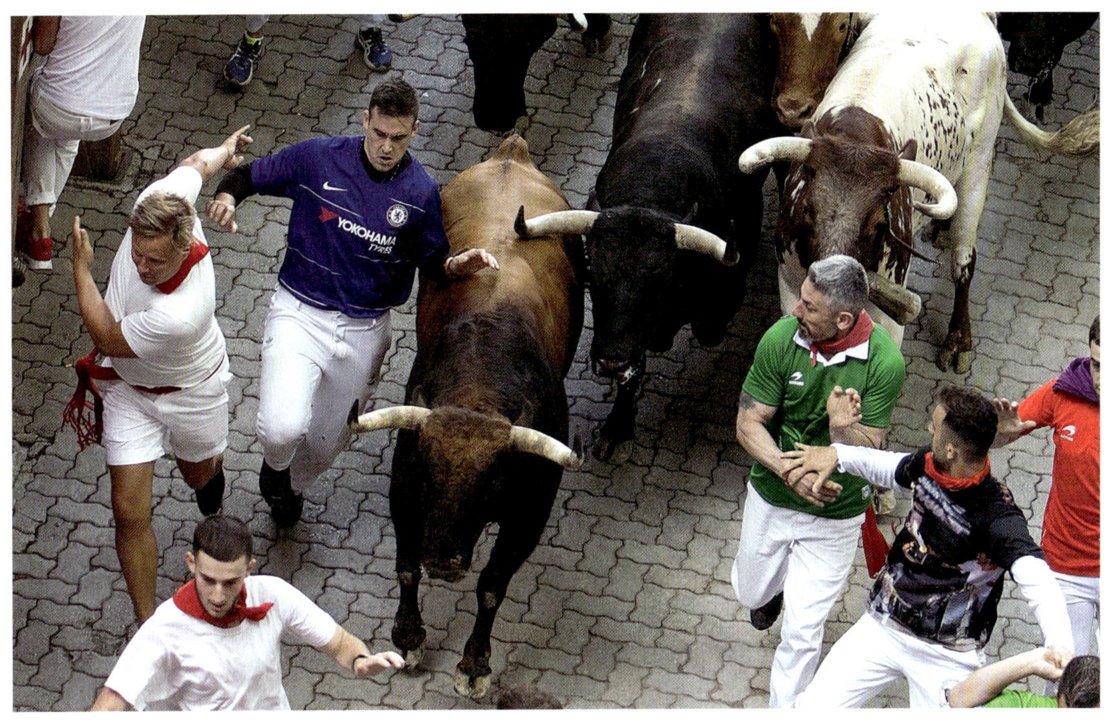

这张照片上的男子正在参加西班牙潘普洛纳一年一度的奔牛节，没有什么能比这张照片更能说明“睾酮旺盛”（testosterone-fuelled）这种陈词滥调了。

酮水平每年下降约1%，这使得许多人服用补充剂，以期提高性欲和精力水平。它改善性表现或整体阳刚之气的证据，往好了说也只能算“不太充分”；相反，大量的证据表明它可能会提高心脏病发作或卒中的风险。

II

当然，不是所有的腺体都很小（顺便提一下，腺体指的是身体内分泌化学物质的任何器官）。肝脏是腺体，相较于其他腺体，它简直巨大无比。完全发育的肝脏重量约为1.5千克（与大脑大致相同），填充了腹部膈膜下方中央的大部分空间。它在婴儿体内大得不成比例，这就是为什么宝宝的腹部呈可爱的圆溜溜形状。

肝脏还是身体里最繁忙的器官，它的功能十分重要，一旦它停机，你几小时之内就会死。它众多的任务里包括产生激素、蛋白质和名为胆汁的消化液。它过滤毒素，处理废弃的红细胞，储存和吸收维生素，将部分脂肪和蛋白质转化为碳水化合物，并管理葡萄糖——这一过程对身体无比关键，葡萄糖只要短缺几分钟，就会导致器官衰竭，甚至脑损伤。（特别是，肝脏将葡萄糖转化为糖原，这是一种更紧凑的化学物质，有点像压缩食品，好让你将更多的食物装入冰箱。等到需要能量时，肝脏又将糖原转化为葡萄糖，并将其释放到血液中。）肝脏总共参与了大约500种代谢过程。基本上，它就是身体的实验室。此刻，大约1/4的血液都在你的肝脏里。

肝脏最奇妙的特点，大概是它的再生能力。你可以切除2/3的肝脏，短短几个星期，它就会恢复到原来的大小。“它不漂亮，”荷兰遗传学家汉斯·克莱夫斯（Hans Clevers）教授对我说，“跟原来的肝脏相比，它看起来有点破旧和粗糙，但功能足够好。这个过程有点神秘。我们不清楚肝脏怎么知道恢复到多大就合适，可以停止生长了。但它拥有这种能力，对我们中的一些人来说真的很幸运。”

然而，肝脏的恢复力并非没个限度。它会受100多种疾病的影响，其中许多都很严重。我们大多数人都认为肝脏疾病是过量饮酒所引起的，但实际上，酒精只与1/3的慢性肝脏疾病存在相关性。我们大多数人从没听说过什么非酒精性脂肪性肝病（NAFLD），但它比肝硬化更常见，更叫人摸不着头脑。例如，它跟超重或肥胖强烈相关，但也有相当大比例的患者健康瘦削。没人能解释原因。据信，我们大约有1/3人处在非酒精性脂肪肝的早期阶段，但好在对大多数人来说，它绝不会超越这个阶段。而对于不幸的少数群体，非酒精性脂肪肝意味着最终的肝衰竭或其他严重疾病。为什么有些人受到重创，另一些人却幸免于难，这又是一个谜。最令人不安的方面或许是，患者通常不会出现任何症状，直至病入膏肓。更令人担忧的是，非酒精性脂肪肝开始出现在幼儿身上——就在不

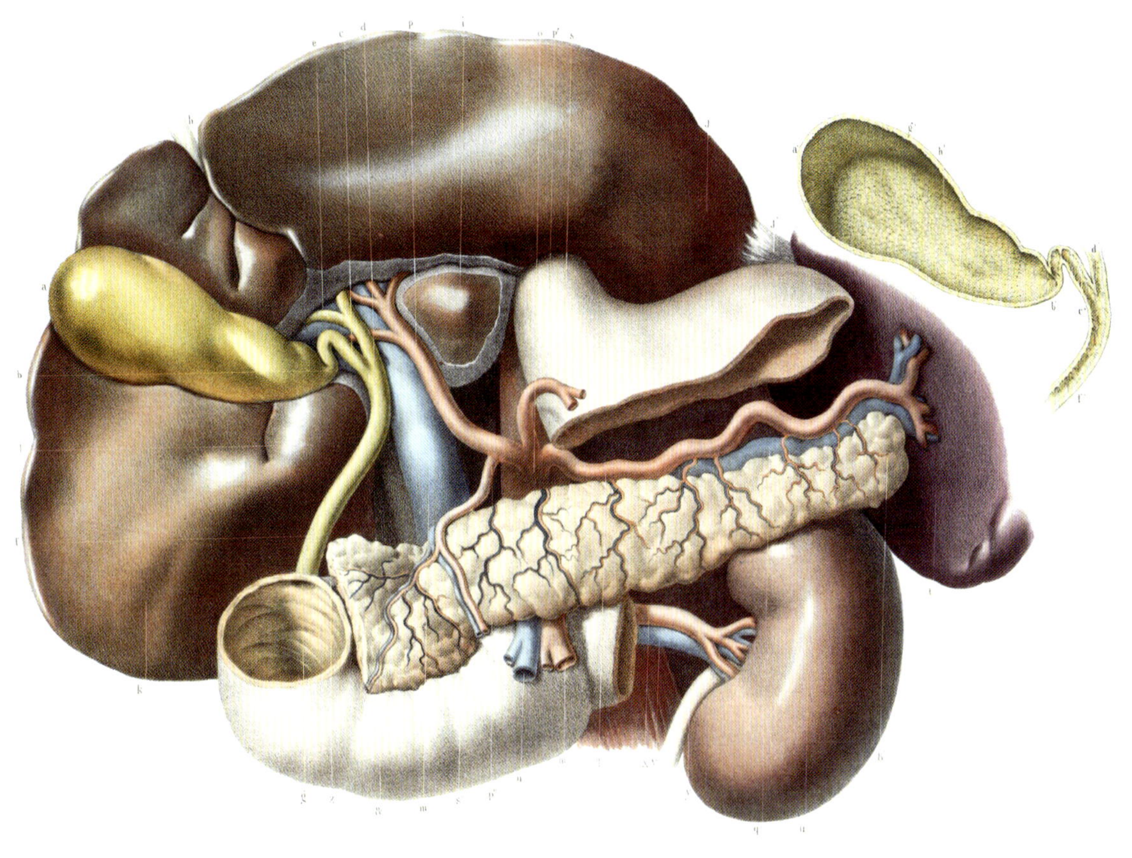

重要的和可消耗的全都挤在了一起。这幅19世纪的插图展示了人体最大的腺体——肝脏，它体形巨大，且在各种方面都很重要，其他的器官则位于它的附近：胆囊（黄色）、脾脏（紫色），还有功能多样的胰脏（前面）。

久前，这还是一种闻所未闻的现象。据估计，美国10.7%的儿童和青少年，以及全球7.6%的儿童和青少年患有脂肪肝。

还有一种风险，许多人尚未充分意识到，那就是丙型肝炎。根据美国疾病预防控制中心的数据，美国1945年至1965年间出生的人里，大约有1/3（约为200万人）患有丙肝而不自知。当时出生的人患病风险更大主要是因为输入了受到污染的血制品，以及吸毒者共享针头。丙型肝炎可隐藏在患者身上长达40年甚至更久，悄无声息地破坏其肝脏。美国疾病预防控制中心估计，如果能够识别和治疗这些患者，光是在美国就可挽救12万人的生命。

长久以来，人们都认为肝脏是勇气的所在地，这就是为什么一个懦弱的人被认为是“lily-livered”[1]。人们还认为它是四种体液中两种（黑胆汁和黄胆汁，分别负责忧郁和愤怒）的源头，故此也跟伤心和动怒息息相关（另外两种体液是血和痰）。人们相信，体液是在体内循环、保持一切平衡的液体。两千年来，对体液的信仰被用来解释人们的健康、相貌、品位、性情——说一切也行。在这一语境下，humour（体液，它也有“幽默”的意思）指的不是诙谐风趣，而是来自拉丁语单词*moisture*。今天，我们形容某人是否幽默，并不是在谈他的搞笑能力——至少，从词源上看并非如此。

肝脏旁边是另外两个器官——胰脏和脾脏，通常人们爱把它们搭配在一起说，因为它俩位置靠在一起，大小也相似，但实际上，两者并没有太多相似之处。胰脏是腺体（所以也叫胰腺），脾脏不是。胰脏对生命至关重要，脾脏的功能相对简单。胰脏是一种类似果冻的器官，长约15厘米，形状有点像香蕉，藏在上腹部胃的后面。除了生成胰岛素，它还分泌激素——胰高血糖素，参与调节血糖、消化酶胰蛋白酶、脂肪酶和淀粉酶，后三者有助于消化胆固醇和脂肪。胰脏每天产生超过1升的胰液，相较于它的体积，这个数量颇为惊人。动物的胰脏做成吃的，叫作sweetbread（直译为“甜面包”，在英语里，这个词被首次记录于1565年），但没人能弄明白是为什么，因为它没有任何甜味，也并不像面包。又过了十多年，英语里才有了pancreas一词的记录，所以，sweetbread其实是个更为古老的词语。

脾脏跟人的拳头大小差不多，重量为半磅，位于胸部左侧相对较高的位置。它肩负着重要的工作：监测循环血液细胞的状态，分派白细胞以对抗感染。它还辅助免疫系统，充当血液的蓄水池，

1　在中文语境下，与勇气对应的部位是胆，所以有“胆怯”“胆小”的说法。——译者注

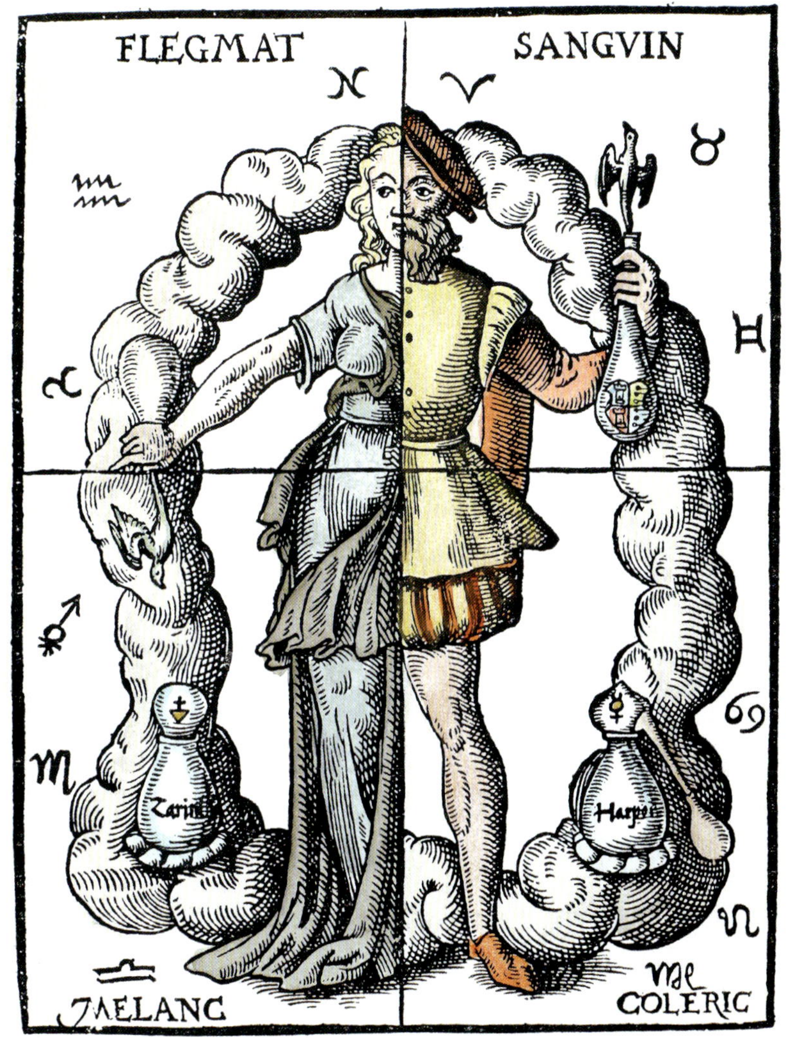

几个世纪以来，非科学的医学都是基于四种“体液”的概念进行发展的，就像这幅16世纪德国的插图所显示的那样：痰、血、黑胆汁和黄胆汁，人们相信它们分别产生了黏液质、多血质、抑郁质和胆汁质的性格类型——同时它们也支配着健康与疾病。

以便在急需的时候，有更多的血液可以供给肌肉。如果我们说人“有脾气”，意思是他生气或愤怒了；人一动怒，就会发脾气。医科生在记忆脾脏的主要特点时，会按奇数顺序，从1数到11（1、3、5、7、9、11）。这是因为脾脏的大小为1英寸×3英寸×5英寸，重约7盎司，位于第9和第11根肋骨之间。尽管实际上，除了最后两个数字，其他的几个都只是平均值。

在肝脏下方并与之密切相关的是胆囊（gall bladder，或者

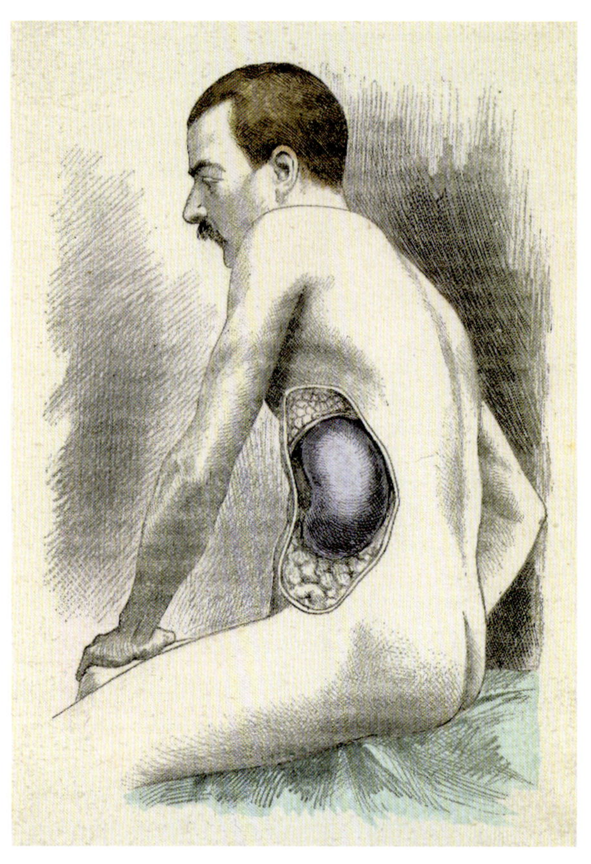

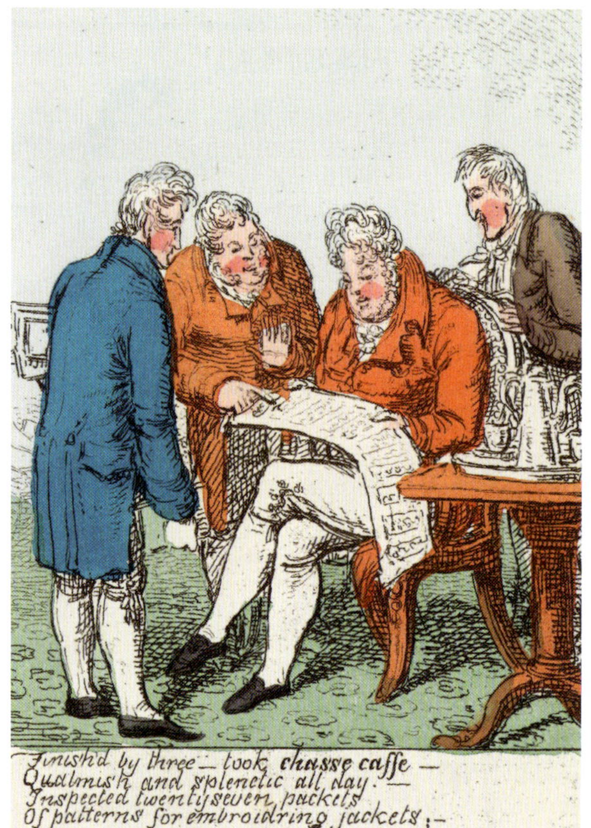
Finish'd by three — took chasse caffe —
Qualmish and splenetic all day. —
Inspected twentyseven packets
Of patterns for embroidring jackets; —

脾脏在血流与感染方面有多种有用的功能；左边这幅19世纪晚期的插图展现的是一名疟疾患者，他的典型症状就是脾脏肿大。

由于某种原因，脾脏长期以来都与坏脾气联系在一起，就像这幅1814年的摄政王图显示的那样，图下方的说明文字说他“终日脾气暴躁”。

gallbladder和gall-bladder，它的拼写没有统一规范）。这是一个奇怪的器官，很多动物有胆囊，还有很多动物没有胆囊。奇怪的是，长颈鹿有时会有胆囊，有时没有。人类的胆囊储存来自肝脏的胆汁（Gall是胆汁的旧词），并将其传递到肠道。相关的化学反应可能由于种种原因出错，导致胆结石。胆结石是一种常见的病症，按照医生当中流传的一句十分不准确但很出名的助记口诀，它传统上最常见于“白皙、多产、年过四十的胖女士”。多达1/4的成年人患有胆结石，但通常并不自知。偶尔，胆结石会阻塞胆囊出口，导致腹痛。

胆结石手术现在已是一种常规手术，但在过去，它是一种足可危及生命的状况。直到19世纪末，由于上腹部集中着所有的重要器官和动脉，外科医生不敢在那儿动刀。最早尝试胆囊手术的人之一是伟大却又古怪的美国外科医生威廉·斯图尔特·哈斯泰德（William Stewart Halsted，他的非凡故事，我们将在第二十一章中更全面地介绍）。1882年，哈斯泰德尚是位年轻医生，就在纽约州北部自己家里的一张餐桌上，为自己的母亲进行了第一次胆囊切除术。此事最叫人目瞪口呆的地方还在于，当时并不确定人没了胆囊也能活。哈斯泰德的母亲是否清楚这一点，历史上没人留下记录，因为她儿子在她脸上铺了一块浸有氯仿的手帕。不管怎么说，她完全康复了（40年后，胆囊切除手术已经成为常见手术，可先驱哈斯泰德却在对自己进行胆囊手术后死亡。这真是既不幸，又讽刺）。

哈斯泰德为母亲进行的手术，叫人想起了此前几年一位德国外科医生古斯塔夫·西蒙（Gustav Simon）做的事：他并不确信事后的结果，就摘下了一位女病人病变的肾脏，而后高兴地发现（患者大概也很高兴吧），她没因为少了一个肾就死掉。这是有史以来第一次有人意识到，人类能只靠一个肾脏活下去。为什么人竟然有两个肾脏，事到如今仍然是个谜。当然，有备用品很棒，但我们没有两颗心脏或肝脏或大脑，那么，为什么我们会有一个多余的肾脏呢？这是件叫人快活却说不出道理的事。

年轻的威廉·哈斯泰德，他的性格有点古里古怪，但因为他的开创性的外科手术以及对严格的手术室卫生标准的坚持，所以他配得上这份声誉。

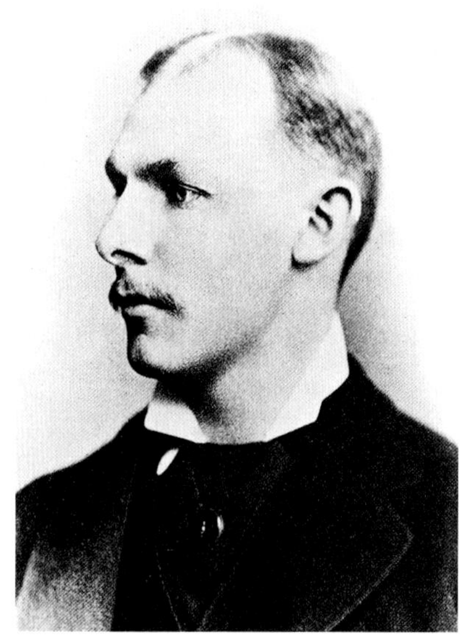

人们总是把肾脏称为身体的苦力。它们每天处理大约180升水（这么多的液体，足可以装满整个浴缸），外加1.5千克的盐。和如此庞大的工作量比起来，它们的个头很小，每个重量仅为5盎司。不像人们想的那样，它们并不在后腰，而是在略高的地方：胸腔的底部。右肾总是较低，因为它上面压着肝脏。过滤废物是肾脏的主要功能，但它们还要调节血液化学物质，帮忙维持血压，代谢维生素D，并维持关键的体内盐与水平衡。如果你

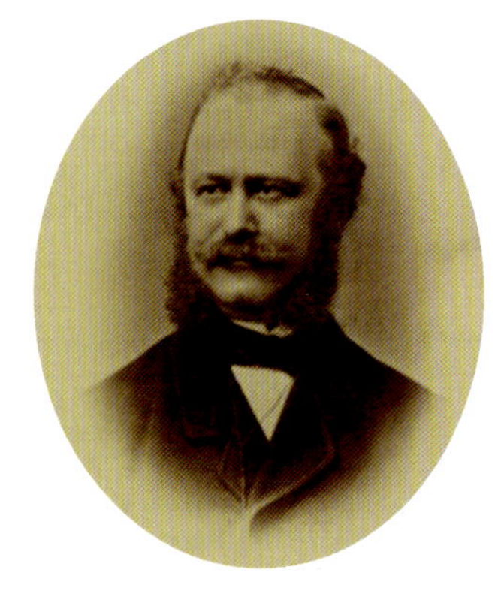

肾脏可有可无的发现者：19世纪德国医生古斯塔夫·西蒙，他实验性的手术证明，一个人完全有可能只靠一对肾脏中的一个活下来。

这是一幅人类肾脏切片的光学显微照，显示的圆形血管团块被称作肾小球。血液会在这里过滤，被滤掉的废物之后随尿液排出去。

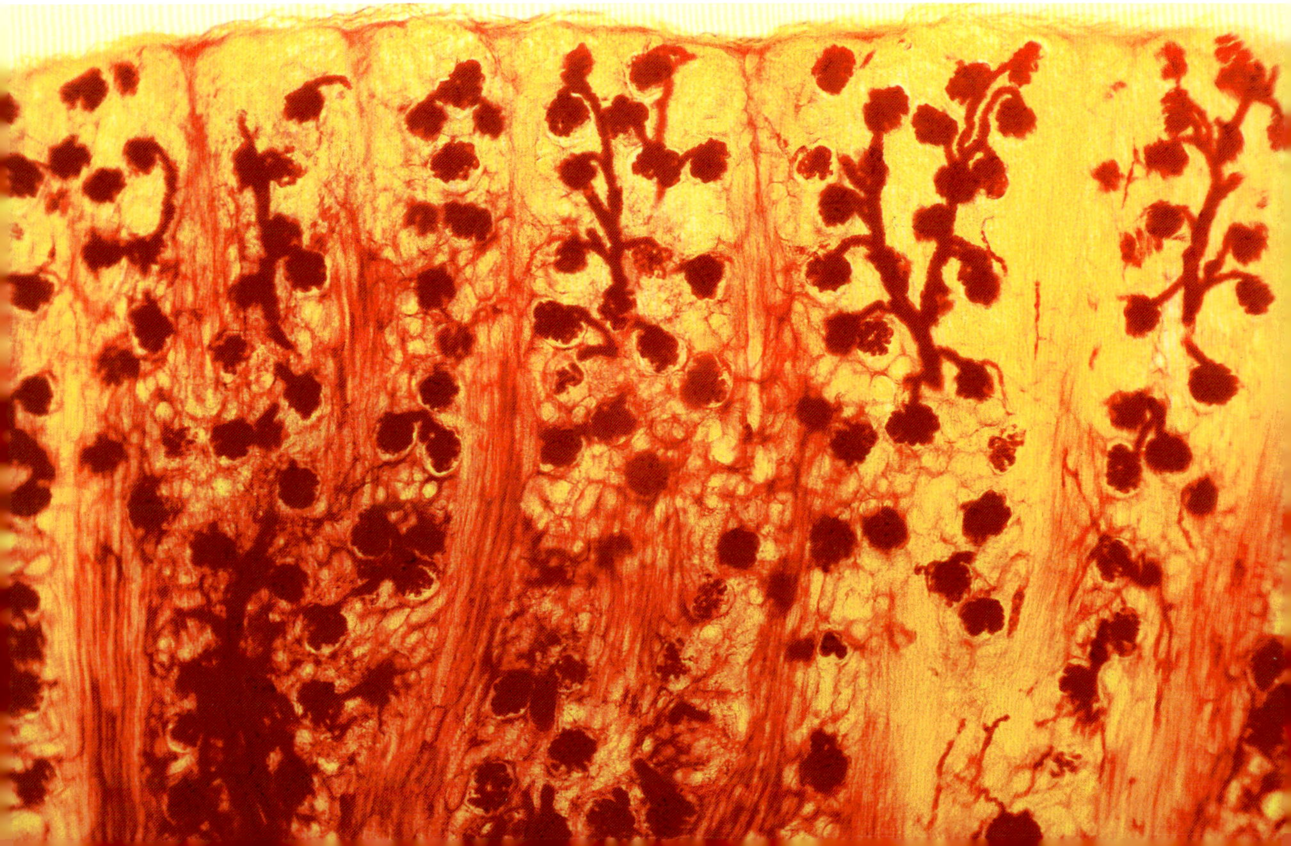

吃了太多的盐，肾脏会过滤掉血液中的多余盐分，并将其送到膀胱，好让你通过排尿把盐分排出。如果摄入盐太少，肾脏会在排尿之前，把盐分抽取回来再次使用。问题是，如果你要求肾脏过长时间进行过滤，它们会感到疲倦，无法正常运转。随着肾脏效率降低，血液中的钠含量变高，你的血压也会危险地升高。

随着年龄的增长，肾脏功能衰减得比大多数其他器官更快。从40岁到70岁，它们的过滤能力下降了约50%。肾结石，还有许多对生命威胁更大的疾病变得更常见。自1990年以来，慢性肾病的死亡率在美国上升了70%多，在一些发展中国家甚至更高。糖尿病是导致肾衰竭的最常见原因，肥胖和高血压是重要的促成因素。

在肾脏部位，未能通过血液返回身体的东西，会传递给我们更熟悉的膀胱处理。每个肾脏通过输尿管连接到膀胱。与此处讨论的其他器官不同，膀胱不产生激素（至少尚未发现）或在体内化学反应中发挥作用，但它至少算得上在历史上留下了痕迹。

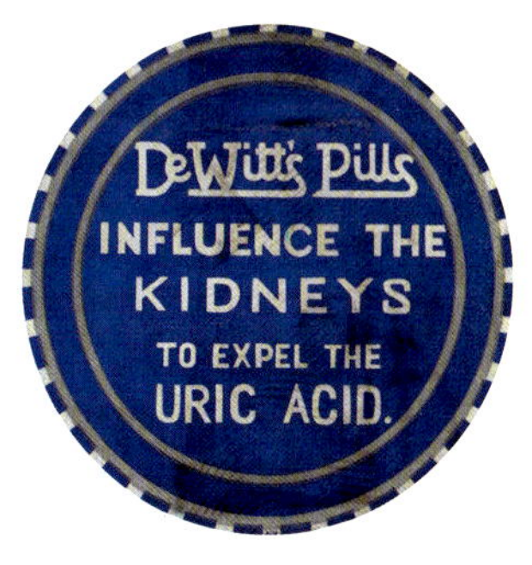

“bladder”是最古老的人体单词之一，可追溯至盎格鲁-撒克逊时代，比“kidney”（肾脏）和“urine”（尿液）都要早600年以上。古英语里大多数中间有“d”发音的单词，日后都采用了更柔和的“th”发音，所以，“feder”变成了“feather”（羽毛），“fader”变成了“father”（父亲），但不知为什么，“bladder”抵挡住了这股常见的变迁力量，在1000多年里始终坚守它最初的发音，这种“壮举”，身体其他部位能做到的寥寥无几。

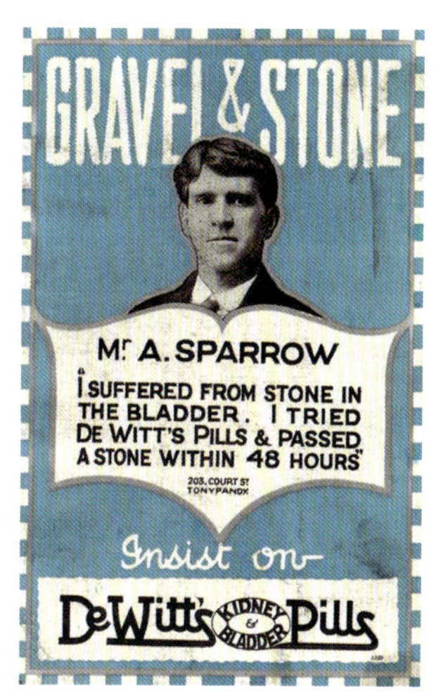

这则广告是众多商业产品广告中的一则，旨在鼓励人们在膀胱结石长到一定尺寸，给人体带来麻烦之前，将其排出去。

膀胱很像气球，因为它的设计目的就是随着填充膨胀起来。（对一个中等体格的男性，它能容纳接近500毫升的液体；女性要少很多。）按照舍温·努兰（Sherwin Nuland）在《死亡之书》（*How We Die*）中的说法，随着年龄的增加，膀胱会失去弹性，无法一如既往地膨胀，这是老年人随时随地都在找厕所的部分原因。人们一直认为，正常而言，尿液和膀胱是无菌的，但新近的看法有所改变。偶尔，某些细菌可能潜入并使得我们尿路感染，但那里没有永久性的细菌群落。出于这个原因，2008年旨在追踪并为我们体内所有微生物分类编目的“人类微生物组计划”启动的时候，把膀胱排除在调查范围之外。我们现在知道，虽然规模并不大，但至少在某种程度上，尿液里同样存在微生物。

膀胱、胆囊和肾脏有一个共同的不幸特征，那就是容易形成结石。结石是钙和盐变成的硬块。数百年来，结石对人们造成的困扰之深，现在几乎无法想象。因为它们很难被处理，所以它们会长到极大，受害者才能最终拿定主意接受手术（并承受极高的手术风险）。这是一个可怕的过程：一次让人痛不欲生的经历，包含了无比的疼痛、危险和尊严的丧失。施术的医生先通过注射阿片和曼陀罗的法子，尽可能地让患者镇定下来，然后便将他面朝上放在桌上，双腿举过头顶，膝盖绑在胸口，双臂绑在桌上。通常，在医生寻找结石期间，需要四名壮汉按住患者。毫不奇怪，施术的医生单以速度出名，质量怎样倒是无伤大雅了。

SURGERY.

Instruments for Lithotomy.

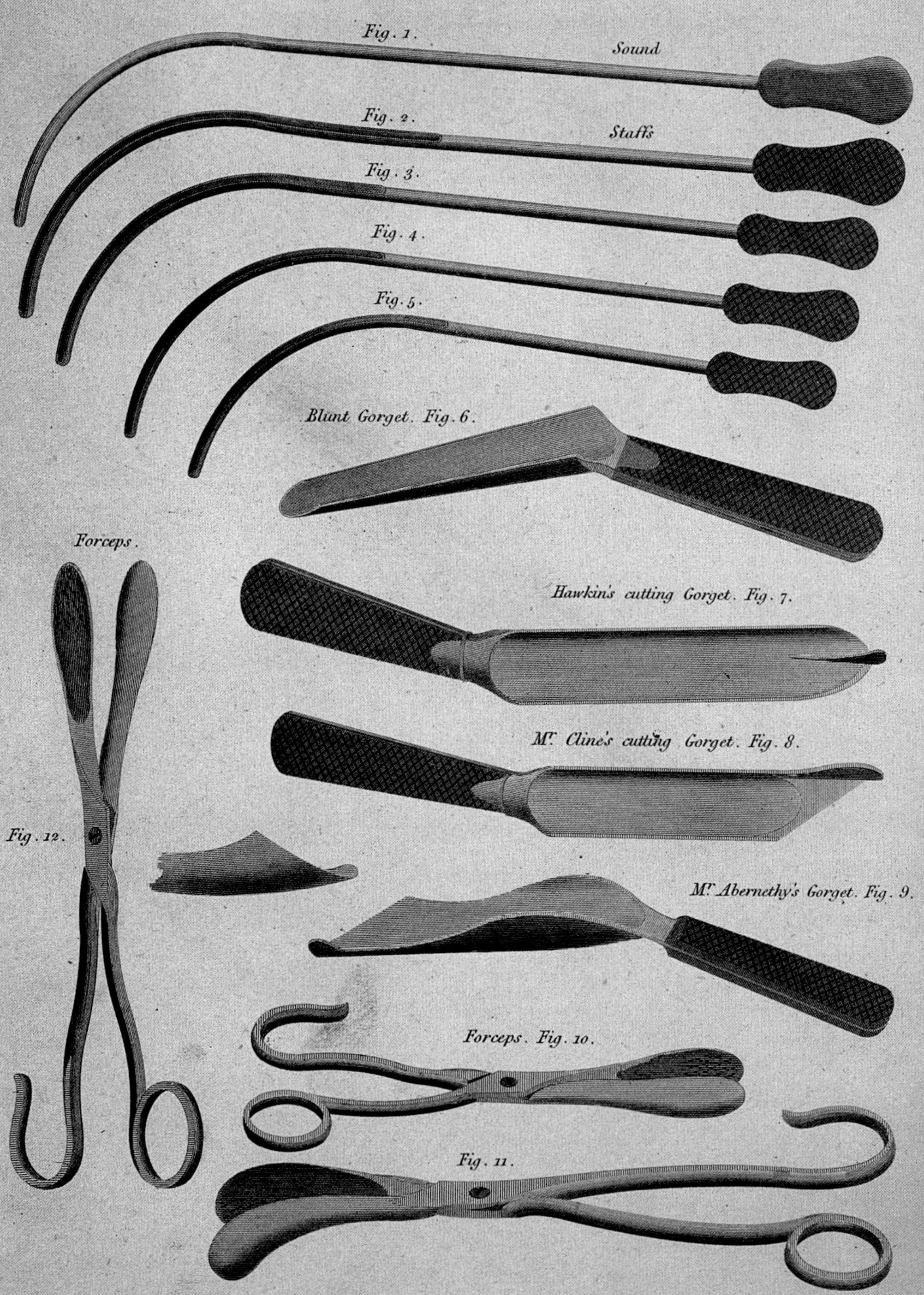

J. Farey del. Published as the Act directs, 1812, by Longman, Hurst, Rees, Orme & Brown, Paternoster Row. Lowry sculp.

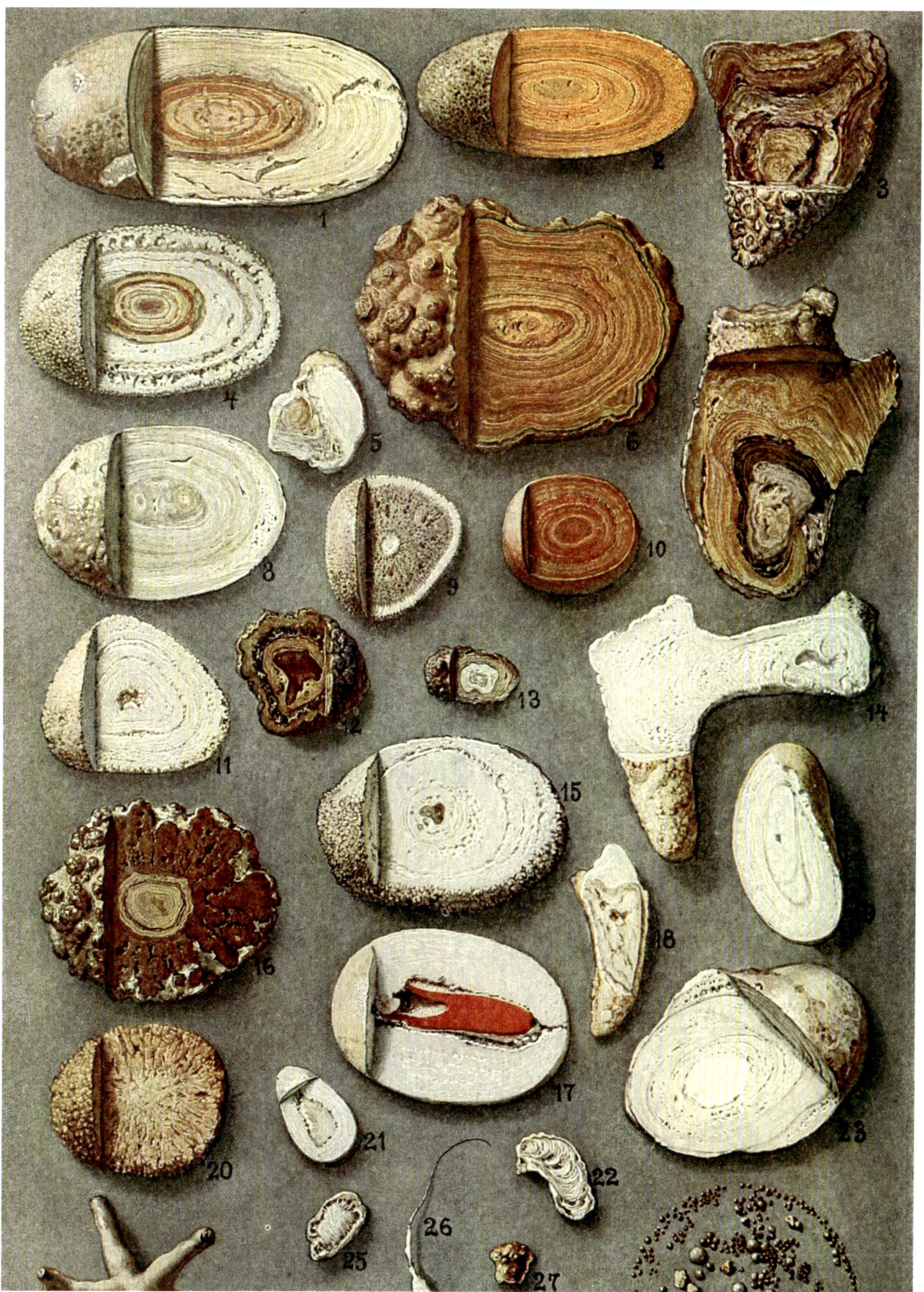
1
2
3
4
5
6
8
9
10
11
12
13
14
15
16
17
18
20
21
22
23
25
26
27

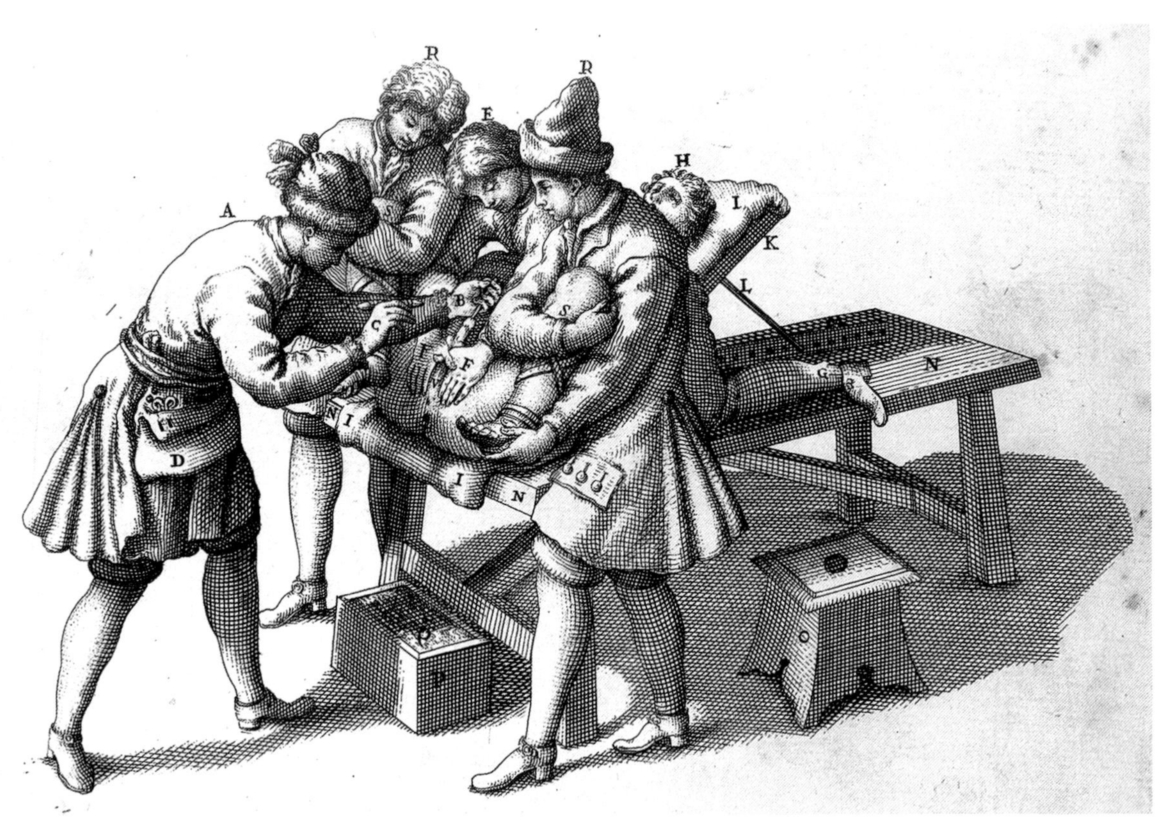

这是一幅来自意大利的插画，绘于18世纪早期，图中正在进行碎石手术，但这幅插画没有让读者看到任何痛苦不堪的手术细节。

上一和合页：提出问题与解决问题：左图所展示的是19世纪初，外科医生们用来取出膀胱结石的工具；右图则发表于一个世纪后，展示了在此类手术中取出的肾结石和膀胱结石的大小尺寸。至少在这些年间，麻醉技术有了一些进步。

历史上最著名的碎石术，大概要算1658年日记作家塞缪尔·佩皮斯（Samuel Pepys）25岁时经历的那一场。这是在佩皮斯开始写日记的两年之前，所以我们没有关于这段经历的第一手记叙，但此后他频繁而又栩栩如生地提及此事（包括他动手写下的第一篇日记），而且但凡想到要再经历类似事件都把他吓得要死——这成了他一辈子的噩梦。

原因不难看出。佩皮斯的结石足有网球大小（尽管是一颗17世纪的网球，略小于现代网球。不过，任何人要是长出了这么大的结石，都会觉得这种区别无关紧要）。四名壮汉牢牢地按着佩皮斯，外科医生托马斯·霍利尔（Thomas Hollyer）从他的阴茎朝着膀胱插入一种叫作“朝圣路”（itinerarium）的装置，将结石固定住。然后，霍利尔拿起一把手术刀，迅速而巧妙（并痛得吓人）

地在会阴部位（阴囊和肛门之间）切开了一道3英寸长的口子。他将开口向后剥开，轻轻地切入暴露在外、颤抖着的膀胱，将一对鸭嘴钳穿过开口，钳住石头并将其取出。从开始到结束的整个过程只用了50秒，但佩皮斯为此卧床了好几个星期，并留下了终身的心理创伤。[1]

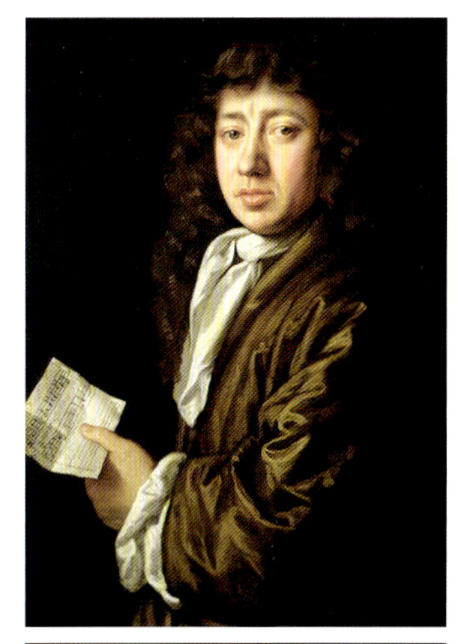

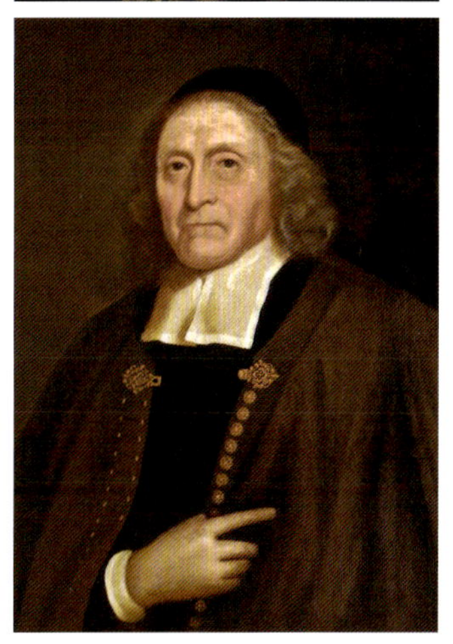

塞缪尔·佩皮斯（上方第一幅图），从他膀胱里取出了一颗巨大的结石，而8年后的他看上去还是有些忧心忡忡；托马斯·霍利尔（上方第二幅图），就是那个外科医生，以令人称道的速度和效率进行了那次手术。

霍利尔为这次手术向佩皮斯收费24先令，但这笔钱花得很值。霍利尔之所以出名，不仅因为速度快，也因为他的患者一般能活下来。有一年，他进行了40次取石术，一个患者也没有死，这是一项非常了不起的成就。过去的医生并不都像我们想象的那么危险和无能。他们可能不知道消毒，但其中的佼佼者并不缺乏技能和智慧。

多年来，佩皮斯一直在以祈祷和特别晚宴的形式纪念自己的幸存日。他把结石放在一口漆盒里，在日后的岁月，每当有机会，他就向愿意观摩惊叹的人加以展示。可谁忍心怪罪他呢？

1 佩皮斯的病症通常被错误地描述为肾结石。很遗憾，我在自己的书《趣味生活简史》（*At Home: A Short History of Private Life*）里重复了这个错误。佩皮斯当然也有很多肾结石（他一辈子经常排出肾结石），但霍利尔医生不可能从肾脏里取出这么大的结石又不害死佩皮斯。克莱尔·托马林（Claire Tomalin）在受人尊敬的传记《塞缪尔·佩皮斯：无与伦比的自我》（*Samuel Pepys: The Unequalled Self*）中完整地记录了这段难忘的经历。

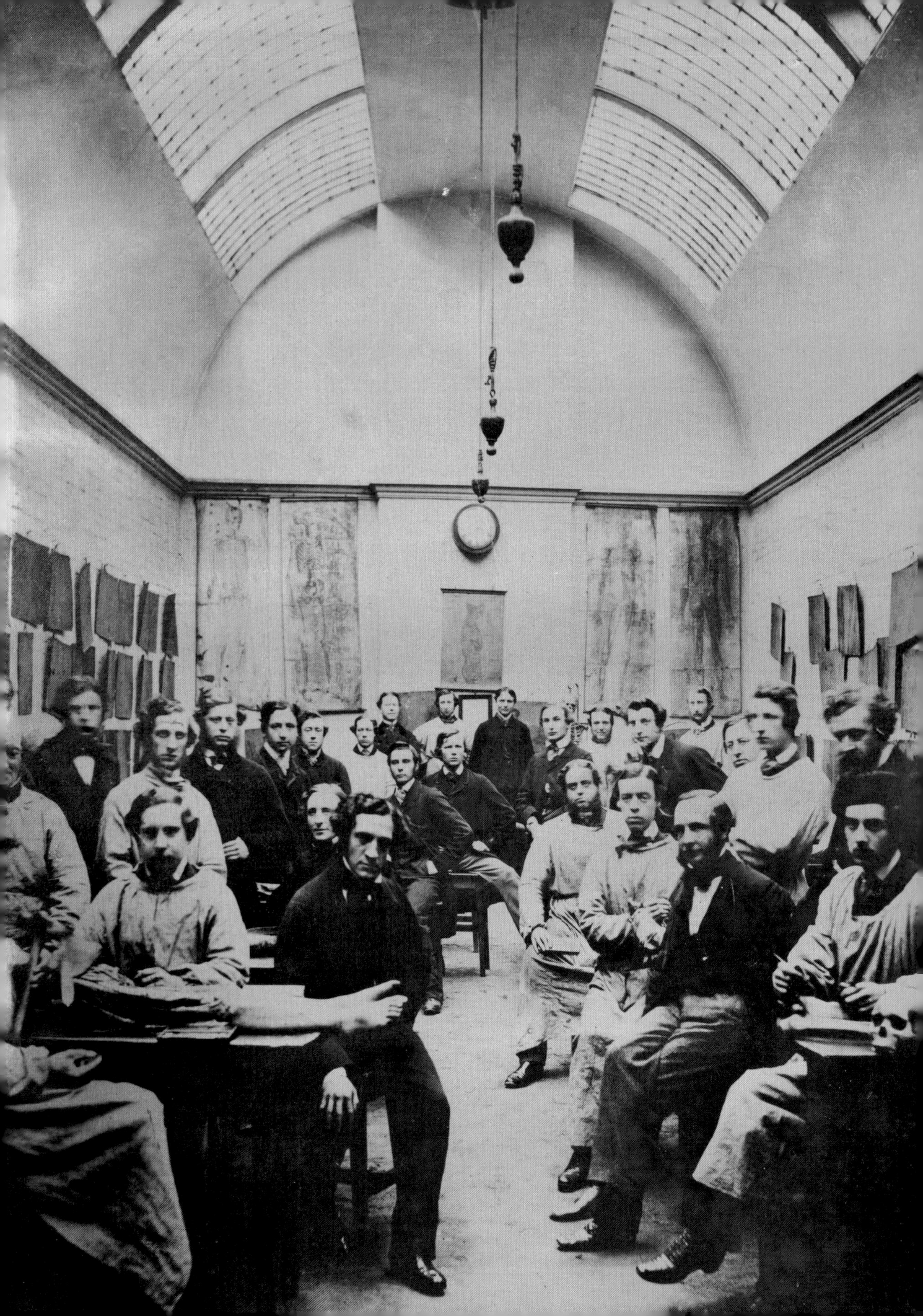

第九章

解剖和骨骼：三块肌肉造就人类文明

"天堂带走我的灵魂，英格兰保留我的骨头！"

——威廉·莎士比亚，

《约翰王的生与死》

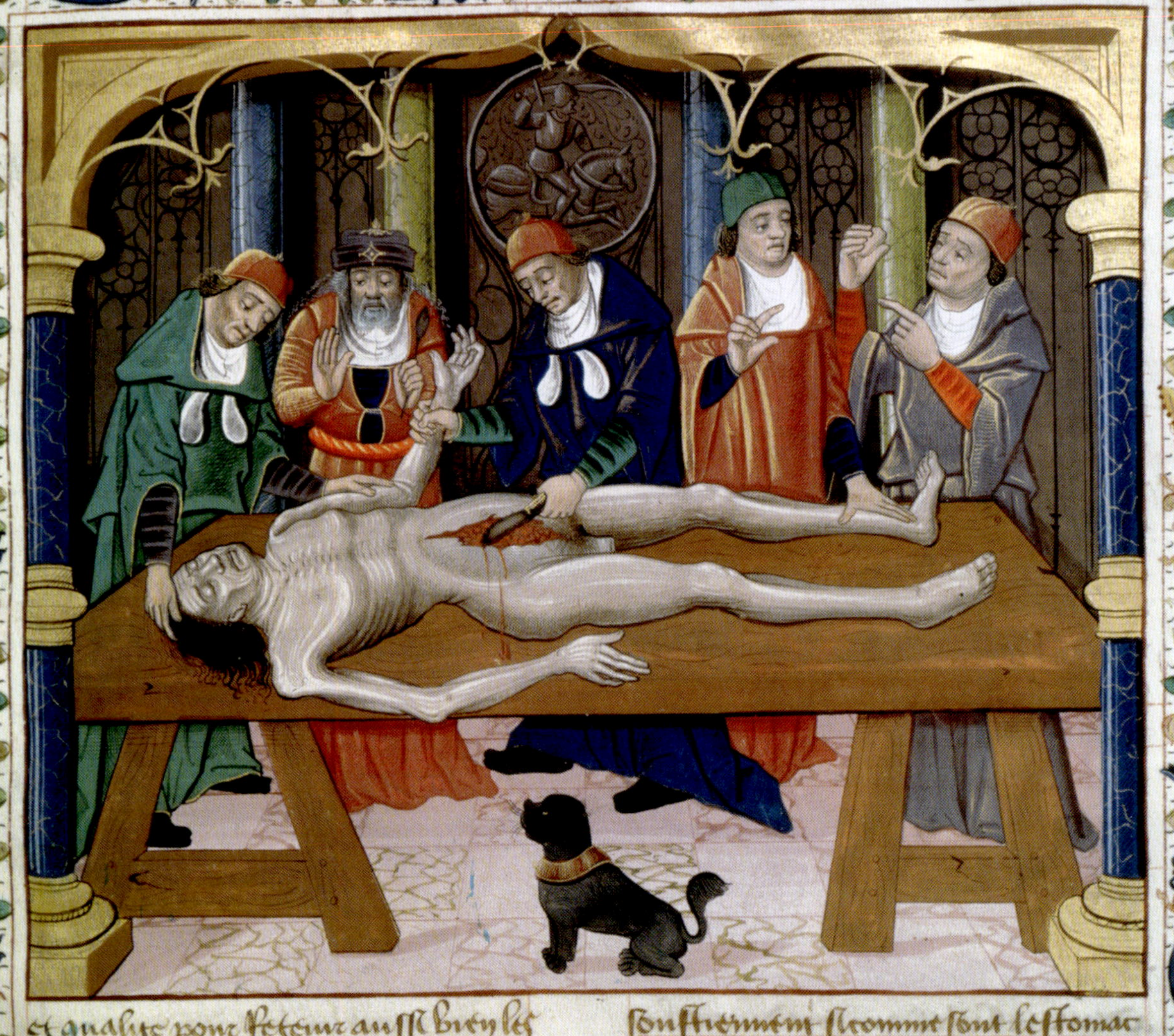

et qualite pour retenir aussi bien les petites choses comme les grandes Cor dont aussi soit que lame ayt trois vertuz principalles cest assavoir la vertu naturelle et la vertu espirituelle et la vertu de lame cest droit quelle ayt troys manieres de membres pour faire les oeuvres de ces troys puissances. Et pourtant les membres qui servent a la vertu de lame si sont appellez les membres animez si comme sont le cerveul les nerfs les yeulx et les autres instrumens des sens naturelz. Les membres qui servent a la vertu espirituelle sont appellez les membres espirituelz. Et ceulx qui servent a la vertu naturelle sont appellez les membres naturelz qui nourrissent et soustiennent si comme sont lestomac et le foye. Les autres sont qui servent a nature en generation pour la multiplier et garder quelle ne faille en son espece ou autrement elle fauldroit tantost pour la continuelle corruption qui se fait en ses suppos. Les membres qui servent a la vertu naturelle si sont de grand prouffit car aucuns sont preparatoires aucuns sont purgatoires aucuns sont deffendens et aucuns sont portoires. Les premiers sont preparatoires si comme sont les instrumens des membres naturelz qui servent au cervel aucunement et au pulmon a lestomac et au foye. Les autres sont portoires si comme sont les nerfz qui servent

I

解剖室留给人最强烈的印象是，人体并非一项奇妙的精密工程。它是肉，跟排在房间四周架子上的塑料教学模型完全不同。那些模型五颜六色，闪闪发光，就像孩子们的玩具。解剖室里的真正人体，跟玩具一点也不一样。它只是呆滞的肉和筋，没有颜色、没有生命的器官。我们会略有些尴尬地意识到，通常情况下唯一能看到的生肉，是我们正打算烹饪吃掉的动物肉。一旦去除外皮，人胳膊上的肉，跟鸡或火鸡肉像得惊人。只有当你看到它的末尾是手指和指甲，你才意识到它来自人类。这也是你可能感到恶心的时候。

“你来感受一下。”本·奥利维尔医生对我说。我们正在诺丁汉大学医学院的解剖室里，他指引我注意一具男性身体胸部上方一段分离出来的管子。显然是出于演示目的，管子已经被切了片。本要我用戴着手套的手指，插入其内部并感受它。它很僵硬，就像还没下水的意大利面，或是意大利烤碎肉卷的饼壳。我完全不知道这是什么东西。

“主动脉。”本带着似乎颇为骄傲的口吻说。

坦白地说，我吃了一惊。“所以那就是心脏？”我指着它旁边没有形状的一坨肉说。

本点点头。“这是肝脏、胰脏、肾脏、脾脏。”他依次指着腹部的其他器官，有时将一种器官推到一边，好露出后面或下面的另一种器官。它们不像塑料教学模型里是固定而坚硬的，而是能够轻松移动。我隐约想起水气球。人体里还有其他许多东西——带螺纹的血管、神经和肌腱、很多很多的肠子，它们之间都只有些许的连接，就好像这不知姓名的可怜身体主人是匆匆忙忙把自己包裹起来的。根本没法想象，身体内部如此混乱，靠着怎样的运转，才能让我们面前这具丧失活力的肢体坐起来思考、微笑和生活。

“死亡这回事，你绝不会看走眼，”本对我说，“活着的人

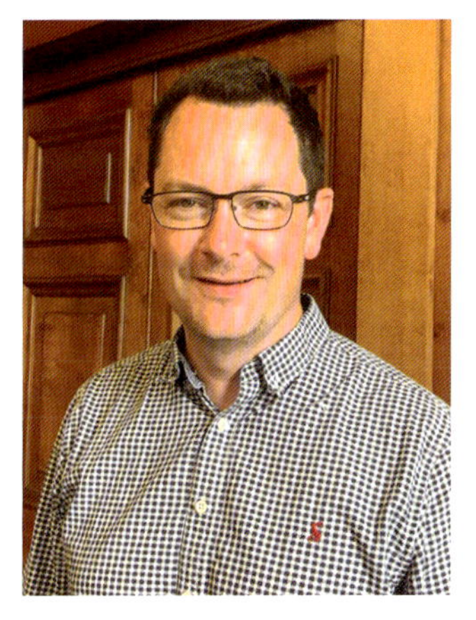

本·奥利维尔，创伤外科学教授，创伤外科医生顾问，对人体研究十分热衷。

对页：解剖人体这项工作在15世纪末是危险的，不仅有感染的风险，而且遭到宗教当局普遍禁止。

本章章节页图片：1860年，学生和讲师们齐聚伦敦圣乔治医院的解剖室——其中就有亨利·格雷（坐在尸体的脚后面），他同名的著作《格雷解剖学》成为该学科的标准文本。

看起来就是活的——而且身体内部甚至比外面看起来更鲜活。当你在手术中打开它们，器官会抽搐颤动，闪闪发亮。它们显然是活的东西。但一旦死了，它们就丧失了活力。”

本是我的老朋友，一位杰出的学者和外科医生。他是诺丁汉大学创伤外科临床副教授，也是该市女王医疗中心的创伤外科医生顾问。人体内的每一样东西都让他着迷。这简直是在说绕口令：他想要告诉我，他对人体感兴趣的一切——是的，一切他都感兴趣。

“就说说手和手腕的各种功能吧。”他说。他轻轻地扯着尸体前臂靠近肘部的外露肌腱，我吃了一惊：小指头动了起来。本对我的惊讶微微一笑，解释说，我们把很多东西装进了手部的小小空间，大量工作必须远程完成，就像木偶上方的提线一样。“如果你握紧拳头，你会感到前臂的紧张。那是因为，完成这个动作大部分工作的是手臂肌肉。”

“美丽之物”：这是一幅19世纪中期的石版画，上面显示了手腕和手前臂内错综复杂、相互连接的结构。

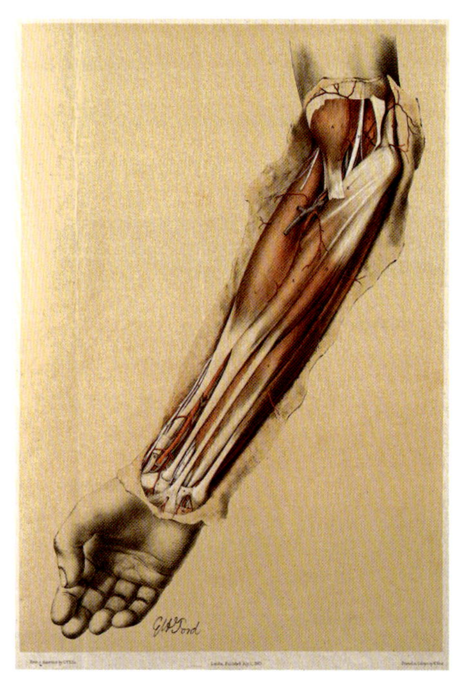

本戴着一只蓝色手套，轻轻地转动尸体的手腕，仿佛在进行检查。“手腕真是漂亮啊！”他继续说，“所有东西都必须从这里穿过——肌肉、神经、血管这一切——同时它还必须完全灵活可动。想想看，你要靠手腕做那么多的事情：给果酱罐盖上盖子，挥手告别，转动锁眼里的钥匙，更换灯泡。手腕是工程设计的杰作。”

本的领域是骨科，所以他喜欢骨骼、肌腱和软骨（这些是人体的生活基础设施），就像别的人喜欢名车、美酒那样。“看到了吗？”他说，敲击着拇指根部一处光滑的白色小凹陷，我还以为那是一小段暴露在外的骨头。“不，它是软骨，”本纠正道，“软骨也非同凡响。它比玻璃还光滑得多，摩擦系数是冰的1/5。不妨想象在一种能让滑冰速度提高16倍的表面上打冰球。那就是软骨。但跟冰不同

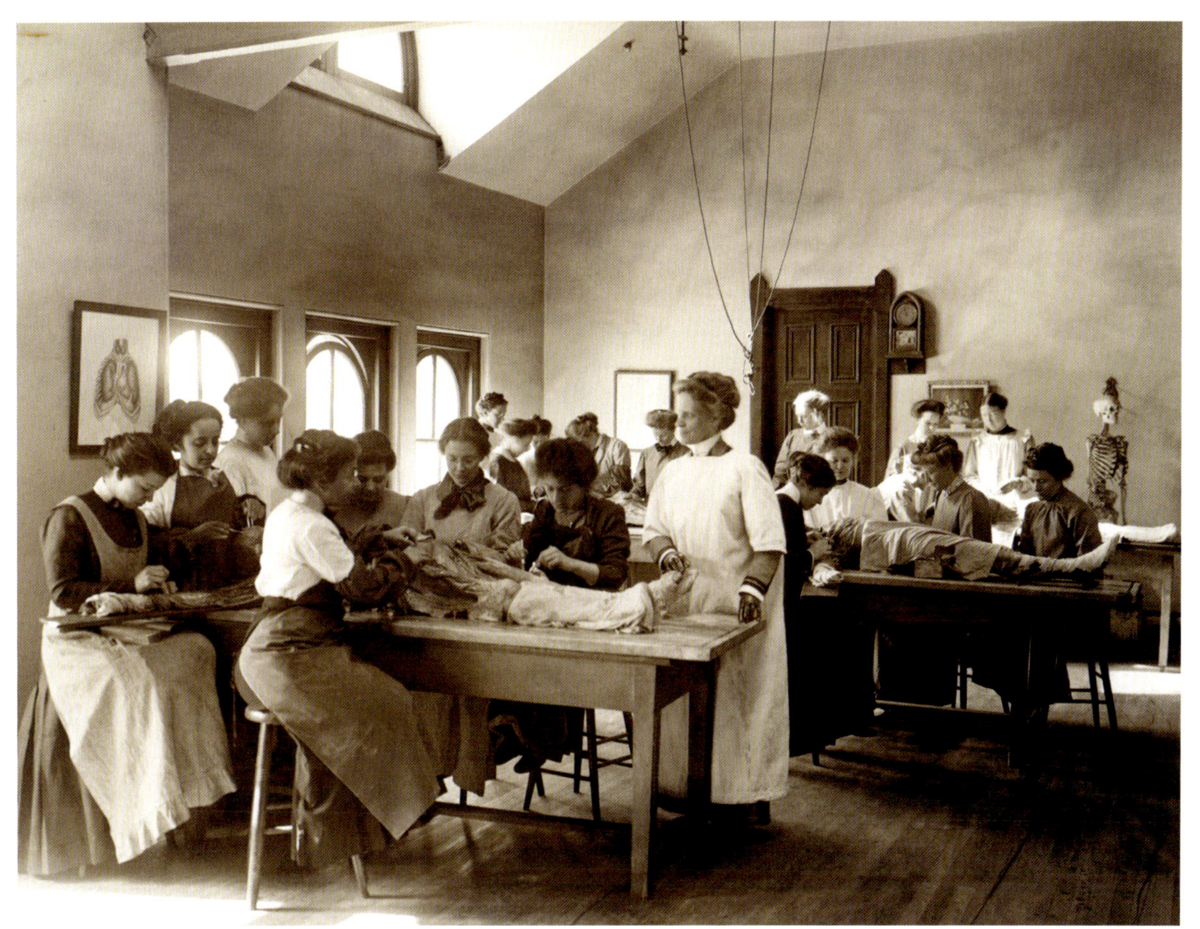

研究自己：1911年，费城宾夕法尼亚女子医学院的女医学生们正在练习解剖。

的是，它并不脆。它不像冰那样会在压力下破裂。而且，它是自己长出来的。它是活的。这一切，工程或科学上没有能跟它相比的东西。地球上存在的大多数最佳技术就在我们身体里，而且几乎所有人都认为这理所当然。”

本对手腕做了一番更仔细的审视，接着往下说。“顺便提一句，割腕自杀不靠谱。”他说，“接入手腕的一切，都包裹在名叫筋膜鞘的保护性绷带里，所以，很难一刀割到动脉。大多数割腕的人都没死成，毫无疑问，这是件好事。”他稍作思考，又说，“从高处跳下去也很难把自己弄死。腿变成了缓冲区。你会把自己搞得一团糟，但很可能活下来。把自己杀死其实很难。从设计上

“地球上存在的大多数最佳技术就在我们身体里，而且几乎所有人都认为这理所当然。”

来说，我们的目的是不死。”在一间摆满了死尸的大房间，这么说似乎带着点讽刺的味道，但我理解了他的要旨。

大多数时候，诺丁汉大学医学院的解剖室里挤满了医学生，但本·奥利维尔带我参观的时候是暑假。还有两个人时不时地加入我们，他们分别是大学的解剖学讲师西沃恩·劳纳，以及解剖学教学负责人兼解剖学副教授玛格丽特·“玛吉”·普拉腾（Margaret ‘Margy’ Pratten）。

解剖室是个灯光明亮的宽敞大房间，做了临床消毒，略有些冷意，周围摆着十多张解剖台。空气里飘荡着清凉油般的防腐液气味。“我们刚刚改变了配方，”西沃恩解释说，“它保存效果更好，只是气味闻起来更强烈。防腐液的主要成分是甲醛和酒精。”

大多数尸体都被切成了段——用正式术语说，叫横切——好让学生聚焦于特定部位，比如腿部、肩膀或者脖子。该单位每年需要五十来具尸体。我问玛吉寻找志愿者是否困难。“不难，完全不难，”她回答道，“捐赠的尸体数量超过了我们的接收量。有些尸体我们只能拒绝，比如那些患有存在感染风险的克雅病或是太过肥胖的人。”（处理太过庞大的尸体极具挑战性。）

玛吉补充说，在诺丁汉大学医学院有一条非正式的政策，就是只保存1/3的身体横切段。留下来的这一部分，可以保存多年。“其余部分归还给家人，方便他们举行葬礼。”完整的尸体一般保存不超过三年，之后就送去火化。工作人员和医学生常会参加火化。玛吉总是坚持参加。

说到尸体经过精心切段，再交给学生进一步切割探测，似乎有些奇怪，但在诺丁汉大学医学院，他们一丝不苟，尊重地对待尸体。但并非所有机构都如此严谨。我参观诺丁汉大学医学院后不久，美国爆发了一件小小的丑闻：有人拍到康涅狄格大学的一名副教授和几个研究生在纽黑文解剖室拿着两颗割下来的头颅自拍。按照法律规定，英国的解剖室不允许摄影。在诺丁汉大学医学院，你根本不能带手机进入解剖室。

“这些是真正的人，有希望、梦想和家庭，以及我们说作为一个人所应该有的其他一切，他们把自己的尸体捐献出来帮助他人，这无比高尚，我们绝不能忽视这一点。”玛吉告诉我。

医学科学花了长得惊人的时间，才主动注意到那些填满了我们体内空间的一切，以及它们如何运作。文艺复兴之前，人体解剖是遭到

在19世纪之前，人们很难弄得到用于解剖的尸体。这幅完成于1773年的漫画表现的是，苏格兰的解剖学家威廉·亨特为了他的研究打算窃取一具女性的尸体，却被看门人吓得落荒而逃。

安德烈·维萨里，16、17世纪解剖学先驱。

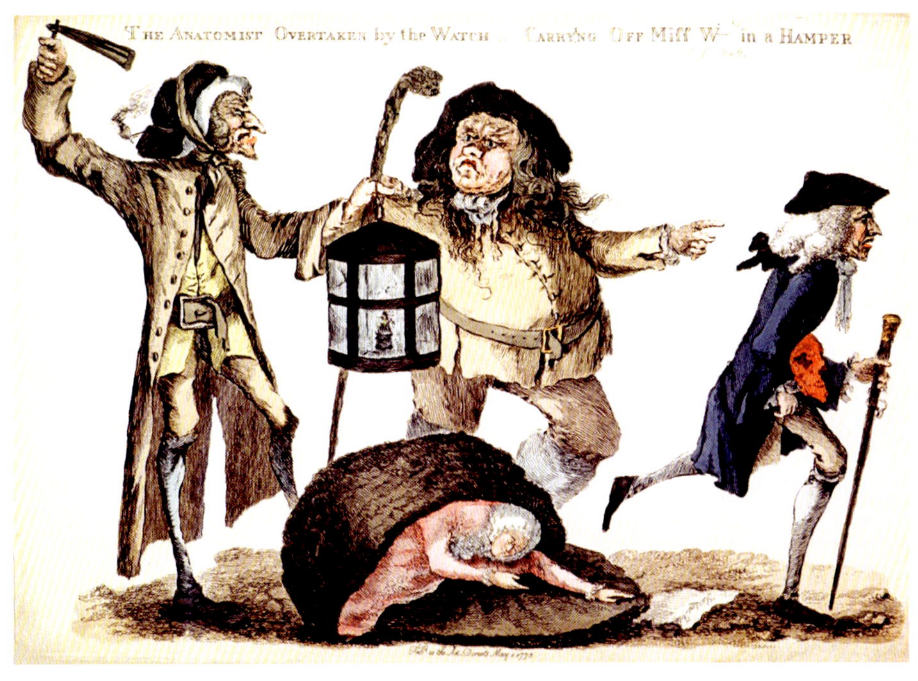
THE ANATOMIST OVERTAKEN by the WATCH ... CARRYING OFF MISS W— in a HAMPER

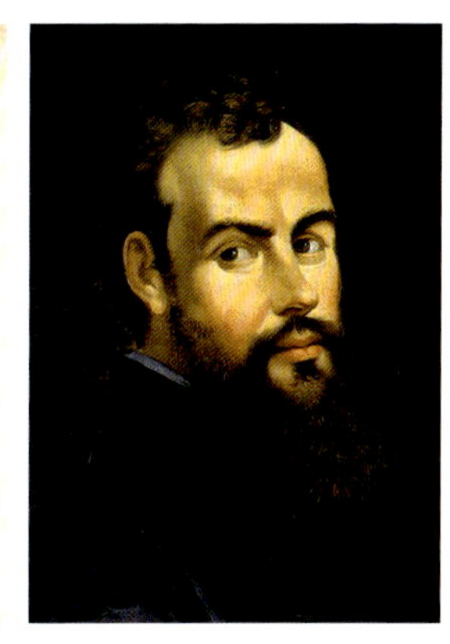

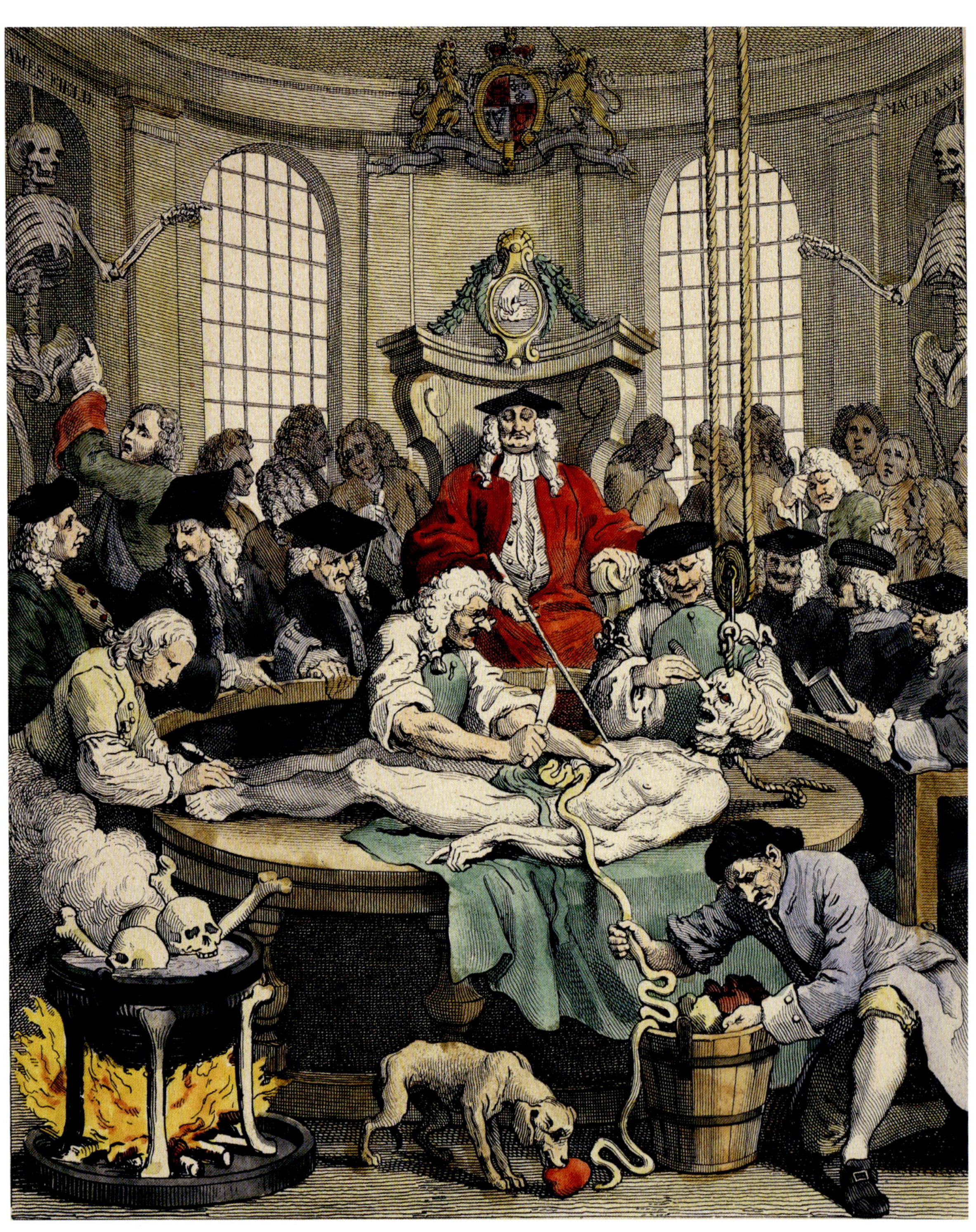

普遍禁止的，就算能容忍的地方，也没几个人对它有兴趣。少数勇敢的人——最出名的是列奥纳多·达·芬奇——为了知识把人切开，但哪怕是达·芬奇，也在自己的笔记里评论说，腐烂的尸体很恶心。

标本几乎总是很难找到。伟大的解剖学家安德烈·维萨里（Andreas Vesalius）年轻时想要研究人体遗骸，在家乡鲁汶（Leuven，法语里是Louvain，就在弗兰德斯，布鲁塞尔以东的地方）外的绞刑架上偷了一具被处决的凶手的尸体。在英格兰，威廉·哈维（William Harvey）也完全没法找到可供解剖的对象，只好解剖了自己的父亲和妹妹。更叫人瞠目结舌的是，官方给了意大利加布里瓦·法罗皮奥（Gabriele Falloppio，在英语里，输卵管叫作Fallopian tubes，就是因袭他的名字）一名还活着的罪犯，还说可以按他觉得最合适的方式把罪犯弄死。法罗皮奥和罪犯一起选择了相对人道的方式：服用过量的阿片。

对页：有罪的代价是……被解剖？威廉·霍加斯（William Hogarth）的这幅画作名叫《残忍的四阶段》（*Four Stages of Cruelty*），图中的解剖台上躺着一具尸体，来自一名被绞死的凶手。也许人们这么做是为了阻止潜在的坏人，但也印证了解剖学家们的解剖材料的匮乏。

英国把因谋杀罪被绞死的罪犯分配给各地医学院进行解剖，但始终没有足够的尸体可满足需求。由于短缺，人们活跃地非法交易起了从教堂里偷窃来的尸体。许多人都担心自己的尸体被挖出来遭到侵犯。最出名的案件来自爱尔兰的名人——巨人查尔斯·伯恩（Charles Byrne，1761—1783）。伯恩身高2.31米，是当时欧洲最高的人。解剖学家兼收藏家约翰·亨特垂涎他的骨架。伯恩害怕遭到解剖，就安排自己死后将棺材送出海并抛入水里，但亨特设法贿赂了伯恩安排好的船长，于是，伯恩的尸体被带回了亨特位于伦敦伯爵宫的住处，身体几乎还没凉透就被解剖了。几十年来，伯恩瘦长的骨头悬挂在伦敦皇家外科医学院亨特博物馆的展示柜中。直到2018年，博物馆关门，开始进行长达三年的整修，人们终于讨论了为伯恩海葬以满足他遗愿的事情。

约翰·亨特，18世纪苏格兰外科医生和解剖学家，和他同框的还有他用可疑手段搞来的爱尔兰巨人查尔斯·伯恩的部分骸骨。

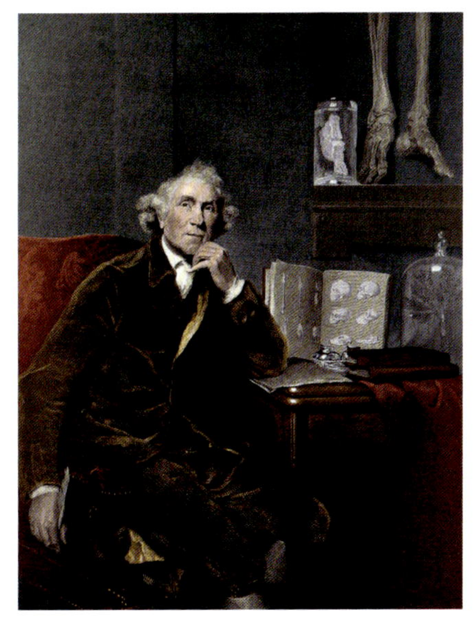

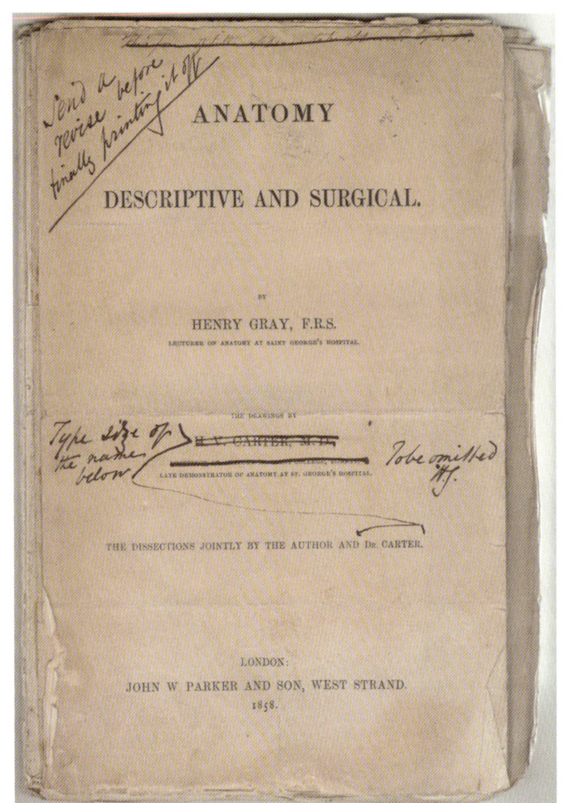

Send a revise before finally printing it off

ANATOMY

DESCRIPTIVE AND SURGICAL.

BY

HENRY GRAY, F.R.S.

LECTURER ON ANATOMY AT SAINT GEORGE'S HOSPITAL.

THE DRAWINGS BY

~~H. V. CARTER, M.D.~~

LATE DEMONSTRATOR OF ANATOMY AT ST. GEORGE'S HOSPITAL.

Type size of the name below

To be omitted H.G.

THE DISSECTIONS JOINTLY BY THE AUTHOR AND DR. CARTER.

LONDON:

JOHN W. PARKER AND SON, WEST STRAND.

1858.

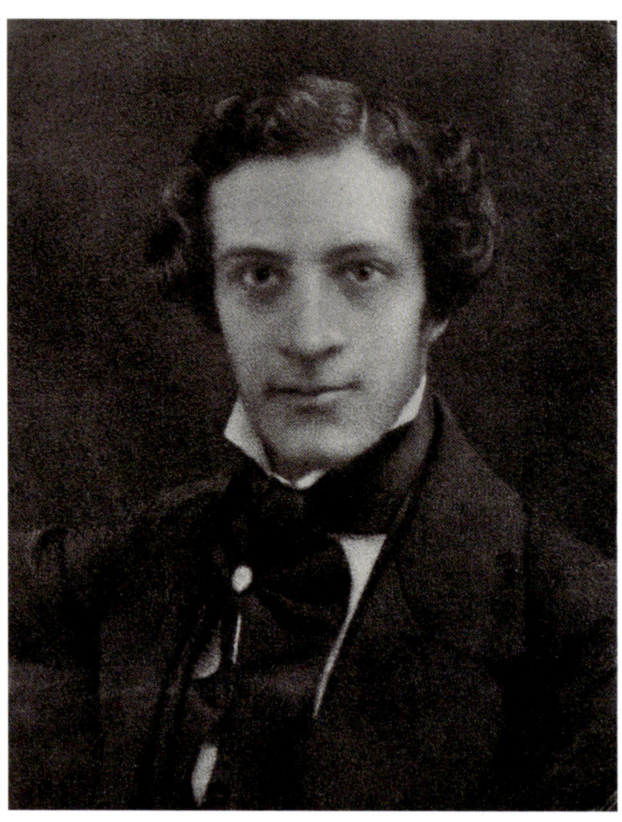

天赋异禀的解剖学家，相当不厚道的合作者……在亨利·格雷的旁边，是他那部伟大作品的扉页，在他的批注里，他要求把他的插画师亨利·芬戴克·卡特的名字的字号缩小。

随着医学院激增，供给问题进一步恶化。1831年，伦敦有900名医学生，但只有11具被处死的罪犯的尸体可供分享。次年，议会通过了《解剖法》，该法案对严重抢劫的处罚更为严厉，同时还允许解剖机构获得济贫所里身无分文的死者的尸体，这让大量流浪者极度不满，但可供解剖的尸体总算有了显著增加。

学术解剖的兴起，使得医学和解剖学教科书水平有了提高。这一时期（其实也是此后）最具影响力的解剖学著作是《解剖学：描述与外科》（*Anatomy, Descriptive and Surgical*），它首次出版于1858年的伦敦，此后因袭了作者亨利·格雷（Henry Gray）的名字，叫作《格雷解剖学》。

亨利·格雷是伦敦海德公园角圣乔治医院（该建筑迄今完好存在，但如今是一家豪华酒店）冉冉升起的年轻解剖学明星，当时他决定撰写一本权威的现代解剖指南。1855年，格雷动手工作的时候只有二十来岁。他将插图绘画工作委托圣乔治一个叫亨利·芬戴克·卡特的医学生，约定15个月里陆续支付150英镑。卡特非常害羞，但很有天赋。他的所有插图都必须反向绘制，这样印在纸上时方向才正确，显然，这是一桩几近无法想象的挑战。卡特不仅完成了所有的363幅图，还完成了几乎所有的解剖和其他准备工作。虽然市面上还有其他许多解剖学书籍可以获得，但是，用一位传记作者的话来说，“《格雷解剖学》让所有其他作品黯然失色，部分原因在于它对细节一丝不苟，部分原因在于它强调手术解剖学，但最重要的原因或许还在于精彩的插图”。

从合作者的角度来说，格雷十分吝啬。目前尚不清楚他是真的全款付给了卡特，还是完全没给。自然，他从不曾与卡特分享版税。他指示印刷工在扉页上把卡特的名字缩小，并删除了一条提及卡特医学资格的引文，使卡特显得像是一个专业插画师。书脊上只出现了格雷的名字，这就是为什么它名叫《格雷解剖学》，而非本来应该是的《格雷及卡特解剖学》。

这本书立刻大获成功，但格雷没来得及享受它带来的荣光。1861年，该书出版仅3年，他便因天花去世，年仅34岁。卡特相对好些。该书出版的同一年，他移居印度，成为格兰特医学院的解剖学和生理学教授（后又担任了校长）。他在印度度过了30年，之后回到约克郡北部海岸的斯卡伯勒。1897年，他在66岁生日的前两周死于结核病。

II

我们对身体结构提出了许多要求。骨架必须既坚硬又柔韧。我们必须站得稳稳当当，但也要能弯腰能转体。“我们既弱又硬。”本·奥利维尔这么说。站立的时候，膝盖必须锁定到位，接着又

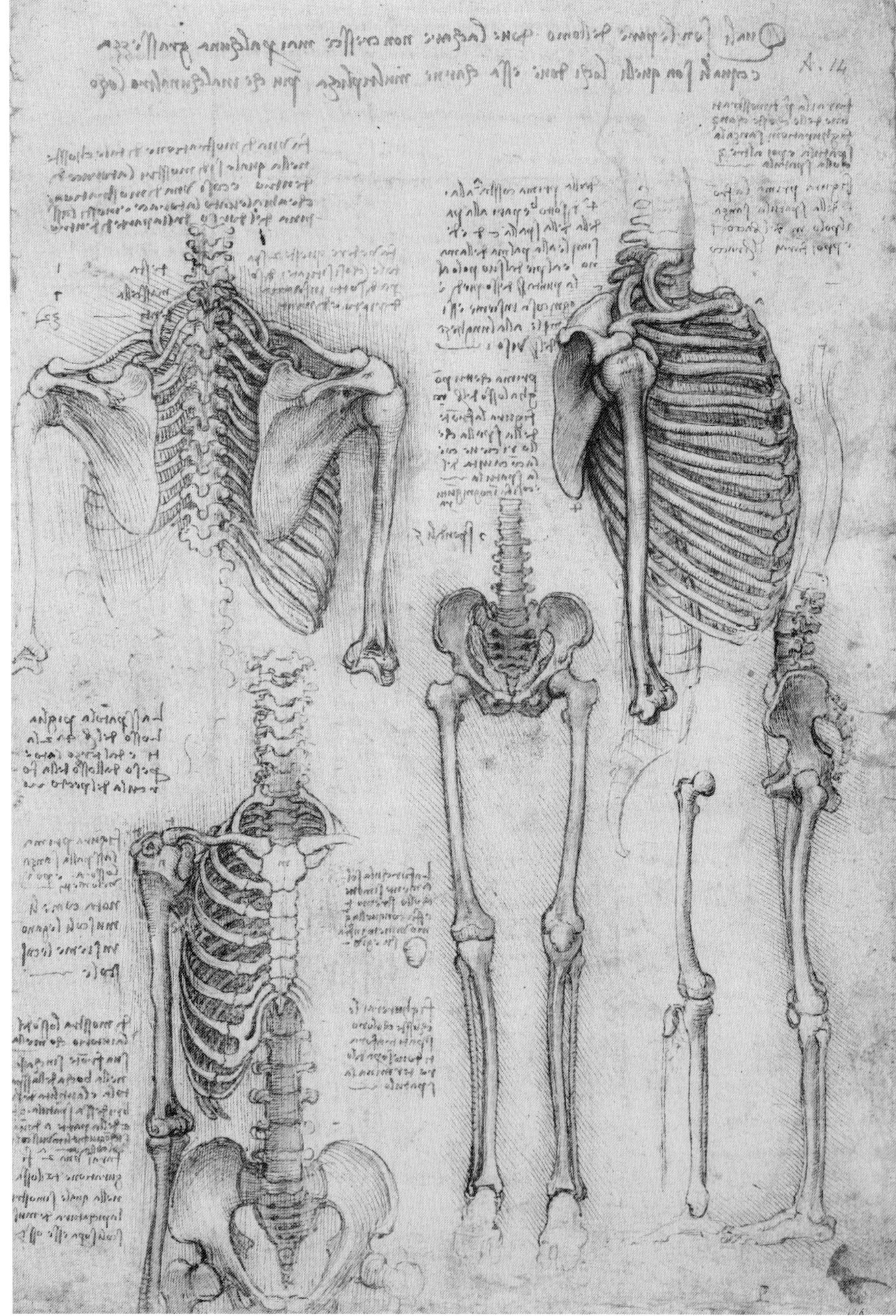

要能立刻解锁，弯曲到140度，好让我们坐下、跪着、行动起来，而且我们必须在数十年里日复一日地，带着一定的优雅和灵活完成这一切。

想想你曾经见过的大多数机器人是多么生涩、多么没生气——它们行走缓慢，在楼梯和不平整的地面上十分笨拙，它们在操场上试着追赶上一个3岁小孩时会陷入绝望的狼狈状态，你应该能理解人类是多么了不起的作品了吧。

通常而言，我们有206块骨头，但实际数字可能因人而异。每8个人里会有一个人有着额外的第13对肋骨，而患有唐氏综合征的人经常会缺少一对肋骨。所以，对很多人来说，206是个近似值，而且它不包括散布在所有人手脚肌腱里的细小籽骨（籽骨的英文是Sesamoid，意为“像芝麻籽一样”，这基本上是一种合适的描述，但也并非总是如此。膝关节的髌骨也属于籽骨，但并不像芝麻籽）。

从任何意义上看，人的骨头都不是均匀分布的。光是脚里就有52根骨头，脊椎的数量加倍。手脚一起拥有身体一半以上的骨头。拥有很多骨头的地方，不是因为这些地方迫切需要骨头，其他地方就没这么迫切，而是因为演化把它们留在了那儿。

骨头不仅仅能让我们免于垮塌，除了提供支撑之外，它们还能保护我们的内脏，制造血细胞，储存化学物质，（在中耳）传播声音，甚至有可能增强我们的记忆力（新近发现的骨钙素似乎就有这种作用），提升我们的精神。直到21世纪初，没有人知道骨头也会生成激素，但这时，哥伦比亚大学医学中心的遗传学家杰拉德·卡尔桑迪（Gerard Karsenty）意识到，骨骼生成的骨钙素不仅的确是一种激素，而且似乎参与了全身范围内大量的监管活动，从帮忙控制血糖水平、提高男性生育能力，到影响我们的情绪、保持记忆有序运作。除此之外，它还有助于解释长久以来的一个谜：经常运动为什么有助于避免阿尔茨海默病。因为运动可以强

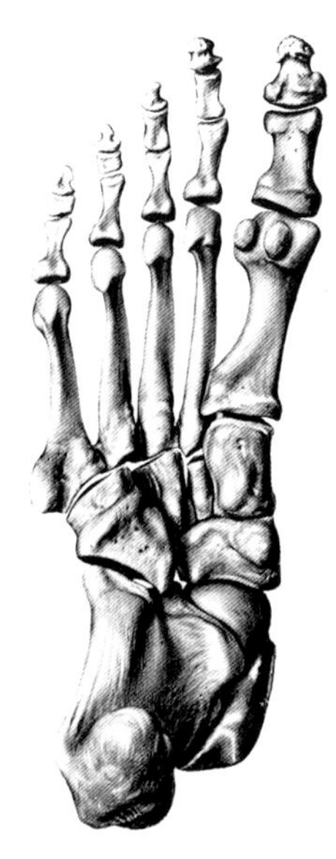

在这幅给予20世纪早期的插画中可以看到的是，这只脚从下到上共有26块骨头。

对页：无与伦比的细节：这些躯干骨和腿骨是1510年列奥纳多·达·芬奇绘制的，在当时，这样的细节是相当全面了。

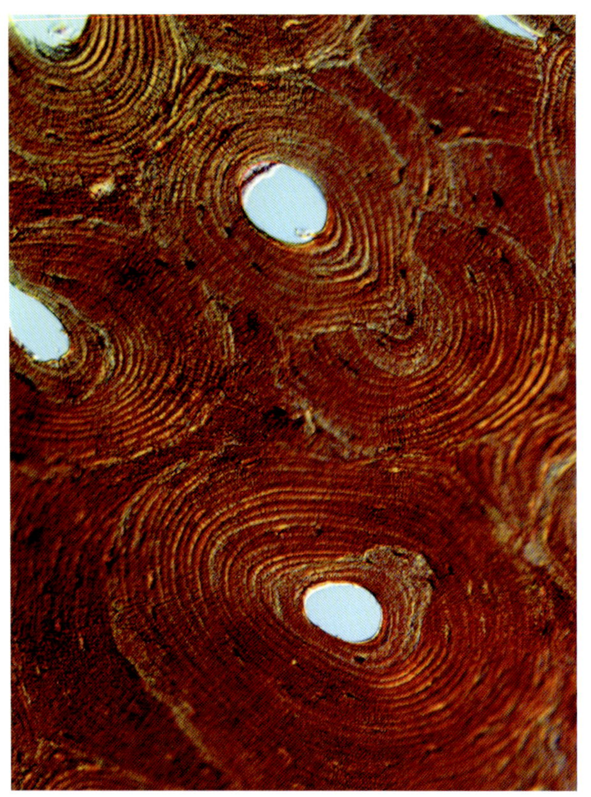
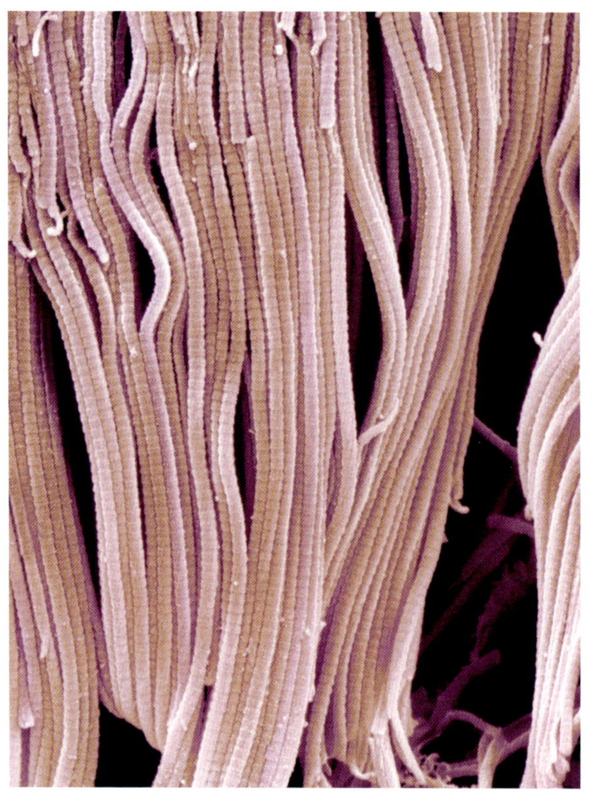

胶原蛋白这种蛋白质的适应性很强。左边是一张密质骨的光学显微照片，显示的是环绕在血管与淋巴管道内并贯穿其中的组织层，上面所包含的就是胶原蛋白。右边的图像显示的是，包裹了单一神经纤维的精细结缔组织里的胶原蛋白。

化骨骼，而强健的骨骼可以产生更多的骨钙素。

通常，骨骼里约70%的成分是无机物，30%是有机物。骨骼最基本的元素是胶原蛋白。它是体内最丰富的蛋白质（所有蛋白质里有40%是胶原蛋白），而且有着很强的适应性。胶原蛋白构成了眼白及透明的角膜。在肌肉中，它形成如同绳索一般的纤维，拉伸时紧绷，推到一起时就松垮。这对肌肉有好处，但对牙齿就没那么好了。因此，如果要永久坚固，胶原蛋白通常会与一种被称为羟基磷灰石的矿物质结合在一起，在受压时仍然强健，故此使得身体得以创造出骨头和牙齿这类有着良好稳固性的结构。

我们往往以为，骨头就像脚手架一样，是无活性的零件，但它们同样是活体组织。像肌肉那样锻炼和使用它们，它们能长得更粗壮。普拉腾举了拉菲尔·纳达尔（Rafael Nadal）的例子，告诉我："职业网球运动员发球的那只胳膊，骨头比另一只要粗三成。”在显微镜下观察骨骼，你将看到跟其他任何活物里同样活跃的一连串复杂细胞。由于其特殊的构造方式，骨骼无比强壮又轻盈。

“骨骼比钢筋混凝土还坚固，”本说，“又轻盈得能让我们冲刺跑。”你所有的骨头加在一起，重量不超过9千克，但大多数骨头可以承受高达1吨的压力。“骨头还是体内唯一没有瘢痕的组织，”本补充说，“如果你摔断了腿，等骨头愈合之后，你无法分辨受伤的位置。这没有实际上的好处，但骨头似乎就是希望完美。”更了不起的是，骨骼能还原生长，填补空缺。“你可以从腿上取下长达30厘米的骨头，之后依靠外部的支撑和一种拉伸器让它还原生长，填补空缺。”本说，“身体里再没有其他任何东西能做到这一点。”简而言之，骨头有着惊人的活力。

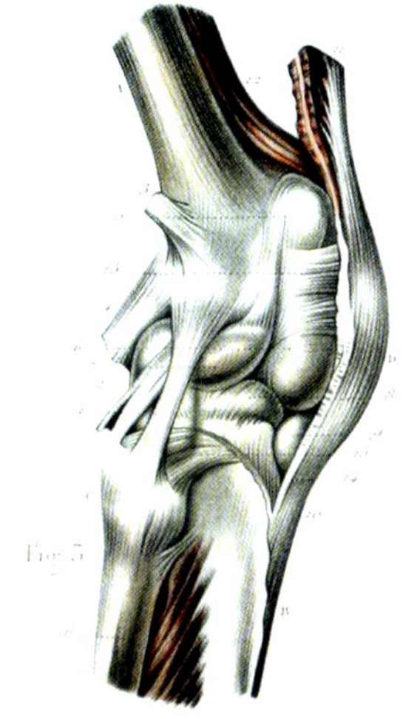

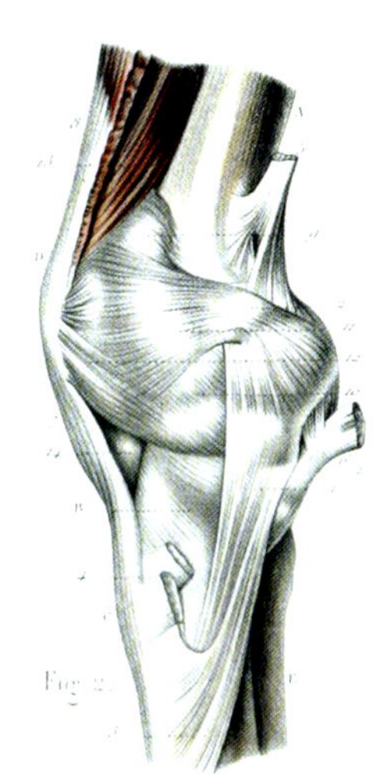

正如这幅19世纪中期的法国解剖学教科书上所描绘的那样，人类的膝关节是按需呈现或刚或柔的状态，而要做到这两点，骨骼、肌腱、韧带和肌肉间的一系列组合就需要无比复杂。

当然，骨架只是保持你直立和行动的关键基础设施之一。你还需要大量的肌肉、各种各样的肌腱、韧带和软骨。我敢保证，大多数人并不完全清楚这些结构到底为我们做些什么，或是它们之间有些什么区别。所以，我在这里简短地概述一番。

肌腱和韧带是结缔组织。肌腱将肌肉与骨骼连接起来，韧带将骨骼跟骨骼连接起来。肌腱有弹性，韧带弹性较差。肌腱基本上是肌肉的延伸。人们常说的“筋”，其实就是肌腱。如果你想看看肌腱，很容易做到。手掌朝上，握拳，手腕下方将形成一条凸出的脊。那就是一条肌腱。

肌腱很结实，要想撕开它们，通常需要很大的力量；但它们的血液供应量也很少，因此要花很长时间才能愈合。不过，这至少比软骨好，软骨根本没有血液供应，因此几乎没有愈合能力。

不过，你的身体（不管你多么缺乏锻炼）主要是靠肌肉撑起来的。你总共有600多块肌肉。一般来说，只有肌肉疼痛时我们才会注意到它们，但它们其实正以1000多种没人关注的方式为我们提供着持续的服务：噘起嘴唇，眨动眼睑，在消化道里传送食

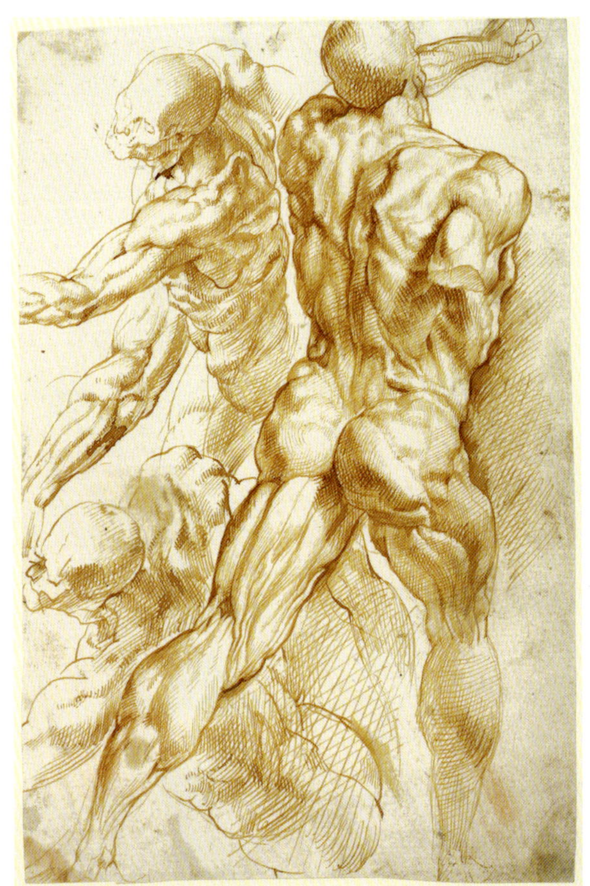

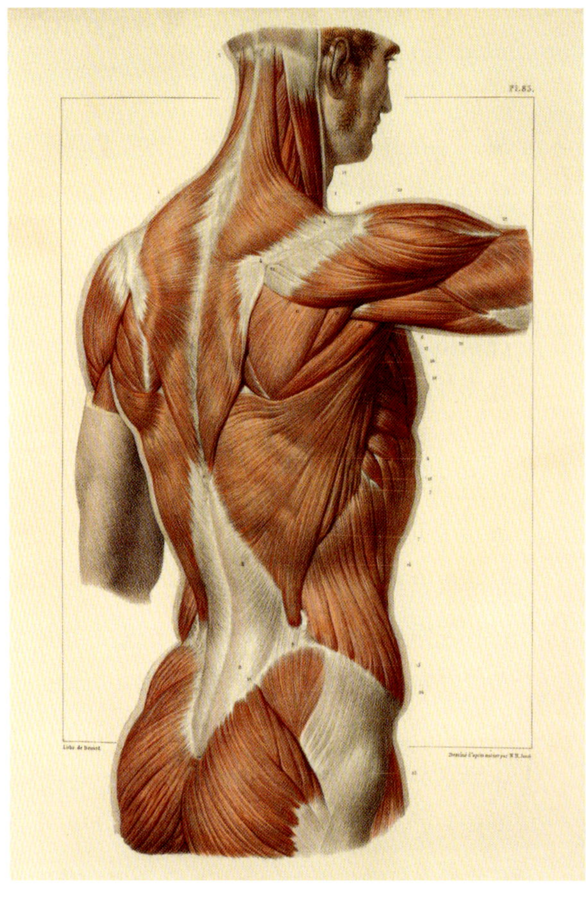

要么用，要么丢：肌肉是高维护性纤维。左图是佛兰德艺术家彼得·保罗·鲁本斯在解剖学研究中绘制的运动中的肌肉。右图是19世纪一幅背部表层（superficial，既有表层、表面的意思，也有肤浅的意思）肌肉图，注意，是“表层的”（surface），而不是“肤浅的”（trivial）。

物。让人站起来只需要100块肌肉，但要想让目光转移到你此刻正在读的内容上，也得用上十来块肌肉。最简单的手部运动，比方说弯曲拇指，就要10块肌肉的参与。我们甚至并不把许多肌肉看作肌肉——比如我们的舌头和心脏。解剖学家按照肌肉的任务来对其进行分类：屈肌关闭关节，伸肌打开关节；提肌抬升，降肌压低；展肌把身体的各部位拉开，内收肌将它们拉回来；括约肌负责收缩。

如果你是一个身材瘦削的男性，肌肉大约占总体重的40%；如果你是比例类似的女性，肌肉含量略低于此。你静止不动的时候，光是维持这些肌肉量，就要消耗你能量限额的40%，而在你活动的时候，这个比例会更高。因为肌肉维持起来非常昂贵，所

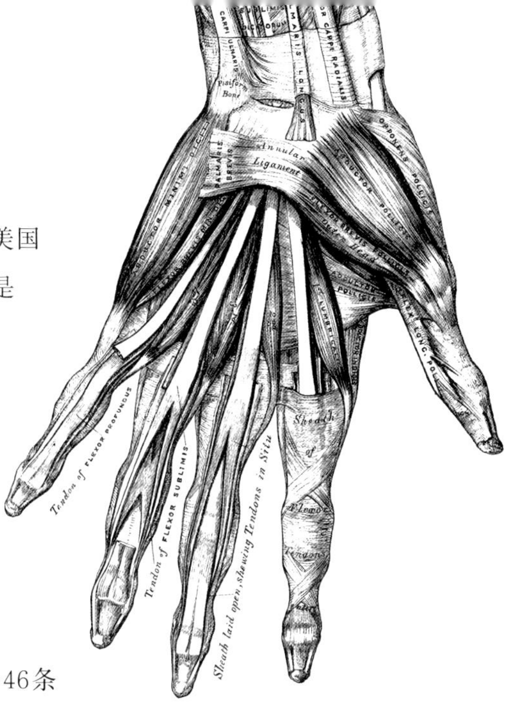

以，一旦我们不再使用它们，很快就会牺牲掉肌肉张力。美国国家航空航天局的研究表明，宇航员到太空去执行哪怕是5～11天的短期任务，也会失去高达20%的肌肉量（他们的骨密度也会有损失）。

所有这些东西——肌肉、骨骼、肌腱等——以灵巧而精彩的编排协同工作。没有什么能比你的手能更好地证明这一点。你的每只手里各有29根骨头、17块肌肉（外加位于前臂但负责控制手的18块肌肉块）、2条主动脉、3条大神经（其中一条是尺神经，也就是你敲击自己"麻骨"时感觉到的那条肘部神经），另外46条其他神经和123条有名有姓的韧带，所有这一切都必须精确细致地协调其每一个动作。19世纪伟大的苏格兰外科医生兼解剖学家查尔斯·贝尔爵士（Sir Charles Bell）认为，手是身体中最完美的创造物——甚至比眼睛还完美。他把自己的经典教材叫作《手的机制及其展现设计的重要禀赋》（*The Hand: Its Mechanism and Vital Endowments as Evincing Design*），认为手是上帝造物的证据。

一曲多种乐器合奏的交响乐：图上是亨利·芬戴克·卡特对人类手部肌肉和骨骼的图解，但未得到重视。

毫无疑问，手是神奇的作品，但它并不是所有部分都平等的。如果你把手指握成拳头，试试一根一根地把指头伸直，你会发现，前两根手指能听话地伸出去，无名指却似乎根本不想伸直。无名指在手里所处的位置意味着它对精细运动没有做出太大贡献，因此在肌肉组织方面分配到的角色较小，不足为奇。不是所有人的手都有着相同的组成部分。我们大约14%的人缺少有助于保持手掌绷紧的掌长肌。在排名靠前的男性运动员和需要强大抓握力的女性中，它很少缺失，但对其他人来说，它可有可无。事实上，肌肉的肌腱末端也没什么必要存在，外科医生在进行肌腱移植时经常会使用它们。

按照通常的说法，我们拥有的对向拇指（这意味着，拇指可以触摸其他的指头，提供良好的抓握能力），是一种人类独有的

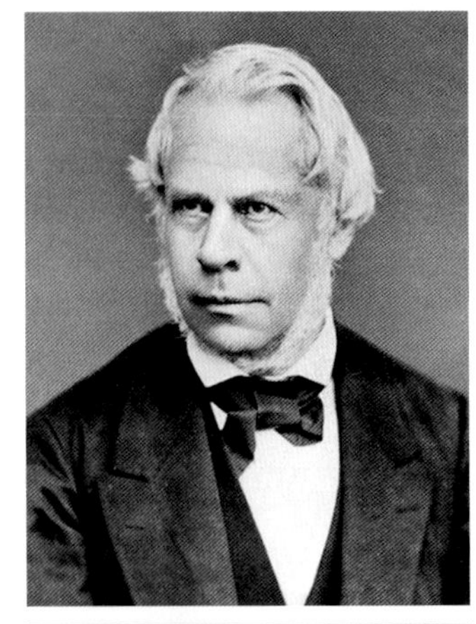

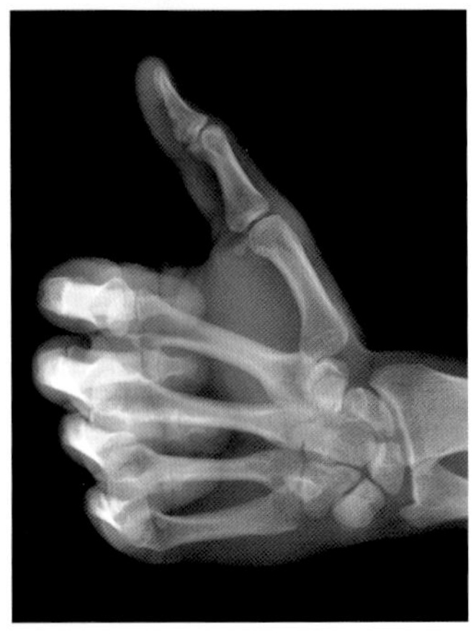

雅各布·亨利，19世纪德国解剖学家和病理学家，他将自己的名字留在了一堆不怎么有名气的人体组织上面。

竖起的大拇指——这个指头让我们可以抓住东西。

特点。事实上，大多数灵长类动物都拥有对向拇指。只不过，人类的拇指弯曲度更好，也更灵活。人类的拇指里有3块名字精彩的小肌肉，不见于其他任何动物（黑猩猩也不例外）：短伸肌、长屈肌和亨利掌侧骨间肌。[1]它们协同工作，让你得以牢靠又灵敏地抓握和操作工具。你可能从未听说过它们，但这3块小肌肉是人类文明的核心。没有了它们，我们最大的集体成就兴许就只不过是用棍子把蚂蚁从巢穴里赶出来。

“拇指跟其他指头的区别并不在于它更短粗一些，”本告诉我，“拇指的附着方式不同。虽然几乎没人注意，但我们的拇指几乎总是侧着的。拇指的指甲侧背对着其余手指。在电脑键盘上，你用手指尖击键，但拇指则是侧面击键。这才是对向拇指的真正含义。这意味着我们真的很擅长抓握。拇指还能很好地旋转，跟其他手指相比，它摆动的弧度很大。”

考虑到指头的重要性，我们在称呼它们时态度不免太过马虎。你问大多数人，我们有多少根手指，他们会说10根。你问他们哪根是第一根指头，几乎所有人都会竖起食指，从而忽视了相邻的拇指，把它降级到分离状态。如果你请他们说出下一根手指，他们会说那是中指——但除非我们有5根手指，它不可能在中间。最后，就连大多数词典也无法确定我们是8根还是10根指头。大多数词典将手指（finger）定义为“手的5根末端之一，或除了拇指（thumb）之外的其余4指之一”。由于这种不确定性，即使是医生也不对指头编号，因为关于哪根手指排第一他们并无一致意见。医生对手的大多数部位使用常规的拉丁术语，奇怪的是，对手指，他们却称为拇指、食指、中指、无名指和小指。

对手和腕的比较优势，我们的大部分认识来自20世纪30年代

1　人体里到处都是“亨利”。我们的眼睛里有亨利隐窝，腹部有亨利韧带，子宫里有亨利壶腹，肾脏里有亨利小管，等等。所有这些都是由一位非常忙碌、好奇心强的非著名德国解剖学家雅各布·亨利（Jacob Henle，1809—1885）发现的。

法国医生皮埃尔·巴贝特（Pierre Barbet）进行的一系列荒唐实验。巴贝特是巴黎圣约瑟夫医院的外科医生，沉迷于研究把人钉在十字架上给身体造成了什么样的挑战、受哪些限制。为了测试人被钉在十字架上是否还能保持原样，他使用不同类型的钉子，穿过手和腕部的不同位置，把真正的人类尸体钉在木制十字架上。他发现，钉子穿过掌心（传统上油画里表现的方法）无法支撑身体的重量，手掌会撕裂。但如果钉子穿过手腕，身体就能长久地保持原状，进而证明手腕比手更坚固。而且，通过这种方式，人类的知识惊悚地向前“爬”了一步。

每当要讨论人类有些什么与众不同的特征，不成比例的骨质凸起——脚，很少得到太多的赞美与关注。但实际上，脚同样十分奇妙。脚必须同时发挥三种作用：减震器、平台和推进器官。你迈出的每一步（你一辈子大概会走上两亿步），脚都会按照上

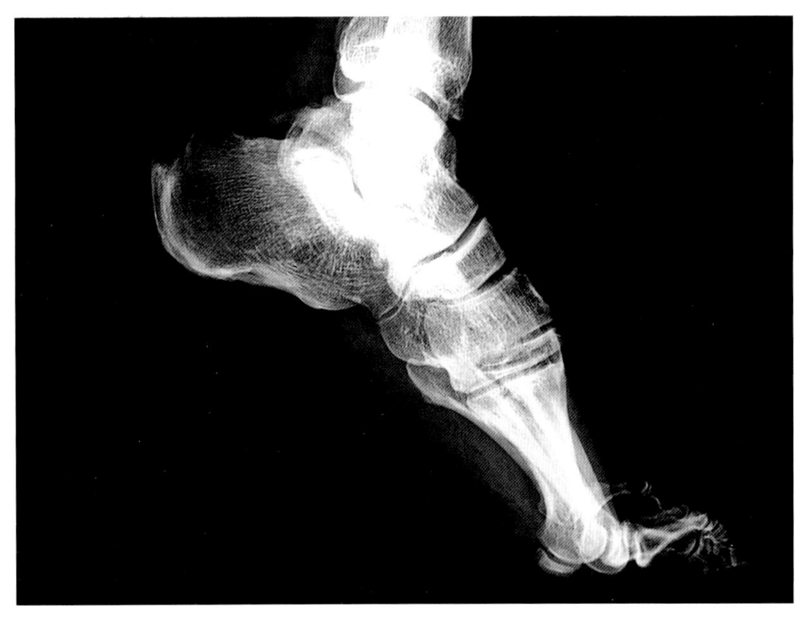

缓冲、支撑、推进、重复：这张人类脚部的X光片展示了脚部的各种常见操作。

转为直立姿势，意味着体重负荷要彻底重新分配，而这带来了许多我们原本不必遭受的痛苦。

述顺序执行这三种功能。脚的弯曲形状，就如同罗马拱门一般，异常强壮，同时又很柔韧，为每一步都提供了回弹力。拱形和弹性两者结合，让脚获得了一种后反坐机制，能让我们的行走变得有节奏、轻快而高效，相比而言，其他猿类的运动就笨重多了。人类的步行速度平均为每秒103厘米，或每分钟120步，但显然这取决于年龄、身高、紧迫度等。

按照演化目的，我们的脚要有抓握力，所以，脚里有着大量的骨头。它们的存在，不是为了支撑重量，这也是站立或走了一整天之后，你的脚会感到疼痛的原因之一。杰里米·泰勒（Jeremy Taylor）在《身体的演化》（*Body by Darwin*）一书里指出，鸵鸟为了解决这个问题，把脚和脚踝的骨头融合在了一起，但鸵鸟适应双足行走已经有2.5亿年的历史了，差不多比人类要久远40倍。

所有身体都要在力量和机动性之间进行妥协。动物的体格越庞大笨重，骨骼必然越大。因此，大象的骨骼占自身重量的13%，而一只小地鼠只需要把4%的体重用于骨骼。人类介于两者之间，为8.5%。如果我们拥有更结实的四肢骨骼，就没法那么灵活。我们为能够蹦跳奔跑所付出的代价，对许多人来说，就是晚年（兴许也没那么晚）生活的背痛和膝痛。按彼得·梅达沃的说法，直立姿势带给脊柱的压力，可使人“年仅18岁”就产生病变。

当然，问题出在我们远古祖先的骨骼是按照四肢承受体重演化的。我们将在下一章中更仔细地研究这种巨大变化带给人类的解剖益处和后果，眼下，我们只需要记住，转为直立姿势，意味着体重负荷要彻底重新分配，而这带来了许多我们原本不必遭受的痛

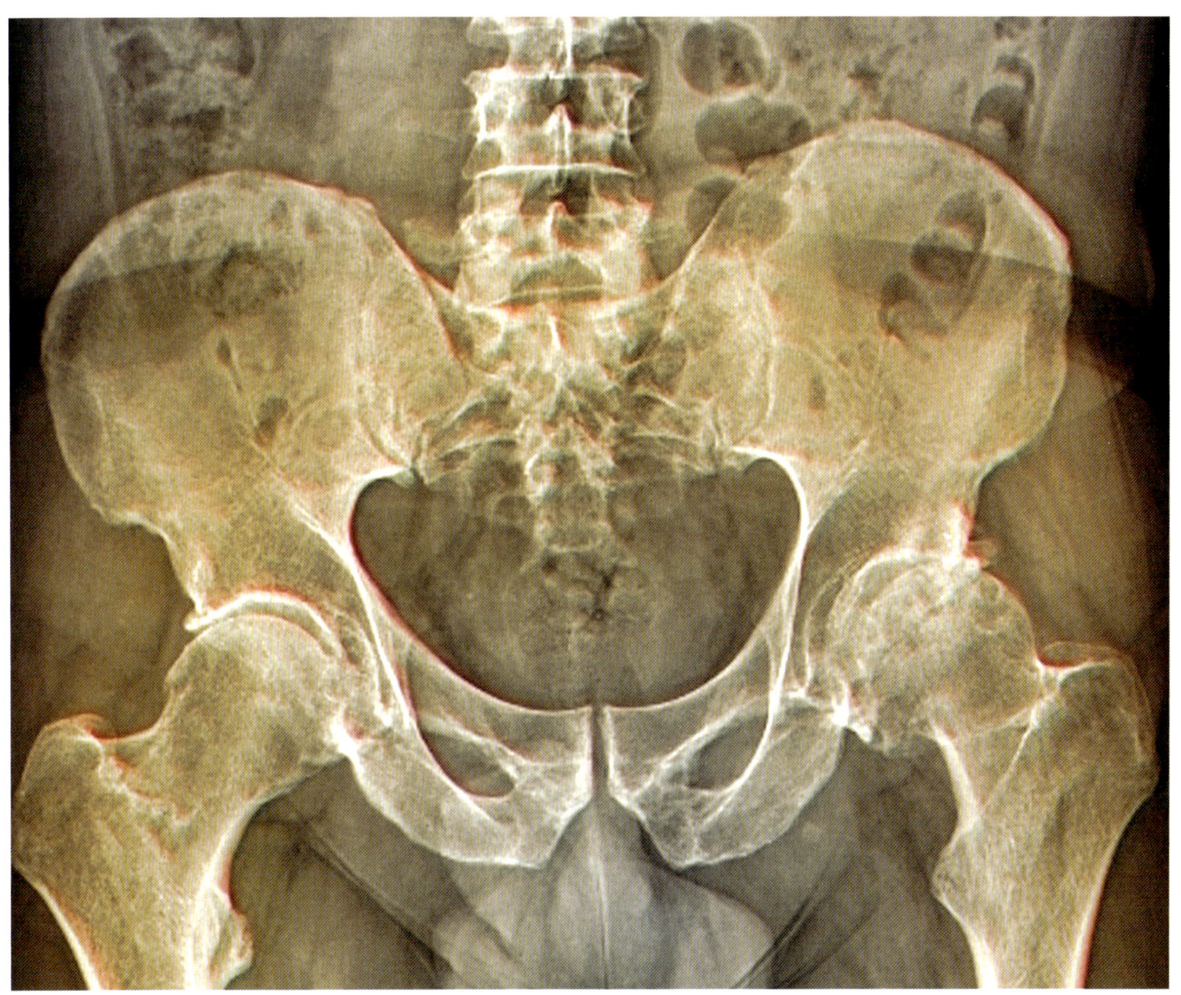

臀部和脚部一样，也是既要能支撑身体，又要能进行运动——因此很容易磨损和撕裂。这是一个双髋关节都患有骨关节炎的人的X光片，显示他的保护性软骨已经受到了侵蚀。

苦。对现代人类而言，这一点在背部表现得最为明显，明显到令人不太舒服的地步。直立姿态会对支撑和缓冲脊柱的椎间盘施加额外的压力，于是，它们有时会移位或突出，这也就是通常所说的椎间盘突出。1%～3%的成年人存在椎间盘突出的问题。随着年龄的增长，背部疼痛成为最常见的慢性疾病；据估计，60%的成年人曾因背痛至少休息了一个星期。

我们的下肢关节也非常脆弱。在美国，外科医生每年要进行超过80万例关节置换手术（主要是髋关节和膝关节），原因主要是关节内膜软骨的磨损。其实，想到软骨无法自我修复或再生，软

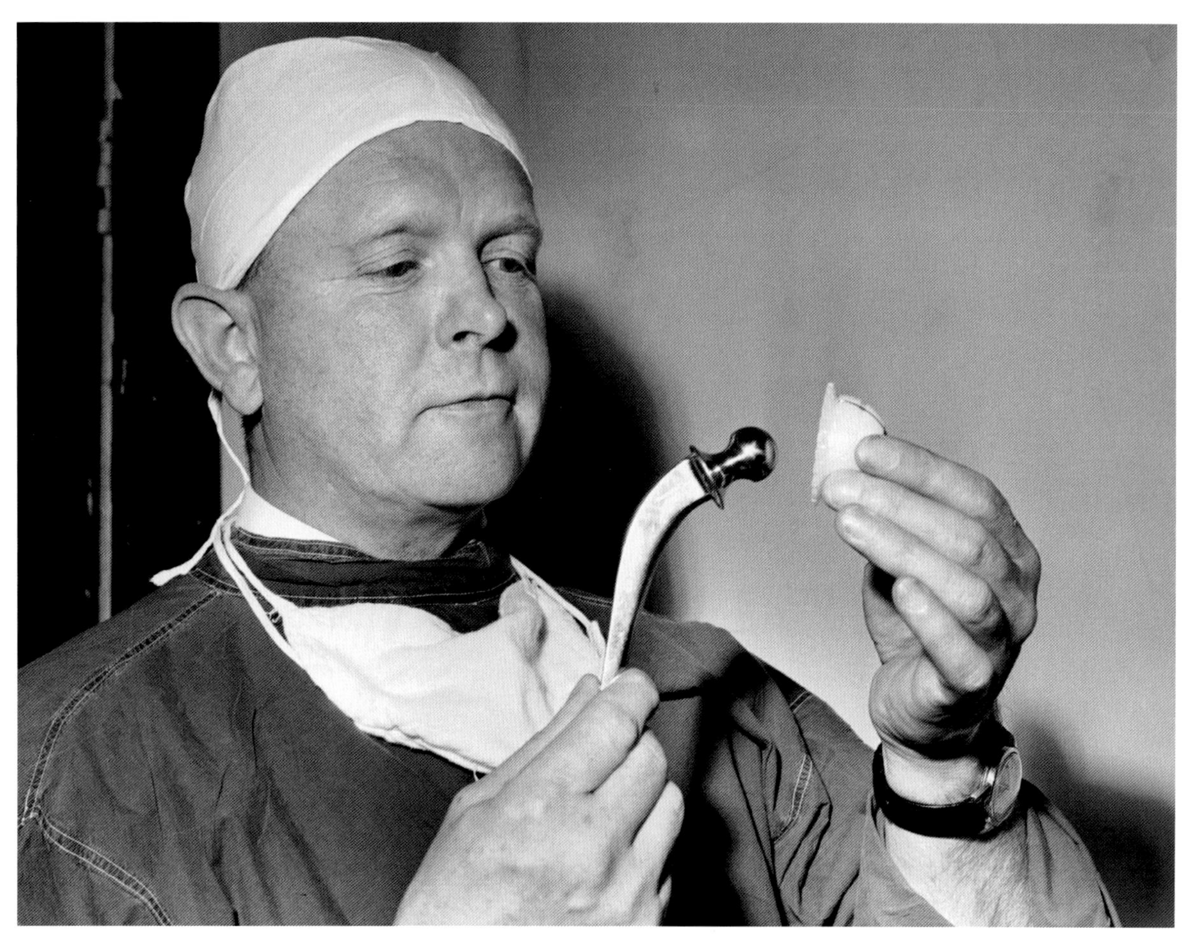

众多患者的救星：整形外科医生约翰·查恩利，通过对技术与材料的不懈研究，他造了一个人工髋关节。

骨的持久度便能给人留下深刻的印象。想想你一辈子要穿坏多少双鞋，你便会理解软骨是多么耐用了。

由于软骨没有血液滋养，保养软骨的最好办法，就是四处活动，好让软骨沐浴在关节腔的滑液里。而最糟糕的做法是给它附加太多额外的体重。试着在腰带上绑几颗保龄球再走路一整天，看看到晚餐时间你的髋关节和膝关节会有什么样的感觉。而如果你超重了几千克，这基本上就是你每天都在做的事情。不足为奇，随着岁月的流逝，我们会有很多人需要接受矫正手术。

对很多人来说，人体基础设施中最棘手的部分是髋关节。髋关节磨损是因为它们必须做两件互不兼容的事情：它们必须为下肢提供活动性，同时又必须支撑身体的重量。这对股骨头和股骨头所插入的髋臼的软骨施加了很大的摩擦压力。于是，两者不再流畅地旋转，而是开始痛苦地碾磨，就像是臼钵里的杵一样。到20世纪50年代，医学科学没有任何办法可以缓解这个问题。髋关节手术带来的并发症十分严重，通常的手术只能“融合”髋关节，减缓疼痛，但让患者的腿部变得永久性僵硬。

手术带来的缓解始终很短暂，因为每一种合成材料很快就会磨损，这时候骨头就会再次磨痛。在某些情况下，髋关节置换术中使用的塑料会在人们走动时发出响亮的吱吱声，让患者尴尬得不愿出门。这时，曼彻斯特顽强的整形外科医生约翰・查恩利（John Charnley）英勇地着手寻找合适的材料，设计方法来解决上述问题。从本质上说，他意识到，如果用不锈钢圆头来替换股骨，用塑料来给髋臼加上内衬，就能极大地减少磨损。骨科圈（查恩利备受推崇的地方）之外几乎没有人听说过查恩利，但很少有人像他一样，为这么多的患者缓解了疼痛。

从中年后期开始，我们骨骼密度以每年约1%的速度降低，这就是为什么老年人和骨折几乎成了一对不幸的同义词。髋关节骨折对老年人来说尤其麻烦。75岁以上髋关节骨折的患者，40%丧失了自我照料的能力。对许多人来说，这简直是压垮骆驼的最后一根稻草。10%的人在30天内死亡，近30%在12个月内死亡。一如英国外科医生兼解剖学家阿斯特利・库珀爵士（Sir Astley Cooper）的打趣话，“我们通过骨盆降临世界，借由臀部离开人世”。

好在这只是库珀的夸大之词罢了。3/4的男性和一半的女性到老年时从不曾骨折，3/4的人一辈子都从未碰到过严重的膝关节问题，所以这也算不上太坏的消息。不管怎么说，我们很快会看到，当你想我们的祖先为了让后代舒舒服服地站着，承受了数百万年的风险和艰难，我们根本就没有太多可抱怨的。

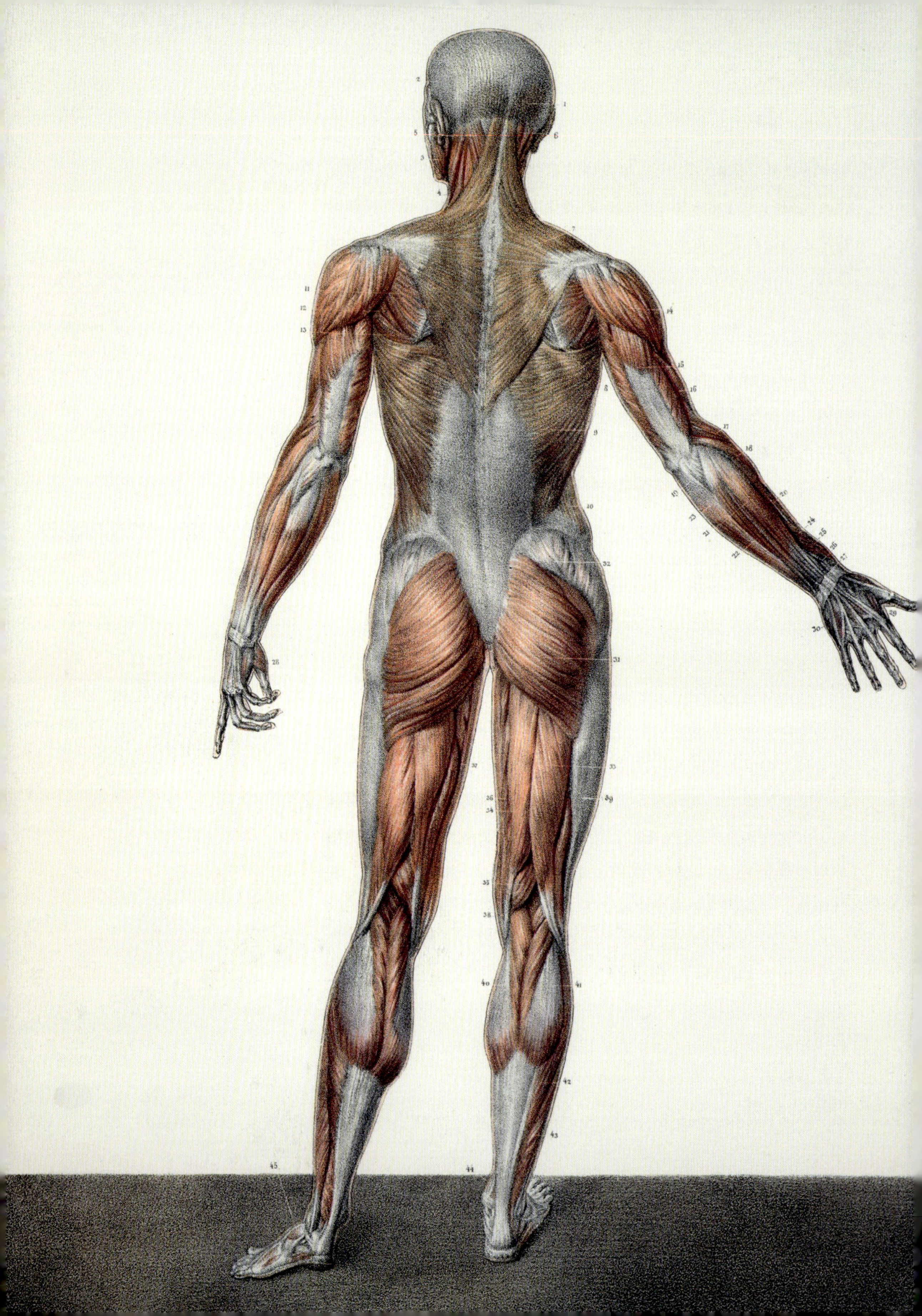

第十章

为什么只有人选择了直立行走

“每天锻炼不应少于两小时，无关天气。如果身体虚弱，心灵就不会强壮。”

——托马斯·杰斐逊（Thomas Jefferson）

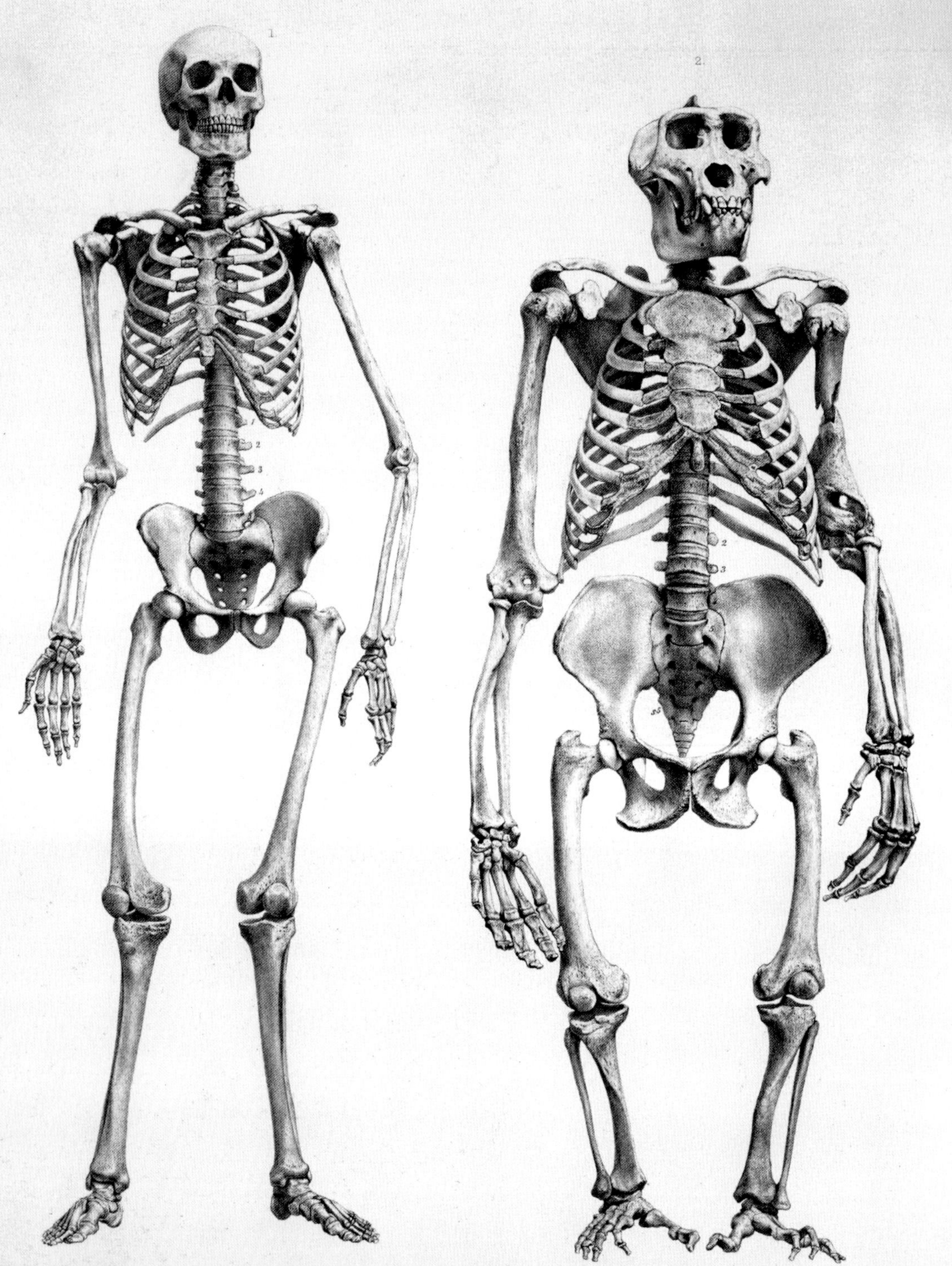

1. Homo. 2. Troglodytes Gorilla.

没人知道为什么人要行走。在大约250种灵长类动物当中，只有我们人类，选择了站起身来，只靠两条腿到处行走。一些权威人士认为，两足直立行走是人类的一个决定性特征，其重要性绝不亚于具有高级功能的大脑。

人们提出了许多理论来解释人类的远古祖先为什么会从树上爬下来，采用直立姿势——把手解放出来抱孩子和其他物体；在开阔平地上获得更好的视线；更好地进行投掷——但可以肯定的是，用两条腿走路是要付出代价的。在地面上行动，让我们的古代祖先变得异常容易受到伤害，至少他们并非强大的生物。著名的年轻纤细的原始人露西，生活在大约320万年前如今属于埃塞俄比亚的地方，人们经常把她视为早期直立行走的典范。可她只有大约3.5英尺高、27千克重——这样的体格，很难对狮子或猎豹起到威吓作用。

露西和她的部落亲戚们很可能是因为别无选择，才冒险走进旷野的。随着气候变化，原本的森林栖息地面积缩小，他们也许需要大得多的地方才能觅食求生，但几乎可以肯定，只要有机会，他们就会匆匆地回到树上。就连露西似乎也只是部分地转为在地面生活。2016年，得克萨斯大学的人类学家得出结论，露西死于从树上坠落（他们干巴巴地说，她死于某种“垂直减速事件”），这意味着她在树冠层度过了大量时间，说不定，她在树上的家里花的时间跟在地面上的同样多，至少可以说，直到她生命的最后三四秒都是如此。

行走所需要的技巧，远比我们普遍认识的要多。仅靠两个支撑脚的平衡，我们便能永远无视重力而存在。从本质上看，行走就是把身体往前猛推，接着再让脚跑起来追赶——蹒跚学步的小孩对此做了有趣的展示。走动中的人，90%的时间都是这只脚或那只脚离开了地面，因此会无意识地不断调整平衡。此外，我们的重心很高，在腰部以上，这加剧了我们与生俱来的倾斜性。

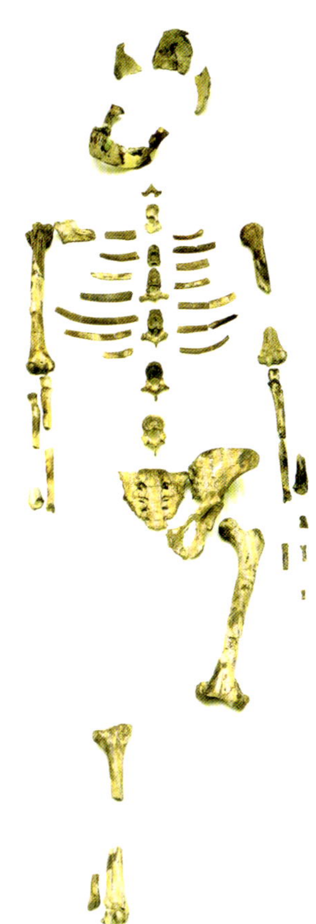

露西的骨骼遗骸：即便只有这些，也能清楚地看到倾斜的股骨。

对页：步行带来的结构上的变化：这是一张19世纪绘制的人类与大猩猩的骨骼图。

本章章节页图片：这幅版画取自让·巴蒂斯特·马克·布尔热里（Jean Baptiste Marc Bourgery）1831年出版的《人类解剖学全书》（*Traité complet de l'anatomie de l'homme*），图片显示的这种解剖学上的特征使双足运动成为可能。

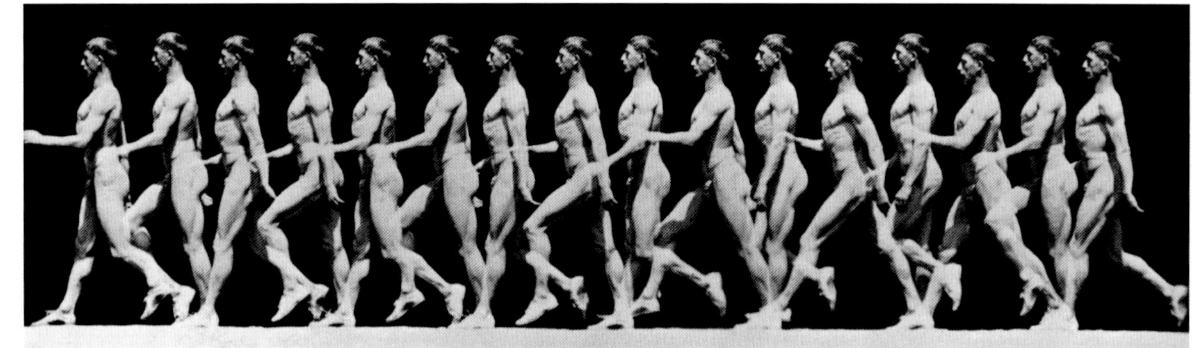

正如英国摄影师爱德华·迈布里奇（Eadweard Muybridge）拍摄的这组照片所显示的那样，行走这个看似简单的动作其实很复杂。

为了从树栖的猿猴成为直立的现代人，我们不得不对自己的解剖结构做一些相当深刻的改变。如前所述，我们的颈部变得更长更直，并且或多或少地连接到头骨中央，而不是像其他类人猿那样靠向后方。我们有能弯曲的柔软背部、大号的膝关节和角度巧妙的大腿骨。你兴许以为自己的双腿是从腰部竖直往下的（猿猴就是这样），但实际上，当腿从骨盆到膝关节，股骨是朝内倾斜的。这样，我们的两条小腿会更为靠近，从而为我们提供更平稳、更优雅的步态。任何一种猿猴，经过训练也无法像人一样行走。骨骼结构逼得它们蹒跚而行，而且效率极为低下。要在地面上像人类那样行动，黑猩猩使用的能量比人类使用的多4倍。

为了给我们向前的运动提供动力，人类的臀部有一种特别巨大的肌肉——臀大肌，还有任何猿猴都没有的跟腱。我们脚掌的弓形（带来了弹性）、弯曲的脊柱（对体重做了重新分配）、为神经和血管重新配置的通道，都是为了满足将头部放到脚的正上方带来的演化要求，它们必不可少，或至少可以称之为合乎理想。为了避免人在全力运动时体温过高，我们变得相对而言没有了毛发，并演变出丰富的汗腺。

最重要的是，我们演变出了一颗迥然有别于其他灵长类的头颅。我们的脸是扁平的，没有明显的凸出拱嘴。我们有高额头，用以容纳令人佩服的大脑。烹饪带给我们更小的牙齿和更精致的下巴。在内部，我们的口腔缩短，有了更短、更圆润的舌头，还有位

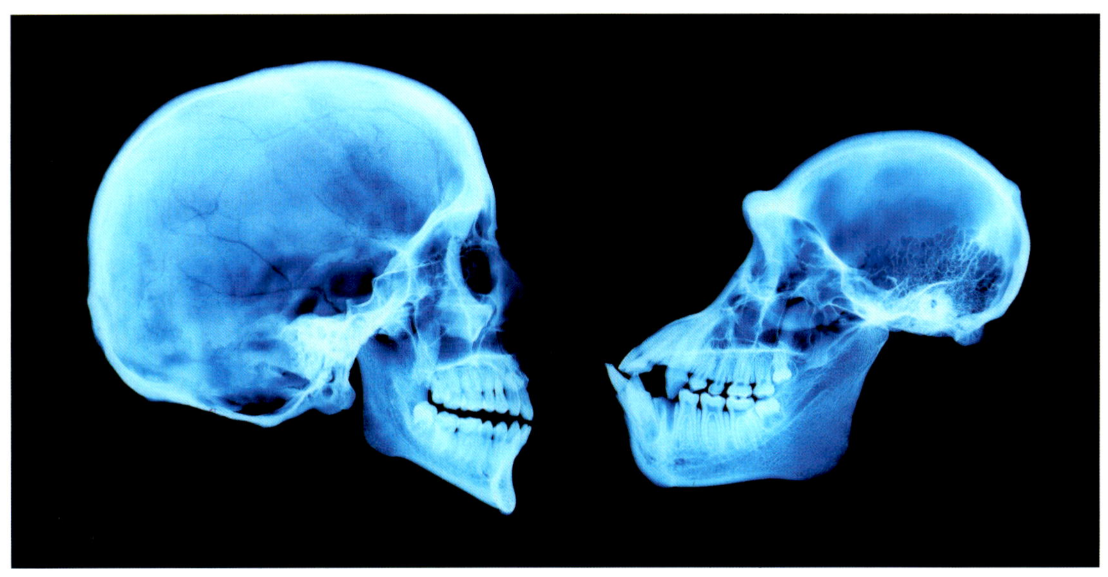

能走会说的人类头骨：双足运动和它所带来的生活方式上的改变，使人类头部形状与我们的近亲黑猩猩的截然不同。

于喉咙下方的喉头。无意中，我们身体上部解剖结构的变化使人类获得了一种独特的能力，能发出语音片段，清晰地说话。走路和说话可能是相辅相成出现的。如果你是一种狩猎大生物的小动物，交流能力显然是一项优势。

头部的后方有一条低调的韧带，别的猿类身上找不到，并且立刻透露出到底是什么使得人类物种茁壮发展。这就是颈韧带，它只有一项任务：在人跑动时保持其头部稳定。而跑动——认真、顽强地远距离跑步——这件事，我们做得好极了。

我们不是速度最快的生物，凡是追赶过猫狗甚至仓鼠的人都知道。最快的人类能够以每小时30多千米的速度奔跑，尽管这只是短暂的爆发速度。但如果我们在炎热的天气里对抗羚羊或牛羚，我们可以小跑着跟踪它，把它赶到开阔的空地去。我们排汗以保持凉爽，但四足哺乳动物则通过呼吸（喘气）来散热。如果它们无法停下来恢复元气，体温会变得过热，并无法继续奔跑。大多数大型动物跑上15千米就会跌跟头。我们的祖先还可以组建狩猎队伍，从不同的方向驱赶猎物，或是把它们引到狭窄有限的空间，提高我们的围猎效率。

这些解剖学上的变化巨大无比，甚至产生了一个全新的属（genu，属，在生物学里，属比种的级别要高，但低于科）。哈佛大学的丹尼尔·利伯曼强调，该转型分为两个阶段：起初，我们步行和攀爬，但还不太擅长奔跑；随后，渐渐地，我们擅长步行和跑动，但不再擅长攀爬。跑动不仅是一种比步行更快的运动形式，更有着完全不同的机制。他说："步行是一种类似踩高跷的步态，涉及与跑动很不相同的演变适应。"露西长于步行和攀爬，但缺乏适合跑动的体格。这种体格要等到气候变化将非洲大部分地区变成开阔的林地和大草原之后才出现，此时，我们素食的祖先调整了饮食结构，变成了食肉动物（或者说杂食）。

生活方式和解剖结构方面的所有变化，是极为缓慢地发生的。化石证据表明，早期人类大约在600万年前开始行走，但还需要400万年来获得耐力跑的能力，伴随它的是长期狩猎。又过了150万年，人类才积累了足够的脑力，制造出尖头的矛。在一个充满敌意的饥饿世界，为了获得一套完整的生存能力，这不免等得太

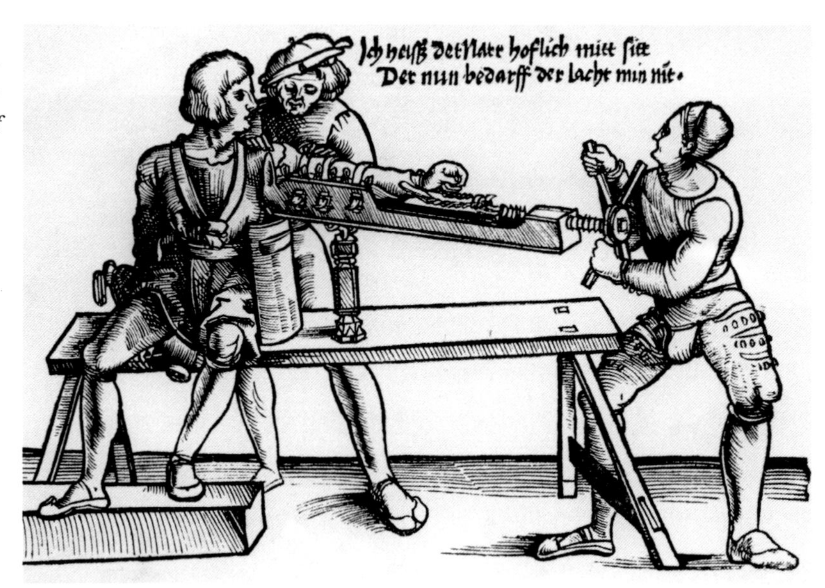

一名外科医生正在将病人的肩关节复位：这幅图摘自1517年在斯特拉斯堡出版的《外科手术手册》（*A Fieldbook of Surgery*）。

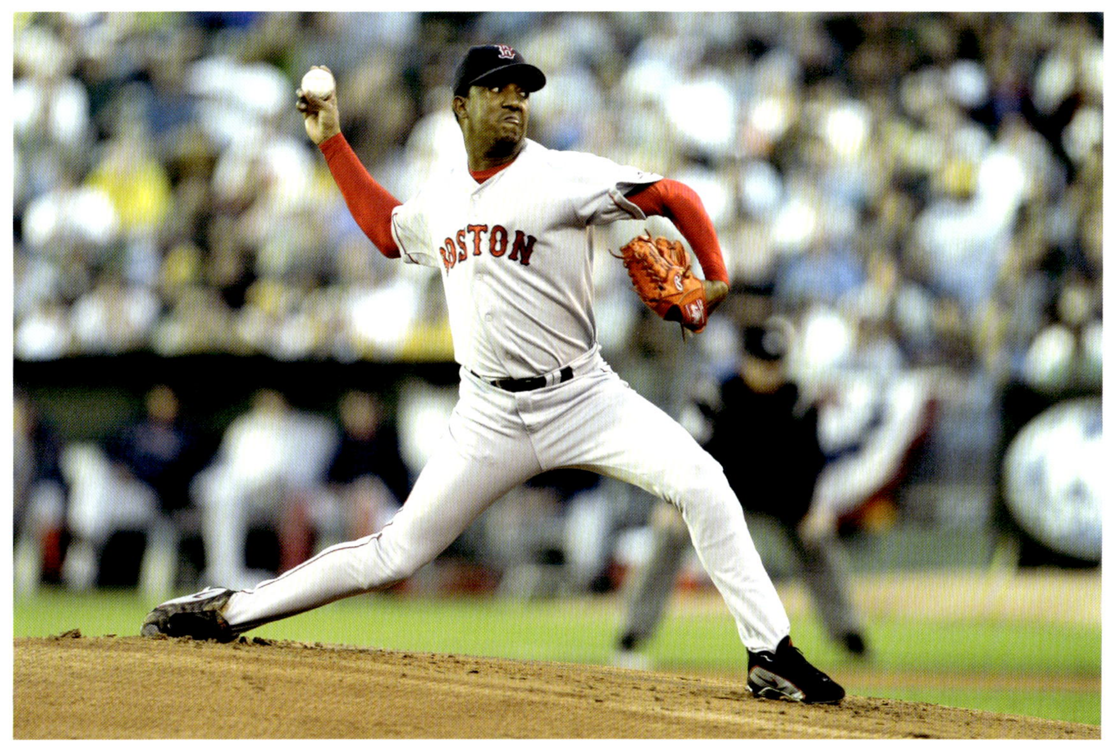

投掷的时候，我们全“身”以赴：一次好的投掷包括向前迈一步、敏捷转动手腕与肢体、手臂往肩膀后方舒展，以及全力一掷。

久。尽管存在这些不足，但我们的古代祖先终于在190万年前成功地捕获了大型动物。

他们之所以能够做到这一点，是因为人类获得了另一项技巧：投掷。投掷要求我们的身体发生三种关键变化：我们需要高而灵活的腰部（以产生大幅扭转）、松散机动的肩膀，以及能够以鞭状方式投掷的上臂。人体的肩关节不是像髋关节那样的球窝关节，相反，它采用了更为松散开放的安排。这样使得肩部可以柔软自如地旋转（恰为强力投掷所需），但也意味着人类的肩膀容易脱臼。

投掷是全身运动。试着站定不动使劲扔一种物体，你会发现很难做到。一次出色的投掷包括向前迈步，腰部和躯干轻快旋转，手臂从肩部向后伸展，以及有力地掷出。如果动作协调，人类能以每小时150千米的速度扔出物体，并有着相当高的准确度，对此，职业棒球投手早就做了反复的证明。在相对安全的距离内，用石块击打、折磨疲惫的猎物，这对早期猎人必定是一项极为有用的

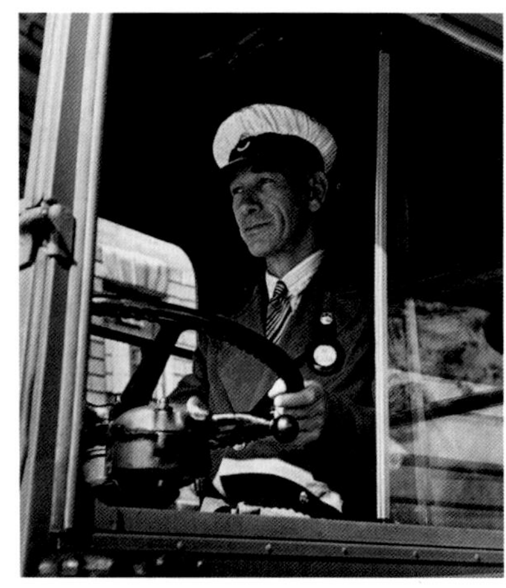

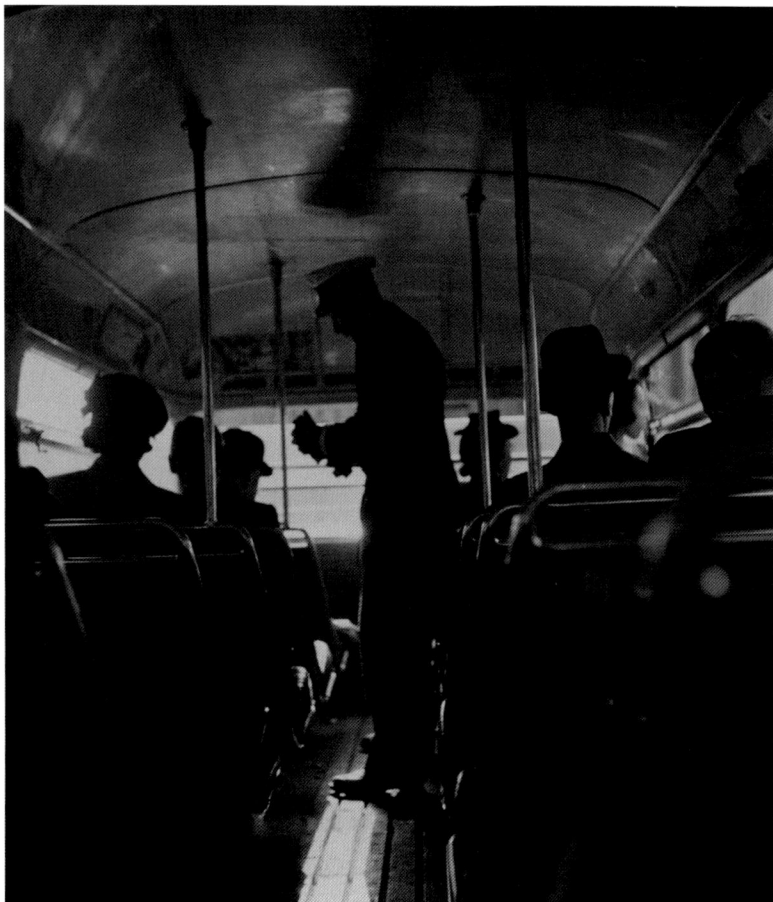

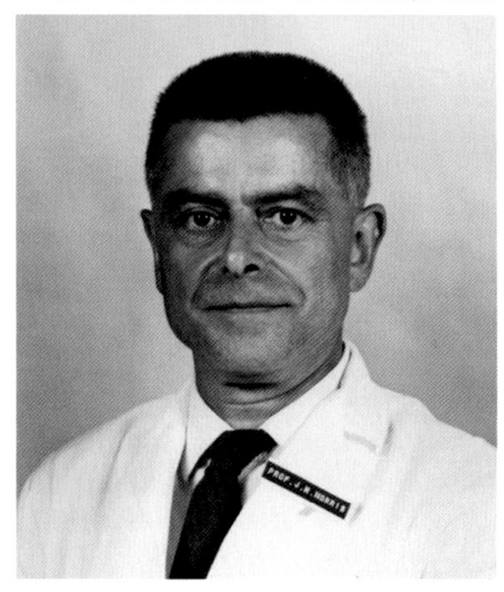

最理想的研究群体：20世纪40年代晚期，杰里米·莫里斯（左下角这位）在跟踪了3.5万名公交司机和售票员2年以后发现，无论司机们的身体有多健康，他们心脏病发作的概率都是售票员的2倍。

技能。

直立行走也带来了不利的后果——这些后果，今天任何一个活着的人，或者任何有着慢性背痛或膝关节痛的人都可以证明。最重要的是，为了适应新的步态，我们的骨盆更狭窄了，为分娩的妇女带来了巨大的疼痛和风险。人类社会进入近现代之前，地球上没有任何其他动物在分娩时死亡的概率比人类更大，甚至直到现在，也没有其他任何动物在生育时要承受那么大的痛苦。

四处走动对健康的重要性，在漫长的历史中几乎不受重视。但到了20世纪40年代后期，英国医学研究委员会的一名医生杰里

运动能带来非同寻常的益处。经常散步可将心脏病发作或卒中的风险降低31%。

米·莫里斯（Jeremy Morris）确信，心脏病的发生率跟活动水平相关，而不仅仅像是大众普遍认为的只跟年龄或长期压力相关。由于英国仍在从战争中恢复元气，研究经费紧张，莫里斯不得不想出一种低成本进行有效大规模研究的办法。有一天上班的时候，他突然想到，伦敦的每辆双层巴士都是一间完美的实验室，因为每辆车都配有一名驾驶员和一名售票员，前者的整个工作生涯都是坐着的，后者要长时间地站着。除在车厢里前后移动外，售票员每次上班平均上下600级台阶。莫里斯再难找到比这更理想的群体进行比较了。在两年时间里，莫里斯跟踪了35,000名驾驶员和售票员，他发现，调整了其他所有变量后，驾驶员不管多么健康，心脏病发作的概率都是售票员的2倍。这是第一次有人揭示出运动与健康之间存在可衡量的直接关系。

自此以后，一项又一项的研究表明，运动能带来非同寻常的益处。经常散步可将心脏病发作或卒中的风险降低31%。2012年，有人分析了65.5万人次，发现40岁之后每天只活动11分钟，就可延长1.8年的预期寿命。每天活动1小时或更长时间，可将预期寿命延长4.2年。

除了强化骨骼外，运动可以增强你的免疫系统，增加激素分泌，减少患糖尿病和一些癌症（包括乳腺癌和结肠直肠癌）的风险，改善情绪，甚至可以避免衰老。研究人员多次指出，身体没有任何一种器官或系统，不会从锻炼中获益。如果有人发明一种能抵得上适量运动功效的药丸，必将立刻成为有史以来最成功的药。

我们应该做多少锻炼呢？不太容易说明白。每天都走1万步（差

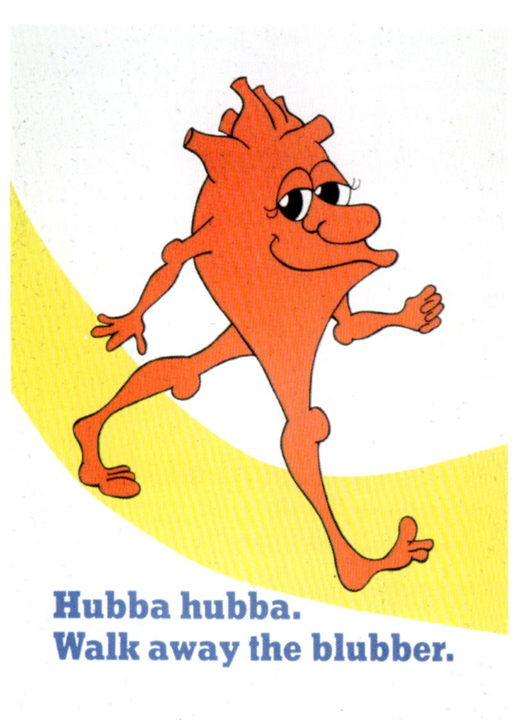
Hubba hubba.
Walk away the blubber.

这是20世纪80年代美国公共宣传运动的一则广告，旨在让日益肥胖的人群多运动。

不多8千米）并不是个糟糕的主意，而且多多少少也算是个普遍的看法，只是在科学上并无特别的道理。很明显，任何行走恐怕都有益健康，但要说达到了一个神奇的步数就能带给我们健康和长寿，这就是神话了。1万步的概念往往被归功于20世纪60年代在日本进行的一项研究——不过这似乎也是个神话。同样地，美国疾病预防控制中心关于运动的建议（即每周进行150分钟的中等水平活动），并不是基于健康所需的最佳量（因为没人能说清健康所需的最佳运动量到底是多少），而是基于疾病预防和控制中心的顾问们认为人们觉得什么样的目标足够现实。

有关运动可以说的是，我们大多数人做得都不够。只有大约20%的人设法经常性地完成了中等水平的活动量。很多人几乎完全不锻炼。如今，美国人平均每天步行差不多0.5千米，这指的是各类行走，比如在房子和工作场所周围走动。即便是在一个懒惰的社会里，似乎也没办法走得比这还少了。据《经济学人》杂志报道，一些美国公司已开始向每年在Fitbit等活动跟踪设备上记下100万步的员工提供奖励。这似乎是一个志向高远的数字，但实际上每天只需要走2740步，或略高于1.6千米。即便如此，在很多人眼里，这似乎都可望而不可即。《经济学人》指出，“有些员工据说会把Fitbit运动设备绑在狗身上，以提高自己的活动分数”。相比之下，为保证一天的食物，现代狩猎采集部落里的人平均行走和小跑大约31千米，我们可以合理地做出假设：人类祖先的活动量与此大致相当。

简而言之，我们的远古祖先为了吃而努力劳动，结果使得身体同时要完成两件略带矛盾的事情：大部分时间都要活动，但又

只有大约20%的人设法经常性地完成了中等水平的活动量。很多人几乎完全不锻炼。

不能动得超过了必要所需。一如丹尼尔·利伯曼所说：“如果你想理解人体，你就必须明白，人是为了狩猎和采集而演化的。这意味着，为了获取食物，人要耗费大量的能量，所以，非必要的时候，你不能浪费能量。”所以，运动很重要，但休息也很重要。“一方面，”利伯曼说，“你不能一边运动一边消化食物，因为为了满足肌肉更大的供氧需求，身体把血液从消化系统分流了。所以，你必须休息，有时只是为了代谢，有时则是为了从锻炼中恢复元气。”

不管是在歉收还是丰收时期，我们的祖先都得生存，所以，他们逐渐演变出一种倾向：存储脂肪作为能量储备。而这种生存反射，如今往往会叫我们枉送性命。数以百万计的现代人纠结地想要让来自旧石器时代的身体和当代饮食过剩实现平衡。这是一场无数人都在走向失败的战斗。

在发达国家，美国的情况最为真切地反映了这种状况。根据世界卫生组织的统计，超过80%的美国男性和超过77%的美国女性超重，其中35%的美国人达到肥胖程度（而1988年，这一数据还仅为23%）。在大致相同的时期，美国儿童的肥胖率增加了1倍以上，青少年肥胖率翻了两番。如果世界上的其他所有人都变成美国人一般的体格，那就相当于世界人口增加了10亿。

超重是指身体质量指数（BMI）为25～30，而肥胖是指BMI超过30的任何状态。BMI是一个人的体重（以千克为单位）除以身高（以米为单位）的平方。美国疾病预防控制中心有一款非常方便的BMI计算器，通过输入身高和体重，你就能立即确定自己的

毫无疑问，减肥很难。根据一项计算，要想减掉区区500克体重，你必须步行56千米或慢跑7小时。

BMI。然而，必须指出的是，BMI只是衡量肥胖程度的粗略指标，因为它无法区分你是肌肉异常发达，还是虚胖。一个健美运动员和一个“沙发土豆”可能有着相同的BMI指标，但他们的健康前景完全不同。可即便BMI并不是一种完美无缺的测量指标，你也只需要上下打量一番，就知道身体上是否有多余的赘肉了。

恐怕再也没有什么统计数据能比1960年美国女性和男性的平均体重，更能说明超重这个问题了。在这50多年里，美国女性的平均体重从63.5千克增加到了75.3千克，男性从73.5千克增加到了89千克。美国经济每年在超重人群医疗保健上的额外花费高达1500亿美元。更糟糕的是，哈佛大学最近的模型显示，如今超过一半的儿童预计在35岁之前就会肥胖。据预测，由于体重相关的健康问题，当前一代的年轻人将成为有史以来第一代寿命不如父母长的人。

这种情况并不仅仅局限于美国，其他国家的人也都变得更胖了。世界经合组织的富裕国家平均肥胖率为19.5%，但各国之间存在很大差异。英国人的肥胖率仅次于美国，约2/3的成年人体重超标，其中27%的人属于肥胖（1990年仅为14%）。智利的超重公民比例最高，为74.2%，紧随其后的是墨西哥的72.5%。即使是相对苗条的法国，也有49%的成年人超重，15.3%的人肥胖（相比之下，25年前还不到6%）。全球肥胖率为13%。

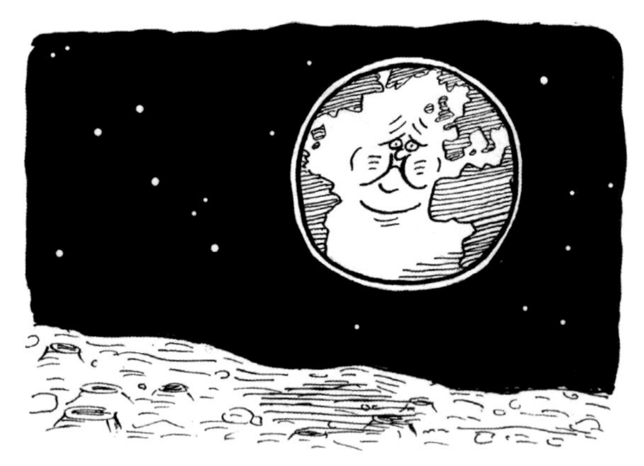

毫无疑问，减肥很难。根据一项计算，

要想减掉区区500克体重，你必须步行56千米或慢跑7小时。锻炼存在一个大问题，那就是我们不会严谨地跟踪它。美国的一项研究发现，人们把自己在锻炼中消耗的热量高估了4倍。接着，平均而言，他们会吃掉2倍于刚才消耗的卡路里。丹尼尔·利伯曼在《人体的故事》中指出，工厂工人一年比白领工人多消耗大约17.5万卡路里，相当于多跑60趟马拉松。这的确令人印象深刻，但这里有一个合情合理的问题可以问：有多少工厂工人看起来像是每六天就跑一趟马拉松的？说得坦白而又残酷些，不太多。这是因为他们中的大多数人，就像我们其余人一样，补充了所有这些燃烧掉的卡路里，而在不工作的时候，又吃了不少。事实上，吃大量的食物，可以立刻抵消掉大量的锻炼，而且我们大多数人都是这样做的。

至少（真的只是最低限度），你应该站起来多走动走动。根据一项研究，久坐（每天坐6小时或更长时间）会使男性的死亡率增加近20%，对女性而言，死亡率几乎增加了2倍（久坐对女性更危险的原因还不清楚）。经常坐着的人患糖尿病的概率是普通人的2倍，患致命心脏病的概率是普通人的2倍，患心血管疾病的概率是普通人的2.5倍。令人惊讶也叫人担忧的是，你其余时间里做了多少运动似乎并不重要——只要你整个晚上都坐在电视机前，就可能会抵消积极活动一整天所带来的一切益处。记者詹姆斯·汉布林（James Hamblin）在《大西洋月刊》（*The Atlantic*）上说："久坐带来的负面后果无法抵消。"事实上，从事久坐职业、有着久坐生活方式的人（也就是说，我们大多数人）很容易每天坐上14～15小时，因此，除了极小部分的锻炼时段，其余时间都处在完全不健康的不动状态。

来自梅奥诊所及亚利桑那州立大学的肥胖症专家詹姆斯·列文（James Levine）创造了"非运动型活动产热"（Non-Exercise Activity Thermogenesis）一说，用来描述我们在日常生活中消耗的

PLAY *the* GAME
ANY GAME

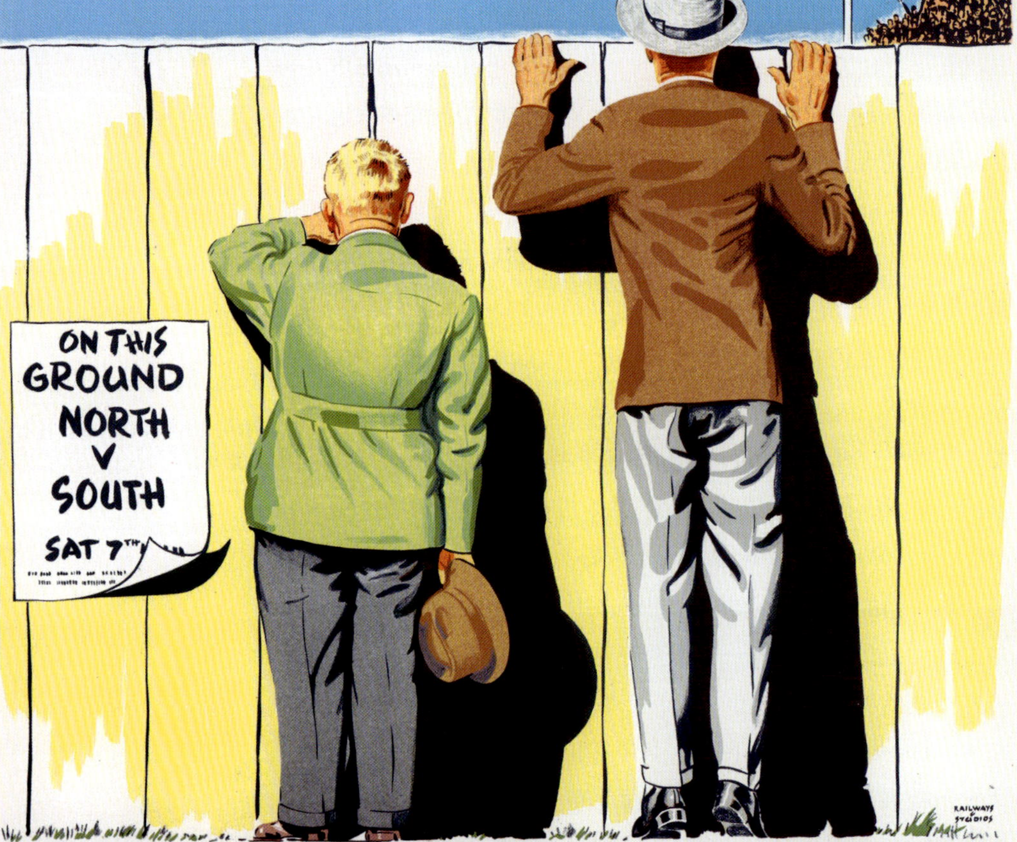

YOU CAN'T KEEP FIT BY WATCHING

ISSUED BY THE
HEALTH DEPARTMENT, AND THE PHYSICAL WELFARE BRANCH DEPARTMENT OF INTERNAL AFFAIRS

能量。我们实际上会燃烧相当多的卡路里。心脏、大脑和肾脏每天消耗大约400卡路里，肝脏大约200卡路里。单是进食和消化的过程，就占去了人体每日能量需求的1/10左右。但只要我们站起身，就可以消耗更多的能量。即便只是站立，每小时也会多燃烧107卡路里。走路燃烧180卡路里上下。一项研究请志愿者像平常一样看一晚上的电视，但每到一个广告时段，都起身在房间里走动。仅此一项，每小时就多燃烧了65卡路里，相当于一个晚上多燃烧240卡路里。

列文发现，苗条者每天花在站立上的时间往往比胖子多两个半小时，这并不是有意识地锻炼，而只是四处走动，这就是苗条人士不积累脂肪的原因。此外，还有一项研究发现，日本和挪威的人跟美国人一样不爱运动，但肥胖率只有美国人的一半，故此，锻炼只能部分解释苗条的原因。

不管怎么说，稍微超重一点兴许也不是一件太坏的事情。几年前，《美国医学会杂志》发表了一篇引发轰动的报道。报道称，轻度超重的人，尤其是中年人或老年人，比瘦子或肥胖者更能战胜一些严重的疾病。这一概念被称为“肥胖悖论”，许多科学家对此进行了激烈的争论。哈佛大学研究人员沃尔特·威利特（Walter Willet）称这篇文章“一派胡言，任何人都不应该浪费时间去阅读它”。

毫无疑问，运动能改善健康，但能改善多少又很难说。丹麦针对1.8万名跑步者开展了一项研究，结论是经常慢跑的人比不慢跑的人平均寿命要长5～6年。但这是因为慢跑真的有益，还是因为慢跑爱好者大多过着健康、适度的生活，无论是否运动，他们都注定能比我们这些懒汉取得更好的结果呢?

可以肯定的是，至多几十年后，你就要永远闭上眼睛，彻底不再动弹。所以，趁着还能活动，利用运动获得健康和快乐，应该不是个坏主意。

对页：健身也挺爽——只要你去那儿加入他们就行。

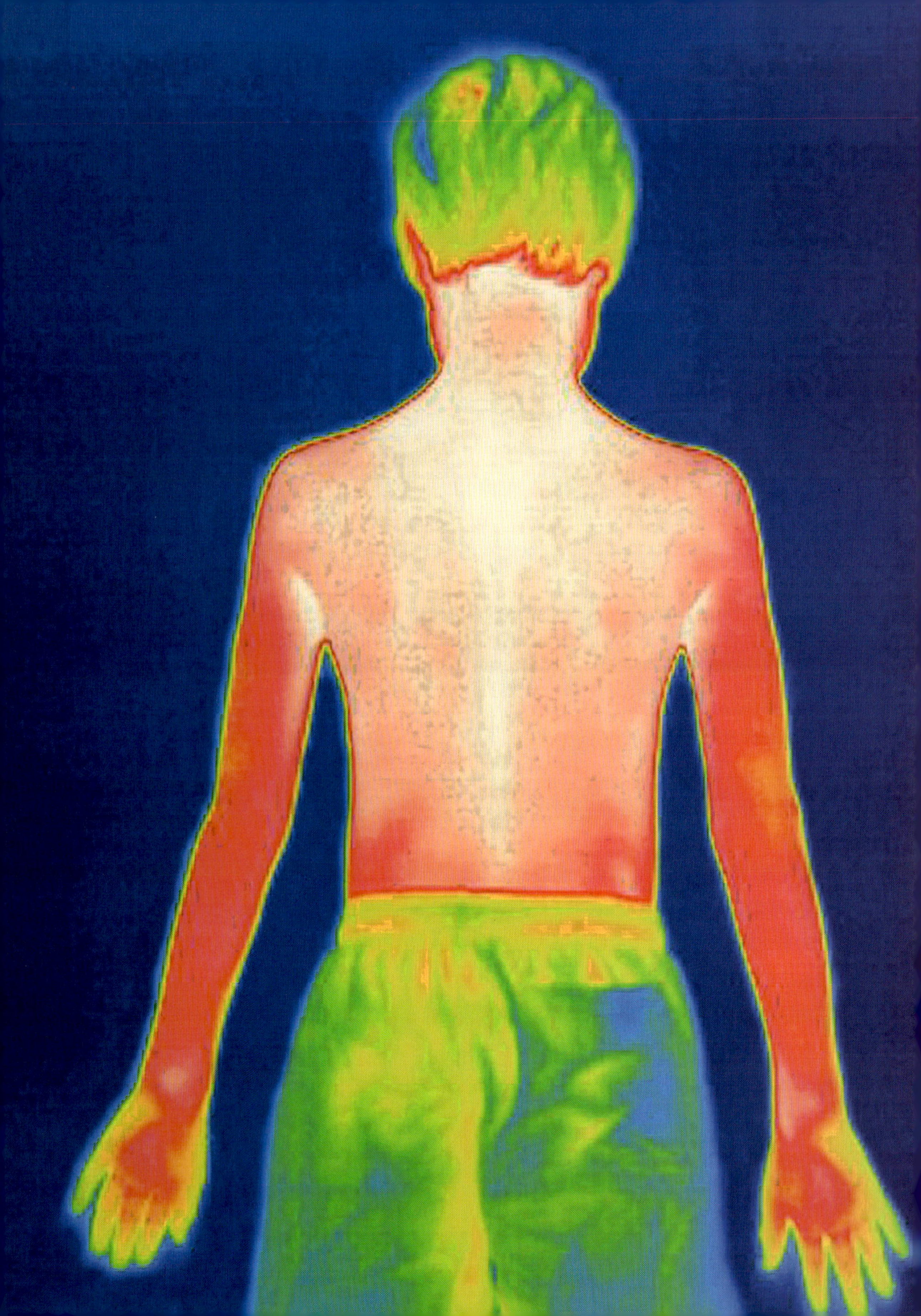

第十一章

体内平衡：

发热
是你的身体在自救

“生命是一场无休止的化学反应。”

——史蒂夫·琼斯（Steve Jones）

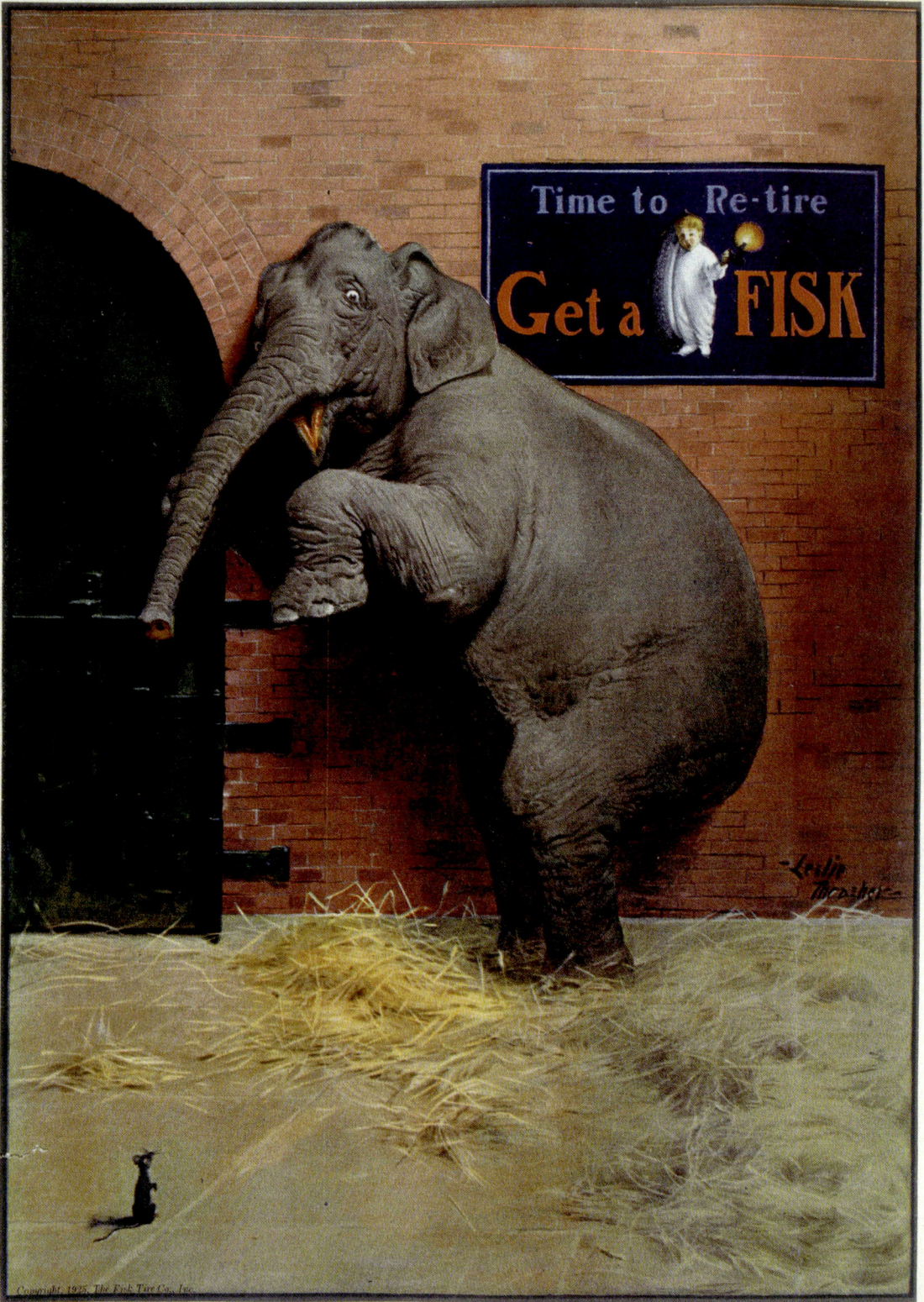
Time to Re-tire
Get a FISK
Copyright 1925, The Fisk Tire Co., Inc.

我们大多数人从未思考过表面定律，但它能解释跟你有关的许多事情。定律简单地指出，随着物体体积的增大，其相对表面积减小。以气球为例。当气球没充气的时候，它主要是橡胶，内部只有少量的空气。但如果把它吹胀，它基本上就变成相对少量的橡胶包裹着空气。你把气球吹得越大，它的内部就越占主导地位。

热量是从体表流失的，故此，体表面积相对于体积越大，你就越是难以保持温度。这意味着，小动物产生热量必然会比大动物更快。因此，它们必须采用完全不同的生活方式。大象的心脏每分钟只跳动30次，人的心脏每分钟跳动60次，牛的心脏每分钟跳动50～80次，而老鼠的心脏每分钟跳动600次，一秒跳动10次。每一天，只为了维持生命，老鼠就必须吃掉大致相当于自身体重50%的东西。相比之下，我们人类只需要吃掉约体重2%的食物来满足能量需求。动物有一个奇怪的共同点，那就是它们一辈子心跳的次数基本一致。尽管心率存在巨大差异，但几乎所有哺乳动物的平均寿命都在8亿次心跳左右。人类是个例外。我们25岁时心跳就超过8亿次，之后还能再持续跳动50年，大约16亿次。很容易将这种非凡的活力归因于我们天生具备某种优势，但事实上，我们只不过是在过去10或12代人才偏离了标准的哺乳动物模式（多亏了预期寿命的提高）。在历史上的大部分时间，一辈子8亿次心跳差不多同样是人类的平均水平。

如果我们选择冷血，便能极大地减少能量需求。典型的哺乳动物，一天消耗的能量是典型爬行动物的30倍，这就是说，鳄鱼一个月所需的食物量，只够我们一天所需。而我们从中获得了早晨从床上一跃而起的能力（而不是趴在岩石上晒太阳，让阳光温暖我们），以及在晚上和寒冷天气里，整体而言比爬行动物更有活力、反应更快。

对生存环境的温度，我们的宽容范围极窄。虽然我们的体温在白天略有变化（早晨最低，下午或傍晚最高），但始终会保持在

对页：这头大象看着有点像心跳加速，不过事实上，这只老鼠为了让自己活下去，它的心跳得比大象快20倍。

本章章节页图片：头发和衣服的隔热作用：这是一幅表现男孩体表温度的热谱图，这里的温度用颜色来表示。从图上你可以看到，男孩的身体从白色（热）降到红色和黄色，再降到蓝色（冷）——事实上，你的大部分体温都不是从你的头顶流失掉的。

36～38℃这样一个狭窄范围内。稍微偏离上一二摄氏度，都将带来很多麻烦。仅仅比正常温度低2℃，或者比正常温度高4℃，就会让大脑陷入危机，迅速导致不可逆转的损伤甚或死亡。为了避免灾难，大脑有一个可靠的控制中心——下丘脑，它告诉身体通过流汗来降温，通过颤抖来取暖，并将血液从皮肤转移到更脆弱的器官。

用这样的方法来处理如此关键的问题，似乎并不怎么成熟靠谱，但身体做得非常好。英国学者史蒂夫·琼斯引述过一项著名实验，一名受试者在跑步机上跑马拉松，同时室温逐渐从-45℃提高到55℃——这大致是人类对低温和高温的耐受极限。虽说受试者费了很大功夫，而且温度变化范围很大，但在运动过程中，他的核心体温偏离还不到1℃。

查尔斯·布拉格登，他在自己和同事身上做的实验结果表明，汗水可以帮助我们降温，虽然该实验让他们感到不舒服。

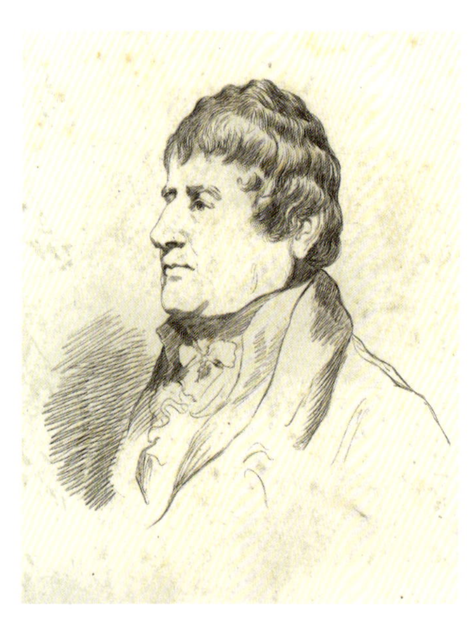

这一实验在很大程度上让人回想起200多年前内科医生查尔斯·布拉格登（Charles Blagden）为英国皇家学会所进行的一系列实验。布拉格登建造了一间加热室（基本上相当于一只能装得下人的烤箱），他和愿意尝试的同事们可以站进去，直到忍耐的极限。布拉格登设法在92.2℃的温度下坚持了10分钟。他的朋友、植物学家约瑟夫·班克斯（Joseph Banks）刚跟詹姆斯·库克船长环游世界回来，不久成为英国皇家学会的会长。班克斯设法挺到了98.9℃，但只坚持了3分钟。“为了证明温度计显示的热度没有谬误，”布拉格登记录道，“我们把一些鸡蛋和一块牛排放在锡架上，摆在标准温度计旁……过了大约20分钟，我们拿出鸡蛋，烤得很硬；过了47分钟，牛排不仅熟了，而且几乎全干。”研究人员还测量了他们测试前后尿液的温度，结果发现，尽管加热室的温度很高，尿液的温度却没有变化。此外，布拉格登还推断出，汗水在

我们的体温始终会保持在36～38℃这样一个狭窄范围内。稍微偏离上一二摄氏度，都将带来很多麻烦。

冷却身体上发挥着核心作用——这是他最重要的洞见，实际上也是他对科学知识唯一持久的贡献。

我们都知道，在发热的情况下，人的体温偶尔会高于正常水平。奇怪的是，没有人知道为什么会这样——发热到底是一种旨在杀死入侵病原体的内置防御机制，还是仅仅是身体努力抵抗感染的副产品。这个问题很重要，因为如果发热是一种防御机制，那么任何抑制或消除它的努力都可能导致反作用。让发热顺其自然（当然，必须是在一定范围内）有可能是最明智的做法。体温仅升高1℃左右，病毒的复制速度就会降低至此前的1/200——体温小幅上升，人对抗病毒的自卫能力就有了惊人的提高。问题是，我们并不完全明白发热是怎么回事。艾奥瓦大学教授马克·S. 布隆伯格（Mark S. Blumberg）说："如果说，发热是对感染的一种古老反应，人们会认为，要判断它通过什么样的机制为主人带来益处，是很容易的。事实上，这很难。"

如果只要把体温升高1～2℃，就能极大地帮助身体抵御入侵的微生物，那为什么不永久性地升高体温呢？答案是它太贵了。只把体温提高2℃，我们对能量的需求就将上升20%。我们现在的问题，是效用和成本之间的理性权衡，在大多数情况下，哪怕是正常体温，也能不错地抵挡微生物了。只需要看看人死以后，微生物多快会蜂拥而来将你吞噬就能明白。这是因为，没有了生命的身体，降到了"快来吃啊"的美味温度，就像放在阳台上冷却的烤饼。

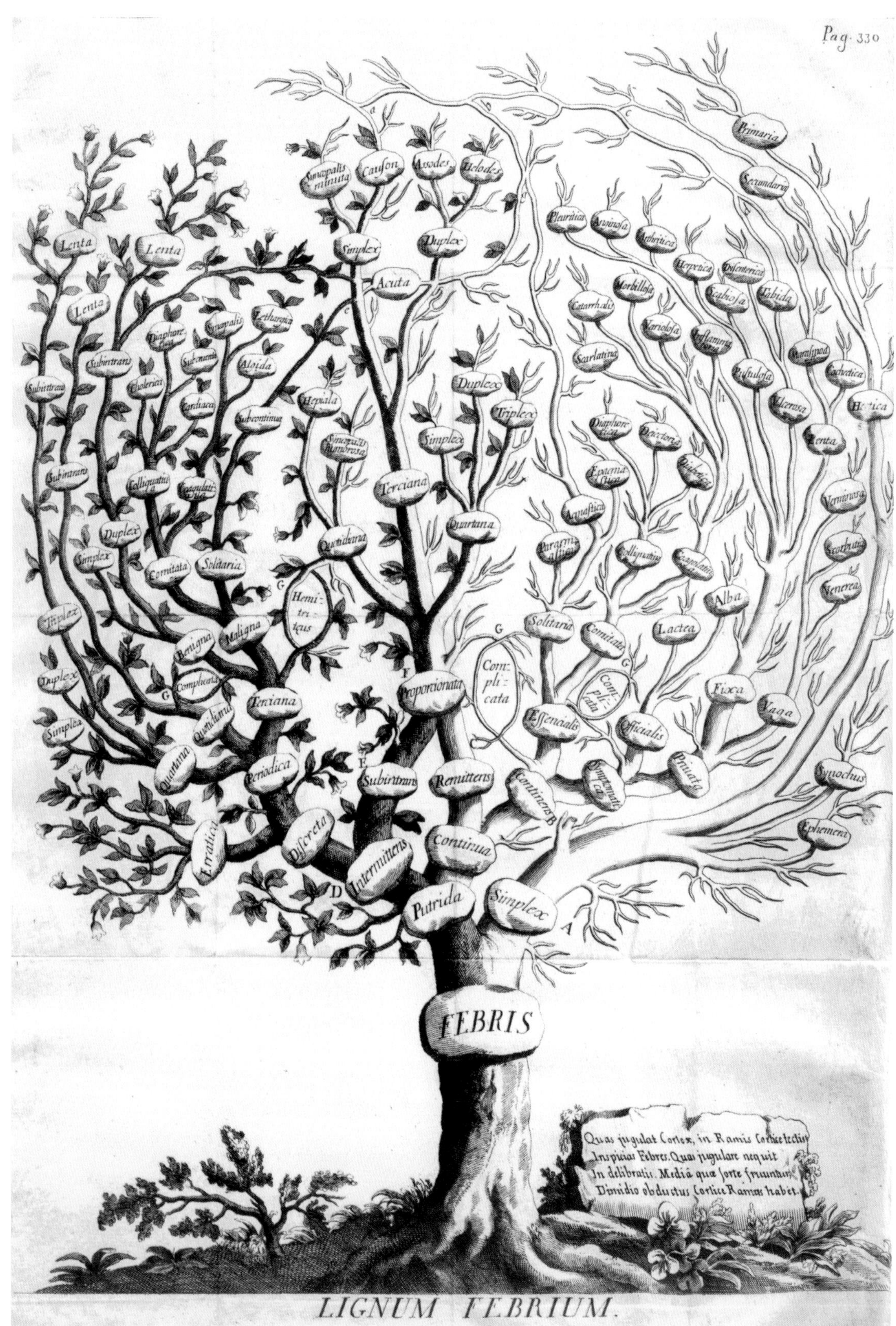
FEBRIS
Putrida
Simplex
Intermittens
Continua
Discreta
Subintrans
Remittens
Continens
Erratica
Periodica
Proporcionata
Quartana
Quotidiana
Terciana
Complicata
Benigna
Maligna
Hemitritaeus
Comitata
Solitaria
Simplex
Duplex
Triplex
Lenta
Subintrans
Quotidiana
Terciana
Quartana
Duplex
Triplex
Acuta
Simplex
Duplex
Causon
Assodes
Elodes
Hepiala
Aloida
Lethargica
Cardiaca
Colliquativa
Essentialis
Officialis
Privata
Solitaria
Comitata
Alba
Lactea
Fusca
Vaga
Synochus
Ephemera
Hectica
Lenta
Verminosa
Scorbutica
Venerea
Cachectica
Pustulosa
Ulcerosa
Variolosa
Morbillosa
Scarlatina
Catarrhalis
Scabiosa
Tabida
Herpetica
Pleuritica
Arthritica
Primaria
Secundaria
Quas jugulat Cortex, in Ramis Cortice tectis
Inspicias Febres. Quas jugulare nequit
In delibratis. Mediâ quæ sorte fruuntur,
Dimidio obductus Cortice Ramus habet.
LIGNUM FEBRIUM.

顺便提一句，有一种看法说，我们的大部分热量是通过头顶流失的，这似乎是个神话。头顶只占你身体表面积的2%，而且对大多数人来说，头发能很好地隔热，所以头顶永远无法成为出色的散热器。反过来说，如果你在大冷天里置身室外，头部是你身体中唯一暴露在外的部分，那么，它将在热量损失中发挥不成比例的重大作用，所以，还是好好听你妈妈的建议吧，把帽子戴上。

对页：这是一幅发表于1712年的医学论文上的插图，从中我们可以清晰地看到，能引起发热的情况非常多，虽然我们仍然搞不懂发热的意义是什么。

维持体内平衡叫作内环境稳定（homeostasis）。创造这个词的是哈佛大学生理学家沃尔特·布拉德福德·坎农（Walter Bradford Cannon, 1871—1945），据说他也是这门学科的创始人。坎农身材矮胖，照片上他那冷峻僵硬的凝视，掩盖了他本人的热情和蔼。他毫无疑问是个天才，而这种天才的一部分似乎是，他擅长以科学的名义说服别人去做鲁莽而不舒服的事情。他很好奇人为什么饿的时候胃会发出咕咕声，便说服一个名叫亚瑟·L. 沃什伯恩（Arthur L. Washburn）的学生，并训练他克服呕吐反射，以便在他禁食期间，将一条橡皮管塞进喉咙，进入胃部，给附着在橡皮管末端的气球充气，测量胃部的膨胀和收缩。而后，沃什伯恩照常生活——上课、在实验室工作、跑腿——而气球却重复地膨胀、塌陷，别人还盯着他看，因为他发出奇怪的声音，嘴里还冒出一根管子。

沃尔特·布拉德福德·坎农，这个和善的天才通过大量实验获得了一堆有关人体如何进行自身调节的知识，另外他还获得了其他许多知识，比如下方这台X光机就是他拿来研究吞咽的。

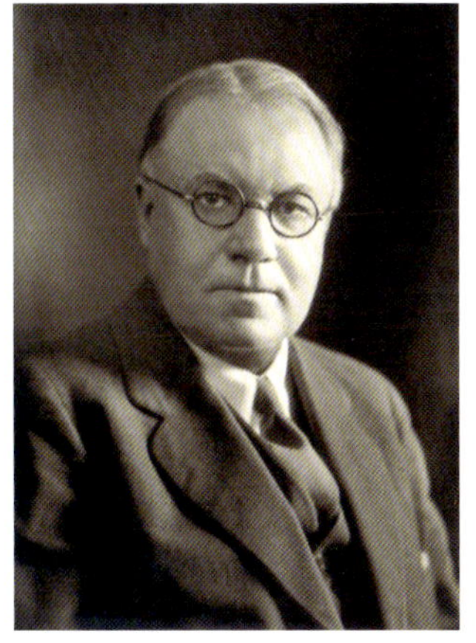

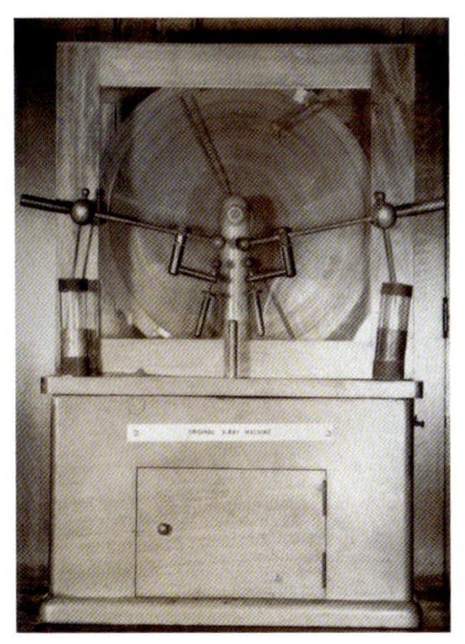

坎农说服其他学生在接受X射线检查时食用食物，这样他就能看到食物从口腔进入食道，又进入消化系统。他借此成为第一个观察生理蠕动（食物经肌肉推动通过消化道）的人。这些和其他新奇的实验，成为坎农经典教科书《疼痛、饥饿、恐惧和愤怒中身体的变化》（*Bodily Changes in Pain, Hunger, Fear, and Rage*）的基础，多年以来，此书都是生理学领域的最权威作品。

坎农的兴趣似乎没有领域限制。他是自主神经系统（自主神经系统是指身体自动做的所有事情，比如呼吸、泵血和消化食物）和

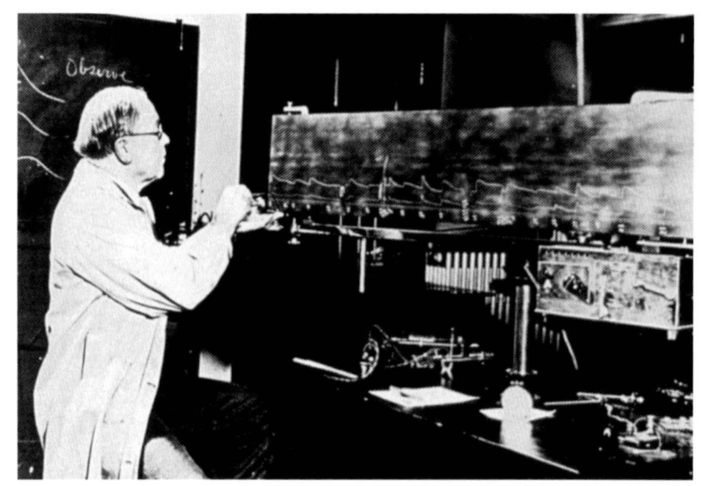

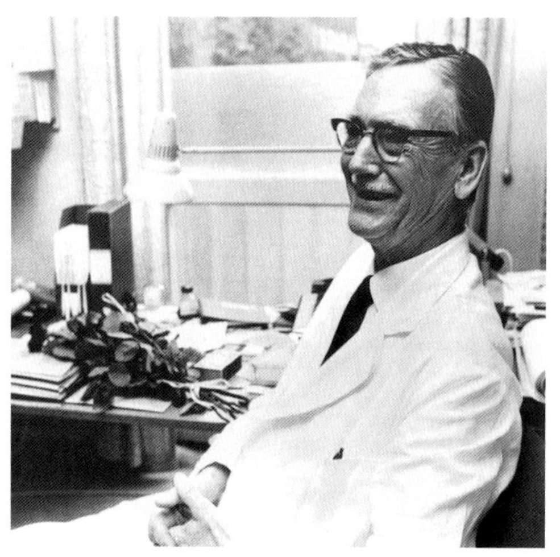

1940年，沃尔特·布拉德福德·坎农在自己的实验室里工作。右图是乌尔夫·冯·奥伊勒，这名瑞典生理学家跟进了坎农的“战逃反应”的认定，并在30年后因为这项工作获得了诺贝尔奖。

血浆方面的世界权威。他对杏仁核和下丘脑进行了开创性的研究，推断出肾上腺素在生存反应中的作用（“或战或逃反应”或“战逃反应”这个词就是他创造的），开发出第一种有效的休克疗法，甚至还抽出时间就伏都教（voodoo）风俗写了一篇权威性十足而且令人尊敬的论文。在业余时间，他热衷于户外活动。1901年，他和妻子在蜜月旅行中首登了蒙大拿现属冰川国家公园里的一座山峰，为了纪念他们，这座山峰被命名为坎农山。第一次世界大战爆发时，尽管已经年满45岁，还是5个孩子的父亲，坎农仍以哈佛医院志愿者的身份应征入伍，到欧洲当了两年战地医生。1932年，坎农将自己毕生所学和多年的研究浓缩成一本畅销书《身体的智慧》（*The Wisdom of the Body*），概述了身体自我调节的非凡能力。瑞典生理学家乌尔夫·冯·奥伊勒（Ulf von Euler）跟进了坎农的人类战逃反应[1]研究，并于1970年获得诺贝尔生理学或医学奖；等到坎农研究的重要性得到充分认可之时，他本人早已去世（尽管他如今得到了广泛尊敬）。

有一件事，坎农没有意识到（当时也没有人意识到），在细胞层面上，身体需要惊人的能量来自我维持。人们用了很长时间

1 战逃反应（Fight-or-flight impulse），心理学、生理学名词，坎农发现，外界威胁引发的应激反应会使躯体做好防御、挣扎或者逃跑的准备。——编者注

你细胞里的电量，是你房子里电量的1000倍以上。从极小的微观层面看，你非常有活力。

才弄明白，而当答案出现的时候，它并不来自某家强大的研究机构，而是来自一个基本上独立从事研究的古怪英国人，他住在英格兰西部一座舒适的乡村别墅里。

我们现在知道，细胞内外都是名叫离子的带电粒子。内外离子之间的细胞膜上，有一种微小的气闸，叫离子通道。气闸打开时，离子通过，产生极小的电流。不过，这里的“小”，完全是视角问题，在细胞层面上，每一次电击只产生100毫伏的能量，可这相当于每米3000万伏特——几乎完全等于一道闪电。换句话说，你细胞里的电量，是你房子里电量的1000倍以上。从极小的微观层面看，你非常有活力。

这完全是比例问题。想象一下，出于演示目的，一颗子弹射入了我的腹部。它真的让我很疼，造成了很多伤害。现在，想象同样的子弹射向一个8万米高的巨人。子弹甚至射不穿他的皮肤。枪还是那把枪，子弹是一样的子弹，只是比例不同。你细胞里的电能量，情况多少与此类似。

负责细胞中能量的物质，是一种叫作三磷酸腺苷（或者叫ATP）的化学物质，这可能是你身体里最重要，可你又从未听过的东西了。每一个ATP分子就像一颗小电池，它储存能量，然后释放出来，为细胞（所有的细胞，不管是植物里的，还是动物里的）需要进行的所有活动提供能量。参与其中的化学过程极为复杂。这里有一句话，节选自一本化学教科书，对它的作用稍微做了一些解释：“ATP是聚阴离子，构成了潜在易螯合的多聚磷酸盐基团，跟金属阳离子有着极高的亲和力。”就此处的目的而言，知道我们

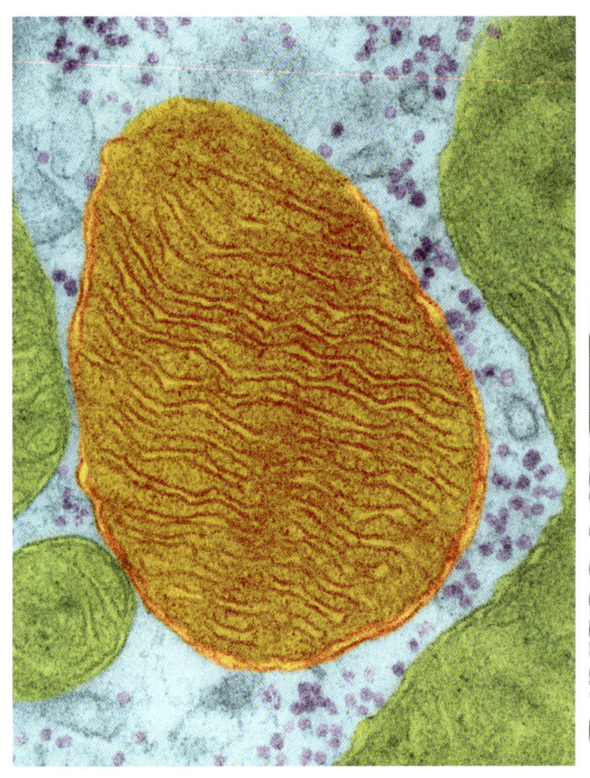
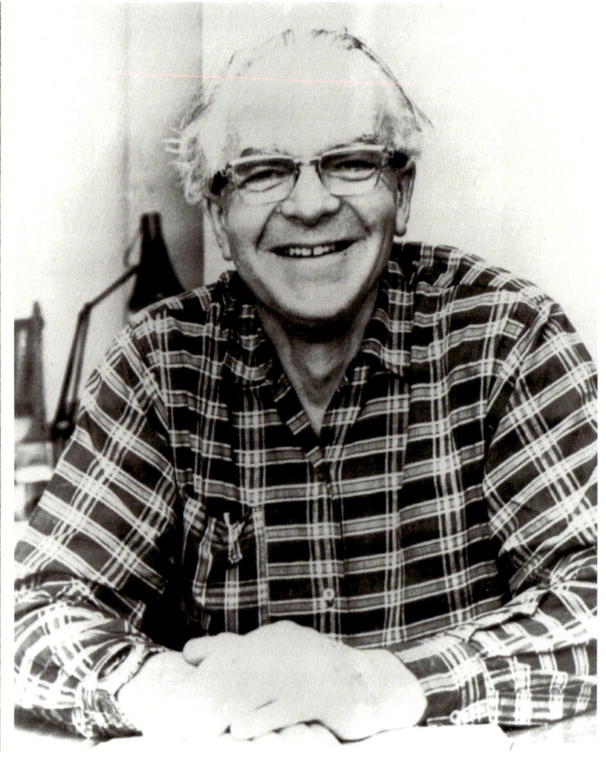

能量制造者：这是心肌细胞内的一种线粒体。这些微型结构将人体内的化学物质转化为ATP，促进我们的所有细胞的新陈代谢。这种物质的重要性是由彼得·米切尔发现的。图片摄于1978年。他在那一年得知自己10年前被普遍否定的假设为自己赢得了诺贝尔奖。

强烈依赖ATP来维持细胞活力也就够了。每一天，你都产生和使用相当于你自己体重的ATP——大约200亿亿亿（2×10^{26}）个ATP分子。站在ATP的角度来看，你实际上只是一台产生ATP的机器。你的其他一切都是副产品。由于ATP的消耗或多或少在瞬间完成，所以，在任何时刻，你体内都只有60克ATP，也就是2盎司多一点。

人们用了很长时间才弄明白这一切，而且答案出现的时候，几乎没人相信。发现答案的人是个自费搞研究的怪性子科学家，名叫彼得·米切尔（Peter D. Mitchell）。20世纪60年代初，他从温佩建筑公司（Wimpey housebuilding company）继承了一笔财富，并用它在康沃尔的一座豪宅里建起了研究中心。米切尔留着齐肩长发，戴着耳环，在严肃的科学家中显得很不寻常。他还出了名地健忘，在女儿的婚礼上，他走近另一位宾客，说对方看起来很面熟，但自己却想不起她是谁了。

“我是你第一个老婆！”她说。

米切尔的设想遭到普遍否定，这并不十分奇怪。正如一位编年史作家的说法：“米切尔提出自己的假说时，完全没有证据支持。”但他的研究最终得到了证实，还在1978年获得了诺贝尔化学奖，这对在家庭实验室里搞研究的人来说，可谓是了不起的成就。英国著名生物化学家尼克·莱恩（Nick Lane）认为，米切尔本该像詹姆斯·沃森和弗朗西斯·克里克那样出名。

表面定律也规定了我们能长到多大体格。在近一个世纪前发表的著名文章《论大小适当》（*On Being the Right Size*）中，英国科学家兼作家霍尔登（J. B. S. Haldane）指出，要是把一个人放大到《格列佛游记》巨人国里30米的巨人那么高，他的体重将达到280吨。这将使他的体重变成正常人的4600倍，但他的骨头又只有正常人的300倍粗，不足以支撑这样庞大的重量。一句话，我们的体格之所以是现在这样，是因为我们只能保持这样的体格。

身体的大小事关我们受重力的影响有多大。你想必早就注意到，一只小虫子掉下桌面，会毫发无损地落在地上，继续它的旅程，丝毫不受干扰。这是因为它的体格小（严格地说，是它的表面积与体积之比小），几乎不受重力的影响。可人们不太清楚的是，同样的情况放到个子矮的人身上也适用，只不过尺度不同罢了。一个身高只有你一半的孩子跌倒在地并撞到头，他感受到的冲击力仅为成年人的1/32，这也是为什么小孩子似乎总是运气好得“安然无恙”。

成年人就没那么幸运了。正常情况而言，成年人从八九米以上的地方跌下来，很少有能侥幸生还的。不过，也有一些著名的例外：其中最令人难忘的，或许要数第二次世界大战中英国飞行员尼古拉斯·阿尔克梅德（Nicholas Alkemade）的事迹了。

1944年冬末，一架兰开斯特轰炸机前往德国上空进行轰炸，被德军高射炮击中，机内迅速腾起烟雾和火焰，机尾机枪手、空军上士阿尔克梅德发现自己置身十分危险的处境。兰开斯特轰炸机的机尾机枪手不能戴降落伞，因为他们操作的空间太过狭窄。等阿尔克梅德设法从炮塔里爬出来，伸手去拿降落伞时，降落伞已经着火，没办法用了。他决定，与其在大火中被烧死，不如从飞机上跳出去再说。于是他打开舱门，一头栽进了夜空中。

他当时离地面差不多有4800米，并以每小时200千米的速度往下掉。“周围非常安静，”多年后，阿尔克梅德回忆说，“唯一的声音是远处飞机引擎的轰鸣，我完全没有下坠感。我感觉自己像是悬浮在空中。”出乎他的意料，他发现自己出奇地镇定平和。毫无疑问，他为马上就要死了感到遗憾，却达观地接受了现实。有时候，飞行员的确看得比较开。这时的经历梦幻得超乎现实，阿尔克梅德一直拿不准自己到底失没失去意识。但当他猛地回到现实，他必定是有意识的，他撞到了一些高大松树的树枝，发出砰的一声巨响，扎进了雪堆。不知怎么搞的，他的两只靴子都弄丢了，膝盖酸痛，还有些轻微的擦伤，但除此之外，他毫发无损。

阿尔克梅德的亡命经历并未就此结束。战后，他在英国中部拉夫堡的一家化工厂找到了一份工作。处理氯气时，他的防毒面具松了，立即暴露在危险的高浓度氯气中。他昏迷在地上15分钟后同事们才把他拖到安全地带。他奇迹般地活了下来。过了一阵，他正在调整一条管子，管子突然破裂，把他从头到脚都喷上了硫酸。他严重烧伤，但又活了下来。等他伤病痊愈回到工作岗位后不久，一根2.7米长的金属杆从高处落下，砸到他身上，差点要了他的命，但他再一次恢复了健康。这一回，他决定向命运屈服。他找了一份更安全的工作，做家具销售员，余生平安无事。1987年，65岁的他安详地在床上去世。

我并不是说，任何人都能指望从天上掉下来还能活着，但这种事的发生频率比你想象的要高。1972年，南斯拉夫航空公司DC-9航班在捷克斯洛伐克的半空中解体，一位名叫维斯娜・伍洛维奇（Vesna

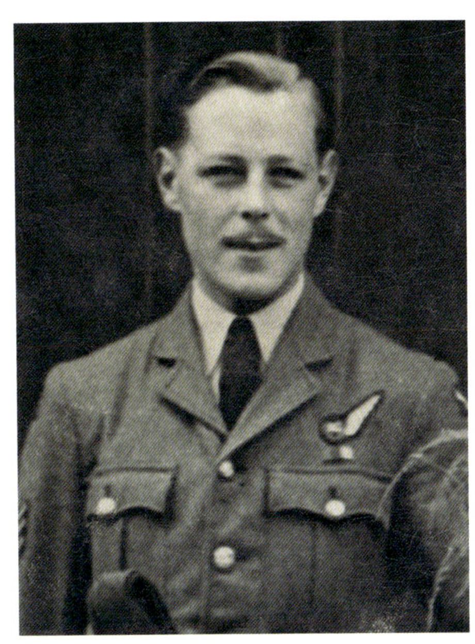

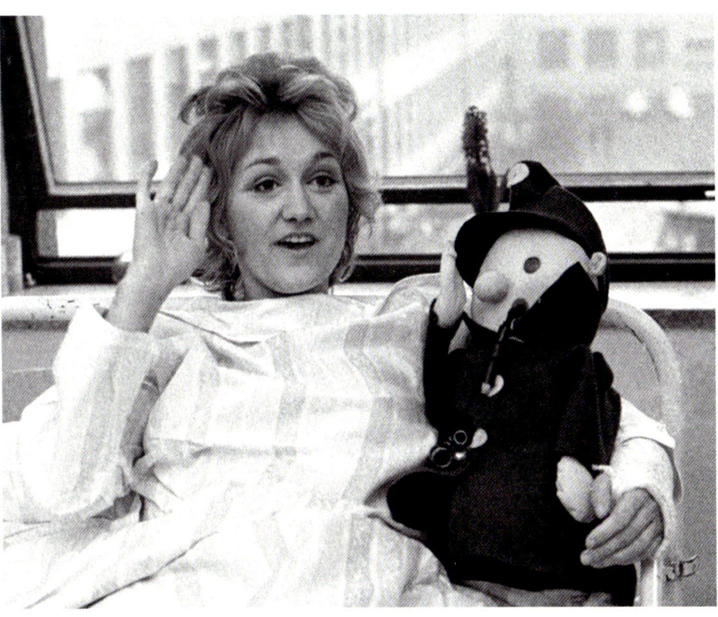

图片展现的是人类恢复能力的一些案例。空军上士尼古拉斯·阿尔克梅德不仅从4800米高的飞机上坠落，撞到松树上幸存了下来，而且随后还经历了氯气中毒、硫酸烧伤和受到一根2.7米长的金属杆撞击。还有维斯娜·伍洛维奇，她从10,000米高的客机上坠落下来，幸免于难。

Vulovic）的空姐从10,000米的高空落下，幸免于难。2007年，厄瓜多尔出生的曼哈顿窗户清洁工阿尔西德斯·莫雷诺（Alcides Moreno）正站在144米高的脚手架上，脚手架却突然垮了。他的哥哥正在他身边工作，在撞击中当场死亡，但莫雷诺奇迹般地活了下来。简而言之，人体是一种有着神奇弹性的东西。

事实上，似乎没有什么样的挑战，是人类的持久力无法克服的。在艾伯塔省埃德蒙顿，一个蹒跚学步的小孩子艾丽卡·诺德比（Erika Nordby），在隆冬的夜里醒来，只穿着尿布和一件轻薄上衣，从家里没有完全关好的后门走了出去。几小时后，人们找到她，她的心脏已经停止跳动至少两小时，但当地医院的医生小心翼翼地给她暖和身子，这个举动竟奇迹般地让她醒了过来。她很快彻底康复，成为周围尽人皆知的“奇迹宝宝”。值得注意的是，仅仅几周后，在威斯康星州的一座农场，有个两岁男孩做了几乎相同的事情，也成功地苏醒过来，完全康复。换句话说，非到万不得已的时候，身体才不想死呢！

孩子们在极冷条件下的表现，比在极热条件下要好，因为他

即使靠着衣服、住所和无穷无尽的创造力，人类也只能勉强生活在占地球陆地面积12%左右的地方，如果算上海洋，那么人类只能生活在占地球总表面积4%的地方。

们的汗腺尚未发育完全，无法像成年人般自在地出汗。这在很大程度上解释了为什么在温暖的天气里，许多被留在汽车里的孩子很快就死掉了。在30℃的户外，密闭汽车的车内温度可以达到54℃，任何孩子都没法长时间承受。1998年至2018年8月期间，美国有近800名儿童死于无人看管的热车内，其中一半不到两岁。值得注意的是（其实我更想说的是令人震惊），在美国，规定将无人看管的动物留在汽车里为非法的州，比规定将无人看管的小孩留在车内为非法的州更多，前者有29个州，后者有21个州。

由于人类自身的弱点，地球上的很多地方都超出了我们的承受极限。总体而言，地球或许是个让人感觉温和友好的星球，但它有很大部分不是太冷就是太热，不是干旱就是海拔太高，我们无法在上面成功地生活。即使靠着衣服、住所和无穷无尽的创造力，人类也只能勉强生活在占地球陆地面积12%左右的地方，如果算上海洋，那么人类只能生活在占地球总表面积4%的地方。

大气层的稀薄，限制了我们的生存高度。全世界海拔最高的永久性居住点位于智利北部安第斯山脉的奥坎基尔查山，那里的矿工生活在海拔5340米的地方，但这似乎绝对是人类所能承受的极限了。矿工们自己选择每天再往上跋涉460米到达工作地点，而不是睡在海拔5800米的高处。出于比较目的，要提一下，珠穆朗玛峰海拔约8848.86米。

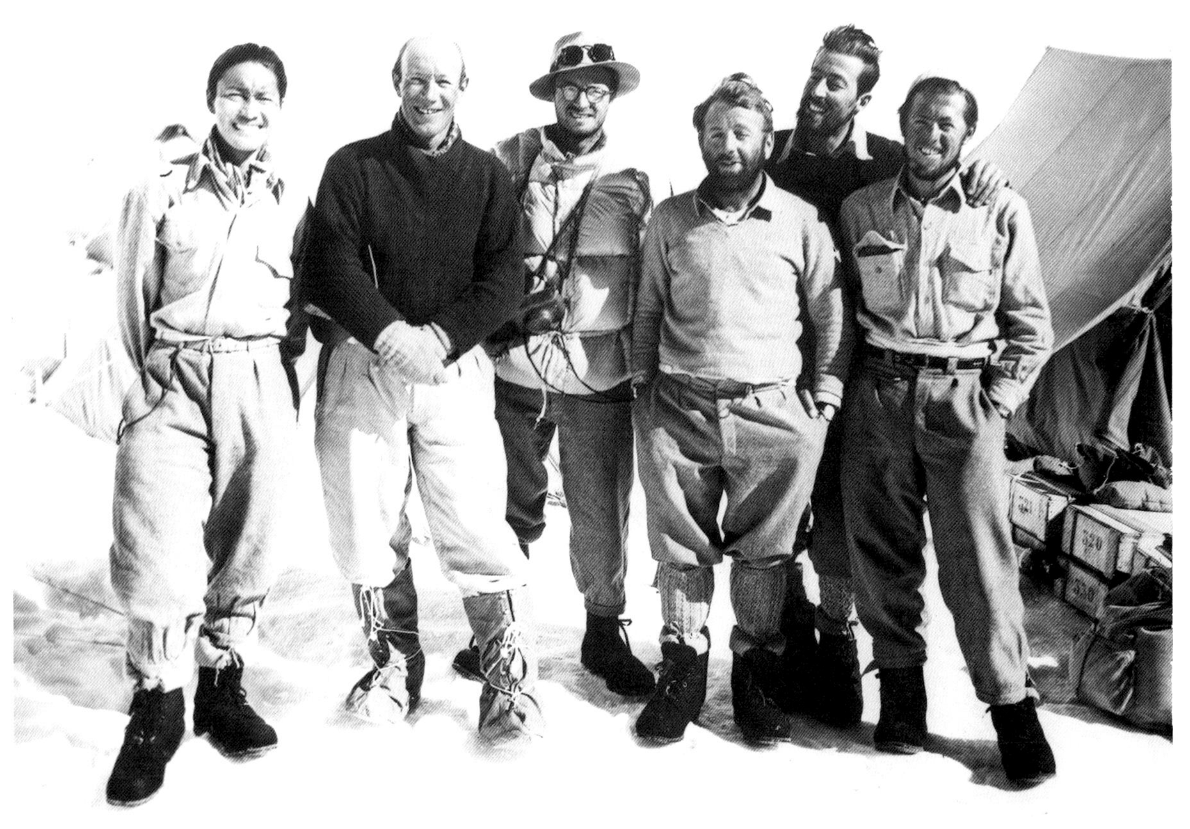

这张瑞士珠峰探险队的照片摄于1952年，那年丹增·诺尔盖和雷蒙德·兰伯特进行了两次探险，这次是其中之一。图片上，探险队成员站在了他俩的左边。

在高海拔地区，任何活动都变得艰难，令人力竭。约有40%的人到了海拔4000米以上的地方会出现高原反应，而且这跟人的健康与否毫无关系，因此无法预测谁会成为高原反应的受害者。在极端的海拔高度上，人人都苦苦挣扎。《极限生活》（*Life at the Extremes*）一书的作者弗朗西斯·阿什克罗夫特（Frances Ashcroft）指出，1952年丹增·诺尔盖（Tenzing Norgay）和雷蒙德·兰伯特（Raymond Lambert）攀登珠穆朗玛峰南坡时，5个半小时只前进了200米。

在海平面，红细胞大约占据了40%的血容量，但随着对更高海拔的适应，这一比例可以增加到60%，尽管这是要付出代价的。红细胞的增加使血液变稠，流动迟缓，为心脏的泵动施加了额外的压力，哪怕是一辈子都生活在高海拔地区的人都会受到影响。像玻

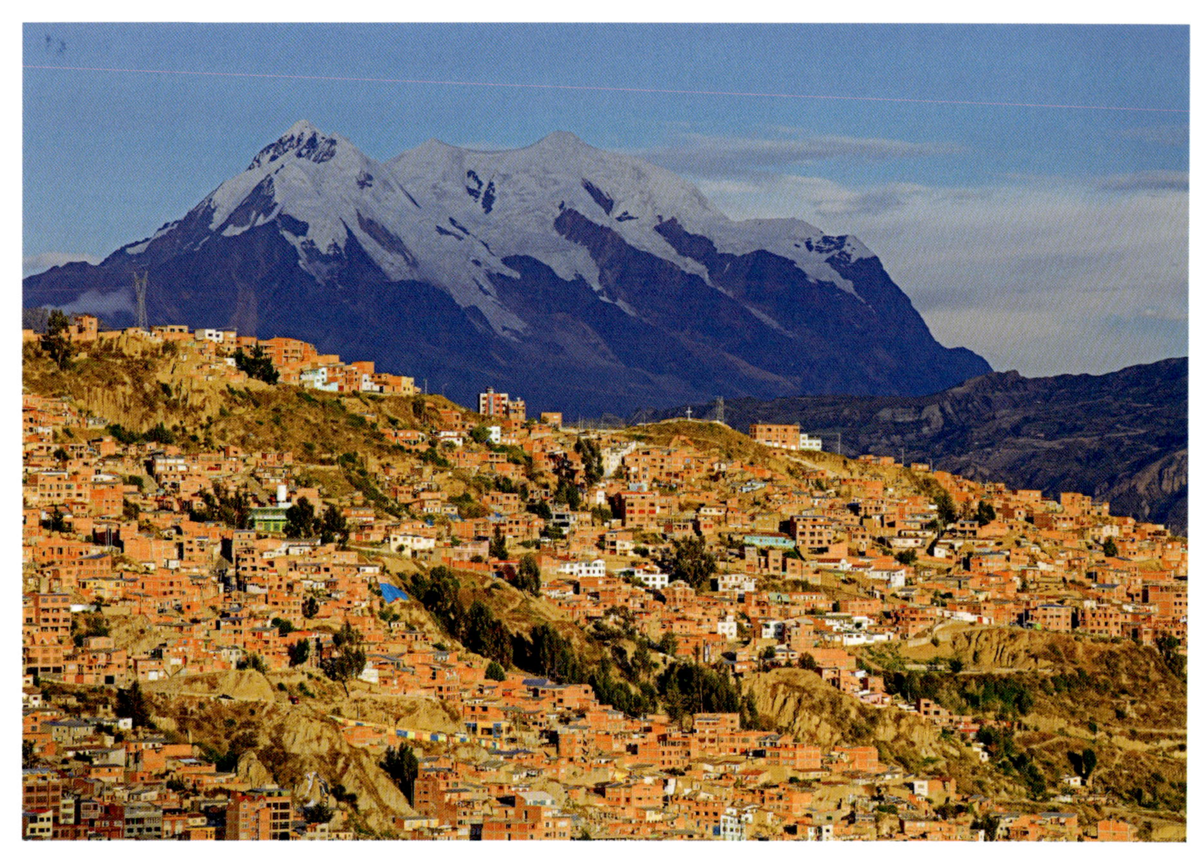

住在玻利维亚的拉巴斯这样高海拔城市里的居民，有时会患一种名叫蒙格病的疾病。这种病会让他们具有蓝色的嘴唇和棒槌状的手指，这是因为他们的血液会不断变得浓稠，无法正常流动。一旦他们搬家到一个海拔偏低些的地方，问题就迎刃而解了。

利维亚首都拉巴斯（海拔3500米）这种高海拔城市的居民，有时会患上一种叫作蒙格病的疾病。这种病让人嘴唇发紫，手指粗得像棒槌，因为他们浓稠的血液流动不畅，转移到较低海拔地区后，问题就消失了。于是，许多患者永远地搬到了远离朋友和家人的山谷地区。

出于经济原因，航空公司通常将机舱的气压保持相当于1500～2400米的水平，这就是为什么飞行中酒精更容易上头。这也解释了为什么飞机下降时会耳鸣，因为当你降低高度，压力会发生变化。如果一架正常巡航在10,000米高空的客机，机舱突然减压，乘客和机组人员可能在短短8秒或10秒内变得头昏目眩，失去行为能力。阿什克罗夫特提到过一名飞行员的例子，他因为想在戴氧气面罩前先戴眼镜而昏了过去。幸运的是，副驾驶并没有丧失驾驶能力，接手了飞机的操控。

缺氧（也叫低氧、氧不足）导致最恶劣后果的一个例子发生在1999年10月。美国职业高尔夫球手佩恩·斯图尔特（Payne Stewart），还有三名商业伙伴和两名飞行员，搭乘租用的里尔喷气式飞机从奥兰多前往达拉斯，途中飞机突然失去增压，机上所有人陷入昏迷。飞机的最后信息来自上午9点27分，当时飞行员确认将爬升到12,000米。6分钟后，地勤管制员再次联络飞机，对方没有回应。飞机没有转向西边飞往得克萨斯，而是靠着自动驾驶继续沿着西北方向飞，越过了美国中部，最终耗尽燃料，坠毁在南达科他州的一处农田，机上六人全部遇难。

我们对人类极限条件生存能力的认识，大量令人不安的部分均来自第二次世界大战期间对战俘、集中营囚徒和贫民所进行的实验。纳粹德国曾对健康的囚犯截肢，或进行实验性肢体移植和骨移植，希望为德国士兵伤病找到更好的治疗方法。为了确定德国飞行员迫降海上之后能活多久，他们把俄罗斯战俘投入冰水里。出于类似目的，还有一些战俘在寒冷天气被赤身裸体地赶到户外长达14小时。一些实验似乎只是出于病态的好奇心。一项实验朝受试者眼睛里注射染料，观察眼睛颜色是否会永久改变。还有很多实验给受试者服用各种毒药，施放神经毒气，用疟疾、黄热病、斑疹伤寒和天花病原体感染他们。乔治·安纳斯（George J. Annas）和迈克尔·格罗丁（Michael A. Grodin）在《纳粹医生》（*Nazi Doctors*）和《纽伦堡法典》（*The Nuremberg Code*）中写道，医生们“在战后没有道歉，他们从来不是被迫进行此类实验的。他们都是自愿的”。[1]

德国人的实验尽管可怕，但在规模上（甚至残忍度上）却被

1　纳粹德国的麻木不仁简直叫人震惊。1941年，林堡附近哈达玛的一家精神病医院为院里10,000名认知缺陷患者即将被处死举行了一次官方庆祝活动，员工们发表讲演，大喝啤酒，以示庆贺。

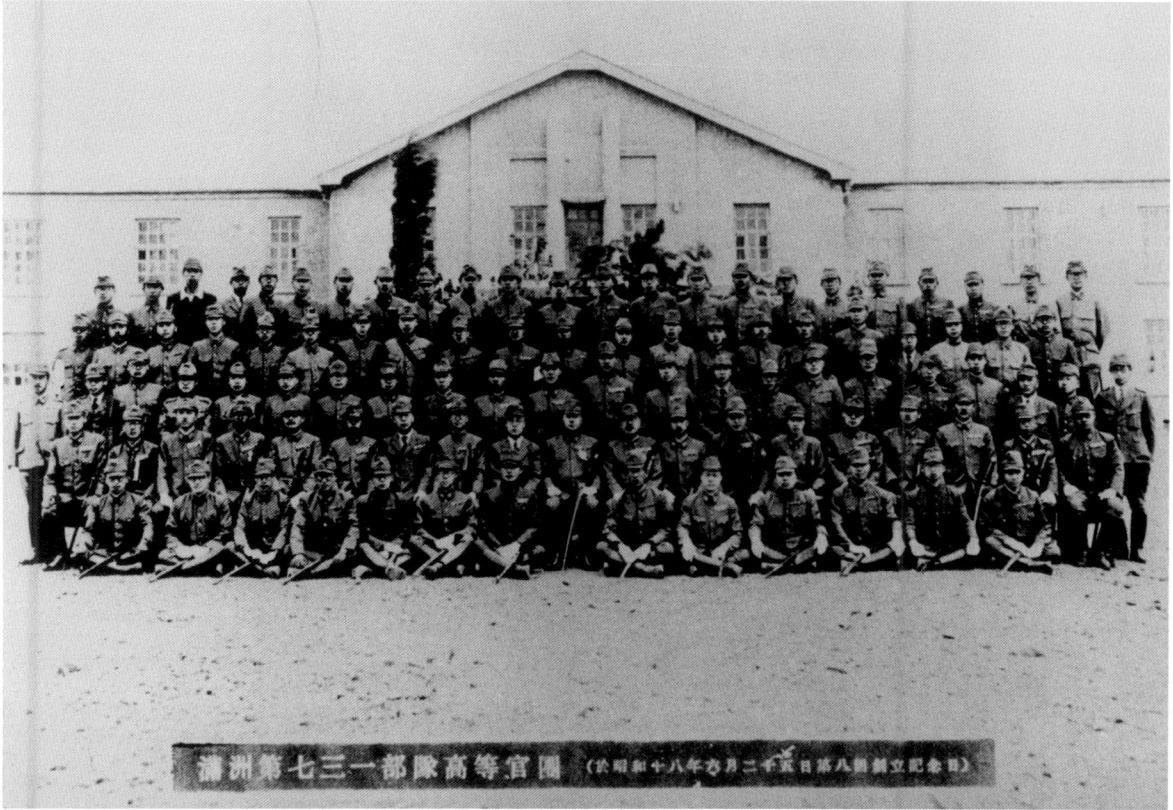

滿洲第七三一部隊高等官團（於昭和十八年五月二十五日第八期創立記念日）

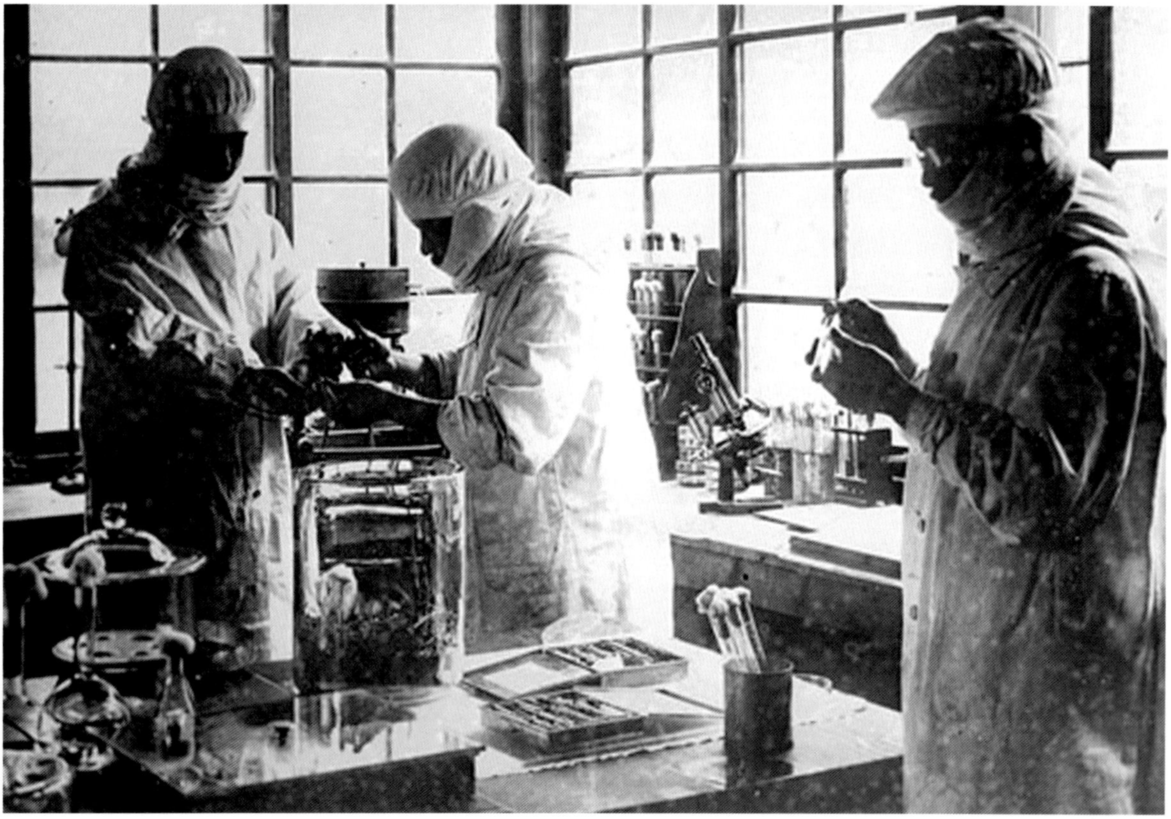

日本人比了下去。在一个名叫石井四郎的医生带领下，日本人在哈尔滨修建了一处由150多座建筑组成的庞大建筑群，占地6平方千米，宣称要通过各种必要的手段，确定人类的生理极限。这处设施归属于“731部队”。

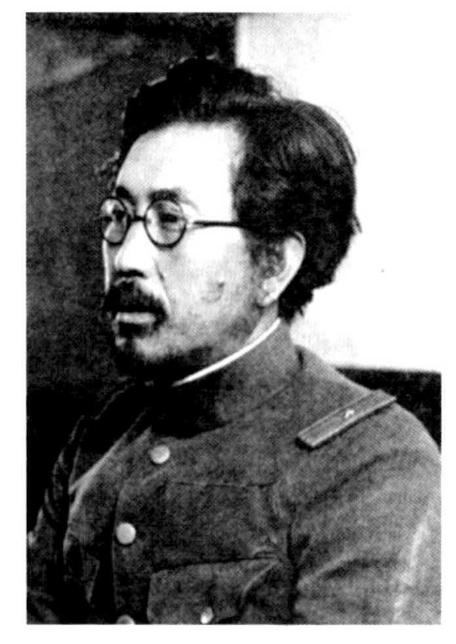

石井四郎，这个日本医生创立了731部队。在那里，大量无辜的生命被牺牲在生物战的可怕实验之中。

对页：731部队，日本陆军进行秘密生物学和化学战研究和开发的部队。在第二次世界大战中，日本军方最臭名昭著的罪行就是由这支部队犯下的。

在一项典型的实验中，中国俘虏以交错的距离被绑在木桩上，接着日本人引爆远处的榴霰弹。之后，日本人走到俘虏中间，仔细观察他们受伤的性质、程度及其死亡时间。出于类似目的，另一些俘虏遭到火焰喷射器的扫射，或挨饿、冷冻、下毒。一些人甚至在清醒时惨遭解剖。大多数受害者是被俘的中国士兵，但731部队也对一些盟军战俘进行了实验，以确保毒素和神经毒剂对西方人及亚洲人有着同样的影响。如果需要孕妇或小孩做实验，日军会随意从哈尔滨的街道上抓人。没有人知道有多少人死在731部队，但一项估计认为，这个数字高达25万。

这一切暴行的结果是，到战争结束时，日本和德国对微生物学、营养学、冻伤、武器伤害，以及最重要的神经毒气、毒素和传染病的影响，有了远超世界其他国家的认识。很多德国人因为上述战争罪行遭到逮捕和审判，但日本人几乎完全逃脱了惩罚。大多数人被免予起诉，作为回报，他们向战胜国之一的美国分享了自己所了解到的情况。组建并领导731部队的医生石井四郎接受了大量盘问，而后获准重返平民生活。

不管是对日本还是美国官方，731部队的存在都是一个讳莫如深的秘密，1984年，东京庆应义塾大学的一名学生偶然在二手书店发现了一盒罪证档案，并将之公布于世。但那时将石井四郎绳之以法已为时过晚。1959年，他过了15年平静的战后生活，在睡梦中安详去世，时年67岁。

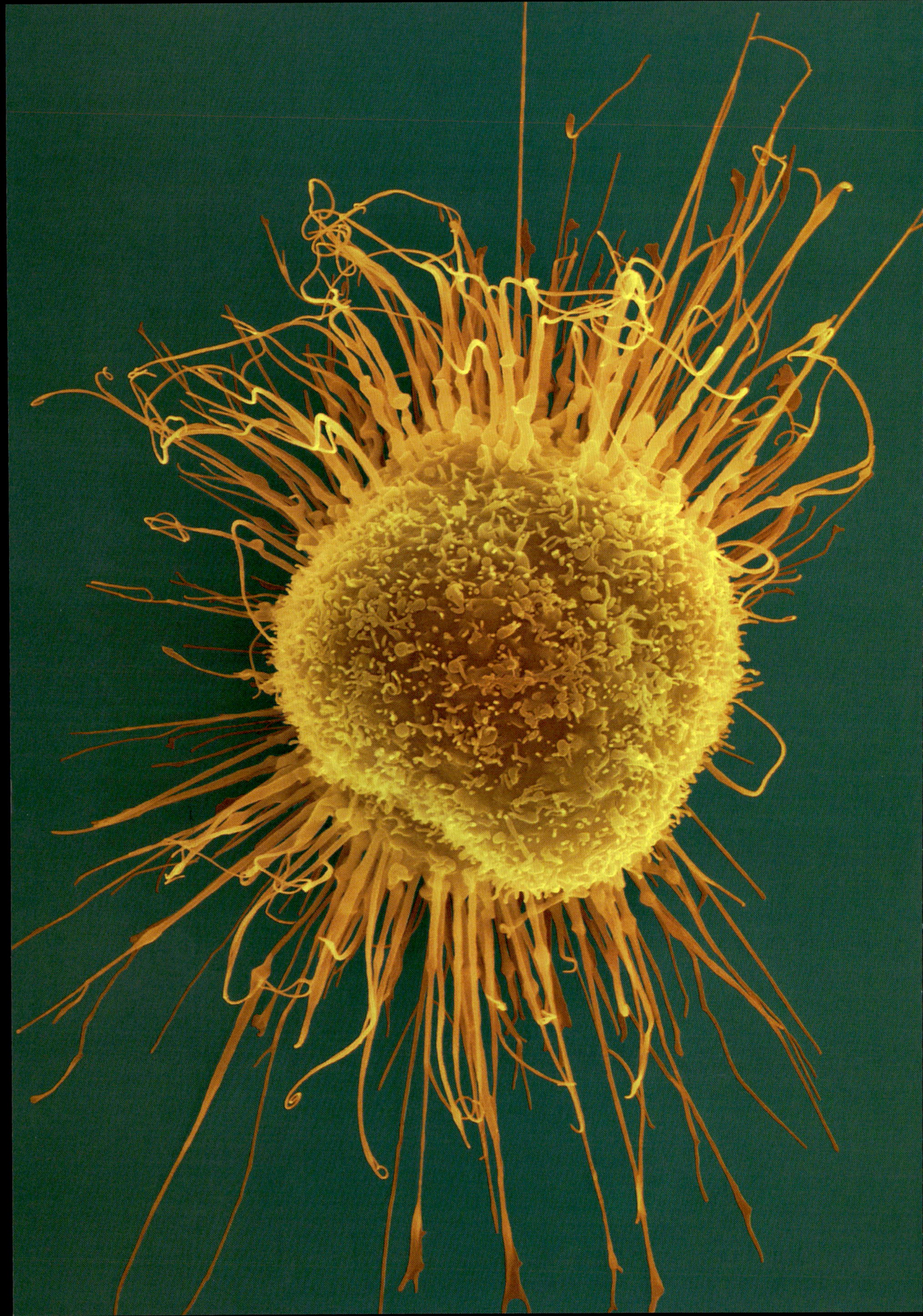

第十二章

免疫：

发炎
是免疫系统
战斗后的痕迹

"免疫系统是身体里最有意思的部分。"

——迈克尔·金奇（Micheal Kinch）

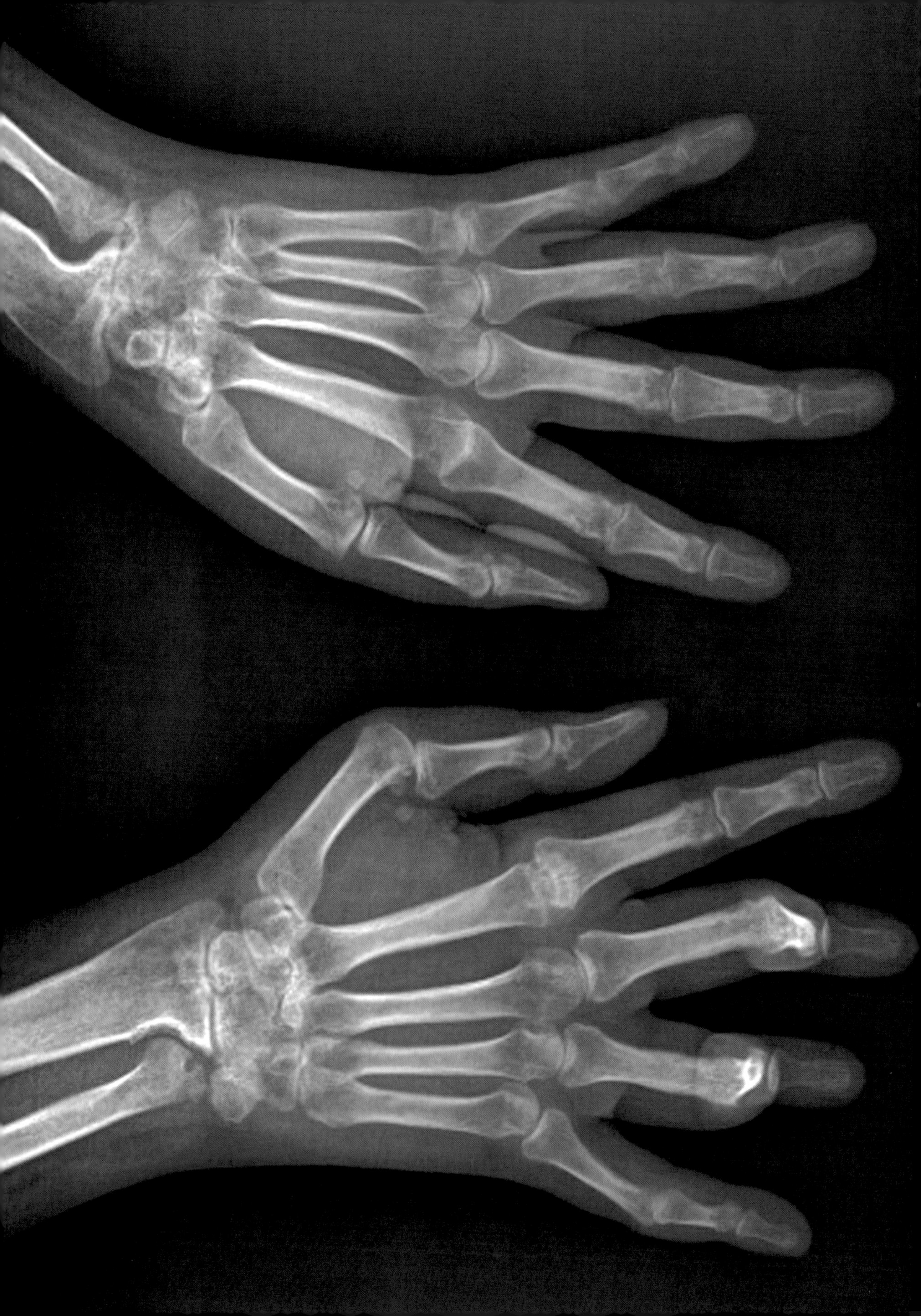

I

免疫系统很大，有点乱糟糟的，而且遍布全身。很多我们认为与免疫无关的东西，都属于这一范畴，比如耳垢、皮肤和眼泪。任何一种入侵物，只要越过了这些外部防线（只有相对较少的入侵物能做到），很快就会遭遇成群结队的免疫细胞，从淋巴结、骨髓、脾脏、胸腺和身体其他部位涌出。大量化学物质参与其中。如果你想了解免疫系统，就需要了解抗体、淋巴细胞、细胞因子、趋化因子、组胺、中性粒细胞、B细胞、T细胞、NK细胞、巨噬细胞（macrophages）、吞噬细胞（phagocytes）、粒细胞、嗜碱性细胞、干扰素、前列腺素、多功能造血干细胞，以及更多——我的意思是，还要多得多。它们有些作用重叠，有些同时从事多种工作。例如，白细胞介素-1不仅攻击病原体，还在睡眠中扮演角色，这可能在一定程度上解释了为什么我们不舒服时总是昏昏欲睡。有人计算，我们体内大约有300种不同类型的免疫细胞在运转，但曼彻斯特大学免疫学教授丹尼尔·戴维斯（Daniel Davis）认为，从本质上来说，这个数字无法计算。他说："比如，皮肤中的树突状细胞和淋巴结中的树突状细胞很不一样，故此，要对特定类型下定义就会变得相当混乱。"

对页：免疫系统会时不时地错误进攻那些没有危害的细胞。因此产生的像类风湿性关节炎这样的自身免疫性疾病可能会让人感到十分痛苦。就像这张X光片所显示的那样，这种疾病会使人体的关节变得畸形。

本章章节页图片：这是一个人类的树突状细胞。在我们体内有大量不同种类的免疫细胞在进行工作，这是其中的一种。

耳道的腺体分泌的耳屎，是人体抵御不受欢迎的入侵者的第一道防线。

更重要的是，每个人的免疫系统都是独一无二的，这使得免疫系统难以概括、难以理解，出错时也更难治疗。此外，免疫系统不仅仅对付细菌，它还必须对毒素、药物、癌变细胞、异物，甚至对你自己的精神状态做出响应。比方说，要是你压力过大或者疲惫不堪，就更容易受感染。

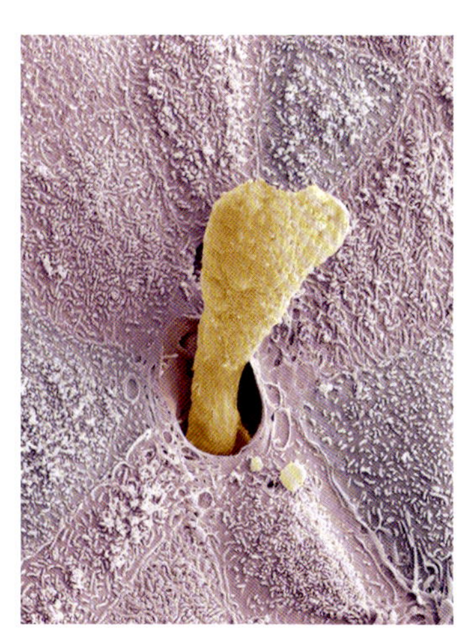

由于保护我们免遭入侵是一项无止境的挑战，免疫系统有时会发生错误，对无辜的细胞发动攻击。考虑到免疫细胞每天进行的检查数量，错误率实在很低。然而，有着莫大讽刺意味的是，在人类所遭受的病痛中，有很大一部分是我们自身的免疫系统疾病（如多发性硬化症、红斑狼疮、类风湿关节炎、克

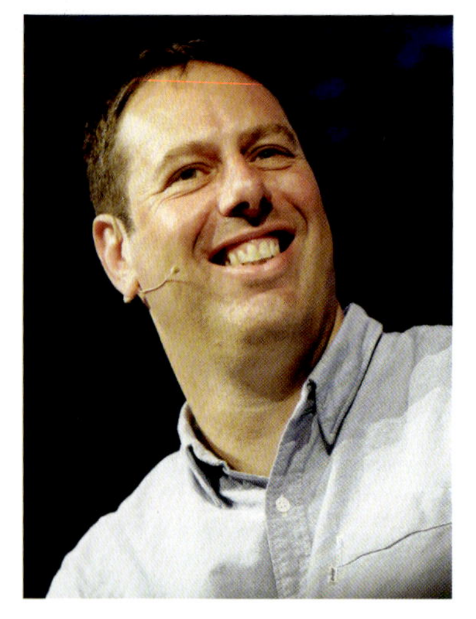

2018年，免疫学家丹尼尔·戴维斯在海伊文化艺术节（Hay Festival）上激情演讲。

罗恩病以及其他许多讨厌的病症）。总共约有5%的人患有某种形式的自身免疫性疾病（对如此讨厌的疾病范畴，这是个很高的比例），而且这个数字的增长速度超过了我们对其进行有效治疗的能力。“看着它，你或许会得出结论，真是疯了，免疫系统居然攻击自己。”戴维斯说，“但反过来说，一旦你开始思考免疫系统的所有任务，你会惊讶地发现，情况并非从来如此。你的免疫系统正不断受到以前从没见过的东西的轰炸，这些东西兴许才刚刚问世——比如不断变异成新形式的流感病毒。因此，你的免疫系统必须能够识别并抗击几乎可以说数量无限多的东西。”

戴维斯四十来岁，身材高大，性情温和，笑声洪亮，带着一股已在生活中找到归宿的乐观气息。他在曼彻斯特大学和斯特拉斯克莱德大学学习物理，20世纪90年代中期转到哈佛大学，认定生物学才是自己真正的兴趣所在。出于偶然的机会，他进入了哈佛大学的免疫学实验室，免疫系统优雅的复杂性，以及由此而来的解开一切谜团的挑战感，深深地吸引了他。

尽管在分子层面上错综复杂，但免疫系统的所有部分都只负责一项任务：识别任何身体中不应该存在的东西，必要时杀死它。但整个过程并不这么简单直白。你身体里有很多东西不光无害，甚至还有益，杀死它们有失鲁莽，而且浪费了能量和资源。所以免疫系统必然只能针对那些心存恶意的东西，就有点像是观察传送带上物件的机场安检人员。

免疫系统的核心是五类不同的白细胞：淋巴细胞、单核细胞、嗜碱粒细胞、中性粒细胞和嗜酸粒细胞。它们都很重要，但最让免疫学家兴奋的是淋巴细胞。大卫·班布里基（David Bainbridge）称淋巴细胞“差不多是整个身体里最聪明的小细胞”，因为它们能够识别几乎任何一种不受欢迎的入侵者，并迅速做出针对性的反应。

免疫系统的所有部分都只负责一项任务：识别任何身体中不应该存在的东西，必要时杀死它。

淋巴细胞主要有两种类型：B细胞和T细胞。有点奇怪的是，B细胞中的“B”来自“法布利囊”（bursa of fabricius），这是鸟类身上一种类似阑尾的器官，也是B细胞最初被发现的地方。[1]人类和其他哺乳动物没有法布利囊。我们的B细胞是在骨髓（bone marrow）中形成的，但bone marrow也以字母B打头纯属巧合。T细胞的“T”，更忠于来源。它们也在骨髓中形成，但来源于thymus（胸腺），胸腺是胸部的一个小器官，位于心脏的上方，两肺之间。很长一段时间里，胸腺在人体中的作用一直是个谜，因为它里面似乎全是死掉的免疫细胞，按丹尼尔·戴维斯在杰作《基因的相容性》（*The Compatibility Gene*）中所说：“它是细胞们死去的地方。”1961年，在伦敦工作的年轻法裔澳大利亚科学家雅克·米勒（Jacques Miller）解开了这个谜团。米勒确认，胸腺是T细胞形成的地方。T细胞是免疫系统里的精英部队，胸腺里发现的死细胞是不符合要求的淋巴细胞，因为它们要么不擅长识别和攻击外来入侵者，要么就是过分急于攻击身体本身的健康细胞。

1　法布利囊（bursa of fabricius）这个名字来自意大利解剖学家西罗尼姆斯·法布利休斯（Hieronymus Fabricius，1537—1619），他认为法布利囊跟卵子（或鸟蛋）的产生有关。法布利休斯是错的，直到1955年，法布利囊的真实用途才通过一桩愉快的意外事件被解开。当时在俄亥俄州立大学读研究生的布鲁斯·格里克（Bruce Glick）希望解开这个谜，他从鸡身上取下法布利囊，看看它对鸡有什么影响。但是摘除了囊并没有明显的效果，所以他放弃了研究这个问题。这些鸡随后被转手给了另一名学生托尼·张（Tony Chang），他当时正在研究抗体。张发现，没有囊的鸡产生不了抗体。这两位年轻的研究人员意识到，法布利囊负责产生抗体——这是免疫学上的一项重大发现。他们向《科学》杂志提交了一篇论文，但论文却以“毫无趣味”的理由被拒。最终，他们将其发表在《家禽科学》（*Poultry Science*）杂志上。据英国免疫学会（British Society for immunology）称，自那以后，它已成为免疫学领域被引用最多的论文之一。顺便提一句，“bursa”一词来自拉丁语，指袋子或钱包，可以形容各种结构。人类也有bursa，译作滑囊，指的是帮助关节进行缓冲的小囊。

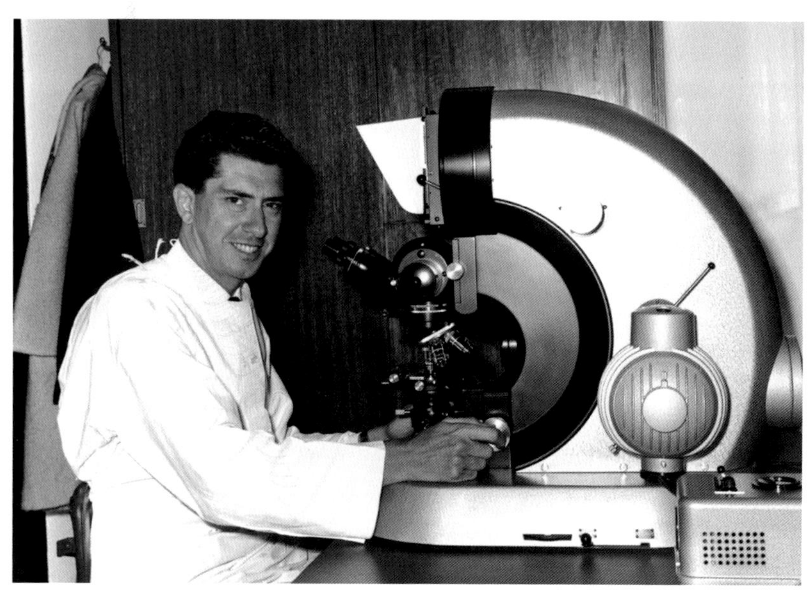

雅克·米勒，他解开了胸腺之谜，并明确了它的作用是剔除功能不全的免疫细胞。

简而言之，它们未能过关。这是一项意义重大的发现。医学杂志《柳叶刀》评论说，这令米勒成为“最后一个确认人体器官功能的人”。不少人都好奇为什么诺贝尔奖没颁给他。

T细胞又细分为两类：辅助T细胞和杀手T细胞。顾名思义，杀手T细胞负责杀死被病原体入侵的细胞。辅助T细胞帮助其他免疫细胞发挥作用，包括帮助B细胞产生抗体。还有一种T细胞叫“记忆T细胞”，它能够记住早前入侵者的细节，因此，如果同样的病原体再次出现，它们能够协调快速反应——这就是所谓的适应性免疫。

对页：一个正在行动的杀手T细胞：从接近它的目标（左上角）到“死亡之吻”后产生的后果，到了这里，它已经将被病原体入侵的细胞变成了一团碎片（右下角）。

记忆T细胞高度警觉。我不会得腮腺炎，因为在我体内的某个地方，记忆T细胞60多年来一直在保护我免受第二次侵袭。当它们识别出入侵者，就指示B细胞产生抗体，攻击入侵的有机体。抗体是一种聪明的东西，因为如果先前的入侵者胆敢回来，抗体能迅速识别并击退它们。这就是为什么有那么多种疾病你只会得一次。这也是接种疫苗的核心原理。接种疫苗这种方法，实际上是诱导身体

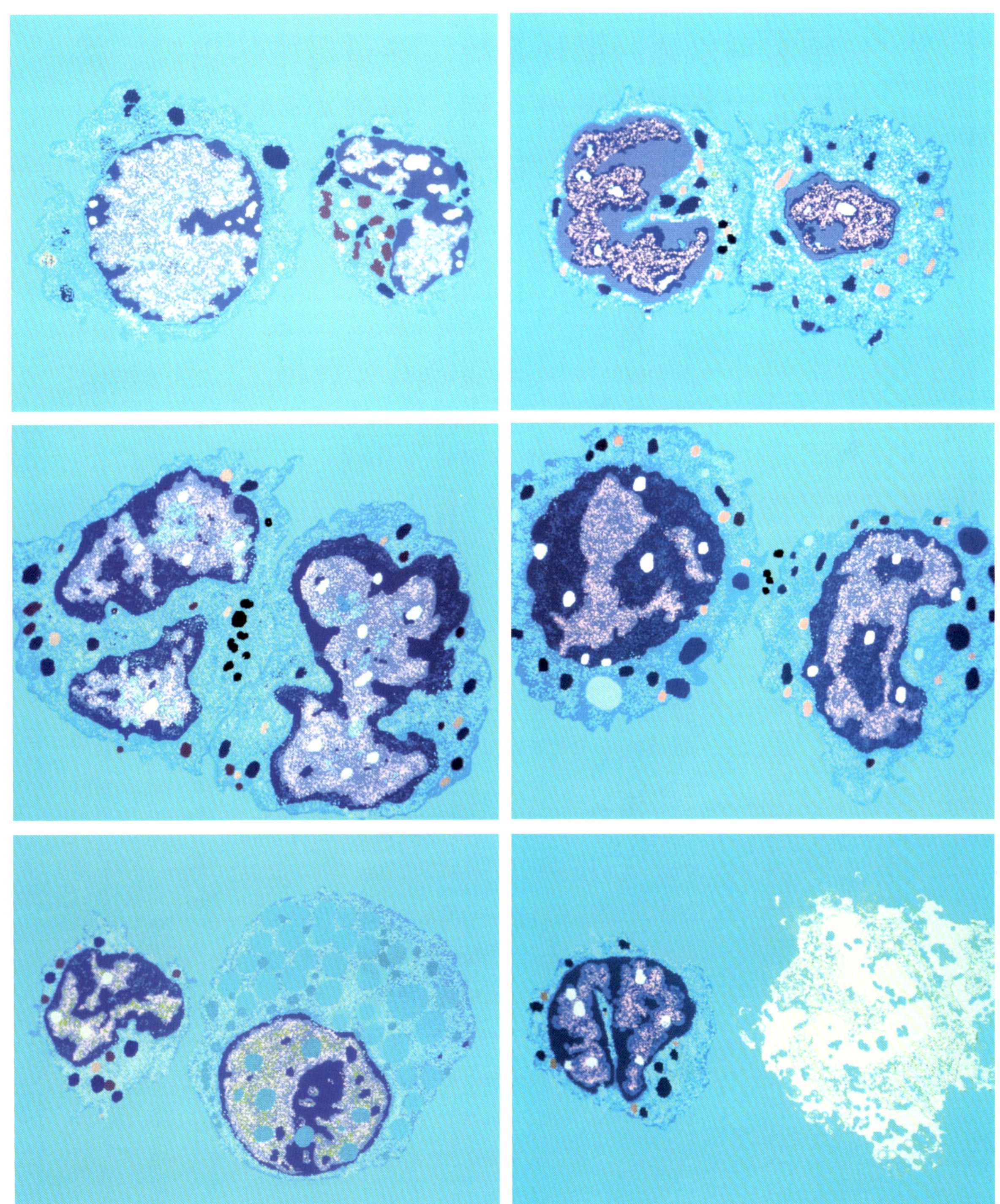

白细胞可以离开循环系统，穿过周围的组织，就像军队在丛林中巡逻一样。遇到入侵者时，它们会释放出一种叫作细胞因子的攻击性化学物质。

产生针对特定疾病的有用抗体，不必从生病时才开始产生抗体。

微生物已经发展出各种愚弄免疫系统的方法——例如，发出混淆的化学信号，或者伪装成良性或友好的细菌。一些传染性病原体，如大肠杆菌和沙门菌，可以欺骗免疫系统，让后者去攻击错误的有机体。人类病原体很多，在很大程度上，它们的存在就是为了演变出巧妙的新方式进入我们体内。我们偶尔生病并不奇怪，我们并不频繁生病反而可以算个奇迹。此外，除了杀死被侵入的细胞外，免疫系统还必须在我们自己的细胞行为失当（如发生癌变）时，努力杀死它们。

从本质上说，发炎是身体为保护自己免受伤害而战斗所产生的热度。受伤部位附近的血管会扩张，让更多的血液流向受伤部位，同时也会带来白细胞抵御入侵者。这导致该部位肿胀，增加周围神经的压力，导致敏感压痛。与红细胞不同，白细胞可以离开循环系统，穿过周围的组织，就像军队在丛林中巡逻一样。遇到入侵者时，它们会释放出一种叫作细胞因子的攻击性化学物质。当你的身体与入侵者做斗争，是细胞因子让你感到发热和病恹恹。让你感到难受的不是感染，而是你身体的自我保护机制。从伤口渗出的脓液只不过是为保护你而献出生命的白细胞。

炎症是一件棘手的事情，过多会破坏邻近组织，导致不必要的疼痛，但过少又无法阻止感染。错误的发炎跟糖尿病、阿尔茨海默病，甚至心脏病和卒中等各种疾病有关。圣路易斯华盛顿大学的迈克尔·金奇向我解释："有时候，在所谓的细胞因子风暴中，免

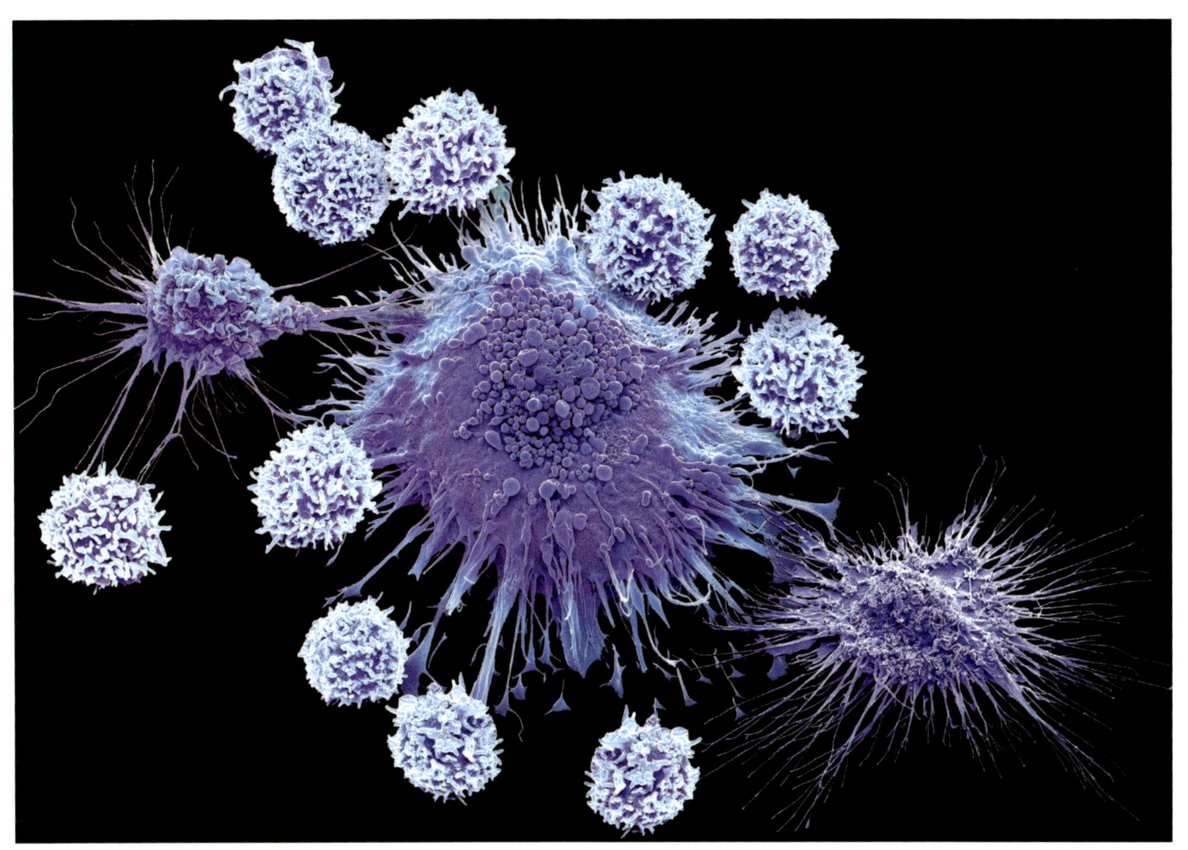

疫系统会变得发狂，拿出所有的防御措施，发射所有的导弹。你会被它害死。在许多流行病里，细胞因子风暴反复出现，对蜜蜂叮咬的极端过敏反应也会导致细胞因子风暴。”

免疫系统在细胞水平上发生的许多事情，至今我们尚未完全理解。还有大量的东西完全没弄明白。在我访问曼彻斯特期间，戴维斯带我去了他的实验室，那里有一组博士后学者正弓着背，在电脑屏幕上研究高分辨率显微镜拍摄到的图像。一位名叫乔纳森·沃博伊斯（Jonathan Worboys）的博士后向我展示了他们刚刚发现的东西——散布在细胞表面的蛋白质所构成的环状结构，就像舷窗。在这家实验室之外，没有人见过这种环。

“它们的形成显然是有原因的，”戴维斯说，“但我们目前还不知道原因是什么。它看起来很重要，但也可能无关紧要。反

这张快照上包括了一个巨噬细胞，两个树突状细胞，还有一众白细胞，这些免疫细胞参与了细胞因子风暴。它们是过度免疫应答的一部分，可以引发失控的炎症，从而致人死亡。细胞因子一旦被释放，会吸引更多炎症细胞通过血管抵达发炎部位，而这些细胞会释放更多细胞因子，放大细胞因子风暴。

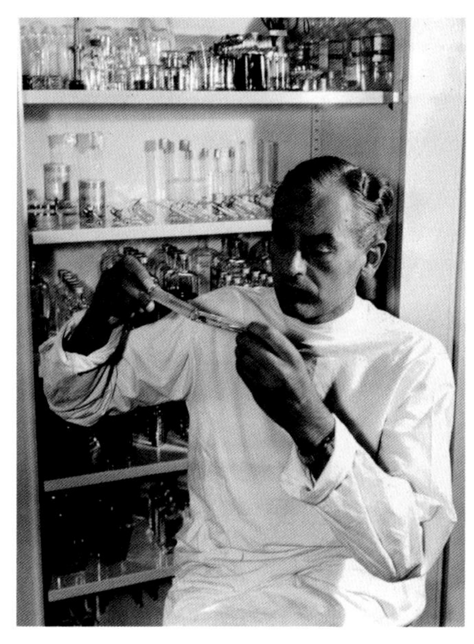

免疫学的守护神和代言人：彼得·梅达沃，他对植皮术中免疫反应的了解，打开了移植手术成功的大门。

正，我们不知道。我们可能需要四五年的时间才能真正解开这个谜团。就是这样的事情，让科学既令人兴奋，同时又很难突破。”

如果说，免疫系统有一位守护神，那一定是彼得·梅达沃。他是20世纪最伟大的英国科学家之一，说不定也是异国色彩最浓烈的。梅达沃的父亲是黎巴嫩人，母亲是英国人，而他本人1915年出生于巴西。他父亲在巴西有些生意，但梅达沃年纪尚幼时，全家就搬回了英格兰。梅达沃个子高，长得好看，很有运动天赋。

跟他同时代的马克斯·佩鲁茨（Max Perutz）形容梅达沃"活泼、善于交际、温文尔雅、长于交谈、平易近人、躁动不安、雄心无限"。史蒂芬·杰伊·古尔德（Stephen Jay Gould）称他是"我认识的最聪明的人"。尽管梅达沃受训的方向是研究动物，但为他带来永久声誉的是他在二战期间对人类的研究。

1940年夏天一个阳光明媚的下午，梅达沃和妻子及年幼的女儿正坐在牛津的花园里享受好天气。他们听到头顶传来飞机发出的噼啪爆裂声，抬头看去，一架英国皇家空军的轰炸机正从天上往下落。飞机坠毁在离他们家200米的地方，燃起熊熊大火。一名机组成员幸免于难，但严重烧伤。过了一两天，军队的医生请梅达沃过去看看那位年轻的飞行员，他大概有点吃惊。毕竟，梅达沃是位动物学家，只不过从事的是抗生素研究，有可能帮得上忙。一段极具成效的关系就此开始，它最终为梅达沃带来了诺贝尔奖。

医生们尤其为移植皮肤的问题所困扰。每当从一个人身上取下皮肤移植到另一个人身上，皮肤一开始会被后者接受，但很快就枯萎死亡。梅达沃立刻迷上了这个问题，他不明白为什么身体会排斥一些明显有益的东西。他写道："皮肤的移植完全是出于临床上的良好意愿，往往还有着致命的紧迫性，但移植的同种皮肤，却被

（身体）当成了疾病，需要加以摧毁以求痊愈。”

“起初，人们认为是手术存在某种问题，如果外科医生能改善技术，一切就能好起来。”丹尼尔·戴维斯说。但梅达沃意识到情况不只如此。每当他和同事们重复植皮手术，第二次的排斥反应总是来得更快。梅达沃随后发现，免疫系统在生命早期就学会了不攻击自己健康正常的细胞。戴维斯向我解释说：“他发现，如果一只老鼠在很小的时候就接触过另一只老鼠的皮肤，那么，等前一只老鼠长大，它就能够接受后一只老鼠的皮肤移植。”

换句话说，梅达沃发现，身体在很小的时候就学会了什么是自我，也就是不能攻击的东西。你可以从一只老鼠身上移植皮肤到另一只老鼠身上，只要接受移植的老鼠从很小的时候就经训练不对该皮肤产生反应。多年以后，正是这一见解为梅达沃赢得了诺贝尔奖。大卫·班布里基指出：“尽管我们今天视之为理所当然，但移植和免疫系统的突然结合，是医学上的一个关键点，它告诉我们免疫到底是怎么回事。”

II

1954年圣诞节的前两天，在马萨诸塞州马尔伯勒，年仅23岁的理查德·赫里克（Richard Herrick）因肾衰竭而濒临死亡，但他成为全世界第一个接受肾脏移植的人，从此重获新生。赫里克非常幸运，因为他有一个同卵双胞胎兄弟罗纳德（Ronald），故此，也就有了一名组织相容性完全匹配的捐赠者。

即便如此，此前从来没人尝试过这样的手术，他的医生也根本拿不准结果会是什么样。有一种可能是，两兄弟都会死。多年后，顶尖外科医生约瑟夫·默里（Joseph Murray）解释说：“我们从来不曾让一个健康的人，仅仅为了他人而冒这么大的风险。”好在事实证明，结果好过了任何人最大胆的期待，甚至还带有了某

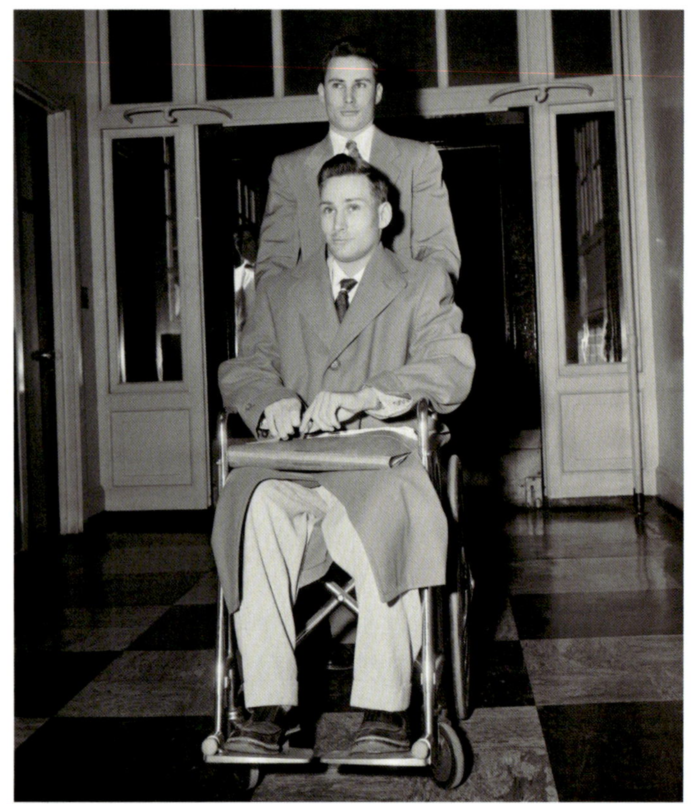

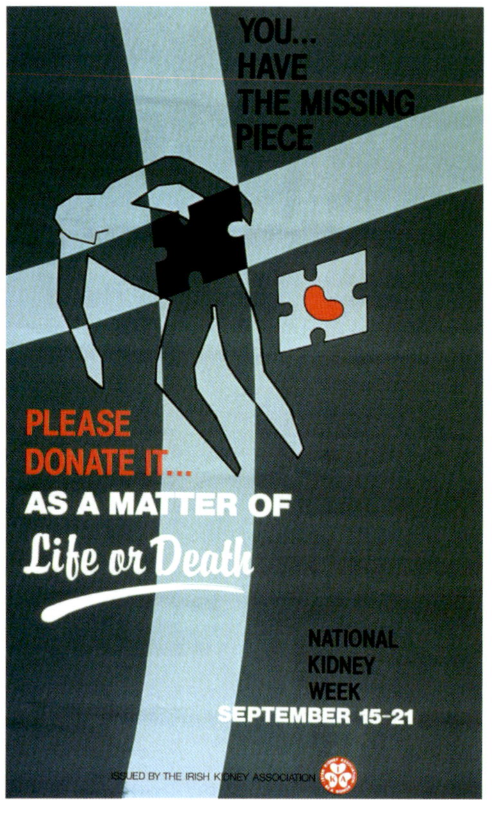

第一对“肾脏双胞胎”（kidney twins）：罗纳德·赫里克与他的双胞胎兄弟理查德一同出院，他刚通过一台成功的此类手术给理查德捐了一个肾脏。随后几十年间，器官迅速变得供不应求。这张便是众多有器官需求的海报之一。

种传说的色彩。理查德·赫里克不仅在手术中活了下来，恢复了健康，还娶了照料他的护士，并和她生了两个孩子。他多活了8年，最终因为原本的肾小球肾炎再次发作而去世。他的哥哥罗纳德靠着自己的一个肾继续活了56年。为赫里克操刀的外科医生约瑟夫·默里在1990年获得了诺贝尔生理学或医学奖，不过主要是因为他后来在免疫抑制方面的研究。

然而，排斥反应带来的问题是，其他大多数移植尝试都以失败告终。接下来的10年有211人接受了肾脏移植，但大多数人就算当时活下来了，也多活不了几个星期。只有6例活到了一年以上——大部分都是因为捐赠者同样是自己的双胞胎亲人。直到一种神奇的药物环孢素研制成功，移植才逐渐变成常规治疗手段。在第七章里我们提到过，环孢素提取自研究人员到挪威度假时偶然采

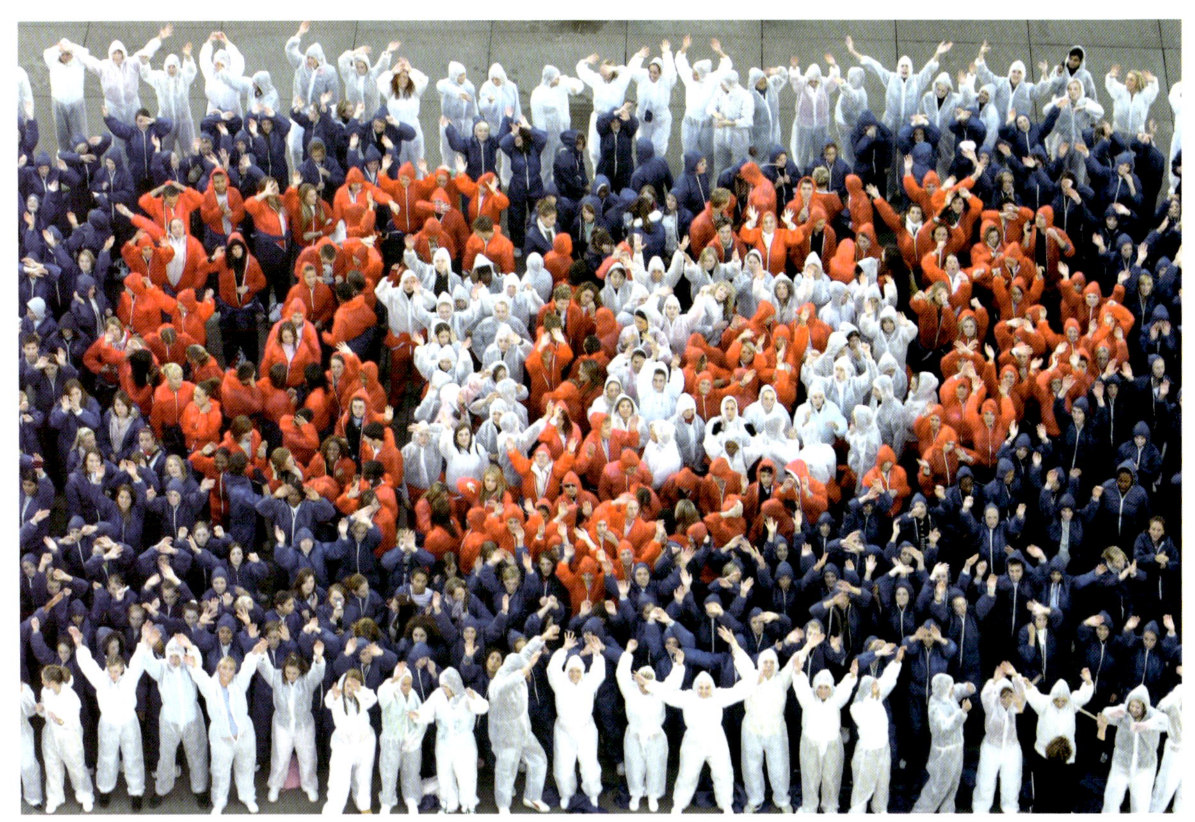

600名英国国民医疗服务体系（National Health Service，简称NHS）的工作人员、学生和器官捐献者的家属齐聚特拉法加广场，围绕数字10组成一个巨大的红心，庆祝英国器官捐献注册处（UK's Organ Donor Register）成立10周年。

集到的土壤样本。

过去的几十年里，移植手术取得了惊人的进展。例如，在美国，如今每年接受器官移植的有3万人，95%以上12个月后仍然活着，80%的人5年后仍然健在。不利的地方是对替代器官的需求远远超过了供给。截至2018年底，美国有11.4万人排在器官移植的等候清单上。每10分钟就有一个新人加入这份名单，每天有20人在找到捐赠器官之前死亡。接受透析治疗的人平均能多活8年，但接受移植手术后，平均可多活23年。

大约1/3的肾脏移植来自活体捐赠者（多为近亲），但其他所有移植器官都来自已故捐赠者，这是一项真正的挑战。需要器官移植的人只能寄望于：捐赠者去世时的身体条件和周围环境，能保留正常大小的健康器官；捐赠者跟自己离得不太远；捐赠者去世时恰好有两支专家外科手术团队候命——一支从捐赠者身上摘除器官，另一支把器官安到受赠人的身体里。目前，美国肾脏移植的平均等待时间为3.6年，高于2004年的2.9年，但很多人等不了那么久。在美国，平均每年有7000人在接受移植前死亡。在英国，这个数字大约是每年1300人（两国使用的衡量标准略有不同，因此数据无法直接比较）。

还有一种方案或许可行，那就是使用动物移植。如果需要移植的器官来自猪，那就可以等它长到合适的大小，需要的时候任意摘取。移植手术可以根据时间进行安排，不再作为紧急情况处理。从原则上看，这是个绝妙的解决办法，但在实践中它提出了两个主要问题：其一是，来自另一个物种的动物器官，会引发疯狂的免疫反应，你的免疫系统必然知道，你体内不该存在猪的肝脏；其二是，猪身上存在一种内源性逆转录病毒（简称PERV），一旦引入必然会传染人类。这两个问题有望在不久的将来得到解决，届时定将改变数万人的生命轨迹。

另一个同样棘手的问题是免疫抑制药物并不理想，原因很多。首先，它们不光会影响移植部位，还将影响整个免疫系统，因此病人日后始终会更容易受到感染和癌症的侵袭，正常而言，感染和癌症都由免疫系统对付。这类药物也可能存在毒副作用。

幸运的是，我们大多数人永远不需要移植，免疫系统还能为我们做其他很多事情。人类总共存在大约50种自身免疫性疾病，而且这个数字还在上升。以克罗恩病为例，这是一种越来越常见的肠道炎症性疾病。1932年，纽约内科医生伯里尔·克罗恩（Burrill Crohn）在《美国医学会杂志》上发表的一篇论文中描述了病情，在此之前，它甚至不是一种公认的病症。[1]当时，每5万人中有1人会

1　克罗恩自己并没有使用这个名字，而是更喜欢称之为局部性回肠炎、局部性肠炎或结肠炎。后来人们发现，格拉斯哥外科医生托马斯·肯尼迪·达尔泽尔（Thomas Kennedy Dalziel）在差不多20年前描述过同一种疾病。他称之为慢性间歇性肠炎。

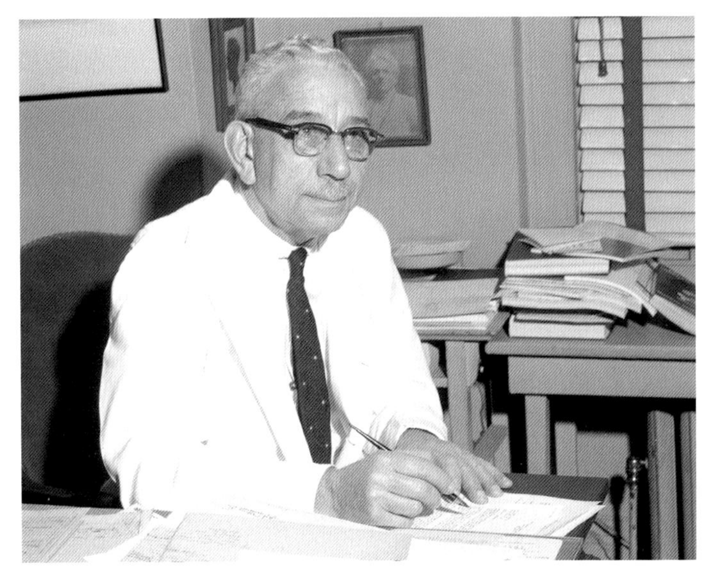

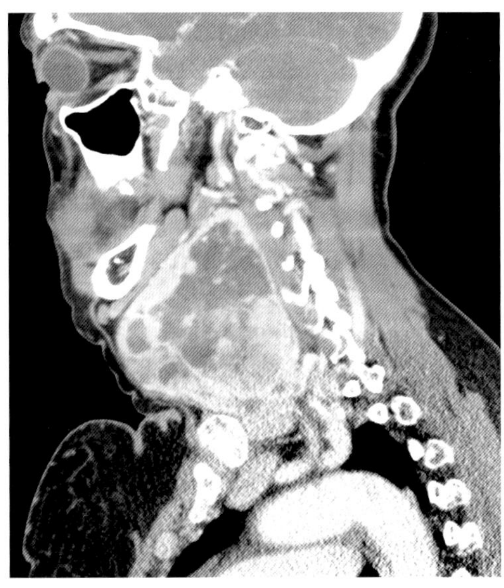

伯里尔·克罗恩，他的名字与肠道炎症性疾病连在了一起，而此前这种疾病还有一系列其他的名称。

右图是一幅展现甲状腺肿大的CT扫描图，该疾病可能是由桥本氏甲状腺炎这种自身免疫性疾病引起的。

患上克罗恩病。接着，这个数字变成了1/10,000，后来到了1/5000，如今，这一比例是1/250，而且仍在提高。为什么会发生这样的情况，谁也说不清。丹尼尔·利伯曼认为，过度使用抗生素和随之而来的微生物储备枯竭，有可能使我们更容易受到各类自身免疫性疾病的影响，但他也承认，“原因仍然难以捉摸”。

同样令人困惑的是，自身免疫性疾病性别歧视严重。女性患多发性硬化症的概率是男性的2倍，患红斑狼疮的概率是男性的10倍，患桥本甲状腺炎的概率是男性的50倍。总的来说，80%的自身免疫性疾病发生在女性身上。既然说激素是罪魁祸首，那么，到底为什么女性的激素会扰乱免疫系统，而男性的激素就并不完全如此，还没人说得清。

最大的、从很多方面来说也最神秘棘手的一类免疫系统疾病是过敏。过敏只是身体对通常无害的入侵者做出的不恰当反应。它是一个新得令人惊讶的概念。这个词第一次出现在英语中（拼写为allergie），是一个多世纪前的《美国医学会杂志》。然而，过敏已经成为现代生活的祸根。大约50%的人声称至少对一种东西过敏，还有很多人声称对很多东西过敏（医学上称为特异性过

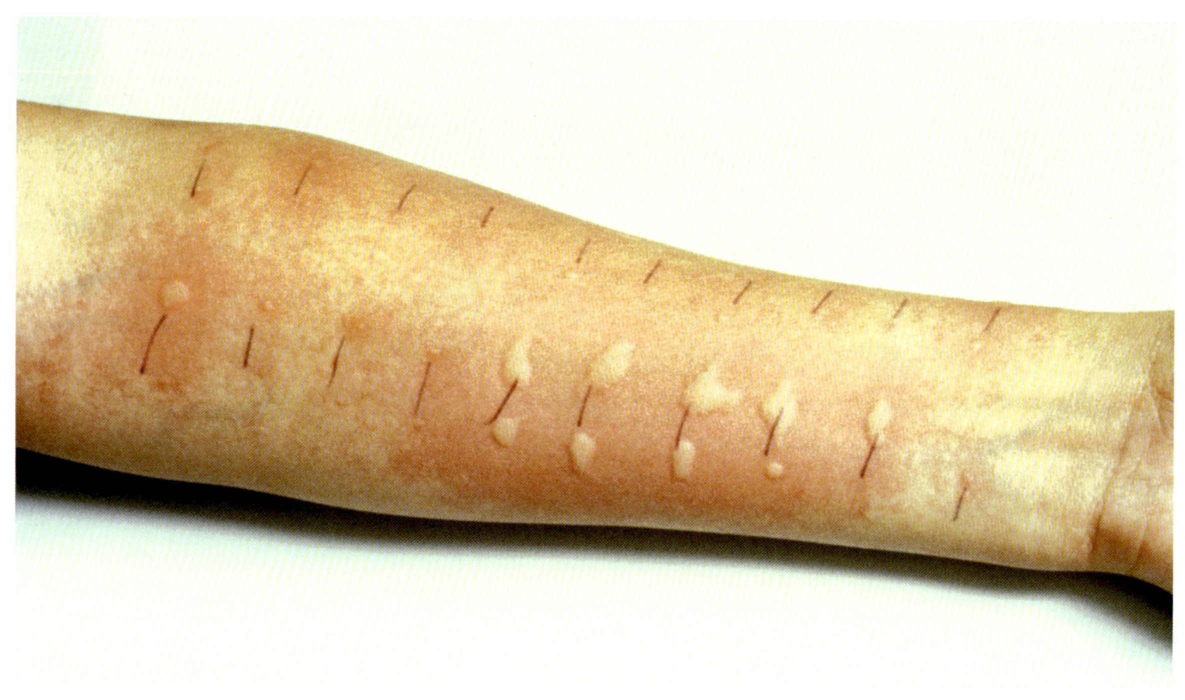

全副武装抵御伤害？这个前臂显示的是它的主人对各种过敏源的不同反应，这是过敏测试的一部分。

敏症）。

全球过敏率介于10%至40%之间，而且过敏率与经济表现密切相关。一个国家越富裕，它的国民就越容易过敏。没有人知道为什么富裕对人来说这么难受。也许，城市化国家的富裕民众，接触到了更多的污染物：有证据表明，来自柴油燃料的氮氧化物与过敏发生率较高相关。又也许，富裕国家抗生素的滥用，直接或间接地影响了我们的免疫反应。缺乏锻炼、肥胖率增加，是另一些有可能产生影响的因素。众所周知，过敏并不由基因决定，但你的基因会让你更容易发生特定的过敏问题。如果你的双亲都对某种物质过敏，那么，你有40%的概率也会染上它。也就是说，概率更大，但并不一定。

大多数过敏仅仅会引起不适，但也有一些会危及生命。在美国，每年大约有700人死于过敏反应（anaphylaxis），这是一种往往会导致呼吸道受限的极端反应的正式名称。过敏反应大多由抗生素、食物、昆虫叮咬和乳胶引起（引发的概率亦按此顺序由高至低）。有些人对某些材料特别敏感。查尔斯·帕斯特内克（Charles A. Pasternak）医生在《我们体内的分子》（*The Molecules Within Us*）一书中讲过，飞机上的一名儿童因为两排之外的一名乘客吃了花生，不得不住院两天。1999年，只有0.5%的儿童对花生过敏；20年后的今天，这一比例已经增长了4倍。

2017年，美国国家过敏症和传染病研究所宣布，避免或减少花生过敏的最好办法，不是从小就不让孩子接触花生（这是数十年来的看法），而是让他们小剂量地接触花生，增强他们对花生的“抗性”。另一些权威人士认为，让父母拿自己的孩子做实验不是一个好主意，任何培养习惯的计划都应该在合格且严密的监督下进行。

过敏率飙升最常见的解释是著名的“卫生假说”，1989年在《英国医学杂志》的一篇短文里被首次提出，作者是来自伦敦卫生与热带医学院的流行病学家大卫·斯特朗（David Strachan），不过他自己并未使用“卫生假说”这个提法（它是后来才这么叫的）。文章泛泛地认为，发达国家的儿童生长在更为干净的环境下，而欠发达国家的孩子，从小就跟灰尘、寄生虫亲密接触，故此前者没有抵抗力，后者有。

然而，“卫生假说”存在一些问题。其一是，过敏病例的大幅增加基本上始于20世纪80年代，我们的生活环境变干净远比这要早，故此，单靠卫生并不能解释过敏率的上升。“卫生假说”的更广泛版本，名叫“老朋友假说”，如今已基本取代了最初的理论。它假定，我们的易感性并不只基于童年时期的接触，而是可追溯到新石器时代的生活方式累积变化导致的结果。

无论哪种情况，最重要的一点都不变：我们根本不知道为什么会存在过敏。毕竟，吃花生致死并不能带来任何明显的进化益处，那么，为什么这种极端的敏感性会保留在一些人身上，它始终是个谜（其他的过敏反应也一样）。

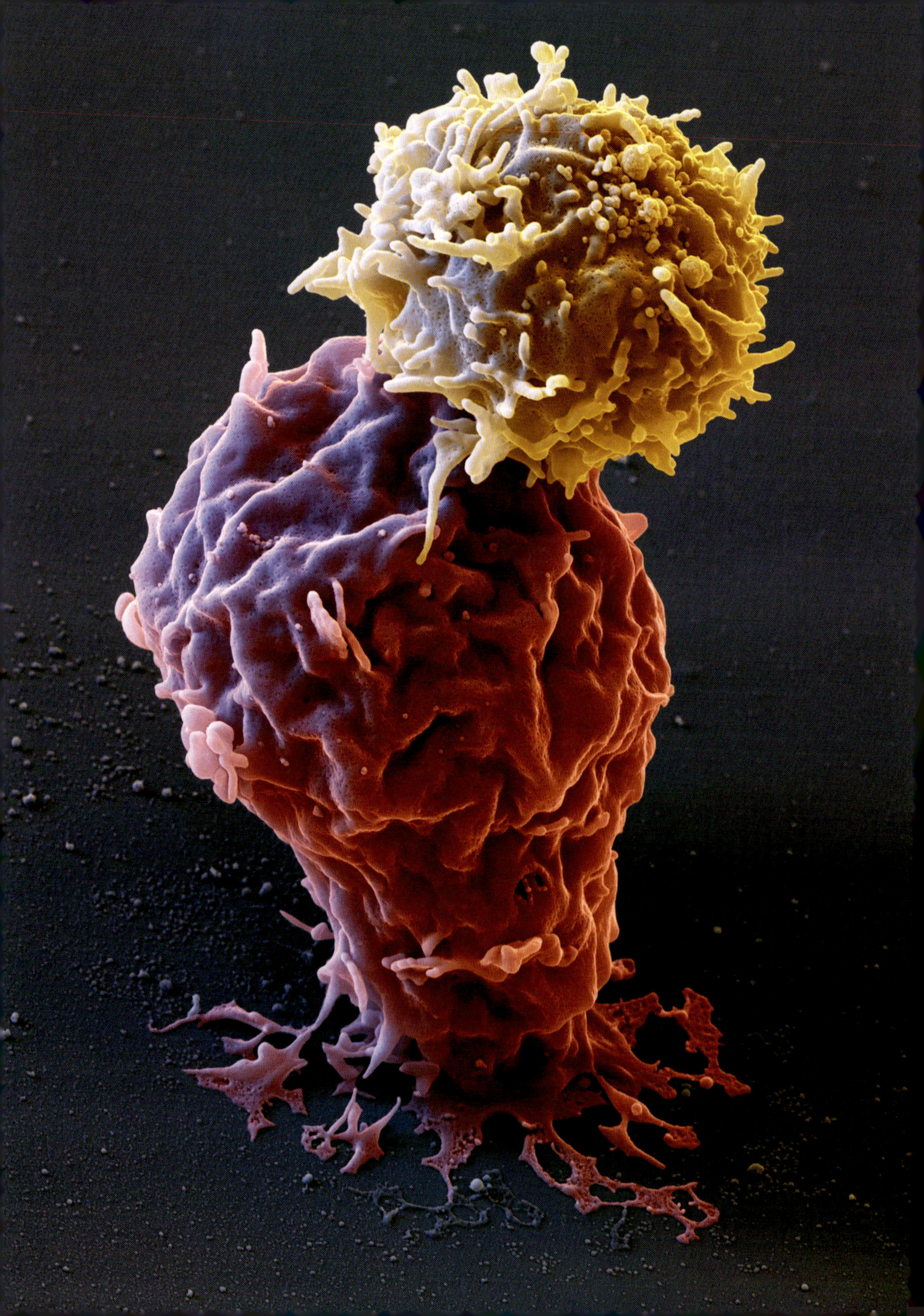

破解错综复杂的免疫系统，不仅仅是一项智力练习。找到方法，利用人体自身免疫防御系统对抗疾病（所谓的免疫疗法），有望改变整个医学领域。近年来，有两种方法引起了尤为广泛的关注。一种是免疫检查点疗法。从本质上说，它的基本理念是：免疫系统的内建程序是解决问题（如杀死受感染的细胞），然后退出。从这个角度看，免疫系统有点像是消防队。只要消防队扑灭了大火，就没有必要再继续朝余烬上冲水了，故此，免疫系统内置了信号，告诉自己该收拾装备，回消防站，等待下一场危机到来。癌症学会了利用这一点，它们自己发出停止信号，欺骗免疫系统，让它提前退出。检查点疗法很简单，就是重写停止信号。这种疗法对某些癌症的治疗效果出奇地好（一些患有晚期黑色素瘤、濒临死亡的人竟然痊愈了），但出于至今尚未理解的原因，它只是有些时候才管用，而且有严重的副作用。

第二种疗法叫CAR-T细胞疗法。CAR代表嵌合抗原受体，听上去很复杂很专业，但本质上说，它就是从基因上改变癌症患者的T细胞，接着将之送回体内，让它们去攻击、杀死癌细胞。这一过程对一些白血病非常有效，但它会杀死健康的白细胞和癌细胞，病人很容易受到感染。

不过，这种疗法的真正问题大概还在于成本。CAR-T细胞疗法的治疗费用，很可能在每名患者50万美元以上。“我们该怎么做呢？”丹尼尔·戴维斯问，“治疗少数几个富人，然后对其他人说，你们治不起？”当然，这完全是另一个问题了。

对页：重新训练过的免疫细胞在行动：一个白血病癌细胞（红色的）正受到CAR-T细胞（橙色的）的攻击。

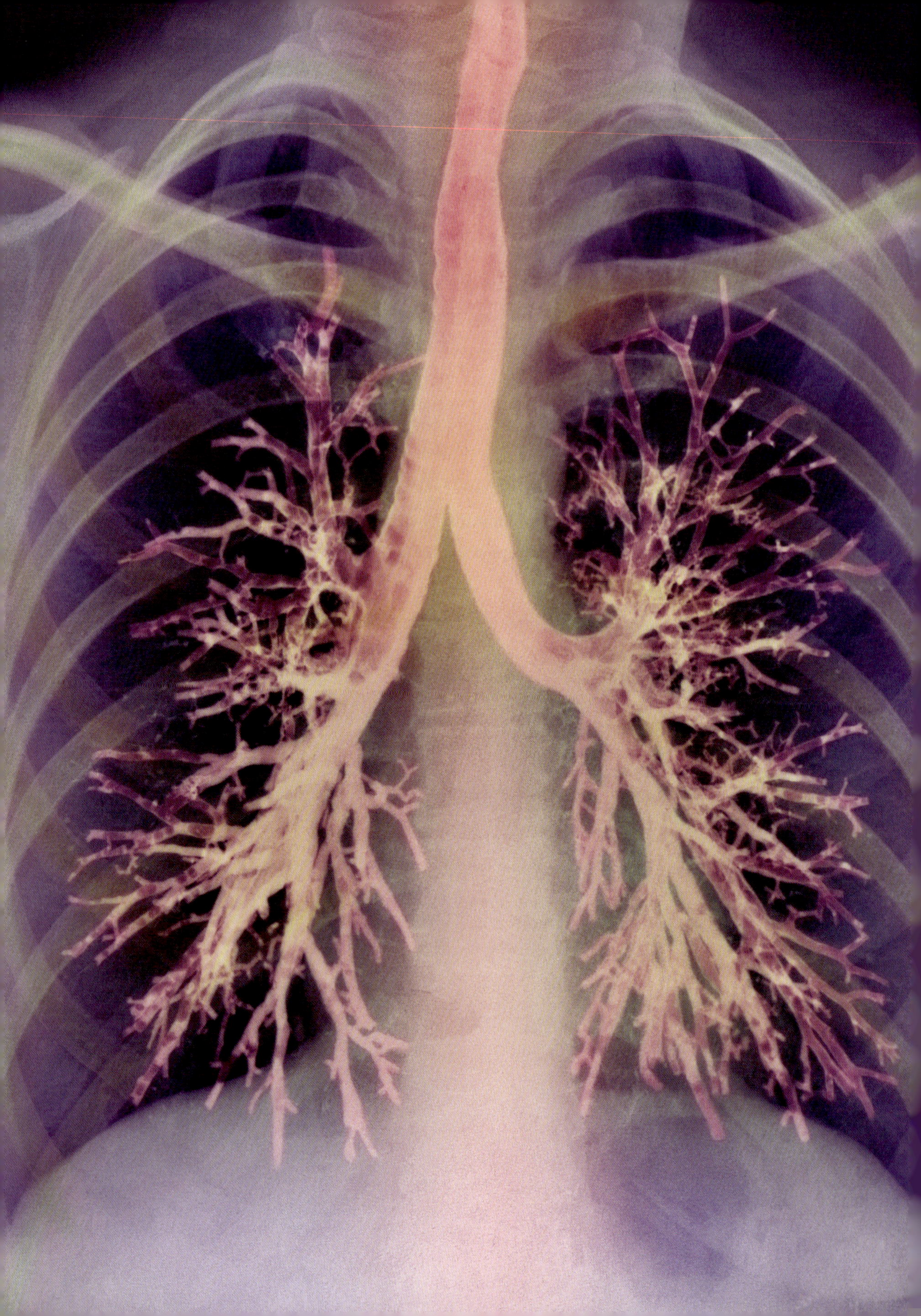

第十三章

肺和呼吸：你呼出的氧分子将永存

“每当我眼睛开始模糊，肺部不舒服的时候，我就出海去。”

——赫尔曼·梅尔维尔（Herman Melville），《白鲸》

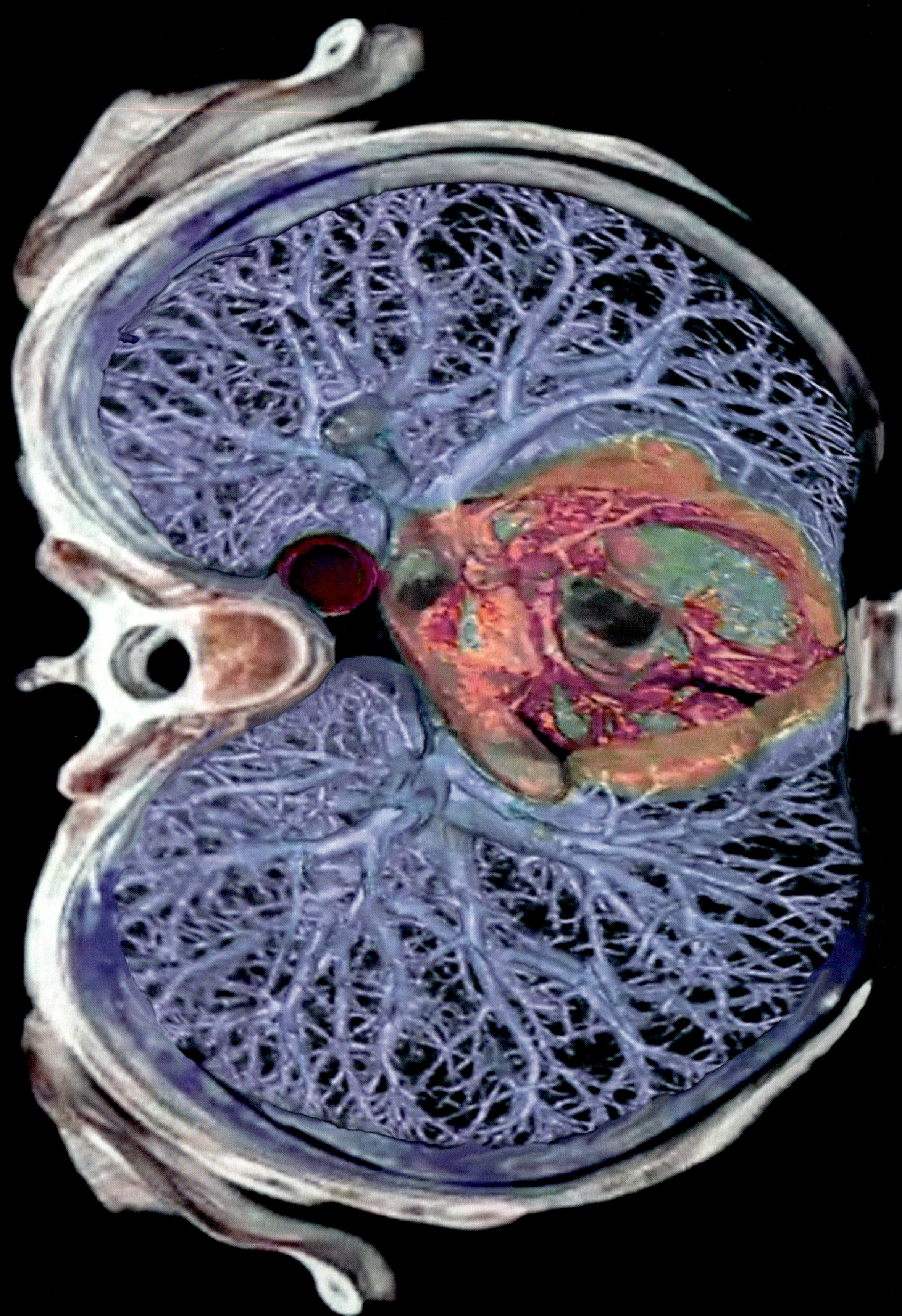

I

不管是睡着还是醒着，你每天安静而有节奏、基本上无须思考地呼吸大约20,000次，稳定地处理大约12,500升空气（具体数字要看你的体格和活跃程度）。也就是说，人们一年当中呼吸差不多730万次，一辈子呼吸5.5亿次左右。

就跟生命中的所有事情一样，有关呼吸的数字令人震惊，叫人难以置信。你的每一次呼吸，会呼出大约25×10^{22}个氧分子，这是个异常庞大的数字，在一天的呼吸里，你很可能会吸入至少一个所有曾在这世上走过一遭的人都呼吸过的氧分子。而从此刻直到太阳熄灭，所有曾在或将在这世上走一遭的人，也会时不时地吸入一丁点你的气息。从这个意义上说，在原子层面，我们永存。

对我们大多数人来说，氧分子从鼻孔涌入（普通人称鼻孔为nare，解剖学家叫它nostril，必须说，后者没有什么特别令人信服的理由）。通过鼻孔，空气进入你头部最为神秘的地方：鼻窦腔。根据头部的各部位所占的比例来看，鼻窦占据了巨大的空间，但没人知道为什么。

“鼻窦很奇怪，”诺丁汉大学和女王医疗中心的本·奥利维尔对我说，“它们就是脑袋里的巨大空间罢了。要是没有把这么多的空间分给鼻窦，你的脑袋能有更多的地方容纳灰质。这个空间又并非完全的虚空，而是布满了复杂的骨骼网络，据信这有助于提高呼吸效率。”不管鼻窦是否具备真正的功能，但它们发炎后会导致人体极度不舒服。每年，大约有3500万美国人患上鼻窦炎，20%的抗生素处方，都是开给鼻窦炎患者的（虽说绝大多数的鼻窦炎是病毒性疾病，用抗生素治疗没有效果）。

顺便说一句，你的鼻子会在寒冷的天气流鼻涕，跟你家浴室窗户在寒冷的天气会凝结水滴是一个道理。就你的鼻子而言，来自肺部的暖空气与进入鼻孔的冷空气相遇并凝结，形成了水滴。

对页：从肺往上看。这张从下往上看的胸部彩色CT扫描图显示了围绕在心脏（红色的）周围的肺部分支气道（蓝色的），另外，还可以看到右侧的胸骨、左侧的脊柱和周边的肋骨。

本章章节页图片：一张胸部彩色X光片仅仅显示了我们每个人肺部气道（粉红色）的一部分而已，而我们的肺部气道足足有1500英里长。

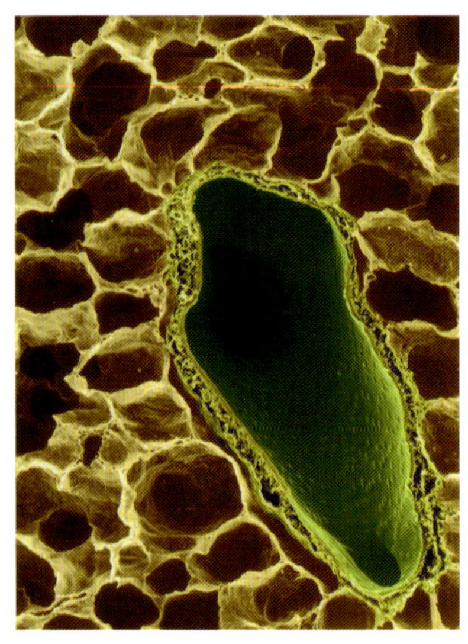

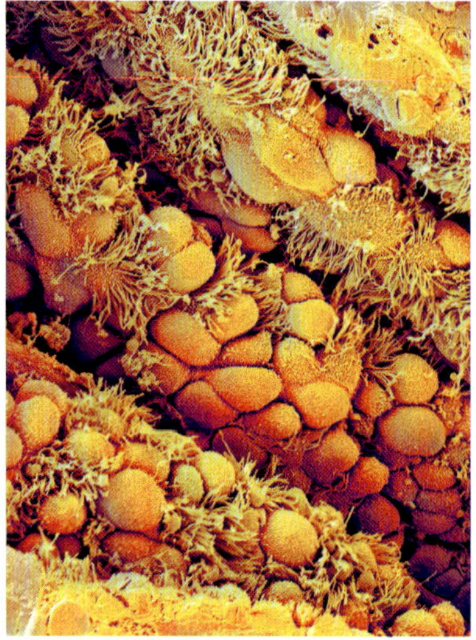

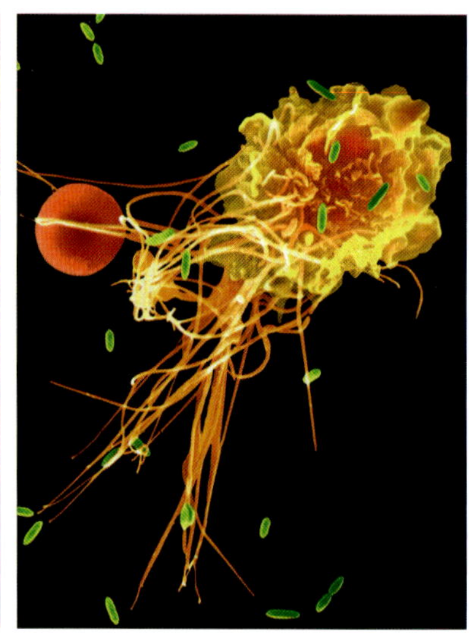

氧气进来，威胁和垃圾出去。左边：肺泡是吸收氧气进入血液的微小气囊，图中显示的是肺泡中的支气管（绿色）。中间：肺部气道的内壁，上面是产生黏液的圆形细胞和毛发状纤毛，它们分别用来捕获有害的颗粒，并将它们转移到出口处。右边：这是肺泡巨噬细胞，这种微型结构会尽全力摄取并摧毁任何冲破防御体系进来的东西。

肺部还神奇地擅长清洁。据估计，城市居民平均每天吸入约200亿个外来颗粒——灰尘、工业污染物、花粉、真菌孢子，以及任何飘浮在空气中的东西。很多这样的东西能让你生病，但大体上却并没有，因为正常而言，你的身体能娴熟地解决入侵者。如果侵入的粒子很大或刺激性太强，你几乎肯定会通过咳嗽或喷嚏把它给直接弄出去（通常，在此过程中，它会成为别人的问题）。如果颗粒小得不会引起这么强烈的反应，它兴许会困在鼻腔通道的黏液中，或是卡在肺部的支气管（或小管）里。这些细小的呼吸管道里密布着数以百万计的毛发状纤毛，纤毛就像船桨一样（只是以每秒16次的速度猛烈开合），把入侵者扫回喉咙，然后从喉咙将之转移到胃里，用盐酸溶解。如果入侵者设法通过了舞动的纤毛，它们还将遇到名为肺泡巨噬细胞的小型吞噬机器，被吞噬掉。尽管如此，偶尔还是会有一些病原体侵入，让你生病。不过，生活就是这样嘛。

直到最近，人们才发现，打喷嚏造成的“劈头盖脸”的沐浴感，远远超出了任何人的想象。据《自然》杂志报道，麻省理工学院教授莉迪亚·鲍瑞芭（Lydia Bourouiba）领导的一个研究小组对打喷嚏做了远比前人详尽的研究，发现喷嚏沫可以飞出8米

依靠超低速摄影，他们还发现，喷嚏并不像人们以为的那样是一颗颗的飞沫，而是更像一层薄膜——一种液体保温膜——它会在附近的表面破裂。

远，在空中悬浮10分钟，才缓缓降落到附近的表面。依靠超低速摄影，他们还发现，喷嚏并不像人们以为的那样是一颗颗的飞沫，而是更像一层薄膜——一种液体保温膜——它会在附近的表面破裂，这为我们提供了进一步的证据：切莫太靠近一个打喷嚏的人。有一种有趣的理论认为，天气和温度会影响喷嚏里飞沫的结合，进而可以解释为什么流感和感冒在寒冷天气更常见，但它还是没法解释为什么当我们打喷嚏时，传染性飞沫对我们的传染性更强。顺便一提，打喷嚏的动作，正式名称叫sternutation，不过一些权威人士也会开玩笑地把打喷嚏称为“强迫性常染色体显性遗传光眼激发”（autosomal dominant compelling helio-ophthalmic outburst），简称ACHOO，也就是“阿嚏”。

肺的总重量约为1.1千克，在你的胸部占据了超乎你想象的空间。它们能膨胀起来，上至你的脖子，下至胸骨。我们大多以为肺就像风箱一样，是独立膨胀和收缩的，但事实上，它们得到了人体内最不受重视的一块肌肉（横膈膜）的极大协助。横膈膜是哺乳动物的一项优秀发明。它从下方把肺往下拉，帮助它们更有力地工作。横膈膜提升了呼吸效率，让我们的肌肉获得了更多的氧气，进而又帮助我们变得更强壮，也帮助了大脑，让我们变得更聪明。外部世界和肺部周围空间（即所谓胸膜腔）的些许气压差，也有助于提高效率。胸膜腔的气压低于大气压，有助于保持肺部膨胀。如

coughs and sneezes spread diseases

GILES

TRAP THE GERMS IN YOUR HANDKERCHIEF

ISSUED BY THE MINISTRY OF HEALTH

PRINTED FOR H.M. STATIONERY OFFICE BY FOSH & CROSS LTD., LONDON. 51-151.

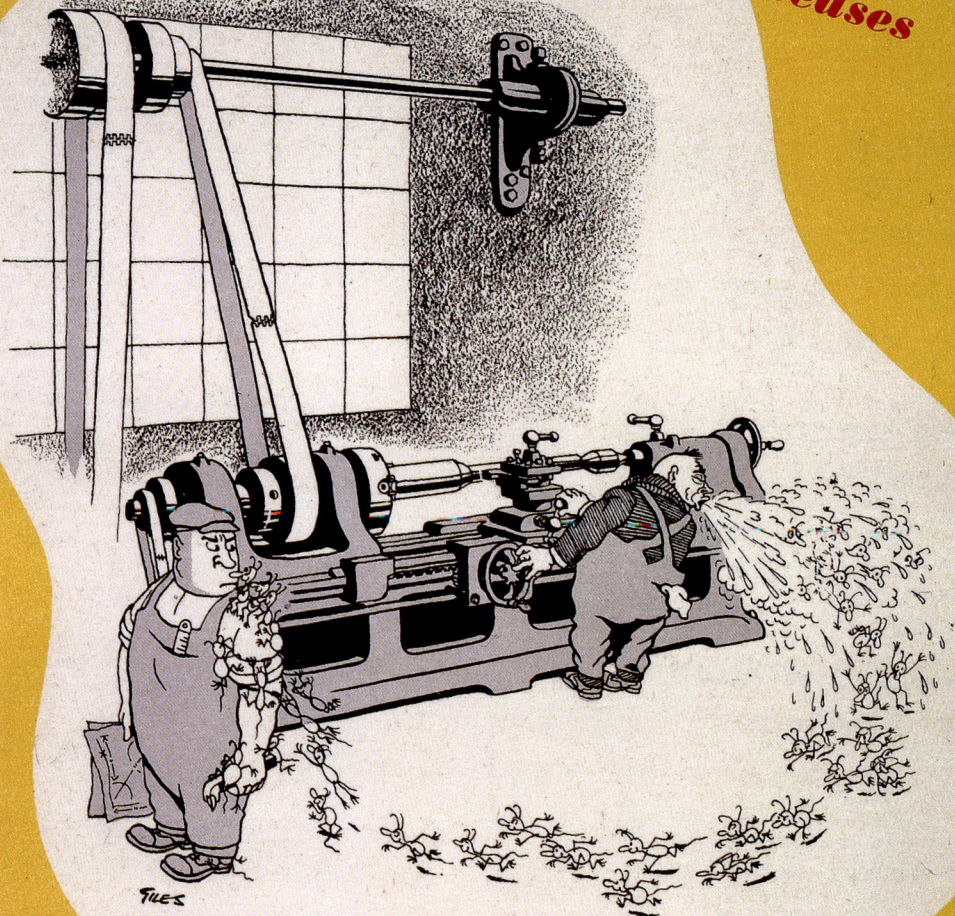

果空气通过刺穿的伤口进入胸腔，就会让气压差消失，肺会塌缩到正常大小的1/3左右。

呼吸是少数你能（虽说只是在一定程度上）有意识控制的自主功能之一。你可以闭上眼睛想闭多久就多久，但你无法随心所欲地长时间屏住呼吸，只要到了憋气的极限，自主神经系统便会强行切入，逼你呼吸。有趣的是，长时间屏住呼吸带来的不适感，不是氧气的消耗带来的，而是由二氧化碳的积累引起的。这就是为什么当你放弃憋气时，首先做的是吐气。你兴许以为，最迫切需要的应该是获得新鲜空气，而非把陈腐的气体吐出去，其实不然。身体分外痛恨二氧化碳，你必须先把它赶出去再大口吸气，获得补给。

人类的屏气能力很差——确切地说，人类的呼吸效率倒很高明。我们的肺可以容纳大约6升空气，但通常，我们一次只能吸入大约半升空气，所以进步空间还很大。人类主动屏住呼吸最长时间的纪录来自西班牙的阿列克谢·塞格拉·文德尔（Aleix Segura Vendrell），他于2016年2月在巴塞罗那的一座泳池里创造了这一纪录：24分钟3秒。但他靠的是先提前呼吸了一阵纯氧，接着在水里躺着一动不动，将能量需求减少到了最低限度。跟大多数水生哺乳动物相比，这成绩真的很丢脸。有些海豹能在水下待两小时。对比来看，我们大多数人撑不过一分钟。哪怕是日本著名的海女（以潜水方式采集珍珠为生的人，现多为女性），通常也不会在水下停留超过两分钟（不过，她们每天会潜水100次以上）。

总而言之，要活下去，你需要庞大的肺活量。如果你是一个普通身材的成年人，你的皮肤大约为1.86平方米，但你的肺组织足有93平方米，包含了大约2414千米的气管。把这么多的呼吸器塞进你胸部的狭小空间里，巧妙地解决了一个极为重要的问题：怎样把大量的氧气有效地输送给数十亿个细胞。如果没有这种巧妙的压缩，我们恐怕会变得像是海带一般，身长好几百米，而所有的细胞还都靠近表面，以便氧气的交换。

对页：自从漫画家贾尔斯（Giles）将喷嚏飞沫描绘成成群结队的病菌以来，科学已经对飞沫的传播方式有了更多发现。尽管如此，这张第二次世界大战期间绘制的海报还是为使用手帕提供了强有力的背书。

考虑到呼吸是这么复杂的一项操作，肺部会给我们带来很多问题就不足为奇了。但叫人吃惊的也许是，我们有时对这些问题的成因认识极少，就这一点而言，哮喘是最明显的例子。

II

如果你必须提名一个人来充当哮喘的代表人物，谁都没有伟大的法国小说家马塞尔·普鲁斯特（Marcel Proust，1871—1922）合适。但你也可以提名普鲁斯特充当许多疾病的代表人物，因为他沾染的病症着实不少。失眠、消化不良、背痛、头痛、疲劳、头晕和极度的倦怠，都折磨着他。然而，他受哮喘的奴役最甚。9岁时，他第一次哮喘发作，此后终身不曾摆脱这一病魔。伴随病痛而来的是他对细菌的极度恐惧。在开启信件之前，他会让助手把信件放在一口密封的盒子里，用甲醛蒸气给它消毒两小时。无论身在何处，他每天都会给母亲详细报告自己的睡眠、肺功能、精神镇定和排便情况。如你所见，他全神贯注于自己的健康状况。

照片为16岁的法国小说家马塞尔·普鲁斯特，7年前他第一次哮喘发作，35年后他死于肺炎，在此期间，他尝试了所有治疗方法，但都不管用。

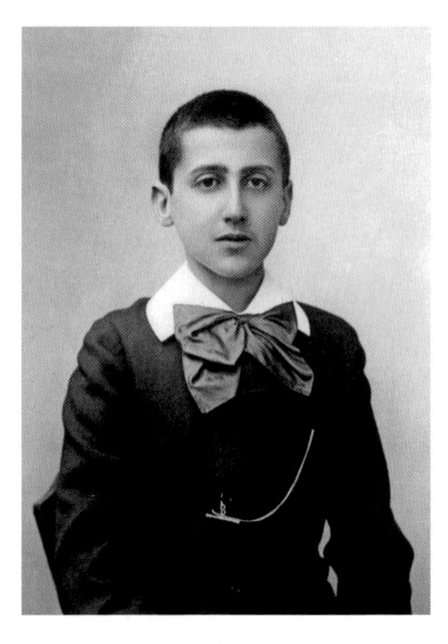

虽然他的一些担忧可能是轻微疑病症的征兆，但哮喘真真切切地存在。普鲁斯特绝望地想要找到治愈的方法，使用了无数（而且毫无意义的）灌肠剂；他给自己注射吗啡、阿片、咖啡因、戊基（心脏病药物）、曲砜那（失眠类药物）、缬草（镇静剂）和阿托品（可治疗各种内脏痉挛绞痛）；吸药用香烟；吸入木馏油和氯仿；承受了100多次痛苦的鼻腔烧灼术；以奶制品为主食；切断了家里的煤气供应；一辈子大部分时间都生活在有着新鲜空气的温泉小镇和山区度假胜地。可没一样做法管用。1922年秋，他肺部衰竭，死于肺炎，年仅51岁。

在普鲁斯特的时代，哮喘是一种罕见的疾病，人们对

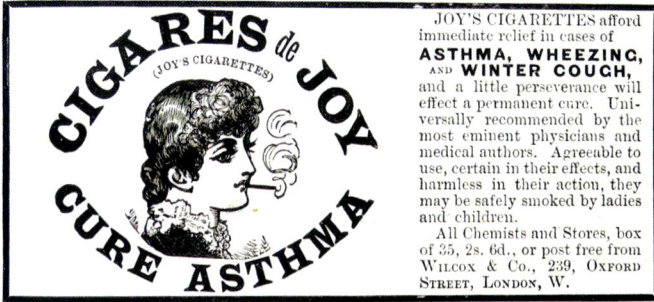

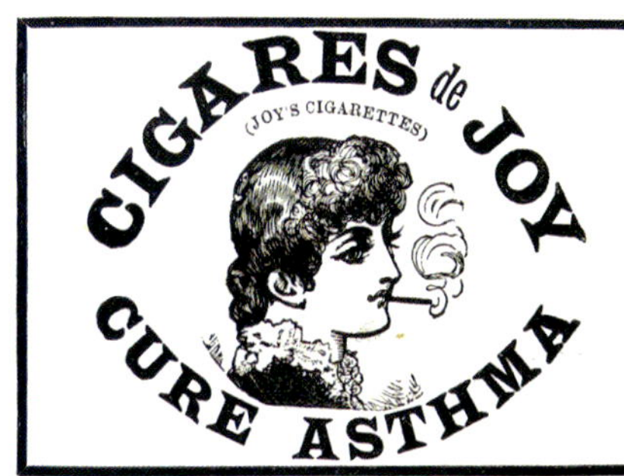

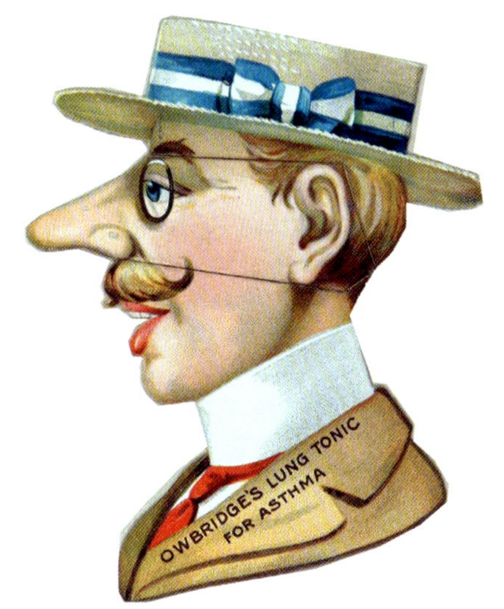

它知之甚少。今天，它很常见，却仍未被理解。20世纪下半叶，大多数发达国家的哮喘发病率迅速上升，但没有人知道原因。

从主动危险到纯粹无效：1881年的一则广告宣称吸烟有医疗作用，而另一则25年后的广告则宣称吸烟是“肺部补剂”。但这些都不太有效。

据估计，目前世界上约有3亿人罹患哮喘，在对哮喘做过仔细测量的国家里，约有5%的成年人和15%的儿童患哮喘，但这一比例因地区和国家而异，甚至因城市而异。中国的广州是一座污染严重的城市，相隔一小时火车里程的中国香港，相对来说比较干净，因为它几乎没有工业，而且靠海，空气更加清新。然而，在香港，哮喘患病率为15%，而在污染严重的广州，哮喘患病率仅为3%，完全有违人们的预期。没有人能解释这一切。

在全球范围内，哮喘更常见于青春期之前的男孩，但到了青春期之后，又更常见于女孩。它在黑人中比白人中更常见（一般而言是这样，但并非所有地方都如此），在城市居民中比农村居民中更常见。在儿童中，它与肥胖和过分瘦弱同时密切相关；肥胖儿童更容易得这种病，但体重过轻的儿童患哮喘更厉害。世界上哮喘发病率最高的国家是英国，过去一年里，英国有30%的儿童出现哮喘症状。患哮喘比例最低的是中国、希腊、格鲁吉亚、罗马尼亚和俄罗斯，仅为3%。世界上所有讲英语的国家哮喘发病率都很高，拉丁美洲也是如此。哮喘目前没有治愈的方法，不过，75%的年轻

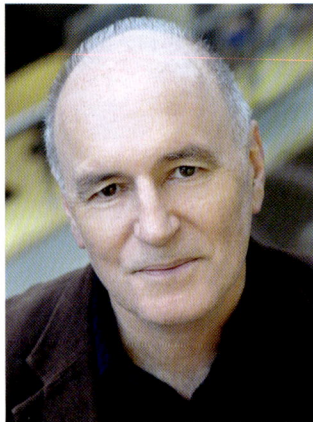

尼尔·皮尔斯，他的职业生涯在开始时为疾病所阻，但之后他在复杂且神秘依旧的哮喘流行病学领域成为顶尖专家。

人进入成年期后不久会自行痊愈。没有人知道这是怎么回事，为什么会这样，以及为什么会有不幸的少数人摆脱不了哮喘。说真的，就哮喘而言，没有人懂太多。

不光哮喘（英文Asthma，来自希腊语里一个表示“喘气”的词）变得更加普遍，突如其来的致命性哮喘也越发常见。它是英国儿童死亡的第四大原因。在美国，1980年至2000年，哮喘发病率翻了一番，住院率却增加了3倍，暗示哮喘更为常见，病情也更为严重。许多发达国家（包括斯堪的纳维亚半岛、澳大利亚、新西兰，以及亚洲一些较为富裕的地区）也发现了类似的增长，但奇怪的是，并非所有地方都是如此。例如，日本的哮喘发病率并未出现大幅上升。

“你或许以为，哮喘是尘螨、猫、化学品、香烟烟雾或空气污染引起的，”伦敦卫生与热带医学院流行病学和生物统计学教授尼尔·皮尔斯（Neil Pearce）说，“我花了30年的时间研究哮喘，而我所取得的主要成就是，证明人们以为会引起哮喘的这些东西，没有一种会真正引起哮喘。如果你本来就患有哮喘，那么，它们可能会引发哮喘发作，但它们不是哮喘本身的病因。我们对主要原因懂得太少，而且，我们无力阻止哮喘。”

皮尔斯本是新西兰人，是世界上研究哮喘病传播的顶尖权威之一，但他进入这一领域纯属意外，而且进入得颇晚。“我二十来岁的时候患了布鲁病（这是一种细菌感染，让患者觉得自己总是在患流感），这让我在教育上走了岔路。我来自惠灵顿，布鲁病在城市里并不多见，医生们用了三年才诊断出来。讽刺的是，等他们弄清到底是什么病，只用了两个星期的抗生素疗程就治好了。”虽说这时他已经拿到了数学荣誉学位，但错过了上医学院的机会，所以，他放弃了进一步接受教育，而是做了两年的公交车司机，又下了工厂。

事出偶然，在寻找更有趣工作的过程中，他在惠灵顿医学院

冷空气、压力、运动，或者其他跟过敏原、空中悬浮物完全无关的因素都可引发哮喘。

找到了一份生物统计师的工作。从这份工作开始，他一直干到当上了惠灵顿梅西大学公共卫生研究中心的主任。他对哮喘流行病学产生兴趣，始于一次年轻哮喘患者死亡大爆发，当时无法解释这些患者的死因。皮尔斯参加了一个研究小组，他们跟踪了这场爆发的源头，锁定了一种名叫非诺特罗（Fenoterol，它跟恶名远扬的阿片类芬太尼Fentanyl并无关系）的吸入性药物。这开启了他与哮喘的长期关系，不过，到了今天，这只是皮尔斯对哮喘感兴趣的诸多原因之一了。2010年，他搬到了英国，在布卢姆斯伯里的伦敦卫生与热带医学院任职。

“在很长一段时间里，”我们见面时，他对我说，“人们相信，哮喘是一种神经系统疾病，也就是神经系统向肺部发送了错误的信号。接着，到二十世纪五六十年代，出现了过敏反应的设想，之后，这就基本上成了共识。即便到现在，教科书上仍然说，人们患上哮喘的原因是小时候就接触了过敏原。基本上，这套理论里的一切都是错的。如今情况很明显，事情远比这复杂。我们现在知道，世界上有一半的病例与过敏有关，但还有一半完全是无关过敏机制的其他原因导致的。但这些原因到底是什么，我们不知道。”

对许多患者来说，冷空气、压力、运动，或者其他跟过敏原、空中悬浮物完全无关的因素都可引发哮喘。“更普遍地说，”皮尔斯补充说，“人们还认为，不管是过敏还是非过敏性哮喘，都涉及肺部炎症，但有一些哮喘患者，只要你把他们的脚放到一桶冰水里，他们立刻就上气不接下气。这不可能是因为炎症，因为它来得

这些电脑图像显示的是一个健康人的呼吸道，以及一个哮喘患者变窄的呼吸道，后者的呼吸道被黏液（蓝色）和细胞碎片堵塞了。

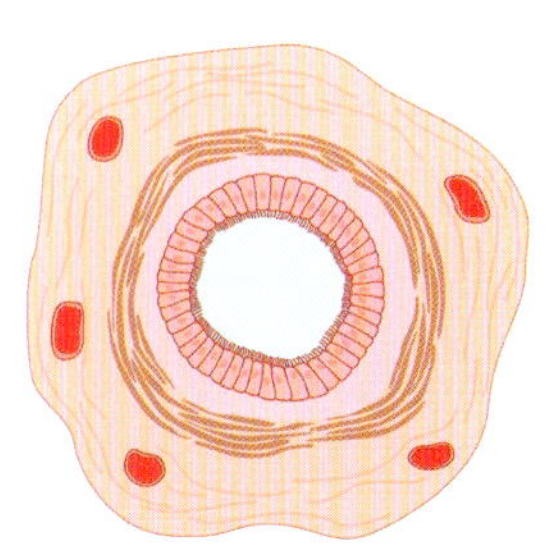

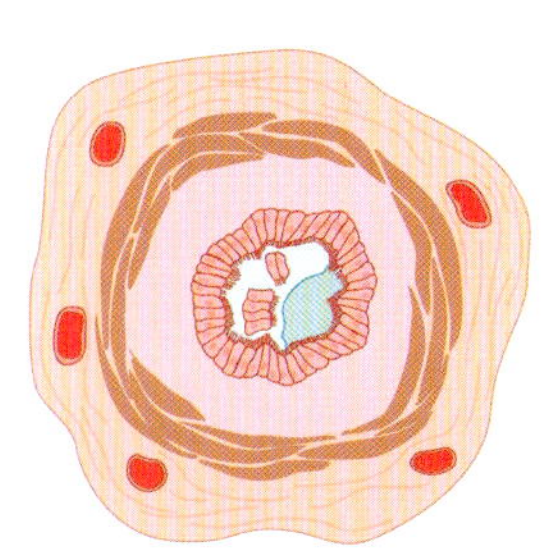

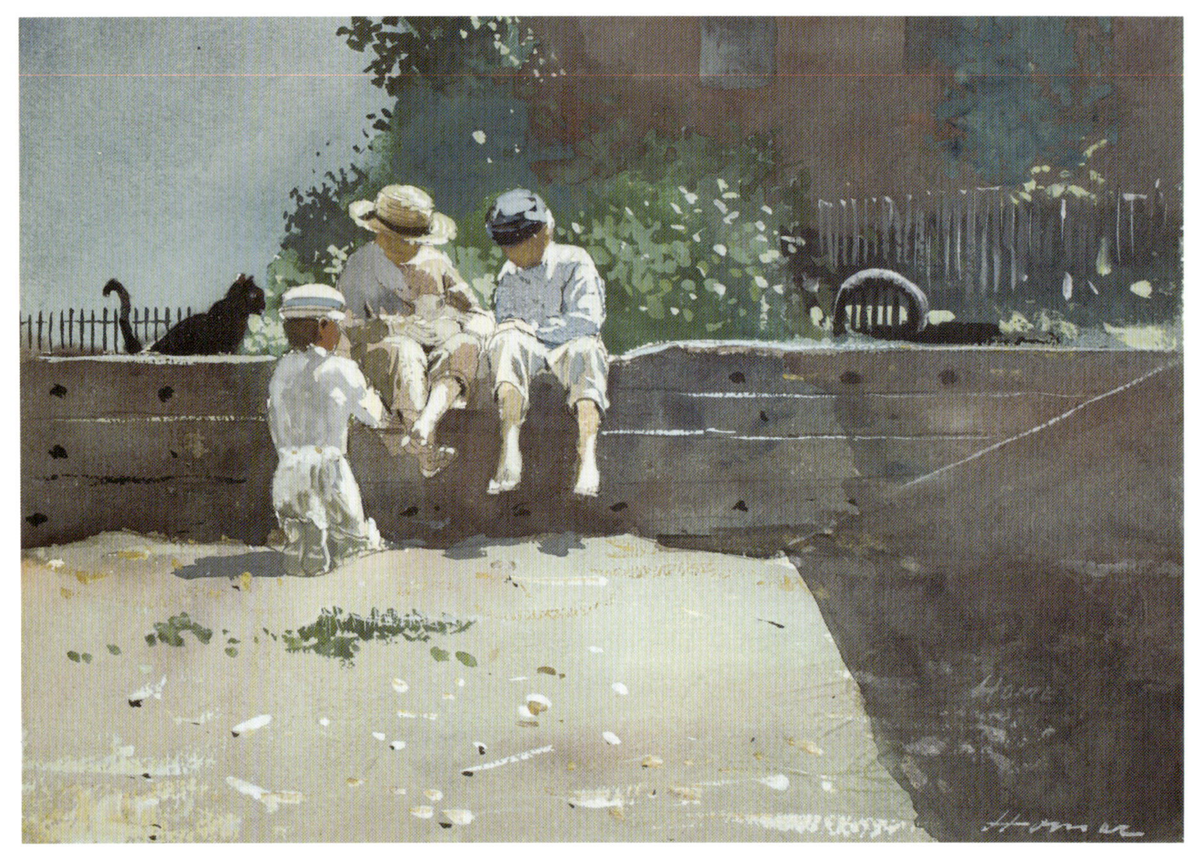

尼尔·皮尔斯在早年曾发现，那些早年养过猫的人似乎能获得终身的保护，不会患哮喘。

太快。它必定是神经性的问题。所以，我们绕了一整圈，终于找到了至少部分答案。”

哮喘与其他肺部疾病的不同之处在于，它通常只在部分时间出现。“如果你测试哮喘患者的肺功能，大多数时候，大多数人的肺功能完全正常。只有他们发作的时候，肺功能的问题才会变得明显，能检测出来。就疾病而言，这极不寻常。哪怕没有症状，疾病也几乎总会在血液或痰液测试中表现得很明显。而哮喘，有时候直接消失了。”

哮喘发作时，呼吸道变窄，患者很难吸入或呼出空气，呼气尤其困难。对轻度哮喘患者来说，类固醇几乎总是能有效地控制病情，但对重度哮喘患者，类固醇很少起作用。

“我们只能说，哮喘主要是一种西方疾病，”皮尔斯说，

"采用西方的生活方式，莫名其妙地会让你的免疫系统更容易受到影响。我们不知道为什么。"有人提出了"卫生假说"，认为早期接触传染性病原体能强化日后人生中对哮喘和过敏的抗性。"理论挺不错，"皮尔斯说，"但并不完全适用。巴西等国哮喘发病率很高，但传染率也很高。"

哮喘发作的高峰年龄是13岁，但也有很多人成年之后才第一次经历哮喘。"医生会告诉你，生命最初几年对哮喘是关键，但其实并非如此，"皮尔斯说，"关键的是接触哮喘源头的最初几年。如果你换了工作或国家，哪怕你是成年人也可能得哮喘。"

几年前，皮尔斯发现了一个好玩的现象：早年跟猫生活过的人，似乎终身都能免受哮喘困扰。"我开玩笑地说，研究了30年哮喘，我从未能让一例哮喘患者避免得病，但总算救过许多猫的性命。"

西方生活方式到底怎样引发了哮喘，也不容易说明白。在农场长大似乎可以保护你，而搬到城市会增加你的风险，但我们又一次说不出原因。弗吉尼亚大学的托马斯·普拉茨-米尔斯（Thomas Platts-Mills）提出了一个有趣的理论，将哮喘的增加与儿童在户外跑动时间的缩短联系起来。普拉茨-米尔斯注意到，过去，孩子们放学后常常在户外玩耍，而现在，他们更多地待在室内。他对《自然》杂志说："我们现在的这群孩子，安静地坐在房子里，从前的孩子们可从不这样坐着不动。"坐着看电视的孩子不仅不能在玩耍时锻炼肺部，甚至连呼吸都跟没被电视屏幕迷住的孩子不一样。具体而言，爱阅读的孩子呼吸比爱看电视的孩子更深，叹气的次数也更多，而这些许的呼吸差异，按照这一理论，或许足以增加后者对哮喘的易感性。

另一些研究人员认为，病毒可能是哮喘发生的原因。2015年不列颠哥伦比亚大学的一项研究表明，婴儿体内缺少四种肠道微生物（毛螺菌属、韦荣菌属、粪杆菌属和罗氏菌属），跟婴儿在出

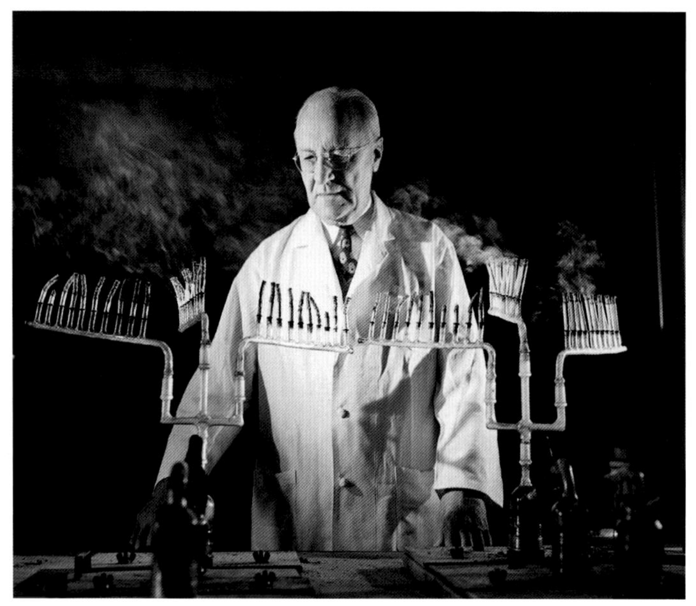

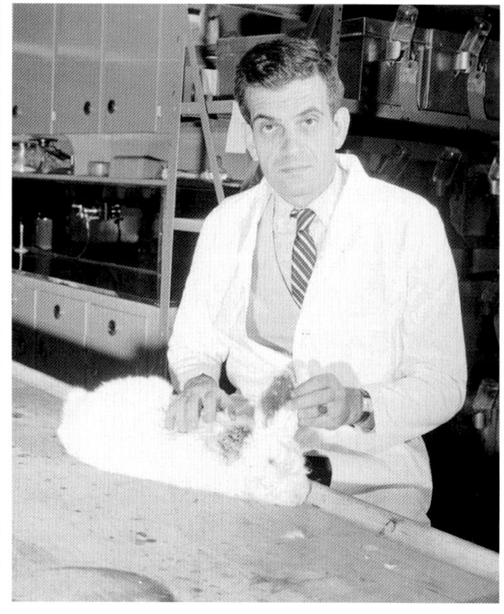

科学具有改变想法的力量。左边是埃瓦茨·安布罗斯·格雷厄姆，他初期对吸烟与肺癌之间的任何联系都持有高度怀疑的态度，照片上的他正在进行烟草烟雾测试；而右边的是他的学生恩斯特·温德，他做的实验相当有说服力，以至于格雷厄姆不仅接受了他的实验结果，而且还和他一起将它们发表了出来。

生后最初几年患上哮喘密切相关。但到目前为止，这些全都只是假设。“说到底，我们还是什么也不知道。”皮尔斯说。

III

另一种常见的肺部疾病值得提及，倒不是因为它给我们带来了什么后果，而是因为我们花了很长时间才接受它居然会带来这样的后果。我指的是吸烟和肺癌。

乍看起来，两者之间的关联简直不可能视而不见。经常吸烟的人（差不多每天一包）患癌症的概率是不吸烟者的50倍。从1920年到1950年这30年（吸烟在世界范围内大规模流行的时代），肺癌发病率暴涨。在美国，肺癌发病率增长了3倍，其他地方也出现了类似的增长。然而，人们花了很长时间才达成吸烟会导致肺癌的共识。

这在今天的我们看来似乎很疯狂，但对当时的人来说并非如此。问题在于，吸烟者的比例很高（20世纪40年代末，80%的男性都吸烟），却只有一部分人患了肺癌。况且，还有一些不吸烟的

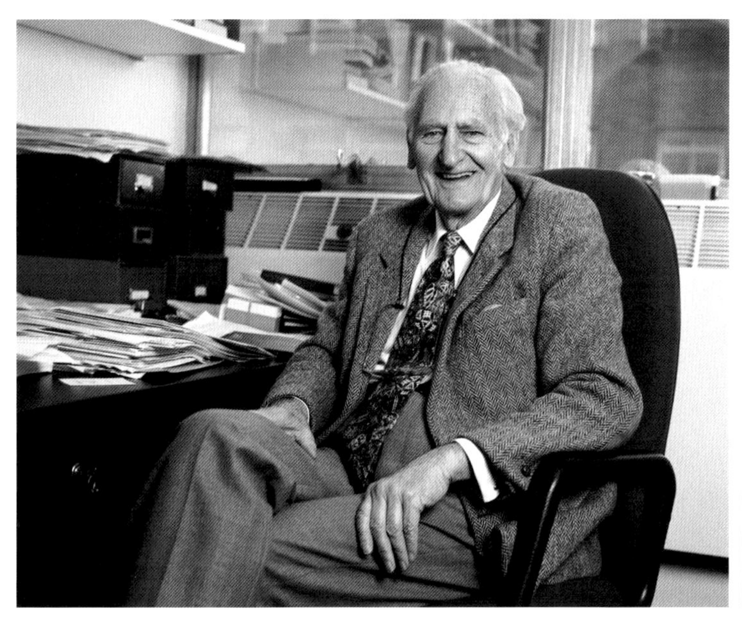

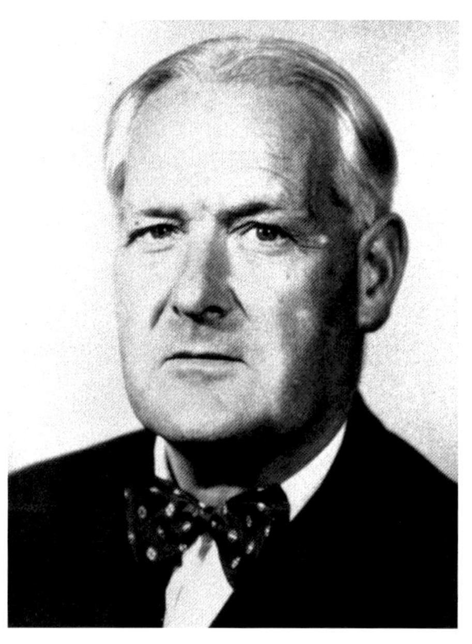

理查德·多尔（左边这位）与A.布拉德福德·希尔，他们在英国发表的研究结果与格雷厄姆与温德在美国发表的研究结果遥相呼应。但可惜的是，这些成果没有立即产生显著的效果。

人也会患上肺癌。因此，吸烟和癌症之间的直接联系，并不那么容易看出来。如果很多人都在做一件事，而只有一些人因此而死，那就很难把责任都推到这一个原因上。一些权威人士认为空气污染是肺癌发病率提高的原因。另一些人怀疑跟沥青路面越来越多有关系。

在持怀疑态度的人里，有一名干将叫埃瓦茨·安布罗斯·格雷厄姆（Evarts Ambrose Graham，1881—1957），他是圣路易斯华盛顿大学的胸外科医生和教授。格雷厄姆有个著名（也很搞笑）的观点，他认为，既然尼龙长筒袜和吸烟同时流行起来，我们也有理由把肺癌归咎于尼龙长筒袜的出现。但20世纪40年代末，他的一个学生，出生于德国的恩斯特·温德（Ernst Wynder）向他寻求许可，以便动手研究这个问题，格雷厄姆同意了，主要是希望他能彻底推翻吸烟和癌症之间存在关联的理论。然而，温德确凿地证明了两者之间的联系，就连格雷厄姆都被证据说服，改变了看法。1950年，两人在《美国医学会杂志》上联合发表了一篇关于温德研究结果的论文。不久之后，《英国医学杂志》进行了一项研究，伦敦卫生与热带医学院的理查德·多尔（Richard Doll）和A. 布

尽管如今世界上最负盛名的两份医学杂志均已证明吸烟和肺癌之间存在明确的联系，但这些研究结果几乎没有产生任何影响。

拉德福德·希尔（A. Bradford Hill）得出了或多或少相同的结论。[1]

尽管如今世界上最负盛名的两份医学杂志均已证明吸烟和肺癌之间存在明确的联系，但这些研究结果几乎没有产生任何影响。人们就是喜欢抽烟，戒不了。伦敦的理查德·多尔和圣路易斯的埃瓦茨·格雷厄姆都是老烟民，这下便戒了烟，但对格雷厄姆来说为时已晚。在他的报告发表7年后，他死于肺癌。在其余地方，烟民人数不断上涨。20世纪50年代，美国的吸烟量增加了20%。

在烟草业的刺激下，许多评论家对研究结果大加嘲讽。由于格雷厄姆和温德很难训练老鼠吸烟，他们开发了一种可以从烟草中提取焦油的机器，并把焦油涂抹在实验鼠的皮肤上，让肿瘤在皮肤上暴发。《福布斯》杂志的一名作者尖刻地问道（必须说，这有点愚蠢）："有多少人会把从烟草里提取的焦油涂在背上？"政府对这个问题没太大兴趣。英国卫生部部长伊恩·麦克劳德（Iain Macleod）在新闻发布会上正式宣布吸烟与肺癌之间存在明确的联系，但他公然抽烟，极大地削弱了自己的立场。

烟草业研究委员会（这是一家烟草制造商资助的科学小组）提出，尽管烟草致癌已经在实验鼠身上诱发，但从未在人类身上得到揭示。1957年，该委员会的科学主任写道："没有人确定香烟的烟雾或任何已知成分，对人体致癌。"但出于方便考虑，他无疑忘了提及一点：永远不可能出现一种合乎伦理的方法，在活人身上进

对页：这张1962年的公共宣传海报所传达的信息再明确不过了，但它花了很长时间才让人们完全理解其中的含义。

1 布拉德福德·希尔此前已对医学做出了重大贡献。两年前，他在研究链霉素作用的过程中，发明了随机对照试验。

DEATHS FROM LUNG CANCER

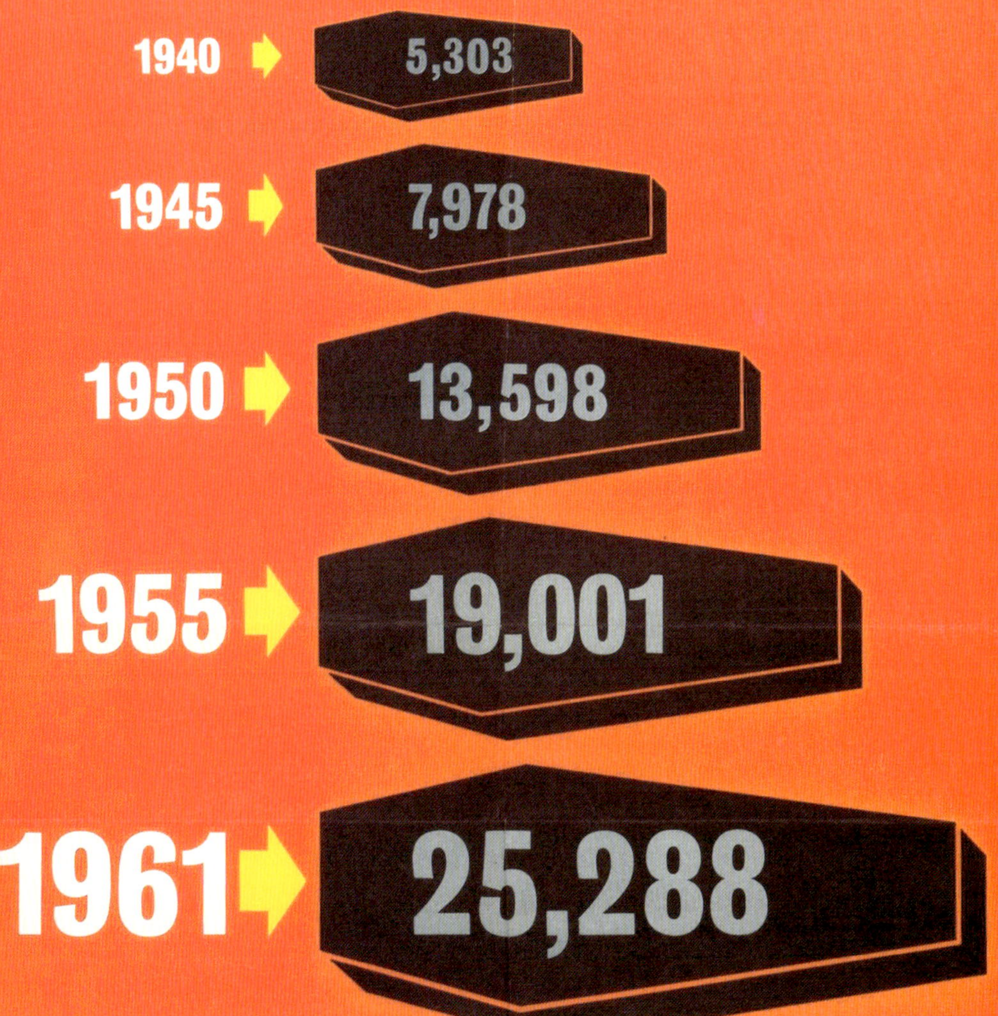

The more CIGARETTES you smoke the greater the risk

YOU HAVE BEEN WARNED

SM4 Issued by the Ministry of Health and the Department of Health for Scotland.

行诱发癌症的实验。

为了进一步打消顾虑（并让自己的产品对女性更具吸引力），20世纪50年代初，烟草制造商推出了滤嘴。制造商们宣称，滤嘴的效果极佳，他们的香烟这下更安全了。大多数制造商对带滤嘴的卷烟收取溢价，虽说滤嘴的成本比换下来的烟草要便宜多了。此外，大多数滤嘴对焦油和尼古丁的过滤效果并不比烟草好，同时，为弥补口感上的损失，制造商开始使用更强劲的烟草。结果是，到20世纪50年代末，普通烟民吸入的焦油和尼古丁比滤嘴发明之前还要多。到那时，美国成年人平均每年吸烟4000支。有趣的是，20世纪50年代很多有价值的癌症研究都是由接受烟草行业资助的科学家完成的，他们迫切地寻找除了香烟以外的致癌原因。只要不直接涉及烟草，他们的研究大多无可指摘。

1964年，美国卫生局局长宣布吸烟与肺癌之间存在明确联系，但这一声明收效甚微。16岁以上的美国人平均吸烟数量从禁烟令公布前的每年4340支，小幅下降至禁烟令公布后的每年4200支，但随后又回升至每年4500支左右，维持多年。值得注意的是，美国医学协会花了15年时间才为卫生局局长的发现背书。这期间，美国癌症协会的一位董事会成员是烟草巨头。迟至1973年，《自然》杂志还曾发表编辑文章，支持女性在怀孕期间吸烟，理由是吸烟可以缓解她们的压力。

还好局面后来发生了变化。如今，只有18%的美国人吸烟，人们很容易认为，我们已经基本解决了这个问题。但情况没这么简单。近1/3生活在贫困线以下的人仍然吸烟，而吸烟习惯，是1/5去世者的死因。要纠正这个问题，我们还有很长的路要走。

最后，让我们用一种常见的呼吸问题来结束本章内容。它同样神秘，只是没那么可怕（至少，在大部分时间对我们大部分人没那么可怕）：打嗝。

打嗝是横膈膜突然痉挛性收缩，本质上使得喉头突然闭合，发出那众所周知的声音。没人知道打嗝是怎么发生的。打嗝的世界纪录似乎来自艾奥瓦州西北部一位名叫查尔斯·奥斯本（Charles Osborne）的农民，他连续打嗝67年。1922年，奥斯本试图把一头350磅重的生猪举起来屠宰，但不知怎么回事，触发了打嗝反应。起初，他每分钟打嗝40多次。最终，速度降到了每分钟20次。据估计，在近70年的时间里，他总共打嗝4.3亿次。他睡着了从不打嗝。1990年夏天，也就是他去世前一年，奥斯本的打嗝突然神秘地停止了。[1]

如果你真的打嗝，而且几分钟后并未自动消失，医学科学基本上完全没法帮忙。任何医生能提出的最佳补救方法，无非是你小时候早已熟知的那些：吓唬当事人（比如偷偷走近，然后“嗷”地一声跳出来），抚摸他的颈背，让他咬一口柠檬，或者猛喝一口冰水，扯舌头等十来种做法。这些古老的治疗方法是否真的有效，不是医学能解释的。更重要的是，似乎没人知道有多少人正承受着慢性或持续性打嗝的折磨，而且这个问题似乎不是小事。一位医生告诉我，胸部手术后经常发生这种情况。“比我们乐于承认的要多。”他说。

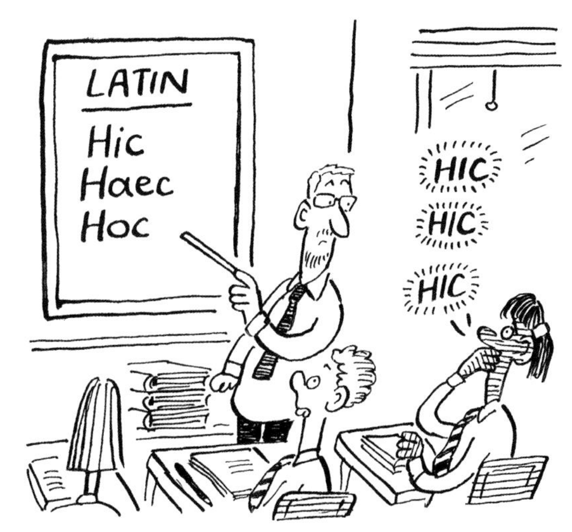

1　奥斯本来自艾奥瓦州的安顿。虽然该镇只有大约600人，但它也是全世界最高的人的故乡。1921年，也就是奥斯本打嗝马拉松开始前不久，23岁的伯纳德·科因（Bernard Coyne）去世，死时身高超过8英尺。

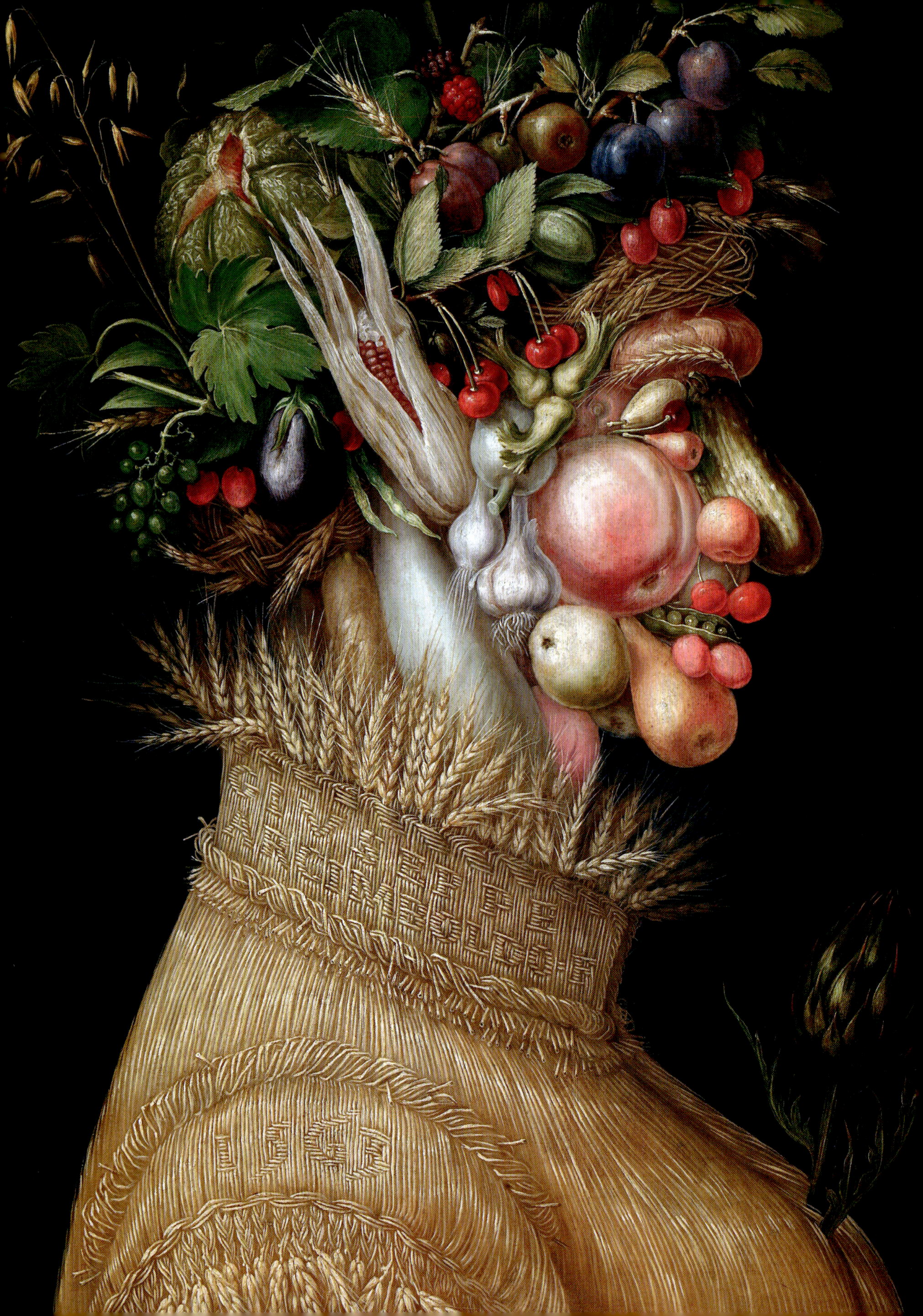

第十四章

食物：

熟食给了人类更大的大脑和更多的时间

“告诉我你吃什么，我便能判断你是什么样的人。”

——安泰尔姆·布里亚-萨瓦兰（Anthelme Brillat-Savarin），《味觉生理学》

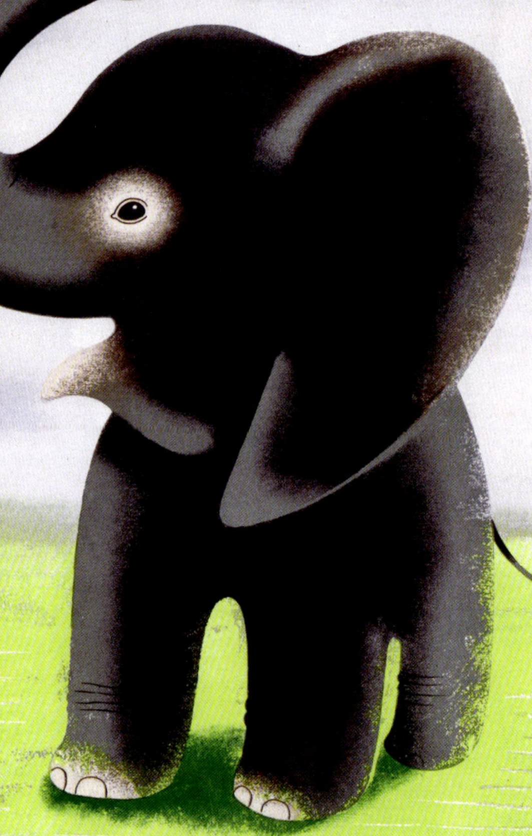
MINISTRY MF OF FOOD
DON'T FORGET
GREEN VEGETABLES
KEEP YOU FIT
T. Eckersley
E. Lombers
Issued by the Ministry of Food 64/01507
PRINTED FOR H.M. STATIONERY OFFICE BY FOSH & CROSS LTD., LONDON 51/2579

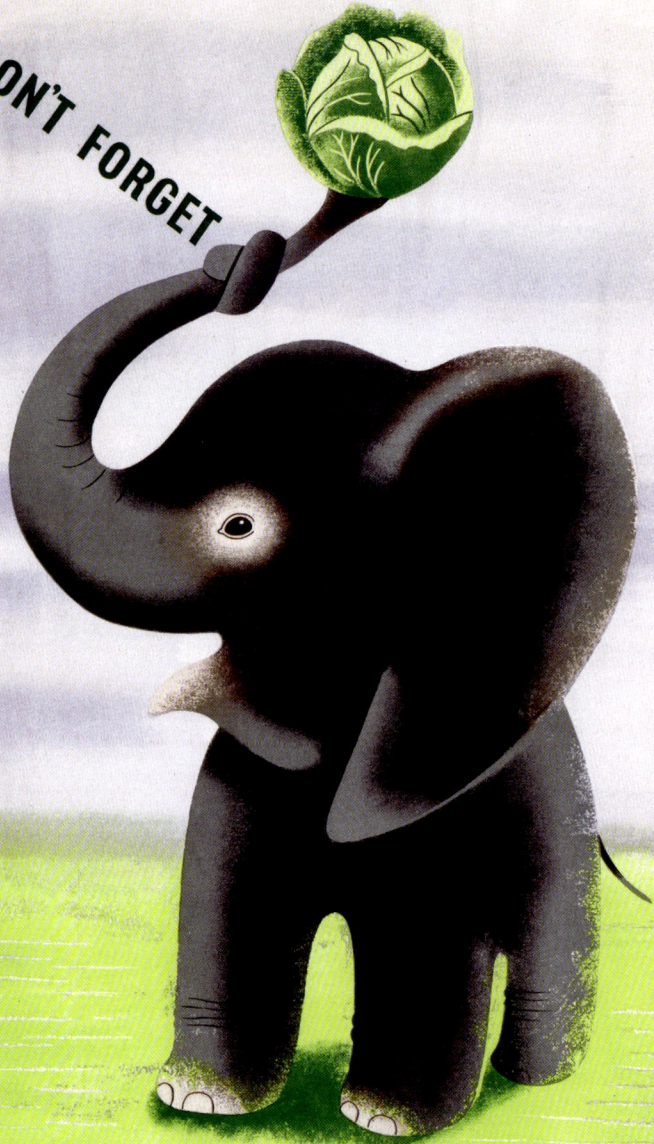

我们都知道，如果把太多的啤酒、蛋糕、比萨、芝士汉堡，以及其他各种让生活美滋滋的东西弄进肚子，我们的体重就会因摄入太多卡路里而增加。但这些容易让我们的身体变得圆滚滚的卡路里到底是什么呢?

卡路里是一种奇怪而且复杂的食物能量测量方法。按照定义，把1千克水加热1℃所需要的能量，就是1000卡路里。但可以肯定，在决定吃什么食物时，没人会从这方面想。需要多少卡路里，是个完全因人而异的问题。直到1964年，美国的官方指导是中等活动量的男性每天摄入3200卡路里，同等活动量的女性每天摄入2300卡路里。如今，这个数字已经减少到中等活动量的男性摄入约2600卡路里，中等活动量的女性摄入约2000卡路里。减少幅度很可观。对一名男性来说，这意味着他一年几乎减少了22万卡路里的热量。

如果你听说实际上的摄入情况完全与此相反，大概不会感到惊讶。今天的美国人比1970年多摄入大约25%的卡路里（而且，让我们面对现实吧，美国人今天的生活习惯也跟1970年不是一回事）。

“卡路里测量之父”（“现代食品科学之父”），是美国学者威尔伯·奥林·阿特沃特（Wilbur Olin Atwater）。阿特沃特是一位卫理公会流动牧师之子，虔诚善良，留着一抹海象胡子，身材胖乎乎的（说明他自己可不是能抗拒得了零食诱惑的人）。1844年，他出生于纽约北部，在康涅狄格州的卫斯理大学学习农业化学。游学德国期间，他听人介绍了令人兴奋的全新卡路里概念，便产生了一种传播福音式的冲动回到美国，希望将科学的严谨带给婴儿营养学。[1]他接受了母校的化学教授职位，着手开展一系列的实验来测试

对页：建议多吃蔬菜并不是什么新鲜的事儿。这张海报是英国食品部1951年发布的。

本章章节页图片：我们吃了什么，我们就是什么——即使可能并不是朱佩塞·阿尔钦博托（Giuseppe Arcim）所描绘的《夏天拟人画》那样直白。

1 至于到底是谁发明了与饮食相关的卡路里，人们惊人地缺乏共识。一些食品历史学家说，早在1819年，法国的尼古拉斯·克莱门特（Nicolas Clement）就提出了这个概念。有人认为是德国人朱利叶斯·梅耶（Julius Mayer）在1848年提出的，也有人主张是两名法国人P. A. 法沃尔（P. A. Favre）和J. T. 希尔伯曼（J. T. Silbermann）在1852年共同提出的。但有一点是确定的，那就是19世纪60年代，阿特沃特在欧洲碰到它时，它正在欧洲营养学家之间盛行。

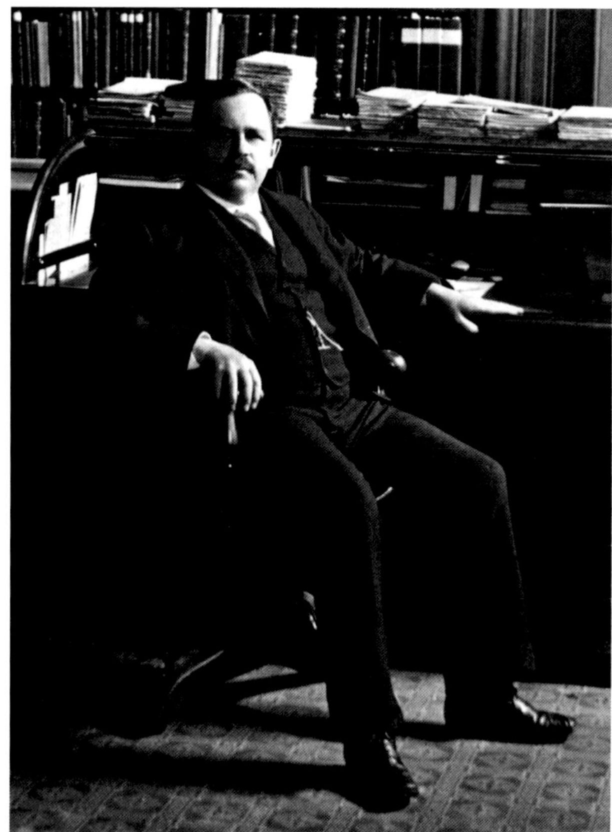
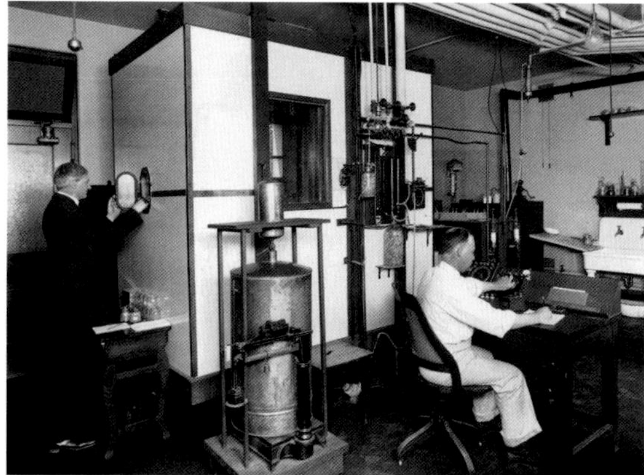 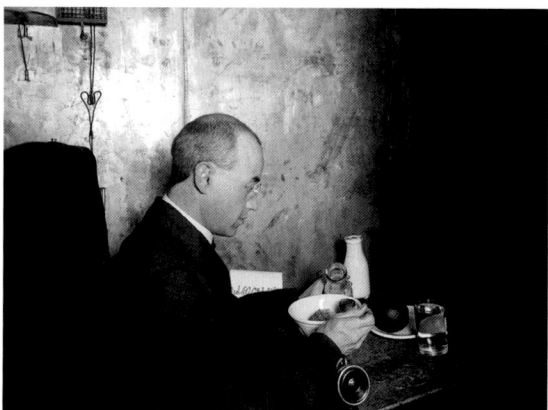

图片从左往右按顺时针顺序：
1. 威尔伯·奥林·阿特沃特，现代营养学的创始人。
2. 阿特沃特的呼吸热量计——实际上就是一个大柜子，他的受试者们要在里面住几天，而他们的摄入量和排出量都会被算进去。
3. 受试者中的一人正在里面吃午饭。

食品科学的方方面面。一些实验颇有离经叛道的意味，当然风险也不小。他曾在实验中吃了一条下了毒药的鱼，想看看这会对自己有什么影响——结果差点要了他的命。

阿特沃特最著名的项目是制造了一种名叫呼吸热量计的精巧装置。这是一间密封室，比一口大号橱柜大不了多少，受试者被关在室内长达5天，而阿特沃特和助手趁机详尽测量其新陈代谢的各个方面——食物和氧气的输入，二氧化碳、尿、氨、粪便等的排出——从而计算卡路里摄入量。这项工作非常严苛，需要16个人来阅读所有的刻度盘并进行计算。

大多数受试者都是学生，不过实验室的看门人斯维德·奥斯特伯格（Swede Osterberg）有时也会被招进来。他们有多少是出于自愿，如今不得而知。卫斯理大学的校长为阿特沃特热量计的阿特沃特最令人不安的发现（对他自己，也对全世界）是，酒精是一种特别丰富的卡路里来源，故此它也是一种有效的燃料。

作用感到困惑不解（说到底，卡路里是个全新的概念），尤其震惊于其成本。他勒令阿特沃特减薪50%，要不就自行聘用助手。阿特沃特选择了后者，不受阻吓地顽强计算出了几乎所有已知食物（总共约4000种）的卡路里和营养价值。1896年，阿特沃特出版了代表作《美国食材的化学成分》（*The Chemical Composition of American Food Materials*），在整整一代人里，这都是关于饮食和营养的最高权威作品。有一段时间，他是美国最著名的科学家之一。

阿特沃特的很多结论，归根结底是错误的，但这不能怪他。当时没有人知道维生素和矿物质的概念，甚至没有人知道均衡饮食的必要性。对阿特沃特和他的同时代人来说，一种食物之所以优于另一种食物，全部原因就在于它充当燃料的作用。因此，他认为水果和蔬菜提供的能量相对较少，在一般人的饮食中不发挥任何作用。相反，他建议我们应该多吃肉——每天2磅，每年730磅。如今，美国人平均每年吃肉122千克，约为阿特沃特建议摄入量的1/3，然而大多数权威人士仍表示这还是太多。（为了便于比较，英国人平均每年吃肉84千克，几乎比阿特沃特建议的量少了70%，却仍然太多。）

阿特沃特最令人不安的发现（对他自己，也对全世界）是，酒精是一种特别丰富的卡路里来源，故此它也是一种有效的燃料。他是牧师的儿子，自己滴酒不沾，对这样的结论自然大感震撼，羞于启齿。但身为尽职的科学家，他认为，不管多么尴尬，自己的首要任务是弄清真相。结果，他那卫理公会大学的虔诚而且本就心存轻视的校长立刻宣布跟他脱离关系。这场争论尘埃落定之前，命运出手了。1904年，阿特沃特遭受了一次严重的卒中。他苦苦熬了3年，身体仍未恢复，到63岁去世。但他的长期努力确保了卡路里在营养学中永远的核心地位。

作为饮食摄入的衡量标准，卡路里有很多缺点。首先，它没有显示出一种食物是否真的对你有好处。“空”卡路里的概念在20世纪初还不为人知。传统的卡路里测量方法也无法解释食物在体内是怎样被吸收的。例如，大多数的坚果比别的食物消化得更慢，这意味着它们所提供的热量比其所包含的要少。你吃了包含170卡路里的杏仁，但只留下了130卡路里。另外40卡路里似乎还没被消化就排出体外了。

烹饪与合作：哈佛大学的丹尼尔·利伯曼热衷于强调社区生活在促进人类大脑方面的重要性。

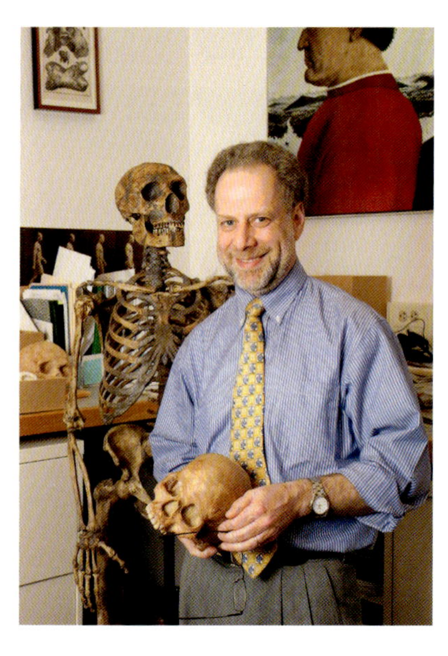

不管用什么方法来衡量，我们都很擅长从食物中摄取能量，这并不是因为我们的新陈代谢特别活跃，而是因为我们很久以前就学会、掌握了一个奥妙：熟食。人类第一次将食物弄熟是在什么时候，我们连个大概的时间都不知道。有充分的证据表明，早在30万年前，人类的祖先就在利用火，但对此投入了大部分职业生涯不懈研究的哈佛大学的理查德·朗汉（Richard Wrangham）认为，早在150万年前，也就是说，我们还没有完全演变成人类之时，祖先们就掌握了火的运用。

熟食有各种各样的好处。它可以破坏毒素，改善口味，让坚硬的东西更好嚼，极大地拓宽我们的食物范围，最重要的是大大提升了人类从所吃食物中获得的热量。现在的普遍看法是，熟食带给了我们能量，生长出更大的大脑，也带给了我们闲暇，让我们可以用它思考。

但为了把食物弄熟，你还需要有能力、有效地采集

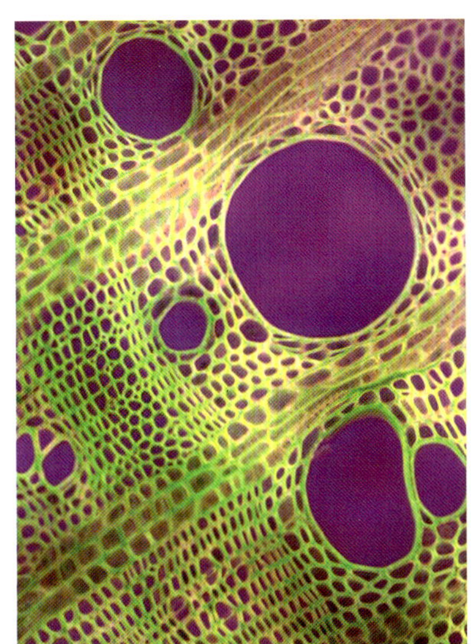
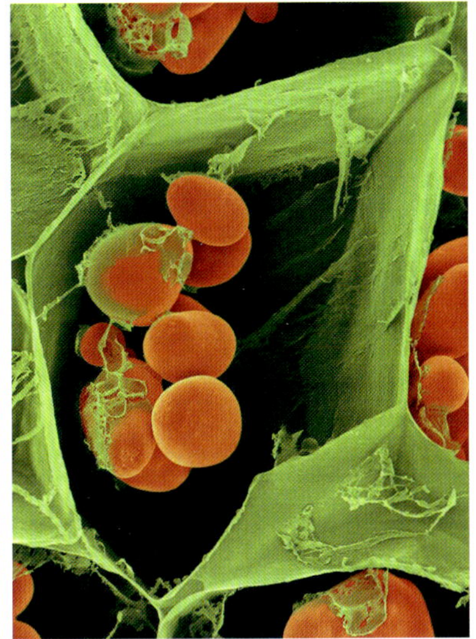
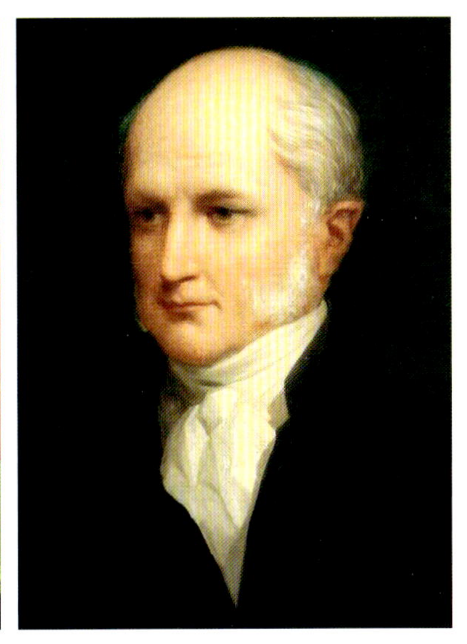

就营养价值而言，很多植物中的成分都对我们没什么好处。比如，第一幅图中的黄格子也就是纤维素，我们对它就束手无策。第二幅图显示，土豆中的淀粉只有在煮熟以后才能被我们轻易吸收。直到19世纪早期，威廉·普劳特才确定了人类饮食中的主要基本成分。

和准备食物。哈佛大学的丹尼尔·利伯曼认为这才是我们变成现代人的核心。“你不可能拥有体积庞大的大脑，除非你找到食物为它提供能量，”我们见面时他告诉我，“为了补充能量，你需要掌握狩猎和采集。这远比人们想象的更具挑战性。它不仅是采摘浆果或挖出块茎的问题，更是要对其进行处理，让食物变得更容易食用和消化，吃起来更安全。这就涉及工具制造、交流与合作。而这是驱使原始人向现代人转变的基础。”

在自然界中，我们其实很容易挨饿。我们无法从众多植物的大多数部位摄取营养。尤其是，我们不能利用纤维素，而纤维素是植物的主要成分。我们能吃的少数植物，就是众所周知的蔬菜。除此之外，我们只能吃少数植物终产物，如种子和果实，可就算是它们，其中许多也对我们有毒。但有了烹饪，我们就可以从多得多的植物里受益了。例如，煮熟的土豆比生土豆的消化率提高了大约20倍。

熟食为我们解放了大量时间。其他灵长类动物光是咀嚼食物，每天就要耗掉7小时之久。我们不需要为了生存而不停地进食。当然，我们的悲剧在于，我们多多少少还是随时在吃。

人类饮食的基本组成部分（大量要素）是水、碳水化合物、脂

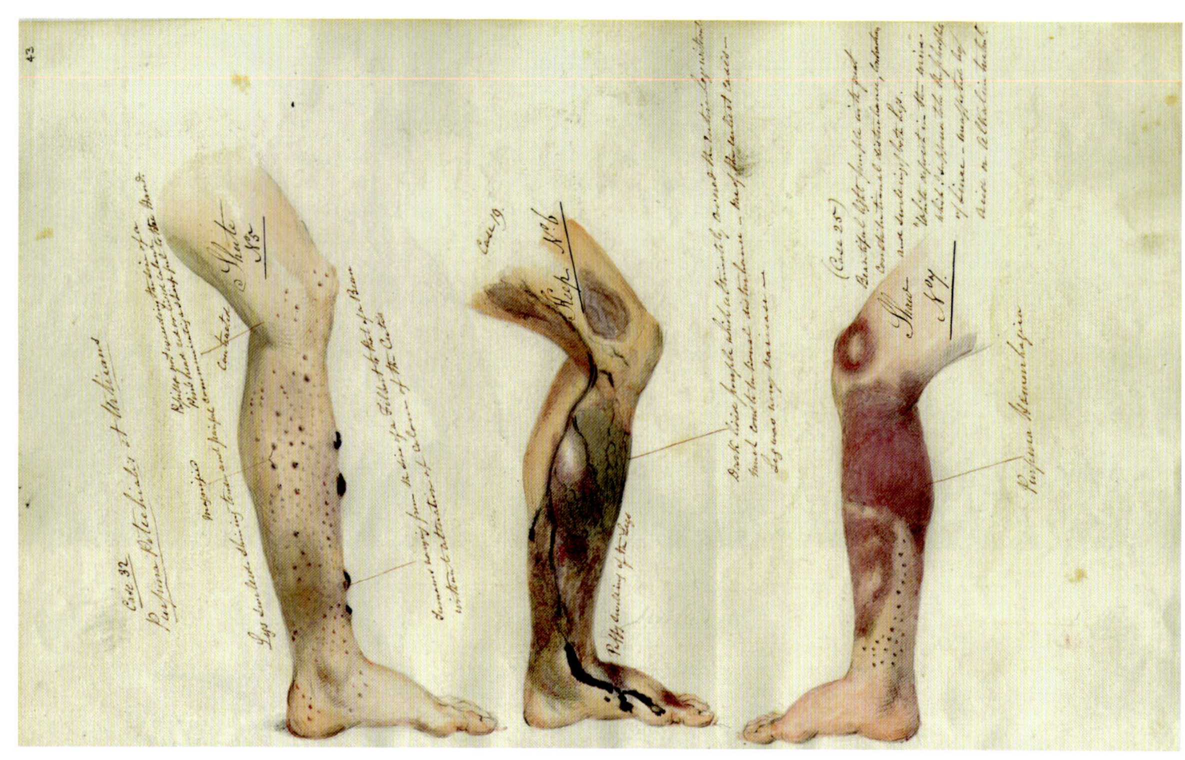

19世纪40年代的时候，人们在一艘关押囚犯的船上观察到了坏血病所产生的影响。早在维生素被发现之前，人们就清楚地认识到，就像长时间从事航海活动那样，如果人们的饮食中长期缺少某种元素，就会得某种疾病。

肪和蛋白质。它们由差不多200年前一位名叫威廉·普劳特（William Prout）的英国化学家识别出来，但即便在当时人们也清楚地知道，为了获得完全健康的饮食，还需要一些更难以捉摸的元素。在很长一段时间里，没有人确切地知道这些元素是什么，但很明显，如果没有这些元素，人很可能会患上脚气病或坏血病等缺乏症。

当然，我们现在知道它们是维生素和矿物质。维生素无非是一种有机化学物质，它来自植物和动物等曾经有生命的东西，而矿物质则是无机的，来自土壤或水。总的来说，我们必须从食物中获取大约40种此类自身无法制造的营养物质。

维生素的概念出现得很晚，新得惊人。威尔伯·阿特沃特死后4年多，波兰移民到伦敦的化学家卡西米尔·芬克（Casimir Funk）提出了维生素（vitamins）的概念，但他称之为“维他命”（vitamines），是“vital”（至关重要）和“amines”（胺，一种有机化合物）两者的缩写。事实证明，只有一部分维生素是胺，

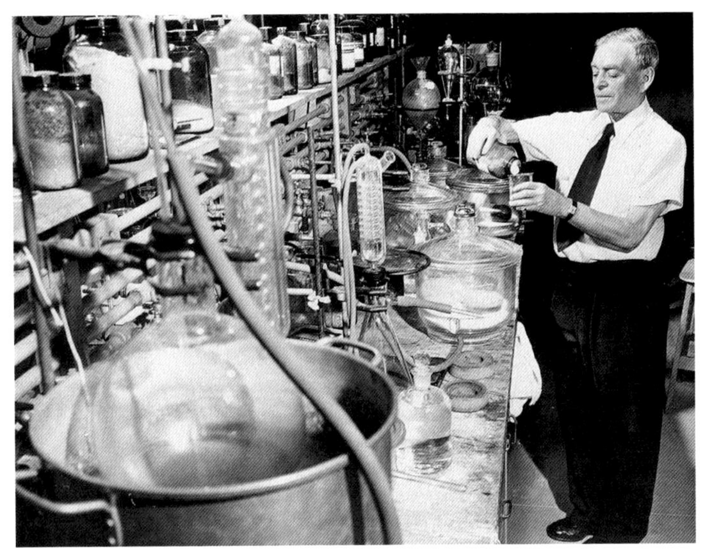
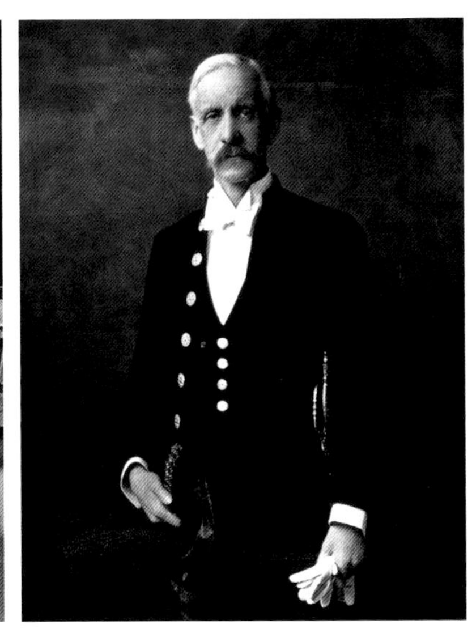

维生素进入营养学之路十分崎岖。西米尔·芬克（左边）正确地推论出了它们的存在，但他的见解却被当时的医学权威否定了，而正是弗雷德里克·霍普金斯爵士的大量工作才确定了它们的化学成分。

所以这个名字日后缩短了。（人们还试用过其他名字，如“营养物质”“食物激素”“辅助食物因子”，都没能流传开来。）芬克并未发现维生素，只是正确地推断出了它们的存在。但由于没人能制造出这些奇怪的物质，不少权威人士都拒绝接受它们存在的现实。英国医学会主席詹姆斯·巴尔（James Barr）爵士斥其为“想象的臆造”。

维生素的发现和命名差不多直到20世纪20年代才拉开序幕，而且，哪怕用委婉点的说法，这也要算一个曲折的过程。一开始，维生素的命名基本是严格按照字母表顺序排列的——A、B、C、D等，但后来这套系统逐渐解体。人们发现，维生素B不是一种而是几种，于是重新将之命名为B_1、B_2、B_3，一直到B_{12}。后来人们认为，B族维生素并没有这么多元化，所以淘汰掉了一些，对另一些做了重新分类，于是，今天我们只剩下6种半连续的B族维生素：B_1、B_2、B_3、B_5、B_6和B_{12}。还有一些维生素来了又走了，所以科学文献里充斥着大量可以叫作“幽灵维生素”的东西：维生素M、P、PP、S、U等。1935年，哥本哈根的一位研究人员亨里克·达姆（Henrik Dam）发现了一种对血液凝固至关重要的维生素，并将其命名为维生素K（丹麦语koagulere，凝固酶的意思）。

次年，另一些研究人员提出了维生素P（表示permeability，“渗透性”）。整个过程至今尚未彻底消停。例如，Biotin（生物素）一度被称为维生素H，但后来变成了B_7，但今天，它基本上只叫生物素了。

芬克创造了“维生素”一词，是以发现维生素的功劳，大多落在了他头上，但确定维生素化学性质的真正工作，大多是由其他人，尤其是弗雷德里克·霍普金斯（Frederick Hopkins）爵士完成的，霍普金斯也因此获得了诺贝尔奖——这一事实，把芬克永远地抛在了后面。

即使到了今天，维生素仍然是一种定义不清的物质。这个词形容了13种微量物质，我们需要它们才能正常运转，但又无法自行制造。我们一般认为它们有着紧密的联系，但除了对我们有用，它们几乎毫无共同点。有时，人们称它们为“体外生成的激素”，这是个不错的定义，可惜只对了一部分。维生素D是所有维生素里最重要的一种，既可以在体内合成（从这一点上看它实际上是一种激素），也可以从外部摄入（这样就又变成了维生素）。

我们对维生素及矿物质的大量认识，都是最近才掌握的。例如，胆碱这种微量营养素，你兴许从来没听说过。它在制造神经递质和保持大脑平稳运转方面扮演着核心角色，但我们直到1998年才知道。我们通常吃得不太多的食物（比如动物肝脏、球芽甘蓝和青豆等）中包含了大量的胆碱，而这，无疑解释了为什么90%的人至少处在中度胆碱缺乏状态。

有许多微量营养素，科学家既不知道你需要多少，也不太清楚当你得到它们时，它们为你做些什么。例如，溴遍布整个身体，但没有人说得清它的存在是因为身体需要它，又或只是个偶然的过客而已。砷对一些动物来说是必需的微量元素，但我们不知道人类是否包括在这些动物当中。铬确实是必需的，但它的含量少到稍微一多就会变成有毒物质。随着年龄的增长，铬的含量会稳步下降，但没人知道为什么会下降，也没人知道这意味着什么。

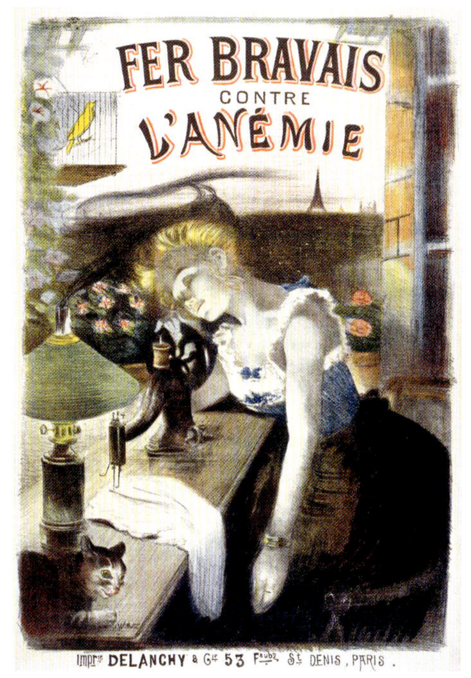

就像这则刊登于1896年的广告所显示的那样，铁剂曾长期作为治疗贫血症的药物被销售，但很少有人知道，铁过多或过少都会对身体有伤害。

对几乎所有的维生素和矿物质来说，摄入太多和摄入太少的风险一样大。视力、皮肤健康和抵抗感染都需要维生素A，拥有它事关重大。好在它富含于许多常见的食物，如鸡蛋和奶制品，很容易就会摄入过量。但问题也就出在这里。建议的每日摄入量是女性700微克、男性900微克；男女的摄入量上限均为3000微克，超过这一上限往往会有风险。我们距离实现平衡有多远呢？有人能猜个大概出来吗？类似地，铁对红细胞健康至关重要。缺铁会导致贫血，但过多则会导致中毒。一些权威人士认为，有相当数量的人可能摄入了过多的铁。奇怪的是，不管是摄入铁过多还是过少，会导致同样的症状——嗜睡。2014年，新罕布什尔州达特茅斯-希区柯克医疗中心的里奥·扎卡斯基（Leo Zacharski）接受《新科学家》杂志采访时说："过多的铁补剂会累积在我们组织里，导致器官生锈。"他补充说："对各类临床疾病而言，这种风险因素远远大于吸烟。"

2013年，备受尊敬的《美国内科医学年鉴》上发表了一篇社论，以约翰·霍普金斯大学研究人员所做的一项研究为基础。文章说，高收入国家的几乎每一个人，都已经充分摄入了营养，不再需要补充维生素或服用其他健康补剂，我们不应该再在这方面浪费钱。然而，报告立刻迎来了一些尖锐的批评。哈佛大学医学院的梅尔·斯坦普弗（Meir Stampfer）教授说，"一份著名杂志竟然发表了这样一篇糟糕的论文"，真是令人遗憾。根据美国疾病预防控制中心的说法，我们从常规饮食中摄入的维生素远远不够，大约90%的美国成年人摄入的维生素D和维生素E达不到每日的推荐剂量，一半的人没能获得足够的维生素A。美国疾病预防控制中心认为，

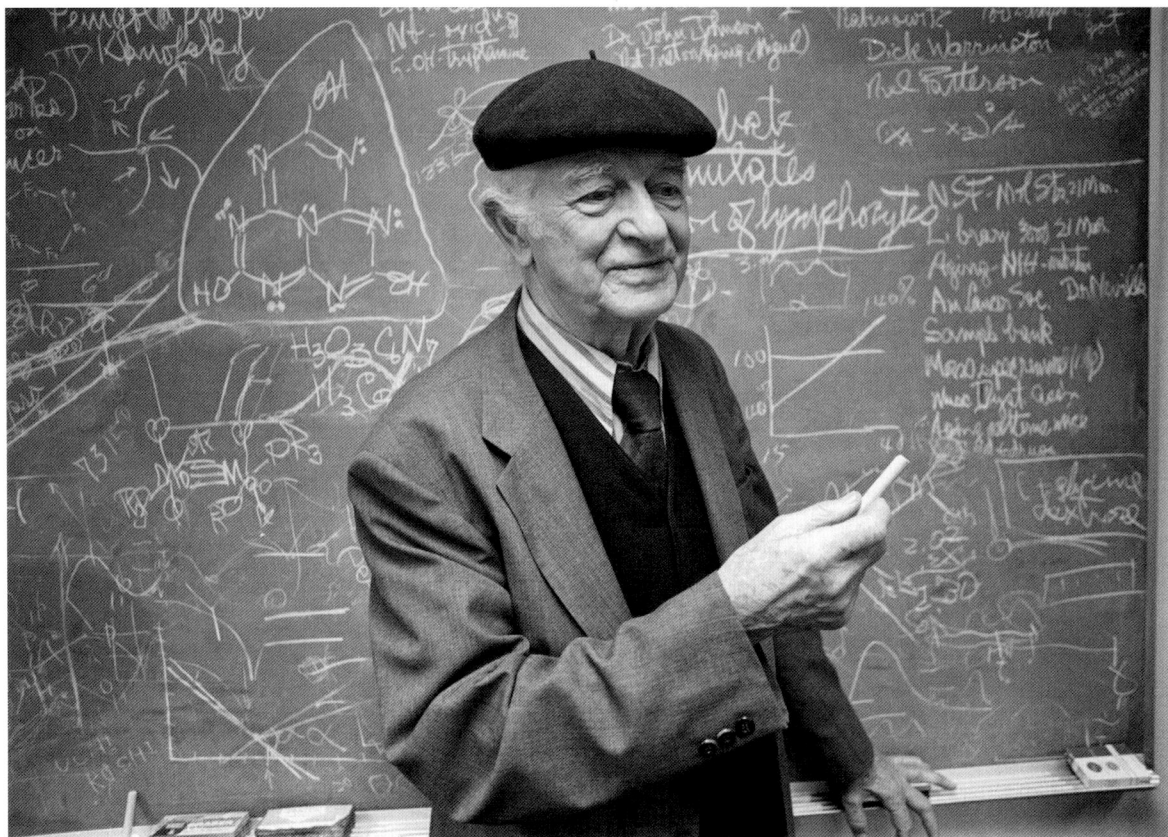

维生素C最大的拥护者——化学家莱纳斯·鲍林，他曾发誓要大量服用维生素C，并声称这能抵抗普通感冒和癌症，尽管他的热情没有得到任何佐证。

至少有不低于97%的人未能得到足够的钾，这尤其引人警惕，因为钾有助于保持心跳平稳，把血压控制在可容忍的范围之内。话虽如此，研究人员在我们到底需要多少维生素上常有意见分歧。美国推荐的维生素E每日摄入量是15毫克，但在英国，这个数字是3～4毫克——差别非常大。

可以肯定的是，很多人对保健品的信仰完全超出了理性的范畴。美国人有多达87,000种不同的膳食补充剂可以选择，他们每年在这些补剂上的花费不低于400亿美元。

关于维生素的最大争议由美国化学家莱纳斯·鲍林（Linus Pauling，1901—1994）掀起，他曾两次获得诺贝尔奖（1954年的化学奖及8年后的和平奖）。鲍林认为，大剂量的维生素C能有效预防感冒、流感，甚至某些癌症。他每天服用4万毫克的维生素C

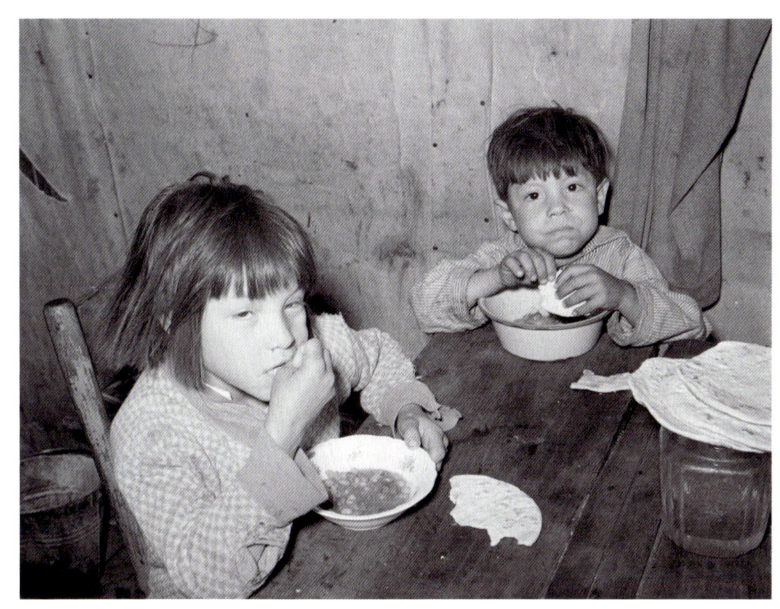

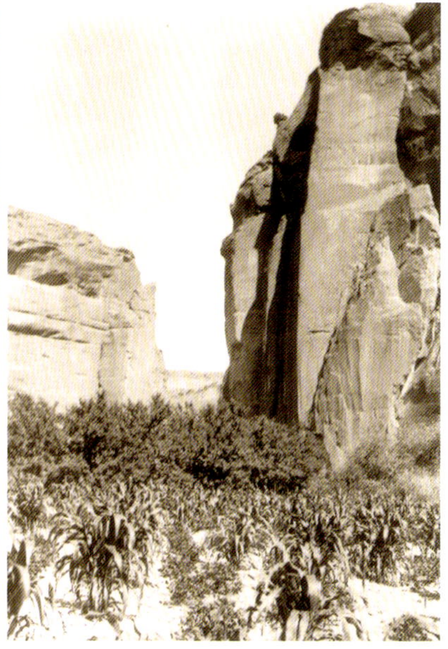

来自植物的蛋白质：1939年，这些墨西哥的孩童们正在吃豆子和玉米饼。玉米饼传统上是用玉米淀粉制成的。1906年左右拍摄的纳瓦霍人的农场，他们在峡谷峭壁之间种玉米。

（推荐的每日剂量是60毫克），并坚持说，自己大量摄入维生素C，抵挡了前列腺癌20年。他没有任何证据支持自己这些说法，而且，日后的研究亦将之逐一否定。受鲍林观点的影响，直到今天，许多人仍然相信服用大量的维生素C有助于摆脱感冒。事实上并不会。

在我们从食物中摄取的所有东西（盐、水、矿物质等）中，只有三样东西在通过消化道时需要转变，它们分别是蛋白质、碳水化合物和脂肪。让我们依次来看一看。

蛋白质

蛋白质是复杂分子。我们体重的1/5是蛋白质。简单地说，一种蛋白质就是一条或几条氨基酸链。到目前为止，我们已经确认了大约100万种不同的蛋白质，没人知道还有多少种蛋白质有待发现。它们全都由仅仅20种氨基酸构成，尽管自然界中有数百种氨基酸也能完成同样任务。为什么演化只让我们与这么少量的氨基酸结合，这是生物学中最大的谜团之一。虽然蛋白质很重要，但它们的定义却模糊得惊人。所有的蛋白质都由氨基酸构成，但一条链中需要多少氨基酸方可称为蛋白质，目前还没有公认的定义。只能这么说：几种氨基酸（但并未指定是几种）串联在一起是肽。10或12种氨基酸串联在一起是多肽。当多肽变得比原本更大，那么，到了某个不可言喻的时刻，它就变成了蛋白质。

好玩的是，我们分解摄入的蛋白质，是为了把它们重新组装成新的蛋白质，就好像它们是乐高玩具一样。20种氨基酸里有8种无法在体内合成，必须通过饮食摄入。[1]如果我们吃的食物中缺少这些蛋白质，那么，人体中某些重要的蛋白质就无法合成。对吃荤者来说，几乎不会碰到蛋白质缺乏的问题，但这对素食者来说可能是个问题，因为光靠植物，不见得能提供所有必需的氨基酸。有趣的是，世界上大多数传统饮食方式，都是围绕能提供所有必需氨基酸的植物产品组合建立起来的。所以亚洲人吃大量的大米和大豆，而美国原住民一直把玉米、黑豆或平豆混在一起。这似乎不仅是口味的问题，更是一种对全面饮食需求的本能认知。

碳水化合物（糖类）

碳水化合物是碳、氢和氧的化合物，它们结合在一起形成各种各样的糖——葡萄糖、半乳糖、果糖、麦芽糖、蔗糖、脱氧核糖（DNA中发现的物质）等。这些糖里，有些是名为多糖的复杂化学物质，有些是简单的单糖，有些介于两者之间，称为双糖。虽然它们都是糖，但并不都是甜的。有些糖，如意大利面和土豆中的淀粉，因个头太大，无法激活舌头上的甜味味蕾。饮食中几乎所有的碳水化合物都来自植物，只有一种明显例外：乳糖，它来自牛奶。

我们吃大量碳水化合物，但也很快就消耗掉它们，所以，任何时候，你体内的碳水化合物总量都并不高——通常不超过450克。

1　这8种氨基酸分别是：异亮氨酸、亮氨酸、赖氨酸、蛋氨酸、苯丙氨酸、色氨酸、苏氨酸和缬氨酸。大肠杆菌有一种在生物中不寻常的能力：它能够利用第21种名叫硒半胱氨酸的氨基酸。

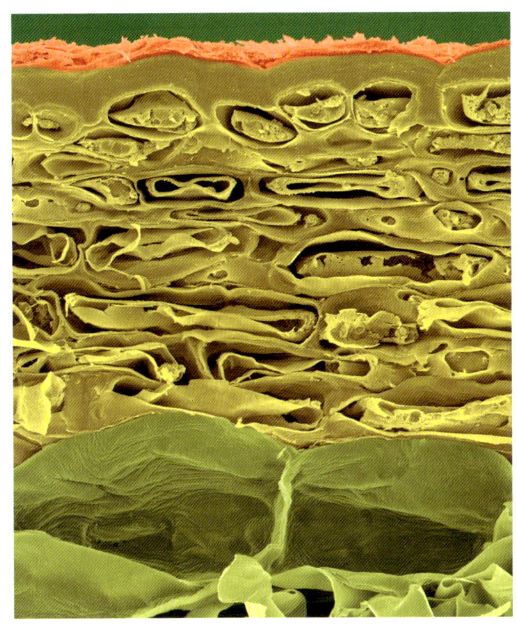
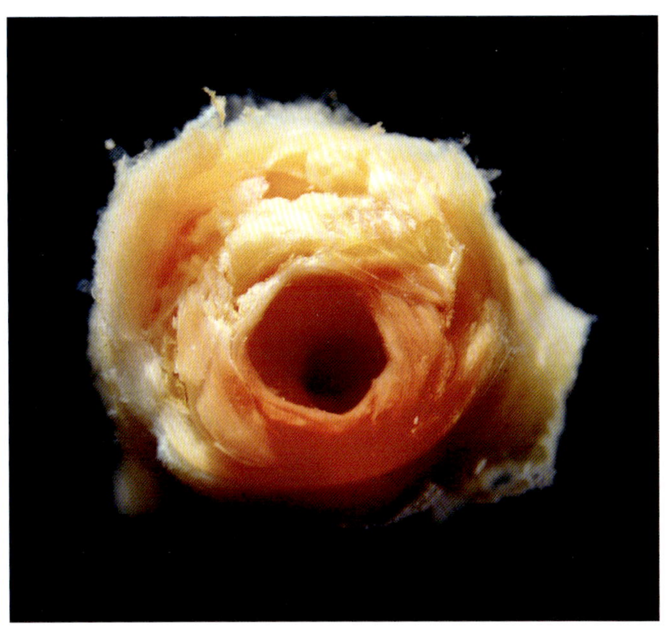

左边的图片是在电子显微镜下扫描的一个苹果切面，从果皮到果肉。苹果不含胆固醇，而且是膳食纤维的很好来源，还能帮助我们减少体内的胆固醇。右图显示的是动脉粥样硬化的特征——“坏”胆固醇堆积，缩小了血管的直径，这是很危险的。

要记住的是，碳水化合物经过消化后，无非是糖，通常是很多很多的糖。这也就是说，一份150克的白米饭或一小碗玉米片对血糖水平的影响，相当于9茶匙的糖。

脂肪

三剑客里的第三种——脂肪，同样由碳、氢和氧组成，但比例不同，这使得脂肪具有了更易于存储能量的效果。当脂肪在体内被分解时，它们与胆固醇、蛋白质结合形成一种叫作脂蛋白的新分子，通过血液在体内循环。脂蛋白主要分为两类：高密度脂蛋白和低密度脂蛋白。低密度脂蛋白通常叫作“坏胆固醇”，因为它们容易在血管壁上形成斑块沉积。从根本上看，胆固醇并没有我们想象的那么邪恶。事实上，它对健康的生活是至关重要的。你体内的大部分胆固醇都锁在细胞里，发挥着有益的作用。只有一小部分（大约7%）悬浮在血液中。而在这7%当中，又有1/3是“好”胆固醇，有2/3是“坏”胆固醇。

故此，应对胆固醇的窍门不是消灭它，而是将它保持在健康

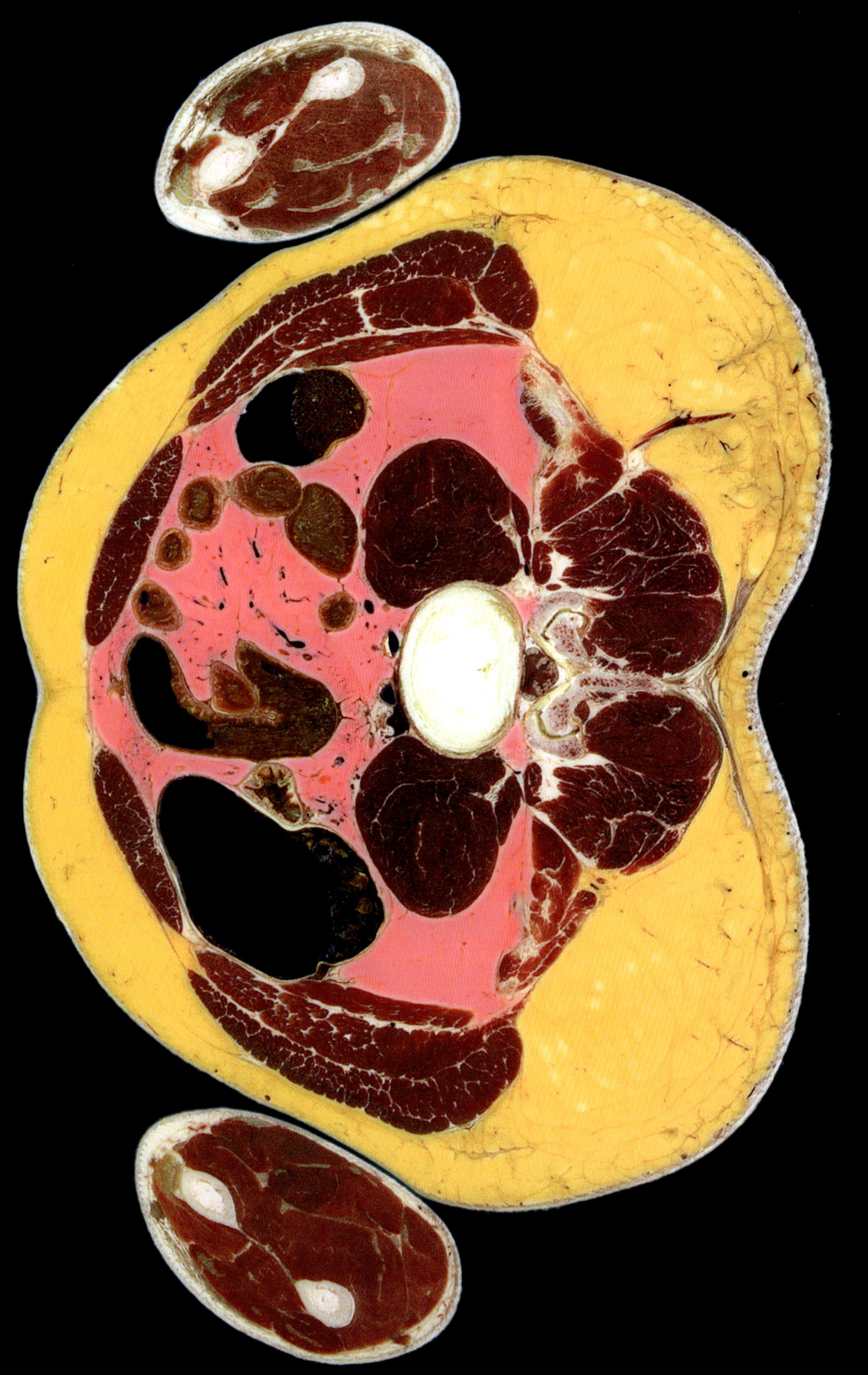

的水平上。一种方法是吃大量的膳食纤维或粗粮。膳食纤维是水果、蔬菜和其他植物性食物中人体无法完全分解的物质。它不含热量，也不含维生素，但它有助于降低胆固醇，减缓糖进入血液和随后通过肝脏转化为脂肪的速度，还有许多其他好处。

碳水化合物和脂肪是身体主要的能量储备，但储存和使用方式有所不同。当身体需要能量时，它往往分解可用的碳水化合物，把脂肪存储起来。你只需要记住（每当你脱下衬衫时无疑也都会意识到这一点），人的身体很喜欢抓住脂肪不松手。它会分解我们为获取能量而消耗的部分脂肪，但剩下的大部分会被输送到数以百亿计、遍布全身的叫作脂肪细胞的微小储存终端。这样做的好处是，人体天生擅长摄入能量，按需使用，并储存其余部分以待日后调用。我们可以在不吃东西的条件下连续活动几小时。身体脖子以下的部分，并不做很多复杂的思考，你把多余的脂肪给它，它会满心欢喜地存下来。它甚至会奖励你，让你在暴饮暴食时产生愉快的幸福感。

根据脂肪的最终去向，它被称为皮下脂肪（皮肤下面）或内脏脂肪（肚子周围）。出于种种复杂的化学理由，内脏脂肪比皮下脂肪要糟糕得多。脂肪分为几种。“饱和脂肪”听起来油腻且不健康，但实际上，它是对碳-氢键的一种技术描述，并不像你想象的那样，咬它一口就有多少油脂顺着嘴角流出来。一般来说，动物脂肪是饱和的，植物脂肪是不饱和的，但例外情况也很多，你无法光靠看来判断食物包含了多少饱和脂肪。例如，谁会想到，一枚鳄梨含有的饱和脂肪是一小袋薯片的5倍；或者，一大杯拿铁比几乎所有的糕点都含有更多的脂肪；再或者，椰子油几乎完全是饱和脂肪。

更叫人讨厌的是反式脂肪，一种从植物油制成的人造脂肪。1902年，德国化学家威廉·诺曼（Wilhelm Normann）发明了反式脂肪。多年来，人们一直认为它是黄油或动物脂肪的健康替代

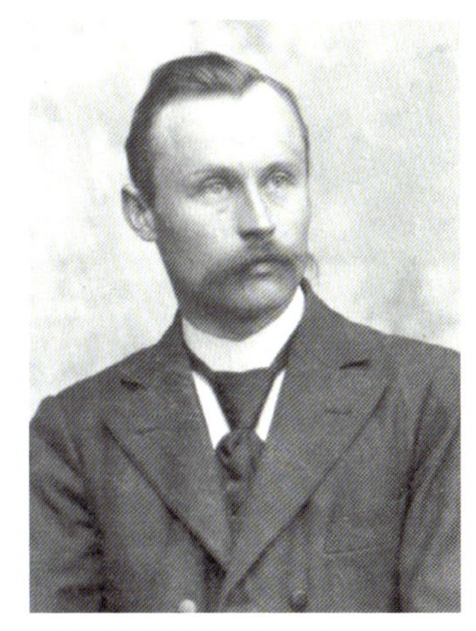

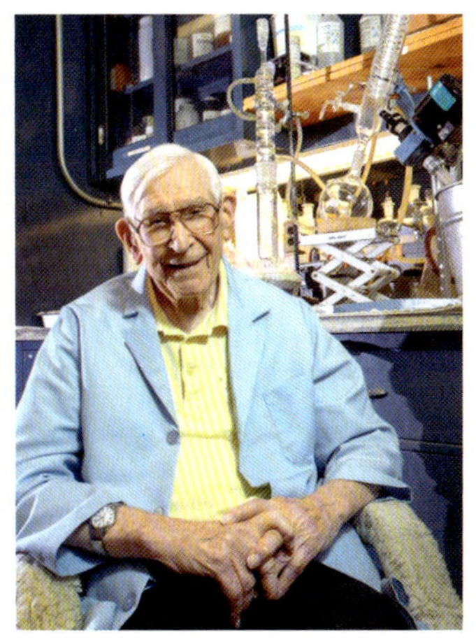

威廉·诺曼（上面第一幅图），他发明了反式脂肪，却没有意识到它们对健康构成的风险。弗雷德·库默罗（上面第二幅图），他发现反式脂肪会伤害心脏和肝脏。他活得够长，所以能开心地见到他的发现得到了肯定。

对页：我们的身体非常善于储存脂肪，而且所存的脂肪远远超出对人体有益的范围。这个人类腹部横截面显示，人体有相当多的皮下脂肪（黄色）和内脏脂肪（粉红色）。

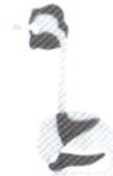

一个最为持久的饮食误区是，人每天应该喝8杯水。

品，但我们现在知道，事实恰恰相反。反式脂肪也叫氢化油，比其他脂肪对心脏的危害更大。它们会提高坏胆固醇的水平，降低好胆固醇的水平，还损害肝脏。正如丹尼尔·利伯曼所说，“反式脂肪本质上是一种慢性毒药”。

早在20世纪50年代中期，伊利诺伊大学的生化学家弗雷德·库默罗（Fred A. Kummerow）就报告说有明确证据证明大量摄入反式脂肪与冠状动脉阻塞之间存在联系，但他的发现，尤其是在食品加工行业的游说下，频遭否定。直到2004年，美国心脏协会才最终承认库默罗是正确的，直到2015年，也就是库默罗首次报告反式脂肪危害近60年后，美国食品和药物管理局才最终颁布法令，宣布食用反式脂肪不安全。尽管其危险性广为人知，但截至2018年7月，在美国将它们添加到食物中仍为合法。

最后，我们应该对最关键的大量要素——水，说上一两句。虽说我们通常意识不到，但我们每天消耗大约2.5升水（因为食物中包含了一半的水）。一个最为持久的饮食误区是，人每天应该喝8杯水。这个想法可以追溯到1945年美国食品和营养委员会的一篇论文，该论文指出，这是普通人平均一天的摄入量。2017年，宾夕法尼亚大学的斯坦利·戈德法布（Stanley Goldfarb）博士接受BBC广播4台节目《多还是少》（*More or Less*）采访时表示：“当时的情况是，人们没弄清必需摄入量的概念。另一点搞糊涂了的地方是，人们爱说，每天摄入8次8盎司水还不够，要在饮食摄入的液体之外再喝这个量。但这种说法没有被任何证据证明过。”

另一个关于喝水的持久误区是，人们相信咖啡因饮料是利尿剂，让你排出的液体比摄入的水还多。它们可能不是最健康的液体饮料，但对你的个人水分平衡仍然有净贡献。好玩的是，口渴并不是你需要多少水的可靠指标。极度口渴后想喝多少水就喝多少水的人通常会报告说，只要喝到流汗排出的液体量的1/5就够了。

喝太多水其实有害无利。正常来说，你的身体能很好地维持体液平衡，但有时人们会摄入太多的水，而肾脏无法足够快地排掉水分，最终便错误地稀释了血液中的钠含量，引发低钠血症。2007年，加州一位名叫珍妮弗·斯特朗奇（Jennifer Strange）的年轻女子在当地电台举办的喝水比赛（一场显然不够明智的比赛）里，在3小时内喝了6升水，不幸身亡。类似地，2014年，佐治亚州一名高中橄榄球运动员训练后抱怨抽筋，喝下了7.5升水和7.5瓶佳得乐，不久后陷入昏迷并死亡。

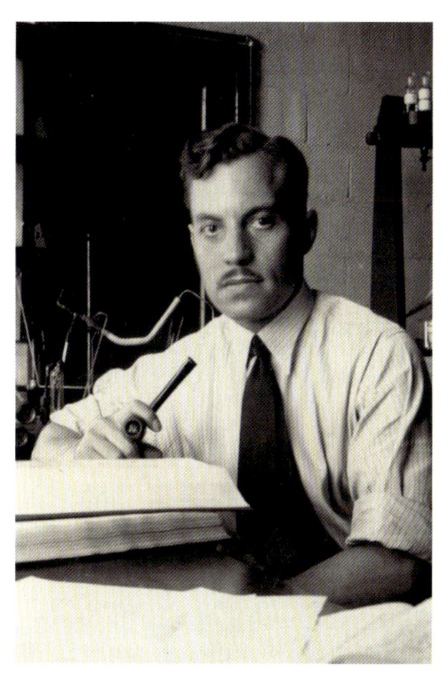

安塞尔·基斯，他对饥饿和过度饮食的研究为了解饮食与健康之间的联系做了很多贡献，尽管他的发现并没有被普遍接受，尚有争议。

卡尔·齐默（Carl Zimmer）在《小生命》（*Microcosm*）中指出，人一辈子要吃差不多60吨食物，相当于吃掉60辆小汽车。1915年，美国人平均将收入的一半花在食品上。如今，这一比例仅为6%。但我们的处境有些矛盾。数百年来，人们因为经济的窘迫而吃得不健康。可现在，我们吃得不健康纯粹是自找的。我们处在历史上一个非常特殊的时期，受肥胖折磨的人远多于挨饿的人。老实说，要长胖实在不必费工夫。如果不进行任何锻炼，每个星期吃一块巧克力饼干，一年就会增加三四斤体重。

人们花了很长时间才意识到，我们吃的很多东西会让人变得极不健康。让我们最早产生这种意识的人是明尼苏达大学的一位营养学家安塞尔·基斯（Ancel Keys）。

1904年，基斯出生在加州一个小有声望的家庭——他的叔叔是电影明星朗·钱尼（Lon Chaney），基斯和他长得惊人地相似。

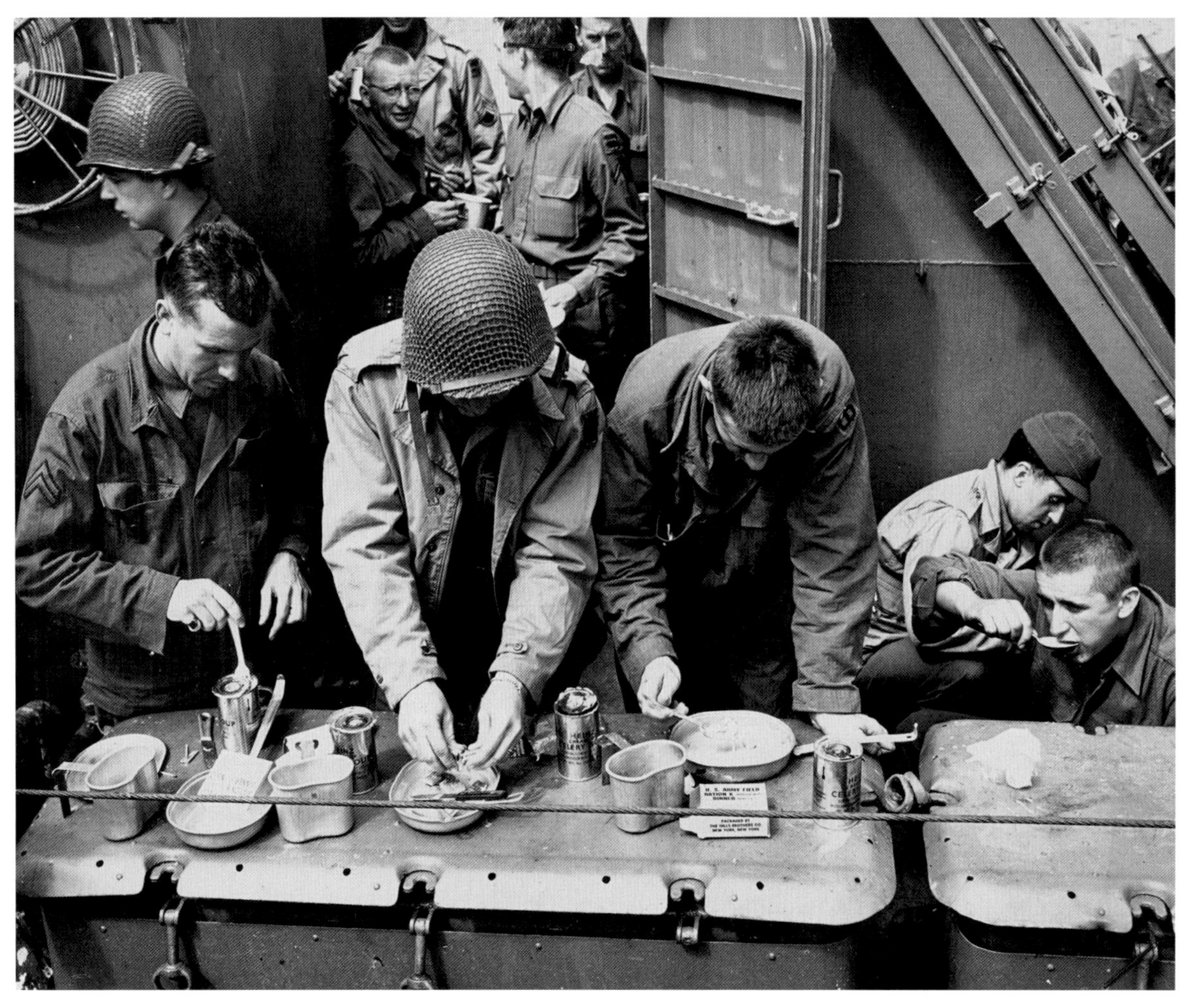

午餐供应：当美国大兵横渡英吉利海峡前往法国的时候，他们吃了以安塞尔·基斯命名的K口粮。

基斯是个聪明但缺乏上进心的孩子。斯坦福大学研究青少年智力的刘易斯·特曼教授（Lewis Terman，斯坦福-比奈智力量表里的“斯坦福”，就来自此公）宣称，小基斯是个很有潜力的天才。但基斯不愿发挥自己的潜力，相反，他15岁就辍了学，做过各种稀奇古怪的工作，比如商船水手，或是到亚利桑那州铲蝙蝠粪。这之后，他才终于走上了学术生涯，但他基本上弥补了失去的时间，很快拿到了加州大学伯克利分校的生物学和经济学学位，又从加利福尼亚拉霍亚的斯克里普斯学院拿到了海洋学博士学位，从剑桥大学的生理学系拿到了第二个博士学位。他在哈佛短暂定

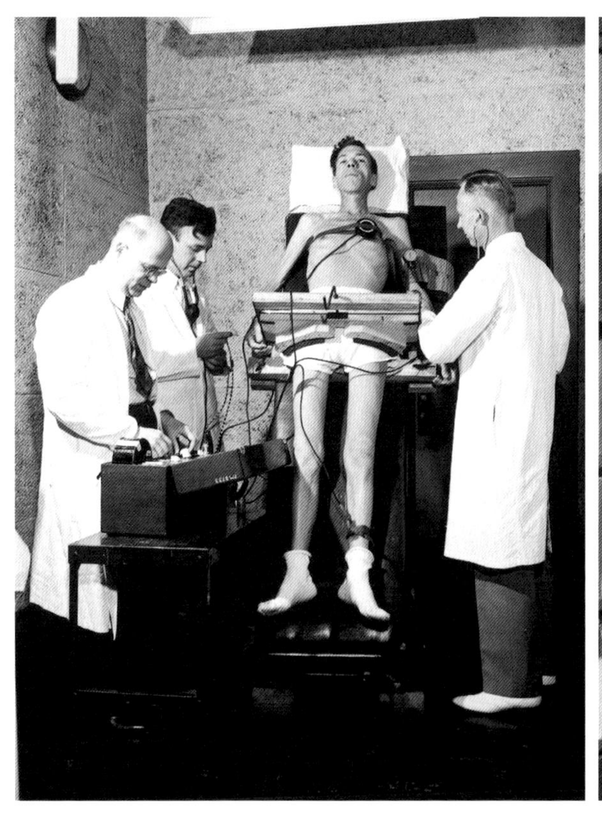

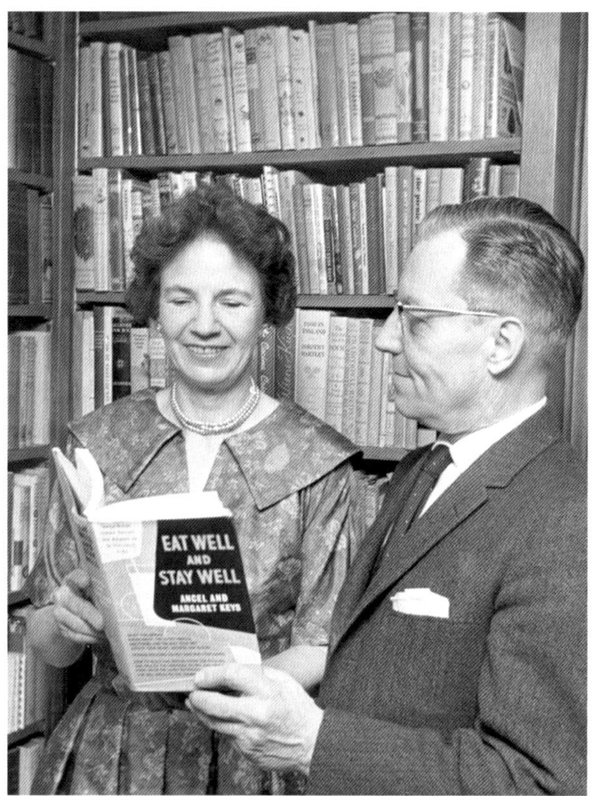

从研究食物匮乏到提供饮食建议。左图是基斯在明尼苏达饥饿实验中的一位志愿者；右图是安塞尔与玛格丽特·基斯在宣传他们的图书，这本书中介绍了一种称为“地中海饮食”（Mediterranean diet）的概念。

居，成为高原生理学的世界权威，后受明尼苏达大学的延揽，成为该校生理卫生实验室的创始主任。在那里，他写了一本日后成为经典的教科书——《人类饥饿生物学》（*The Biology of Human Starvation*）。由于在饮食和生存方面的专长，在第二次世界大战美国参战时，陆军部委托他为伞兵设计营养食物包。他拿出了日后以“K口粮”闻名于世的耐腐军粮。K代表基斯。

1944年，由于战争造成的破坏和物资匮乏，欧洲大部分地区有可能陷入饥饿境地，基斯着手进行了一场日后称作“明尼苏达饥饿实验”的探索。他招募了36名健康的男性志愿者（全都是出于良心拒服兵役的人），在6个月当中，他们每天只吃两顿饭（周日一餐），摄入的总热量约为1500卡路里。这一期间，他们的平均体重从69千克降到了52千克。这项实验的目的是确定人们怎样应付长期饥饿的状况，以及事后如何恢复。从本质上说，它无非是证实了任何人一开头就能猜到的事情：长期的饥饿让志愿者变得易怒、嗜睡和抑郁，更容易生病。从好的方面来说，等他们恢复了正常饮食，失去的体重和活力很快就回来了。以此研究为基础，基斯出版了两卷本著作《人类饥饿生物学》，受到高度重视——虽说来得不太及时：1950年此书出版时，欧洲几乎所有人已经再次吃饱了肚子，饥饿不再是问题。

不久之后，基斯发起的另一项研究，永久性地为他奠定了声誉。《七国研究》（*The Seven Countries Study*）比较了7个国家（意大利、希腊、荷兰、南斯拉夫、芬兰、日本和美国）12,000名男性的饮食习惯和健康状况。基斯发现，饮食的脂肪水平与心脏病之间存在直接关联。1959年，基斯和妻子玛格丽特出版了一本名为《吃得好，保健康》（*Eat Well and Stay Well*）的畅销书，推广了我们现在所知的地中海式饮食。这本书激怒了奶制品和肉类行业，但它却让基斯出了名、致了富，并在饮食科学史上树起一座丰碑。在基斯之前，营养研究几乎完全着眼于对抗营养缺乏疾病。现在，人们意识到营养过多和营养不足同样危险。

近年来，基斯的发现遭到了一些尖锐的批评。人们经常提及的一点是，基斯只着眼于支持自己理论的国家，而忽视了那些不相吻合的国家。例如，跟世界上几乎其他地方的人相比，法国人吃的奶酪更多，喝的酒更多，但心脏病发病率却最低。批评人士称，这一“法国人悖论”让基斯把法国排除在自己的研究之外，因为它跟其发现结果不符。“对不喜欢的数据，”丹尼尔·利伯曼说，“基斯直接删除。按照今天的标准，他可能会因为学术失范而遭到指控和解雇。”

然而，替基斯辩护的人指出，直到1981年，法国以外地区才广泛意识到法国人的饮食异常情况，所以，基斯并不知情才未将之囊括在内。无论人们得出什么结论，基斯肯定值得称赞，因为他让人们关注到饮食对保持心脏健康有些什么样的作用。必须说，这对据估计，我们摄入的糖有一半潜伏在压根儿没人警觉的食物里。

他没有害处。早在人们听说“地中海式饮食”这个词之前，基斯就投身此道，并且活到了100岁（他2004年才去世）。

基斯的发现对饮食建议产生了持久的影响。大多数国家的官方指导意见是，在人的每日饮食当中，脂肪的比例不应超过30%，饱和脂肪不应超过10%。美国心脏协会的数字更低，为7%。

然而，如今，我们反倒并不确定这样的建议有多可靠了。2010年，两项涵盖18个国家近100万人的大型研究（分别发表在《美国临床营养学杂志》和《内科学年鉴》上）得出结论，没有明确证据表明避免摄入饱和脂肪就能降低患心脏病的风险。2017年，英国医学杂志《柳叶刀》发表了一项更近期的类似研究，发现脂肪“与心血管疾病、心肌梗死或心血管疾病死亡率没有显著关联”，故此膳食指南需要重新修订。这两个结论都引起了一些学者的激烈争辩。

所有膳食研究都存在一个问题：人们吃的食物，是各种油、脂肪、好坏胆固醇、各种化学物质混杂的，没有办法把任何一种特定的结果归结到哪一项输入上。此外，还有各种其他的因素影响健康：锻炼、饮酒习惯、你身体的哪个部分脂肪最多、遗传等。另一项经常被引用的研究表明，40岁男性每天吃一个汉堡会减少一年的寿命。问题是，那些吃很多汉堡的人还往往会做另一些事情，如吸烟、喝酒、没有做足够量的锻炼，这些都可能导致寿命缩短。吃很多汉堡包对你没好处，但它不附带时间表。

这些日子，人们最常提到的饮食大忌是糖。它与许多可怕的疾病，尤其是糖尿病有关。毫无疑问，我们大多数人摄入的糖分都

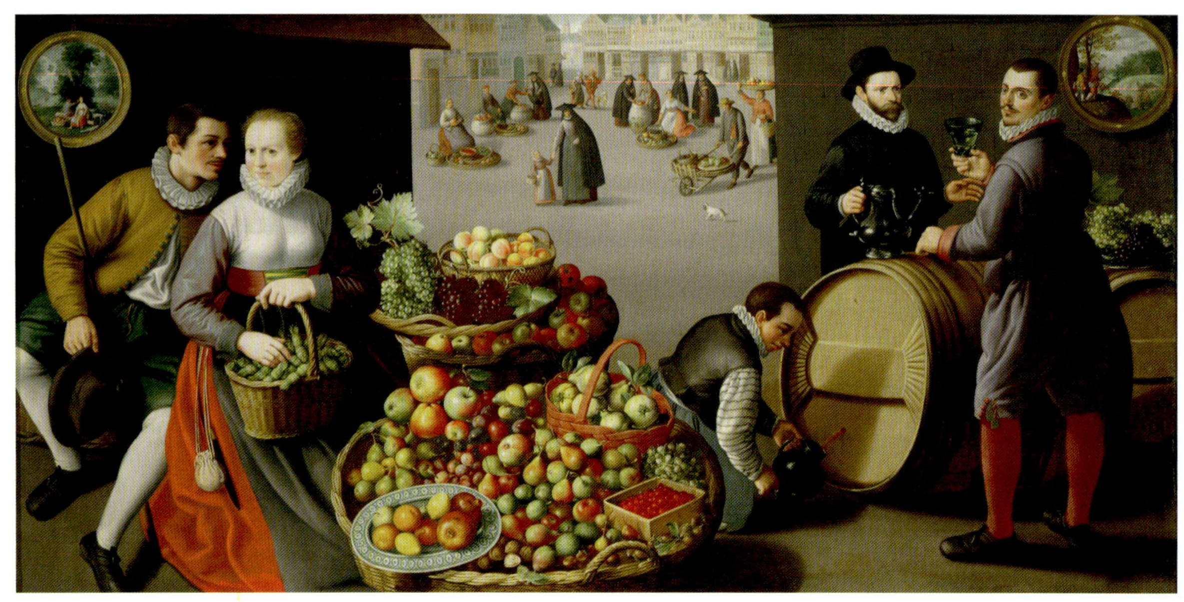

今天培育出来的苹果已经比实际需要要甜得多了。这幅令人回味的16世纪水果市场图上的苹果可能还没有现代的胡萝卜甜。

超出所需。美国人平均每天摄入22茶匙添加糖。对年轻的美国男性来说，这个数字接近40茶匙。世界卫生组织建议最多5茶匙。

超过限度很容易。一罐标准大小的碳酸饮料，含糖量就比成人每日建议最高摄糖量高出50%了。1/5的美国年轻人每天从软饮料中摄入500卡路里或更多的热量，而要是你意识到糖的热量其实并不太高（每茶匙仅为16卡路里），这就更发人深省了。你必须摄入大量的糖才能获得大量卡路里。问题是我们确实会摄入大量的糖，而且基本上一直如此。

首先，几乎所有的加工食品都含有添加糖。据估计，我们摄入的糖有一半潜伏在压根儿没人警觉的食物里：面包、沙拉酱、意大利面酱、番茄酱和其他加工食物。一般而言，我们不会觉得它们含糖。总的来说，我们吃的80%的加工食品都含有添加糖。亨氏番茄酱近1/4的成分是糖。它的单位体积含糖量比可口可乐还高。

更复杂的是，我们吃的好东西里也含有大量的糖。肝脏并不知道你摄入的糖来自苹果还是巧克力。一瓶500毫升的百事可乐含有大约13茶匙完全没有营养价值的添加糖。3个苹果能带给你同样多的糖，但还会给你补充维生素、矿物质和膳食纤维，以及更强烈的饱腹感。据说，就连苹果也甜得远超实际需要。丹尼尔·利伯曼指出，现代水果经过选择性培育，含糖量变得比从前高得多。莎士比亚吃的水果，兴许并不比现在的胡萝卜甜多少。

现在的许多水果和蔬菜的营养价值甚至比不上几十年前。2011年，得克萨斯大学生物化学家唐纳德·戴维斯（Donald Davis）将1950年各种食物的营养价值与我们这个时代的同品种食物进行了比较，发现几乎每种食物的营养价值都大幅下降。例如，现代水果比20世纪50年代初少含50%的铁、12%的钙、15%的维生素A。事实证明，现代农业实践着眼于高产量和长得快，牺牲了品质。

美国陷入了怪异的矛盾境地，它的公民在世界上基本上吃得最饱，但同时营养也最为缺乏。要跟过去的时代进行比较有些困难，因为1970年所做的初步调查结果令人尴尬，国会便取消了唯一一次全面的联邦营养调查。初步调查遭到取消前曾报告称："接受调查的人口中有相当比例营养不良，或有很高的风险出现营养问题。"

很难知道到底是什么原因造就了这一切。根据《美国统计摘要》（*Statistical Abstract of the United States*），2000年至2010年间，美国人均年蔬菜食用量下降了14千克。如果你意识到，美国最受欢迎的蔬菜是炸薯条（占美国蔬菜总摄入量的1/4），那么，这样的下跌不免更发人深省了。如今，吃不到14千克的蔬菜，兴许就算是饮食有所改善的迹象了。

营养建议令人迷惑的一个惊人标志是，美国心脏协会咨询委员会的调查结果显示，37%的美国营养学家认为椰子油是一种"健康食品"（从本质上说，椰子油就是饱和脂肪的液态形式）。椰子油或许好吃，但也并不见得就比一大勺油炸黄油对你更好。丹尼尔·利伯曼说："这反映出饮食教育存在多么严重的缺陷。人们总是无法获得事实。医生说不定从未学过营养学，就完成了医学院的学业。真是太疯狂了。"

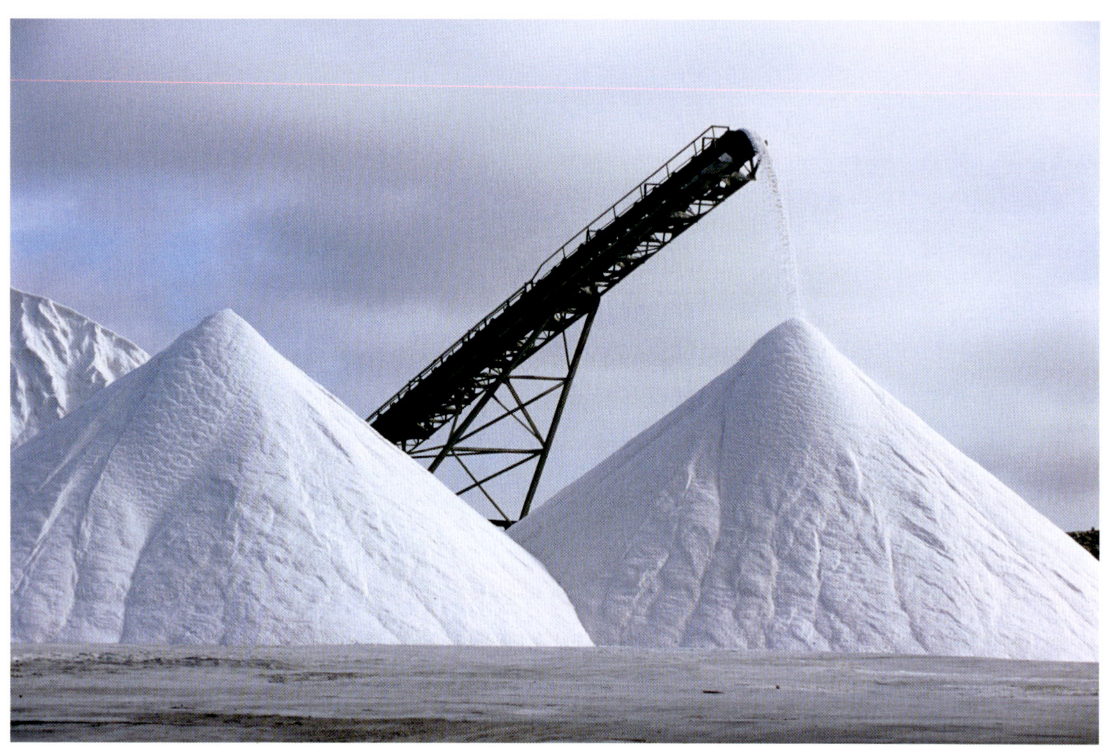

陆地与海洋中的盐：就像我们饮食中的许多其他东西一样，盐对我们的生存至关重要，但食用过量的盐是危险的。通过蒸发浅海区的海水，盐就被生产出来了。这里看到的是非洲纳米比亚的情况，人们将沉积下来的矿物盐收集起来，然后出售。

现代饮食知识缺乏共识的状态，有关盐的长年未决争议或许最具代表性。盐对我们十分重要，这一点毫无疑问。没有盐，我们会死。正因为如此，我们有专门分辨咸味的味蕾。对我们来说，缺盐几乎和缺水一样危险。由于身体不能生成盐，我们必须通过饮食摄入。问题是，怎样判断摄入多少才合适呢？摄入太少，你会变得昏昏欲睡，虚弱无力，最终死亡；吃得太多，你的血压会飙升，面临心脏衰竭和卒中的危险。

盐中的恼人成分是金属离子钠，它只占总体积的40%（另外60%是氯），但盐对我们长期健康的几乎所有风险都来自它。世界卫生组织建议我们每天摄入的钠不应超过2000毫克，但我们大多数人的摄入量都远超此数。英国人平均每天摄入3200毫克钠，美国人平均每天摄入3400毫克，澳大利亚人平均每天摄入3600毫克。要想不超过推荐限度，实在是太难了。一顿清淡、并不明显偏咸的汤和三明治午餐，就能轻松让你超过每日阈值。然而，如今部分权威人士表示，这种严格的限制实际上并无必要，甚至可能有害。

研究得出了一连串结论截然相反的结论。英国的一项研究认为，每年，英国有多达30,000人死于长期盐摄入过量；但几乎在同一时期，另一项研究认为，除了高血压患者外，盐对任何人都无害，还有一项研究发现，吃大量盐的人实际上寿命更长。

加拿大麦克马斯特大学对40多个国家的13.3万人进行了一项综合分析，确认只有在高血压患者当中，高盐摄入与心脏问题才存在联系。同时，低盐摄入会同时增加两组人的心脏病风险。换句话说，从麦克马斯特大学的研究来看，摄入盐太少和太多，风险至少一样大。

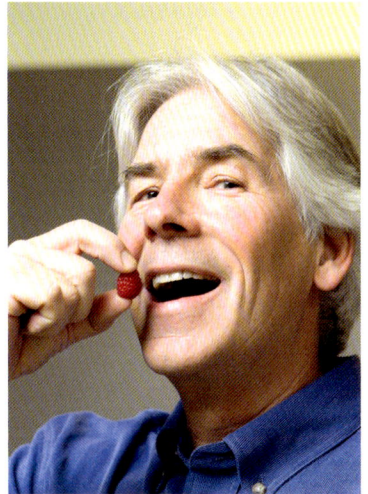

斯坦福大学的克里斯托弗·加德纳，提倡（也是很好的广告）合理的饮食。

缺乏共识的一个核心原因原来是双方都落入了统计学家所说的“确认偏误”。用简单的话来说，那就是他们不听对方的。2016年《国际流行病学杂志》发表的一项研究发现，争论双方的研究人员都压倒性地引用支持自己观点的论文，忽视或排斥不支持己方观点的论文。该研究的作者写道：“我们发现，发表的文献几乎没有留下持续争论的痕迹，而是包含了两条几乎截然不同、互不相干的学术路线。”

为了寻找答案，我前往加州帕洛阿尔托的斯坦福大学，见了该校的营养研究主任、医学教授克里斯托弗·加德纳。他是个友善的人，脸上总是带着笑，举止轻松。虽然年近60岁，但他看上去至少年轻15岁（帕洛阿尔托的大多数人似乎都这样）。我们在附近一家购物中心的餐馆里碰了头。他到了，而且是骑着自行车来的。

加德纳吃素，我问他出于健康原因还是道德原因。“最初只是想讨一个姑娘的欢心，”他笑着说，“那是在20世纪80年代。但后来我发现自己还蛮喜欢。”他甚至为此自己开了一家素食餐厅，但又觉得自己有必要更好地理解科学，便攻读了营养学的博士学位，半路转入了学术界。对于我们该吃什么不该吃什么，他通情达理。“就原则而言，这非常简单。”他说，“少吃添加糖，少吃精制谷物，多吃蔬菜。基本上，这就是个尽量吃好东西、不吃坏东西的问题。做到这一点不用考博士学位。”

然而，实践起来，事情也不那么简单。在近乎潜意识的层面上，我们喜欢吃坏东西。加德纳的学生在学校自助餐厅里做了一次漂亮而简单的实验，对此做了证明。每一天，他们都给煮熟的胡萝卜贴上不同的标签。胡萝卜始终是一样的，标签也基本上是符合实际情况的，但每一天强调的品质不同。也就是说，第一天，胡萝卜被标为普通胡萝卜，第二天标为低钠胡萝卜，第三天是高纤维胡萝卜，最后是麻花胡萝卜。加德纳再次带着笑容说：“名称听起来就含糖多的麻花胡萝卜，学生多吃了25%。他们都是聪明的年轻人，知道所有关于体重和健康的事情，但仍然做出了错误的选择。这是一种条件反射。用芦笋和西蓝花做实验，结果也一样。要克服潜意识的支配并不容易。”

加德纳说，食品制造商非常擅长利用这种弱点操纵人类。“很多食物的广告都标榜低盐、低脂肪、低糖，但制造商们降低这三者之一的时候，几乎总是会增加另外两种含量作为补偿。要不然，他们就在布朗尼蛋糕里加些欧米伽-3脂肪酸，并在包装上用大号字体加以强调，把它打扮成健康食品的样子。但它仍然是一块布朗尼蛋糕！吃太多垃圾食物是我们社会的问题。就连食品银行发放的也基本上是加工食品。我们必须改变人们的习惯才行。”

加德纳认为，情况正在好转，尽管速度缓慢。“我真的相信形势变了，”他说，“只不过，你不可能一夜之间就改变习惯。”

把风险形容得可怕，这很容易。经常有人写道，每天吃一份加工肉，会使得患上直肠癌的风险增加18%，毫无疑问，这是真的。但新闻网站沃克斯（Vox）的茱莉娅·贝鲁兹（Julia Belluz）

仅是因为你经常锻炼、多吃沙拉，并不意味着你给自己买了更好的终身寿险。

指出：“人一辈子患直肠癌的风险大约是5%，每天吃加工肉似乎能将绝对风险提升一个百分点，也就是说，提高到6%（这就是5%终身风险的18%了）。”那么，换一种说法，如果有100个人每天吃一份热狗或熏肉三明治，他们一生中，除了原本就会有5个患直肠癌的人，还将多出一个人患病。这种风险你并不想冒，但也并不是死刑宣判。

分清“可能”和“注定”很重要。仅仅因为你胖、你抽烟或者整天坐在沙发上，并不意味着你注定会早死，也不是说，如果你奉行禁欲主义，就一定能免于危险。大约40%患有糖尿病、高血压或心血管疾病的人，患病之前身材匀称标准，也有大约20%严重超重的人什么也没做就顺利活到高龄。仅是因为你经常锻炼、多吃沙拉，并不意味着你给自己买了更好的终身寿险。只不过，你所奉行的生活方式，有更大概率延长寿命。

太多变量都跟心脏健康有关——锻炼和生活方式，摄入的盐、酒精、糖、胆固醇、反式脂肪、饱和脂肪、不饱和脂肪等。几乎可以肯定地说，把其归咎于任何一种因素，都是错的。一位医生说，心脏病“50%怪遗传，50%怪芝士汉堡”，这话说得有点夸张，但背后的观点是正确的。

人类最谨慎的选择，似乎就是平衡和适度的饮食。一句话，明智的方法，就是通情达理的方法。

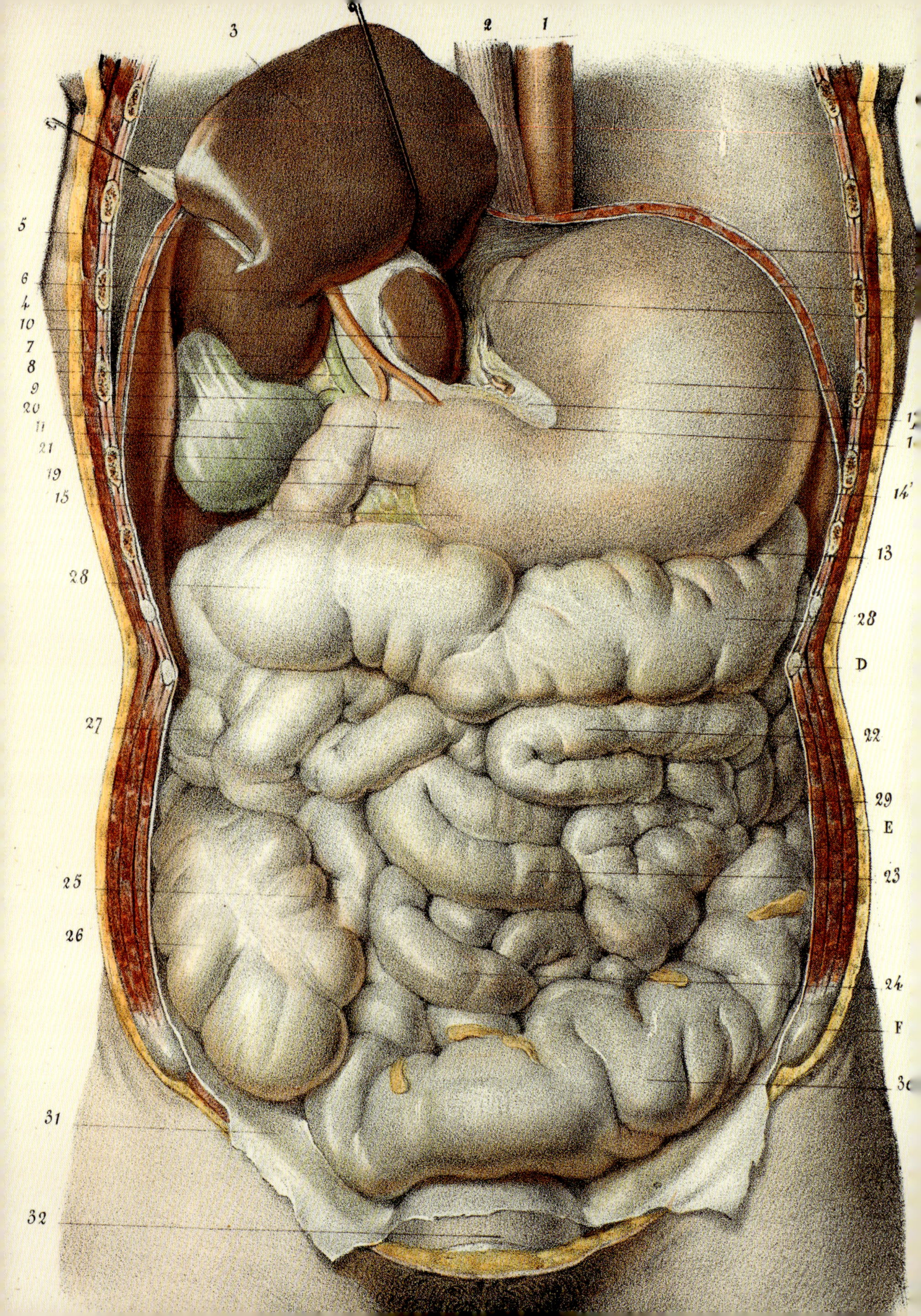
3
2
1
5
6
4
10
7
8
9
20
11
21
19
15
28
27
25
26
31
32
14'
13
28
D
22
29
E
23
24
F

第十五章

肠胃：

为什么
女性的消化时间
要比男性长一整天

“幸福就是一笔可观的银行存款、一个好厨子、一副好肠胃。”

——让-雅克·卢梭（Jean-Jacques Rousseau）

包胞也。若胃中水穀腐熟。則自幽門而傳入於小腸。故言太倉之下口為幽門。其位幽隱。因名曰幽門。

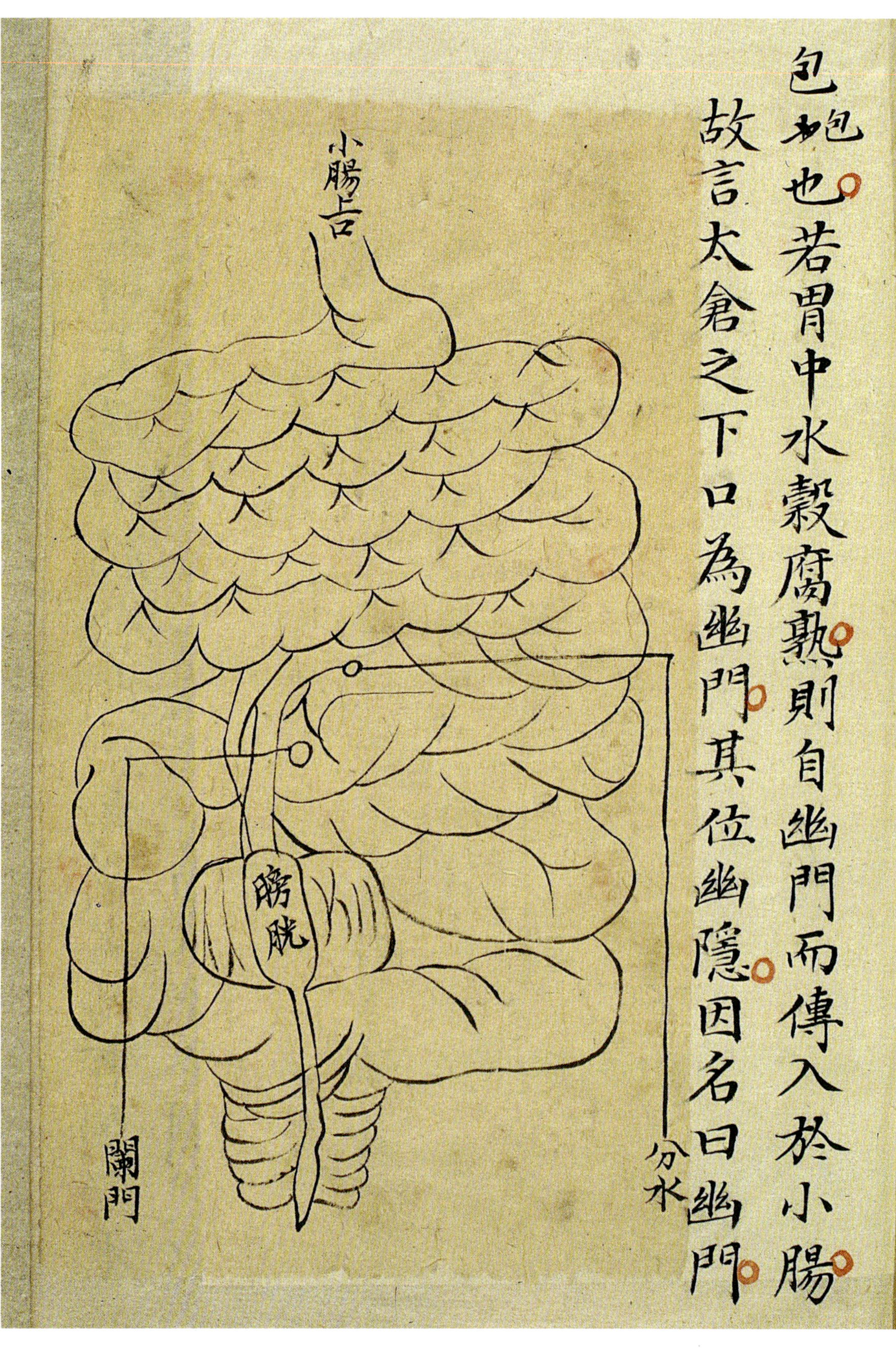

就你身体内部而言，你是个庞然大物。如果你是个中等身材的男人，你的消化道约有12米长；如果你是女性，稍微短一些。这些管道的表面积约为2000平方米。

业内所说的肠道通过时间（Bowel transit time），是件非常个人化的事，人与人之间差异极大。事实上，同一个人也有差异，完全取决于人某一天的活跃程度，吃了些什么，吃了多少。在这方面，男女有着惊人的差异。对男性来说，食物从口腔到肛门的平均时间是55小时；对女性来说，一般是72小时。食物在女性体内多逗留近一整天，要说这会带来什么样的后果，我们并不知道。

然而，粗略地说，你所吃的每顿饭，会在胃里停留4～6小时，接着进入小肠，又用掉6～8小时，在这里，所有营养成分经吸收并分派到身体其他部位使用或存储（唉，不妙），最后到结肠停留最多可达3天的时间，让数十亿计的细菌分解小肠搞不定的东西——以膳食纤维为主。这就是为什么总有人提醒你要多吃膳食纤维：因为它能让你的肠道微生物保持健康，同时，出于一些尚未完全搞清楚的原因，它还能降低患心脏病、糖尿病、肠癌以及各种死亡风险。

几乎每个人都把胃的位置等同于腹部，但其实胃部比腹部高得多，而且明显偏左。它大约有25厘米长，形似拳击手套。手腕处的尾端，也就是食物进入小肠的地方，名叫幽门，而拳头的部分叫作胃底。胃没你想象的那么重要。在大众意识中，我们给它太多赞美了。它通过肌肉收缩挤压食物，并将之浸泡在胃酸里，从物理和化学角度看对消化的确有所贡献，但这种贡献并非实质性的。许多人都做过胃切除手术，没发现太严重的后果。真正的消化和吸收（身体的进食）发生在更深处。

胃的容量为1.4升左右，跟其他动物相比并不算大。一条大狗的胃，可容纳2倍于你胃的食物。当食物变成豌豆汤样时，就被称为食糜。顺便说一句，你肚子里发出的咕咕声主要来自大肠，并不

对页：当然了，解剖学既不是近代的产物，也不是西方的创新。这幅描绘肠道系统的木版画来自公元2世纪中国名医华佗的一份手抄本。

本章章节页图片：正如1866年的这本法国解剖学图册所展示的那样，40英尺左右长的管子全被包在一个身体里了。

食源性疾病是美国的秘密流行病。美国一年有3000人（相当于一座小镇的全体居民人数了）死于食物中毒，约13万人因之住院。

是胃。“肚子咕咕叫”的专业术语叫腹鸣音（borborygmi）。

胃的任务之一是用盐酸浸泡食物，杀死食物中的微生物。诺丁汉大学的普外科医生、讲师凯蒂·罗林斯（Katie Rollins）告诉我：“没有了胃，你吃的很多东西都会让你生病。”

任何微生物能通过胃这道关隘可谓是奇迹，但我们也是通过惨痛的经历才知道，的确有些微生物能完成这一壮举。问题的一部分在于，我们拿太多受了污染的东西在轰炸自己。2016年，美国食品和药物管理局的一项调查发现，84%的鸡胸肉、近70%的碎牛肉和接近一半的猪排都含有大肠杆菌，这对大肠杆菌以外的任何东西都不是好消息。

食源性疾病是美国的秘密流行病。美国一年有3000人（相当于一座小镇的全体居民人数了）死于食物中毒，约13万人因之住院。食物中毒是一种绝对可怕的死亡方式。1992年12月，劳伦·贝丝·鲁道夫（Lauren Beth Rudolph）在加州卡尔斯巴德的快餐连锁店“盒中杰克”吃了一个芝士汉堡。5天后，她因剧烈的腹部绞痛和腹泻出血被送往医院，同时，她的病情迅速恶化。在医院里，她经历了3次严重的心脏骤停，最终死亡。她年仅6岁。

接下来的几个星期，4个州有700多名光顾了“盒中杰克”的顾客病倒，3人死亡。还有一些人遭受了永久性的器官衰竭。病源是未烹饪至全熟的肉类中含有大肠杆菌。据《食品安全新闻》报道，“盒中杰克”公司知道自己的汉堡没有烹饪到全熟，“但他们认为把汉堡加热到155℉会让汉堡太硬”。[1]

同样致命的是沙门菌，它被称为“自然界最普遍的病原体”。美国每年报告的沙门菌感染病例约为4万例，但据信实际数字要高得多。有人估计，每报告一例病例，就有28例未报告。这相当于每年112万人患病。美国农业部的一项研究认为，商店出售的大约1/4的鸡肉都受沙门菌污染。沙门菌中毒没有治疗方法。

沙门菌（Salmonella）与Salmon（三文鱼）没有关系。它的名字来自美国农业部科学家丹尼尔·埃尔默·萨尔蒙（Daniel Elmer Salmon）。不过，它的实际发现者是萨尔蒙的助手西奥博尔德·史密斯（Theobald Smith），他同样是一位医学史上遭到遗忘的英雄。史密斯生于1859年，是纽约北部一位德国移民的儿子（这家人的姓本为Schmitt，施密特），他从小说德语，因此得以比大多数美国同行更快地跟进和理解罗伯特·科赫的实验。他自学了科赫的细菌培养方法，并在1885年分离出沙门菌，远远早于其他美国人。萨尔蒙是美国农业部畜牧局的负责人，主要负责行政管理事宜，但当时的管理是，将部门负责人列为该部门发表论文的第一作者，沙门菌论文的署名顺序就是这么来的。史密斯还发现了传染性原生生物巴贝虫，但这份荣誉也没能落在他头上，而是错误地归给了罗马尼亚细菌学家维克多·巴贝斯（Victor Babes）。在漫长而杰出的职业生涯中，史密斯还在黄热病、白喉、非洲昏睡病和饮用水粪便污染方面完成了重要的工作，揭示出人类和牲畜的结核病由不同的微生物引起，证明罗伯特·科赫在

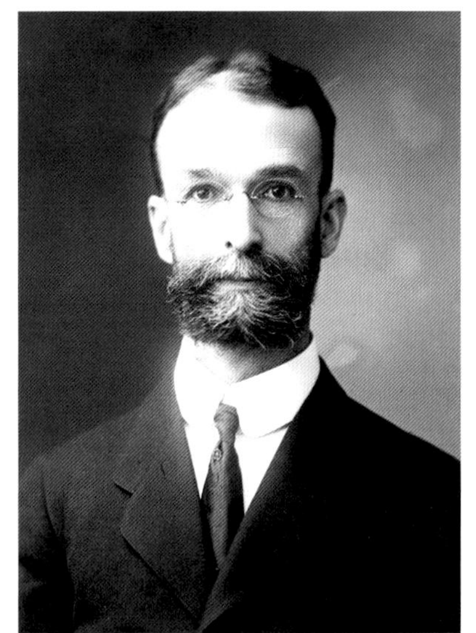

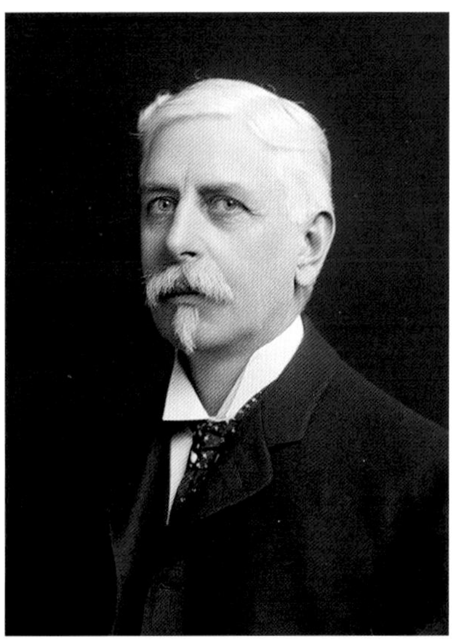

美国最重要但也是最不被认可的细菌学家之一——西奥博尔德·史密斯（上面第一幅图），在他的照片下面的是史密斯的部门主管丹尼尔·埃尔默·萨尔蒙，他凭借自己的职位，将自己的名字与史密斯最重要的发现之一——沙门菌联系在了一起。

1 大肠杆菌是一种奇怪的微生物，大多数菌株对我们无害，有些菌株甚至有益——前提是，它们别出现在错误的地方。例如，结肠中的大肠杆菌为你生成维生素K，这是极受欢迎的。我们这里谈论的是会伤害你，或是出现在了不应该出现的地方的大肠杆菌菌株。

这一枪在他的左胸下方撕开了一个洞，并带给他一件他一点儿也不想要的东西：医学史上最著名的胃。

两个关键点上犯了错误。科赫还认为结核病不会通过动物传染给人类，史密斯证明这也是错的。多亏了这一发现，牛奶的巴氏灭菌成为常规要求。简而言之，在细菌学的黄金时代，史密斯是美国最重要的细菌学家，但如今却几乎完全遭人遗忘。

顺便说一句，大多数引发恶心的微生物需要时间在你体内繁殖，之后才会让你生病。少数几种微生物，如金黄色葡萄球菌，能短至1小时就害你发病，但大多数至少需要24小时。杜克大学的黛博拉·费希尔（Deborah Fisher）医生在接受《纽约时报》采访时说："人们往往会把病源归咎为自己最近一次吃的东西，但实际上很可能是在那之前吃的东西。"事实上，很多感染发病的时间比这还要长。在美国，李氏杆菌每年导致约300人死亡，它需要长达70天的时间才会表现出症状，这使得追踪感染源成为一场噩梦。2011年，因为迟迟未能确定病源（后来才知道是来自科罗拉多的哈密瓜），33人死于李氏杆菌感染。

食源性疾病的最大来源，并不是通常认为的肉类、鸡蛋或蛋黄酱，而是绿叶蔬菜，它们占所有食物疾病的1/5。

在很长一段时间里，我们对胃的了解，几乎全都来自1822年发生的一场不幸事故。那一年夏天，在密歇根北部休伦湖上的麦基诺岛，岛上杂货店里有顾客正在摆弄一支来复枪，可枪突然走了火。年轻的加拿大毛皮贩子亚历克西斯·圣马丁（Alexis St Martin）很倒霉，他正站在1米开外，当场中枪。子弹在他的左胸下方撕开了

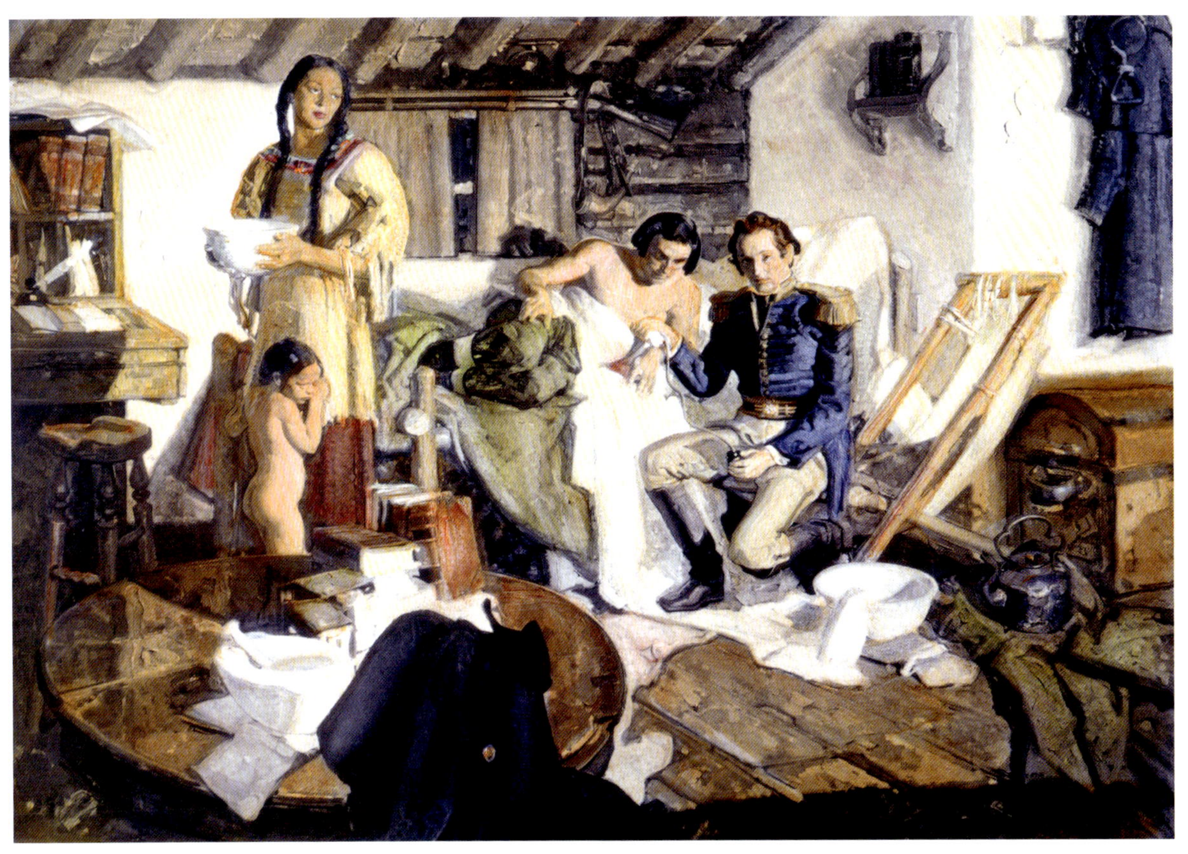

抓住机遇：美国陆军外科医生威廉·博蒙特正在对亚历克西斯·圣马丁进行胃部检查，后者在一起枪击事件中受伤，给他留下了一个独特的胃。

一个洞，并带给他一件他一点也不想要的东西：医学史上最著名的胃。圣马丁奇迹般地活了下来，但伤口始终无法完全愈合。圣马丁的医生，一位名叫威廉·博蒙特（William Beaumont）的美国军医，意识到这个3厘米宽的洞带来了一扇不同寻常的窗口，可以窥视到皮毛贩子身体内部，直接接触到他的胃。博蒙特把圣马丁带回家照顾，同时跟后者签了一份正式合同，允许自己在这可怜人身上做实验。对博蒙特来说，这是一个无与伦比的机会。在1822年，没人知道食物咽下肚子之后发生些什么。圣马丁的胃，是全世界唯一可以直接研究的地方。

博蒙特的实验主要是用丝线把不同的食物吊在圣马丁的胃里，间隔一段时间后拉出来看看发生了什么。有时，为了科学研究的需要，他甚至会试尝这些东西，判断其中的酸味和酸度，并因此

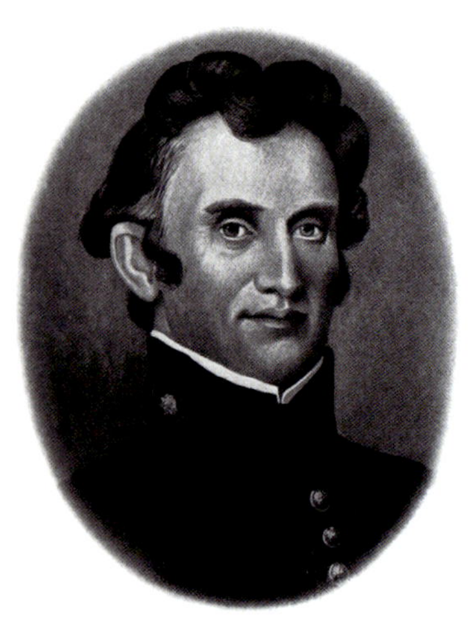

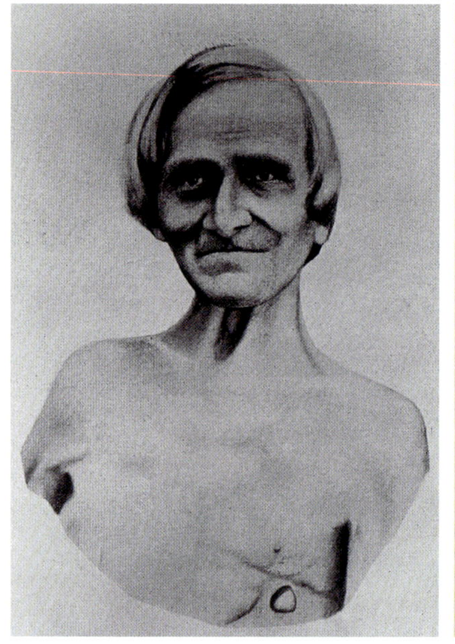

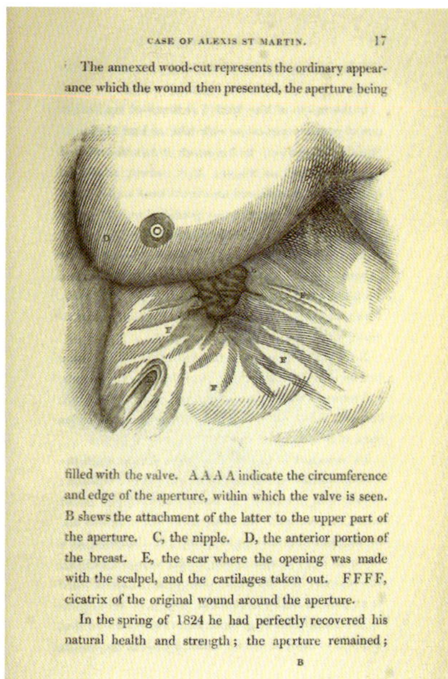

CASE OF ALEXIS ST MARTIN. 17

The annexed wood-cut represents the ordinary appearance which the wound then presented, the aperture being filled with the valve. A A A A indicate the circumference and edge of the aperture, within which the valve is seen. B shews the attachment of the latter to the upper part of the aperture. C, the nipple. D, the anterior portion of the breast. E, the scar where the opening was made with the scalpel, and the cartilages taken out. F F F F, cicatrix of the original wound around the aperture.

In the spring of 1824 he had perfectly recovered his natural health and strength; the aperture remained;

B

医生、病人与结果：威廉·博蒙特；亚历克西斯·圣马丁，照片拍摄于他的晚年，他的一生长得可能有点不可思议了；还有一页，摘自博蒙特的重要著作，在这部作品里他描述了在自己独特又不情不愿的实验对象的身上所做的实验。

推断出胃的主要消化介质是盐酸。这一突破在研究胃部的医学圈里引起了巨大的兴奋，让博蒙特出了名。

圣马丁并不怎么乐于合作。他常常失踪，最久的一次博蒙特用了4年才找到他。尽管存在这样的干扰，博蒙特最终仍出版了一本具有里程碑意义的作品《胃液与消化生理学的实验及观察》（*Experiments and Observations on the Gastric Juice and the Physiology of Digestion*）。在接近一个世纪的时间里，几乎所有跟消化过程相关的医学知识都得益于圣马丁的胃。

讽刺的是，圣马丁比博蒙特多活了27年。四处漂泊好些年之后，圣马丁回到了家乡魁北克的圣托马斯，结了婚，养育了6个孩子，1880年去世，享年86岁。[1]

消化道的核心是小肠，它是七八米长的连续管道，人体的大

1 圣马丁曾在佛蒙特州的卡文迪什生活过一段时间，那里曾发生过一起事故，一根铁棒穿过了另一位不幸的劳工菲尼斯·盖奇的头骨，那里还是Y染色体发现者内蒂·史蒂文斯（Nettie Stevens）的出生地。不过，这三位卡文迪什的名人，并不来自同一时代。

消化道内壁密布着一层保护细胞，叫作上皮。这些警戒细胞，以及它们产生的黏稠液体，是阻隔消化液腐蚀你自己的肉的唯一屏障。

部分消化吸收都在此进行。传统上，小肠分为三个部分：十二指肠（在古罗马，这里是指它所占的空间相当于普通人十二指的宽度）；空肠（意思是“没有食物”，因为在尸体中，这里往往是空的）；回肠（意思是“腹股沟”，因为它们差不多就在同样的位置）。然而，这些划分其实完全是概念上的。如果你把肠子拿出来铺在地上，根本分不清哪部分是开始端、哪部分是结束端。

小肠里排列着细小毛状凸起，名叫“绒毛”，极大地增加了它的表面积。食物通过肠道收缩过程（即蠕动，就是肠道里相当于墨西哥人浪的东西）传递，并以每分钟差不多2.5厘米的速度前进。很自然，这出现了一个问题：为什么我们的烈性消化液不会腐蚀自己的肠壁呢？答案是，消化道内壁密布着一层保护细胞，叫作上皮。这些警戒细胞，以及它们产生的黏稠液体，是阻隔消化液腐蚀你自己的肉的唯一屏障。如果这一组织出现裂口，肠道内容物进入身体的另一部分，你肯定会感到非常难受，不过这种情况很少发

在这幅经过放大的小肠图片中，紫色的凸起部分是绒毛，其中的细胞能将已消化的食物中的营养物质吸收进体内。

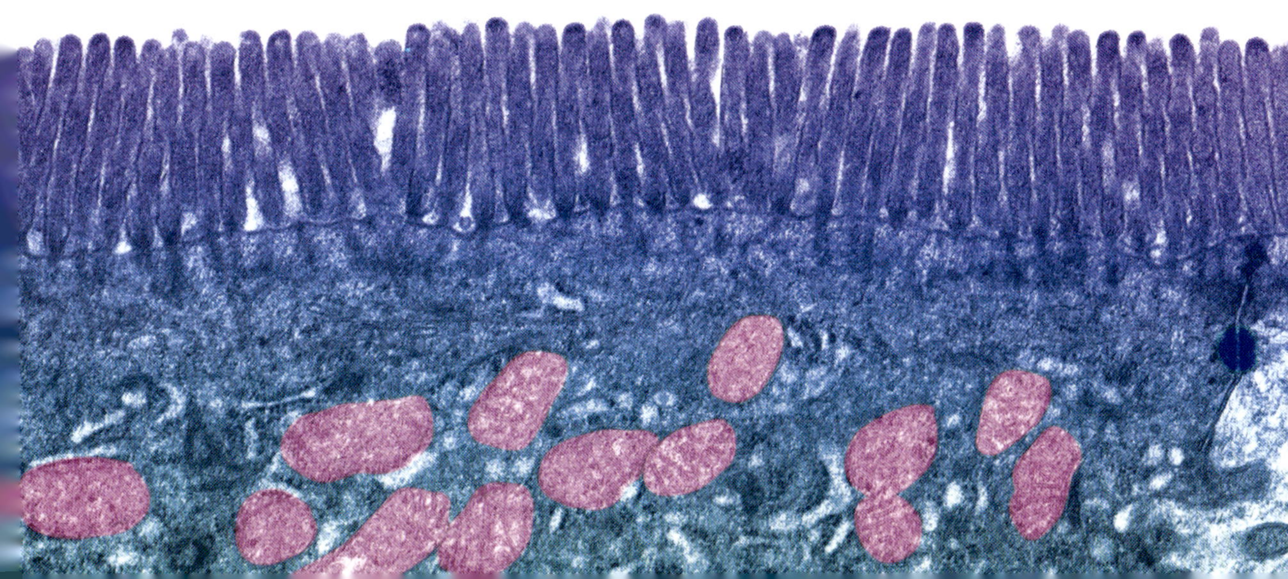

阑尾没有特定的功能，但每年，全世界约有80,000人死于阑尾破裂或感染。

生。这种置身前线的细胞磨损得很厉害，每隔3～4天就要更换，属于整个身体更替率最快的组织。

小肠的外面包裹着一圈1.8米长的粗管道（就像花园周围的围墙似的围着小肠），它名叫大肠、肠子，或者结肠。小肠和大肠的接合处（在你身体右腰线的略上方），有一处袋状物叫盲肠，它对食草动物很重要，对人类来说没有特别的作用，盲肠有一个手指状的凸起叫阑尾，没有特定的功能，但每年全世界约有80,000人死于阑尾破裂或感染。

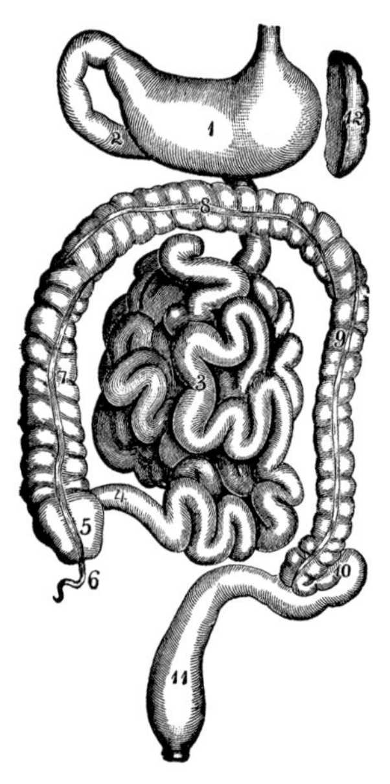

这幅消化系统的插图里编号为6的位置能看见阑尾，它蠕虫般的形状被这幅图很好地展现了出来，而这也是它的正式名称的来源。

严格地说，阑尾也叫蚓突，因为它的外形呈蚯蚓状。在很长一段时间里，人们对阑尾的认识就是，切掉它也不会带给你什么遗憾，这强烈地暗示它的存在毫无作用。如今最准确的认识是，阑尾是肠道细菌的蓄水池。

在发达国家，每16个人中就有1个人总会在某个时候患上阑尾炎，这足以使它成为最常见的急诊手术原因。美国外科医生学会的数据显示，美国每年约有25万人因阑尾炎住院，约300人死亡。不做手术的话，许多阑尾炎患者会死亡。它一度是一种常见死因。如今，富裕国家的急性阑尾炎发病率仅为20世纪70年代的一半，没人明白这到底是为什么。但它在富裕国家仍比在发展中国家更常见，尽管发展中国家的发病率已经急速上升，这有可能是因为饮食习惯的改变，但还是那句话，没人知道确切的原因。

我所知道的最离奇的阑尾切除术故事发生在第二次世界大战期间，一艘叫作“海龙”号的美国潜艇上。当时，这艘潜艇正在由日

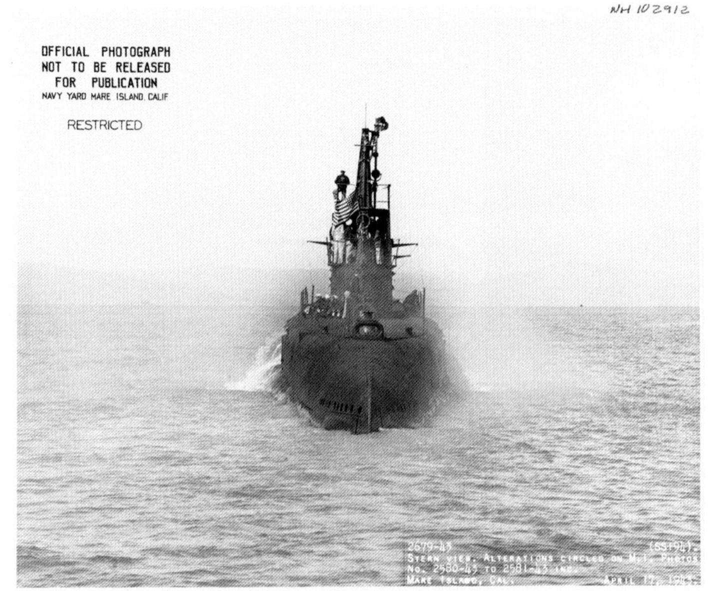
NH 102912
OFFICIAL PHOTOGRAPH
NOT TO BE RELEASED
FOR PUBLICATION
NAVY YARD MARE ISLAND, CALIF
RESTRICTED

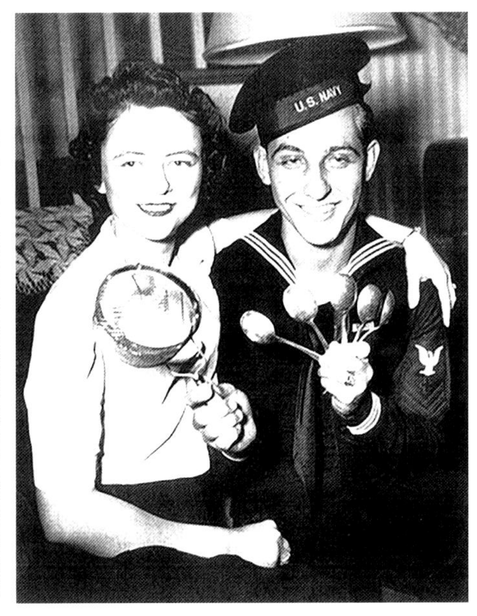

在美国潜艇“海龙”号上，迪恩·雷克特接受了助理药剂师惠勒·布莱森·利普斯不合格但成功的外科护理。图为他和他妻子，还有一些厨房用具的合影。这些厨具与他在紧急阑尾切除术中所用到的十分类似。

本控制的中国南海上游弋，来自堪萨斯的水手迪恩·雷克特（Dean Rector）突发急性阑尾炎。由于船上没有合格的医务人员，船长命令助理药剂师惠勒·布莱森·利普斯（Wheeler Bryson Lipes，跟本书作者毫无亲戚关系）进行手术。利普斯抗议说，他没有接受过医学训练，不知道阑尾长什么样，不知道要到哪里去找阑尾，更没有合适的手术设备。船长命令说，他是舰艇上的资深医务人员，必须尽其所能。

利普斯对病人的态度完全无法叫人心安。他为了给迪恩打气这么说：“听着，迪恩，我从前从没做过这种事。但反正你也没有太多机会熬过来，不妨赌一把，你说是不是？”

利普斯成功地麻醉了迪恩·雷克特（这本身也是一项成就，因为没人告诉他该用多大剂量），接着，他把滤茶器内衬的纱布当作口罩，按照急救手册的说明，用一把厨刀切开了雷克特的腹部，天知道怎么找到了发炎的阑尾，切除了它，缝合了伤口。雷克特奇迹般地活了下来，并完全康复。不幸的是，他并没有圆满健康地活下去。阑尾切除手术3年后，几乎在同一个地理位置，他在另一艘潜艇上去世。利普斯在海军服役到1962年，并一直活到84岁高龄，但他再也没有给人动过手术，这当然也挺好的。

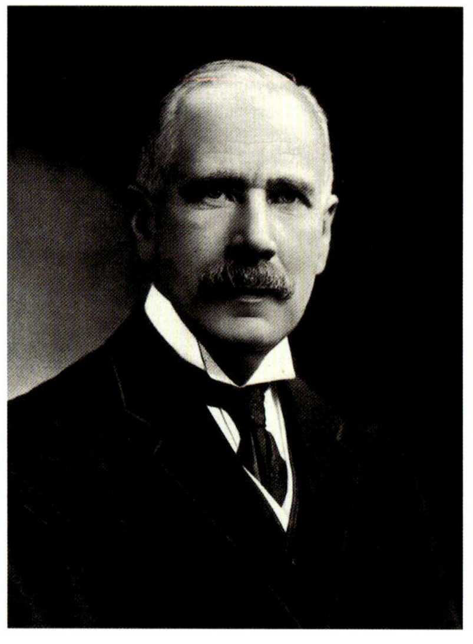

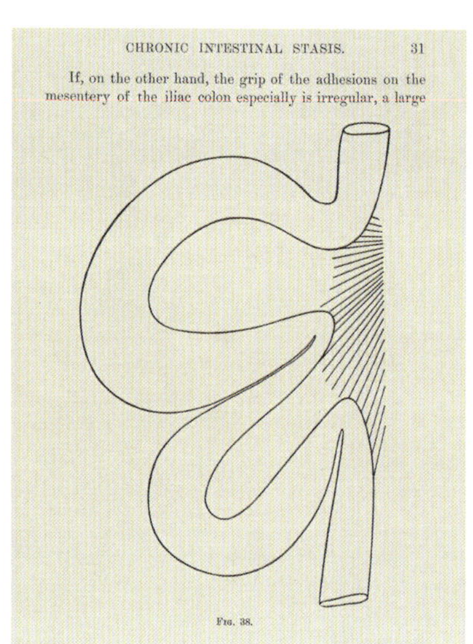

CHRONIC INTESTINAL STASIS. 31

If, on the other hand, the grip of the adhesions on the mesentery of the iliac colon especially is irregular, a large

FIG. 38.

结肠引来了许多误解。杰出的外科医生威廉·阿布斯诺特·莱恩认为切除肠道中的环状物是有益的，为此他说服了自己和其他许多人。实则不然。

通过名为回盲括约肌的连接处，小肠里的食物残渣进入大肠。老实说，大肠是一口发酵罐，是粪便、屁和所有微生物菌群的家，一个短时间里出不了什么大事的地方。20世纪初，杰出的英国外科医生威廉·阿布斯诺特·莱恩爵士（Sir William Arbuthnot Lane）开始相信，正是粪便的行动迟缓，导致了致病毒素的累积，从而带来了他所说的"自体中毒"（autointoxication）状况。他确认了一种日后名为"莱恩结"（Lane's kinks）的异常现象，并将患者的大肠进行手术切除。渐渐地，他扩大了手术范围，彻底摘除结肠——这种处理是完全没必要的。世界各地找他来看病的人，都将跟自己的肠子说再见。莱恩死后，人们才发现，所谓的"莱恩结"纯属虚构。

在美国，新泽西州特伦顿州立医院的院长亨利·科顿（Henry Cotton）也对大肠产生了令人遗憾的兴趣。科顿认为，精神疾病不是由于大脑紊乱，而是由于先天的肠道畸形，于是着手展开了一项他并无明显天赋的手术项目。他害死了30%的病人，没有治好一个——但此时，所有被他救治的人，无一例有任何需要治疗的病症。科顿还热衷于拔牙，光是在1921年这一年，他不用麻醉剂拔掉了近6500颗牙齿（平均替每名患者拔了10颗）。

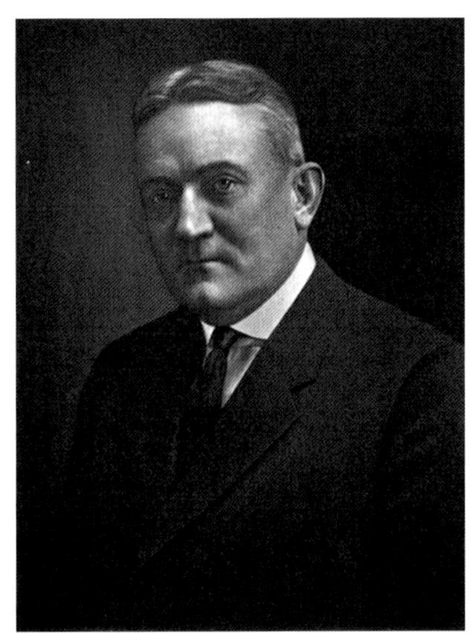

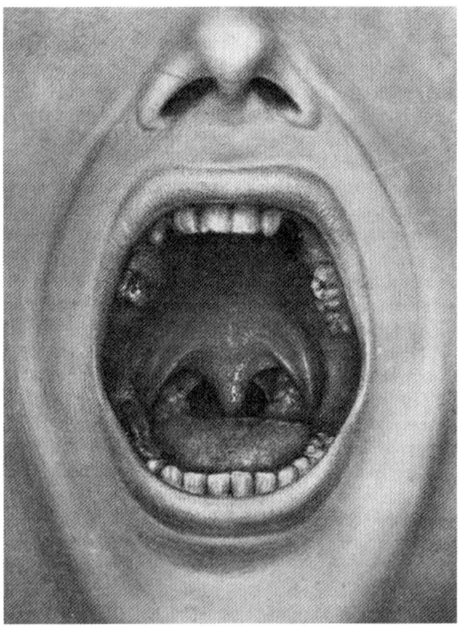

与此同时，在美国，亨利·科顿同样在没什么根据的情况下相信，肠道是导致人们患上精神障碍的罪魁祸首，结果他不仅自行从事极度危险的外科手术，而且还进行了完全不必要的拔牙手术。这些在他1921年出版的《有缺陷的罪犯和疯子》（*The Defective Delinquent and Insane*）一书中都有说明。

大肠实际上肩负着许多重要的工作。它会吸收大量的水，将之返还身体。它还为大量微生物提供了一个温暖的家，这些微生物会啃食小肠中各种残留物体，在此过程中会吸收大量有用的维生素，比如B_1、B_2、B_6、B_{12}和K，并把它们也返还身体。最终剩下的东西作为粪便排出。

西方国家的成年人每天产生大约200克粪便——略低于半磅，一年大约80千克，一辈子差不多6350千克。粪便中含有大量死掉的细菌、未消化的膳食纤维、脱落的肠细胞和死去红细胞的残留物。每克粪便中含有400亿个细菌和1亿个古生菌。对粪便样本的分析还发现了许多真菌、阿米巴原虫、噬菌体、子囊菌、担子菌等，只是很难确定这些东西到底是永久存在，还是偶然途经。间隔两天的粪便样本，有可能给出截然不同的结果。即使是从同一堆粪便的两头所取的样本，也会看起来像是来自两个不同的人。

几乎所有发生在肠道的癌症，都发生在大肠中，极少见于小肠。虽然没有人知道确切的原因，但许多研究人员认为，这是因为前者含有大量的细菌。荷兰乌得勒支大学的教授汉斯·克莱夫斯认为这跟饮食有关。他说，小鼠的小肠会患癌，但结肠不会。“但如果你给它们西式饮食，情况就完全反过来了。搬到西方并接受西方生活的日本人也会碰到一样的情况。他们患胃癌的概率更低，但患结肠癌的概率变高了。”

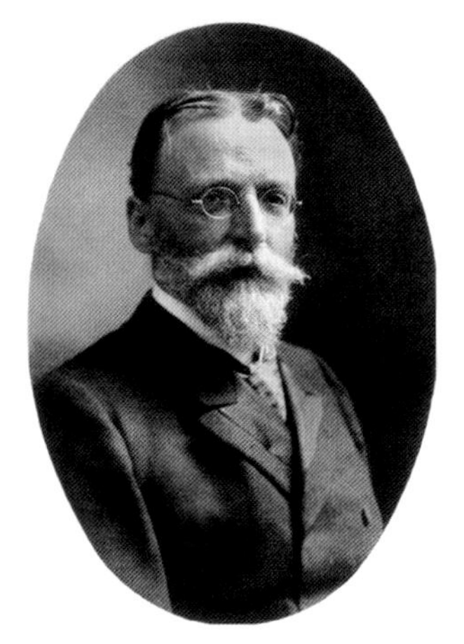

当代第一个对粪便产生浓厚科学兴趣的人是西奥多·埃舍里奇（Theodor Escherich，1857—1911），他是慕尼黑一位年轻的儿科研究员，从19世纪末开始用显微镜检查婴儿的大便。他在其中发现了19种不同的微生物，远超他的预期，因为婴儿大便唯一明显的输入源是孩子吸吮的母乳和呼吸的空气。为了纪念埃舍里奇，人们将粪便中数量最多的一种细菌称为Escherichia coli，也即大肠杆菌。（埃舍里奇本人称之为Bacteria coli commune，直译为“大肠杆菌群”。）

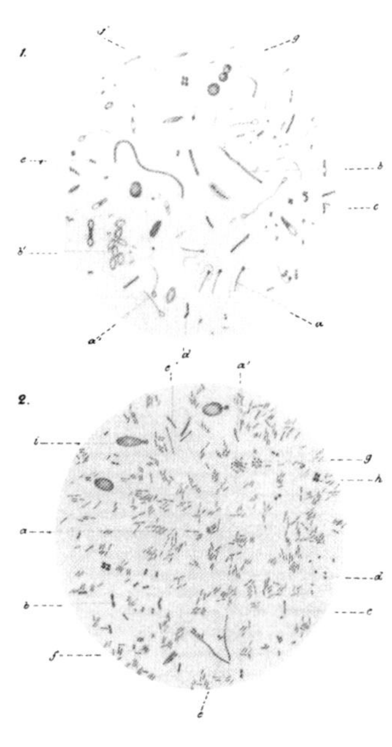

西奥多·埃舍里奇，他从来没有想到过，在全世界研究最深入的细菌中获得了“永生”。上面是埃舍里奇的两张绘图，第一张是一个27小时大的婴儿胎便中的细菌，第二张显示的是一个2个月大的母乳喂养的健康婴儿粪便中的细菌。

大肠杆菌成为全世界被研究得最多的微生物。按卡尔·齐默所说，它已经孵化出了成千上万篇论文，而他本人的精彩作品《小生命》也只聚焦于这一种异乎寻常的杆菌。大肠杆菌有两种菌株的遗传变异，超过了地球上所有哺乳动物的变异总和。可怜的西奥多·埃舍里奇对此一无所知。直到1918年，也即他过世7年后，大肠杆菌才以他的名字命名，到1958年方得到正式采纳。

最后，再对肠胃胀气，也即俗称的放屁说上一两句。屁主要由二氧化碳（最高可占到50%）、氢（最高可占到40%）和氮（最高可占到20%）组成，不过，具体的比例因人而异，甚至因日而异。大约1/3的人会生成甲烷（这是臭名昭著的温室气体），而其余2/3的人完全不会生成此种气体（或者至少说，这些人在接受测试的时候没有生成。肠胃胀气测试的要求并不严格）。屁的气味主要是由硫化氢构成的，尽管硫化氢只占排出气体的百万分之一到百万分之三。高浓度硫化氢（如沼气中）是高度致命的，但我们何以对微量硫化氢如此敏感，这个问题尚有待科学解决。更奇怪的是，一旦硫化氢上升到致命浓度，我们又根本闻不到它。正如玛丽·罗奇（Mary Roach）在她那本极为精彩的食物研究《消化道历险记》

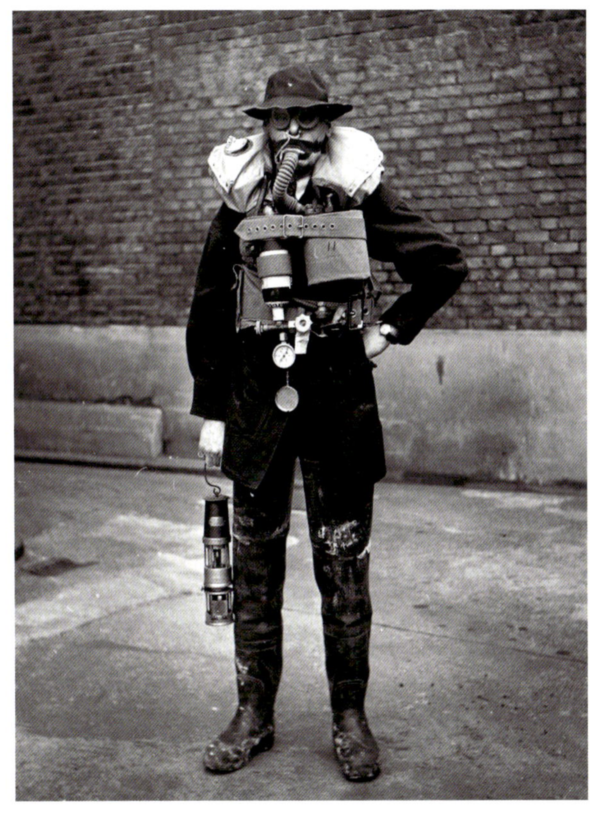

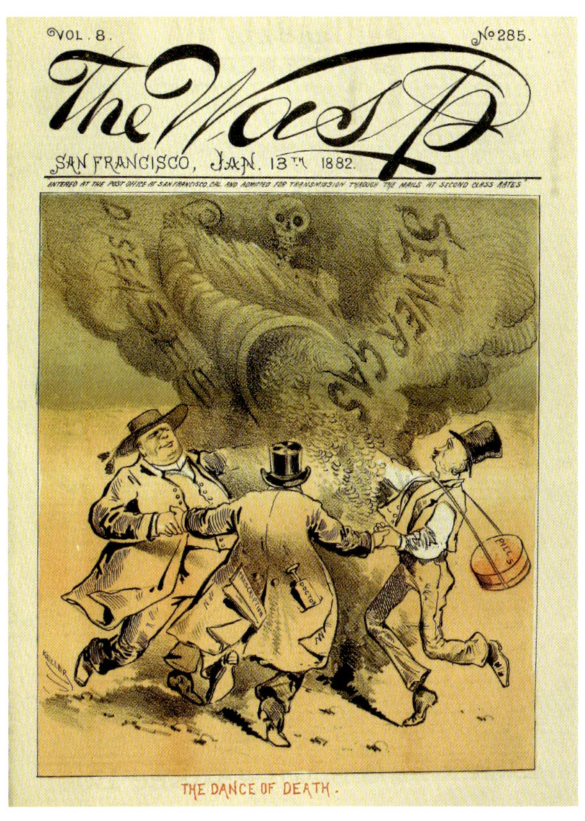

（*Gulp: Adventures on the Alimentary Canal*）中所说，“嗅觉神经变得麻痹了”。

屁里的各种气体，能组合出相当可观的爆炸性来，1978年法国南希发生的一场悲剧就是这样：外科医生正将电热丝夹在一位69岁患者的直肠上，准备烧掉息肉，却不料引起爆炸，当真把那可怜人炸成了两半。据《胃肠病学》杂志报道，这只是“肛门手术中结肠气体爆炸众多记录下来的案例之一”。如今，大多数病人接受的是腹腔镜手术（锁眼手术），在施术过程中，患者体内会注入或泵入二氧化碳，这不仅减少了患者的不适和瘢痕，还能消除爆炸事故的风险。

一切都在此结束……一张1950年的照片显示了“冲水工”们使用的防护服，他们的工作是清除伦敦下水道里的淤泥。旧金山电影《黄蜂侠》（*The Wasp*）上的这幅插图对医疗职业的看法有些偏颇，上面画的是医生们围在喷涌的“下水道气体”和“疾病”周围载歌载舞。

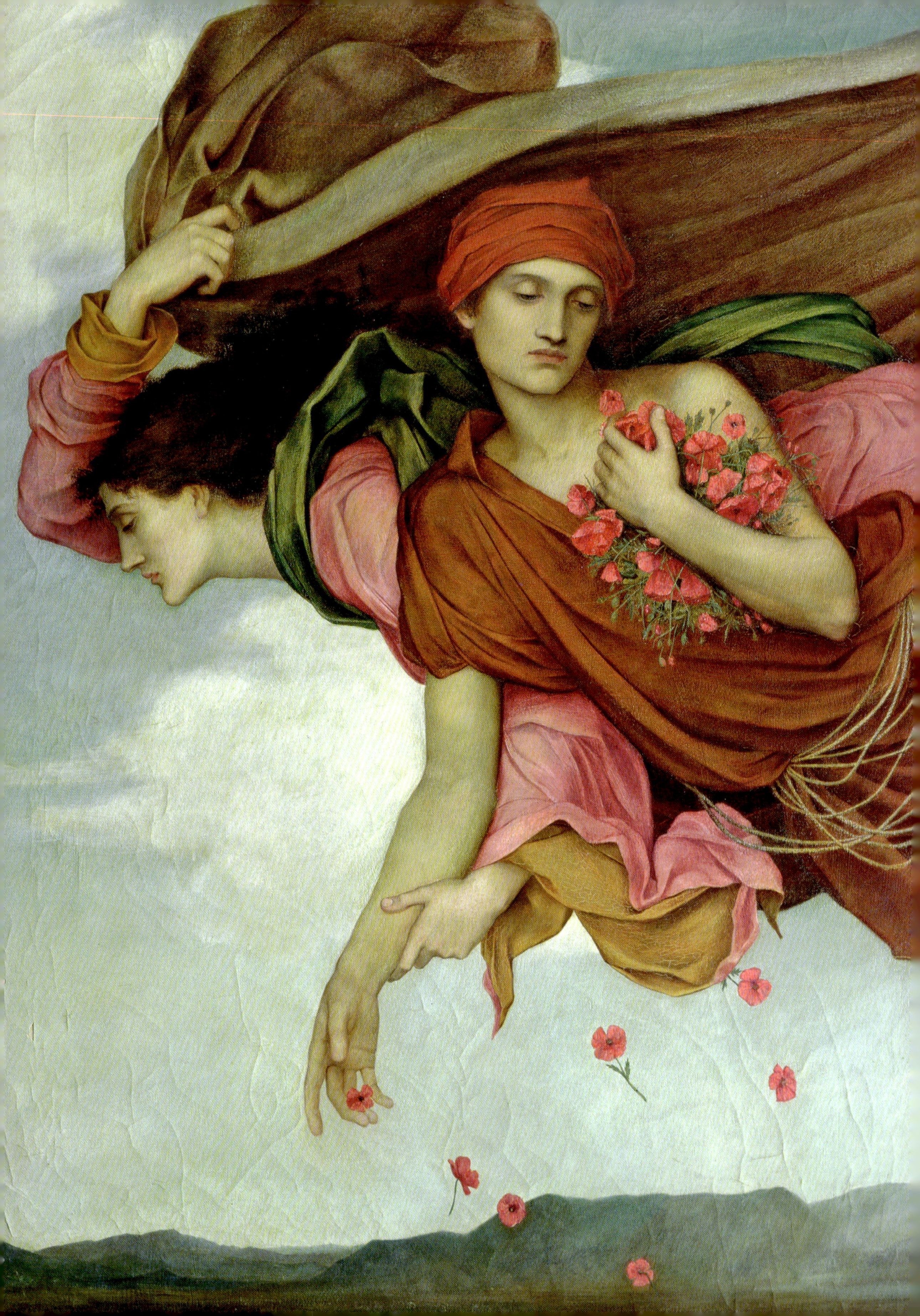

第十六章

睡眠：

为什么你睡觉时不会从床上掉下来

“啊，睡眠，啊，温柔的睡眠，自然的甜蜜的乳母。”

——威廉·莎士比亚，《亨利四世》第二部

* for more information read—

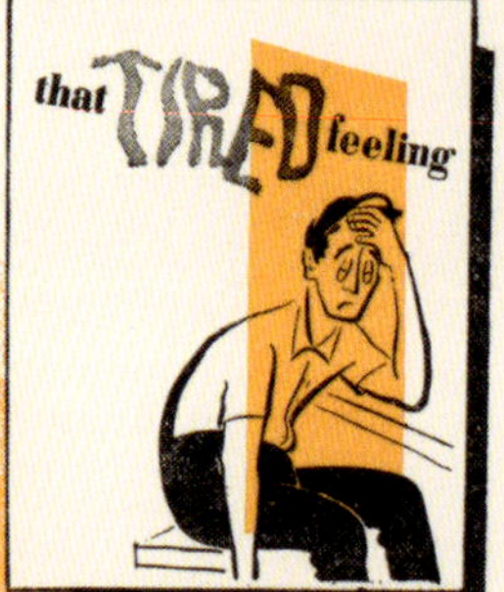

THAT TIRED FEELING

Rx REGULAR REST and SLEEP
GOOD FOOD • RECREATION

Federal Security Agency
WH30—U. S. PUBLIC HEALTH SERVICE
U. S. GOVERNMENT PRINTING OFFICE: 1944—16—35322-1

I

睡眠是我们做得最神秘的事情。我们知道它至关重要，却又不知道确切的原因。我们说不准睡眠是为了什么，什么样的睡眠量最有益健康和幸福，又或是，为什么有些人很容易入睡，有些人却辗转难眠。我们在睡眠中投入1/3的人生。我写这本书的时候66岁，我的睡眠总时长，相当于整个21世纪的头20年。

身体没有哪一部分不得益于睡眠，或因其缺失而痛苦。如果你长时间缺乏睡眠，你会死——尽管究竟是什么原因导致你因缺乏睡眠而死，同样是个谜。1989年，来自芝加哥大学的研究人员做了一项如今不大可能重复的残忍实验：他们让10只老鼠保持清醒直至死亡；过了11～32天，这些老鼠才精疲力竭地被死亡打垮。验尸报告显示，这些老鼠身上并没有任何可以解释其死亡的异常现象，只不过，它们的身体废掉了。

睡眠与大量生物过程有关，如巩固记忆、恢复激素平衡、清除大脑中累积的神经毒素、重置免疫系统等。有高血压早期症状的人每晚比之前提前睡1小时，血压读数会表现出明显的改善。简单地说，睡眠似乎是对身体的一种夜间调整。

2013年，加州大学旧金山分校的教授洛伦·弗兰克（Loren Frank）告诉《自然》杂志："人人都说，睡眠对记忆传输到大脑其余部分很重要。但问题是，基本上没有直接证据支持这个观点。"但为什么我们应该为了睡眠彻底地放弃意识，仍是一个有待回答的问题。在沉睡中，我们不光不参与外部世界，而且实际上几乎处于瘫痪状态。

睡眠显然不仅仅是休息。有一个事实很好玩：冬眠的动物其实同样有着睡眠期。我们大多数人会为此感到意外，但冬眠和睡眠完全不是一回事，至少从神经学和新陈代谢的角度看不是。冬眠更像是受了震荡或麻醉：主体无意识，但实际上并没有睡着。

对页的图片：人们很早就已经意识到了工作倦怠的危险性，从这张1944年美国公共卫生部门的海报中就能看出来。

本章章节页图片：睡眠对许多人来说都是不可捉摸，但又不可缺少的，艺术家伊芙琳·德·摩根（Evelyn De Morgan）的作品《夜之子》形象生动地表现了这种感觉。

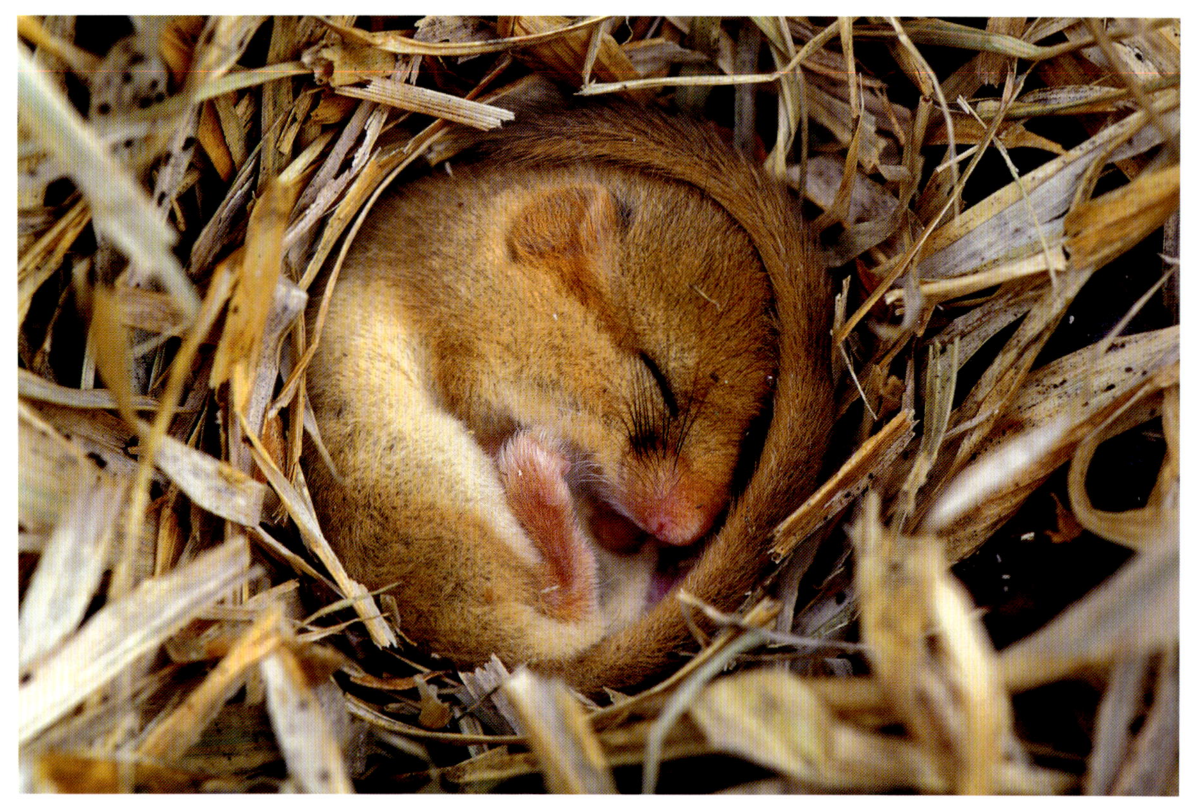

冬眠和睡眠不是一回事：冬眠的动物，比如上图中的这只睡鼠，它没有在睡觉，它是无意识的，但它需要在规模更大的无意识状态中获得几小时的睡眠。

故此，冬眠的动物在较大的无意识状态中，每天获得几小时的常规睡眠。更让我们感到意外的是，最著名的冬眠动物熊，其实并不冬眠。真正的冬眠包括深度的无意识和体温的剧烈下降（往往降低到0℃左右）。根据这个定义，熊不冬眠是因为它们的体温接近正常，很容易被唤醒。它们的冬眠叫作不活跃状态更合适。

不管睡眠带给我们什么，它都不仅仅是一段休养生息的静待期。一定有些什么东西让我们如此渴望睡眠，哪怕它让我们难以抵挡强盗或捕食者的攻击，然而，就目前所知，睡眠对我们所做的一切事情，没有一件不能在人清醒但休息的时候完成。我们不知道为什么在大部分的夜里，我们会经历那种名叫做梦的、常常令人不安的超现实幻觉。从表面上看，被僵尸追赶，或发现自己莫名其妙光溜溜地置身公交站台，在这种恢复精力的方式中消磨黑暗时光不免太过可怕。

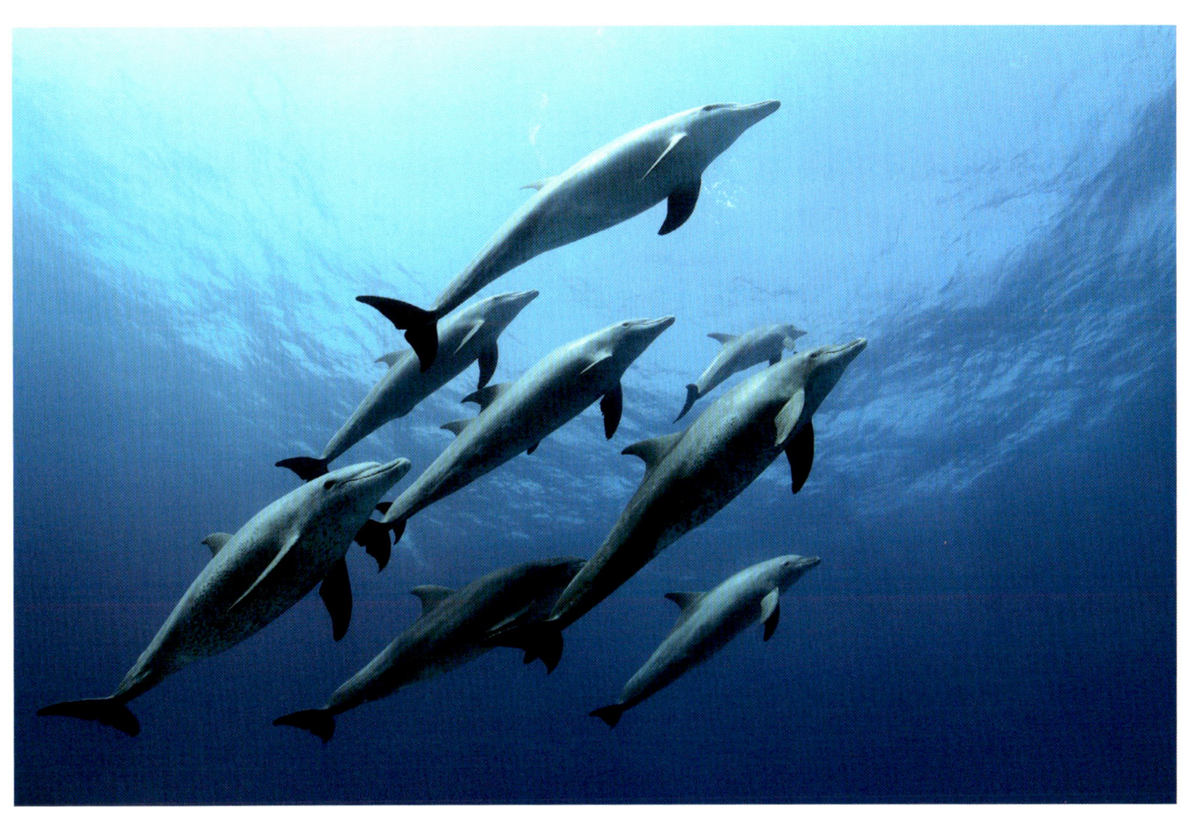

绝对字面意义上的半睡半醒：海豚可以在一个大脑半球休息的时候，另一个大脑半球保持警惕，这是哺乳动物不可或缺的能力。对它们来说，呼吸是有意识的决定，而非自动的过程。

然而，普遍的看法仍认为，睡眠必定满足了某种深层的基本需求。著名睡眠研究人员艾伦·瑞赫恰芬（Allan Rechtschaffen）多年前就说过："如果睡眠没有一个绝对关键的功能，那么它就是演化过程所犯的最大错误。"尽管如此，时至今日，对睡眠所做的一切，我们只知道它"让我们更好地保持清醒"（来自另一位研究人员）。

所有的动物似乎都睡觉。哪怕像线虫和果蝇这样简单的生物也有休眠期。动物所需的睡眠时间存在显著差异。大象和马每晚只睡两三小时。没人知道为什么它们的需求量这么少。其他大多数哺乳动物需要多得多的睡眠时间。过去认为是哺乳动物界睡眠冠军的三趾树懒，据说每天要睡多至20小时，但这个数字来自对圈养树懒的研究，它们没有天敌，也没有太多可以做的事情。野生树懒一天大概睡10小时——并不比我们长太多。令人惊奇的是，一些鸟类和海洋哺乳动物能够一次只关闭一半大脑，这样，一半大脑打盹，另一半大脑可以保持警惕。

现代对睡眠的理解，可以追溯到1951年12月的一个晚上，芝加哥大学一位名叫尤金·阿塞林斯基（Eugene Aserinsky）的年轻睡眠研究员，试用了实验室刚弄到的一台脑电波测试机。阿塞林斯基头一个晚上的受试者，是他8岁的儿子阿蒙德。

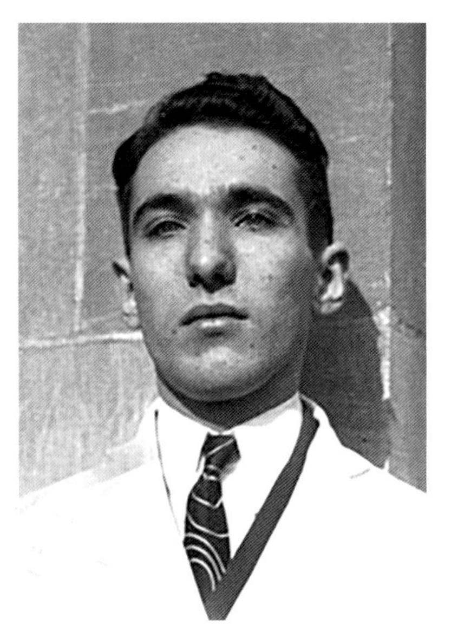

眼里有它：尤金·阿塞林斯基，他年幼的儿子首次演示了快速眼动睡眠的发生。

小阿蒙德安稳地进入了正常而言的宁静睡眠90分钟以后，阿塞林斯基惊讶地看到，监视器的卷轴坐标纸突然跳动起来，并开始出现与活跃、清醒意识相关的锯齿状轨迹。但当阿塞林斯基走到隔壁时，他发现阿蒙德还在熟睡，只不过他的眼睛在眼皮下可见地转动着。阿塞林斯基就此发现了快速眼动睡眠，也是我们夜间睡眠周期中最有趣、最神秘的一个阶段。阿塞林斯基并没有立刻公布这一消息。过了差不多两年，《科学》杂志才发表了一篇关于这一发现的小报告。[1]

我们现在知道，正常的夜间睡眠由一系列周期组成，每个周期包括4～5个阶段（取决于你喜欢的分类方法）。首先是放弃意识，大多数人需要5～15分钟来完全实现。接下来的大约20分钟，我们睡得轻而滋补，类似打盹。前两个阶段的睡眠很浅，你可能睡着了，但以为自己还醒着。而后是深度睡眠，持续大约1小时，从这个阶段清醒过来要难得多。（一些权威人士将这一时期分为两个阶段，这样睡眠周期便分为5个而非4个不同的阶段。）最后是快速眼动阶段（REM），我们做梦大多是在这时候。

在睡眠周期的REM阶段，入睡者基本上处于瘫痪状态，但眼

1　阿塞林斯基是一个有趣又爱折腾的家伙。他27岁时（1949）进入芝加哥大学，在此之前，曾先后就读了两所大学，主修社会学、医学预科、西班牙语和牙科，但并未完成任何一所大学的学业。1943年，他应征入伍，而且，在一只眼睛失明的条件下，他居然以拆弹专家的身份度过了战争时期。

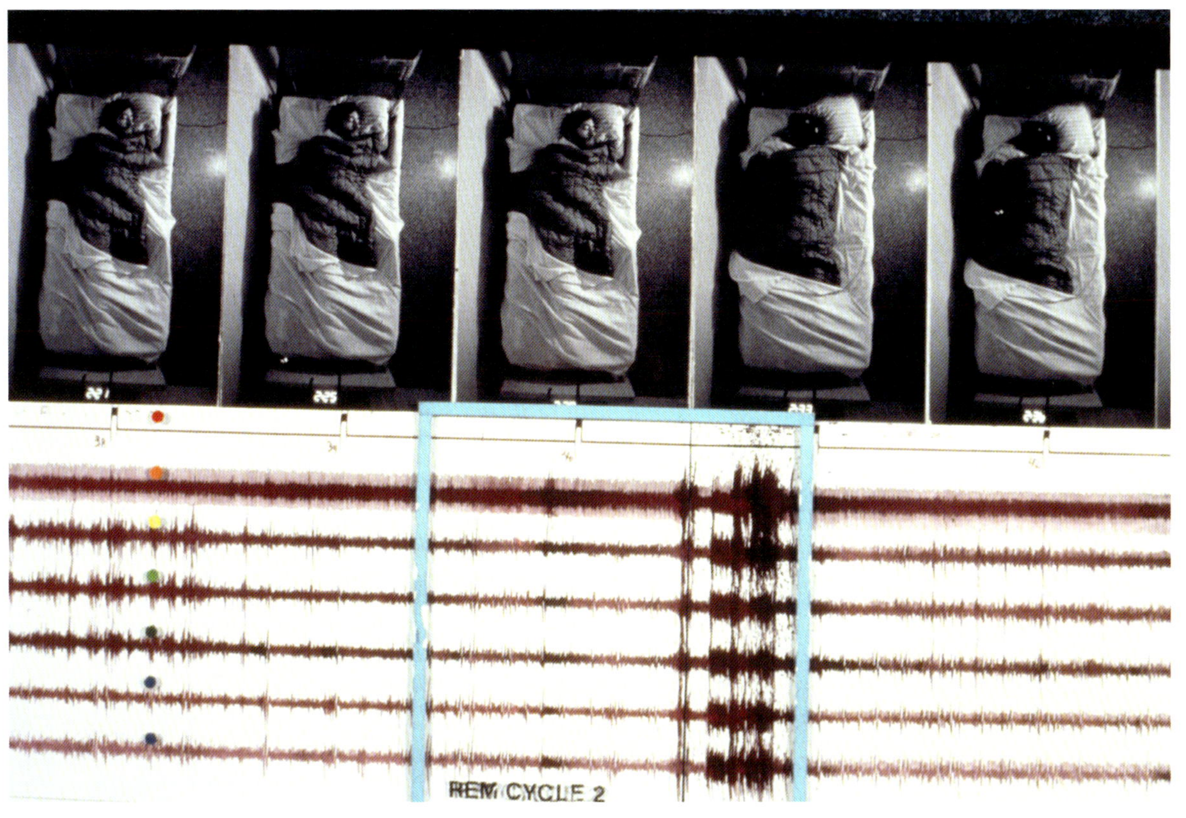

睡眠研究的进展。这一系列图片是一个人在快速眼动睡眠中的录像静帧，左起第四幅图像中的位置变化反映在数据记录传感器输出的条状扰动上，这些数据显示了大脑的活动，以及面部肌肉运动与紧张的状态。

睛在闭着的眼皮下快速转动，就像在看一出紧张的情节剧，大脑也跟清醒时同样活跃。事实上，在REM睡眠中，前脑的某些部分比人完全清醒、四处走动时更活跃。

REM睡眠中为什么眼睛会动，原因还不确定。一个显而易见的设想是，我们在“看着”自己的梦。身体各部位在REM阶段并不是全都处于麻痹状态。你的心脏和肺还在正常运转（原因很明显），你的眼睛可以自由转动，但控制身体运动的肌肉全受到了限制。最常提出的解释是，我们在噩梦中挣扎或试图逃离攻击时，被固定住不能动可以让我们避免受伤。有一种叫作快速眼动睡眠行为异常的罕见疾病，患病者的四肢在REM睡眠阶段不会进入麻痹状态，而且他们有时真的会因为胳膊腿乱动弹而伤害自己或伴侣。还有一些人，醒来之后麻痹状态不会立刻解除，受害者会发现自己醒了，但无法动弹——这似乎是一种令人深感不安的经历，但好在它一般只持续几分钟。

REM睡眠在每晚睡眠中约占2小时，大致为总时长的1/4。随着夜晚的流逝，REM睡眠的时间会变长，所以你的梦大多出现在醒来前的最后几小时。

睡眠周期一晚上重复4～5次。每个周期持续差不多90分钟，但也有所不同。REM睡眠对发育似乎很重要。新生儿至少有50%的睡眠时间处在REM阶段（新生儿的大部分时间都在睡觉）。对胎儿来说，REM阶段可能多达总睡眠时长的80%。很久以来，人们认为，人做梦都是在REM睡眠期，但威斯康星大学2017年的一项研究发现，71%的人曾在非REM睡眠期做过梦（在REM睡眠期做过梦的人为95%）。大多数男性在REM睡眠期会勃起。类似地，女性生殖器的血流量也会增加。没有人知道为什么，但它似乎与情爱冲动没有明显的联系。一般来说，男性每晚勃起2小时左右。

和大多数人想的不同，我们晚上很不消停。一般人一晚上会翻身或明显地改变姿势30～40次。我们醒来的次数也比你想的要多得多。人在夜间的觉醒和短暂的清醒，加起来可以达到30分钟而不自知。1995年，作家阿尔·阿尔瓦雷斯（A. Alvarez）为了撰写《夜晚》（*Night*）而拜访了一家睡眠诊所，他以为自己毫无间断地熟睡了一整夜，等早晨看图表时，才知道自己醒过23次。他还做了5次梦，但他什么也不记得了。

除了正常的夜间睡眠，我们通常还会遁入一种名为“临睡幻觉”的半睡半醒状态，也就是介乎清醒和无意识之间的冥界（netherworld），而且我们还往往意识不到。值得警惕的是，睡眠科学家对12名长途飞行的飞行员进行了研究，他们发现，几乎所有飞行员都曾在飞行的不同时间睡着，或接近睡着，但没有人意识到。

睡眠者和外部世界的关系往往很有意思。我们大多数人都体验过睡着时突然落下的感觉，这种感觉叫作入睡痉挛或肌阵挛抽搐。没人知道它为什么出现。有一种理论提出，这要追溯到我们睡在树上的日子，那时的我们必须当心别从树上掉下来。入睡痉挛兴许相当于消防演习。这看似有些牵强，但想起来的确有些奇怪，不管我们睡得何等沉，或者睡得何等不消停，我们几乎从不会从床上掉下来，哪怕是在酒店陌生的床上。我们或许毫无反应，但内心的某个哨兵却跟踪着床的边缘，不让我们越过界限（除非是喝醉或者发高烧）。我们身体里似乎有个部分，正留意着外面的世界，就算是睡得最沉的人也不例外。按保罗·马丁（Paul Martin）在《数绵羊》（*Counting Sheep*）一书的引述，牛津大学进行过一些相关研究发现，如果在受试者睡着时大声念其名字，他们的脑电图读数会出现波动，但念出其他不认得的人的名字，受试者没有反应。实验还表明，人们很擅长不用闹钟而在预定的时间叫醒自己，这意味着睡觉时，大脑的一部分必定跟踪着头骨外的真实世界。

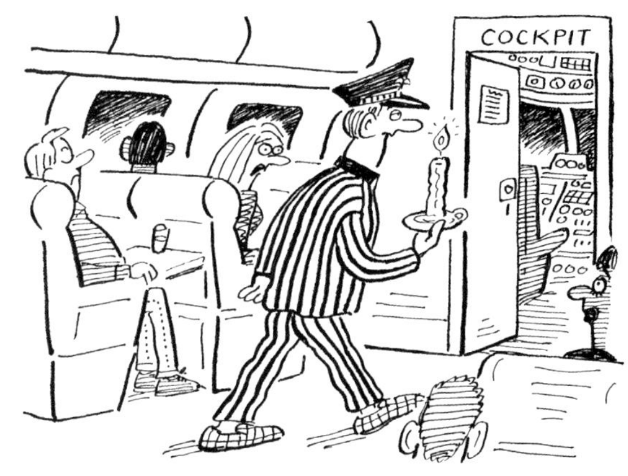

做梦说不定只是大脑夜间清理的副产物。当大脑清除废物并巩固记忆时，神经回路会随机放电，短暂地抛出支离破碎的图像，就有点像人切换不同的电视频道，寻找可看的节目。面对这些记忆、焦虑、幻想、压抑等不连贯情绪流，大脑可能会试着将它们整合成一个合理的故事，也可能因为它本身处于休息状态，它什么也没做，只是让不连贯的脉冲流过去。这也许可以解释不管梦有多激烈，我们往往都不太记得，因为它们并没有真正的意义，而且也不重要。

II

1999年，经过10年的精心研究，伦敦帝国理工学院的研究员罗素·福斯特（Russell Foster）证明了一件看似不太可能、大多数人都拒绝相信的事。福斯特发现，除了众所周知的视杆细胞和视锥细胞外，我们的眼睛还含有第三种感光细胞。这类额外的感受器名叫光敏视网膜神经节细胞，它们与视觉无关，只用来探测亮度——知道什么时候是白天、什么时候是晚上。它们将这些信息传递给大脑中两条微小的神经元束，后者跟针头差不多大小，位于下丘脑，俗称视交叉上核。这两条神经束（左右半脑各一）控制着我们的昼夜节律。它们是身体的闹钟，告诉我们什么时候起床、什么时候停下来休息。

所有这一切看似完全合乎情理，能知道也很不错，但福斯特公布自己的发现后，却引得眼科学界一片哗然。几乎没人相信，像眼部细胞类型这么基本的东西，竟然被忽视了这么久。在福斯特的一场讲演中，一名观众高喊“胡扯”，并大摇大摆地退了场。

“见到”光亮：罗素·福斯特，是他发现了感光细胞，它们能告诉大脑什么时候是白天、什么时候是晚上——不管我们自己是否真的能看到。

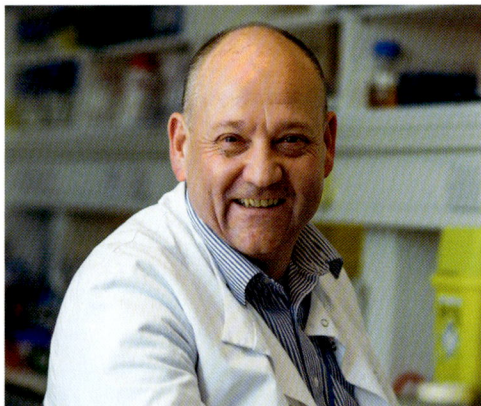

福斯特说：“他们很难接受自己已经研究了150年的东西，也就是在人类的眼睛里，竟然有一种细胞类型，他们完全忽视了其功能。”事实上，福斯特是对的，而且在那以后得到了彻底的验证。“他们现在的态度温和多了。”他开玩笑地说。如今，福斯特是牛津大学昼夜节律神经科学教授兼纳菲尔德眼科实验室主任。

我们在福斯特离高街不远的布莱塞诺斯学院办公室见面，他告诉我：“这第三种感受器真正有趣的地方在于，它们的功能完全独立于视觉。我们做了一次实验，请一位完全失明的女士（她因遗传疾病完全丧失了视杆细胞和视锥

科学家们发现，我们不光在大脑中有生物钟，全身各处都有生物钟——胰腺、肝脏、心脏、肾脏、脂肪组织、肌肉等所有地方。

细胞）判断房间里的灯是开还是关。这位女士说，别胡闹，她什么也看不见。但我们还是请她试一试。结果，她的判断每次都是对的。虽说她没有视觉（无法“看见”灯），但她的大脑在潜意识水平上完美地探测到了光线的明暗。她大感吃惊。我们也是。”

自从福斯特的研究公布以来，科学家们发现，我们不光在大脑中有生物钟，全身各处都有生物钟——胰腺、肝脏、心脏、肾脏、脂肪组织、肌肉等所有地方——这些器官按自己的时间表运作，规定什么时候释放激素，器官什么时候最繁忙或者最轻松。[1]例如，你的条件反射，在下午的时候最为敏锐，而血压在晚上达到顶峰。男性分泌的睾丸激素，在大清早往往比一天里更晚的时候要多。如果这些系统里有哪一套过分不协调，就会导致健康问题。据信，身体日常节律紊乱，有可能助长（有些情况下甚至是罪魁祸首）糖尿病、心脏病、抑郁症和体重的大幅增加。

视交叉上核与附近一个豌豆大小的神秘结构——松果体（基本上位于头部正中央）——紧密合作。由于松果体的中心位置和它的单一性（大脑中大多数结构是成对出现的，但松果体只有一个），哲学家勒内·笛卡儿（Rene Descartes）得出结论，松果体是灵魂居住的地方。它的实际功能是产生褪黑激素，这是一种帮助大脑跟踪日长的激素，直到20世纪50年代才得以发现，是以松果

1 就连我们的牙齿，也会通过每天的微小沉淀物来标记时间的流逝（跟树木的年轮一样），到20岁左右停止生长。科学家们通过计算古代牙齿上的年轮，计算遥远古代的孩子长大成人所需的时间。

体成为最后一种被破解的主要内分泌腺体。褪黑激素与睡眠的确切关系仍不得而知。我们体内的褪黑激素水平会随着夜幕降临而升高，并在午夜达到峰值，因此，把它们跟困意联系起来似乎符合逻辑，但实际上，夜行性动物最活跃的时候，褪黑激素的分泌也会增加，所以它并不助长倦意。不管怎么说，松果体不光跟踪昼夜节律，还跟踪季节变化，对冬眠或季节性繁殖的动物十分重要。它们对人类也有重大影响，只是表现方式我们大多不会注意到。举个例子，你的头发在夏天长得更快。所以，大卫·班布里基说得好："松果体不是我们的灵魂，而是我们的日历。"但还有一件同样奇怪的事情，那就是有几类哺乳动物（例如大象和儒艮）没有松果体，但似乎也并不为之所苦。

在人类身上，褪黑激素的季节性作用并不完全清楚。褪黑激素多多少少是一种普遍存在的分子；细菌、水母、植物，以及几乎所有受昼夜节律影响的生物体当中都有它的身影。就人类而言，随着年龄的增长，褪黑激素的产量会明显下降。70岁人士产生的褪黑激素只有20岁人士的1/4。为什么会这样，这对我们有什么影响，尚有待确定。

但有一点可以确定，如果打乱了正常的日夜节律，那么，昼夜节律系统可能会陷入严重混乱。1962年曾做过一次著名的实验，一位名叫米歇尔·西弗伊（Michel Siffre）的法国科学家把自己隔绝在阿尔卑斯一个大山洞深处约8个星期。没有日光，没有时钟，也没有其他时间流逝的线索，西弗伊只能猜测多久算是流逝了24小时。等出来之后，他惊讶地发现，按自己的计算，过去了37天，实际上则是过去了58天。哪怕是估算很短的时间增量，他的能力都堪忧。研究人员请他估计2分钟的流逝，他等了5分多钟。

近年来，福斯特和同事们意识到，我们的季节性节律比以前认为的要强。"我们在很多意想不到的领域发现了节律，比如自残、自杀、虐待儿童方面。"他说，"我们知道，这些事情存在

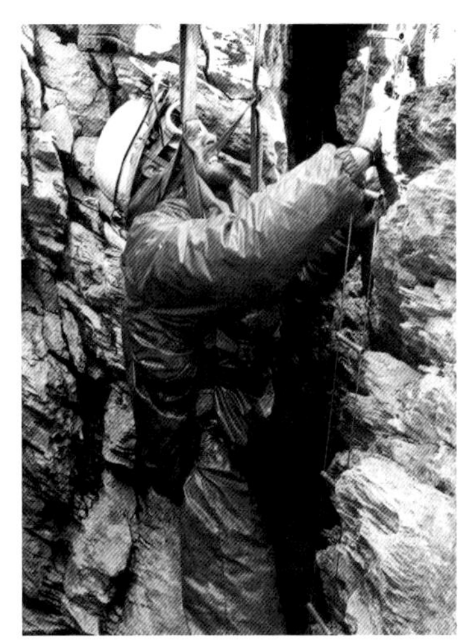
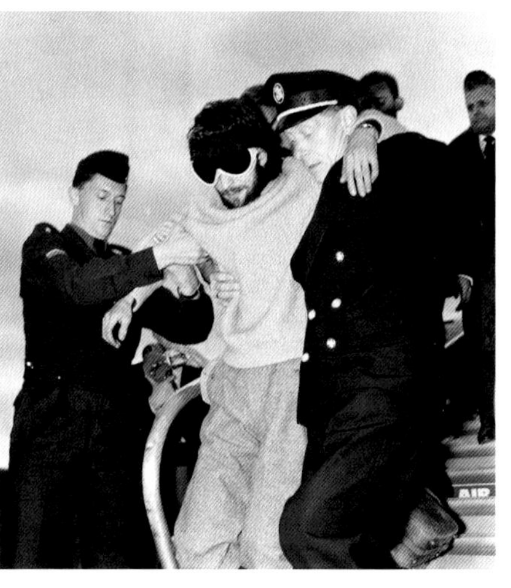

关掉生物钟：左边的图片是法国洞穴探索者和科学家米歇尔·西弗伊从他待了58天的阿尔卑斯山洞里出来；右边的图片是他抵达了巴黎。他证实了在自然光照被剥夺的情况下，我们计算时间流逝的能力是会失去的。

季节性的高峰和低谷并非巧合，因为它们的模式是6个月一轮，从北半球转到南半球。不管人们在北方的春天做了些什么，比如自杀的人数更多，那么，6个月后，南半球的春天也会出现同样的现象。”

昼夜节律还可以对我们所服药物的有效性产生很大影响。曼彻斯特大学的免疫学家丹尼尔·戴维斯指出，目前最畅销的100种药物中，有56种瞄准的是对时间敏感的身体部位。他在《治愈之美》（*The Beautiful Cure*）一书中写道：“这些最畅销的药物约有一半服用后仅能在体内短时间保持活性。”在错误的时间服用它们，效果很可能不好，甚至完全没效果。

昼夜节律对所有生物的重要意义，我们的认识才刚刚开了个头，但就我们所知，所有生物，甚至细菌，都有内部生物钟。“它说不定是，”罗素·福斯特说，“生命的一种标志。”

视交叉上核并不能完全解释为什么我们会感到困倦想上床。我们还受制于一种天然的睡眠压力——一种深刻的、归根结底不可抗拒的打瞌睡冲动，它由一种叫作睡眠内稳态（sleep homeostats）的东西所控制。我们保持清醒的时间越长，睡眠压力就越强烈。在很大程度上，这是大脑中化学物质（尤其是腺苷）随着时间推移积累所带来的结果。腺苷是为细胞提供动力的能量密集小分子ATP（三磷酸腺苷）输出的副产物。你积累的腺苷越多，你越是觉得困。咖啡因能稍微抵消它的作用，这就是咖啡提神的原因。正常而言，这两套系统同步运作，但偶尔它们会有所偏离，比如我们在长途飞行中跨越几个时区后会出现时差反应。

你到底需要睡多长时间，似乎是个私人问题，但我们几乎所有人每晚都需要睡上7～9小时。睡多睡少在很大程度上取决于年龄、健康状况、你最近做了些什么。随着年龄的增长，我们睡得越来越少。新生儿一天说不定要睡19小时，幼儿多达14小时，小孩需要11小时或12小时，青少年和年轻人10小时左右——尽管他们很可能因为熬夜太迟、起床太早而达不到需要的睡眠量，大多数成年人也一样。这个问题对青少年来说尤其严重，因为他们的生理周期可能比家长要长2小时，睡眠时间不够，让他们相比之下变成了夜猫子。青少年早晨起床很困难，不是因为懒，而是生理原因。《纽约时报》上的一篇社论认为，在美国，由于“一个危险的传统：高中开课太早”，问题变得更加复杂。《纽约时报》称，86%的美国高中上午8点30分之前就开始了一天的课程，10%的学校7点30分就开始了。研究表明，上课时间晚一些，有助于提高出勤率，改善考试成绩，减少车祸，甚至减少抑郁和自残。

几乎所有权威人士都同意，在各个年龄段，我们都比过去睡得少。《贝勒大学医学中心学报》（*Baylor University Medical Center Proceedings*）称，人们从晚上到次日工作前的平均睡眠时间已经从50年前的8.5小时，降至现在的不足7小时。另一项研究发现在校儿童中也有类似的下降。据估计，熬夜睡不着觉造成的旷工、业绩下降，给美国经济造成的损失超过600亿美元。

根据各种研究，全世界有10%～20%的成年人受失眠折磨。失眠跟糖尿病、癌症、高血压、卒中、心脏病，以及抑郁症（不足为奇）有关。《自然》杂志上刊登的一项丹麦研究发现，经常上

对页：不睡觉对我们是不好的。这幅名叫《失眠者》的插图来自14世纪的一份手稿，它生动地显示了如今许多人熟悉的那种不愉快的清醒状态。

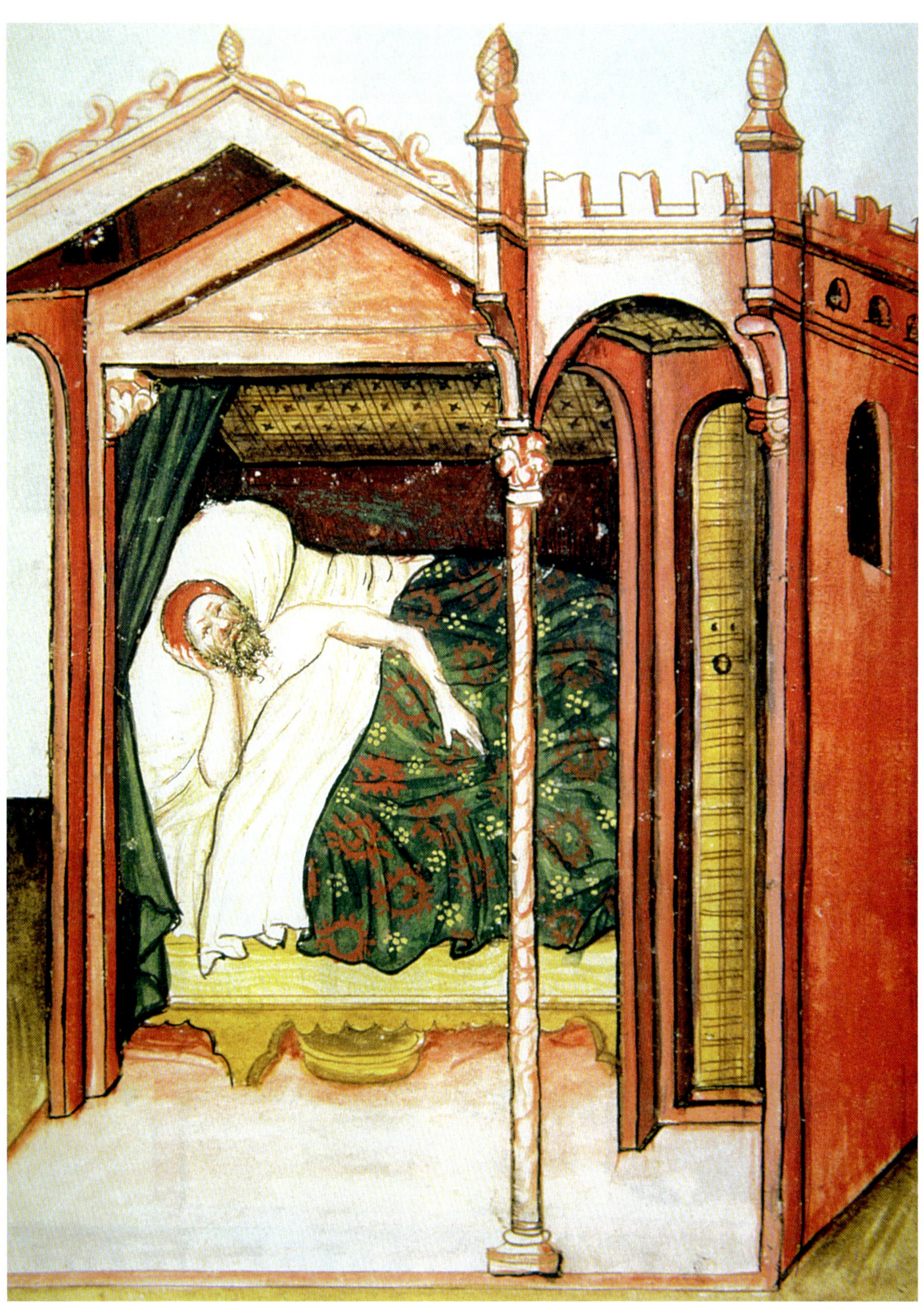

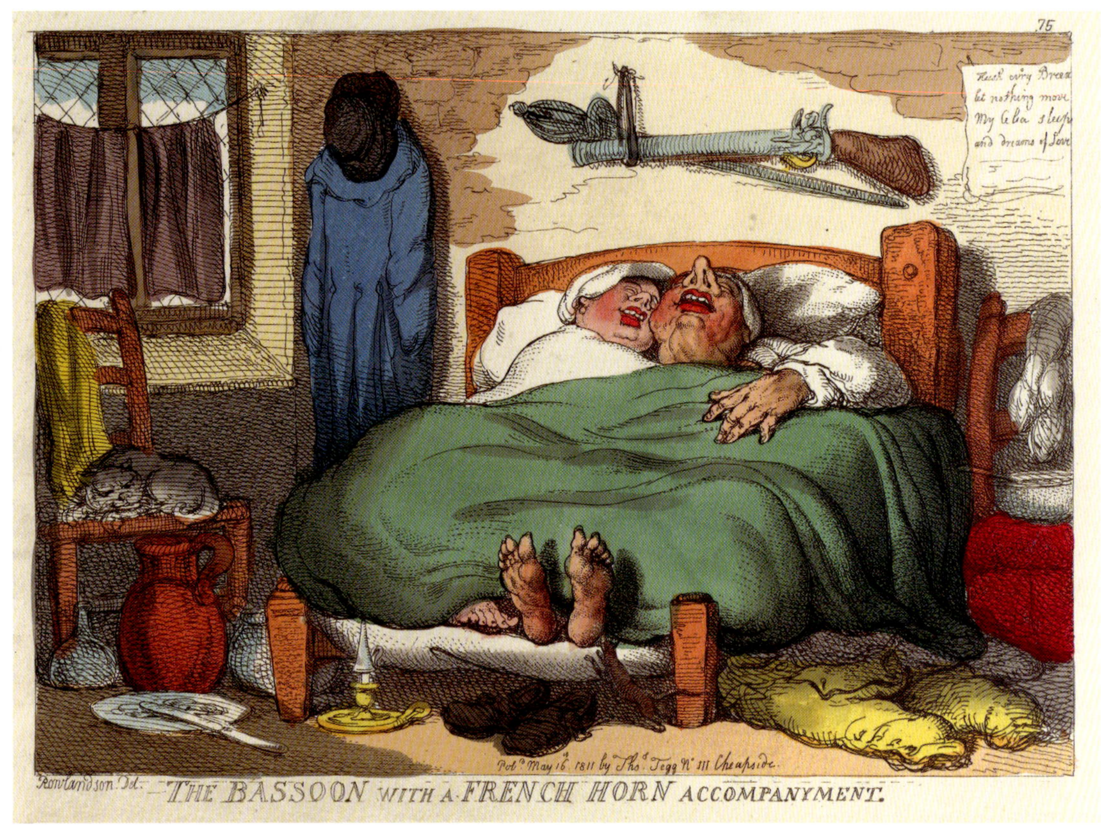

这幅由英国漫画家托马斯·罗兰森在1811年创作的蚀刻版画暗示，男性打呼噜时的音色要比女性的低沉。

夜班的女性患乳腺癌的风险比白天工作的女性高50%。

“现在有充分的数据表明，缺乏睡眠的人比正常睡眠的人体内的β-淀粉样蛋白（一种与阿尔茨海默病有关的蛋白质）含量更高。”福斯特告诉我，“我倒不是说睡眠不足会导致阿尔茨海默病，但它有可能是一个促成因素，甚至还会加快人体机能的衰退。”

对许多人来说，失眠的主要原因是伴侣的呼噜声。这是一个很常见的问题。我们大约有一半的人，至少会偶尔打鼾。打鼾是人处于无意识和放松状态时，咽部软组织发出的嘎嘎声。人越放松，鼾声越大，这就是为什么喝醉的人打鼾特别响亮。减少打鼾的最好方法是减肥、侧卧、睡前不喝酒。睡眠呼吸暂停（Sleep apnoea，“apnoea”一词源自希腊语，意为“停止呼吸”）是指打鼾时呼吸道阻塞，患者睡觉时要么呼吸停止，要么接近停止，而且这种情况比人们通常想象的更为常见。大约50%打鼾的人存在一定程度的睡眠呼吸暂停。

最极端、最可怕的失眠症是一种非常罕见的病症，叫作致死性家族性失眠症，最早的医学记载见于1986年。它是一种遗传性疾病（因此是家族性的），据我们所知，只影响全世界大约36个家庭。患者完全失去入睡的能力，慢慢地死于疲惫和多器官衰竭。这种病总能要人的命。破坏因子是一种坏的蛋白质，名叫朊病毒（prion，是proteinaceous infectious particle的缩写，意为传染性蛋白颗粒）。朊病毒是流氓蛋白质。它们是克雅病、疯牛病（牛海绵状脑病）和其他一些可怕的神经系统疾病，如格斯特曼综合征（Gerstmann-Straussler-Scheinker disease，大多数人从没听说过这个名字，因为它们极为罕见，但对协调和认知毫无例外是特别糟糕的消息）等背后的邪恶小手。一些权威人士认为，朊病毒可能在阿尔茨海默病和帕金森病里同样扮演了角色。就致死性家族性失眠症而言，朊病毒攻击位于大脑深处、胡桃大小的丘脑，它控制着我们的自主反应——血压、心率、激素的释放等。朊病毒干扰睡眠的确切方式尚不清楚，但踏上这条路总归是很可怕的。[1]

另一种睡眠失调问题是嗜睡症。它通常跟在不恰当的时间极度嗜睡有关，但许多患有这一病症的人，既难以保持清醒，也难以保持睡眠。它的成因是大脑中缺少一种叫作下丘脑泌素的化学物质，下丘脑泌素的含量非常低，直到1998年，它才被发现。下丘脑泌素是让我们保持清醒的神经递质。如果没有它们，患者可能会

1　朊病毒的发现者是旧金山加利福尼亚大学的斯坦利·普鲁西纳（Stanley Prusiner）医生。1972年，他还在接受神经学家的培训时，检查了一名60岁的妇女，后者突然患上了严重的阿尔茨海默病，无法应付哪怕最简单、最熟悉的任务，比如如何把钥匙插进锁孔里。普鲁西纳确信病因是一种畸形的传染性蛋白，并将之称为朊病毒。多年来，他的理论备受嘲笑，但最终，事实证明他是正确的，1997年，他被授予诺贝尔奖。患者死亡后，大脑就会像海绵一样布满空洞，于是有了“spongiform”（意思是海绵状）这个词。

在谈话或吃饭当中突然打盹，或者进入一种接近于幻觉而非意识的模糊状态。反过来说，他们可能会非常疲惫但又完全无法入睡。这或许是一种可悲的疾病，而且无法治愈，但好在它非常罕见，在西方世界，每2500人中只有1人会受到影响，在全世界范围内，患病比例是四百万分之一。

更常见的睡眠障碍，统称为异睡症，包括梦游、觉醒混淆（患者看似清醒，但意识懵懵懂懂）、噩梦和夜惊。后两者不容易区分，只不过，夜惊更强烈，往往使得当事人更震惊，但好玩的是，夜惊的当事人到了第二天早晨大多不记得夜里的经历。大多数异睡症患者是儿童而非成年人，并多在青春期前后消失。

人类故意不睡觉时间最长的一次是在1963年12月，圣地亚哥一名17岁的高中生兰迪·加德纳（Randy Gardner）参加了学校的科学项目，设法保持了264.4小时（11天24分钟）不睡觉。[1]刚开始的几天相对来说挺容易，但是渐渐地，他变得烦躁和糊涂，直至自己的存在变成一种模糊的幻觉。项目完成后，加德纳跌进床里睡了14小时。2017年，他对全美公共广播电台（NRC）的记者表示："我记得自己醒来时软绵绵的，但也并不比正常人更酥软。"他的睡眠模式恢复了正常，没有明显的不良反应。然而，他日后的人生经历了可怕的失眠，他相信，这是对自己年轻冒险的"报应"。

最后，我们来说说打哈欠这个神秘而普遍的疲倦预兆。没人明白我们为什么会打哈欠。婴儿在子宫里打哈欠（还打嗝），昏迷中的人打哈欠，它是生活中无处不在的一部分，但它究竟为我们做了什么却不得而知。有人暗示，它跟排放额外的二氧化碳相关，但没有人解释过何以如此。另一种说法是，打哈欠会给大脑带来一股较凉爽的空气，因此能轻微地驱除睡意，不过，我还从来没

1 令人惊讶的是，这项纪录受到的挑战寥寥无几。2004年，英国第四频道播出了一部名为《极度疲劳》（*Shattered*）的系列片，10人参加了争夺保持清醒时间最长者的比赛。获胜者克莱尔·萨瑟恩（Clare Southern）坚持了178小时，比兰迪·加德纳少了3天多。

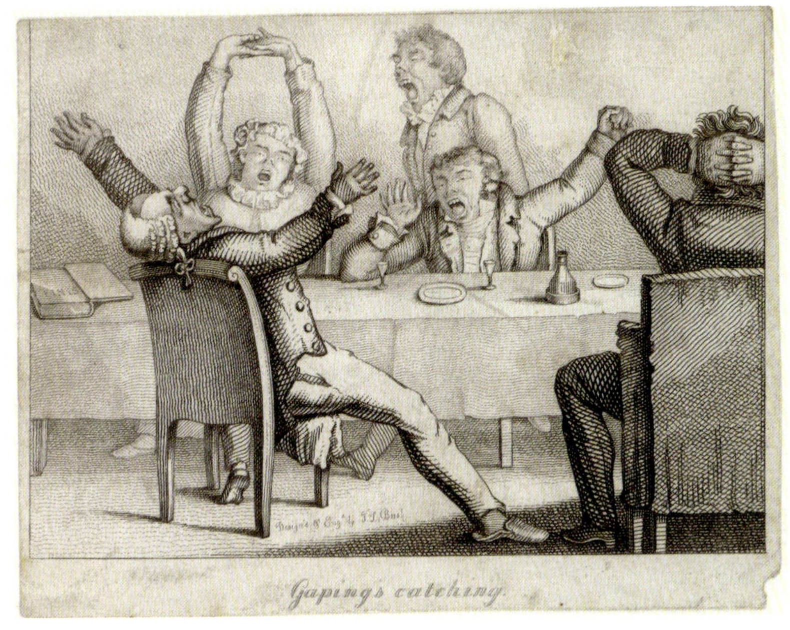

打哈欠（yawning），或者叫打呵欠（gaping）是一种神秘且具有神奇感染力的行为，这幅1826年的蚀刻版画就被称作《打哈欠》。

有遇到过有谁打了哈欠感觉神清气爽、精力充沛的呢。更重要的是，没有任何科学研究表明打哈欠和精力水平之间存在联系。打哈欠甚至与你的疲劳程度没有可靠的关联。事实上，我们打哈欠最多的时候往往是在一夜好眠后的头几分钟，也就是我们休息得最充分的时候。

打哈欠最难以解释的方面，大概是它有着极强的传染性。看到别人打哈欠，我们多多少少也会打起哈欠来，甚至，仅仅是听到或想到打哈欠，就能让我们打哈欠。你现在肯定想打哈欠。坦率地说，这说不上有什么错。

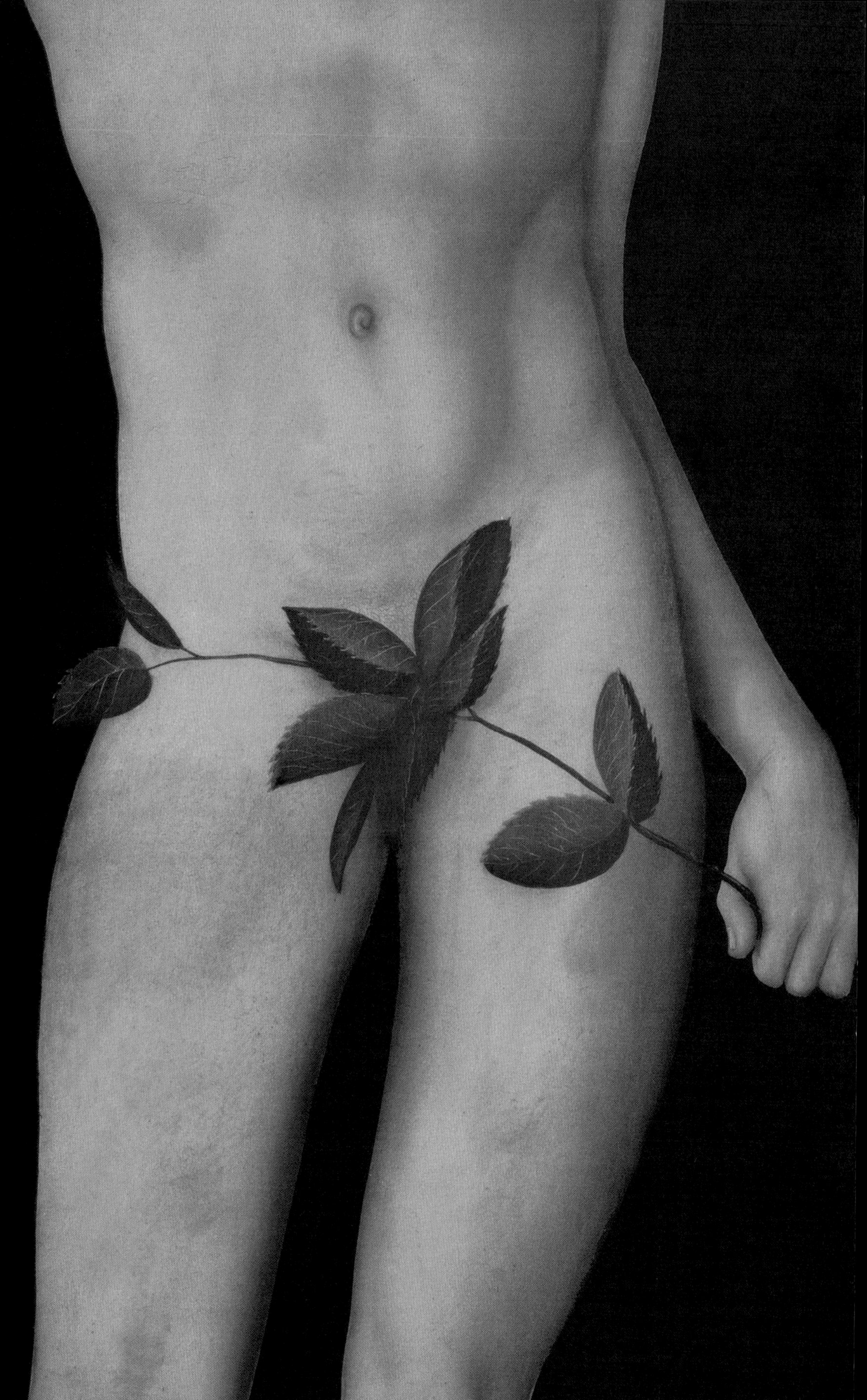

第十七章

进入不可描述地带：Y染色体将在460万年后消失

有一回，总统访问农场时，柯立芝夫人问向导，公鸡每天交配几次。

“几十次吧。”向导回答。

“请转告总统先生。”柯立芝夫人请求说。

等总统经过鸡舍时，有人把公鸡的事儿告诉了他，他问：“每一回都是同一只母鸡吗？”

“哦，不，总统先生，每回都是不同的母鸡。”

总统慢慢点了点头，说：“请把这也转告柯立芝夫人。”

——《伦敦书评》1990年1月25日

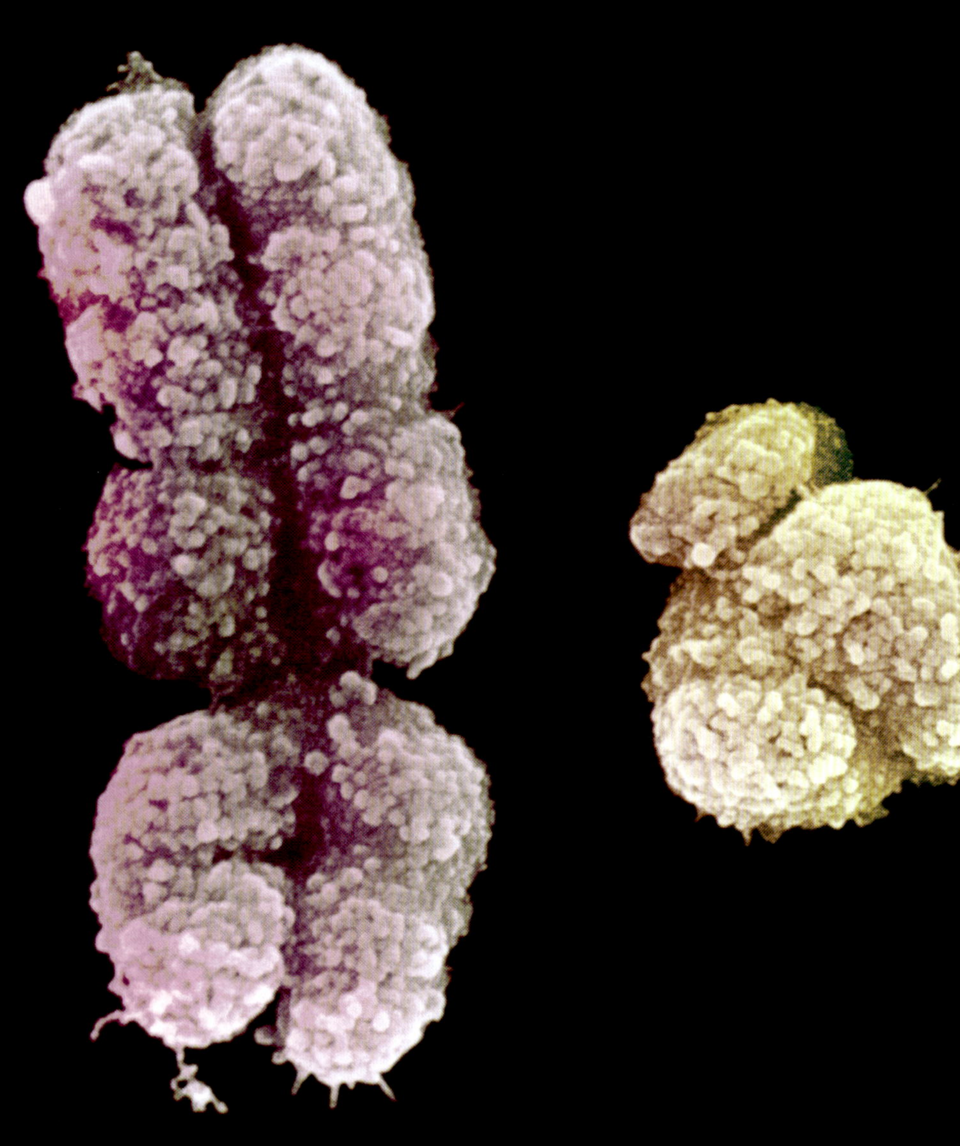

I

以下事实不免令人稍感惊讶：在漫长的文明史里，我们绝大多数时间都不知道为什么有些人生来是男性，另一些人生来是女性。虽然早在19世纪80年代，一位忙碌而又精力充沛的德国人海因里希·威廉·戈特弗里德·冯·瓦尔代尔-哈茨就发现了染色体，但它们的重要意义并未得到人们的理解和重视。[1]（瓦尔代尔称之为染色体，是因为它们能很好地吸收化学染料而在显微镜下容易被看到。）我们现在知道，女性的染色体中有两条X染色体，男性有一条X染色体和一条Y染色体，这就是导致两者性别差异的原因，而这种认识，来得很晚。哪怕到了19世纪末，科学家仍普遍认为，性别不是由化学物质决定的，而是由外部因素，如饮食、气温甚至女性怀孕初期的情绪等决定的。

解决这一问题迈出的第一步是在1891年，德国中部哥廷根大学年轻的动物学家赫尔曼·亨金（Hermann Henking）在研究一种火蜂（它的确切名字叫*Pyrrhocoris*）的睾丸时，注意到一件奇怪的事情。在他研究的所有样本中，一条染色体总是与另一条保持距离。和如今人们想的不同，亨金称之为“X”不是因为它的形状，而是因为它显得很神秘。他的发现引起了其他生物学家的兴趣，但亨金本人似乎不为所动。没过多久，他在德国渔业协会找了一份工作，余生都在考察北海的鱼类资源。而且，据我所知，他再也没观察过任何昆虫的睾丸。

亨金偶然发现染色体规律14年之后，大西洋彼岸出现了真正的突破。宾夕法尼亚州布林莫尔学院一位名叫内蒂·史蒂文斯（Nettie Stevens）的科学家在对粉虫的生殖器官做类似的研究。她

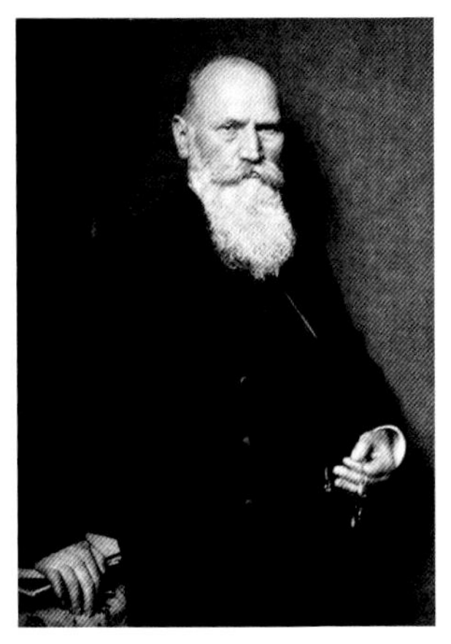

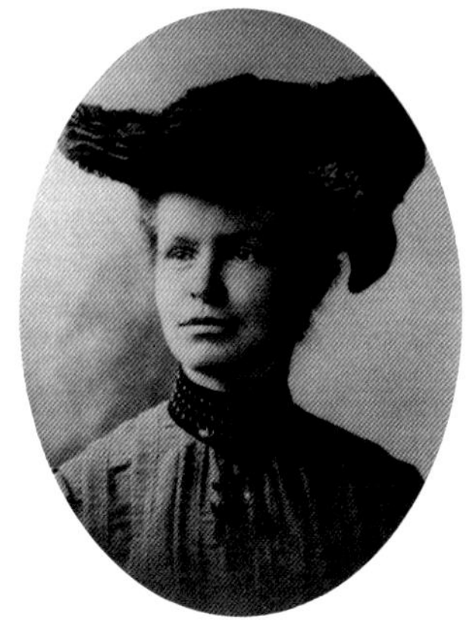

海因里希·威廉·戈特弗里德·冯·瓦尔代尔-哈茨，他发现了染色体。内蒂·史蒂文斯，她首次意识到其中一个染色体，也就是Y染色体的重要性。

对页：男性的秘诀：一条X染色体（左）和一条Y染色体（右），这是在复制的过程中看到的。

本章章节页图片：与其说这是一片无花果，不如说是一片叶子：这幅亚当的画作由老卢卡斯·克拉纳赫（Lucas Cranach the Elder）创作于1528年，里面传统的细节也被观察到了。

1　在职业生涯的大部分时间，这位医生的名字都很朴实，叫威廉·瓦尔代尔。1916年，他的生命即将结束的时候，德国政府将他封为贵族，才有了上述一连串热情洋溢的头衔。

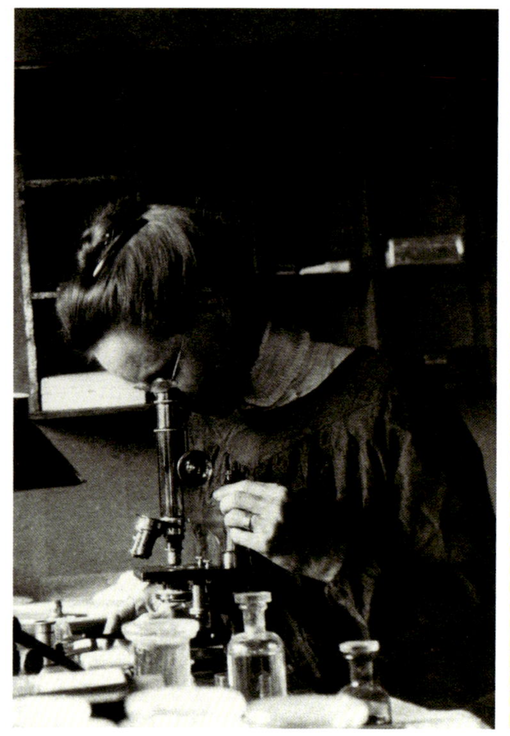

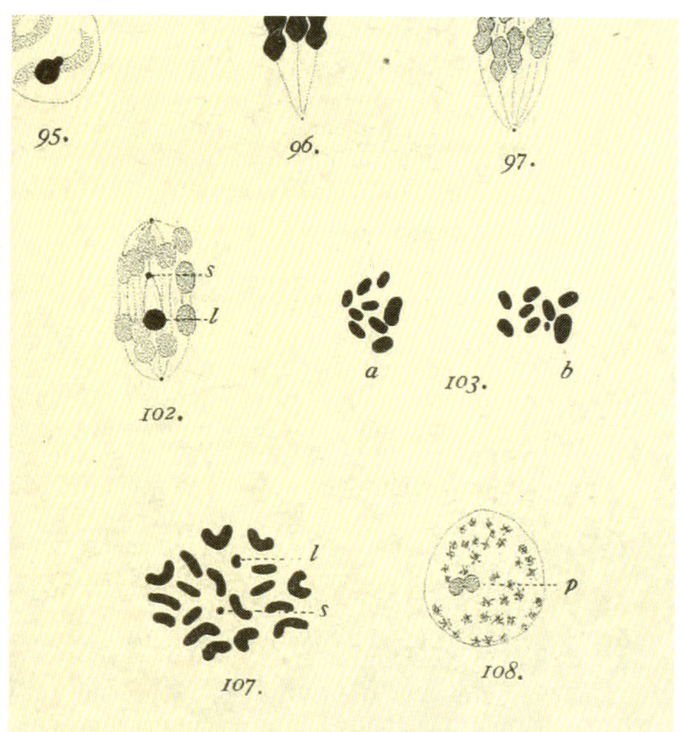

内蒂·史蒂文斯在她的实验室里干活，以及她的著作《生精作用研究》（*Studies in Spermatogenesis*）中的一页内容，显示了成对的染色体，这里被标为“l”和“s”，也就是后来称的“X”和“Y”性染色体。

发现了另一条疏离的染色体，并且意识到它似乎在决定性别方面扮演着角色（这是她的关键洞见）。她按照亨金起名时所用的字母顺序，称它为Y染色体。

内蒂·史蒂文斯本应该更出名的。她1861年生于佛蒙特州卡文迪什（很巧，这里就是13年前，菲尼斯·盖奇修铁路时被一条铁棍贯穿头骨的地方）。史蒂文斯家境贫寒，她用了很长时间才实现了自己接受高等教育的梦想。她当了好几年的老师和图书管理员，到1896年35岁时才进入斯坦福大学就读，42岁时才最终获得博士学位，此时距离她短暂的一生结束已经没多久了。她接受了布林莫尔研究所初级研究员的职位，她不光发现了染色体，同时从事了大量的研究工作，发表了38篇论文。

如果这一发现的重要性得到更广泛的赞誉，史蒂文斯肯定会获得诺贝尔奖。只可惜，多年来，人们通常把功劳归给埃德蒙·比彻·威尔逊（Edmund Beecher Wilson）。他差不多是在同一时间独立地做出了同样的发现（究竟谁第一，一直是个有争议的问题），但并未完全理解这一发现的重要性。史蒂文斯无疑可以取得更大的成就，然而造化弄人，她患了乳腺癌，并于1912年去世，年仅52岁，从事科学工作仅仅11年。

插图总是把X和Y染色体表现为大致接近X或Y的形状，但事实上，大多数时候，它们看起来并不像字母表中的任何字母。在细胞分裂过程中，X染色体确实短暂地呈X形，但此时，所有与性别无关的染色体也都呈X形。Y染色体仅在表面上与Y相似，但它们跟自己的命名字母有着稍纵即逝的相似之处，实在只是个惊人的巧合罢了。

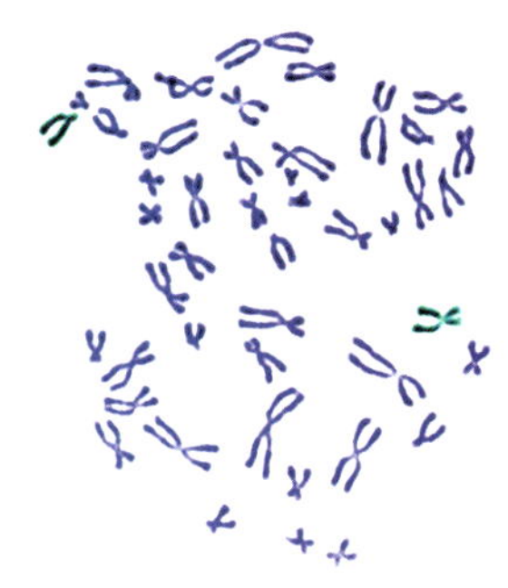

这是人类男性染色体的色彩增强显微图。染色体共有23对，包括决定性别的那对在内。在男性体内，包含了一条X染色体和一条Y染色体，这里是绿色的，Y染色体在左边，X染色体在右边。

从历史的角度看，染色体太难研究了。它们大部分时间的存在形式，都是细胞核中难以分辨的团块。数清它们的唯一方法是趁细胞分裂时从活细胞中获取新鲜样本，而这又是一项艰巨的任务。按一份报告所说，细胞生物学家们“眼巴巴地站在绞刑架底下，为的是抢在死刑犯被处死之后，染色体又还没凝结成块之时就获取其睾丸”。即便在这个时候，染色体也趋于重叠模糊了，除了能粗略地数个数目出来，什么也没法干。但在1921年，得克萨斯州立大学的细胞学家西奥菲勒斯·佩特（Theophilus Painter）宣布，他获得了一些不错的图像，并信心十足地断言自己数出了24对染色体。这个数字一直保持不变，基本无人怀疑，直到35年后的1956年，研究人员做了一次更仔细的检验，发现我们只有23对染色体——好些年来，这一事实其实从照片（还包括至少一本流行教科书里的插图）上看已经很明显了，只是从来没人想过要去再数一数。

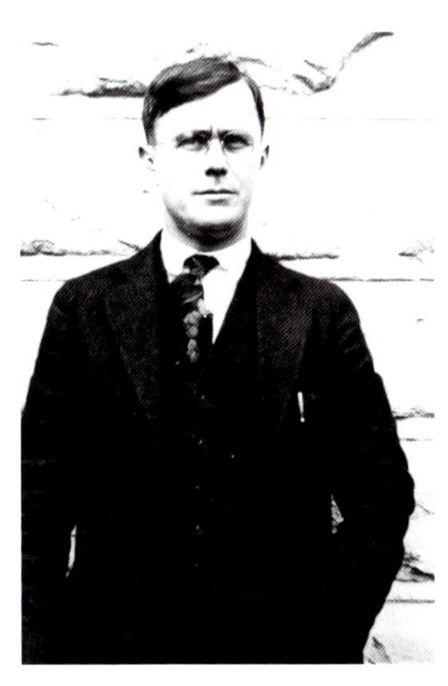

西奥菲勒斯·佩特，他在1921年的时候就设法数出了人类的全套染色体。他几乎数对了。

直到最近人们才刚刚知道，到底是什么让我们一部分人是男性、一部分人是女性。1990年，来自伦敦国家医学研究所和帝国癌症研究基金会（Imperial Cancer Research Fund）的两支研究团队才在Y染色体上确定了一个决定性别的区域，并称之为SRY基因，意思是“Y染色体上的性别决定区域

有趣的是，性别其实并非必需。相当多的生物体已经放弃了它。

（Sex-Determining Region on the Y）”。经过了无数代制造小男孩和小女孩的繁衍之后，人类终于知道自己是怎么做到的了。

Y染色体是个奇怪的小矮子。它只有大约70个基因，其他染色体则有多达2000个以上的基因。1.6亿年来，Y染色体一直在萎缩。据估计，按照它目前的恶化速度，再过460万年它就会完全消失。[1]不过，这并不意味着男性会在460万年以后消失。决定性别特征的基因，大概会转移到另一条染色体上。此外，我们操纵生殖过程的能力，在460万年里可能会变得更加精湛，因此，没必要为此大惊小怪彻夜难眠。

有趣的是，性别其实并非必需。相当多的生物体已经放弃了它。在热带地区，人们常常会看到壁虎像真空黏钩般贴在墙上，这种绿色的小蜥蜴就彻底抛弃了雄性。如果你是个男人，大概会为此稍感不安，但我们为支持生育的政治派别带来了莫大的好消息，足可轻易打消这种不安。壁虎产卵，而这些卵是母体的克隆体，它们将长成新一代的壁虎。从母亲的角度看，这种安排非常圆满，因为这意味着自己的基因得到了100%的遗传。而按照传统的性别遗传，伴侣双方只能传递一半的基因——并且，这个数字会随着下一代的延续不断减少。你的孙辈只有你1/4的基因，曾孙只有1/8，曾曾孙只有1/16。如果你渴望遗传不朽，那么，两性延续是很糟糕的实现途径。正如悉达多·穆克吉（Siddhartha Mukherjee）在《基因传》（*The Gene: An Intimate History*）中所说，人类实际上根本就不再

1　有必要指出，另一些遗传学家认为，Y染色体的灭绝，有可能短至12.5万年就发生，也有可能长至1000万年才发生。

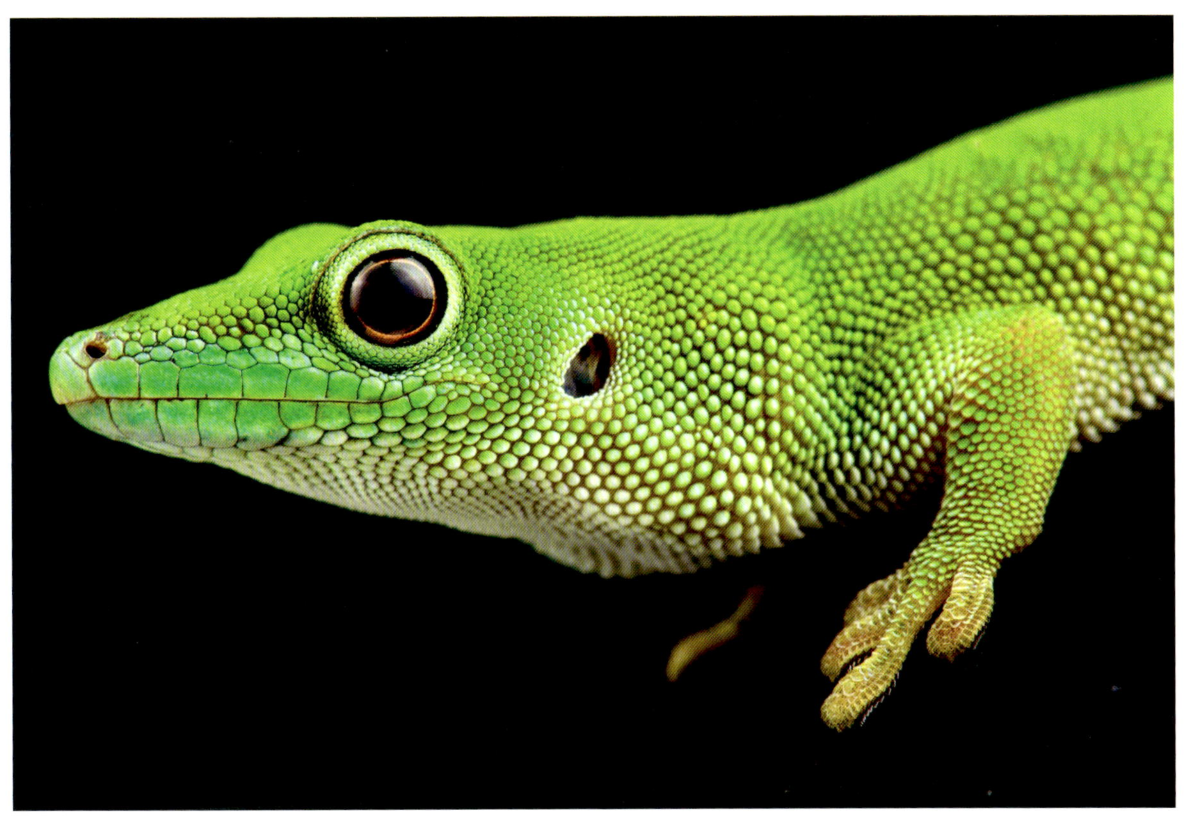

雌性即物种：这种壁虎是通过克隆而不是基因重组来进行繁殖的。

生[1]。壁虎是再生，我们是重组。

性别可能会稀释我们对后代的个体贡献，但它对整个物种来说功莫大焉。靠着基因的混合和匹配，我们获得了多样性，这带给我们安全和适应力。基因多样性让疾病难以在整个种群内蔓延，还意味着我们可以不断演化。我们可以保留有益的基因，抛弃那些妨碍人类幸福的基因。克隆一次又一次地带给你相同的东西。两性繁衍则带给你爱因斯坦和伦勃朗——当然，也带来了一大堆蠢货。

就人类存在的领域而言，大概没有什么问题比性更缺乏确定性，或者说，更难以启齿进行公开讨论的了。光是“pudendum”

1 原文为reproduce，也有“繁殖”之意，人类当然繁殖，所以这里取“再生”这一层意思。——译者注光是“pudendum”这个词，就足以说明我们对生殖问题是多么敏感了：它的意思是“外阴”，来自拉丁语，意思是“为之羞耻”。

这个词，就足以说明我们对生殖问题是多么敏感了：它的意思是“外阴”，来自拉丁语，意思是“为之羞耻”。除了视为消遣，也几乎不可能获得任何有关性的可靠数据。有多少人曾在亲密关系中对伴侣不忠？数据为20%～70%不等，一切取决于你参考的是诸多研究里的哪一个。

问题之一在于（而且也没什么好奇怪的），一旦受访者认为自己说出的答案他人无法核实，就不自觉地说出与事实不符的话。在一项研究中，女性受访者以为自己跟测谎仪接在一起，她们回忆起的性伴侣数量就增加了30%。尤其值得指出的一项研究来自1995年在美国所做的“性问题的社会构建”调查，由芝加哥大学和全国民意研究中心联合进行，受访者在接受访问时，可以让他人（多为孩子或现在的性伴侣）在场陪伴，在这种情况下，调查几乎无法得到完全坦率的回答。事实上，事后的调查显示，如果有他人在场，回答前一年跟不止一个人发生过性关系的受访者的比例，就从17%降到了5%。

该项调查的其他许多不足之处也遭到了批评。由于资金问题，只有3432人接受了采访，而不是原先计划的20,000人，而且，由于所有受访者都是18岁以上人士，报告没有就少女怀孕、节育措施或其他对公共政策至关重要的问题给出结论。此外，这项调查只针对家庭，因此它排除了大学生、囚犯、现役军人等过着集体生活的成员。这一切，令报告的结论受到了质疑，甚至有人认为它完全没用。

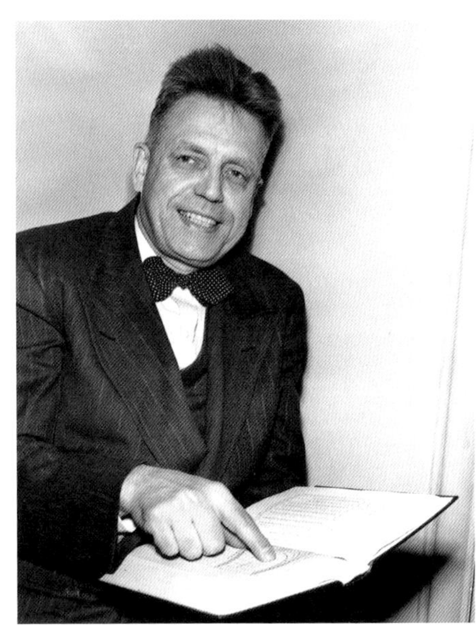

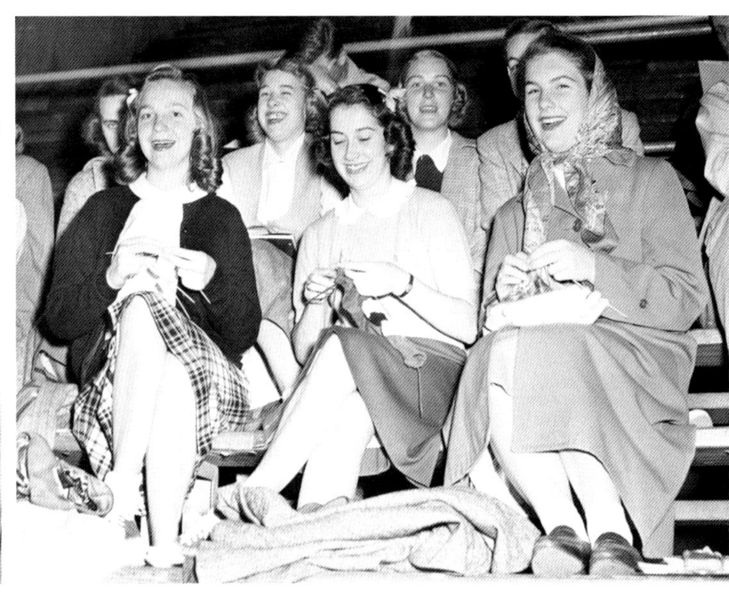

阿尔弗雷德·金赛与他的同名报告：在一次集会上，女士们带着明显的欣赏之情倾听金赛有关女性性行为的发现报告。

性事调查的另一个问题是，人有时候就是蠢，对此，我实在没有找到什么委婉的说法。剑桥大学的大卫·斯皮格尔霍尔特（David Spiegelhalter）在《从数字看性：有关性行为的统计数据》（*Sex by Numbers: The Statistics of Sexual Behaviour*）这本了不起的书里报告了另一项分析，调查者问受访者，在后者眼里，什么构成了圆满的性行为。差不多有2%的男性受访者说，插入式性交不够格，这让斯皮格尔霍尔特禁不住好奇，在“他们感觉做完全套之前”，到底还想要等到些什么。

由于存在这些困难，两性研究领域给出的统计数据可疑，是有悠久历史的。印第安纳大学的阿尔弗雷德·金赛（Alfred Kinsey）在他1948年的作品《男性性行为》（*Sexual Behavior in the Human Male*）中报告称，近40%的男性曾有过获得性高潮的同性恋经历，近1/5在农场长大的年轻男性曾与牲畜发生过性行为。如今，人们认为这两个数字都高度不可信。1976年的《海蒂性学报告：女人篇》（*Hite Report on Female Sexuality*）及随后出版的《海蒂性学报告：男人篇》（*Hite Report on Male Sexuality*）更令人生疑。作者雪儿·海蒂（Shere Hite）采用的是问卷调查方式，

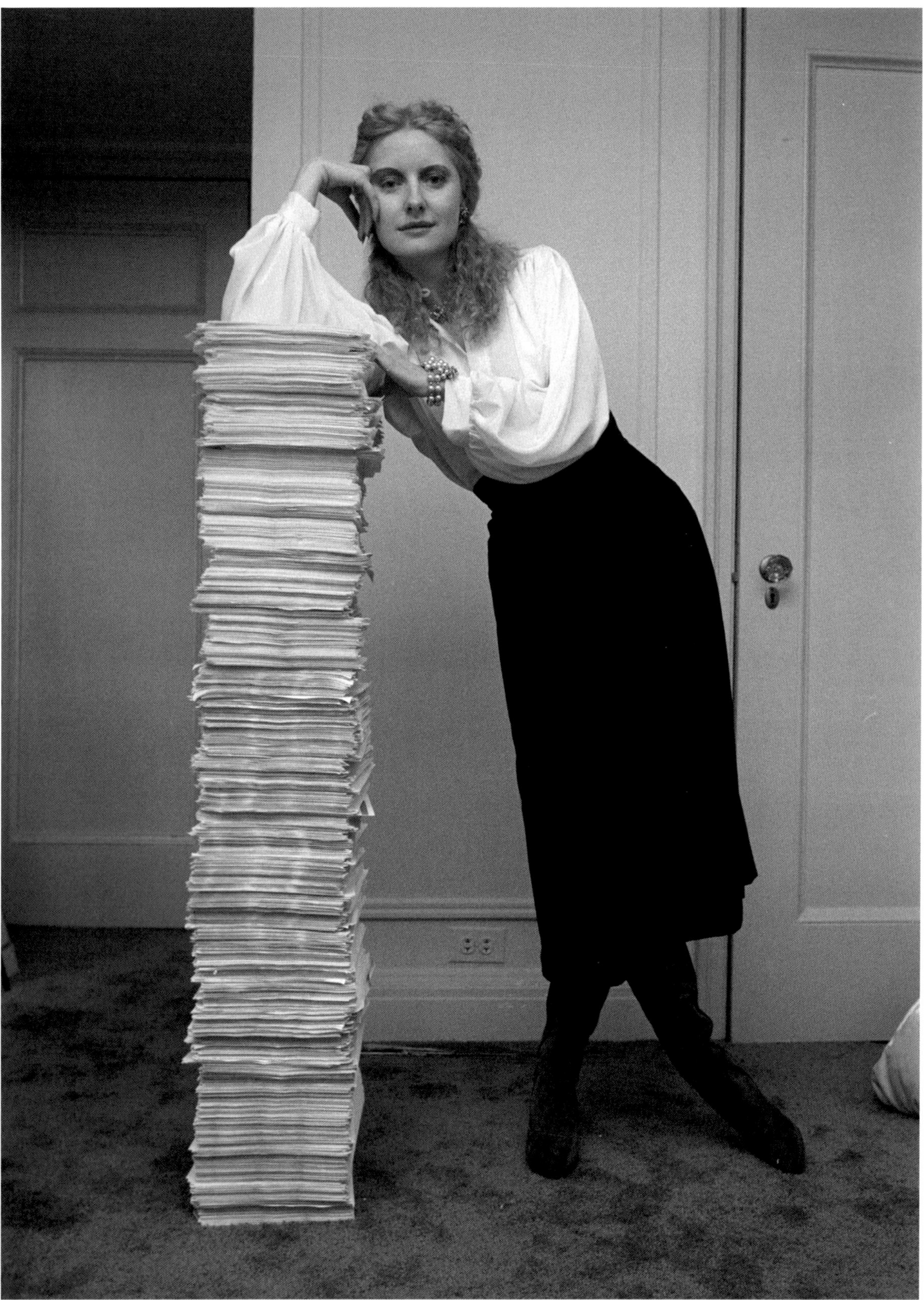

研究的应答率很低，而且非随机，选择性极强。尽管如此，海蒂仍自信满满地宣称，84%的女性对自己的男性伴侣不满意，70%的结婚5年以上的女性有婚外情。这些发现在当时就受到了严厉批评，但不管怎么说，这些书都成了大热门的畅销书。（“美国国家健康和社会生活调查”设计得更科学，调查日期更近，按它的说法，15%的已婚女性和25%的已婚男性表示自己曾有过不忠行为。）

除此之外最重要的是，性这个话题充满了重复却毫无根据的陈述和统计数据。有两个经久不衰的说法是，“男人每隔7秒就会想到性”和“人一生中平均接吻时间是20,160分钟”（336小时）。事实上，根据真实的研究，大学生年纪的男性每天想到性19次，在清醒时间里大约每小时想一次，跟他们想到食物的频率差不多。大学女生想到食物的次数比想到性的次数要多，但她们对两者想到的次数都不太多。没有人会每隔7秒就做一件事，除了呼吸和眨眼睛。同样地，没人知道一个人一生中平均用多长时间来接吻，也没人知道20,160分钟这个精确而又持久的数字是从哪儿冒出来的。

从更积极的角度来看，我们可以有把握地说，做爱的中位数时间（至少在英国）是9分钟，不过，完整过程（包括前戏和脱衣）更接近25分钟。按大卫·斯皮格尔霍尔特的说法，每一次性行为平均消耗的能量，对男性来说约为100卡路里，对女性来说是70卡路里。一项综合分析显示，老年人性爱后3小时内心脏病发作的风险会增加，但铲雪也有着同样的后果，更何况做爱比铲雪好玩多啦。

II

人们有时会说，男女之间的基因差异比人类跟黑猩猩之间的差异还要大。呃，也许吧。这完全取决于你怎样衡量基因差异。但不管怎么说，这种说法在任何实际意义上显然都毫无意义。黑猩猩

对页：雪儿·海蒂，尽管她的作品《海蒂性学报告：女人篇》争议不断，但它仍是一本超级畅销书。

和人类或许有多达98.8%的基因相同（取决于基因的测量方式），但这并不意味着它们作为生物只有1.2%的不同。黑猩猩不能与人交谈，不能做饭，也没有4岁的人类孩子聪明。显然，问题不在于你拥有什么样的基因，而在于你拥有的基因怎样表达，即基因得到了怎样的使用。

这就是说，男女两性在许多重要方面毫无疑问非常不一样。女性（健康、匀称的女性）比匀称、健康的男性多50%的脂肪。这不仅使女性显得更加柔美，对求婚者更显曼妙，还令得她有更多的脂肪储备，可以在困难时期用于产奶。女性的骨骼磨损得更快，尤其是更年期之后，所以她们在晚年生活中会遭受更多的骨折骨裂。女性患阿尔茨海默病的概率是男性的2倍（部分原因是她们的寿命更长），患自身免疫性疾病的概率也更高。她们代谢酒精的方式不同，意味着她们更容易喝醉，而且比男性更容易得肝硬化等酒精相关的疾病。

女性就连拎包的方式都跟男性不同。据信，女性臀部更宽，这样一来，就必须减小前臂垂直承载角度，摆动的手臂才不会一直撞到腿。这就是为什么女性拎包时通常是手掌朝前（这样手臂就可以稍稍张开），而男性则是手掌朝后。更重要的是，女性和男性心脏病发作的方式截然不同。女性心脏病发作比男性更容易出现腹痛和恶心，使得病情频遭误诊。

男人另有不同的地方。他们患帕金森病的概率更高，自杀的概率也更高，只是患临床抑郁症的概率更低。他们比女性更容易受到感染（不光人类如此，几乎所有物种都如此）。这或许意味着某个尚未确定的激素或染色体差异，也可能只是因为男性总体上过着风险更大、更容易感染的生活。男性死于感染和身体伤害的概率也更大，尽管这又是一个无法回答的问题：它到底是因为男性在激素上缺乏抵抗力，还是因为他们太骄傲太愚蠢而没有及时寻求医疗救助（又或两者同时成立）。

女性和男性对药物存在非常不同的反应——而这些反应的不同，往往被临床试验忽视了。

所有这些都很重要，因为直到最近，药物试验还常将女性排除在外，基本上是因为担心月经周期可能会导致结果存在偏差。2017年，伦敦大学学院的朱迪斯·曼克（Judith Mank）接受BBC广播4台《科学内幕》（*Inside Science*）节目采访时表示："人们一直以为，女性只是体格比男性小20%，其他方面都大体相同。"我们现在知道，远远不是这样。2007年，《疼痛》（*Pain*）杂志回顾了过去10年发表的所有研究结果，发现近80%的研究结果来自纯男性测试。2009年《癌症》（*Cancer*）杂志以数百项临床研究为基础，发表了一篇关于癌症试验的报告，其中也提到了类似的性别偏差。这些发现意义重大，因为女性和男性对药物存在非常不同的反应——而这些反应的不同，往往被临床试验忽视了。多年来，苯丙醇胺一直被广泛用于感冒和咳嗽的非处方药物中，直到人们发现它显著增加了女性出血性卒中的风险，但它对男性并无影响。类似地，一种名为息斯敏（Hismanal）的抗组胺药，以及一种名为氟苯丙胺（Pondimin）的食欲抑制剂因为表现出对女性存在严重风险后遭到撤回。但此时，前一种药物已经上市了11年，后一种药物已上市24年。美国流行的安眠药安必恩（Ambien）在2013年将女性的推荐用量减少了一半，因为人们发现，如果女性要在次日早晨开车，很大一部分人的反应会比原来迟钝；男人却没有出现这样的问题。

从解剖学角度来看，女性还有另外一个非常重要的不同方面：她们是人类线粒体的神圣守护者，而线粒体，是人体细胞关键的小小发电厂。怀孕期间，精子并不传递任何线粒体，因此所有线粒体

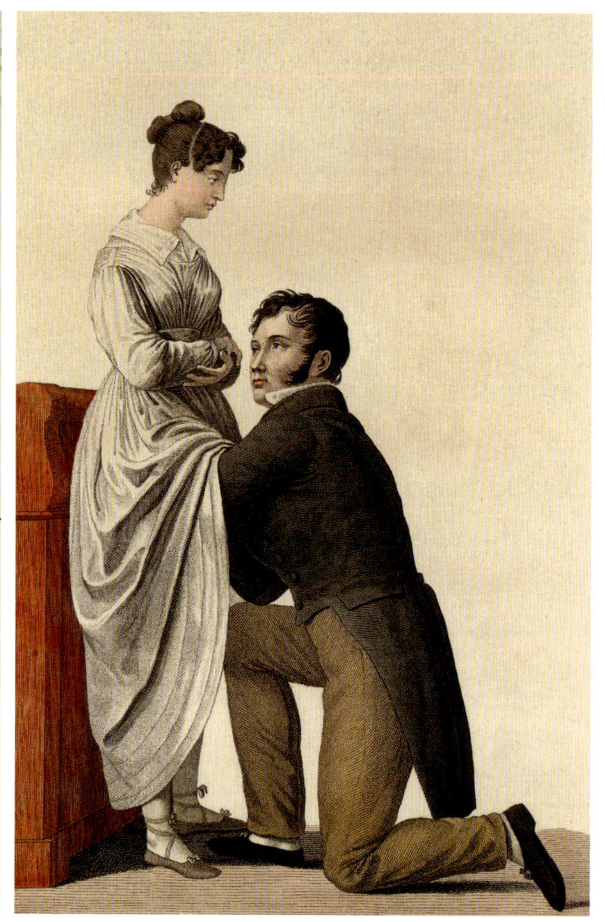

月经、更年期和医学检查：有关女性的许多东西在很长一段时间内都是医学禁区。

信息都只通过母亲代代相传。这样的传递方式意味着，一路上将出现大量的灭绝。一个女人将线粒体赋予自己所有的孩子，但只有她的女儿拥有相同的机制把它传给下一代。故此，如果一名女性只有儿子或者根本没有孩子（这当然是常常发生的情况），那么，她个人的线粒体脉络便将与她一同消亡。她所有的后代仍然拥有线粒体，但它将来自其他遗传线上的母亲。最终，由于这些局部灭绝，人类的线粒体池每一代都会缩小一点。随着时间的推移，人类的线粒体池大幅缩小，带来了一个令人不可思议而又奇妙的结果：今天我们所有人都是同一位线粒体祖先的后代——这位祖先是20万年前生活在非洲的一位女性。你说不定听说过这位线粒体夏娃。从某种意义上说，她是我们所有人的母亲。

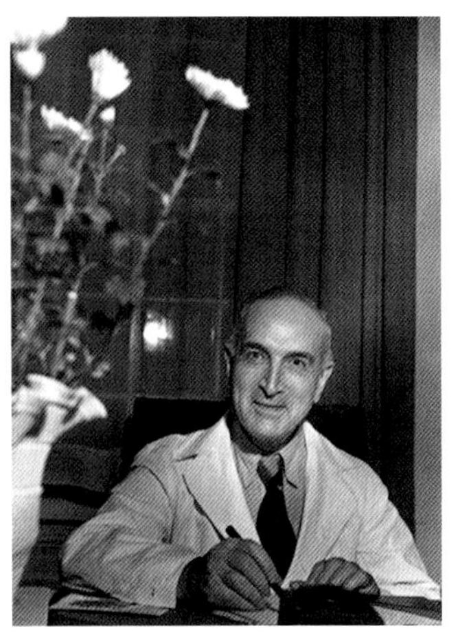

恩斯特·格拉芬贝格，这个德国的妇科医生给G点用了自己名字的首字母。但是G点的位置，甚至它是否存在都尚有争议。

在有历史记载的大部分时段，我们对女性及其组成知之甚少。玛丽·罗奇在《科学碰撞“性”》（*Bonk: The Curious Coupling of Sex and Violence*）一书中写道，虽说对受孕和女性整体福祉至关重要，但“阴道分泌物是唯一一种我们几乎什么都不知道的体液”。

专属女性的事宜（尤其是月经）在医学上几乎完全是谜。更年期（显然是女性生命中的另一个里程碑事件）直到1858年才正式引起人们的注意。当时，这个词第一次出现在英语里，刊载于《弗吉尼亚医学杂志》（*Virginia Medical Journal*）。腹部检查很少进行，阴道检查几乎从不进行，颈部以下的任何检查，大多是医生在被褥下盲目摸索，眼睛牢牢地盯着天花板。许多医生会使用道具人偶，好让女性患者指出受影响的部位，不必透露甚至不用提到它的名字。1816年，巴黎的勒内·雷奈克（Rene Laennec）发明了听诊器时，最大的好处不是它改善了声音的传输（把耳朵靠近胸部，其实效果差不多好），而是它让医生可以不直接接触女性身体就检查其心脏和其他内部脏器的运转情况。

即使是现在，女性解剖学里仍有大量我们不确定的东西。以G点为例，它得名自德国妇科医生兼科学家恩斯特·格拉芬贝格（Ernst Grafenberg），他从纳粹德国逃到美国，发明了宫内避孕装置，最初名叫格拉芬贝格环。1944年，他为《西方外科杂志》（*Western Journal of Surgery*）撰文，声称在阴道壁上识别了一个性感点。一般而言，《西方外科杂志》不会吸引很多人关注，但这篇文章却流传开来。多亏如此，新识别的性感位置成了众所周知的格拉芬贝格点（Grafenberg spot），随后缩短为G点。但女性是否真的存在G点，引起了经久不息的激烈争论。想象一下，如果有人暗示男性有一个没有充分利用起来的性敏感点，会有多少研究经

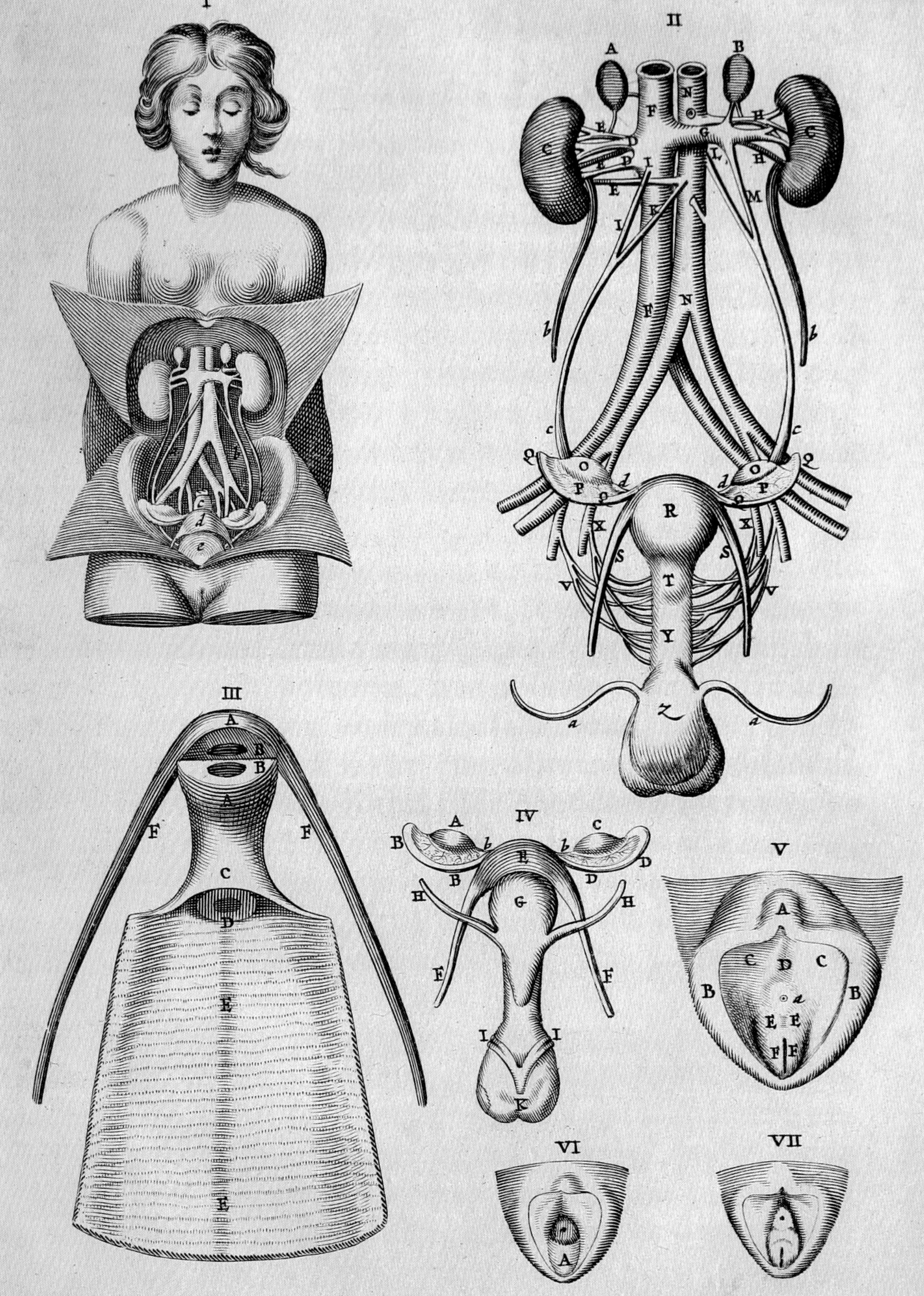

I
II
A
B
F
N
C
G
D
E
H
L
K
M
I
b
c
Q
O
P
d
R
X
S
T
V
Y
Z
a
III
A
B
F
C
D
E
IV
A
C
B
E
D
H
G
F
I
K
V
A
C
D
B
E
F
VI
A
VII

费投入于此。2001年，《美国妇产科杂志》将G点称为“现代妇科神话”，但其他研究表明，大多数女性（至少在美国）相信自己有G点。

男性对女性解剖学的无知相当令人震惊，尤其是当你想到，在其他领域，男人们是有多么渴望了解它。一项针对1000名男性的调查（这项调查是和一项名为“妇科癌症宣传月”的活动联合进行的）发现，大多数男性无法准确定义或识别女性的大部分私处——外阴、阴蒂、阴唇等。一半的人甚至无法从示意图中找到阴道。因此，在这里，我们有必要简要地概述一下。

外阴（vulva）是完整的生殖器套装：阴道开口、阴唇、阴蒂等。外阴上方的肉丘，叫作“阴阜”。外阴的顶部是阴蒂（clitoris，有可能来自指代“小丘”的希腊单词，但也有其他候选词源），这里包含了大约8000条神经末梢，每单位面积的数量，多于其他任何女性解剖结构。按我们现在所知，阴蒂的存在完全是为了带来愉悦。大多数人，包括女性，都不知道阴蒂可见的部分（阴蒂头）只是阴蒂的顶端。阴蒂的剩余部分深入体内，沿阴道两侧向下延伸约12厘米。直到20世纪初，clitoris（阴蒂）一般都读作“kly-to-rus”（按现在的发音为/ˈklɪtərɪs/）。

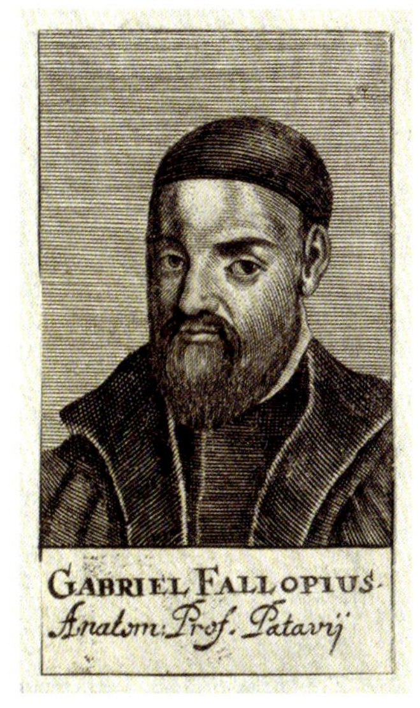

加布里埃尔·法洛皮奥，他的名字与女性输卵管同在。

阴道（vagina，拉丁语的意思是“鞘”）是连接外阴到子宫颈及子宫的通道。子宫颈（cervix）是环状，位于阴道和子宫之间。在拉丁语里，cervix的意思是“子宫的脖子”，恰如其分地说明了它是什么。它充当了看门人，判断什么时候让物质（如精子）进入，什么时候把其他东西（如月经期间的血和生产时的婴儿）排放出来。根据男性性器官的大小，有时候，子宫颈在性交期间会遭到撞击，一些女性感到愉悦，另一些则觉得不舒服或疼痛。

子宫（uterus，也叫womb）就是婴儿生长的地方。通常，子宫的重量是50克，但怀孕后期有可能重达1千克。子宫两侧为卵巢（ovaries），存储卵子，同时也生成雌激素和睾酮等（女性同样

对页：约翰·维斯林（Johann Vesling）1647年出版的《人体解剖学》（*Syntagma Anatomicum*）中的女性生殖系统解剖结构图。

会分泌睾酮，只是远远不如男性多）。卵巢通过输卵管（fallopian tubes）与子宫相连。fallopian tubes这个名字来自意大利解剖学家加布里埃尔·法洛皮奥（Gabriele Falloppio），他在1561年首次描述了输卵管。卵子一般在输卵管中受精，接着向外推入子宫。

你看，女性独有的生殖解剖结构，大体上就是这样了。

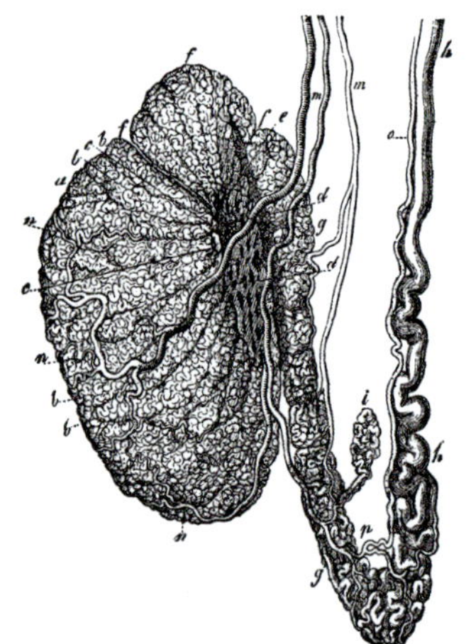

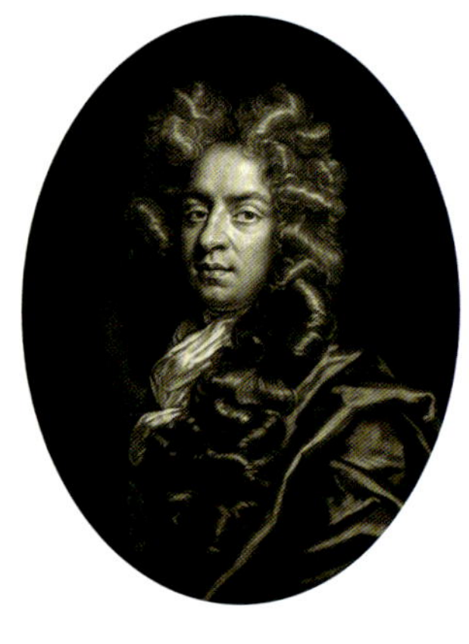

附睾的盘状管，19世纪的教科书《奎因解剖学基础》（*Quain's Elements of Anatomy*）中描述了睾丸和输精管；威廉·考珀（William Cowper），他在两个世纪之前发现了以他名字命名的腺体。

男性的生殖解剖结构要简单直白许多。它基本上由三个外部零件组成——阴茎、睾丸和阴囊，至少概念上，几乎人人都很熟悉。不过，我要指出，睾丸是产生精子和若干种激素的工厂；阴囊是上述物体的存储地；阴茎是精子（精液的活性部分）的输送装置，也是尿液的出口。但在它们背后，还有其他结构充当辅助角色，也即所谓的附属性器官，它们不太为人熟知，但同样至关重要。我敢说，大多数男人从来没有听说过附睾，听说自己的阴囊里蜷缩着12米长（足足相当于一辆伦敦公共汽车的长度）的附睾，他们会大吃一惊。附睾是整齐盘绕着的细管子，精子在其中成熟。附睾的英文（Epididymis）来自希腊语的“睾丸”一词，1610年，本·琼森就在戏剧《炼金术士》（*The Alchemist*）中首次将其引入了英语。他大概不乏炫耀的意思，因为观众里兴许没一个人知道他指的是什么。

其他附属性器官同样不为人知，但丝毫无损其重要性：尿道球腺，它产生润滑液，有时也叫库珀腺，因袭的是它17世纪发现者的名字；精囊，大部分精液来自于此；还有前列腺，几乎人人都听说过，但我还没见过哪位50岁以下的外行人知道它到底是干什么的。或许可以这么说，在男性的整个成年期，前列腺替他产生精液，等到了晚年，就替他产生焦虑。我们将在稍后的章节里讨论前列腺的后一种特点。

男性生殖解剖学里长久未解的一个谜是，为什么睾丸长在容易受到创伤的体外。通常的说法是，睾丸在较冷的空气中能更好地运转，但这忽略了事实：许多哺乳动物的睾丸都长在体内，而且运转良好：大象、食蚁兽、鲸鱼、树懒、海狮等都是如此。温度调节可能确实是睾丸效率的一个因素，但人体完全有能力处理这个问题，无须把睾丸放到那么容易受伤的地方。毕竟卵巢可是安全地隐藏起来的。

阴茎的正常大小，也存在大量的不确定性。20世纪50年代，按金赛性学研究所的记录，阴茎勃起后的平均长度为13～18厘米；到1997年，一份包含了1000多名男性的样本显示，平均值在11～14厘米，下降得非常明显。要么是男性萎缩了，要么是阴茎尺寸的可变性比传统上认为的要大得多。说到底，我们不知道。

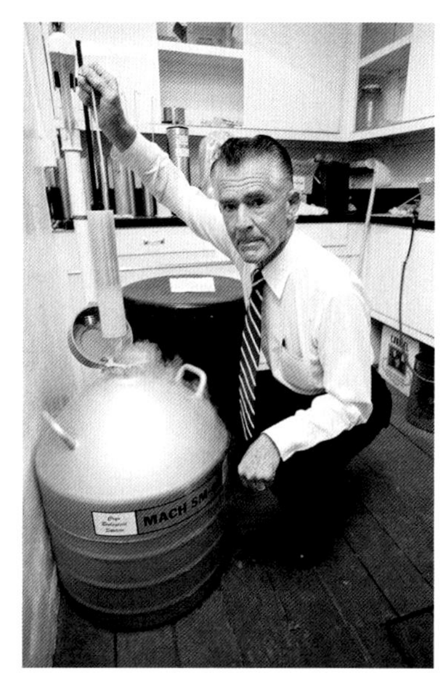

试管出天才？罗伯特·克拉克·格雷厄姆，他雄心勃勃地试图通过高智商人类的精子来复制高智商这种品质，然后就没有然后了。

精子似乎更喜欢接受更为细致的临床研究，这显然是出于对生育能力的担忧。权威人士似乎普遍认为，高潮时精液的平均释放量为3～3.5毫升（约一茶匙），平均喷射距离为18～20厘米，尽管德斯蒙德·莫里斯说，科学上曾记录过近1米的喷射距离（他并未说明具体情况）。

跟精子相关的最有趣的实验肯定来自罗伯特·克拉克·格雷厄姆（Robert Klark Graham，1906—1997）。他是加利福尼亚的一名商人，靠制造防碎眼镜片发了财。1980年，他创办了精子选配库（Repository for Germinal Choice），这家精子库承诺只存储诺贝尔奖获得者和其他杰出知识权威的精子（格雷厄姆谦逊地把自己纳入了精英之列）。他的设想是，为女性提供现代科学所能提供的最佳精子，帮助她们生下天才婴儿。在该精子库的努力之下，大约有200名儿童出生，但似乎无一成为杰出天才，甚至连一个成就斐然的眼镜工程师都没能“造”出来。创始人去世两年后的1999年，该精子库关门，人们似乎也并不感到太过惋惜。

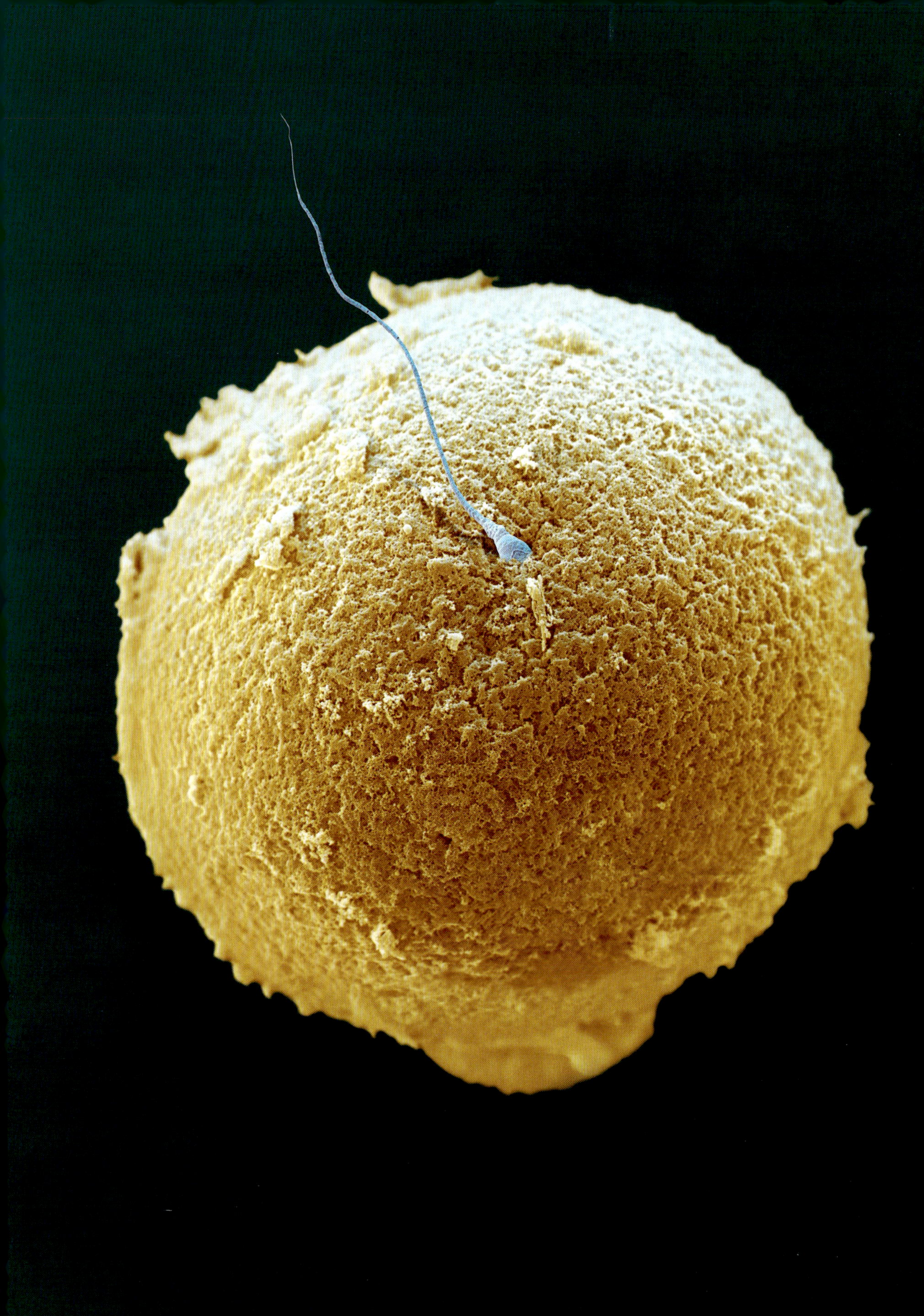

第十八章
怀孕与生育：
人的分娩是最大的演化失误

“故事要从我呱呱坠地时说起。”

——查尔斯·狄更斯（Charles Dickens），

《大卫·科波菲尔》

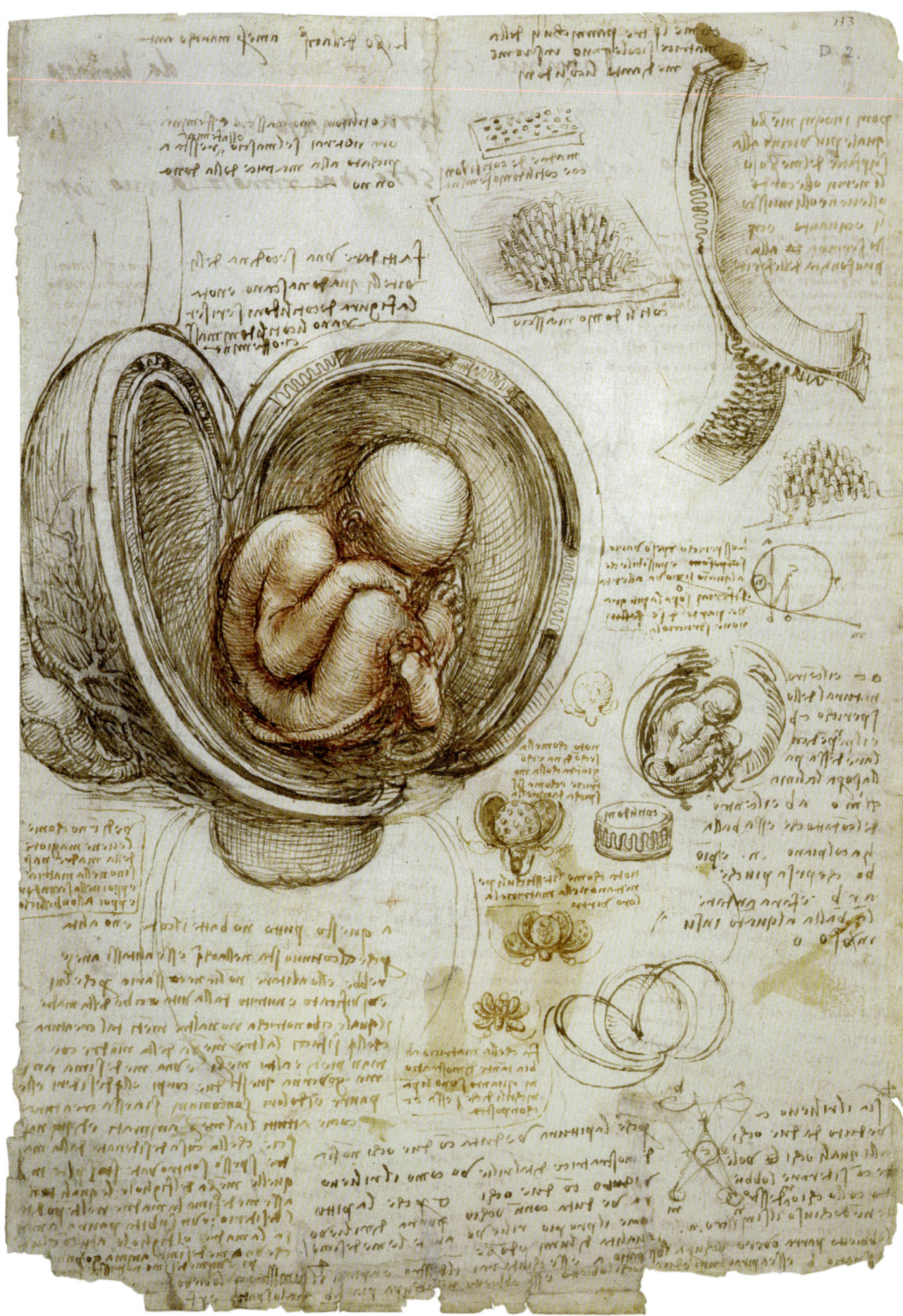

要知道精子是怎么构成的，其实有点难度。[1]一方面，它们有着英雄色彩：它们是人类生物学的宇航员，是唯一从功能上就以离开我们自己的身体、探索其他世界为目的的细胞。

但另一方面，它们又是傻不愣登的白痴。射入子宫后，它们似乎对演化赋予它们的任务毫无准备。它们游泳游得糟糕，几乎完全没有方向感。在没有帮助的情况下，一颗精子可能要用上10分钟，才能游完相当于这一页书里一个单词宽度的距离。这就是为什么男性的性高潮是一项激烈的奋斗。在男人看来，性高潮纯粹是一阵愉悦，但其实则相当于火箭发射。一旦排出体外，我们便不知道精子是不停地随机移动，直到有一颗精子幸运地上垒；还是说，它们受某种化学信号吸引，前往等候中的卵子。

不管到底是怎么样的，绝大多数的精子都以失败告终。据计算，一次随机性行为成功受精的概率仅为3%左右。在西方世界，情况似乎还变得越来越糟。如今大约有1/7的夫妇寻求怀孕帮助。

好几项研究都报告了近几十年来精子数量的严重下降。《人类生殖学快讯》（*Human Reproduction Update*）杂志上刊登过一篇综合分析，以近40年来的185项研究为基础，得出结论说，西方国家男性的精子数量在1973年至2011年下降了50%以上。

人们把原因归结为包括饮食、生活方式、环境因素、射精频率，甚至穿紧身内裤（报告的态度很认真），但天知道到底是怎么回事。专栏作家尼古拉斯·克里斯多夫（Nicholas Kristof）在《纽约时报》上发表了一篇题为“你的精子遇到麻烦了吗”的文章，认为事情有可能的确如此，并把原因归结为“一类存在于塑料、化妆品、沙发、杀虫剂和其他无数产品中的常见内分泌干扰物”。他认为，美国年轻人的精子，平均有90%存在缺陷。丹麦、

对页：达·芬奇对所有事情都很感兴趣，但他把有关子宫中人类胎儿的研究这一页放在了最重要的位置上（还包括一张展示双眼视力的手绘图和一个有关浮雕画的注释）。

本章章节页图片：新生命的开始：这是精子（蓝色）穿透卵子（黄色）的瞬间。当两个细胞的DNA发生融合时，受精就发生了。

1　精子的英语是sperm，来自希腊语里的“播种”，首次出现在英语中，是乔叟的《坎特伯雷故事集》。在那些日子，至少直到莎士比亚时代，它的发音一般是“sparm”。更正式的名字Spermatozoa，只能追溯到1836年的一本英国解剖学指南。

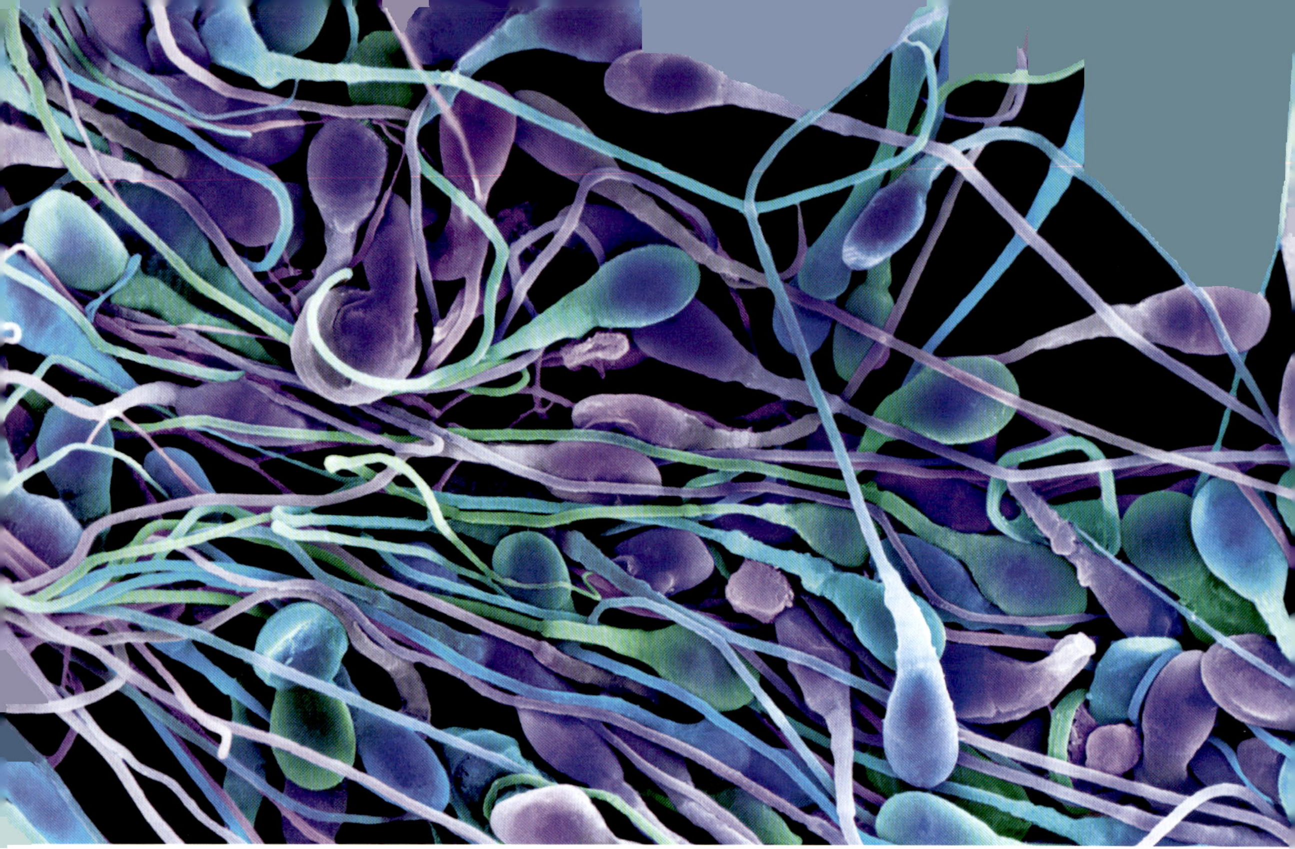

令人诧异的是，人类精子能量满满地射出，却没啥方向感，要四处游走找寻卵子。

立陶宛、芬兰、德国和其他国家的研究也报告了精子数量急剧下降的问题。

耶鲁大学人类学、生态学和进化生物学教授理查德·布里比斯卡斯（Richard Bribiescas）相信，许多报告的统计数字可疑，即使是正确的，也没有理由认为总体生育率下降。饮食和生活方式，测试时的体温，以及射精的频率都可能影响精子数量，而且同一个人的精子总数，有可能随着时间的变化出现大幅波动。“即便精子数量确实出现了小幅下降，也没有理由认为男性的生育能力受到了损害。”布里比斯卡斯在《男人：进化和生活史》（*Men: Evolutionary and Life History*）中说。

事实上，这真的很难说，因为在健康的男性中，精子的产生有着巨大的波动性。一般人壮年时所产生的精子数，介于每毫升100万至1.2亿颗之间，平均约为每毫升2500万颗。平均射精量约为3毫升，这意味着一次典型性行为产生的精子至少足以让一个中一个15周大的胎儿体重不超过100克，但体内已经有600万颗卵子了。

等国家的人口更新换代。为什么会有这么大范围的迂回潜力呢？也就是说，明明只要一颗精子就能实现受孕，竟然需要如此庞大的输出量呢？这些问题，科学还没有找到答案。

女性同样也被赋予了巨大的盈余生育潜力。有一点很奇怪，每一个女性出生时，体内就包含了一生所需的卵子。她还在子宫里的时候，卵子就形成了，并且年复一年地待在卵巢里，直至受到召唤。女性一出生就配备了完整的卵子供应量，这个设想最初由忙碌而伟大的德国解剖学家海因里希·威廉·戈特弗里德·冯·瓦尔代尔-哈茨提出，但即便是他也惊讶于卵子在发育期的孩子体内形成得何等迅猛。一个15周大的胎儿体重不超过100克，但体内已经有600万颗卵子了。到她出生时，这个数字下降到100万颗，并将在日后的生活里继续下降，只是速度会慢一些。等女性进入生育年龄，她将有18万颗准备就绪的卵子。为什么她一路走来会损失掉那么多颗卵子，同时还在进入生育年龄时拥有远超所需的卵子？这两个问题，同样属于未知的生命之谜。

最重要的是，随着女性年龄的增长，卵子的数量和质量会下降，对那些选择晚育的女性来说，这可能是个问题，但这正是全部发达国家或地区都在出现的情况。在意大利、爱尔兰、日本、卢森堡、新加坡和瑞士这6个国家，女性首次生育的平均年龄现已超过30岁，而在另外6个国家或地区（丹麦、德国、希腊、中国香港、荷兰和瑞典），女性首次生育的平均年龄只比30岁稍低。（在这方面，美国是个例外，美国女性首次生育的平均年龄为26.4岁，是所有发

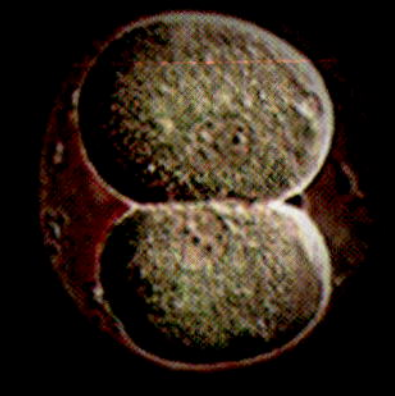
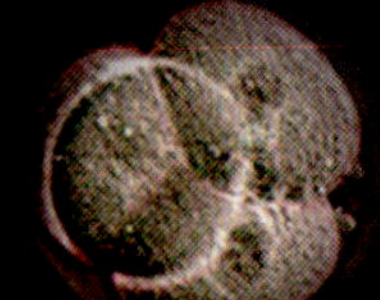
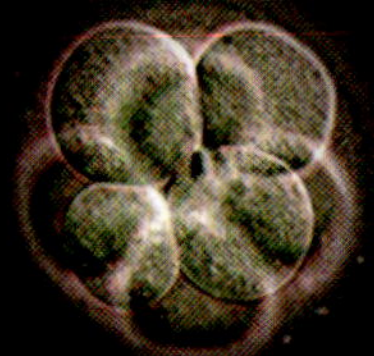

这一组可视化镜头显示了两个细胞的胚胎经由细胞分裂转变为一个拥有60～120个细胞的囊胚。

达国家或地区里最年轻的。）这些国家或地区平均水平之下，还隐藏着社会或经济群体内部的更大差异。例如，在英国，女性首次生育的平均年龄是28.5岁，而拥有大学学历的女性首次生育的平均年龄是35岁。“避孕药之父”卡尔·杰拉西（Carl Djerassi）在《纽约书评》上发表的一篇文章中指出，35岁的女性已耗尽了自己95%的卵子库存，而剩下的卵子，更容易产生故障或意外（如多胞胎等）。一旦女性过了30岁，生双胞胎的概率就更大。对于生殖，有一件事是必然的：双方年龄越大，怀孕就越困难，就算怀了孕，也会碰到更多的问题。

关于生育，一个有趣的悖论是，女性生孩子的时间推后了，但为生育做准备的时间却提前了。女性初次月经的平均年龄已经从19世纪末的15岁提前到今天的仅仅12岁半，至少在西方是这样。这几乎肯定是因为营养的改善。但无法解释的是，近年来这一速度进一步加快。自从1980年以来，美国女孩子初潮的年龄就提前了18个月。如今，有15%的女孩7岁就进入青春期。这兴许是引起警惕的一个原因。根据贝勒大学医学中心的报告，有证据表明，接触雌激素的时期延长，会大大增加晚年患乳腺癌和子宫癌的风险。

但为了讲述一个快乐的故事，姑且让我们假设，一颗顽强或幸运的精子抵达了等候中的卵子。卵子比跟它配对的精子大100倍。好在精子不必强行进入，而是像失散已久的朋友那样受到欢迎。精

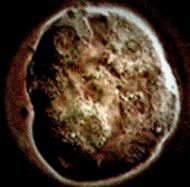

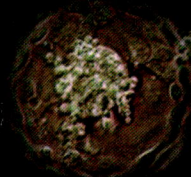

子穿过名为透明带（zona pellucida）的外部屏障，如果一切顺利的话，跟卵子融合，卵子随即激活自身周围的一种电场，阻止其他精子通过。来自精子和卵子的DNA结合成新的实体——受精卵。新的生命开始了。

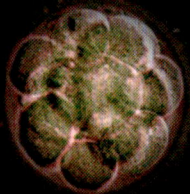

哪怕到了这一刻，仍然不算铁板钉钉地走向成功了。恐怕有多达一半的怀孕，会在不知不觉中“没了”。倘若没有这种机制，出生缺陷率将达到12%，而不是正常的2%。大约有1%的受精卵最终着床在输卵管，或是子宫之外的其他地方，也就是俗称的宫外孕（ectopic pregnancy，ectopic来自一个希腊单词，意思是“错误的地方”）。即便是现在，这种情况也非常危险，过去一度相当于判了孕妇死刑。

但如果一切顺利，一个星期之内，受精卵会生成十来个多功能干细胞（pluripotent stem cells）。它们是人体的主要细胞，也是生物学的伟大奇迹之一。它们决定了数十亿细胞的性质和组织，而这些细胞，即将从一颗小球（学名叫囊胚）转变成一个运转正常的可爱小人（俗称的胎儿）。这个转变时刻，也即细胞开始分化的时候，叫作原肠胚形成（gastrulation），许多学者都说过，这是你生命中最重要的事件。

然而，这套系统并不完美，偶尔，一颗受精卵会分裂形成同卵双胞胎。同卵双胞胎是克隆人：他们拥有相同的基因，通常外表非常相似。他们与异卵双胞胎形成对比，异卵双胞胎是指同一排卵

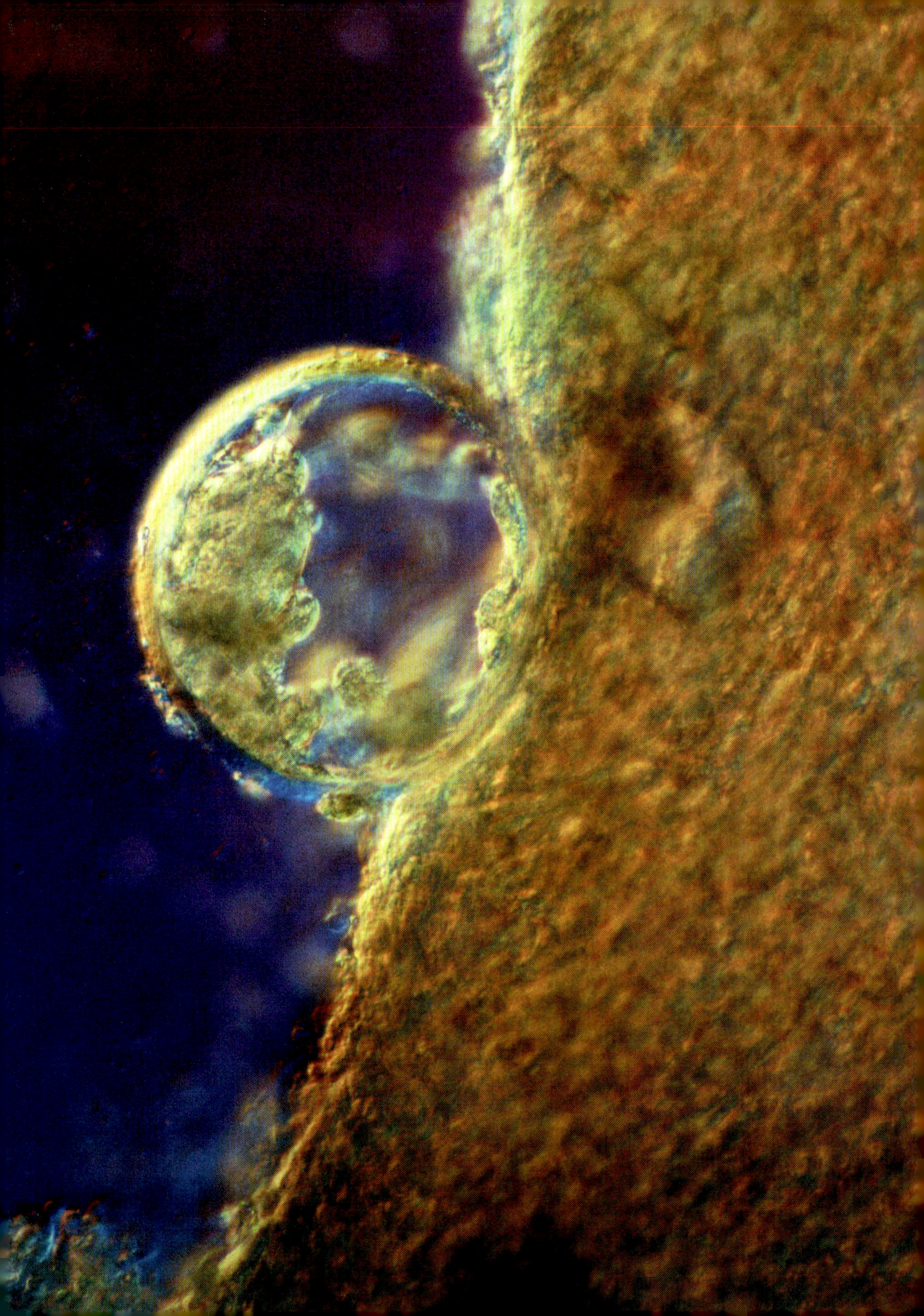

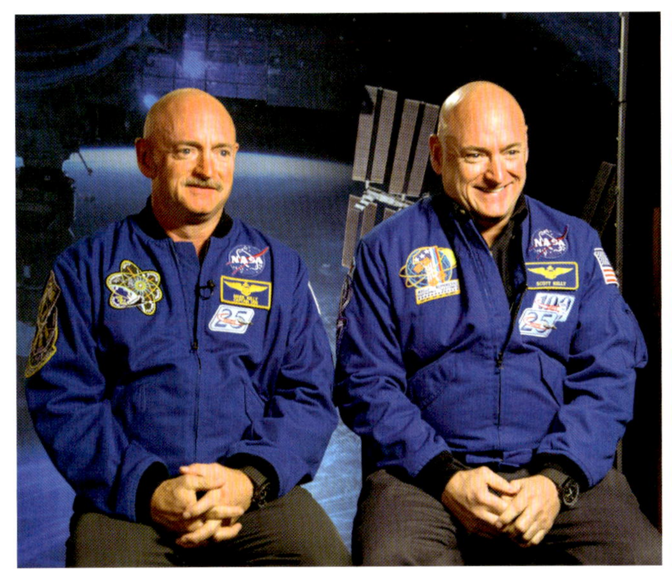

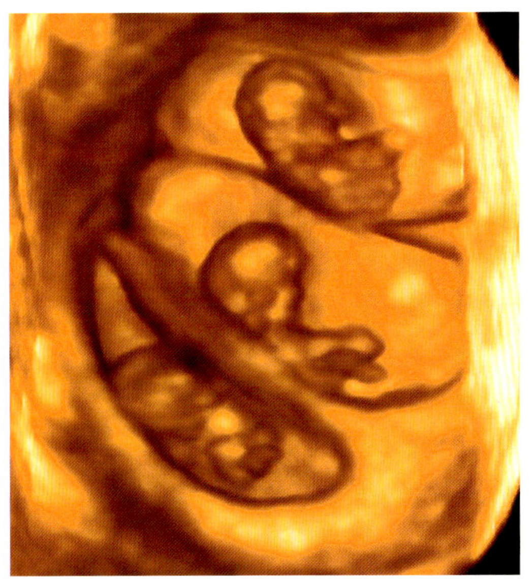

过程中排出了两颗卵子，并由不同的精子受精。[1]此时，两个婴儿在子宫里并排发育，一起出生，但并不比别的兄弟姐妹更相似。大约每100个自然出生的婴儿中就有一对是异卵双胞胎，每250个婴儿中有一对同卵双胞胎，每6000个婴儿中有一例三胞胎，每50万个婴儿中有一例四胞胎，但生育治疗极大地提升了出现多胞胎的概率。如今，双胞胎和其他各种多胞胎的比例大约是1980年的2倍。已经生过双胞胎的妇女生第二胎仍是双胞胎的概率，是没有生过双胞胎妇女的10倍。

接下来，事情的发展速度会大大加快。3个星期后，发育的胚胎拥有了跳动的心脏。102天后，它有了能够眨动的眼睛。280天后，你有了一个新孩子。在此过程中，大约第8周的时候，发育中的胎儿不再叫作“胚胎”（embryo，来自希腊和拉丁语单词，意思是“膨胀”），开始叫胎儿（foetus，来自拉丁语里的“果实丰硕”）。总的来说，从受精到发育完全的小人儿，只需要41个细胞分裂周期。

双胞胎研究项目。美国宇航员马克（左）和斯考特·凯利采用他们的经历，做了一个长达一年的研究，调查当双胞胎中的一人在国际空间站上，而另一人在地球上时，他们俩的基因在表达上发生的变化。

三合一。这是一组异卵三胞胎，从独立的羊膜囊就能看出来。他们是由三个独立的卵子同时受精产生的。

对页：这张光显微照片是在受孕三天后拍摄的，上面是一个刚刚产生的囊胚，紧紧贴在母亲的子宫壁上，一个新生命开始诞生了。

1　医生有时也会用“binovular”（双卵双胎）来指代异卵双胞胎，用“uniovular”（单卵双胎）来指代同卵双胞胎。

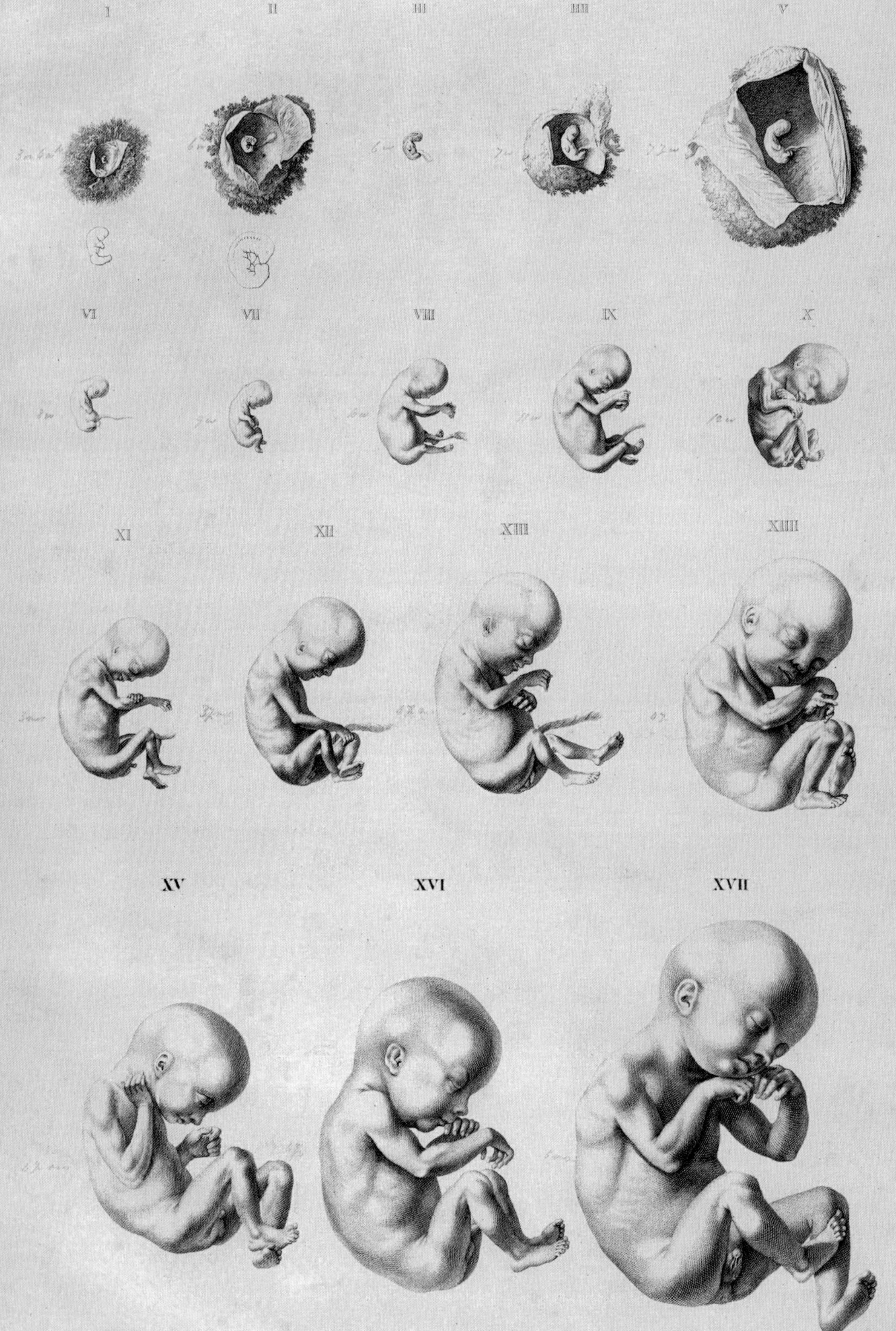
I
II
III
IIII
V
VI
VII
VIII
IX
X
XI
XII
XIII
XIIII
XV
XVI
XVII

出现晨呕症状并急于公开此事的妇女，有可能会被医生放血、灌肠或要求服用阿片类药物。

在怀孕初期的大部分时间里，母亲可能会出现晨呕，几乎所有孕妇都会告诉你，孕吐可不只在早上发生。约80%的准妈妈会感到恶心，尤其是怀孕的头3个月，不过少数不走运的准妈妈在整个怀孕期都会感到恶心。有时候，情况会变得非常严重，连在医学上都有了“妊娠剧吐”的名字。如果是这样，孕妇可能需要住院治疗。女性为什么会出现晨呕现象，最常见的理论认为，它鼓励孕妇在怀孕初期谨慎进食，但这无法解释为什么晨呕过上几个星期一般就停止了（这时候女性仍然应该采取保守的食物选择），也无法解释为什么吃安全、清淡饮食的女性仍然会感到恶心。目前还没有治疗孕吐的良方，很大一部分原因是20世纪60年代旨在对抗晨呕的“反应停”导致全球范围内生下1.2万名畸形婴儿的悲剧事件，自此以后，制药公司再也不愿意为孕妇制造任何类型的药物了。

怀孕和生育从来不是轻松事。不管今天的分娩是多么乏味和痛苦，过去的情况更是糟糕得多。当代以前的孕期护理水平和专业知识，往往差到让人错愕的程度。光是判断妇女是否怀孕，对从事医疗工作的男士来说，就是一项长期挑战。直到1873年，一名权威人士还这样写道：“我们认识一位从业30年的医生，把9个月的身孕视为是腹部的病态生长。”一位医生冷冷地说，唯一真正可靠的检测方法是，等9个月之后看是否生出了婴儿。直到1886年，英国的医学生才需要学习一定的产科知识。

出现晨呕症状并急于公开此事的妇女，有可能会被医生放血、灌肠或要求服用阿片类药物。就算女性完全没有症状，有时

对页：由胚胎变成胎儿：这幅插图来自德国解剖学家塞缪尔·冯·索默林1799年的《人类胚胎图》（*Icones embryonum humanorum*），画中显示的是人类妊娠的头17周。

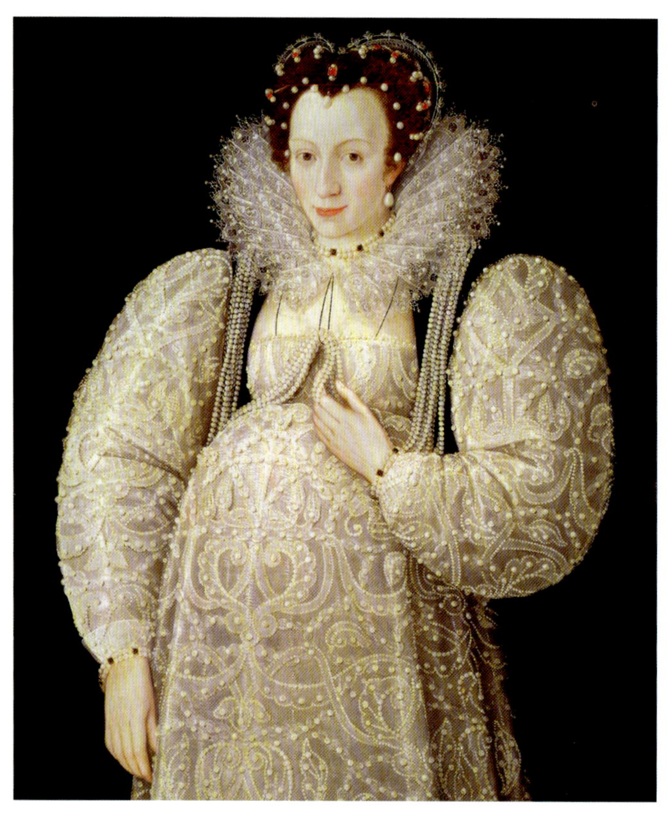

THE
MOTHERS
Legacie,
To her vnborne
CHILDE.

By ELIZABETH
IOCELINE.

Reprinted from the Edition of 1625.
WITH A
BIOGRAPHICAL AND HISTORICAL INTRODUCTION.

WILLIAM BLACKWOOD & SONS,
EDINBURGH AND LONDON.
1852.

在20世纪以前，孕妇画像非常少见，威廉·西格尔（William Segar）所画的《无名女士》（*Unknown Lady*）是个例外，作品约在1595年到1600年间完成。

做母亲一直是件危险的事情。以至于伊丽莎白·伊奥克琳在生产前写了一封信，告诫自己即将出生的孩子要过度诚、品行端正的生活。12月12日，她生下一个女儿，9天后她就去世了。她的信于1625年发表。

也会被医生放血，以备不测。医生还鼓励她们松开紧身衣，放弃“闺房之乐”。

几乎所有与生育相关的事情，尤其以欢愉为首，在人们眼里都很可疑。1899年，美国医生、社会改革家玛丽·伍德-艾伦（Mary Wood-Allen）在一本颇受欢迎的书《年轻女性应该知道的事》（*What a Young Woman Ought to Know*）中告诉女性读者，她们可以参与婚姻中的“夫妇人伦”，只要“全无半点性欲望”地完成此事即可。同一时期，外科医生发明了一种叫作卵巢切除术的新手术。有十来年时间，对那些经期痉挛、背痛、呕吐、头痛，甚至慢性咳嗽的富裕女性来说，它一直是首选手术。1906年，估计有15万名美国妇女接受了卵巢切除术。不必说，这完全是一种毫无意义的手术。

即使有最好的护理，创造生命和分娩的漫长过程也是痛苦而危险的。人们认为，疼痛与生育过程多多少少是必然相关的。母亲或婴儿死亡，又或者两者同时死亡，都并不罕见。俗话说得好，“生育就是换了个说法的来生”。

250年来，孕妇最大的恐惧是产褥热。就像其他许多疾病一样，它似乎突然就丑陋地凭空冒了出来。1652年，在德国的莱比锡，它有了首次记录，之后便横扫欧洲。它来得很突然，大多出现在新妈妈分娩成功、感觉不错之后。一旦发病，受害者会发热，神志不清，并多以死亡告终。有几轮产褥热暴发期，90%的感染者撒手人寰。妇女们常常恳求家属别带自己去医院分娩。

1847年，维也纳的医学讲师伊格纳兹·塞麦尔维斯（Ignaz Semmelweis）意识到，如果医生在贴身检查之前洗手，这种疾病差不多就会完全消失。当他意识到这仅仅是个卫生问题时，塞麦尔维斯绝望地写道：“天知道我把多少女士提前送进了坟墓啊！”遗憾的是，没人肯听他的。塞麦尔维斯不是个情绪十分稳定的人，他没了工作，接着丧失了理智，沦落维也纳的街头，冲着空气咆哮。最终，他进了收容所，被警卫殴打致死。这可怜的人啊，街道和医院都应该以他为名表示纪念。

重视卫生的做法逐渐推广开来，虽然这是一场艰苦卓绝的战斗。在英国，著名的外科医生约瑟夫·利斯特（Joseph Lister，1827—1912）将石炭酸（一种提取煤焦油的物质）引入了手术室。他还认为，有必要对病人周围的空气进行消毒，所以他发明了一种装置，能把一层石炭酸雾喷到手术台上，那场面必定很可怕，尤其是对戴眼镜的人来说。好在利斯特的做法并未在手术室之外的地方大范围传播。

因此，产褥热问题在很长一段时间里都没有得到解决。到20世纪30年代，欧洲和美国每10名在医院因分娩而死的产妇中，有4人死于该病。直到1932年，女性因生育而死的概率仍高达1/238（为便于比较，今天英国女性因分娩而死的概率是1/12,200，在美国为1/6000）。部分由于这些原因，进入现代很久以后，妇女

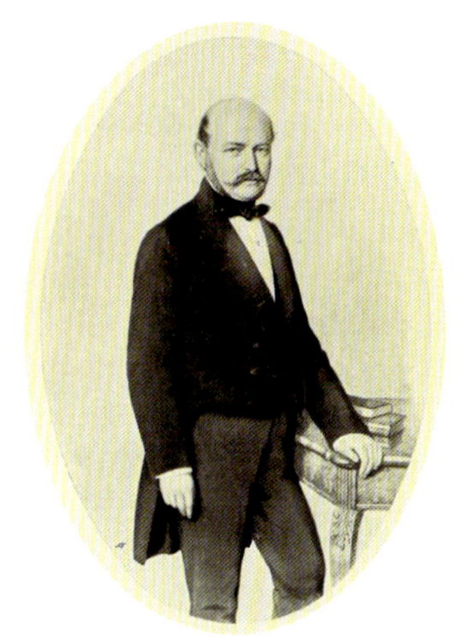

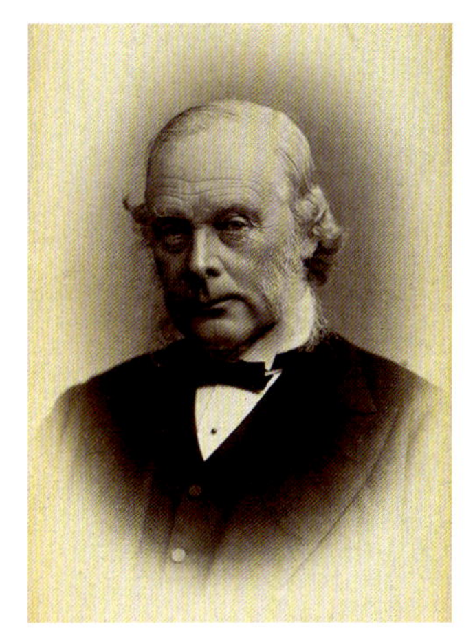

伊格纳兹·塞麦尔维斯（上方第一张图），他关于卫生必要性的观点被普遍忽视了，这是致命的；约瑟夫·利斯特（上方第二张图），他后来采用了这一原则，不过可能不是最佳做法。

仍不愿去医院生产。到20世纪30年代，只有不到一半的美国妇女在医院生孩子。英国的这一比例接近1/5。如今，这两个国家的医院分娩率是99%。最终征服了产褥热的功臣，不是卫生的改善，而是青霉素的出现。

然而，就算是现在，发达国家的产妇死亡率也有很大的差异。在意大利，每10万人中有3.9人死于难产；在瑞士是4.6，瑞典是4.6，澳大利亚5.1，爱尔兰5.7，加拿大6.6。英国仅排在这份名单的第23位，每10万次生产中有8.2人死亡，低于匈牙利、波兰和阿尔巴尼亚。丹麦（每10万人中有9.4人）和法国（每10万人中有10人）的表现也惊人的糟糕。在发达国家中，美国独领风骚，其孕产妇死亡率为每10万人中有16.7人，在所有国家中排名第39位。

好消息是，对世界上大多数妇女来说，分娩变得安全多了。21世纪的最初10年，全世界只有8个国家的分娩死亡率有所上升。坏消息是，美国竟然是这8个国家之一。据《纽约时报》报道："尽管美国在医疗上支出了天文数字，但在工业化国家中，美国的婴儿死亡率和产妇死亡率都是最高的。"在美国，常规分娩的平均成本约为3万美元，剖宫产约为5万美元，是荷兰的3倍左右。然而，美国妇女死于分娩的概率比欧洲妇女高出70%，与妊娠有关的死亡的概率，则是英国、德国、日本或捷克妇女的3倍左右。这些女性刚生下的孩子，也面临着同等的风险。在美国，每233名新生儿中就有一名死亡，比较而言，法国的新生儿死亡率是1/450，日本的为1/909。就连古巴（1/345）和立陶宛（1/385）这样的国家，都做得比美国更好。

导致美国当前局面的原因包括孕妇肥胖率更高，生育治疗措施使用得更多（而它们带来了更多失败的结果），以及先兆子痫这种神秘疾病的发病率增加。先兆子痫以前叫作毒血症，是怀孕期间导致母亲高血压的一种病症，对母亲和孩子都很危险。大约有

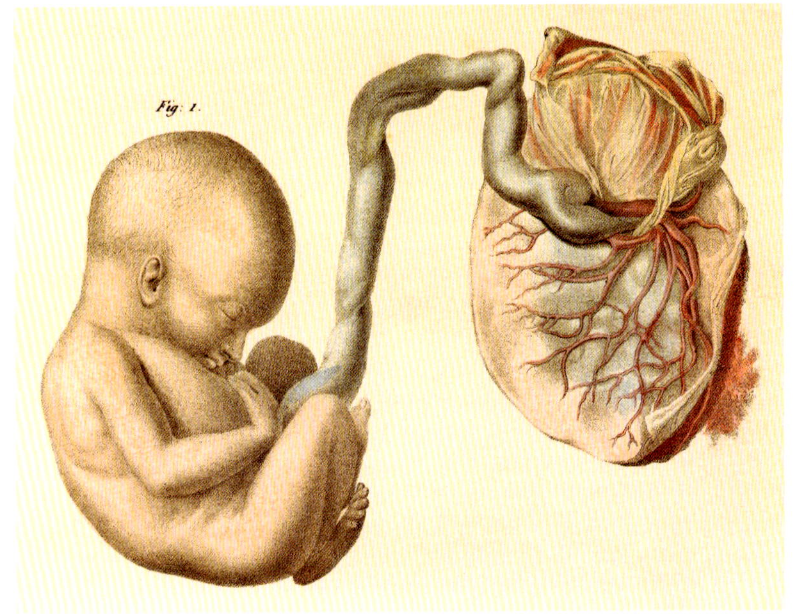
Fig: 1.

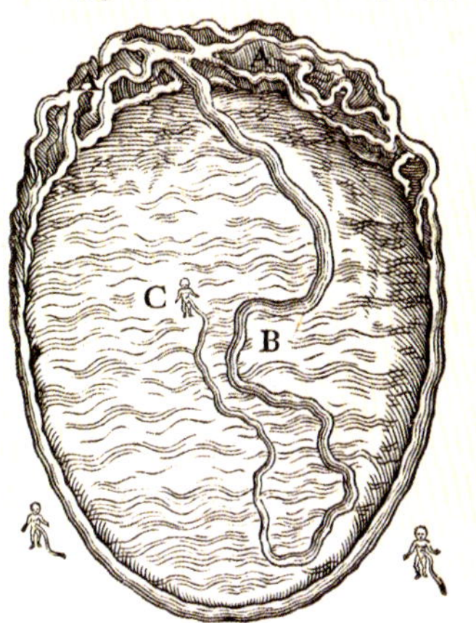
Prima figura fœtus duodecim dierum. 141
A
C
B
A A Placenta, in qua ſunt radices & trunci venæ & arteriæ vmbilicalis.
B vaſa vmbilicalia.
C fœtus duodecim dierum.

长期受到冷遇的胎盘，如今越来越受重视，但它的作用依旧神秘莫测：在19世纪初（左）和16世纪的插图中，胎盘与胎儿被画在了一起。

3.4%的孕妇患有此病，并不罕见。一般认为它是胎盘结构畸形所致，但病因基本上仍然是个谜。如未及时阻止，先兆子痫可能会发展成更严重的子痫，使得孕妇出现癫痫、昏迷甚至死亡。

如果说，我们对先兆子痫和子痫了解得不够多，那么，这在很大程度上是因为我们对胎盘了解得不够多。研究人员把胎盘称为“最缺乏了解的人体器官”。多年来，有关分娩的医学研究几乎完全集中在发育中的胎儿身上。胎盘只是这个过程的附属品，有用也有必要，但不太有趣。研究人员很晚才意识到，胎盘的作用，远远不只是过滤废物和传递氧气。它在胎儿的发育中扮演着积极的角色：阻止毒素从母亲体内传到胎儿体内，杀死寄生虫和病原体，分配激素，尽其所能地弥补母亲的缺陷（如母亲吸烟、喝酒或熬夜）。在某种意义上，对发育中的胎儿来说，它是母亲的原型。如果母亲真的不合格或不负责任，胎盘不会创造奇迹，但它总能派上些用场。

无论如何，我们现在知道，大多数流产和其他怀孕波折，都是因为胎盘有问题，而非胎儿有问题。大部分机制尚未得到充分理

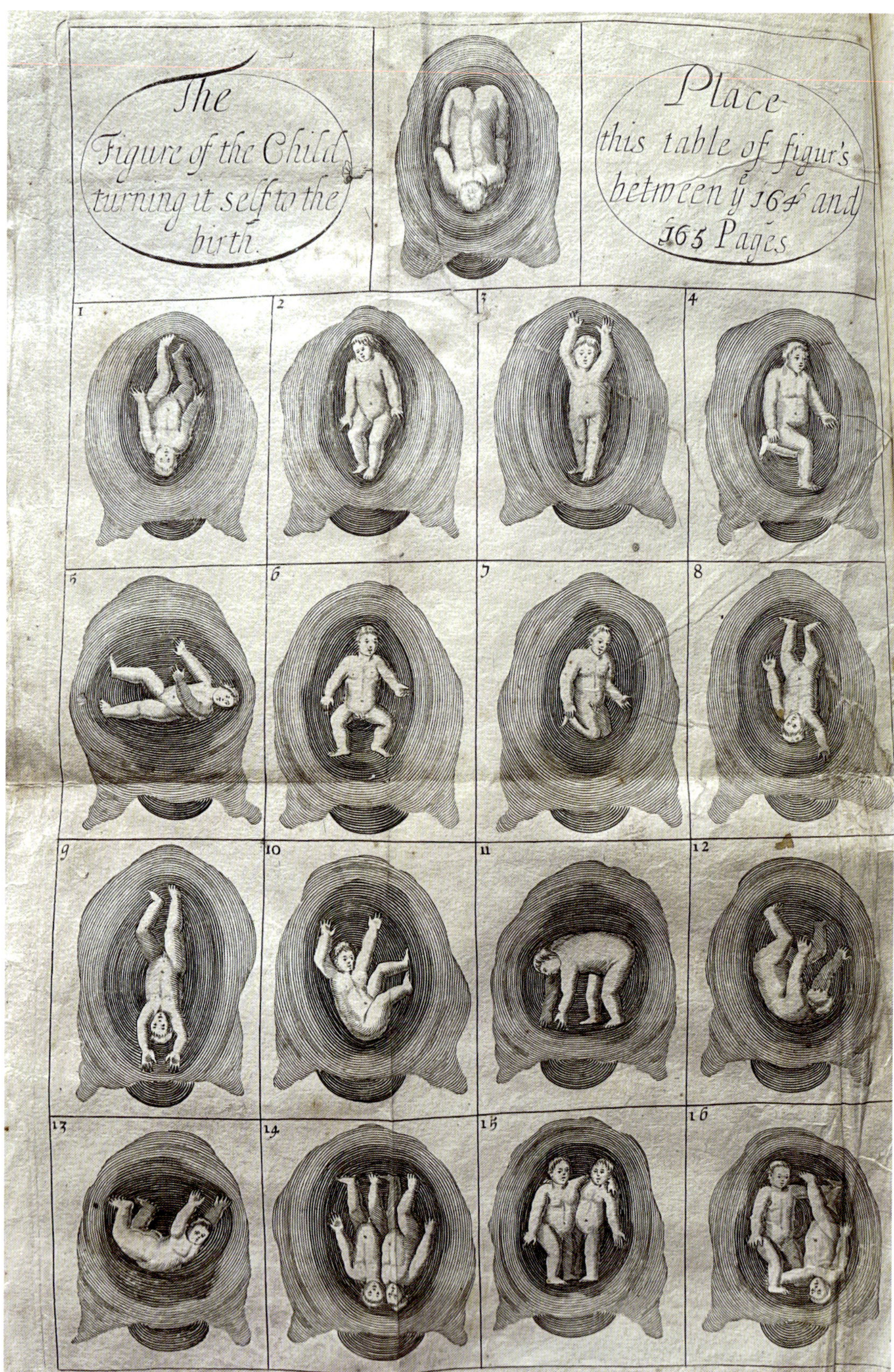
The
Figure of the Child
turning it self to the
birth.
Place
this table of figur's
between ye 164 and
165 Pages
1
2
3
4
5
6
7
8
9
10
11
12
13
14
15
16

大多数流产和其他怀孕波折，都是因为胎盘有问题，而非胎儿有问题。

解。胎盘充当着病原体的屏障，但又只对某些病原体起作用。臭名昭著的寨卡病毒就可以穿过胎盘屏障，造成可怕的出生缺陷，但非常相似的登革热病毒却不能穿过胎盘屏障。没人知道为什么胎盘能阻止后者，却不能阻止前者。

好消息是，有了针对性的智能产前护理，各种病症带来的结果都可以实现极大的改善。加州通过了一项名为“孕产妇质量护理协作”的项目，解决了先兆子痫及分娩过程中导致孕产妇死亡的其他主要问题，将孕产妇死亡率从2006年的每10万例17人，降至2013年的仅7.3人。只可惜，同一时期的美国全国孕产妇死亡率，从每10万例13.3人上升到22人。

出生的那一刻，也即新生命开始独立的瞬间，是不折不扣的奇迹。在子宫里，胎儿的肺里充满了羊水，但就在出生那一刻，羊水流走，肺充气膨胀，血液在小小心脏的输送下，完成在胎儿体内的第一次循环。就在片刻之前，胎儿还只能算是寄生体，转眼之间，他就成为一个完全独立的、可以自我维持的实体了。

我们不知道是什么触发了分娩。一定有什么东西，在倒数着人类妊娠的280天周期。但这套机制在哪儿，它是怎么运作的，什么能触动它报警，没人琢磨出来。我们只知道，母亲的身体开始产生叫作前列腺素的激素，它通常是参与处理受伤组织的，但现在用来激活子宫，子宫启动一连串越来越疼痛的收缩，把胎儿送到适合分娩的位置。女性第一次分娩的第一阶段，平均持续约12小时，但此后的分娩，一般会更快。

对页：1693年的一篇外科文献中说道，胎儿会进行一系列看起来复杂而有意识的动作，以便为自己确定出生的方位，之后又在这个过程中神秘地变成了两个个体。事实上，这个过程是激素引起的子宫收缩在起作用。

女性的产道平均比新生儿头部的宽度窄2.5厘米，使它成了自然界里最痛苦的2.5厘米。

人类分娩的问题是“头盆不称”（cephalo-pelvic disproportion）。用简单的话来说，胎儿的脑袋太大，无法顺利通过产道，任何母亲都可证明这一点。女性的产道平均比新生儿头部的宽度窄2.5厘米，使它成了自然界里最痛苦的2.5厘米。为了挤着穿过这个狭窄的空间，胎儿必须完成一项近乎荒唐的挑战：随着他在骨盆内的前进，实现90度的转身。如果说有什么事情挑战了智能设计的概念，那就是分娩。不管多么虔诚，没有哪个女人会在生孩子的时候说：“主啊，感谢您替我设计了这样的结构。”

大自然给予的协助是，胎儿的脑袋有一定的压缩性，因为此时头骨还没有完全融合成一块骨板。如此大费周章的原因是，为了让直立行走成为可能，骨盆必须经历一系列的演化调整，这使得人类的分娩变得更加艰难和漫长。有些灵长类动物几分钟就可完成分娩。对于如此轻松的分娩，人类女性可望而不可求。

在让分娩过程变得可以忍受这方面，我们所取得的进展小得惊人。2016年，《自然》杂志指出，“现代女性在分娩时可以选择的止痛方法，跟她们的曾祖母基本相同：气体镇痛、注射哌替啶（一种阿片类药物），要不就是硬膜外麻醉”。按几项研究的说法，女性并不太擅长记住分娩时疼痛的严重程度；可以肯定，这是一种针对她们未来生育做准备的心理防御机制。

胎儿离开子宫时是无菌的（或一般认为如此），但当他通过产道时，会得到母亲个人微生物的擦洗。我们才刚刚开始了解女性阴道微生物群的重要性和性质。通过剖宫产出生的婴儿，未能经历

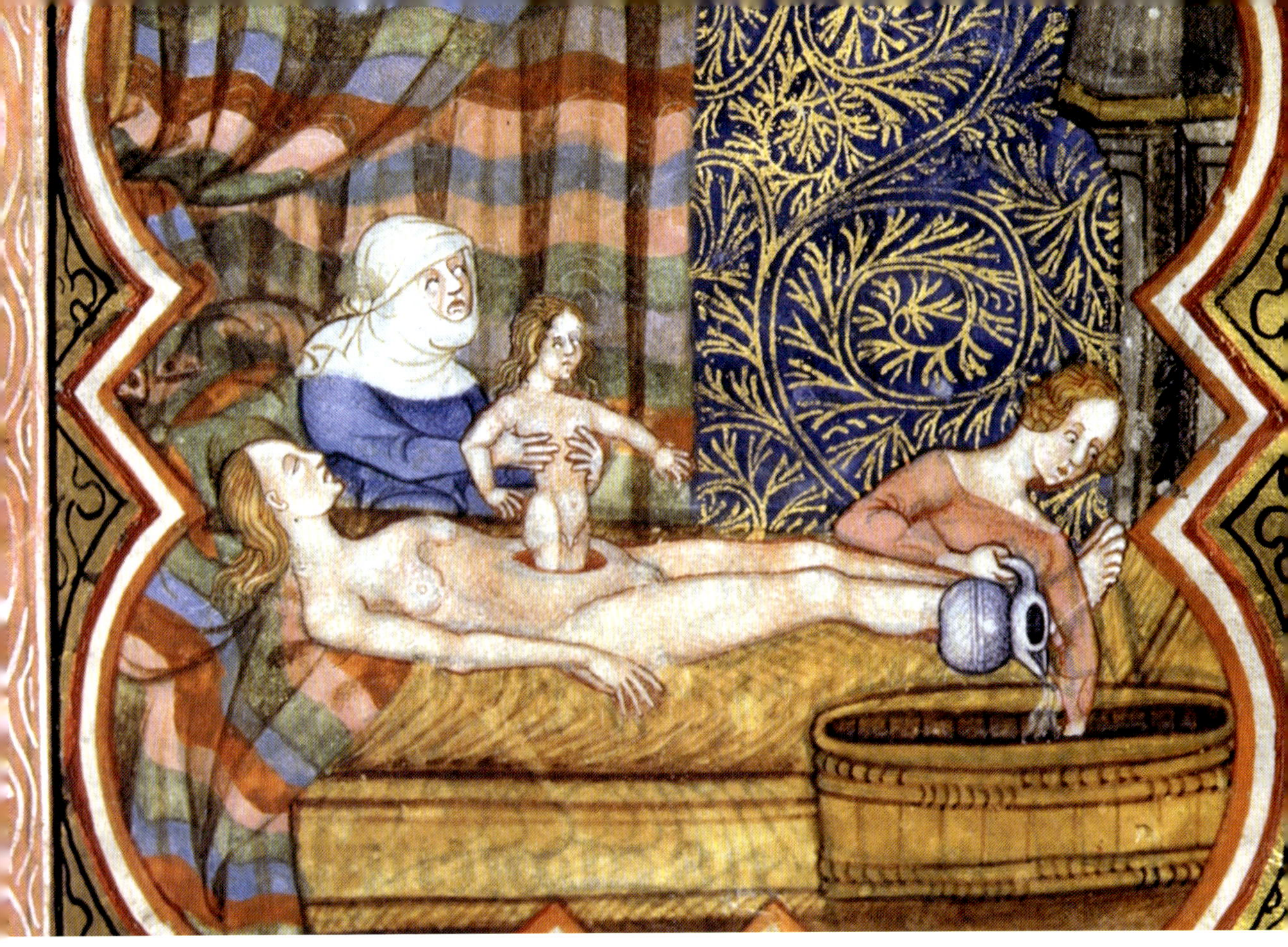

这幅中世纪的图描绘了这场凯撒大帝出生时进行的手术，他也因此得名：这个被采用得越来越频繁的选择性过程，给孩子带来的风险可能超过了便捷的好处。

这一初始产道擦洗的环节，可能会对其造成深远的影响。多项研究表明，剖宫产出生的人患1型糖尿病、哮喘、腹腔疾病，甚至肥胖症的风险大大增加，过敏的风险也提高了8倍。剖宫产婴儿最终会获得与顺产婴儿相同的微生物组合。一年后，两者的微生物群大多就难以区分了，但一开始就接触微生物，会造就长期差异。没人知道为什么会这样。

医生和医院可以对剖宫产收取比顺产更高的费用，而女性往往希望知道确切的分娩时间（这很好理解）。如今，美国有1/3的妇女选择剖宫产，超过60%的剖宫产是为了方便而不是出于医疗必需。在巴西，近60%的分娩是剖宫产；在英国，这一比例为23%；在荷兰，这一比例为13%。如果仅仅是出于医疗原因，这一比例应该为5%～10%。

婴儿生活最离奇的一个特点是，哺乳的母亲在奶水中产生超过200种婴儿无法消化的复合糖（正式名称叫低聚糖，无法消化是因为人类缺乏必要的酶）。

其余有用的微生物来自母亲的皮肤。纽约大学的教授兼医生马丁·布雷瑟（Martin Blaser）认为，婴儿一出生就急于清理卫生，实际上反倒有可能弄没了他们的保护性微生物。

最重要的是，大约每10名妇女中就有4名在分娩期间服用抗生素，这意味着医生在婴儿获得微生物期间就在向这些微生物宣战。我们不知道这对婴儿的长期健康有什么影响，但很可能不会太好。已经有人担心某些有益的细菌濒临灭绝。婴儿双歧杆菌（Bifidobacterium infantis）是母乳中的一种重要微生物，在发展中国家，高达90%的儿童体内可发现这种细菌，而在发达国家，这一比例仅为30%。

无论是否剖宫产，到1岁时，普通婴儿已积累了大约100万亿个微生物（或据估计如此）。但到了这个时候，出于未知的原因，似乎已经无法逆转这孩子患上某些疾病的倾向了。婴儿生活最离奇的一个特点是，哺乳的母亲在奶水中产生超过200种婴儿无法消化的复合糖（正式名称叫低聚糖，无法消化是因为人类缺乏必要的酶）。低聚糖的产生完全是为了婴儿肠道微生物着想（实际上相当于对微生物行贿）。除了培养共生细菌外，母乳中还充满了抗体。有证据表明，哺乳的母亲会通过乳腺导管吸收婴儿的唾液，再通过免疫系统进行分析，根据婴儿的需要调整抗体的数量和类型。生命是不是很神奇？

1962年，只有20%的美国妇女以母乳方式喂养婴儿。1977年，这一比例增加到40%，但明显仍是少数。如今，近80%的美国女

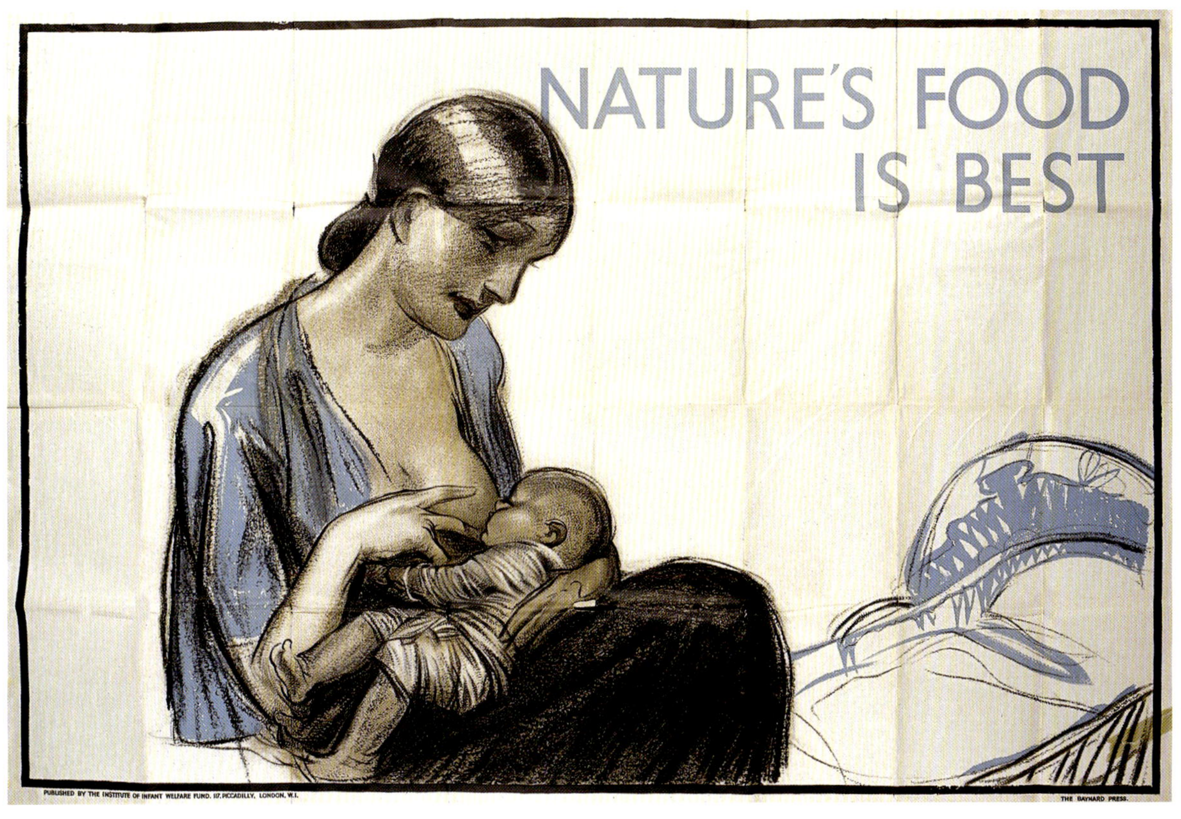
NATURE'S FOOD
IS BEST
PUBLISHED BY THE INSTITUTE OF INFANT WELFARE FUND, 117, PICCADILLY, LONDON, W.1.
THE BAYNARD PRESS.

亲喂最佳：母乳可以喂给婴儿微生物群，并为婴儿提供必要的抗体——这两个功能在婴儿配方奶粉里都表现得不怎么样。

性在分娩后以母乳喂养，但这一比例到了产后6个月便降至49%，一年后降至27%。在英国，这一比例从81%开始，6个月后降至34%，一年后降至仅0.5%，是发达国家中最低的。在较贫穷的国家，长期以来，广告一直向许多妇女宣传，说婴儿配方奶粉比她们自己的母乳更有利于婴儿。但是配方奶粉很贵，所以母亲常把奶粉调得很淡，好维持更长时间，有时候，她们能接触到的唯一水源，比母乳脏得多。结果往往导致儿童死亡率提高。

尽管近年来，配方奶粉有了很大的改进，但任何配方奶粉都不可能完全复制母乳的免疫益处。2018年夏天，唐纳德·特朗普总统的行政当局反对一项鼓励母乳喂养的国际决议，在大量医学健康权威人士当中引发不满。据报道，特朗普政府还威胁发起该倡议的厄瓜多尔，说如不改变立场，美国便将对其实施贸易制裁。批评

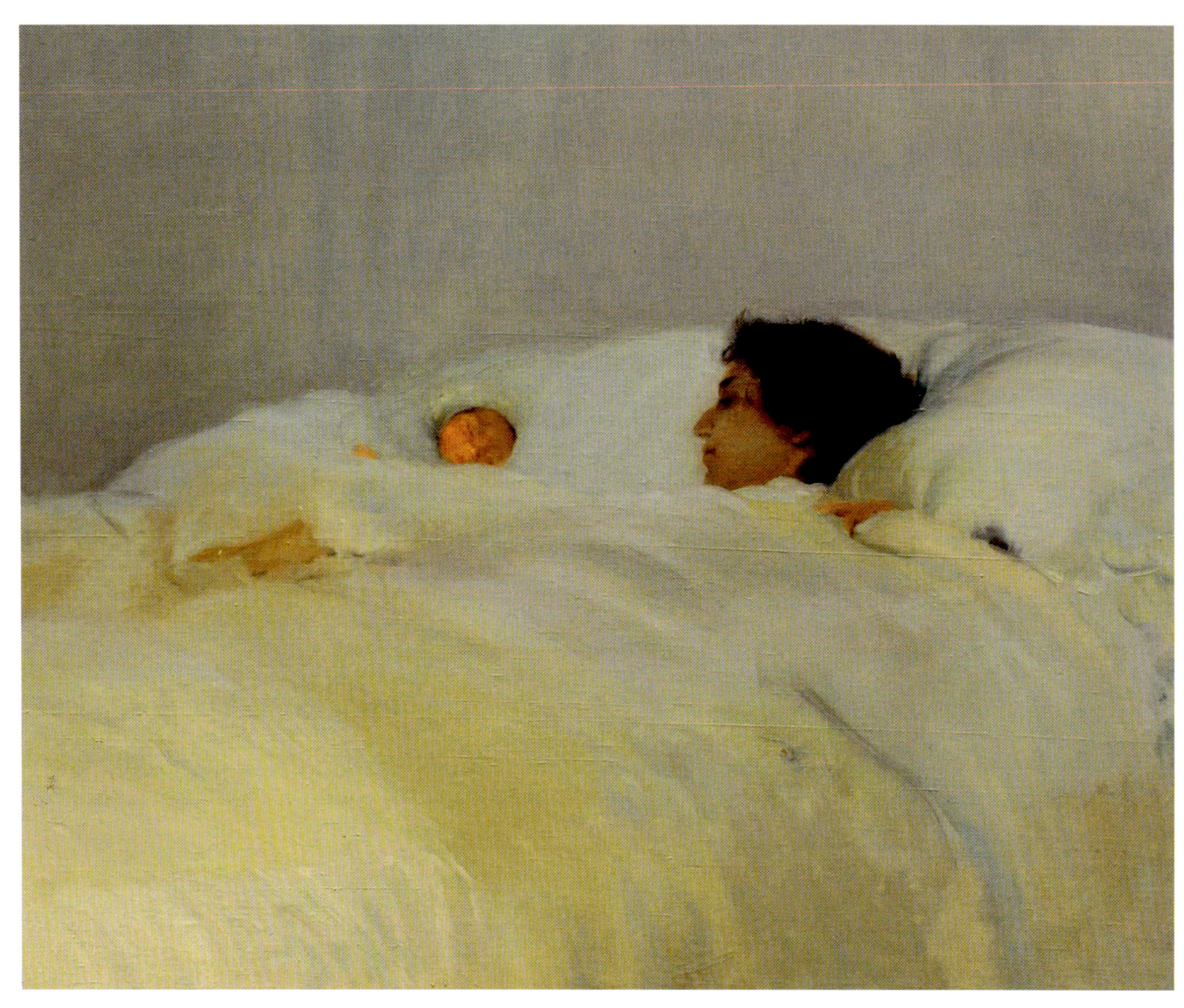

一曲母性的动人颂歌：华金·索罗拉·巴斯蒂塔的画作《妈妈》（*Madre*），用来庆祝他的在1895年出生的女儿艾琳娜（Elena）。

家们和愤世嫉俗者指出，每年价值700亿美元的婴儿配方奶粉行业可能扮演了决定美国立场的幕后推手。美国卫生和人类服务部的一位发言人否认了这一看法，说美国仅仅是“为了保护妇女，方便她们为自己的孩子做出最合适的营养选择”，以免她们无法获取配方奶——前述国际决议实在没这么强大的影响力。

1986年，南安普顿大学教授大卫·巴克（David Barker）提出了著名的“巴克假说”，或者稍微绕口一点的“成人疾病的胎儿起源理论”。流行病学家巴克假设，子宫内发生的事情可以决定一个人一生的健康和福祉。2013年，他在去世前不久表示，“每一种器官都有一个通常极短的关键期，在这个时期内，器官会进行发育。不同器官的关键期不同。出生之后，只有肝脏、大脑和免疫系统能保持可塑性。其他的所有器官都定型了”。

现在，大多数权威人士将这一关键的脆弱期放得更宽泛了一些，从你成为受精卵的那一刻直到你的2岁生日——日后变成了众所周知的最初1000天。这也就是说，在你人生相对短暂的形成期所发生的事情，会对你未来几十年生活的舒适程度产生巨大的影响。

这一倾向的著名例子，来自荷兰的一项研究。他们的研究对象是1944年冬天经历了严重饥荒的荷兰人，当时纳粹德国阻止粮食进入仍属荷兰控制的地区。饥荒期间受孕的婴儿出生时体重出奇地正常，推测起来是因为孩子的母亲本能地将营养转移到了正在发育的胎儿身上。次年，德国投降，荷兰的饥荒结束，发育中的孩子们吃得跟世界上的其他孩子一样健康。让所有人高兴的是，这一批孩子似乎摆脱了大饥荒的所有影响，跟其他地方出生在压力较小环境下的儿童没有什么区别。但随后出现了令人不安的事情。等这一批孩子到了五六十岁，跟同时出生在其他地方的孩子相比，饥荒儿童患心脏病的概率要高1倍，患癌症、糖尿病和其他危及生命的疾病的概率也增加了。

如今，新生儿来到这世界，非但不会营养不良，反而营养过剩。他们的家庭，不光吃得更多，锻炼得更少，而且更容易受到贫穷生活方式所带来的疾病威胁。

有人认为，今天长大的孩子，将成为现代历史上第一代比父母寿命更短、更不健康的人。看起来，我们不光因为吃，把自己早早送进了坟墓，还养育了一代跟着我们一起进入坟墓的孩子。

TRIGINTA PARIVM NERVORVM

QVAE A' DORSALI MEDVLLA DORSI OSSIBVS

contenta originem ducunt, nuda delineatio ea proportione expressa, qua superius uenæ cauæ & magnæ arteriæ delineationes exhibuimus. Hæc trium subsequentibus Capitibus communium figurarum secunda numeratur.

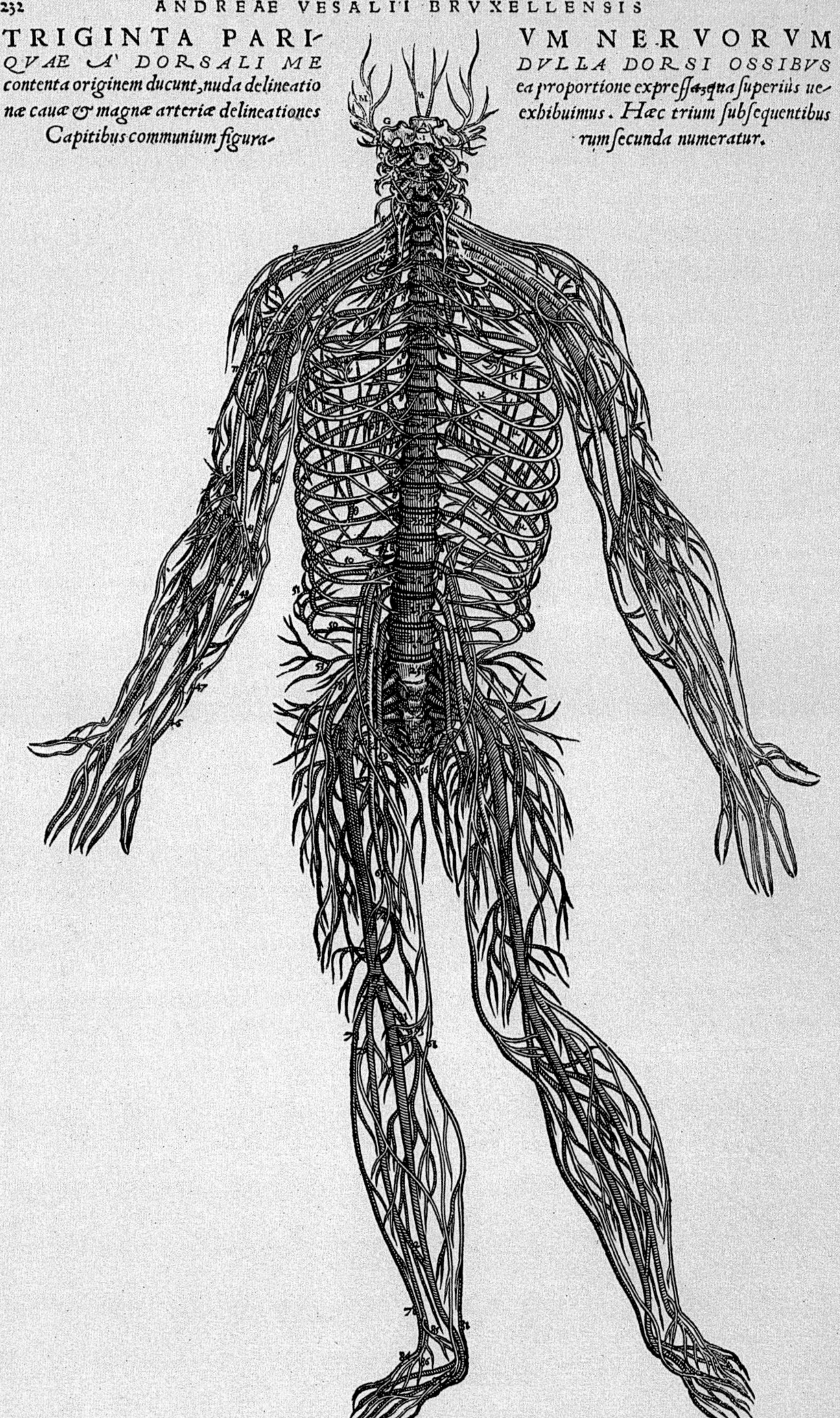

第十九章
神经与疼痛：
大脑感觉到的疼，才是真的疼

“痛苦有一种空白的性质；无法回忆起它从何时开始，或者哪一天它不再存在。”

——美国诗人艾米莉·迪金森

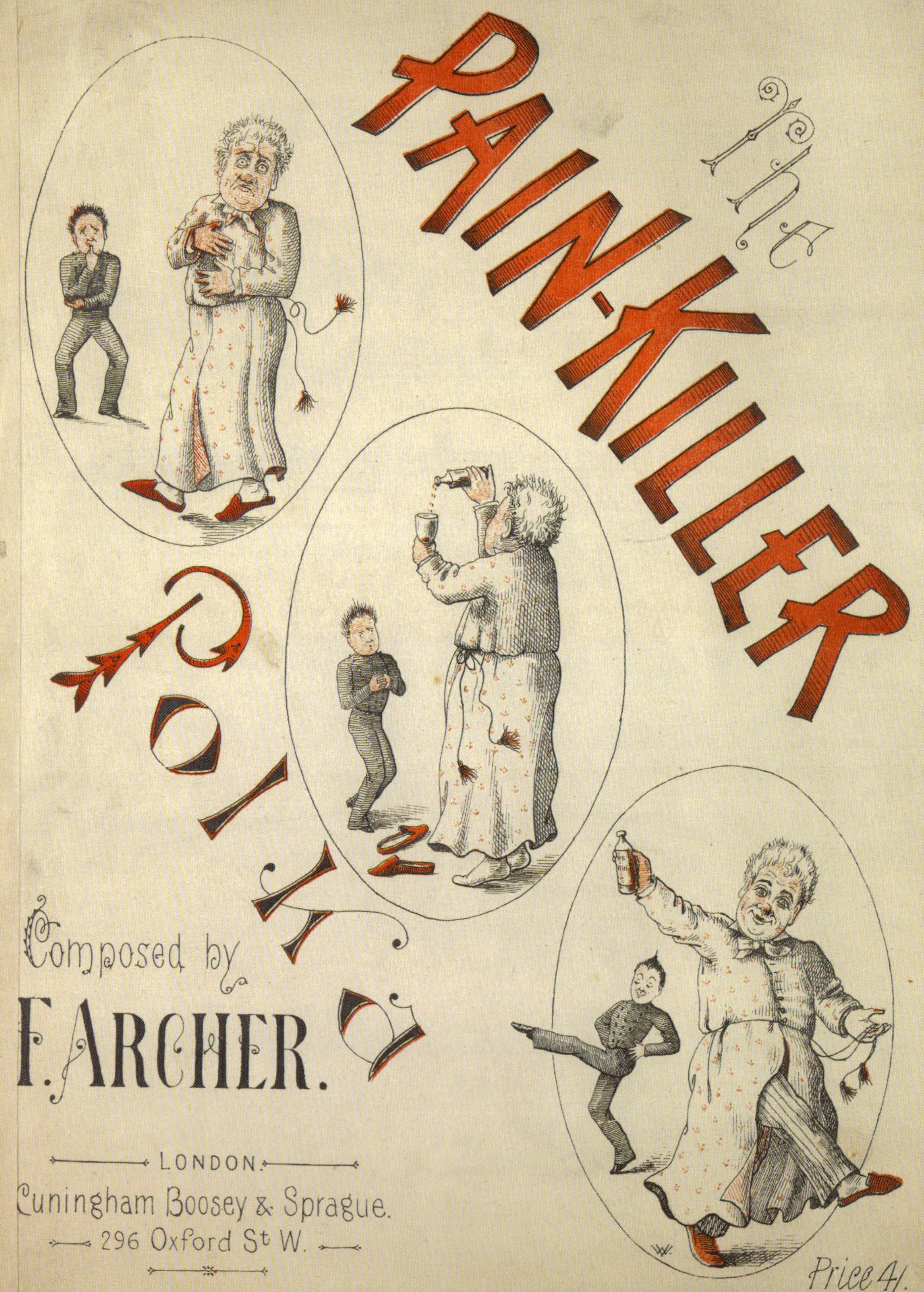

The
PAIN-KILLER
POLKA
Composed by
F. ARCHER.
LONDON.
Cuningham Boosey & Sprague.
296 Oxford St W.
Price 4/.

疼痛是一件奇怪而又麻烦的事情。在你的生活中，没有什么比它更必要又不招人喜欢的东西了。它是人类最大的一种困扰和迷惑，也是医学上最大的一项挑战。

有时，疼痛能解救我们，每当我们遭到电击或想要赤脚走过滚烫的沙子，疼痛都会强烈地提醒我们。我们对威胁性刺激非常敏感，大脑甚至还来不及收到信息，我们的身体就会按照程序做出反应，从疼痛事件中往后撤。这一切无疑是一件好事。但很多时候（根据一项计算，有多达40%的人），疼痛会一直持续，而且似乎根本没有任何目的。

疼痛充满了矛盾。它最不言自明的特点是痛（毕竟，这就是它存在的原因），但有时，疼痛的感觉也有点美妙：比如长跑后的肌肉疼痛，或者，当你滑入浴缸，水温烫得让你受不了，但不知怎么又烫得很舒服。有时我们根本无法解释它。所有疼痛里最严重、最棘手的一种是所谓的幻肢疼痛，也就说患者感受到来自已经因为事故或截肢而丧失的身体部位的疼痛。我们觉得最厉害的一种疼痛，居然是从已经不再属于身体的部位传来的，这真是太讽刺了。更糟糕的是，通常的疼痛大多会随着伤口的愈合而减轻，幻肢疼痛却可能持续终身。目前还没有人能解释原因。有一种理论认为，大脑没有收到来自丢失身体部位的任何神经信号，便将之阐释为受了重伤，细胞死亡，所以发送出无休止的危险呼叫，就像没法关闭的防盗警报器。现在，如果医生知道要做截肢手术，大多会先将受影响的肢体麻痹好几天，好让大脑准备好接受感觉的即将丧失。人们发现，这种做法可以极大地减少幻肢疼痛。

如果说，有一个能跟幻肢疼痛匹敌的对手，那一定是三叉神经痛。三叉神经痛以面部的主神经为名，在历史上叫作tic douloureux（在法语里，就是字面意思“痛苦的抽搐”）。这种病症跟这种面部的尖锐刺痛感相关——用一

对页：如果我们跳跳舞就能搞定，那就好了……这份乐谱，配着讨人喜欢却不怎么靠谱的插图，和专利止痛药的整版广告一起发表了。

本章章节页图片：16世纪伟大的解剖学家安德烈·维萨里的著作《人体结构》（*De humani corporis fabrica*）中所显示的神经系统木刻画。

对于那些失去肢体的人来说，幻肢痛是一个持续性的且令人苦恼的问题。这里，加拿大人斯蒂芬·萨姆纳向一名柬埔寨截肢患者介绍了“镜像疗法”。这种创新技术能诱骗大脑“移动”失去的肢体，缓解病人的疼痛。

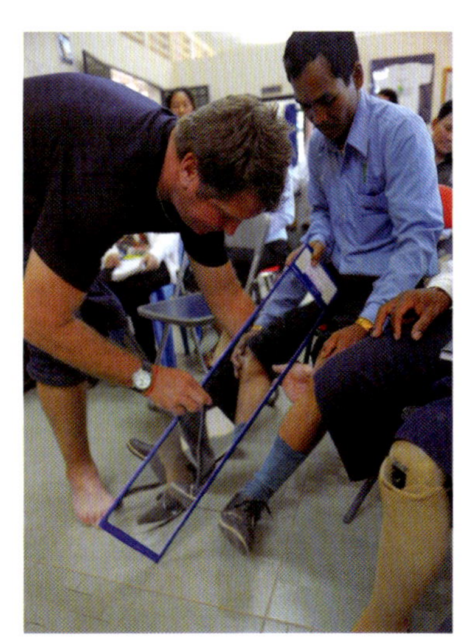

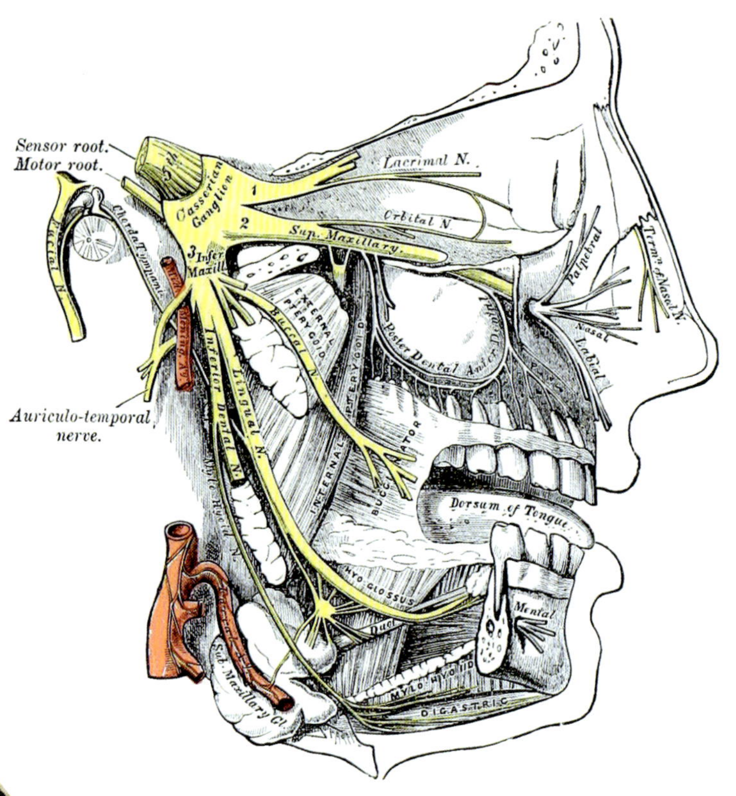

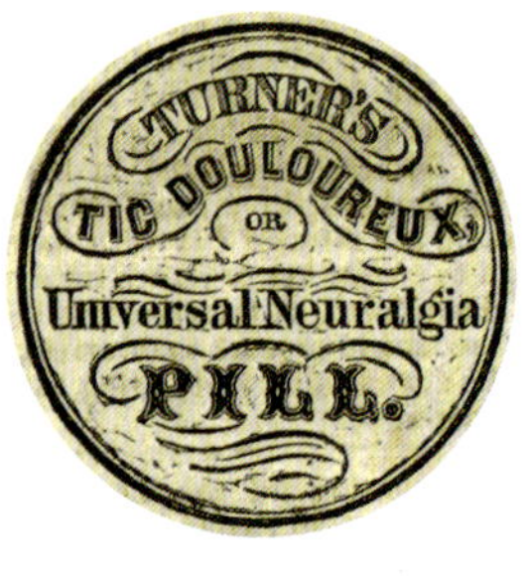

这幅来自1918年版的《格雷解剖学》的图在左上方显示了三叉神经（标记为“第5”，意思是“第5脑神经”）。这条神经有时会莫名其妙地被激活，产生折磨人的疼痛效果。下图是一种“通用神经止痛药”（universal neuralgia pill）的广告，它声称可以提供“安全、确定和迅速的疗效”，但目前这一类包治百痛的灵丹妙药还没有被发现。

位疼痛专家的话来说，“就像遭受电击一样”。通常，三叉神经痛是有明确原因的（如肿瘤压迫了三叉神经），但有时却找不到原因。患者有可能遭受周期性发作，疼痛毫无征兆地开始，也毫无征兆地突然停止。这很折磨人，可那之后，它们既可能彻底消失，也可能过上几天或几个星期又出现。随着时间的推移，疼痛可能在脸上徘徊。什么也解释不了它为什么流连辗转，为什么来了又去。

你会发现，疼痛究竟怎样运作，基本上仍然是个谜。大脑中没有疼痛中枢，也没有疼痛信号聚集的地方。一种观点必须前往海马体才能变成记忆，但疼痛却几乎可以在大脑的任何地方出现。砍断你的脚趾，这种感觉会在大脑一部分区域登记；用铁锤敲打断了脚趾的地方，大脑另一部分区域会发出信号。重复上述体验，模式兴许还会再次发生改变。

最奇怪又最讽刺的地方或许在于，大脑本身没有疼痛感受器，但它是所有疼痛得以感知的地方。牛津大学纳菲尔德临床神经科学系主任、世界疼痛研究的权威人士之一艾琳·特蕾西（Irene Tracey）说：“只有当大脑感受到疼痛时，疼痛才出现。疼痛或许始于大脚趾，但让你哎哟一声叫起来的，是大脑。在那之前，它不是疼痛。”

所有的疼痛都是私人的，而且强烈个性化，不可能对它做出有意义的定义。国际疼痛研究协会将疼痛总结为，“一种与实际或潜在组织损伤相关的感官或情绪体验，或从此类损伤角度所描述的感官或情绪体验”。这也就是说，任何伤害，或有可能造成伤害，或听起来、感觉像是要造成伤害的事情（不管是真实的伤害，还是比喻上的伤害），都可以视为疼痛。这几乎涵盖了所有糟糕的经历，从遭子弹射击带来的枪伤，到失恋导致的心痛。

麦吉尔疼痛问卷（McGill pain questionnaire）是一套最著名的疼痛测量方法，1971年由蒙特利尔麦吉尔大学的罗纳德·梅尔扎克（Ronald Melzack）和沃伦·托格森（Warren S. Torgerson）设计。它只是一份详细的问卷，为受试者提供了包含78个单词的清单，描述不同程度的不适——“刺痛”（stabbing）、“扎痛”（stinging）、“闷痛”（dull）、“一触即痛”（tender）等。许多词语都很模糊，或者说没什么区别。谁能分辨“恼人”和“烦人”、“凄惨”和“恐怖”呢？出于这个原因，今天的大部分疼痛研究人员采用的是更简单的10分制量表。

疼痛体验显然十分主观。我和艾琳·特蕾西在她位于牛津约翰拉德克利夫医院的办公室见了面。她带着一抹“我全都知道”的笑容对我说：“我有三个孩子，相信我，这改变了我对疼痛上限的认识。”特蕾西大概是全牛津最繁忙的人了。除了学院和学术上的诸多职责，我拜访她的时候（2018年底），她刚刚搬了家，才从第两趟海外差旅中回来，即将接任默顿学院的院长职位。

致力于钻研我们大多数人都竭力避免的东西：艾琳·特蕾西，疼痛的医学权威研究人员之一。

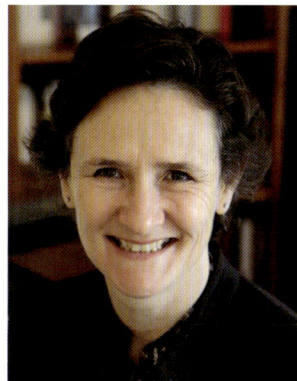

神经信号的传递速度不算特别快。光以每秒3亿米的速度传播，而神经信号以每秒120米的速度传播。

特蕾西的职业生涯致力于理解我们如何感知疼痛，以及如何缓解疼痛。理解疼痛更为困难。她说："我们仍然不清楚大脑到底是怎样构建疼痛体验的。但我们正在取得很大的进展，我认为，未来几年，我们对疼痛的理解将发生翻天覆地的变化。"

相较于前几代疼痛研究人员，特蕾西的优势是拥有一台非常强大的磁共振成像仪。在她的实验室里，特蕾西和研究团队为了科学的利益，温和地折磨志愿者们：用大头针扎他们，或给他们涂辣椒素（我们在第六章提到过辣椒素，也即史高维尔量表和辣椒辣度背后的化学物质）。让无辜的人产生痛感，是一桩微妙的事情——要真正能感觉到痛，又不能造成严重或持久的伤害（这明显有违道德），但它的确让特蕾西和同事们实时观察到受试者们的大脑怎样应对疼痛。

你大概能想象得到，窥视他人大脑，以了解他们什么时候感觉到疼痛，什么时候不诚实，甚至什么时候会对营销手法做出积极反应，很多人都渴望拥有这样的能力——哪怕只是出于纯粹的商业原因。要是能在法庭上提交疼痛描述档案作为证据，人身伤害律师恐怕会欣喜若狂。特蕾西似乎带着一缕欣慰的口吻说："我们还没有达到那种程度，但我们在认识怎样管理和限制疼痛方面，取得了真正快速的进展。这能帮助很多人。"

疼痛体验始于皮肤下面一种专门的神经末梢，名叫痛觉感受器（nociceptor，"noci"来自拉丁语单词，意思是"伤害"）的特殊神经末梢。痛觉感受器对三种疼痛刺激做出反应：热刺激、化学刺激和机械刺激，至少，人们普遍认为是这样。值得注意的是，科学家们并未发现对机械刺激产生反应的痛觉感受器。可以非常肯定地说，当你用锤子敲打自己的拇指，或者用针扎自己的时候，我们并不知道外表之下到底发生了什么。我们只能说，各种类型的疼痛信号都是通过两种不同的神经纤维传递到脊髓和大脑的，一种是快速传导的A-delta纤维（它们包裹着髓磷脂，故此较为光滑），另一种是传导较慢的C纤维。迅捷的A-delta纤维带给你铁锤击打的剧痛，较慢的C纤维带给你紧随其后的一阵阵悸痛。痛觉感受器只对不愉快（可能的不愉快）感觉做出反应。正常的触摸信号，比如你的脚踩在地上的感觉，手放在门把手上的感觉，脸颊放在缎子枕头上的感觉，由另一组A-beta神经上的不同受体传递。

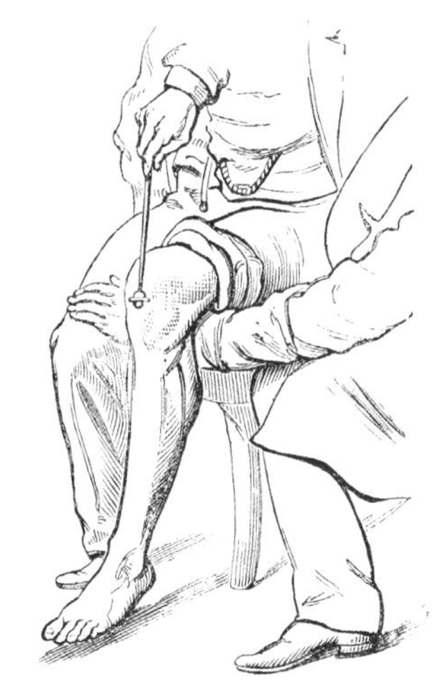

先发制人的力量：正如W. R. 格瓦斯（W.R. Gowers）在《神经系统疾病手册》（*A Manual of Diseases of the Nervous System*）一书的插图中所显示的“膝跳反射”一样，条件反射是一种在我们有机会做出有意识的决定之前，就让我们脱离险境的方式。

神经信号的传递速度不算特别快。光以每秒3亿米的速度传播，而神经信号以每秒120米的速度传播，仅为光速的二百五十万分之一。尽管如此，每秒120米的速度相当于每小时430千米，大多数情况下还是足以在人体里实现瞬时传导的。即便如此，作为快速反应的辅助手段，我们还有神经反射，也就是说，中枢神经系统可以拦截信号，在将它传递给大脑之前对其做出反应。这就是为什么当你触摸到十分讨厌的东西，大脑还不知道发生了些什么，你的手就缩回来了。简而言之，脊髓不仅是在身体和大脑之间传递信息的一段无动于衷的“电缆”，更是你感觉器官活跃甚至决定性的一部分。

有几种痛觉感受器是多觉感受器，这就是说，它们可由不同的刺激所触发。这就是为什么辛辣的食物吃起来是“热辣”的。它们以化学方式激活你口腔中对真正的热产生反应的痛觉感受器，你的舌头无法判断两者的差异，就连大脑也有点糊涂。从理性的层面上，它意识到你的舌头并不是真的着火了，但它确实产生了这样的感觉。最奇怪的是，不知怎么回事，如果刺激源是香辣

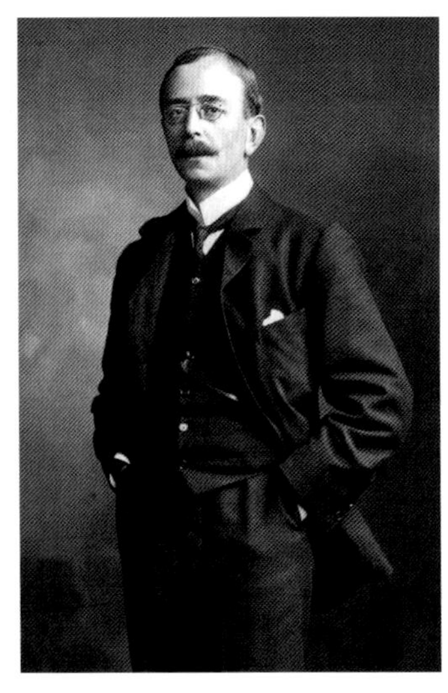

查尔斯·斯科特·谢林顿，他是一名杰出的科学家，一位想象力丰富的作家，也是一个全方位的好人，还是个被遗忘的英雄。

对页：突触的彩色图像，大脑里的电子信号从一个神经细胞经由这里传到另一个神经细胞。“突触”一词是谢林顿创造的。在这里，被染成绿色的是神经细胞；信号从上面的细胞传到下面的细胞。显示为蓝色的是为细胞提供能量的线粒体。当一个电子信号抵达突触后，神经传递素的化学物质受到触发，从囊泡（红色）当中被释放出来。这些化学物质穿过一个细微的间隙，然后与突触后细胞上的受体结合。

的咖喱，痛觉感受器能让你产生愉悦感，如果刺激源是燃烧的火柴头，痛觉感受器能让你发出尖叫——哪怕这两种刺激激活的是相同的神经。

第一个确认痛觉感受器的是查尔斯·斯科特·谢林顿（Charles Scott Sherrington，1857—1952），他是现代最伟大又最莫名其妙遭到遗忘的英国科学家之一。谢林顿的人生似乎原样照搬了19世纪的男孩历险小说。他是运动天才，在奇斯特城踢足球，在剑桥大学就读期间参加赛艇队，表现卓越。更重要的是，他是个才华横溢的学生，获得过许多荣誉，所有认识他的人，都对他谦虚的态度和敏锐的智力留下了深刻的印象。1885年毕业后，他在了不起的德国科学家罗伯特·科赫的指导下学习细菌学，而后展开了一段令人眼花缭乱的、丰富多彩而又富有成效的职业生涯，在破伤风、工业疲劳、白喉、霍乱、细菌学和血液学方面都做了开创性的研究。他提出了肌肉的交互神经支配定律，即一块肌肉收缩时，另一块肌肉必然放松——这基本上解释了肌肉的运作原理。

在研究大脑时，他提出了“突触”的概念，并在此过程中创造了这一术语。反过来，这带来了“本体感觉”的概念（谢林顿创造了另一个词），也即身体了解自己在空间中所处方向的能力（就算闭上眼睛，你也知道自己是躺着还是张开双臂，等等）。而本体感觉，又进一步带来了1906年痛觉感受器（提醒你疼痛的神经末梢）的发现。在这一主题上，谢林顿写出了划时代的作品《神经系统的整合动作》（*The Integrative Action of the Nervous System*），就其在本领域的革命性意义而言，足可媲美牛顿的《原理》和哈维的《解剖学研究》。

但谢林顿令人钦佩的品质还不止这些。人人都说，他是一个非常了不起的人：忠诚的丈夫，亲切的主人，令人愉快的伙伴，学生敬爱的导师。他的学生包括怀尔德·潘菲尔德，我们在第四章中介绍过的记忆权威；霍华德·弗洛里，因发明青霉素而获得

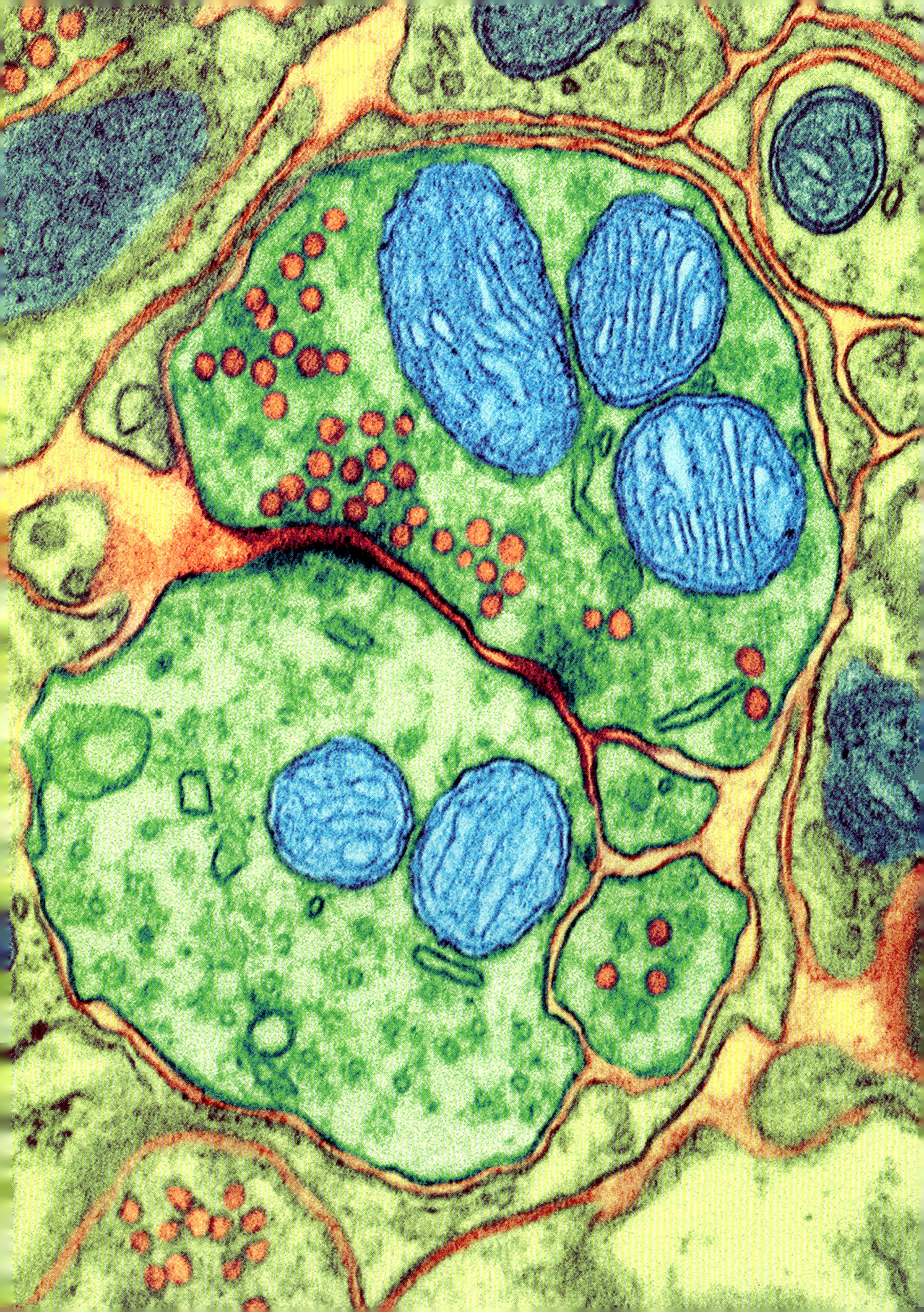

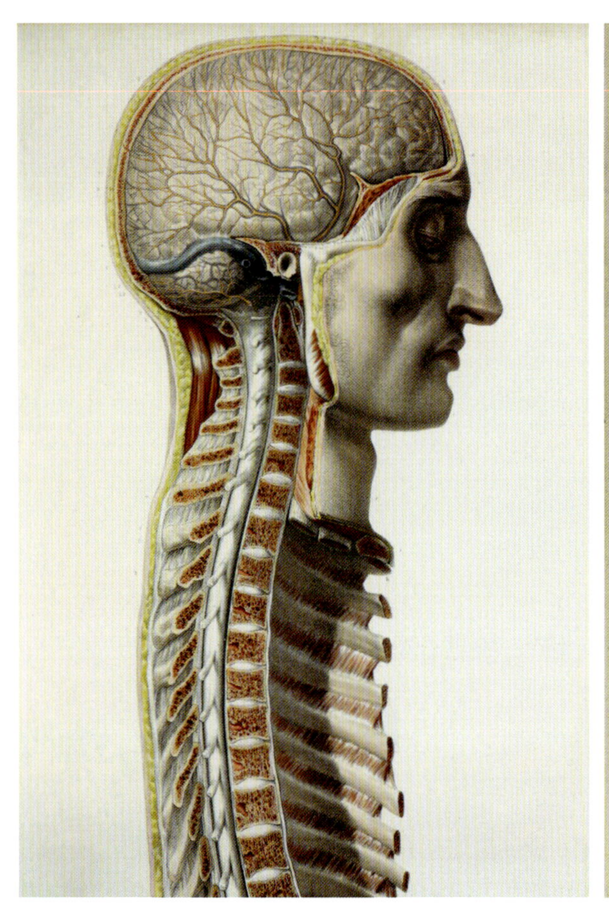

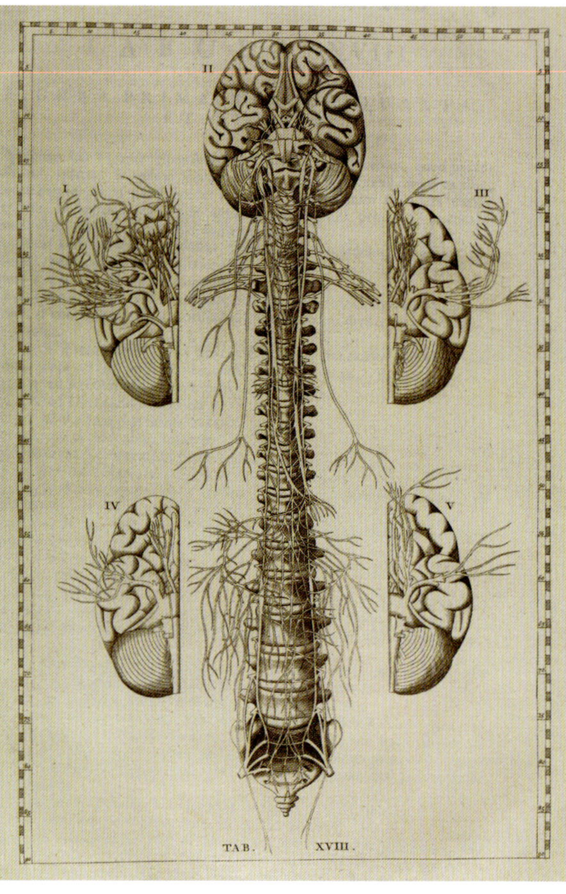

这是19世纪（左）和18世纪的插图上的中枢神经。

诺贝尔奖；还有哈维·库欣（Harvey Cushing），日后成为美国顶尖的神经外科医生之一。1924年，谢林顿出版了一本广受赞誉的诗集，连他最亲密的朋友也吃惊不小。8年后，他因为神经反射方面的研究获得了诺贝尔奖。他是英国皇家学会杰出的主席、博物馆和图书馆的捐赠人，还是一位拥有世界一流藏书的藏书家。1940年，83岁的他写了一本畅销书《人性的本质》（*Man on His Nature*），此书多次再版，并被1951年的英国艺术节评为现代英国百本最佳图书之一。他还在这本书里发明了“魔法织机”（the enchanted loom）这个短语来比喻意识。可如今，他在专业领域之外几乎完全遭到遗忘，就算是专业领域之内也没多少人记得。

神经系统有着不同的分类方式，这取决于你的着眼点是其结构还是功能。从解剖学上讲，它分为两部分。中枢神经是指大脑和脊髓。从这一中枢发射出来的神经（延伸到你身体其他部分的神经），是周边神经。

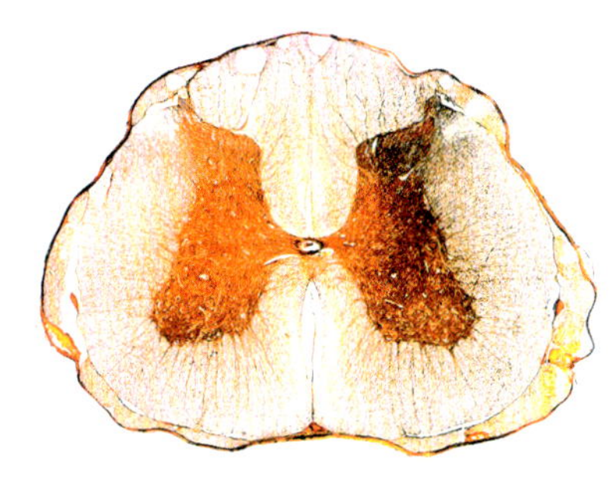

这是一个人类脊髓的横截面，显示了灰质的内部核心（这里显示为褐色），外面包裹着的白色物质主要是负责传输脉冲。外部边缘由三层膜组成，这三层膜被称作脊膜。

另外，神经系统按功能可分为躯体神经（控制自觉行为，如抓脑袋）和自主神经（控制心跳等所有你不必考虑的事情，因为它们是自动的）。自主神经进一步分为交感神经和副交感神经。交感神经就是身体需要突然行动时做出反应（多指所谓的“战逃反应”）的部分。副交感神经有时是指负责“休息和消化”或“进食和繁殖”的神经，它的着眼点是其他不那么紧迫的事情，比如消化和废物的排出、唾液和眼泪的产生，以及性冲动（这有可能很激烈，但并不属于战逃反应意义上的紧迫事宜）。

人类神经有个奇怪的地方：周边神经里的神经要是受到损坏，可以愈合并再生，而大脑和脊髓中更为关键的神经则不能。如果你割伤了手指，神经会重新长出来，但要是你的脊髓受了伤，你就没那么走运了。令人沮丧的是，脊髓损伤还比较常见。美国有100多万人因脊髓损伤而瘫痪，一半的脊髓损伤是车祸或枪伤所致，而且如你所料，男性脊髓受伤的概率是女性的4倍。青年男子在16～30岁（这恰好是他们够资格拥有枪械和汽车，却又蠢得容易滥用两者的年龄）特别容易受伤。

就像神经系统本身一样，疼痛也有多种分类方式，不同权威人士对疼痛类型和数量也有不同的看法。最常见的一类是伤害性疼痛，也就是受到刺激的疼痛，比如你跌倒后折断了脚趾或肩膀骨折导致的疼痛。这种疼痛有时被称为“好”疼痛，因为它的目的是告诉你让受伤部位休息，给它愈合的机会。第二类疼痛是炎症性疼痛，也即身体组织变得肿胀发红时的疼痛。第三类是功能失调性疼痛，这种疼痛没有外部刺激，不会导致神经损伤或炎症。它是没有明显目的的疼痛。第四种疼痛是神经性疼痛，是神经受损或变得敏

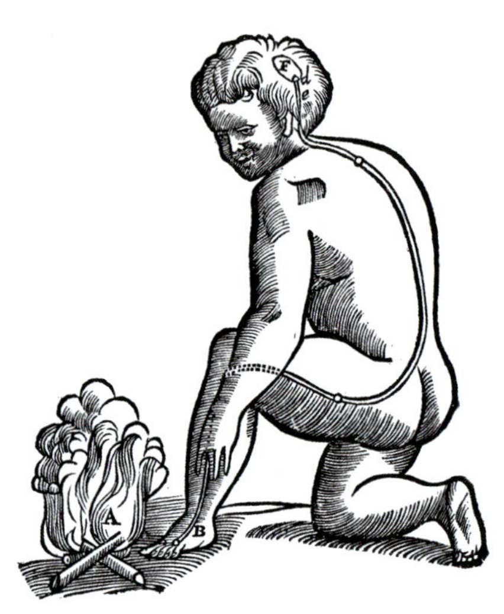

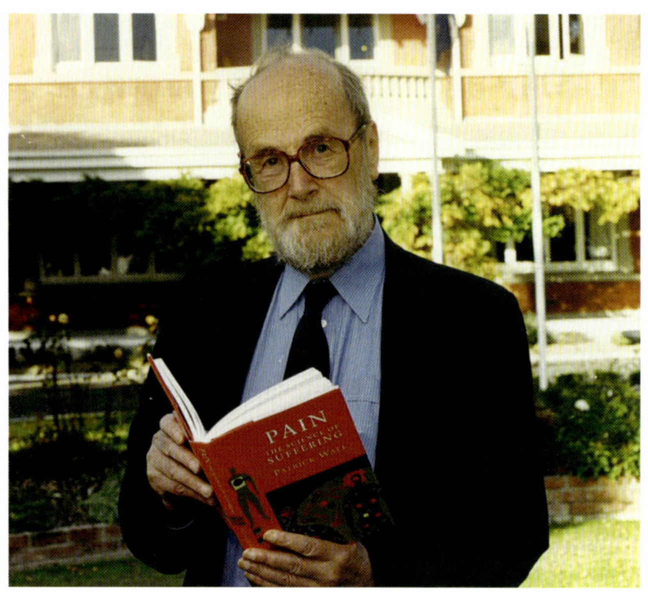

起到保护作用了，还是毫无意义的？这幅摘自笛卡儿（Descartes）的《歌剧哲学》（*Opera Philosophica*）里的插画，显示的是一个人有了被灼烧的感觉后自动退缩的标准形象。但这个形象让帕特里克·沃尔愤怒不已。右边图上的他正拿着自己那本颇具影响力的书。

感所致，有时源自创伤，有时没有明显的原因。

如果疼痛不消失，它就从急性变成了慢性。20多年前，英国著名神经学家帕特里克·沃尔（Patrick Wall）在颇具影响力的作品《痛楚的科学》（*Pain: The Science of Suffering*）中坚称，超过一定程度和持续的疼痛几乎毫无意义。他说，他见过的几乎每一本教科书上都有这样一幅插图：一只手从火焰或灼热的表面向后缩，从而揭示疼痛是一种有效的保护性反射。“我为这幅图的肤浅而鄙视它，”他带着略微惊人的激情写道，“我估计，我们一生中，只花几秒就能从威胁性刺激上成功脱身。遗憾的是，我们一生中总有几天甚至几个月要在疼痛中度过，它们完全无法用那张愚蠢的示意图来解释。”

沃尔将癌症带来的痛苦单列为“登峰造极的毫无意义”。大多数癌症在早期阶段并不会引起疼痛，而如果早期出现疼痛，可以有效地提醒我们采取治疗措施。恰恰相反，癌症疼痛往往只有到了为时已晚的时候才会变得明显。沃尔的评论是发自内心的。当

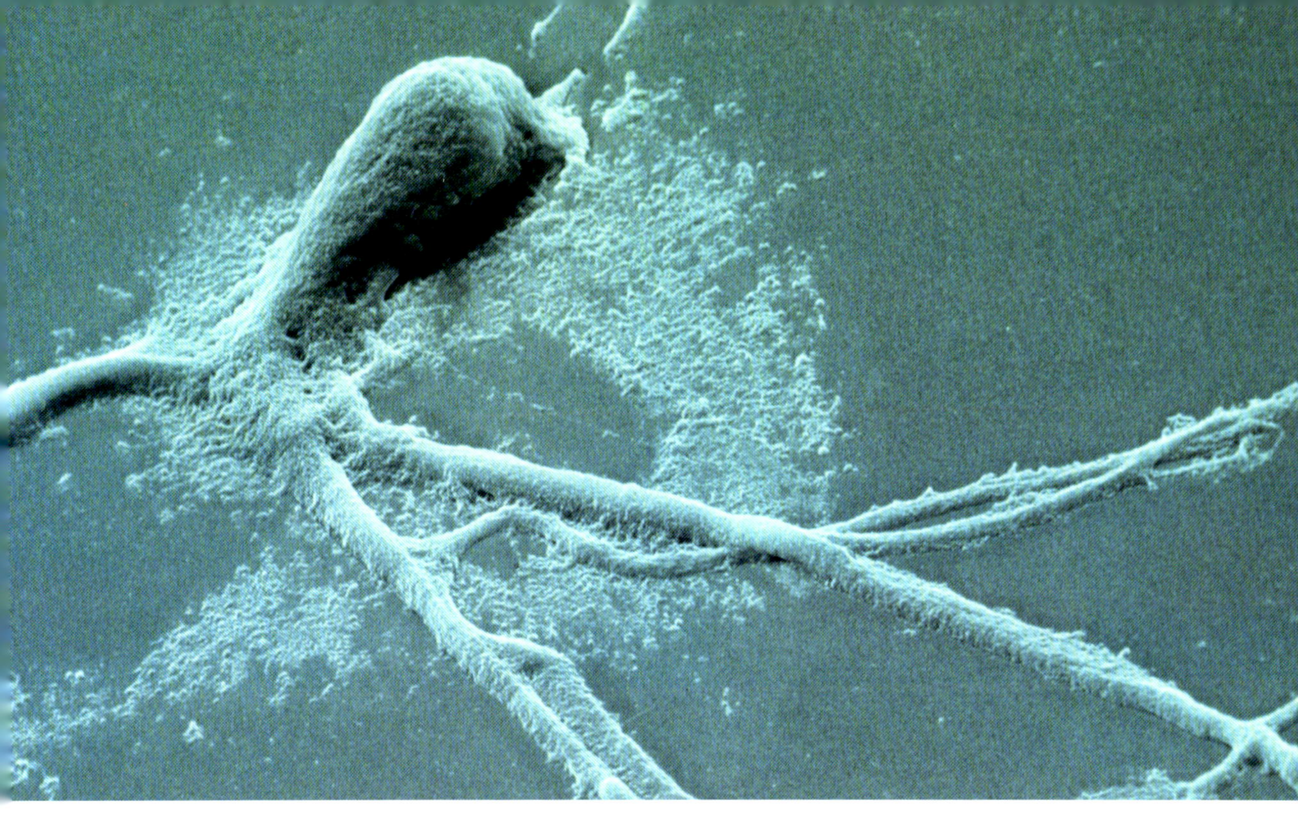

时，他正因前列腺癌而生命垂危。那本书出版于1999年，沃尔两年后去世。从疼痛研究的角度来看，这两件事加在一起，标志着一个时代的结束。

艾琳·特蕾西研究疼痛20年（恰好处于沃尔去世前后的那一时期），见证了这一时期临床对疼痛看法的彻底转变。她说："在帕特里克·沃尔所处的时代，人们一直在努力假设慢性疼痛的目的。急性疼痛是有明显用意的：它告诉你有事情不对劲了，必须给予关注。他们希望慢性疼痛也有着这样的用意，为了某一目的而存在。但慢性疼痛没有目的，它就是一个系统出了问题，就像癌症也是一个系统出了问题一样。我们现在相信，有几类慢性疼痛本身就是疾病，而不是症状，靠着跟急性疼痛不同的生理机制驱动和维持。"

在疼痛的核心存在一个悖论，使得疼痛的治疗特别棘手。特蕾西说："对身体的大多数部位来说，要是受了损伤，它们会停止运转，也就是关掉。神经要是受损了，会做完全相反的事情——

图上的是一个神经元。这个在中枢神经系统内传递消息的神经细胞通过一个叫轴突的通道，从中枢神经系统传到身体的其他部位。每个神经元都包裹着许多称作树突的延伸。树突用于收集来自其他神经和感觉细胞的信息。

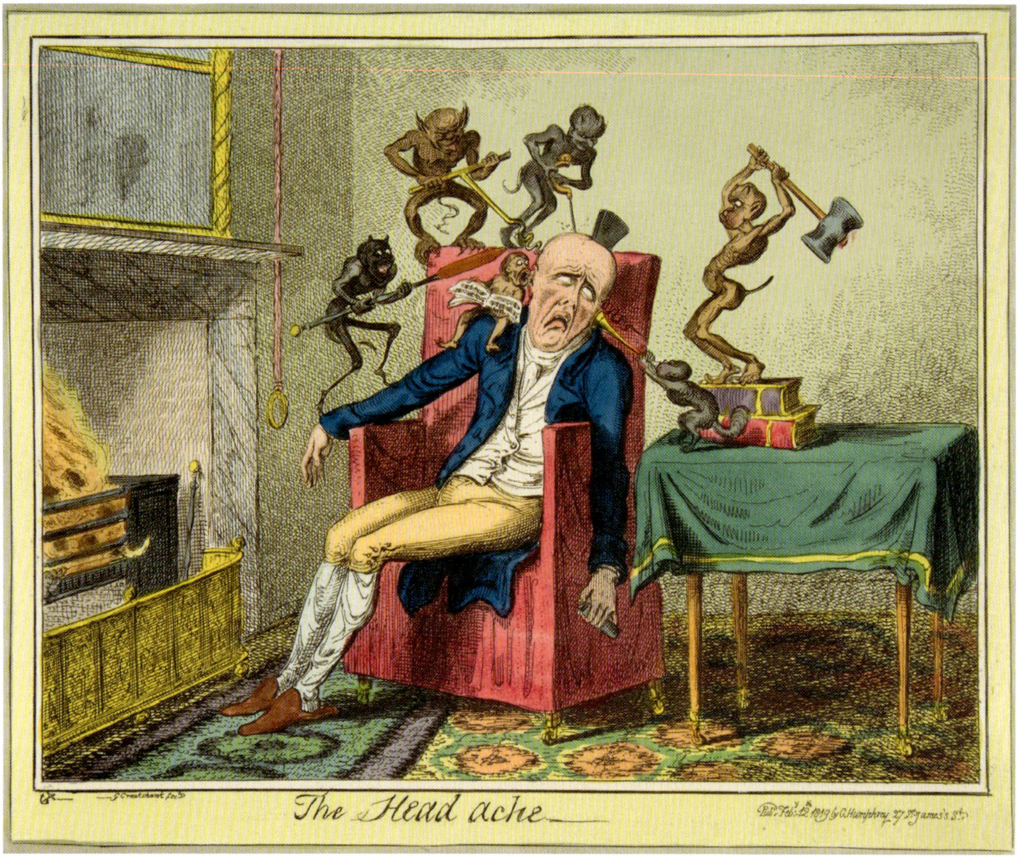

GC — G Cruikshank fec.

The Head ache

Pub. Feb. 12 1819 by G. Humphrey 27 St James's St.

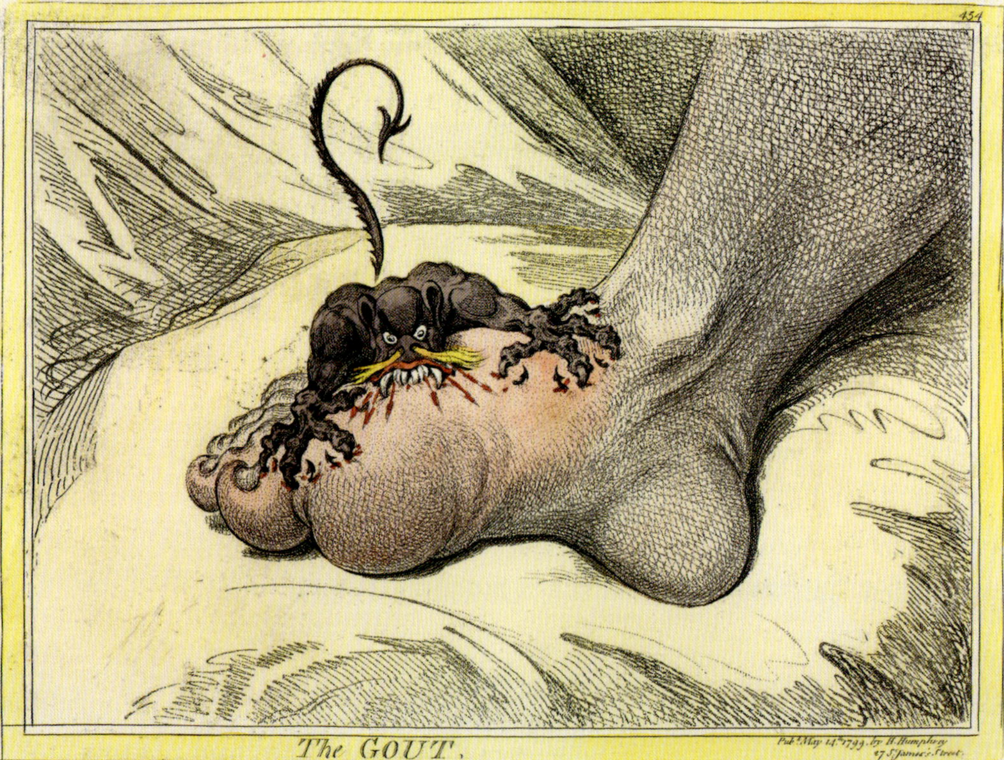

它们会打开。有时候，它们就是不肯关掉，而这就是你产生慢性疼痛的时候。”一如特蕾西所说，在最糟糕的情况下，那就像是疼痛的音量旋钮一路调到了最大。而事实证明，想弄清怎样调低音量的这种尝试，成为医学界遭受的最大挫折之一。

对页：就像乔治·克鲁克山和詹姆斯·吉尔雷生动描绘的头痛症状一样，伟大的漫画家们会把疼痛描绘成恶魔的攻击。

一般来说，我们感觉不到自己大部分内脏器官的疼痛。任何由它们引起的疼痛都称为“牵涉性疼痛”，因为它“牵涉到了”身体的另一部位。例如，冠状动脉粥样硬化性心脏病的疼痛可能出现在手臂或颈部，有时在下巴。大脑同样没有感觉，这就提出了一个很自然的问题：头痛是从哪儿来的？答案是，头皮、面部和头部的其他表面部位，都有丰富的神经末梢，它们足以解释大部分的头痛了。即使它感觉像是来自大脑深处，日常头痛几乎肯定是表面特征。在你的头骨内部，大脑的保护层脑膜上也存在痛觉感受器，脑膜上的压力是导致脑瘤疼痛的原因，但幸运的是，我们大多数人永远不必体验这种疼痛。

你兴许以为头痛是一种最为普遍的病征，但4%的人说他们从不曾头痛。《国际头痛障碍分类》（*The International Classification of Headache Disorder*）将头痛分为14类：偏头痛、创伤性头痛、感染性头痛、体内平衡障碍等。然而，大多数权威人士将头痛分为更宽泛的两大类：一类是原发性头痛，如偏头痛和紧张性头痛，这两种头痛没有直接的、可识别的病因；另一类是继发性头痛，由其他一些突发事件引起，如感染和肿瘤。

玛丽·安·伊万斯（乔治·艾略特）是那些在偏头痛到来前拥有欺骗性幸福感的人之一。

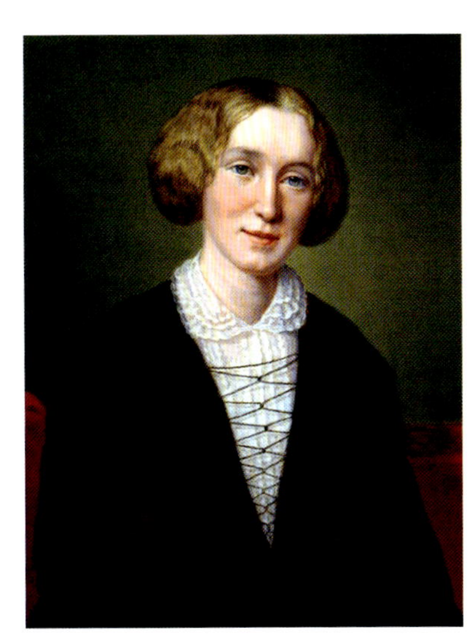

最令人困惑的一种头痛是偏头痛。偏头痛（Migraine，这个词是法语*demi-craine*的变体，意思是头的一半）影响15%的人，但女性的发病率是男性的3倍。偏头痛几乎完全是个谜，特别因人而异。奥利弗·萨克斯在一本关于偏头痛的书中描述了近100种不同的偏头痛。有些人在偏头痛发作前感觉好得出奇。小说家乔治·艾略特（George Eliot）说，在偏头痛发作之前，她总是感觉“令人不安地

总的来说，受慢性疼痛影响的人，比癌症、心脏病和糖尿病患者加起来还要多。

好”。也有人会好几天都感到不舒服，甚至产生强烈的自杀倾向。

奇怪的是，疼痛是可变的。根据不同的情况，大脑可以增加、减少甚至忽略它。在极端环境下，疼痛甚至根本不会引起大脑的注意。有个著名的例子来自拿破仑战争期间的阿斯佩恩-埃斯林战役，一位奥地利上校正在马背上指挥作战，副官告诉他，他的右腿被射飞了。

“多纳威特，那就这样吧。”上校冷静地回答，继续战斗。

沮丧或担忧几乎总是会增加疼痛的感知强度。但同样地，令人愉悦的香味、舒缓的画面、悦耳的音乐、美味的食物和性爱都能减轻疼痛。一项研究表明，只要有一个富有同情心和关爱的伴侣，患心绞痛的概率就会降低一半。预期也非常重要。在特蕾西和她的团队所做的一项实验中，如果研究人员未告知疼痛的受试者就为之提供吗啡，药物的镇痛效果会大大减弱。在很多方面，我们能感受到自己预期会感受到的疼痛。

阿尔丰都·都德，他忍受着可怕的慢性疼痛，而这在当时几乎没有任何缓解之法。

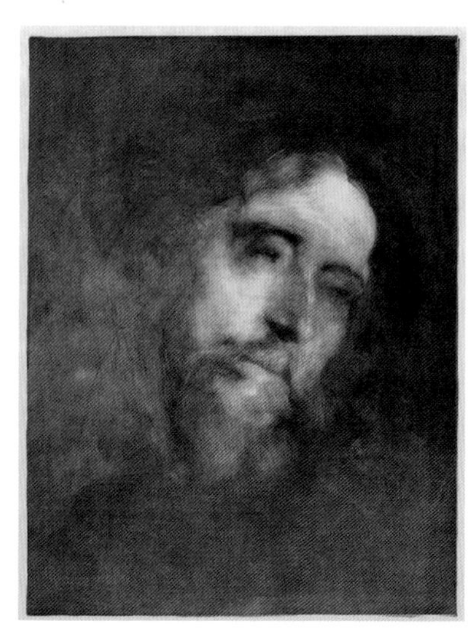

对数百万人来说，疼痛是他们无法逃避的噩梦。根据美国国家科学院下属的美国医学研究所提供的数据，大约40%的美国成年人（1亿人）随时都经历着慢性疼痛。其中1/5的人，受慢性疼痛折磨20年以上。总的来说，受慢性疼痛影响的人，比癌症、心脏病和糖尿病患者加起来还要多。它让人变得非常虚弱。100多年前，法国小说家阿尔丰斯·都德（Alphonse Daudet）在经典作品《痛之境》（*In the Land of Pain*）里提到，由于梅毒对他的缓慢侵袭，疼痛折磨着他，让他“对他人、对生活、对除了自己可怜身躯之外的一切，听不见，也看不见”。

当时，医学几乎无法提供安全、持久的止痛途径。今天我们在这条路上也并没有前进多远。

2016年，伦敦帝国理工学院的疼痛研究人员安德鲁·赖斯（Andrew Rice）接受《自然》杂志采访时说：“在我们治疗的患者中，我们使用的药物，让1/7到1/4的人缓解了50%的疼痛。而且，这还是效果最好的药。”换句话说，75%～85%的人，哪怕使用最好的止痛药，也无法得到改善。而就算有些患者确实有所缓解，获益程度也并不高。一如艾琳·特蕾西所说，止痛药一直是“药理学的坟场”。制药公司在药物开发上已经投入了数十亿美元，仍未能开发出一种既能有效控制疼痛又不会导致上瘾的药物。

恶名远扬的阿片类药物泛滥危机，就是由此而带来的一个令人不快的结果。众所周知，阿片类药物是一种止痛药，与海洛因发挥作用的方式大致相同，而且它们都来自同一种成瘾物质：鸦片。在很长一段时间里，它们被使用得极少，并且主要用于手术后短期缓解或癌症治疗。但到了20世纪90年代末，制药公司开始把它们宣传成治疗疼痛的长期解决方案。普渡制药公司（Purdue Pharma）是阿片类药物奥施康定（OxyContin）的制造商。在该公司制作的一段宣传视频中，一位专门从事疼痛治疗的医生直视镜头，非常真诚地宣称阿片类药物非常安全，几乎不会让人上瘾。他还说：“我们医生过去认为，阿片类药物不能长期使用。这是错的。这些药可以长期使用，而且也应该长期使用。”

现实完全两样。美国各地的人们很快上瘾，频频死亡。据估计，1999—2014年，25万美国人死于阿片类药物过量。阿片类药物滥用基本上是一个美国独有的问题。美国拥有全球4%的人口，却消耗了80%的阿片类药物。大约200万美国人被认为是阿片类药

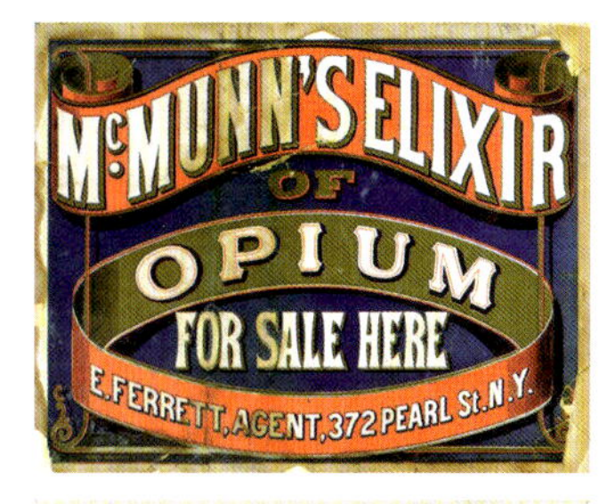

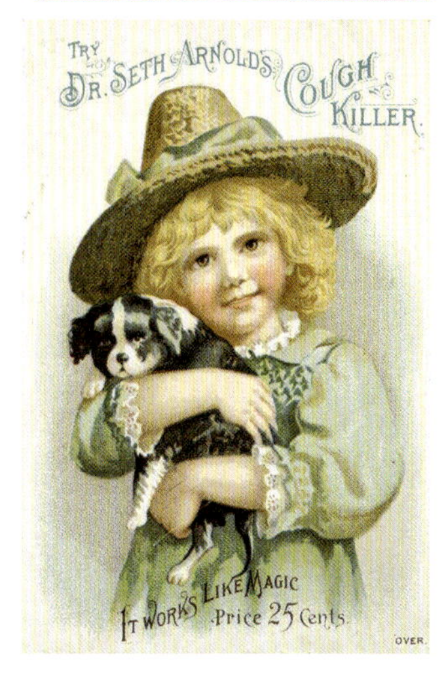

这些19世纪的广告在提醒我们，现代阿片类危机可以追溯到一个几乎没有其他药物的时代——即便如此，一些供应商提供的药物成分也比其他供应商的更加公开。上面这张图厚颜无耻地鼓吹“麦克穆恩的阿片仙丹”（McMunn's Elixir of Opium）；第二张图则用一个孩子和一个小狗来装点“赛斯·阿诺德医生的止咳药”（Dr Seth Arnold's Cough Killer），却不提及它基于的是阿片的衍生物吗啡。

服用了彩色方形药片的人比服用常规白色药片的人报告说感觉更好。红色药丸似乎比白色药丸见效更快。绿色和蓝色的药片有更舒缓的效果。

物成瘾者，另有大约1000万人是阿片类药物使用者。美国经济每年因此导致的收入损失、医疗和刑事诉讼损失超过5000亿美元。阿片类药物的使用成了一门无比庞大的生意。我们如今进入了超现实的境地：制药公司开始生产药物来减轻阿片类药物滥用的副作用。制药公司先是帮助造就了数以百万计的瘾君子，现在竟然又靠着替瘾君子缓解毒瘾来赚钱。到目前为止，这场危机似乎仍未结束。每年，阿片类药物（合法和非法的）会夺走大约45,000个美国人的生命，远远高于死于车祸的人数。

这场灾难带来的积极方面是，阿片类药物致死增加了器官捐献的数量。据《华盛顿邮报》报道，2000年，只有不到150名器官捐赠者是阿片类药物成瘾者，如今这个数字已经超过3500人。

因为没有完美的药物，艾琳·特蕾西把焦点放在了她所称的“自由镇痛”上，也就是理解人们怎样通过认知行为疗法和锻炼来控制疼痛。“我觉得很有趣的地方在于，”她说，“为说服人们相信大脑的力量，意识到大脑在缓解疼痛方面扮演着重要角色，神经成像大有帮助。光靠它你就能获得很大改善。”

疼痛管理的一大优点在于，人类很容易接受暗示，而这当然就是众所周知的安慰剂能发挥作用的原因。安慰剂效应的概念很早就已存在。Placebo（安慰剂）的现代医学含义是某种能让人在心理上获得好处的东西，1811年，一本英国医学教材记录下了它的这一重含义。但这个词本身早在中世纪就存在于英语中了。在历史的大部分时间，它是指拍马屁的人，或者马屁精（乔叟在《坎特伯雷故事集》里就用过它了），它来自拉丁语，意思是“取悦”。

神经影像学对安慰剂的作用机制提供了一些有趣的见解，尽管大部分与之有关的东西仍然是谜。在一项实验中，刚拔掉一颗智齿的人接受了超声波设备的面部按摩，绝大多数人都表示感觉好多了。有趣的是，超声波机器不管是开着还是关着，治疗效果都一样好。另一些研究表明，服用了彩色方形药片的人比服用常规白色药片的人报告说感觉更好。红色药丸似乎比白色药丸见效更快。绿色和蓝色的药片有更舒缓的效果。帕特里克·沃尔在他论述疼痛的作品里讲述过一个医生的故事：这位医生用镊子夹着药丸派发给患者，他解释说，这是因为药效太强，不能用手拿。结果，医生得到了良好的预后效果。神奇的地方是，就算人们知道安慰剂只是安慰剂，它仍然有效果。哈佛医学院的泰德·卡普查克（Ted Kaptchuk）给肠易激综合征患者服用糖丸，同时告诉他们，这些药无非就是糖丸，仅此而已。即便如此，仍有59%接受测试的人表示症状有所缓解。

安慰剂存在的一个问题是，尽管它们对我们意识能控制的事情大多有效，但对意识层面以下的问题就无能为力了。安慰剂不会让肿瘤变小，也不会清除动脉狭窄处的斑块。但话又说回来，更厉害的止痛药也做不到这些事，而安慰剂至少不会让人早早躺进坟墓。

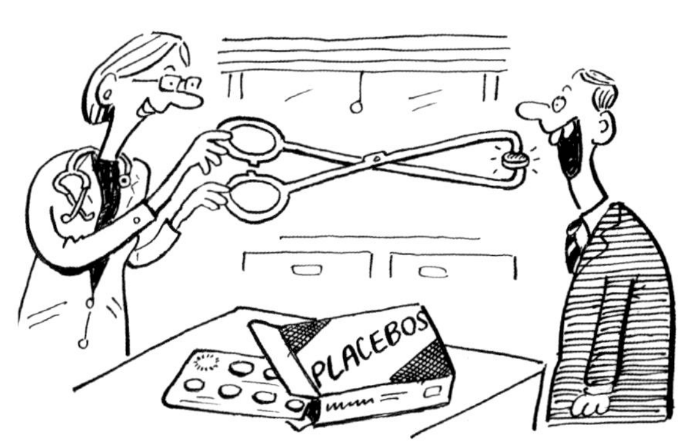

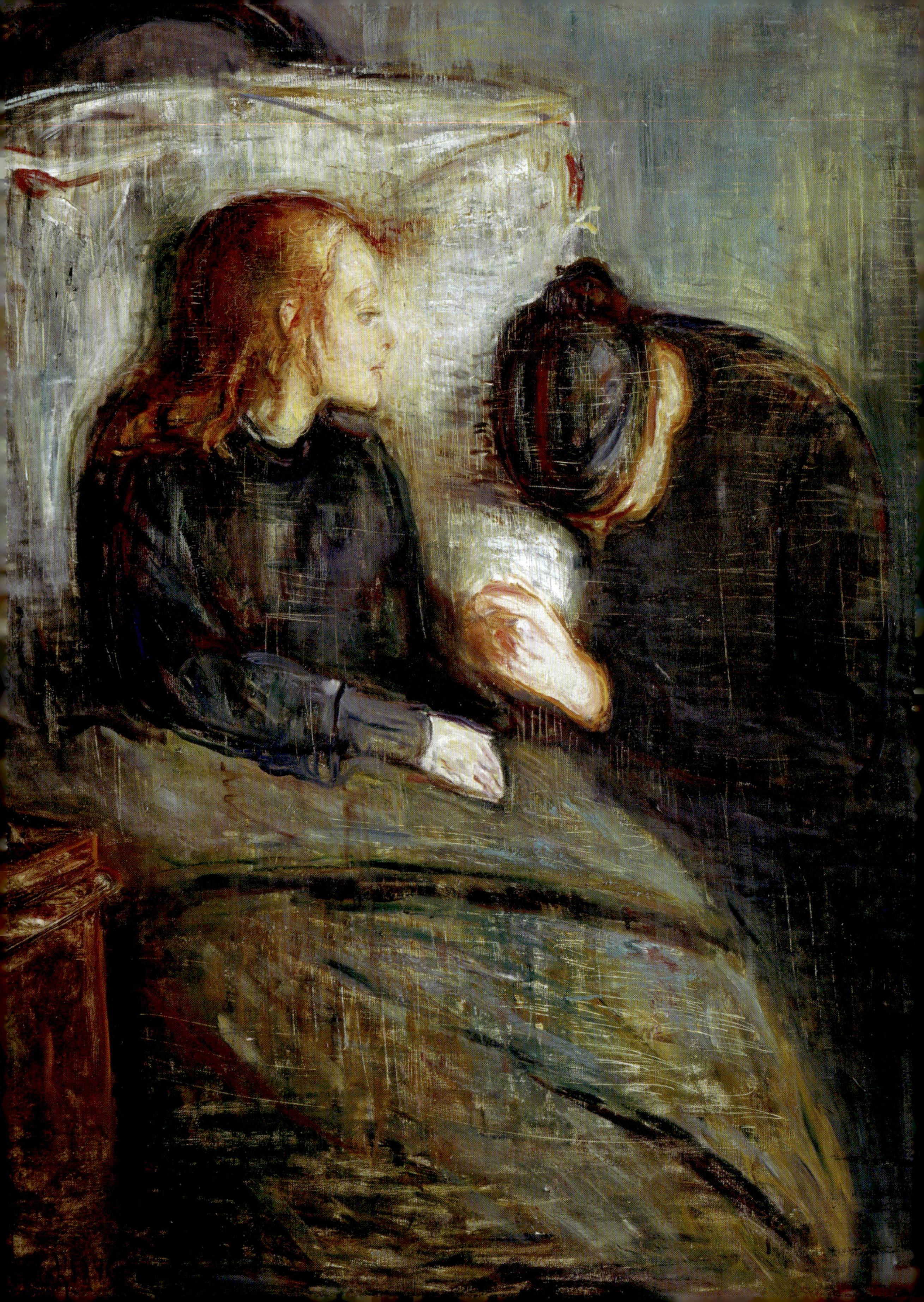

第二十章

疾病：

致命性弱、传播性强的病毒才是最成功的病毒

“我得了伤寒——读到那些症状，我发现我得了伤寒，而且不知不觉得了好几个月了。我好奇自己还得了哪些病。翻到圣维特斯舞蹈症，正如我所料，我也得了这种病。于是我决心从头挨个儿给自己筛查一番，便按字母的顺序，从疟疾（ague）开始。果然，我也得了这病，我还得知，急性阶段将在两周后到来。接下来是布莱特病（Bright's disease，一种肾炎），我欣慰地发现，我只有些轻微的症状，应该还能活上好几年。”

——英国幽默作家杰罗姆·K. 杰罗姆（Jerome K. Jerome），论读一本医书

VACCINATED ?

Get a BOOSTER!

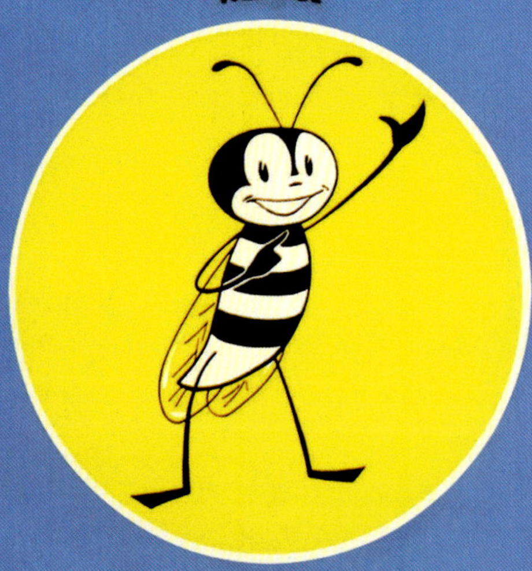

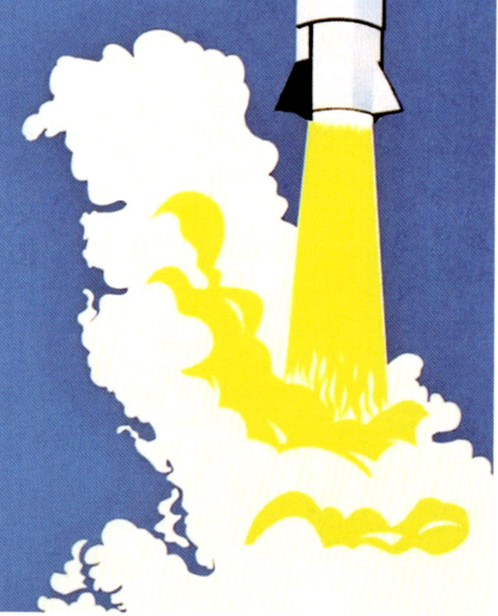

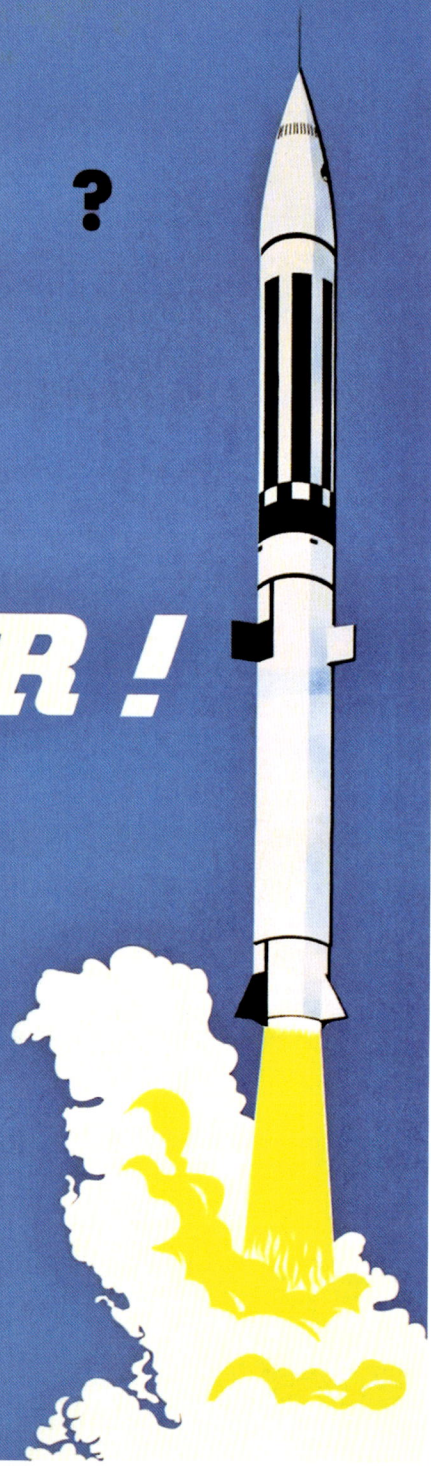

I

1948年秋，冰岛北岸的小城阿克雷里的居民开始染上一种疾病，起初医生认为是小儿麻痹症，但后来证明并非如此。从1948年10月到1949年4月，全城9600人中有近500人患病。疾病的症状差异很大——肌肉疼痛、头痛、紧张、不安、抑郁、便秘、睡眠紊乱、记忆力减退，总体而言就是各种各样的身体不适，而且相当严重。这种病没有导致任何人死亡，但它确实让几乎每一个患者都感到痛苦，有时还持续数月。暴发的原因是谜。各种病原体的检测结果均为阴性。这种疾病只出现在阿克雷里附近地区，因此被称为阿克雷里病。

经过了差不多一年的时间，疾病似乎趋于消停。然而，疫情在相隔极远的其他地方暴发了——在肯塔基州的路易斯维尔，在阿拉斯加的西沃德，在马萨诸塞州的皮茨菲尔德和威廉斯敦，在英格兰北部一个叫作达尔斯顿的小农场。在20世纪50年代，总计有10次疫情在美国暴发，3次在欧洲暴发。各地的症状大致相似，但往往又带有地方特色。有些地方的人说他们感到异常抑郁或困倦，或者有非常特殊的肌肉压痛。随着疾病的扩散，它有了一些其他的名字：后病毒综合征、非典型性脊髓灰质炎和流行性神经肌无力（后者是我们如今常叫的名字）。[1]为什么疫情没有向外辐射式扩散到邻近社区，而是跨越了广阔的地理幅员？这只是该疾病众多令人困惑的方面之一。

所有的疫情暴发只在当地引发了一定的关注，但1970年，经过几年的沉寂之后，这种流行病在得克萨斯州拉克兰空军基地再次出现，这一回，医学调查人员终于开始密切关注它了——不过，

对页："健康小蜂"（WellBee）是美国疾病预防控制中心创建的公共健康符号，在整个20世纪60年代被用于健康促进活动，向美国人宣传从小儿麻痹症、白喉和破伤风免疫，到洗手、身体健康和伤害预防等各种各样的知识。

本章章节页图片：这幅画是艺术家爱德华·蒙克（Edvard Munch）为纪念自己的妹妹乔安娜·苏菲（Johanne Sophie）所作，简单地命名为《病孩》（*The Sick Child*）。在这幅画完成之后不久，她就因肺结核去世了，才十几岁。多年来，在全球因肺结核而死的人数比任何其他传染病都要多。

1　由于症状相似，诊断困难，有时医生会将它归入慢性疲劳综合征，但两者其实不一样。慢性疲劳综合征（从前叫作肌痛性脑脊髓炎）影响的主要是个人，而流行性神经肌无力则攻击群体。

必须说，尽管有了关注，也并不比之前更见成效。拉克兰的疫情暴发导致221人患病，大多数人患病一周左右，但也有一些人患病长达一年。有时候，一个部门里只有一个人得了这种病，有时候几乎所有人都无法幸免。大多数患者完全康复，但也有少数患者在几周或几个月后复发。和之前一样，这次疫情暴发并不符合任何逻辑模式，所有的细菌或病毒检验结果均为阴性。许多受害者年纪很小，并不到受影响的年纪，因此排除了歇斯底里症——对其他找不到原因的大规模疫情暴发，歇斯底里症是最常见的解释。这种流行病持续了两个多月，之后就停止了（除了复发），之后再也没有回来。《美国医学会杂志》上的一篇报告得出结论说，受害者一直遭受着一种“微妙但仍然是器质性疾病的折磨，其影响可能包括潜在的精神疾病的恶化”——这是“我们摸不着头脑”的另一种说法。

你会发现，传染病是种很奇怪的东西。有些病像阿克雷里病一样来得快也去得快，看似随机地冒出来，接着消停一段时间，又从别的地方冒出来。另一些病则如同所向披靡的军队一般势如破竹地不停推进。1999年，西尼罗河病毒在纽约出现，4年内就传遍了整个美国。有些疾病先是横扫肆虐，而后悄无声息地退却，有时消失几年，有时永远消失。1485年到1551年，英国不断遭受一种名叫“汗热病”的可怕疾病的折磨，动辄死掉上万人。可它突然就停了下来，再也没在当地出现过。200年后，一种类似的疾病在法国出现，人们把它叫作皮卡迪汗热病。接着它也消失了。我们不知道它在哪里潜伏、怎样潜伏、为什么消失，或是它现在可能在哪里。

变幻莫测的疾病暴发——尤其是小规模地暴发，比你想象的更常见。在美国，每年约有6人，绝大多数来自明尼苏达州北部，感染波瓦桑病毒。一些患者只出现轻微的流感样症状，也有的患者则出现永久性神经损伤。大约10%的人死亡，没有痊愈或治疗

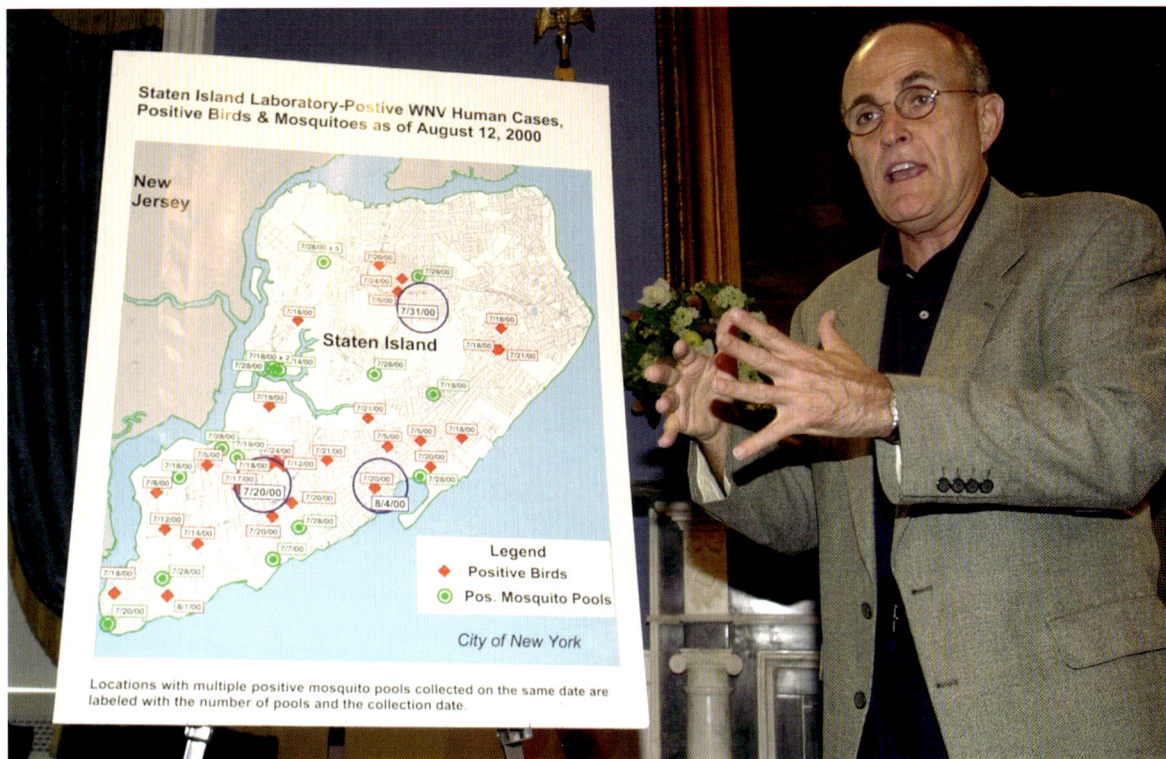

2000年8月，纽约市市长鲁迪·朱利亚尼（Rudy Giuliani）在市政厅宣布发现了西尼罗河病毒（West Nile virus）的新感染病例。在发现第一例病例后的4年内，该病毒感染人群已遍布全球。

方法。2015年至2016年冬天，威斯康星州有来自12个不同县的54人，因一种鲜为人知的“伊丽莎白菌”感染而患病，15人因此死亡。伊丽莎白菌是一种常见的土壤微生物，但很少感染人类。为什么它会突然在全州范围内猖獗起来，随后又停止了，谁也说不准。兔热病（Tularemia）是一种由蜱虫传播的传染性疾病，在美国每年导致近150人死亡，但它的变数没人能做出解释。从2006年到2016年的11年间，它在阿肯色州杀死了232人，但在邻近的亚拉巴马州只杀死了1人，尽管这两个州在气候、地被植物和蜱虫数量上有大量相似之处。诸如此类的例子不胜枚举。

也许，最难以解释的例子要数波旁病毒。波旁病毒的名字来自堪萨斯州的一个县，它于2014年首次出现。当年春天，斯科特堡（在堪萨斯城以南大约90英里的地方）的一名中年健康男子约翰·西斯泰德（John Seested）正在自家农田里干活儿，突然发现

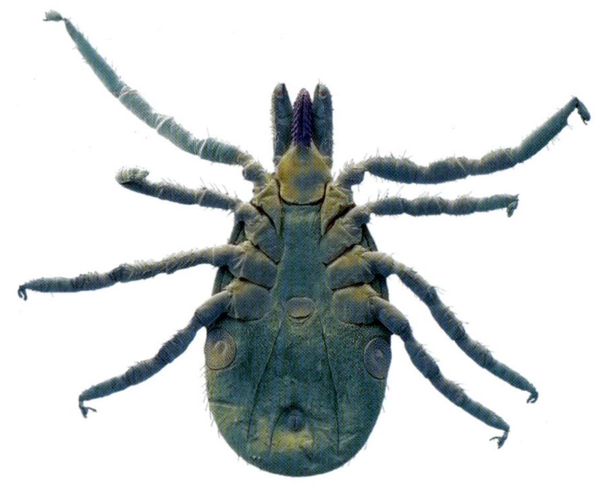
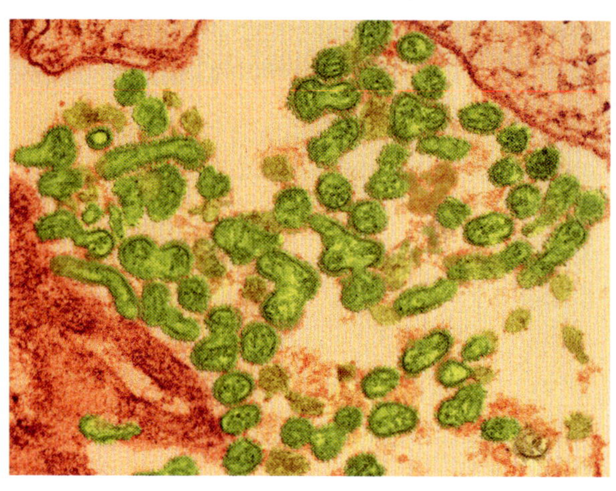

传染病神秘暴发的现象持续出现、消失，令人困惑不已，最难解释的也许就要数波旁病毒了。波旁病毒的名字来自堪萨斯州的一个县，它于2014年首次出现。该病毒传播的源头是一只蜱虫叮咬了人类，在这里可见彩色投射电子显微图像。

自己被蜱虫咬了一口。过了一阵，他全身开始疼痛、发热。因为症状始终没有改善，他住进了当地一家医院，服用了治疗蜱虫叮咬感染的强力霉素，但没有效果。接下来的一两天，西斯泰德的病情不断恶化，他的器官开始衰竭。到了第11天，他不治身亡。

后来人们才知道，波旁病毒代表了一类全新的病毒。它来自非洲、亚洲和东欧地区特有的索格托病毒属（thogotovirus），但波旁病毒这一具体的病毒株是全新的。它为什么会突然出现在美国中部，完全是个谜。斯科特堡或堪萨斯州的其余地方，再也没有别人感染这种病毒，但一年后在250英里外的俄克拉何马州，一名男子感染了这种病毒。此后还报告了其他至少5起病例。美国疾病预防控制中心对染病人数保持了奇怪的沉默。它只说："截至2018年6月，美国中西部和南部确认了数量有限的波旁病毒感染病例。"这个说法有点奇怪，因为对任何一种疾病来说，能感染的人数显然都是没有限度的。到撰写本书时，最新确诊的病例是一名58岁的妇女，她在密苏里州东部的梅拉莫克州立公园工作时被蜱虫叮咬，不久便告死亡。

这些难以捉摸的疾病说不定感染了多得多的人，只是并未严重到引起注意的程度。2015年，美国疾病预防控制中心的一名科学家对国家公共广播电台的记者说："除非医生正在做专门针对这种感染的实验室检测，否则就会漏过它。"他指的是哈特兰病毒，另一

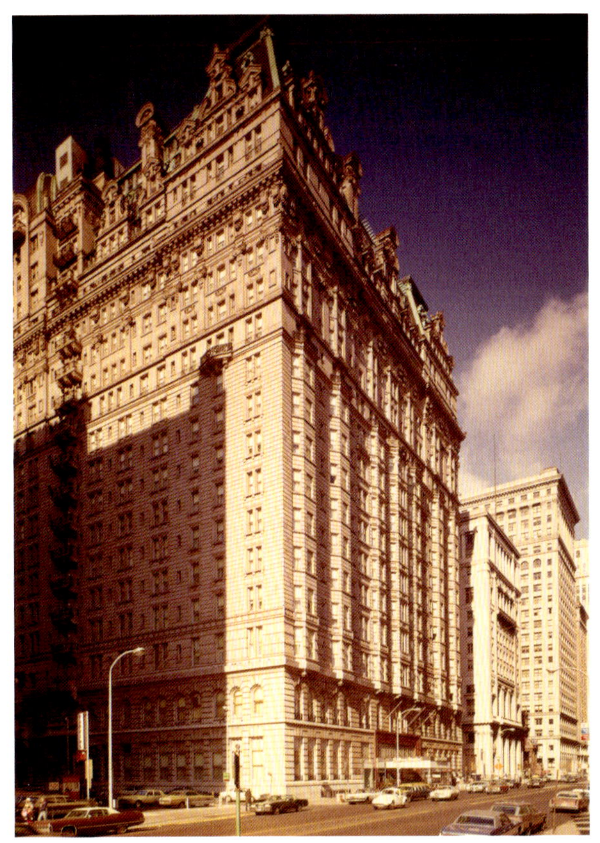

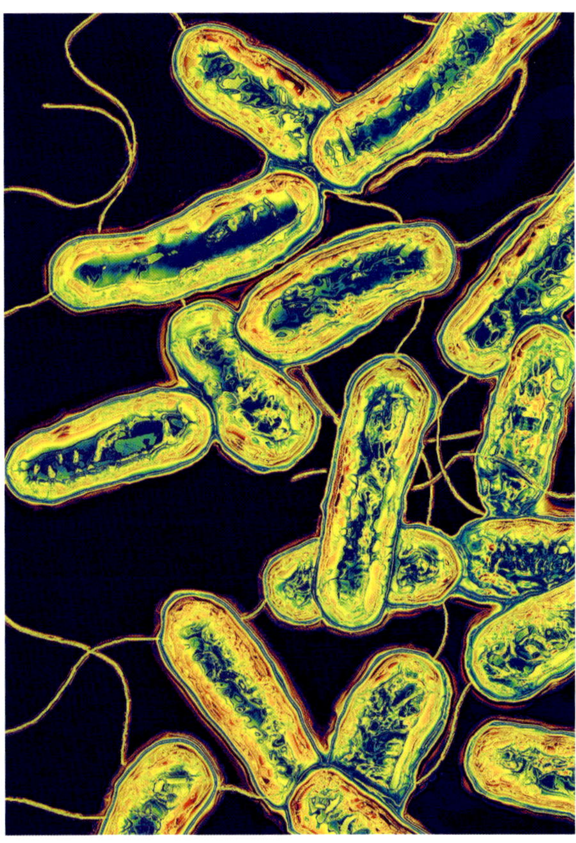

有时候，你呼吸的空气能杀了你。1976年，费城的贝尔维埃-斯特拉特福德酒店成为军团病暴发的中心；因为军团菌属肺炎细菌通过酒店的空调系统传播了开来。

种神秘的病原体（神秘的病原体真的很多）。从2009年在密苏里州圣约瑟夫附近首次出现到2018年底，哈特兰病毒已经感染了大约20人，死亡人数不详。但到目前为止，可以肯定地说，这些疾病只感染了非常不幸的少数人，他们彼此相隔遥远，没发现有什么关联。

有时候，看似是一种新的疾病，其实一点也不新。1976年发生的一个例子证明了此种情况。在宾夕法尼亚州费城的贝尔维埃-斯特拉特福德酒店举行的美国退伍军人大会上，代表们开始染上一种没有任何医学权威能辨识的疾病。没过多久，许多人就奄奄一息。几天之内，34人死亡，另有190多人染病，其中一些人病情严重。叫人困惑的另一点是，约有1/5的受害者并未进入酒店，只是从酒店旁边经过。美国疾病预防控制中心的流行病学家花了2年时间才确认罪魁祸首是一种来自军团菌属的新型细菌。它蔓延到了酒店的空调管道，那些不幸的过路人感染，是因为他们曾从酒店排出的废气中穿了过去。

直到很久以后，人们才意识到，1965年华盛顿特区和3年后密歇根庞蒂亚克的类似原因不明的疫情，几乎肯定是军团菌在作怪。事实上，两年前，贝尔维埃-斯特拉特福德酒店曾召开过怪人独立团（Independent Order of Odd Fellows）的年会，当时就暴发过一轮规模较小、不太严重的传染性肺炎，但由于无人死亡，并未引起人们的关注。我们现在知道，军团菌广泛分布于土壤和淡水中，军团菌病也比大多数人想象的更为常见。美国每年都会报告十来起疫情暴发，大约18,000人染病并需要住院治疗，但疾病控制中心认为这个数字很可能是低报了。

阿克雷里病也出现了同样的情况，进一步的调查显示，1937年和1939年在瑞士有过类似的暴发，1934年的洛杉矶很可能也有过（当地认为是轻度的脊髓灰质炎）。之前它还曾在什么地方出现就不清楚了。

一种疾病是否会成为流行病，取决于四个因素：它的致命性有多强、它是否擅长寻找新的受害者、控制它是容易还是困难、它对疫苗是否敏感。大多数可怕的疾病其实并非在这四项中都很突出；事实上，让疾病变得可怕的特质，往往妨碍了它们的传播。例如，埃博拉病毒十分可怕，所以，感染地区的人们会赶在它发作之前逃离，想方设法地避免与之接触。此外，它还会迅速让患者丧失活动能力，因此，大多数患者根本来不及广泛传播疾病，就已经从传播链上消失了。埃博拉病毒的传染性简直可谓荒唐，一滴比字母“O”大不了多少的血，就可包含1亿个埃博拉病毒颗粒，每一个颗粒都像手榴弹一般。但它传播的速度却非常缓慢。

不太擅长置人于死地又能广泛传播的病毒，才算是成功的病毒，

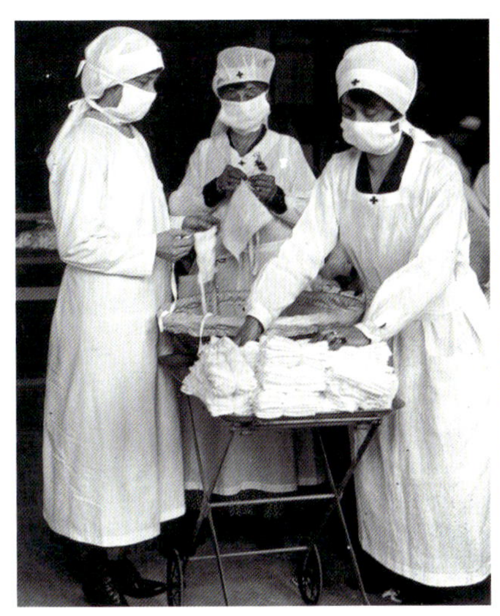

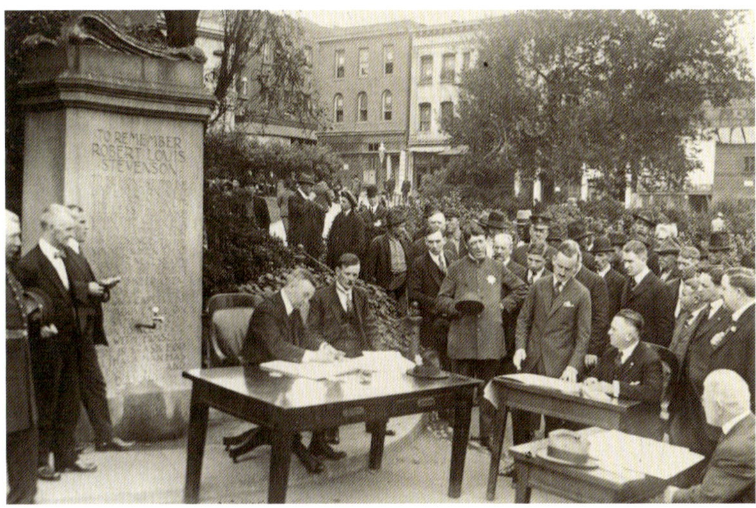

1918年的作风：口罩与露天。左边，红十字会的工作人员在西班牙大流感暴发时期，为美国大兵准备面罩；右边，一家旧金山的治安法庭在露天审理案件，以便将传播传染病的风险降到最低。

这就是为什么流感是一种长年不断的威胁。典型的流感能让患者在出现症状的前一天和康复后的一周内具有传染性，所以每一个受害者都成为带菌者。

1918年的西班牙大流感在全球造成数千万人死亡，有估计说高达1亿人，这并不是因为它特别致命，而是因为它具有持续性和高度传染性。据信它只杀死了大约2.5%的受害者。如果埃博拉病毒变异出一种更温和的版本，不至于在社区内引发强烈恐慌，让受害者更容易与其他不知情者杂处，那么它将更有效，从长远来看也会更危险。

当然，这不是什么足以自夸的理由。埃博拉病毒在20世纪70年代才得以正式确认，直到最近，它的所有暴发都是孤立的、短暂的，但2013年，它蔓延到3个国家（几内亚、利比里亚和塞拉利昂），感染了2.8万人，杀死了1.1万人。这是一场大型暴发。有好几次，它差点逃逸到其他国家（有赖于空中出行的普及），但好在每一次都得到了控制。我们不见得总能这么走运。强烈的毒性降低了疾病传播的概率，但并不必然保证它不会传播。[1]

1　说到疾病，人们通常会混用传染性（infectious）和接触性传染（contagious），但它们有着细微的差别。传染病是由微生物引起的疾病，接触性传染则是通过接触传播的疾病。

好在糟糕的事情并不经常发生，这太了不起了。埃德·扬（Ed Yong）在《大西洋月刊》上发表了一项估计，鸟类和哺乳动物中有潜力跨越物种屏障感染人类的病毒数量可能高达80万。这样的潜在威胁不容小觑啊！

II

有时，人们会开玩笑地说，农业的发明，是历史上对健康最糟糕的事件，贾雷德·戴蒙德（Jared Diamond）甚至称之为“一

白喉曾在疫苗问世之前肆虐，儿童尤其易受感染，这加剧了它的严重程度。疫苗一经问世，家长们就被鼓励在孩子1岁之前给他们接种疫苗。诊断辅助工具被用来鉴定滤泡性扁桃体炎和白喉之间的区别。

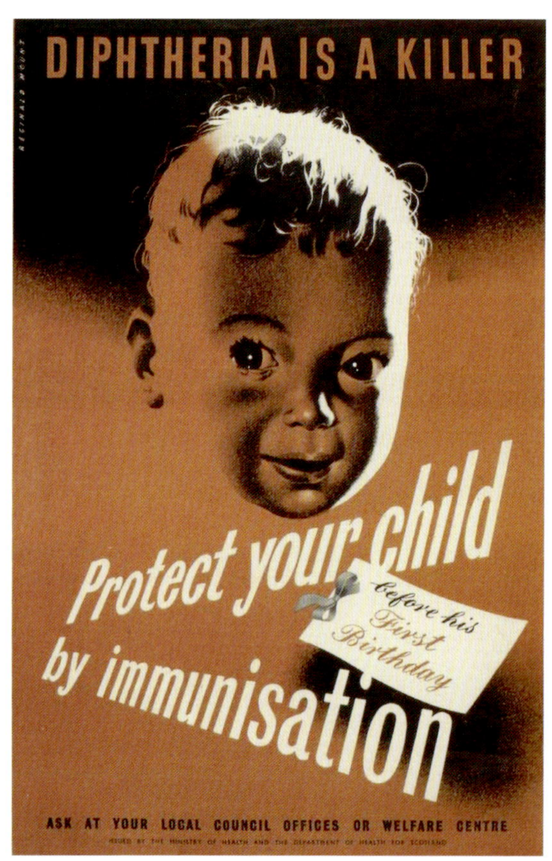

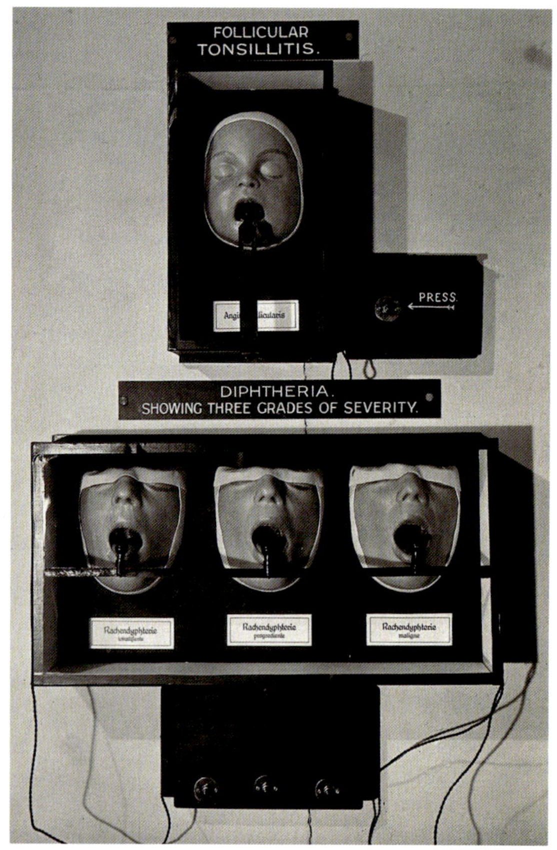

场我们永远无法恢复元气的大灾难”。

说来反常，也很绕口：农业并未改善饮食，但在几乎所有地方，穷人的饮食都得到了改善。农业使得人们所吃的主食范围大大收窄，这意味着大多数人都存在一定的饮食缺陷，却又毫无警醒。此外，跟家畜生活在一起，意味着家畜的疾病变成了我们的疾病。麻风病、鼠疫、肺结核、斑疹伤寒、白喉、麻疹、流行性感冒——这些都是山羊、猪、牛等动物直接传染给我们的。据估计，大约60%的传染病为人畜共患病（来自动物）。农业带来了商业和文化的兴起，带来了文明的累累果实，但也给我们带来了上千年的蛀牙、发育迟缓和健康下降。

我们忘记了，直到晚近年代，许多疾病都曾有着巨大的毁灭性。以白喉为例。20世纪20年代，白喉疫苗问世之前，美国每年有超过20万人染上此病，15,000人因此死亡。儿童尤其易受感染。它通常从轻度的发热和喉咙痛开始，所以乍看起来很容易被误认为是感冒，但过不了多久，它就变得严重起来，死细胞在喉咙里堆积，形成了一层皮革般的涂层（“diphtheria”一词来自希腊语，意思是“皮革”；跑题说一句，病名的正确读音是diff-theria，而不是dip-theria），让呼吸越来越困难，并且，疾病扩散到全身，器官一个接一个地失去功能。患者一般很快就死去了。好些父母在一次疫情暴发中便会失去所有的孩子。如今，白喉变得十分罕见，在最近10年的测量中，美国只出现了5例白喉，好多医生甚至没法认出这种病来。

伤寒同样可怕，至少造成过同样多的不幸。伟大的法国微生物学家路易斯·巴斯德（Louis Pasteur）比同时代的任何人都更了解病原体，但他的5个孩子中仍有3个死于伤寒。伤寒（typhoid）和斑疹伤寒（typhus）的名称和症状相似，却是不同的疾病。两者都源于细胞微生物，以剧烈的腹痛、精神萎靡和容易犯糊涂为特征。斑疹伤寒是由立克次体（*Rickettsia bacillus*）引起的；伤寒由

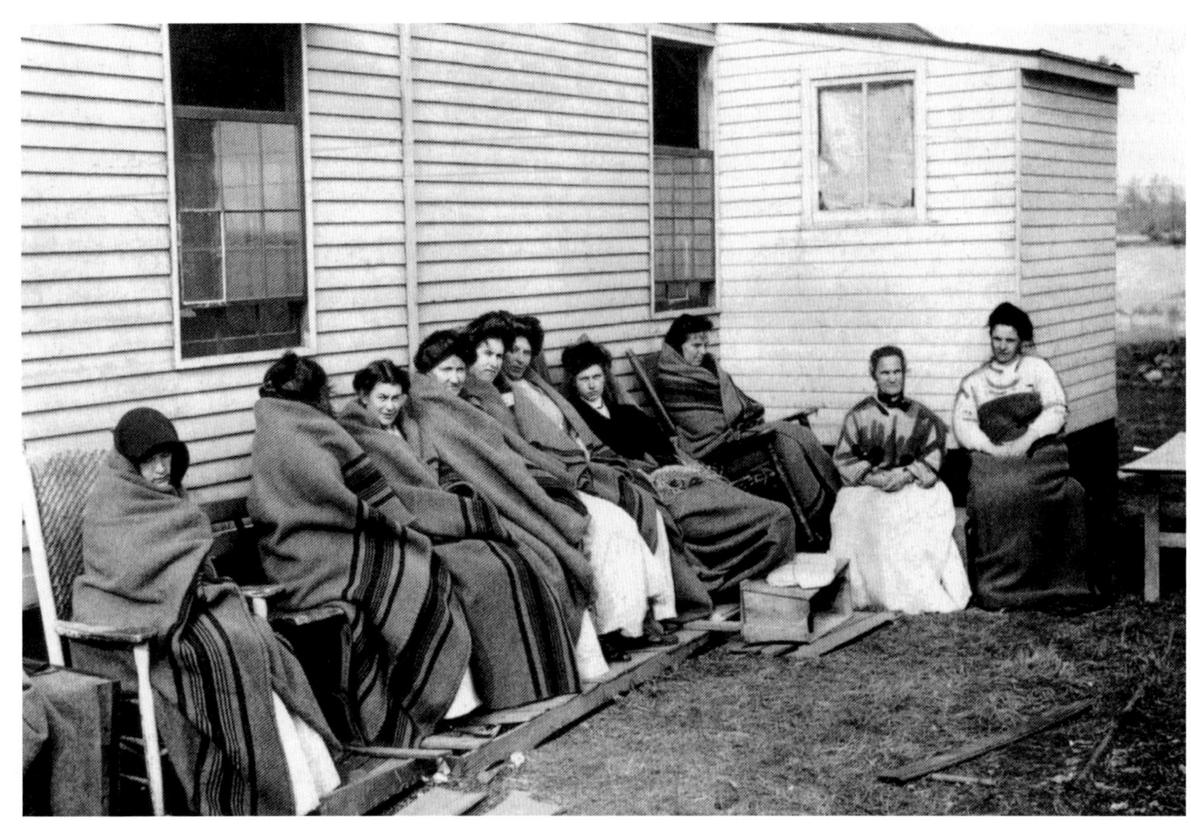

不是病，但要命：玛丽·梅伦，右数第四位，当时她正在长岛湾隔离。作为厨师的时候，她对个人卫生漫不经心，结果产生了相当数量的感染病例。

沙门菌的一类引起，在两种病里更为严重。一小部分感染伤寒的人（2%～5%）具有传染性，但没有疾病症状，这让他们成了传染性极强的带菌者（虽说他们自己几乎毫不知情）。这些带菌者里最著名的一个叫作玛丽·梅伦（Mary Mallon）的人，她是一名低调的厨娘兼管家，20世纪初以“伤寒玛丽”之绰号让人闻风丧胆。

人们对她的出身来历几乎一无所知，有人说她来自爱尔兰，有人说她来自英国，也有人说她是美国本地人。可以肯定的是，打从成年没多久，玛丽就在大量富裕家庭工作，主要集中在纽约地区。而且不管她走到哪里，总会发生两件事：人们染上了伤寒，玛丽突然失踪。

1907年，一次特别严重的疫情暴发后，人们对她进行了追踪和检测，并确诊她是首例无症状带菌者，也就是说，她有传染性，但自己没有任何症状。这使她变得极其可怕，当局完全违背她的意志，将她保护性地关押了3年。她答应再也不接受处理食品的工作，并最终得以释放。唉，只可惜，玛丽不是个太值得信赖的人。她几乎立刻又开始在厨房工作，把伤寒传播到大量新地方。她设法躲过了拘捕，直到1915年，她以假名在曼哈顿斯隆女子医院做厨师，让25人患上了伤寒，2名受害者死亡。玛丽逃跑了，但再度被捕，余生的23年都被软禁在纽约东河北兄弟岛，1938年去世。她个人至少要为53例伤寒患者和3例确诊的死者负责，但受害者兴许还不止此数。尤其悲剧的地方在于，只要她在拿食物之前洗洗手，那些不幸的受害者本可以幸免于难的。

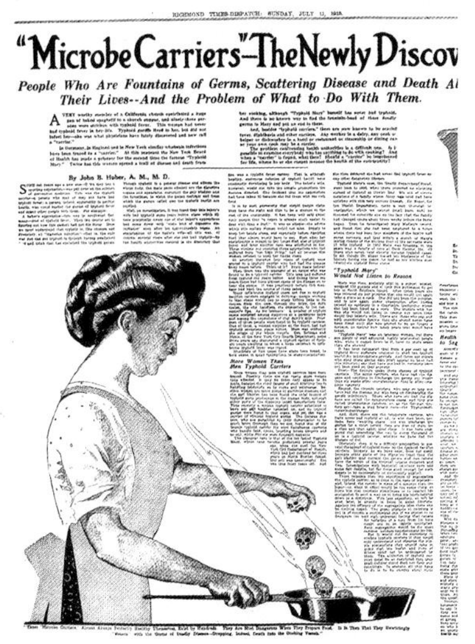

RICHMOND TIMES-DISPATCH: SUNDAY, JULY 11, 1915.

"Microbe Carriers"–The Newly Discov

People Who Are Fountains of Germs, Scattering Disease and Death Al
Their Lives--And the Problem of What to Do With Them.

By John B. Huber, A. M., M. D.

该插画是一名报社插画师在1915年7月的报纸上对“伤寒玛丽”的演绎，毫不掩饰地表达了无症状携带者的致病潜力。

如今，伤寒不再像从前那样叫人担心，但每年仍影响着全世界2000多万人，并导致20万～60万人死亡（具体死亡人数取决于你的信息来源）。据估计，美国每年会出现5750个病例，其中约2/3来自国外，但有近2000个病例是在美国国内染病的。

如果你想知道，万一有一种疾病在事关流行性的四个因素上都足够糟糕，会导致什么样的后果，那么，天花的例子再合适不过了。几乎可以肯定，天花是人类历史上最具毁灭性的疾病。它感染差不多所有接触过它的人，并能导致约三成的受害者死亡。光是20世纪，染上天花而死的人据悉就有5亿之多。1970年德国的一个例子，生动地示范了天花令人瞠目结舌的传染性。当时，一位年轻的游客去巴基斯坦旅行回国后，发现自己染上了天花。他被送进了医院的隔离病房，但有一天，他打开窗户，偷偷地吸了一支烟。据报道，这竟然感染了相隔两层楼开外的其他17人。

天花只感染人类，事实证明，这是它致命的弱点。其他传染性疾病（尤其是流感），有可能暂时从人类种群中消失，潜伏在

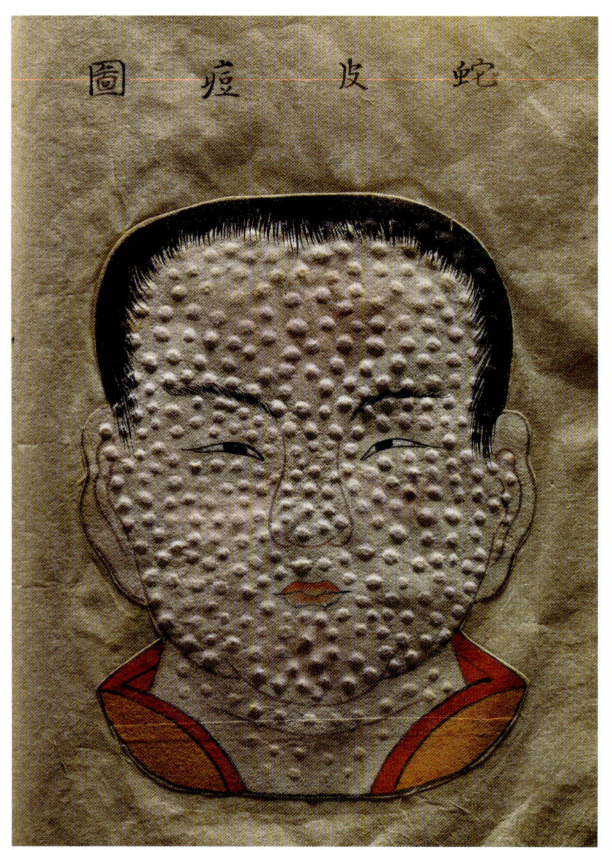

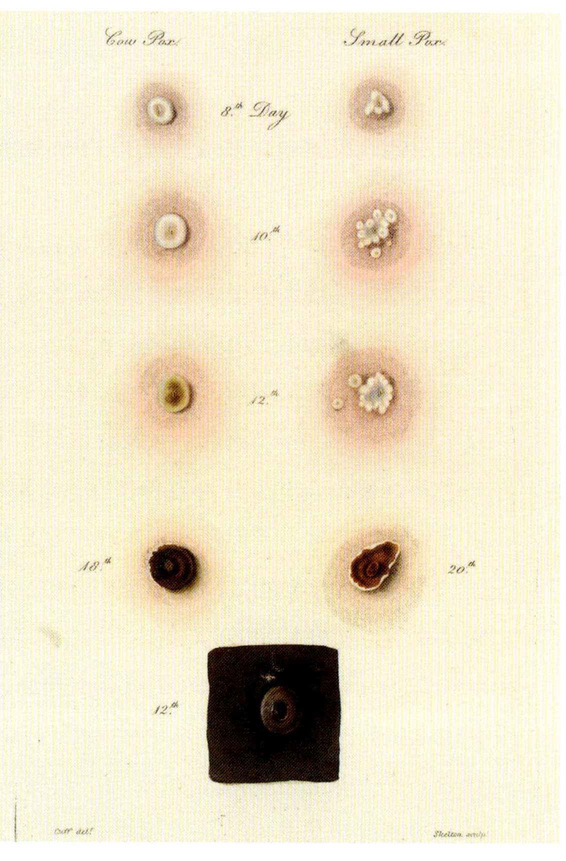

传染性极强，但仅对人类致命：这是出现在18世纪一份日本手稿中的有关天花的插图；旁边的插图则显示的是牛痘与天花的不同阶段，前者为最终战胜后者的疫苗接种提供了基础。

鸟、猪或其他动物身上。天花没有这样可供蛰伏的保留地，人类得以逐渐将它驱赶到地球上越来越小的范围。在很久以前的某个时间点，为了专门攻击人类，它丧失了感染其他动物的能力。很可惜，它选中了错误的对手。

今天，人类感染天花的唯一途径，就是我们自己去招惹它。很不幸，这种情况真的发生过。1978年夏末的一个下午，在伯明翰大学，一位名叫珍妮特·帕克（Janet Parker）的医学摄影师提前下班回家，抱怨头疼得要命。很快，她就病入膏肓——发热、神志不清、满身脓疱。天花是通过她办公室楼下一层的实验室通风管道感染上她的。在楼下的实验室，一位名叫亨利·贝德森（Henry Bedson）的病毒学家正在研究地球上仅存的天花样本。因为样本即将被销毁，他正疯狂工作，想赶在最后期限前完成研究，故此显然在样本安全保管方面有些粗心大意。可怜的珍妮特·帕克在感染大约两周后死亡，也因此成为地球上最后一个死于天花的人。其实，她12年前曾经接种过天花疫苗，只可惜疫苗的效果并不持久。当贝德森得知天花从自己的实验室逃出来并害死了一个无辜的人后，他走进家里的花园小屋自杀了。所以，在某种意义上，他才是天花的最后一个受害者。治疗帕克的医院病房被封禁了5年。

帕克惨死2年后，1980年5月8日，世界卫生组织宣布天花已从地球上绝迹，它是迄今为止首次行将绝迹的人类疾病。按官方的说法，世界上仅存两套天花病毒样本，分别存放在美国乔治亚州亚特兰大市疾病预防控制中心的政府冷藏库及俄罗斯一家位于新西伯利亚市的病毒学研究所。两国都曾多次承诺销毁剩余的库存，但均未兑现。2002年，美国中央情报局称，法国、伊拉克和朝鲜可能也有库存。没有人说得出还有多少样本可能意外存活。2014年，有人在马里兰州贝塞斯达美国食品和药物管理局的一处仓库里发现了几瓶20世纪50年代的天花病毒，它们仍有活性。这些小瓶被销毁了，却也让人不安地看到，此类样品是多么容易遭人忽视啊！

随着天花的消失，结核病成为当今地球上最致命的传染病，每年有150万～200万人死于其手。这是另一种我们就快遗忘的疾病，但几代人之前，它还具有毁灭性的威力。1978年，刘易斯·托马斯（Lewis Thomas）在《纽约书评》撰文，回忆了20世纪30年代他还是一名医科学生时，所有结核病治疗方法是多么徒劳无功。他说，任何人都可能感染结核病，而且没有任何办法保证自己不受感染。如果你得了病，那就只能听天由命了。“对病人和家属来说，这种病最残酷的地方在于，要很久才会死。”托马斯写道，“唯一的宽慰是，病人熬到油尽灯枯时会出现一种奇怪的现象，叫*spes phthisica*，他会突然变得乐观起来，充满希望，甚至有点兴高采烈。这是最糟糕的迹象；*spes phthisica*的意思是死亡

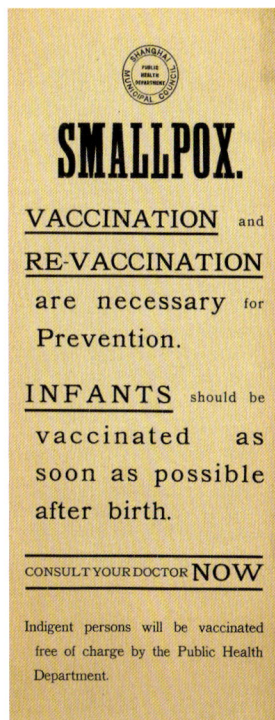

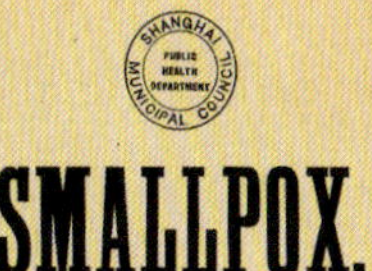
SHANGHAI MUNICIPAL COUNCIL
SMALLPOX.
VACCINATION and
RE-VACCINATION
are necessary for
Prevention.
INFANTS should be
vaccinated as
soon as possible
after birth.
CONSULT YOUR DOCTOR NOW
Indigent persons will be vaccinated free of charge by the Public Health Department.
'VACCINATION
of all healthy
babies must be
our aim if we
are to protect
the community
against a
return of
SMALLPOX'
Chief Medical Officer
Ministry of Health
Ask your family doctor or at the Welfare Clinic

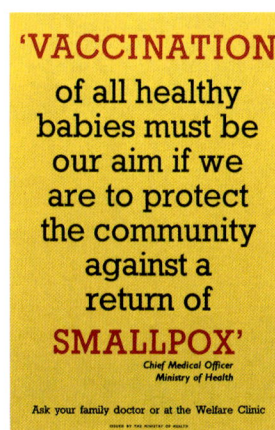

全球抗击天花的健康运动：来自中国上海国际定居点公共卫生部门的海报，敦促父母为他们的婴儿接种疫苗；以及稍晚一些，来自英国首席医疗官的相当类似的信息

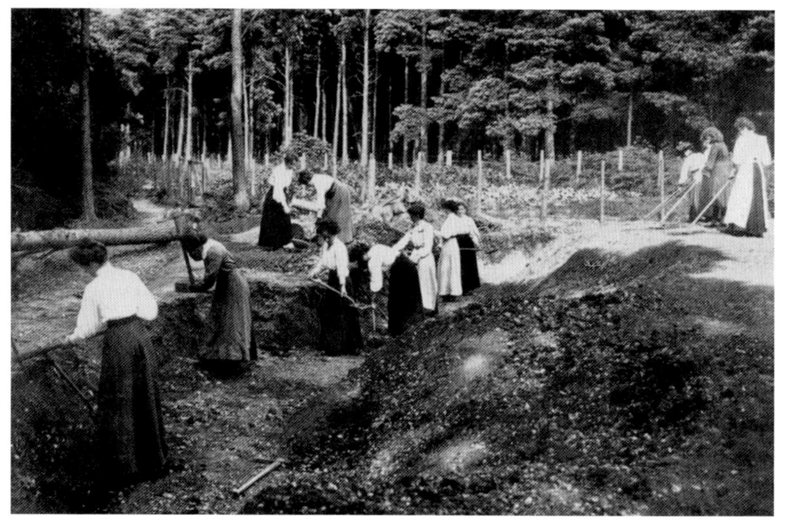

有时候，治疗不见得会比疾病要好：1926年，英国女性肺结核病人在这里用鹤嘴锄从事无意义的工作，错误地认为这样做可以增强她们原本疲惫不堪的肺部功能。

将近。”

结核病这种祸害，是随着时间的推移恶化的。直到19世纪后期，人们都觉得它是肺痨，是遗传性的。但1882年，微生物学家罗伯特·科赫发现了结核杆菌，医学界立刻认识到它具有传染性（这一观点显然会让亲人和护理人员感到更加不安），并变成了众所周知的结核病。从前，家人送患者去疗养院，完全是为了他们自己好，现在，则带上了一种更急切的流放感。

几乎在所有地方，患者都要接受严格的管制。在一些机构，医生切断通往横膈膜的神经（这种处置方法叫膈神经压榨术），减少患者的肺活量；或是向其胸腔内注射气体，使肺部无法完全膨胀。英格兰的弗莱姆利疗养院本着增强患者疲惫肺部的信念，尝试了相反的方法，发给患者鹤嘴锄，让他们从事一些艰苦的、毫无意义的劳动。这些做法，对患者没有，也不可能有一丝半点的好处。然而，大多数地方采用的做法仅仅是让病人保持安静，以阻止疾病从肺部扩散到身体的其他部位。患者不得交谈、写信，甚至不得阅读书籍或报纸，因为院方担心这些内容会不必要地刺激患者。贝蒂·麦克唐纳（Betty MacDonald）在她1848年撰写的畅销书（可读性至今仍很强）《瘟疫和我》（*The Plague and I*）当中，记录了自己在华盛顿州结核病疗养院的经历。她说，她和其他病友每个月只获允让孩子来探访10分钟，配偶和其他成年人可在星期四和星期日探访2小时。患者不得在不必要的情况下说笑，更不允许唱歌。在大部分清醒时段，他们只可静静地躺着一动不动，连弯腰或者拿东西也不准许。

如果说，如今结核病已经很少出现在我们大多数人的视野里，那是因为每年150多万例死于结核病的患者，95%都来自低收入或中等收入国家。地球上大约每3人中就有1人携带结核杆菌，但只有一小部分人感染这种疾病。但它仍然存在。美国每年约有700人死于肺结核。伦敦部分行政区的感染率，几乎与尼日利亚和巴西相当。更值得警惕的是，耐药结核菌株占新病例的10%。我们完全有可能在不太遥远的将来的某一天，碰到一种无法治疗的结核病流行。

历史上出现过的大量可怕疾病至今仍然存在，并未遭到彻底消灭。信不信由你，就连黑死病都阴魂未散，美国平均每年会出现7例，大多数年份都有一两人死亡。在更广阔的世界里，还存在着发达国家大部分民众得以幸免的大量疾病，比如利什曼病、结膜炎和雅司病（很少有人听说过这些病）。这3种疾病，外加其他15种，统称为“遭到忽视的热带病”，影响着全球超过10亿人。仅举一个例子：超过1.2亿人患有淋巴丝虫病，这是一种会毁容的寄生虫感染。更叫人感到遗憾的是，不管这种病在哪儿出现，其实只要往食盐中添加一种简单的化合物，就可以消灭它。另一些遭到忽视的热带病甚至远远超出了通常所谓的可怕。麦地那龙线虫能在受害者体内长到1米长，然后从皮肤上破洞而出。即使是现在，唯一的治疗方法就是等线虫出现时，将它们缠绕在一根棍子上，以加快它们的退出过程。

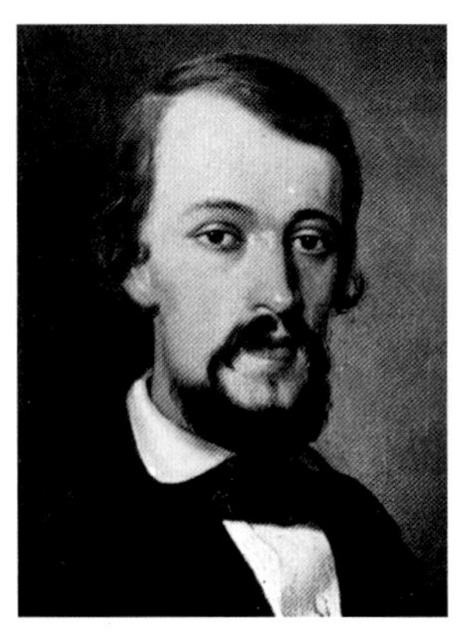
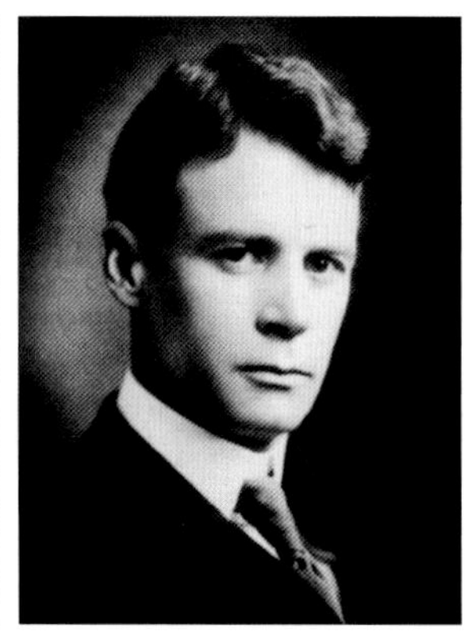
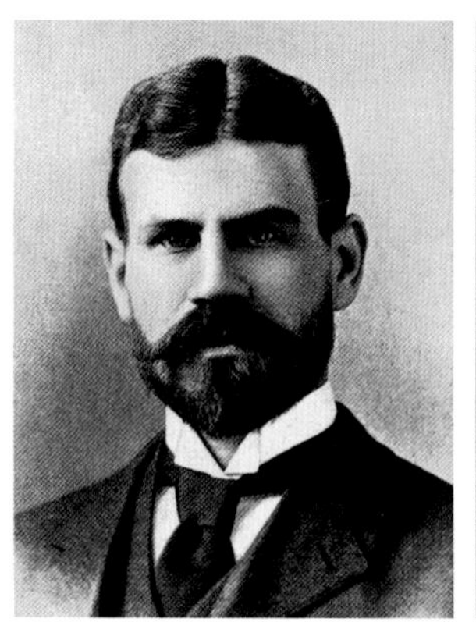
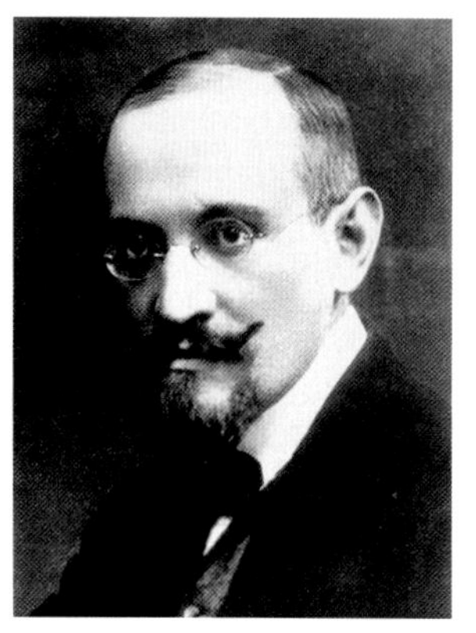

四位医学界的无私英雄。从左往右：西奥多·比哈兹，霍华德·泰勒·里基茨，杰西·拉扎尔，还有斯坦尼斯劳斯·冯·普劳亚泽克。为了寻求保护我们的方法，他们全都死于疾病研究。

说我们在抗击大多数此类疾病方面取得的进展来之不易，这也说得太轻描淡写了。让我们来看看伟大的德国寄生虫学家西奥多·比哈兹（Theodor Bilharz，1825—1862）的贡献。人们常把比哈兹称为热带医学之父。他的整个职业生涯都投入研究并征服世界上一些最严重的传染病当中，为此，他总是在拿自己的生命冒险。因为想要更好地理解血吸虫病（一种真正可怕的疾病，为了纪念这位科学家，如今有时也叫它“比哈兹病”），比哈兹把尾蚴虫的蛹包在自己的肚子里，此后的几天，他任凭血吸虫在自己的皮肤里打洞，前往肝脏，而他则趁机记下了详尽的笔记。他从那次经历中活了下来，但不久，为了帮助阻止开罗的一场疾病大范围传播，他感染了斑疹伤寒而去世，年仅37岁。类似地，立克次体菌属的发现者——美国的霍华德·泰勒·里基茨（Howard Taylor Ricketts，1871—1910），为了研究斑疹伤寒前往墨西哥，但他亦因此染病身亡。1900年，他的同胞、美国人约翰·霍普金斯医学院的杰西·拉扎尔（Jesse Lazear，1866—1900）前往古巴，试图证明黄热病是由蚊子传播的，他感染了这种疾病——可能是故意让自己感染了——而后死亡。波黑人斯坦尼斯劳斯·冯·普劳亚泽克（Stanislaus von Prowazek，1875—1915），周游世界研究传染病，发现了沙眼背后的病原体。1915年，他在德国一所监狱抗击一场流行病暴发，不幸死于斑疹伤寒。这样的例子我可以讲个没完。医学界再也没有哪一群人，比19世纪末和20世纪初的病理学

对页：如何避免感染血吸虫病——这是一张美国战争部发布于1945年的海报，警告人们当心这种西奥多·比哈兹在找寻病理的过程中感染的疾病。

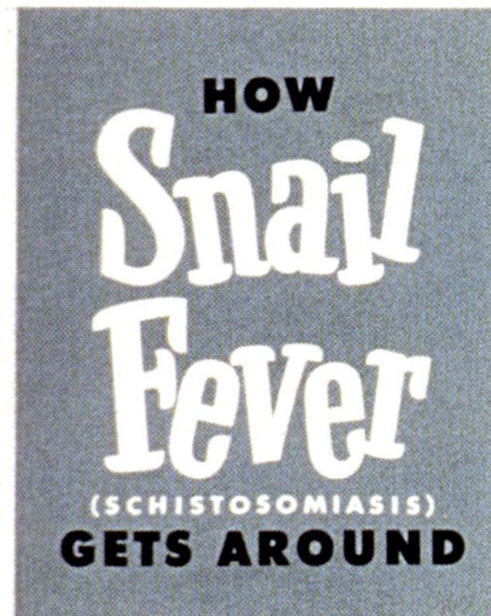

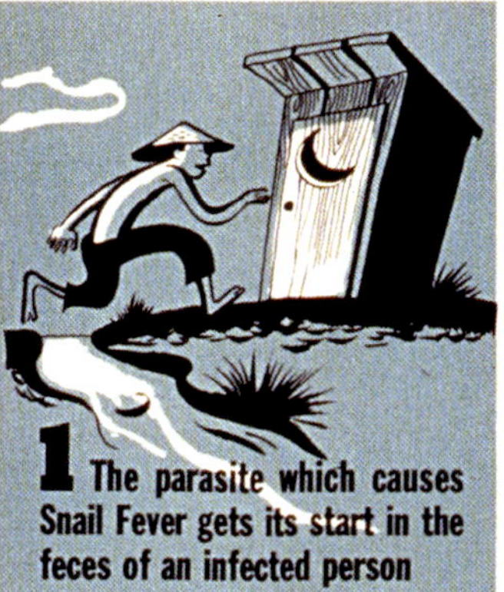

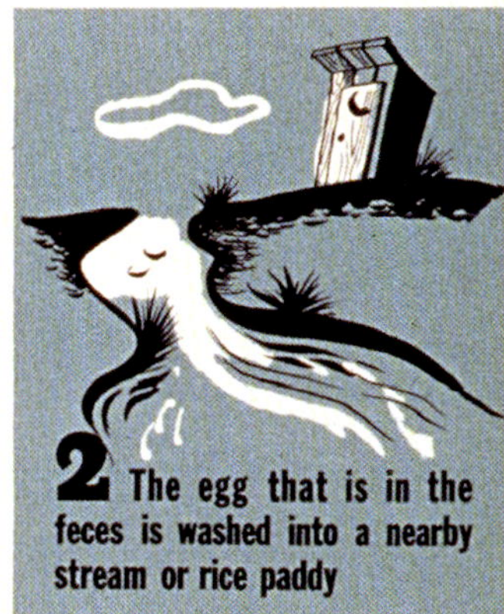

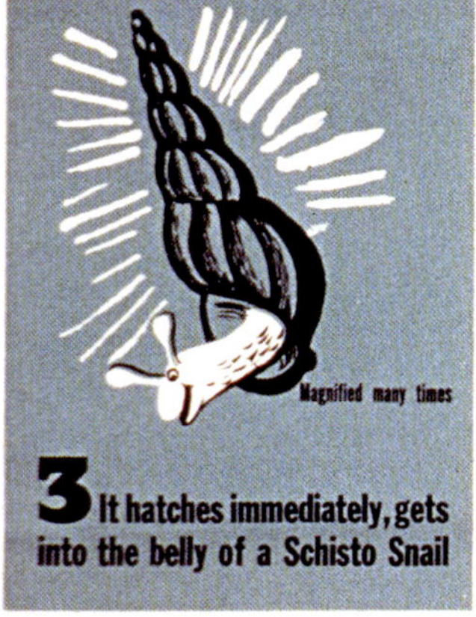

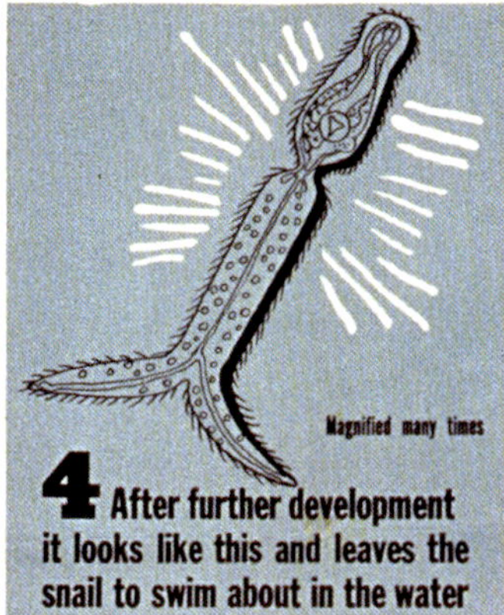

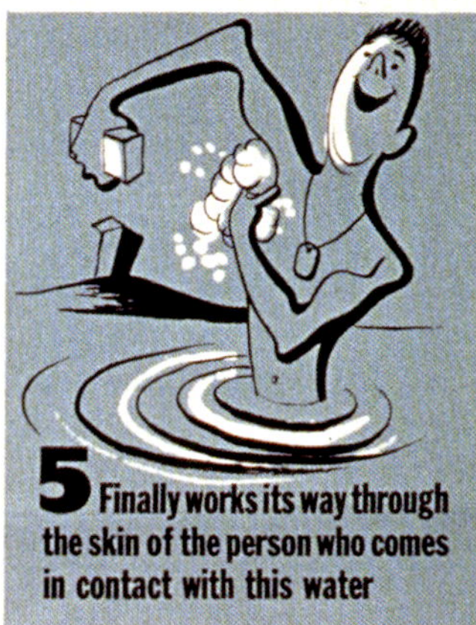

BUT Snail Fever (SCHISTOSOMIASIS) CAN BE PREVENTED

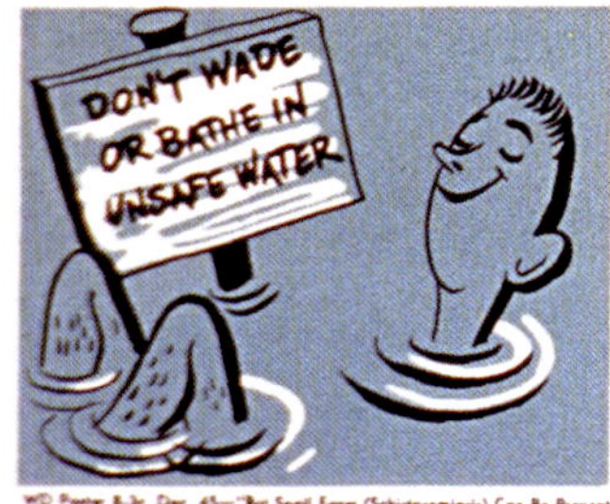

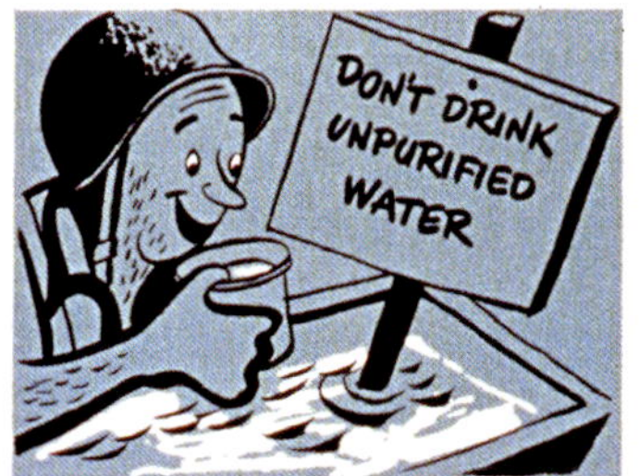

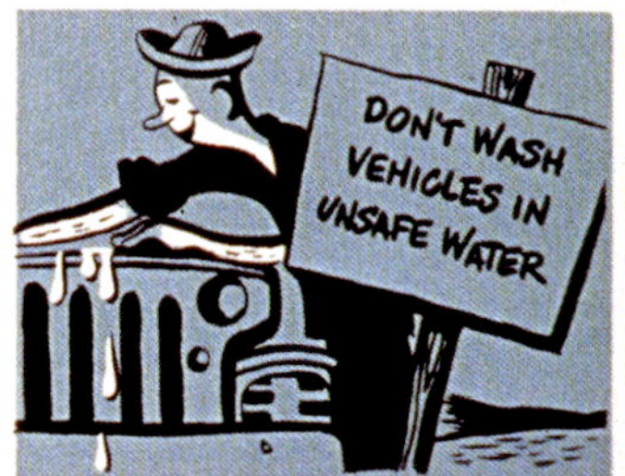

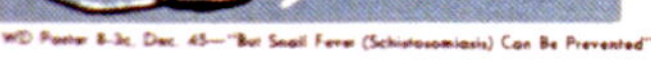

Distribution: Continental: AAF (2); AGF (2); ASF (Dir of Mil Tng) (2); A (1); CHQ (1); D (1); Special Distribution. Overseas: AFPAC, IB & China Theaters only: T of Opns (1); A (1); CHQ (1); D (1); B (1); R (1); Bn (1); AF (1); W (1); G (1); S (1). For explanation of distribution formula, see FM 21-6.

家和寄生虫学家更高贵、更无私了，他们冒着生命危险试图征服世界上最有害的疾病，还常因此而丧命。真应该在什么地方为他们竖立一座纪念碑。

III

如果说，我们不再有太多的人死于传染性疾病，那么，大量其他疾病已经填补了它们留下的空隙。现在有两类疾病比过去显得更为扎眼，至少有一部分原因出在我们没有先被其他东西杀死。

一类是遗传性疾病。20年前人们大概知道5000种遗传性疾病，今天是7000种。遗传性疾病的数量并没有改变，但我们识别遗传性疾病的能力有了变化。有时，一个流氓基因便会导致健康崩溃，比如亨廷顿舞蹈病（Huntington's chorea，chorea在希腊语里是"舞蹈"之意，指代该病患者的抽搐动作，虽然这种替代指涉显得有些奇怪，而且麻木不仁）。这是一种彻底倒霉的疾病，每1万人中只有1人患病。症状最初一般出现在患者三四十岁的时候，并不可避免地发展到晚年，致其早亡。这都是因为HTT基因上的一个突变，产生了一种叫作亨廷顿的蛋白质。这是人体中最大最复杂的一种蛋白质，而且我们完全不知道它是用来干什么的。

更常见的情况是，多种基因在发挥作用，而且互动方式太过复杂，难以完全理解。例如，与炎症性肠病有关的基因数量超过100个，至少有40个基因跟2型糖尿病相关，更何况，你还没考虑健康、生活方式等其他决定因素呢。

大多数疾病都有一系列复杂的诱因，这意味着，要锁定原因往往根本不可能。以多发性硬化症为例，这是一种中枢神经系统疾病，患者会逐渐瘫痪、丧失运动控制能力，而且几乎总是在40岁之前发病。毫无疑问，它是遗传的，但它同样牵涉到一个没人能完全解释的地理因素。来自北欧的人比来自气候温暖地区的人更容易患上此病。大卫·班布里基根据自己的观察评论说："为什么温带气候会让你攻击自己的脊髓，原因实在不太明显。然而，这种效应非常清晰，甚至有研究表明，如果你是北方人，青春期之前向南迁移便可帮你降低患病风险。"这种病还不成比例地主要影响女性，仍然没有人能确定原因。

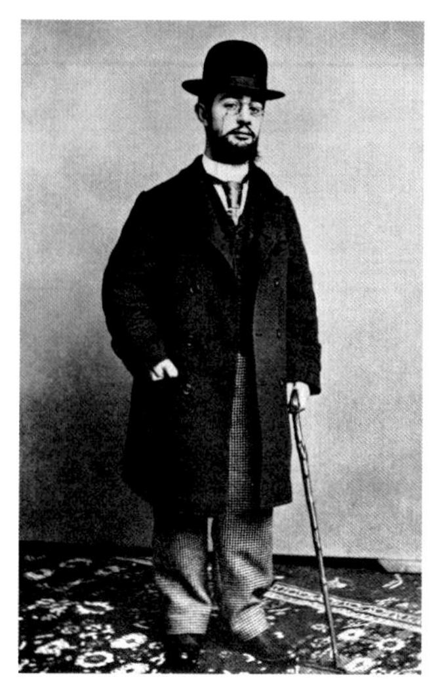

法国艺术家亨利·图卢兹-罗特列克：一种罕见遗传病的受害者，这种病阻碍了他的双腿生长。

幸运的是，大多数遗传疾病都很罕见，罕见得难以察觉。艺术家亨利·德·图卢兹-罗特列克（Henri de Toulouse-Lautrec）是一位罕见遗传病的著名患者。据悉，他患有致密性成骨不全症。图卢兹-罗特列克在症状出现之前，身材都是正常比例，但随后，他的腿停止了生长，而躯干继续生长到正常的成人尺寸。因此，他站着的时候，看上去就像跪着一样。迄今为止，这种病症被记录下来的只有大约200例。按照定义，罕见病是患病率不超过1/2000的病，故此，它们存在一个核心上的悖论，那就是，尽管每一种疾病不会影响很多人，但加起来受影响的人的数量就很可观了。总共大约有7000种罕见病，在发达国家，每17人里就有1人身患一种罕见病，这样的比例完全不能说是罕见了。但可悲的是，只要一种疾病只影响一小部分人，它就不太可能得到太多的研究关注。90%的罕见病根本没有有效的治疗方法。

第二类疾病在现代越发常见，对我们大多数人来说风险也更大，哈佛大学的丹尼尔·利伯曼教授称之为"错配疾病"——这种疾病，是我们懒惰且过度放纵的现代生活方式带来的。大致说来，他认为，我们生来配备着狩猎采集者的身体，却过着沙发土豆般的宅人生活。如果我们想要健康，就得在进食和运动方面更像我们的祖先一些。这倒不是说，我们必须吃地里挖出来的根茎，去捕猎野生角马。他的意思是，我们应该少吃加工食品和含糖食品，进食的分量少一些，多做锻炼。如果没能做到，我们就会患上2型糖尿病和心血管疾病等疾病，这些疾病正成批成批地夺走我们的生命。事实上，一如利伯曼所说，医疗保健能有效地治疗错配疾病，反而让情况变得更糟糕了，因为我们会“不知不觉地让病因扎下了根”。利伯曼非常坦率地说，“你最有可能死于错配疾病”，他更坦率地指出，他相信，如果我们生活得更理智些，70%害死我们的疾病都可轻易避免。

我在圣路易斯见到了来自华盛顿大学的迈克尔·金奇，我问他，现在对我们最大的疾病风险是什么。“流感，”他毫不犹豫地说，“流感远比人们想象的要危险。首先，它夺去了很多人的性命——在美国，每年有3万～4万人死于流感，而且这还是在所谓的‘好年景’里。另外，它的演变非常迅速，这是它特别危险的地方。”

每年2月，世界卫生组织和美国疾病预防控制中心都会聚在一起，大多根据东亚地区的情况，确定怎样制造下一种流感疫苗。这里的问题是，流感病毒种类异常多变，很难预测。你兴许发现，所有的流感都有像H5N1或H3N2这样的名字。这是因为，每一种流感病毒的表面都有两类蛋白质：血凝素（haemagglutinin）和神经氨酸苷酶（neuraminidase），病毒名字里的H和N，就分别代表这两种蛋白质。H5N1意味着该病毒结合了血凝素的第5次已知迭代和神经氨酸苷酶的第一次已知迭代，出于某种原因，这样的结合特别险恶。金奇说：“H5N1型病毒就是通常所说的‘禽流感’，它能杀死50%～90%的患者。幸运的是，它在人之间传播不是太容易。21世纪到目前为止，它已导致约400人死亡——约占感染者的60%。但要当心它是否会突变。”

根据所有掌握的信息，世界卫生组织和美国疾病预防控制中心于每年2月底宣布他们的决定，世界上所有的流感疫苗生产商都开始根据同一种毒株生产疫苗。金奇说：“从2月到10月，他们生产新的流感疫苗，希望能为下一个大规模流感季做好准备。但要是出现了一种真正具有破坏性的新流感，谁也没法担保我们真的锁定了正确的病毒。”

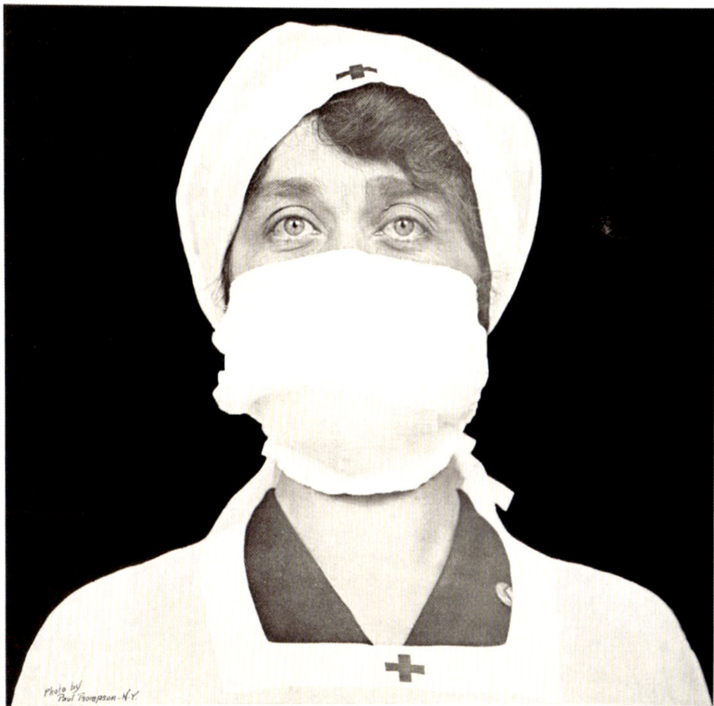
Published 3 times a week. Subscription 40c per week. Illustrated Current News, Inc., 902 Chapel Street. New Haven, Conn.

ILLUSTRATED CURRENT NEWS

Entered as second class matter October 20, 1913 at the Post Office at New Haven, Connecticut under Act of March 3, 1879

Vol. 1 No. 788 October 18, 1918

Photo by Paul Thompson-N.Y.

To Prevent Influenza!

Do not take any person's breath.
Keep the mouth and teeth clean.
Avoid those that cough and sneeze.
Don't visit poorly ventilated places.
Keep warm, get fresh air and sunshine.
Don't use common drinking cups, towels, etc.
Cover your mouth when you cough and sneeze.
Avoid Worry, Fear and Fatigue.
Stay at home if you have a cold.
Walk to your work or office.
In sick rooms wear a gauze mask like in illustration.

不断变异出新毒株的流感，仍是人类所面临的传染病中感染风险最大的一种。

举一个最近的例子：在2017年至2018年的流感季，接种了疫苗的人患流感的概率，仅比未接种的人低36%。结果，这是美国流感最严重的一年，估计有80,000人因此死亡。金奇认为，一旦发生真正灾难性、会害死大量孩子和年轻人的流行病，哪怕疫苗有效，我们也不可能足够迅速地生产出疫苗，为所有人接种。

“事实上，”他说，“相较于西班牙流感导致数千万人死亡的100年前，我们现在也并没有做好准备应对一场猛烈的疫情暴发。没有再发生类似事件的原因，不是因为我们一直保持警觉，而是因为我们运气好。”

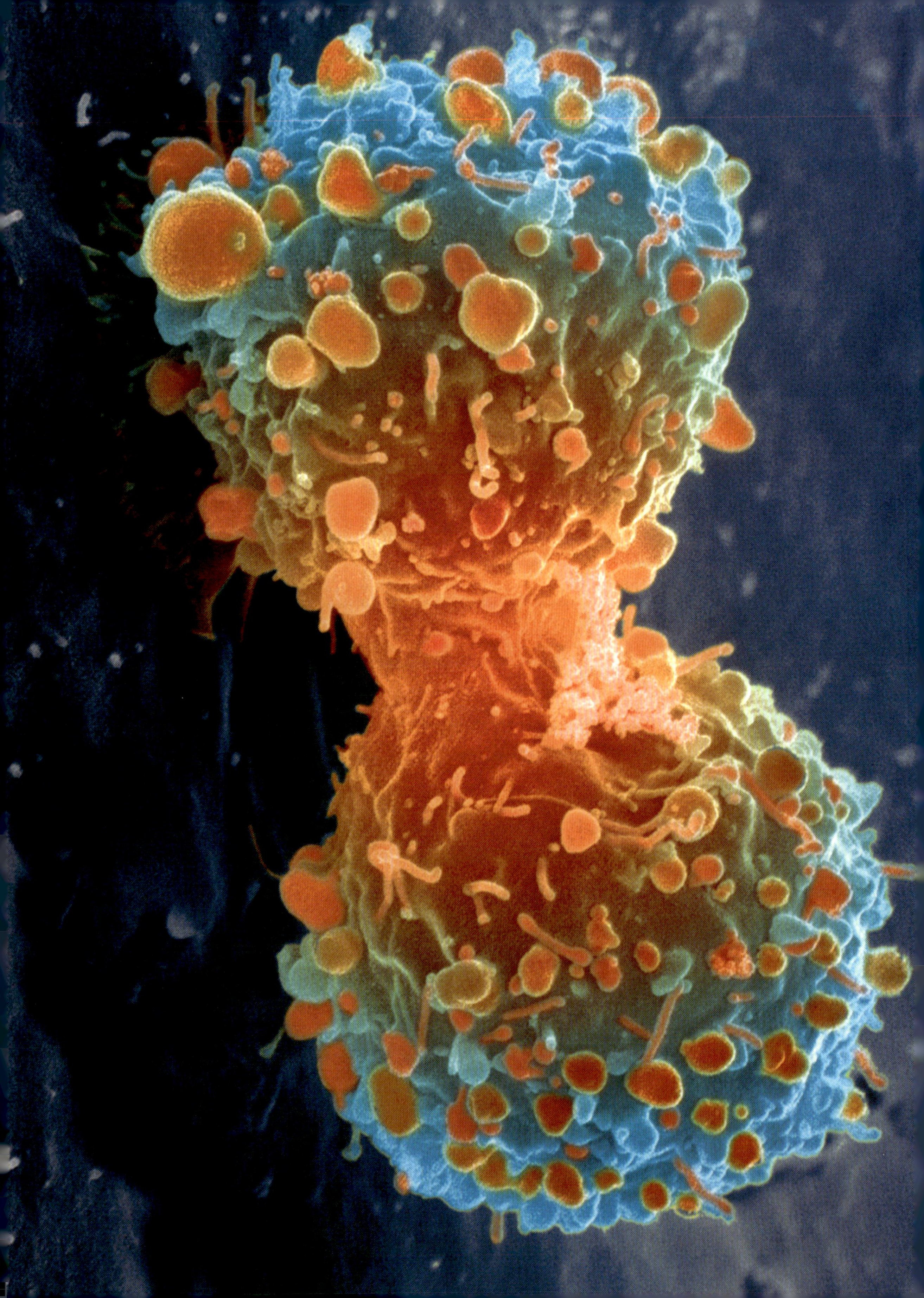

第二十一章

癌症：

你每天都有5次得癌症的机会

“我们是身体。我们出了错。”

——汤姆·卢伯克（Tom Lubbock），

《若无另行通知，我还活着》

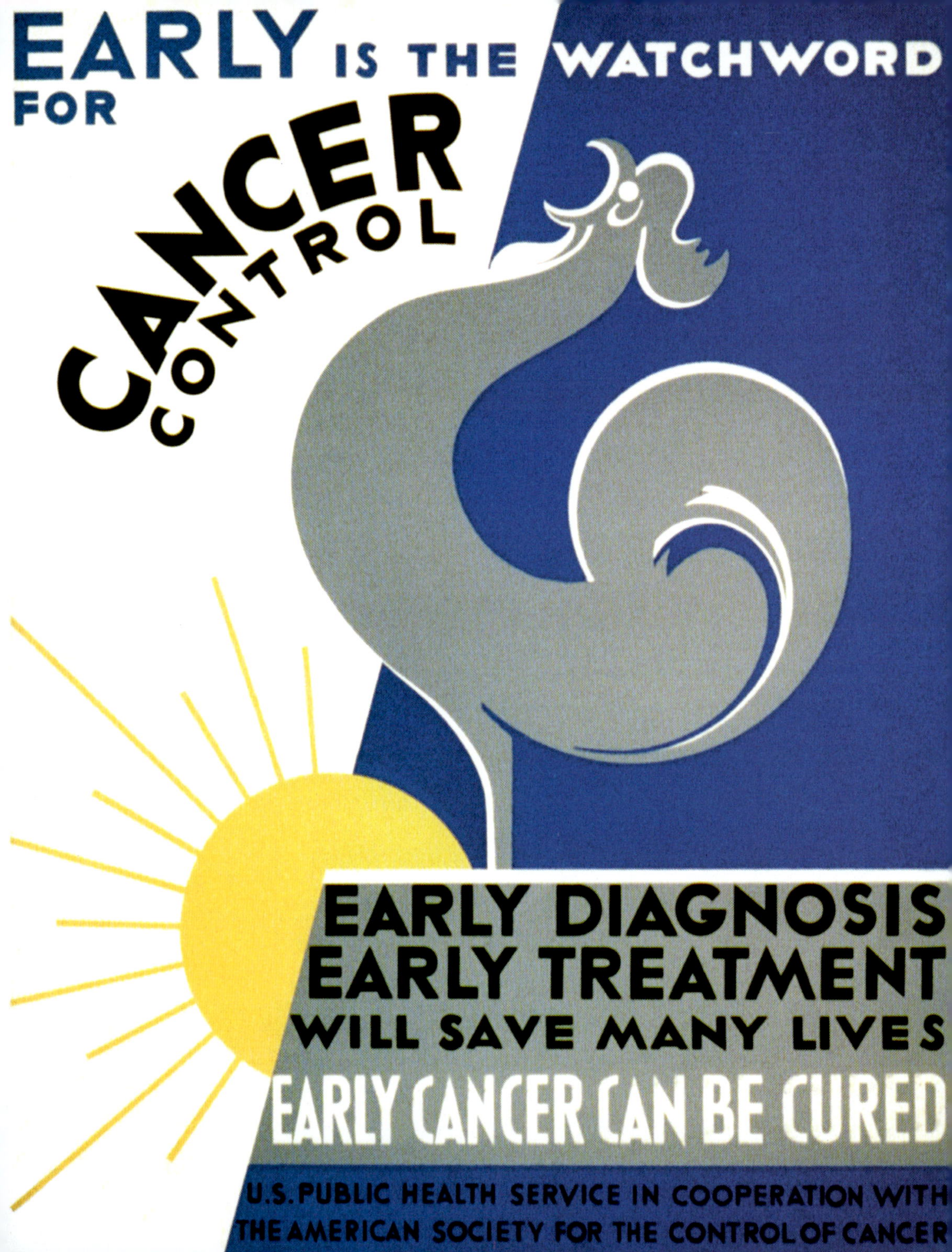
EARLY IS THE WATCHWORD
FOR
CANCER
CONTROL
EARLY DIAGNOSIS
EARLY TREATMENT
WILL SAVE MANY LIVES
EARLY CANCER CAN BE CURED
U.S. PUBLIC HEALTH SERVICE IN COOPERATION WITH
THE AMERICAN SOCIETY FOR THE CONTROL OF CANCER

I

癌症是我们大多数人最害怕的疾病，但这种恐惧，基本上是近来才出现的。1896年，刚创刊的《美国心理学杂志》请人们说出自己最害怕的健康危机，几乎没有人提到癌症。白喉、天花和肺结核是最令人担忧的疾病，但对普通人来说，就连破伤风、溺水、被患狂犬病的动物咬伤或是遭遇地震，也远比癌症可怕。

一部分原因是，过去的人们通常活得不够长，来不及大批量地患上癌症。正如一位同事对《众病之王：癌症传》（*The Emperor of All Maladies*）的作者悉达多·穆克吉所说，“癌症的早期历史是，癌症就没有太多的早期历史”。不是说癌症完全不存在，而是人们并未把它看成一种自己可能会患上的可怕东西。从这个意义上说，它很像现在的肺炎。肺炎仍然是第九大常见死因，但几乎没人会非常害怕因它而死，因为我们往往会把肺炎与行将就木的虚弱老年人联系在一起。在很长一段时间里，癌症也是这样。[1]

随着20世纪的到来，一切全都变了。从1900年到1940年，癌症这一死亡原因，从第8位跃升至第2位（仅次于心脏病），并从此为我们的死亡感知投下了阴影。今天，大约40%的人会在生命的某个时刻发现自己患上了癌症。更多的人会在不知情的情况下患病，并先死于其他原因。例如，60岁以上的男性中有一半、70岁以上的男性中有3/4的人死前从来不知道自己患有前列腺癌。事实上，研究表明，如果所有男性都活得足够长，

对页：这张1936年的美国公共卫生海报显示，在死亡原因中癌症已经跃至第二，而早期诊断能使癌症得到有效的治疗。

本章章节页图片：这是一张肺癌细胞的彩色扫描图片，这个癌细胞正处于细胞分裂或胞质分裂的阶段。两个细胞由一个胞质桥短暂地连接在一起。癌细胞以不受控制的方式无序地快速分裂。它们可能会聚集成肿瘤，入侵和破坏周边的细胞。

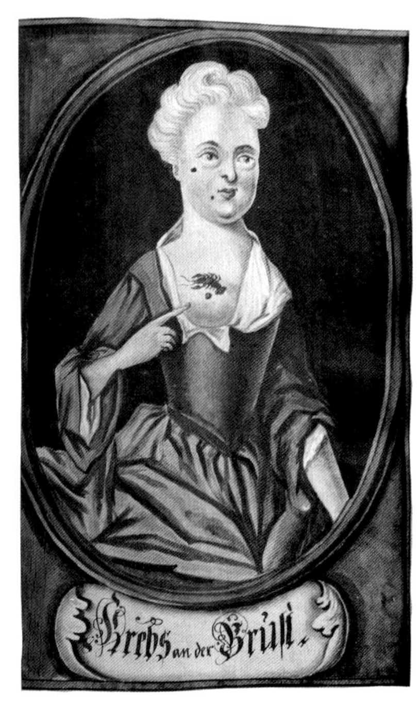

这幅16世纪德国的插图是关于乳腺癌的，说明文字上写着“乳房上的螃蟹”。这种联系来自肿瘤的形状。

1 最初，“cancer”（癌症）指的是一切无法治愈的溃疡（sore），所以在词源上跟“canker”（溃疡病）相关。它更具体的现代含义，可以追溯到16世纪。这个词来自拉丁语里的“crab”（螃蟹，这就是天象星座及黄道十二宫里相应的星座被称为巨蟹座的原因）。据说希腊医生希波克拉底用这个词来形容肿瘤是因为肿瘤的形状让他想起了螃蟹。

全都会得前列腺癌。

20世纪的癌症，不仅令人感到恐惧，也成了人的耻辱。1961年，美国一项针对医生的调查发现，10个医生里有9个在病人身患癌症时没有告知他们，因为患者对癌症怀有太大的耻辱感和恐惧感。大约在同一时间，英国进行的调查发现，大约85%的癌症患者希望知道自己是否快要死了，但70%～90%的医生无论如何都拒绝告诉他们。

我们倾向于认为癌症是一种会感染的东西，就像细菌感染一样。事实上，癌症完全是内发的，是身体自身的问题。2000年，《细胞》杂志发表了一篇具有里程碑意义的论文，特意列出了所有癌细胞都具备的六种属性，即：

它们无限制地分裂；

它们的生长没有方向，也不受激素等外部因素的影响；

它们参与血管生成，也就是说，它们欺骗身体为之供血；

它们无视任何停止生长的信号；

它们能抵挡细胞凋亡（程序性的细胞死亡）；

它们会转移，或扩散到身体的其他部位。

说到底，癌症就是你自己的身体竭尽全力要杀死你，它是未经许可的自杀。

“所以，癌症不是传染性的，”在荷兰乌得勒支新建的马克西玛公主儿童癌症中心，儿科血液肿瘤学临床主任约瑟夫·沃姆尔（Josef Vormoor）博士说，“它们是你自己攻击自己。”沃姆尔是我的老朋友，我最初认识他时，他还在纽卡斯尔大学北方癌症研究所当主任。2018年夏天，马克西玛公主儿童癌症中心刚开张不久，他就加入了。

癌细胞和正常细胞一样，只是它们会疯狂地激增。因为表面上很正常，身体有时无法检测到癌细胞，也不会像对外来因素那样

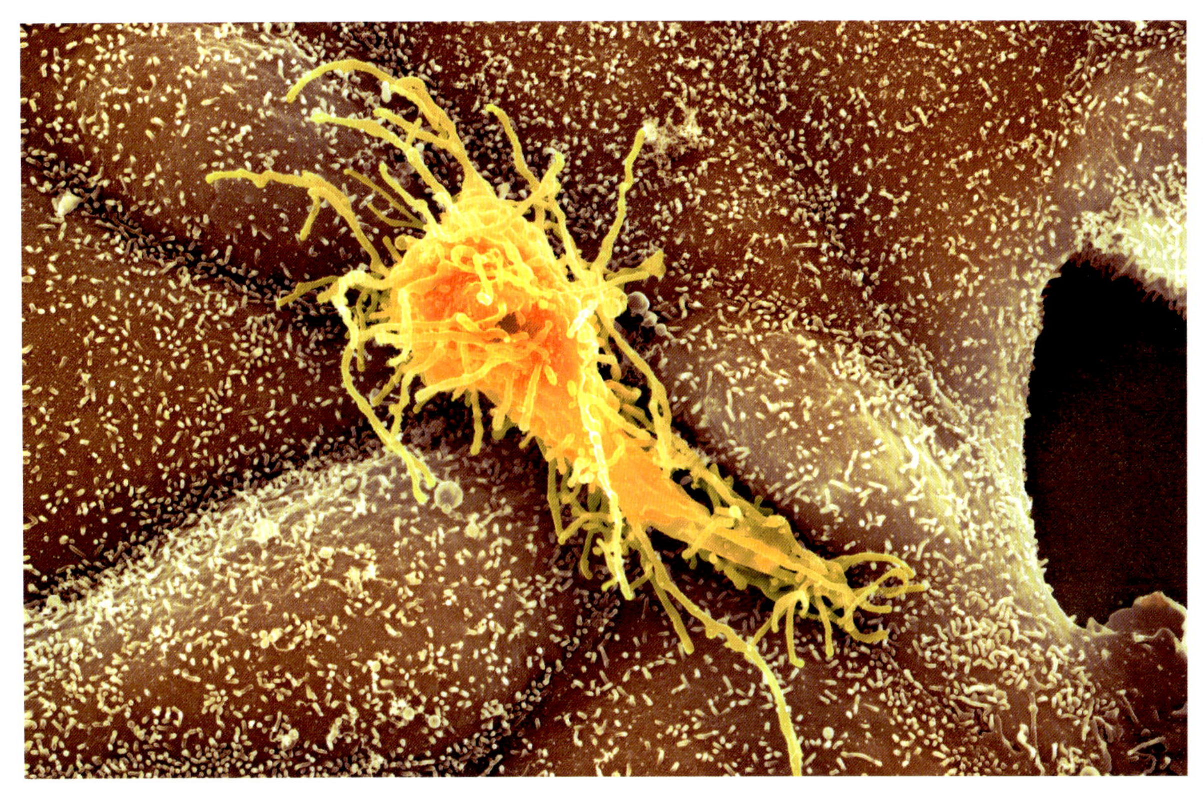

进击的癌细胞。这个癌细胞（黄色），带着毛发样的附属特征，正沿着正常上皮细胞层（棕色）移动。

引发炎症反应。这就是说，大多数癌症在早期阶段不痛，也看不见。只有当肿瘤长大到压迫了神经或形成肿块时，我们才意识到出了问题。有些癌症可以在数十年后才显现。还有一些完全不显现。

癌症跟其他疾病很不一样，它的攻击往往无休无止。战胜癌症几乎总是来之不易，而且往往还会付出重大的代价，牺牲受害者的整体健康。面对猛攻，它会撤退、重组，并以更有力的形式伺机再来。即使表面上失败，它也可能会留下“沉睡”细胞，这些细胞可以在休眠多年后再次焕发生机。最重要的是，癌细胞是自私的。正常而言，人体细胞完成任务后，就接受其他细胞的指令，为了身体的健康而死亡。肿瘤细胞不这么做，它们只为了自己的利益而扩散。

“它们在演化中获得了免遭发现的能力，”沃姆尔说，“它们可以不受药物影响，它们能产生抗性，能招募其他细胞来帮助自己，能进入冬眠状态等待更好的条件。凡是能增加我们杀死它们难度的事情，它们都能做。”

我们最近才发现，在癌症转移之前，它们能够为侵入远端目标器官做好准备，其机制大概是采用了某种化学信号的形式。“这也就是说，”沃姆尔说，“当癌细胞扩散到其他器官时，它们不是怀着碰碰运气的念头猛地跳过去，相反，它们已经在目标器官建立了基地。为什么某些癌症会转移到某些器官（通常在身体的远处），这始终是个谜。”

我们必须不时地提醒自己，我们这里说的是细胞，它们没有大脑。它们不是故意用心险恶，不是在密谋弄死我们。它们所做的一切，跟所有的细胞没有两样，它们只是为了生存。“世界是个充满挑战的地方，”沃姆尔说，“所有的细胞都演化出了一整套用来保护自己避免DNA被破坏的程序。它们只是在按程序做事。”或者，像沃姆尔的同事奥拉夫·海登莱希（Olaf Heidenreich）对我所做的解释：“癌症是我们为进化付出的代价。如果我们的细胞不能变异，我们就永远不会得癌症，但我们也无法演化。我们将永远一个样。在实践中，这意味着，尽管演变有时对个体来说很艰难，但总体来说，它对物种有益。”

实际上，癌症不是一种疾病，而是200多种病因不同、预后不同的疾病套装。80%的癌症，也就是众所周知的恶性肿瘤（carcinomas），产生于上皮细胞，也就是构成皮肤与器官膜的细胞。例如，乳腺癌并不是在乳房内随机生长，而是通常从乳管开始。上皮细胞对癌症特别敏感，据信是因为它们分裂迅速且频繁。只有大约1%的癌症是在结缔组织中发现的，这类的癌叫作肉瘤（sarcomas）。

癌症首先是个年龄的问题。从出生到40岁之间，男性患癌症的概率约为1/71，女性为1/51；但到了60岁以上，男性患癌症的概率提高到1/3，女性变成1/4。80岁长者患癌症的可能性是青少年的1000倍。

生活方式是决定哪些人患癌症的一个重要因素。有些研究计算出，超过一半的病例是由我们可以采取措施解决的事情引起的，主要是吸烟、饮酒过度和饮食过量。美国癌症协会发现，超重与肝癌、乳腺癌、食管癌、前列腺癌、结肠癌、胰腺癌、肾癌、子宫颈癌、甲状腺癌和胃癌（简而言之，也就是身体的所有部位）的发病率之间存在“显著相关性”。体重怎样让天平失去了平衡，我们完全不理解，但情况看起来的确如此。

环境接触也是癌症的一个重要来源，甚至比我们大多数人意识到的更重要。第一个注意到环境与癌症存在相关性的人是英国外科医生珀西瓦尔·波特（Percivall Pott），1775年他便指出，阴囊癌在烟囱清洁工中格外普遍——事实上，这种疾病简直可谓是这份工作的职业病，因此被称为“烟囱清洁工癌”。波特在《白内障、鼻息肉和阴囊癌等的外科观察》（*Chirurgical Observations Relative to the Cataract, the Polypus of the Nose, the Cancer of the Scrotum, Etc.*）中

18世纪的外科医生珀西瓦尔·波特对他的阶级和时代有着不寻常的同理心。他不仅意识到了烟囱清洁工恶劣的工作条件，还注意到了他们易患阴囊癌的现象。他正确地发现了阴囊癌的病因，是因为煤烟堆积在他们的生殖器周围。

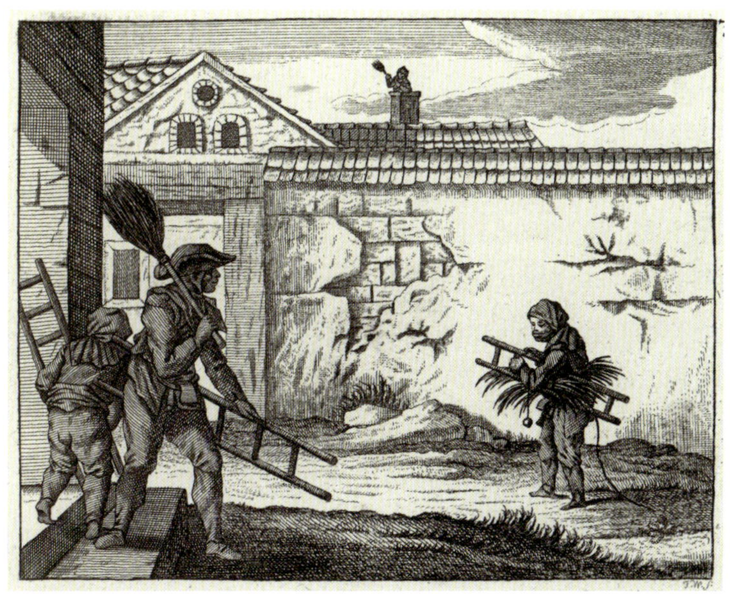

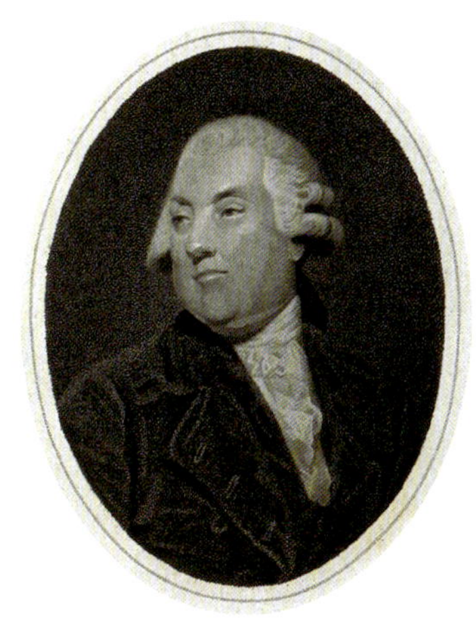

考察了烟囱清洁工的困境，不光确认了癌症的环境来源，还在一个对穷人漫不经心的艰难时代，向烟囱清洁工这一凄凉群体表现出了同情。波特记录道，从孩童时期开始，清洁工们“就频遭残忍对待，在寒冷和饥饿中生活；他们被推进狭窄、有时还发烫的烟囱里，身上碰得青一块紫一块，被烧伤，甚至喘不上气来；等他们到了青春期，特别容易患上一种最讨厌、最痛苦也最为致命的疾病”。波特发现，癌症的病因是扫烟囱时阴囊皱褶里积聚的煤烟。每个星期好好洗一次澡，就可防止癌症的发生，但大多数清洁工就连每个星期洗一次澡的条件都没有。直到19世纪末，阴囊癌始终是个问题。

今天，没有人知道，因为基本上不可能判断，环境因素到底在多大程度上导致了癌症。根据一项估计，当今世界有着超过80,000种商业化生产的化学品，其中86%从未检测过对人类的影响。我们甚至不太了解身边放置着多少有益或中性的化学物质。2016年，加州大学圣地亚哥分校的彼得·多瑞斯坦（Pieter Dorrestein）接受《化学世界》（*Chemistry World*）杂志记者采访时表示：“如果有人问，人类栖息地中最丰富的10种分子是什么？没人能回答。”在所有可能对于我们有害的物质中，只有氡、一氧化碳、烟草烟雾和石棉得到过真正广泛的研究。其余基本上是猜测。我们吸入大量甲醛，而甲醛多用于阻燃剂和黏合家具的胶水。我们还生产并吸入大量的二氧化氮、多环烃、半有机化合物和各种微粒。就连烹调食物和燃烧蜡烛也会产生有害的微粒。虽然没人能说出空气和水中的污染物对患癌有多大的影响，但据估计可能高达20%。

病毒和细菌同样会导致癌症。2011年，世界卫生组织估计，在发达国家，约有6%的癌症是由病毒引起的，而在低收入和中等收入国家，纯粹由病毒引发的癌症多达22%。这曾经是个非常激进的观念。1911年，纽约洛克菲勒研究所刚拿到资质的研究员佩顿·劳斯（Peyton Rous）发现一种病毒会导致鸡患癌症，但同僚们对他的发现嗤之以鼻。在反对甚至嘲笑声中，劳斯放弃了这个设想，转向了其他研究。直到1966年，也即在他得出研究结果半个多世纪后，诺贝尔奖才正式对他给予了肯定。我们现在知道，宫颈癌（由人乳头状瘤病毒引起）、某些类型的伯基特淋巴瘤和肝癌，还有其他若干种癌症，病原体都是罪魁祸首。据估计，病原体可能要为全球所有癌症的1/4负责。

有时，癌症似乎异常随机。在肺癌患者里，有10%的男性和15%的女性不是吸烟者，也不曾接触过已知的环境危害，或是面临任何会提高风险的事情。看起来，这些人单纯就是非常非常不走运——但他们到底是命运意义上的不走运，还是遗传意义上的不走运，就没办法说得清了。[1]

然而，所有的癌症都有一个共同点：治疗很粗糙。

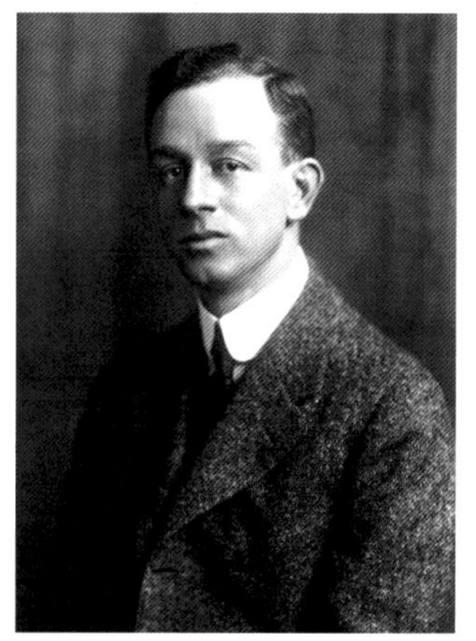

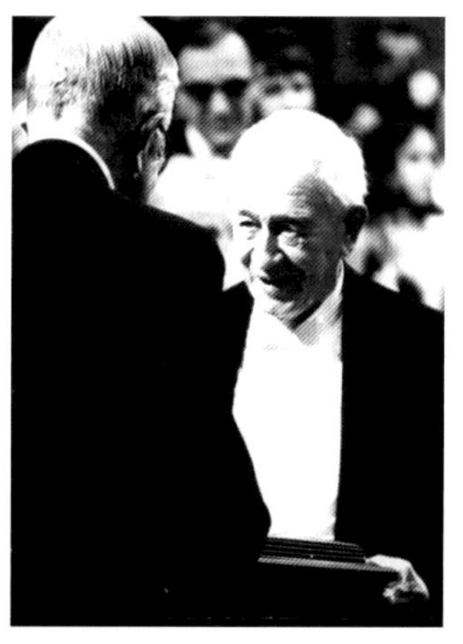

迟到总比不到好：作为一名年轻的研究员，佩顿·劳斯的重要发现遭到了医学权威的否定，以至于半个多世纪以后，他才因为这项公认的贡献获得了姗姗来迟的诺贝尔生理学或医学奖。

II

1810年，英国小说家范妮·伯尼（Fanny Burney）在58岁旅居法国期间患上了乳腺癌。现在的人几乎无法想象这有多么可怕。200年前，每一种癌症都很可怕，但乳腺癌尤甚。大多数受害者都遭受了多年的折磨，而且还常伴有无法言说的尴尬。肿瘤会慢慢吞噬乳房，取而代之的是一个开着口的洞，洞里还不断渗出污秽的体液，可怜的受害者完全不可能与他人交往，甚至跟自己的家人也没办法共处。手术是唯一可能的治疗方法，但在麻醉被发明之前的日子，手术至少跟癌症本身一样令人痛苦，差不多致命。

1 谨慎的读者会注意到，所有这些百分比加起来超过了100%。之所以如此，一部分原因在于，它们是估计值（有时比猜好不了多少），或出自不同的来源，还有一部分原因是同一群人在计算时算了两次或三次。例如，一名患上致命肺癌的退休矿工，可能是由于他的工作环境患癌，也可能是由于他吸烟40年患癌，或者两者兼而有之。很多时候，癌症的病因纯属猜测。

ncision. A silence the most profound ensued, which lasted for some inutes, during which, I imagine, they took their orders by signs, & made heir examination — Oh what a horrible suspension! — I did not breathe — & M. Duois tried vainly to find any pulse. This pause, at length, was broken by Dr. rry, who, in a voice of solemn melancholy, said "Qui me tiendra ce sein? —" No one answered; at least not verbally; but this aroused me from my passively bmissive state, for I feared they imagined the whole breast infected — feared it too istly, — for, again through the Cambric, I saw the hand of M. Dubois held up, while is fore finger first described a straight line from top to bottom of the breast, condly a Cross, & thirdly a circle; intimating that the Whole was to be taken . Excited by this idea, I started up, threw off my veil, &, in answer to the emand "Qui me tiendra ce sein, ? cried "C'est moi, Monsieur!" & I held y hand under it, & explained the nature of my sufferings, which all sprang m one point, though they darted into every part. I was heard attentively, t in utter silence, & M. Dubois then replaced me as before, &, as before, spread y veil over my face. How vain, alas, my representation! immediately again saw the fatal finger describe the Cross — & the circle. — Hopeless, then, desperate, self-given up, I closed once more my Eyes, relinquishing all watching, all sistance, all interference, & sadly resolute to be wholly resigned.

My dearest Esther, & all my dears to whom she communicates this doleful itty, will rejoice to hear that this resolution once taken, was firmly adhered to, in fiance of a terror that surpasses all description, & the most torturing pain. t — when the dreadful steel was plunged into the breast — cutting through veins — teries — flesh — nerves — I ~~[illegible]~~ needed no injunctions not to restrain my cries. began a scream that lasted unintermittingly during the whole time of incision — & I almost marvel that it rings not in my Ears still! so cruciating was the agony. When the wound was made, & the instrument as withdrawn, the pain seemed undiminished, for the air that suddenly shed into those delicate parts felt like a mass of minute but sharp forked poniards, that were tearing the edges of the wound — but when ain I felt the instrument — describing a curve — cutting against the grain — I may so say, while the flesh resisted in a manner ~~[illegible]~~ so forcible

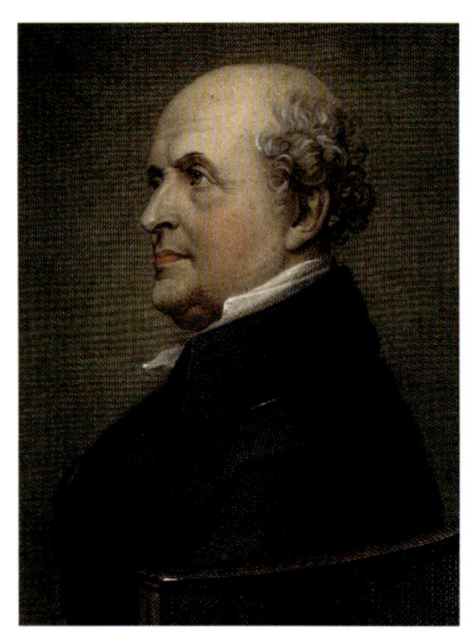

安托万·杜布瓦，那个为范妮·伯尼成功进行手术的外科医生。

前一和合页：范妮·伯尼，她就是在1810年经历了那场无麻醉乳房切除术的小说家；旁边还有一页信件，是她向她妹妹描述这场可怕的经历。

人们告诉伯尼，她唯一的希望就是接受乳房切除手术。她在一封写给妹妹艾斯特的信里，回忆了这场磨难："恐怖得超越一切描述。"即便是现在，读起来也让人难受。9月的一个下午，伯尼的外科医生安托万·杜布瓦（Antoine Dubois）带着六名助手（四名其他医生和两名学生）来到她家。一张床搬到房间中央，还腾出了周围的空间让团队工作。

"杜布瓦先生把我放在床垫上，朝我脸上铺了一块白手帕。"伯尼对妹妹说，"但手帕是透明的，透过它，我看到床架旁立刻围过来七个人和我的保姆。我拒绝被他们按住，但这时，透过布的亮光，我看到闪烁的钢刀——我闭上了眼睛……当那可怕的钢刀扎进我的乳房，逐一切过静脉、动脉、肌肉、神经，什么也无法阻止我放声喊叫。在整个手术过程中，我连绵不绝地尖叫——尖叫声没把我耳朵震聋，几乎让我惊讶，这痛真是酷刑……我感到手术刀绕了一条曲线，切割着肌肤的颗粒——如果我可以这么说的话，而肌肉有力地抵挡对抗着施术者的手，使后者疲惫，不得不从右边换到左边——接下来，我想，我一定死了过去。我再也不想睁开眼睛了。"

她以为手术结束了，但杜布瓦发现，肿瘤依然附着在乳房上，于是开始了新一轮的切割。"噢，天哪！这时，我感到刀子在胸部的骨头上割来划去——反复刮擦！"接下来的几分钟里，医生切除了肌肉和病变组织，直到他确信自己已经倾尽全力。伯尼默默地，在"完全失语的折磨中"，忍受着最后的部分。整场手术花了17分半钟，对可怜的范妮·伯尼来说，它必定像是一辈子。叫人啧啧称奇的是，它还真的管用，伯尼又活了29年。

虽然，到19世纪中期，麻醉学的发展在很大程度上消除了手术带来的疼痛和惊恐，但随着我们进入现代，乳腺癌的治疗反倒变

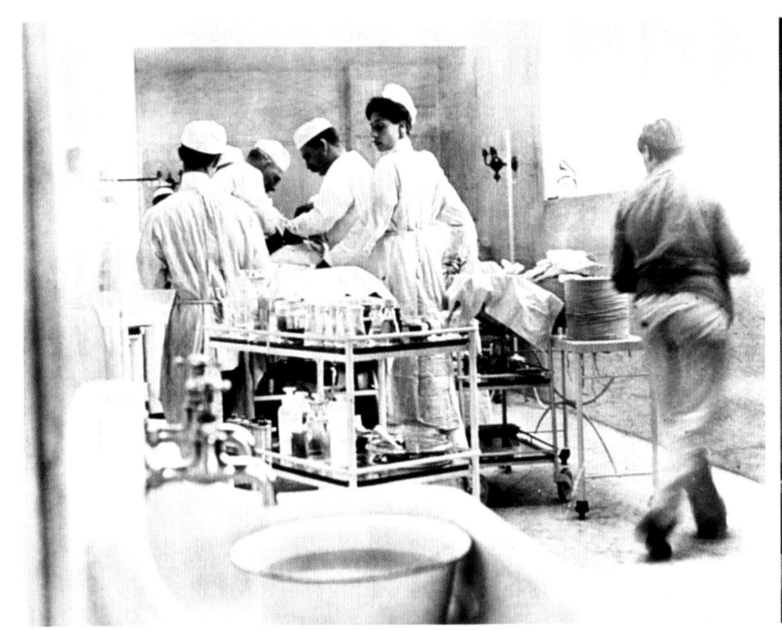

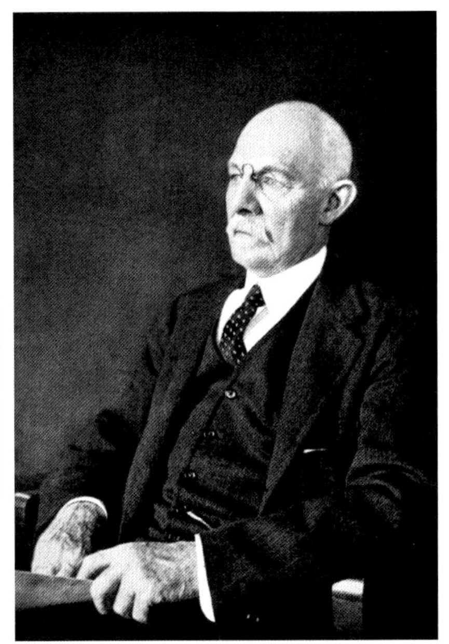

威廉·斯图尔特·哈斯泰德，图片上的是20世纪初的他和副手约翰·芬妮在一起进行手术。他开创了一种乳腺癌的治疗方式——根治性乳房切除术，但不幸的是，这种方式是对癌症传播方式的误解。他的相片可以证明，尽管终身沉迷于可卡因和吗啡，但他还是活到了相当大的年纪。

得更加残酷。而对此几乎需要承担全部责任的人，是现代外科史上最了不起的一个人物：威廉·斯图尔特·哈斯泰德。哈斯泰德是纽约一位富商之子，在哥伦比亚大学学医，毕业后很快成为一名出色的外科医生，以灵活而富有创新能力闻名。我们在第八章介绍过他，他是头一个敢于为自己的母亲做胆囊摘除手术（而且就在纽约北部家里的餐桌上！）的人。他还在纽约尝试了第一次阑尾切除手术（病人死掉了），以及在自己妹妹明妮（因分娩而大出血）身上完成了美国的第一例成功输血，好在这一次有个成功的结局。就在明妮躺着奄奄一息的时候，哈斯泰德从自己胳膊上取了2品脱血注入她的手臂，救了妹妹的命。这时，人们尚未理解血型匹配的必要性，好在两人是匹配的。

哈斯泰德是巴尔的摩约翰·霍普金斯医学院1893年创立后的第一位外科教授。在那里，他培养了整整一代的顶尖外科医生，同时在外科技术方面取得了许多有价值的进步。此外，他还发明了外科手术手套。他以向学生灌输最严格的手术护理和卫生标准而闻名，这种方法影响深远，很快就被称为“哈斯泰德法”。人们常称他为“美国外科之父”。

让哈斯泰德的成就更加引人注目的是，在他的大部分职业生涯里，他都是个瘾君子。在研究缓解疼痛的方法期间，他尝试了可卡因，很快发现自己对它产生了不由自主的依恋。随着毒瘾侵入他的生活，他的举止明显变得更为保守（他的大多数同事认为，他变得更审慎、更有反省意识了）。但在文字上，他变得非常狂躁。以下是他1885年（恰好是他给母亲做完手术4年后）写的一篇论文开头：“既非对事情有多少种可能性可供解释无动于衷，亦非无法理解，为什么竟然有这么多外科医生，全无怀疑地，对所提议所断言之举动，如局部麻醉，表现得这么缺乏兴趣，哪怕此事业已得到证实，尤其对他们理应极具吸引力。我并不认为此种情况，或某种责任感……”这样的话，他洋洋洒洒写了好几段，东拉西扯，前言不搭后语。

为了努力让他摒除诱惑，戒掉坏习惯，哈斯泰德被派上了一艘加勒比海邮轮，只可惜，人们逮到他在船上的药箱里翻找毒品。此后，他被送到罗德岛的一家机构，不幸的是，那里的医生试图靠着注射吗啡让他戒掉可卡因。最终，他对两种毒品都上了瘾。终其一生，除了一两个顶头上司之外，几乎所有人都不知道他完全依赖毒品度日。有证据表明，他的妻子也成了瘾君子。

1894年，在马里兰州的一次大会上，也即哈斯泰德毒瘾最重的时候，他介绍了自己最具革命性的创新——根治性乳房切除术的概念。哈斯泰德错误地相信，乳腺癌呈辐射状向外扩散，就像酒洒在桌布上一样，而唯一有效的治疗方法不仅是切除肿瘤，还要尽可能多地切除周边组织。与其说根治性乳房切除术是切除性手术，不如说它是挖掘术。它包括切除整个乳房和周围的胸肌、淋巴结，有时还包括肋骨，一句话，任何可以切除而不会导致立刻死亡的部位，统统要拿掉。由于切除范围太大，唯一能缝合伤口的做法是从大腿上取下一大块皮肤移植物，这为那些饱受虐待的可怜病人带去更多的疼痛、更大面积的外形摧残。

但手术的效果很好。哈斯泰德有大约1/3的病人活了至少3年，这一比例让其他癌症专家大感惊讶。还有更多的病人至少过了几个月还算舒适的生活，再也没有了从前让病人闭门不出的恶臭和渗漏。但并非所有人都相信哈斯泰德的方法是正确的。在英国，一位名叫斯蒂芬·佩吉特（Stephen Paget，1855—1926）的外科医生研究了735例乳腺癌病例，发现癌症根本不像洒洒在桌上那样扩散，而是突然从遥远的位置冒出来。很多时候，乳腺癌会转移到肝脏，而且是转移到肝脏内的特定部位。尽管佩吉特的发现是正确的、无可争议的，但在大约100年的时间里，没人注意到这些，在此期间，数万名妇女惨遭不必要的身体损毁。

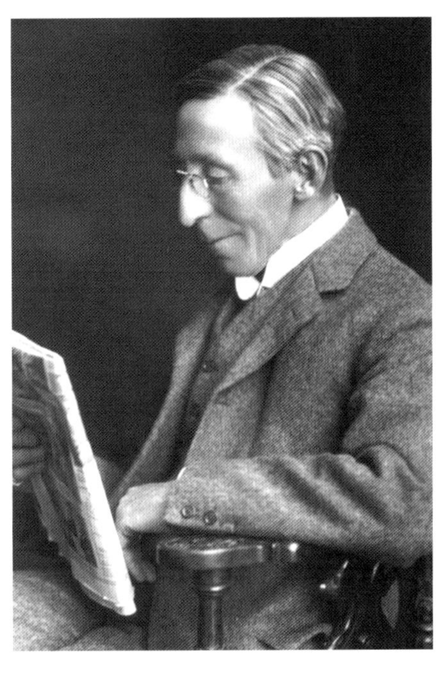

斯蒂芬·佩吉特，这个外科医生发现，癌症并不是像哈斯泰德和其他人猜测的那样，是像染色剂那样扩散开来的，而是会转移到某个距离甚远的位置上。可悲的是，这个发现被忽略了大约一个世纪。

* * *

与此同时，世界其他地方的医学研究人员也在开发不同的癌症治疗方法，而这些方法，通常也会对患者造成同等的折磨——有时甚至还会折磨那些治疗患者的人。20世纪初最令人兴奋的事情之一是镭，1868年，由玛丽·居里和皮埃尔·居里在法国共同发现。人们很早就认识到，镭会积聚在接触者的骨头里，但那时候人们认为辐射完全有益，故此这是一件好事。结果，许多药物都大剂量地添加放射性元素（有时产生毁灭性的后果）。有一种流行的非处方止痛药叫“镭补”（Radithor），用稀释的镭制成。匹兹堡一位名叫埃本·M. 拜尔斯（Eben M. Byers）的实业家把它当作补药，连续3年每天喝一瓶，直到他发现自己脑袋的骨头在慢慢软

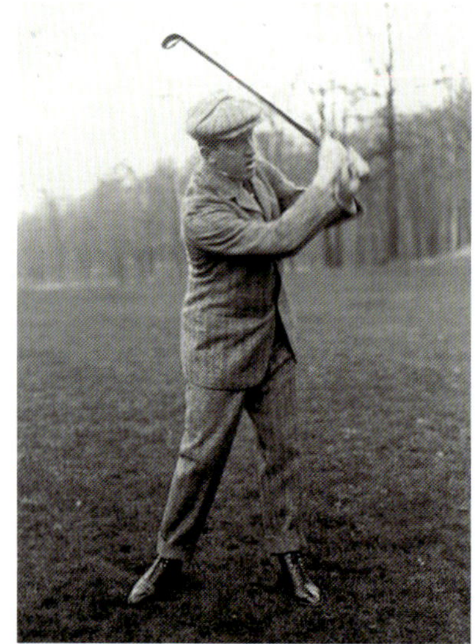

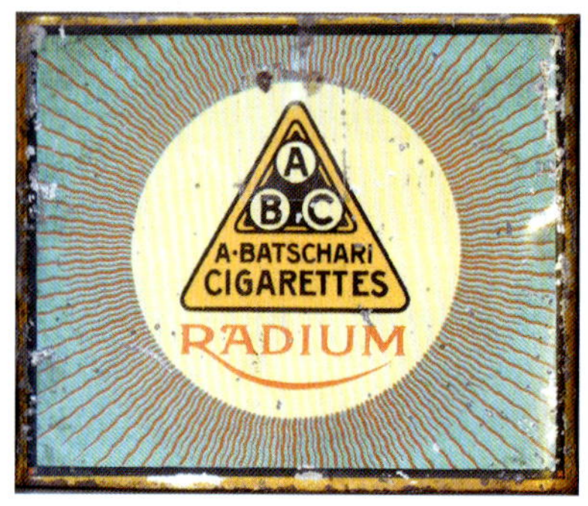

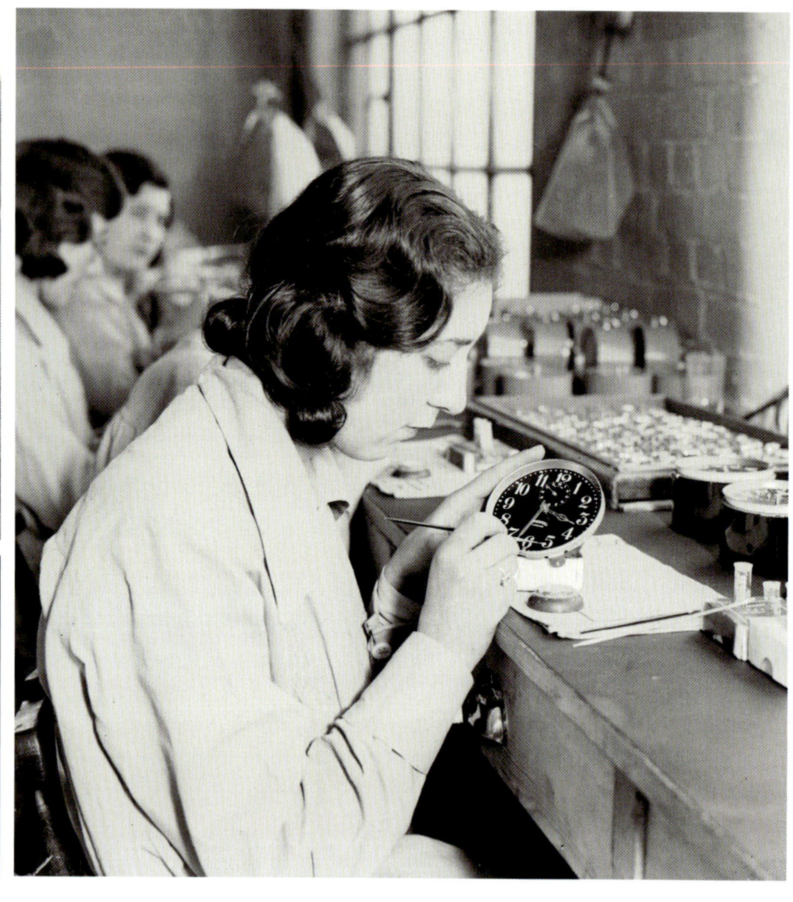

镭被用在了像“镭补”这样的药品或香烟广告中，因为人们轻率地假设镭对身体是有益的，尽管这些药品里都不包含镭。实业家埃本·拜尔斯就选择了食用镭，因为他认同镭有益身体健康，而其他人接触辐射则是别无选择，就像这些把镭涂在钟表上的妇女们。

化和溶解，就像一根淋过大雨的粉笔。他丧失了大部分下巴和部分头骨，缓缓地、可怕地死去。

对其他许多人来说，镭是一种职业危害。1920年，美国卖出了400万块镭表，制表行业雇用了2000名妇女来为表盘涂漆。这是一项精细的工作，要让刷子保持尖端合在一起，最简单的做法就是用嘴唇轻轻一抿。蒂莫西·J. 乔根森（Timothy J. Jorgensen）在精彩的历史著作《奇异的光芒：辐射的故事》（*Strange Glow: The Story of Radiation*）中指出，日后有人计算过，普通的表盘涂漆工每个星期会以这种方式吞下大约一茶匙的放射性物质。工厂车间里的空气中也散布着大量的镭尘，一些女工甚至发现自己能在黑暗中发光。不出所料，一些女工很快生病而死。另一些的骨头变得脆得出奇：一名年轻女工刚一跃进舞池，腿就断了。

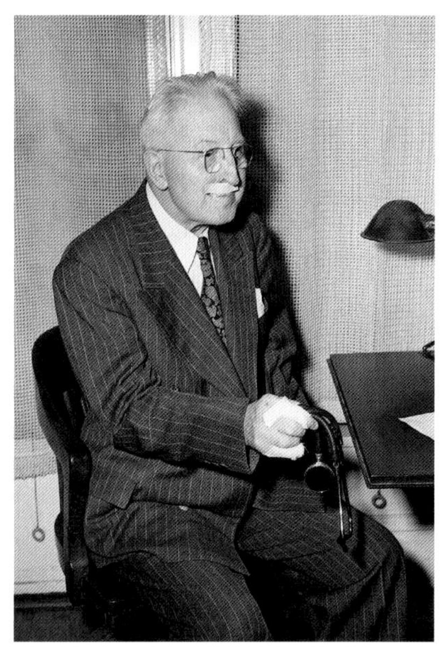

另一位在自己无比珍贵的研究中惨遭不幸的医疗先锋：埃米尔·H. 格鲁贝，想到他工作中的X射线给他自己的脸和手造成的伤害，他看上去令人意外地还挺高兴。

最早对放射治疗发生兴趣的人物之一是芝加哥哈内曼医学院的学生埃米尔·H. 格鲁贝（Emil H. Grubbe，1875—1960）。1896年，威廉·伦琴（Wilhelm Rontgen）宣布发现X射线仅仅1个月后，格鲁贝就决定在癌症患者身上试验X射线，哪怕他实际上没有这么做的资格。格鲁贝最初的病人都死得很快，毕竟，他们本就濒临死亡，即便采用今天的治疗方法，也可能救不了，更何况格鲁贝所用的剂量全靠猜。但这位年轻的医学生坚持了下来，随着经验的积累，他取得了越来越多的成功。遗憾的是，他不理解限制自己辐射接触量的必要性。到了20世纪20年代，他全身都长了肿瘤，最明显的是脸部。外科手术为他切除了这些肿瘤，也使得他形如鬼怪。患者们逐渐抛弃了他，他从医执业的生涯也走向失败。“到1951年，”蒂莫西·J. 乔根森写道，“他因为多次接受手术而严重毁容，房东要求他搬出公寓，因为他怪异的外貌吓跑了其他房客。”

有时候，运气好的话，放射治疗尝试能带来不错的结果。1937年，南达科他州的教师兼家庭主妇甘达·劳伦斯（Gunda Lawrence）因为腹部癌症濒临死亡。明尼苏达州梅奥诊所的医生判断她还有三个月好活。好在劳伦斯夫人有两个挚爱她的优秀儿子——一个是天才的医生约翰，另一个是20世纪杰出的物理学家欧内斯特。欧内斯特是加州大学伯克利分校新创办的辐射实验室的负责人，他刚刚发明了回旋加速器，这是一种粒子加速器，可激活质子，同时产生大量的放射性物质。也就是说，兄弟俩拥有全美最强大的X光机，可产生100万伏特的能量。

他们完全不肯定结果会是什么样（此前没人曾在人类身上做过哪怕是稍微类似的实验），就直接将一股氘核射线瞄准了母亲的腹部。这是一次痛苦的经历，可怜的劳伦斯夫人疼痛难忍，甚至

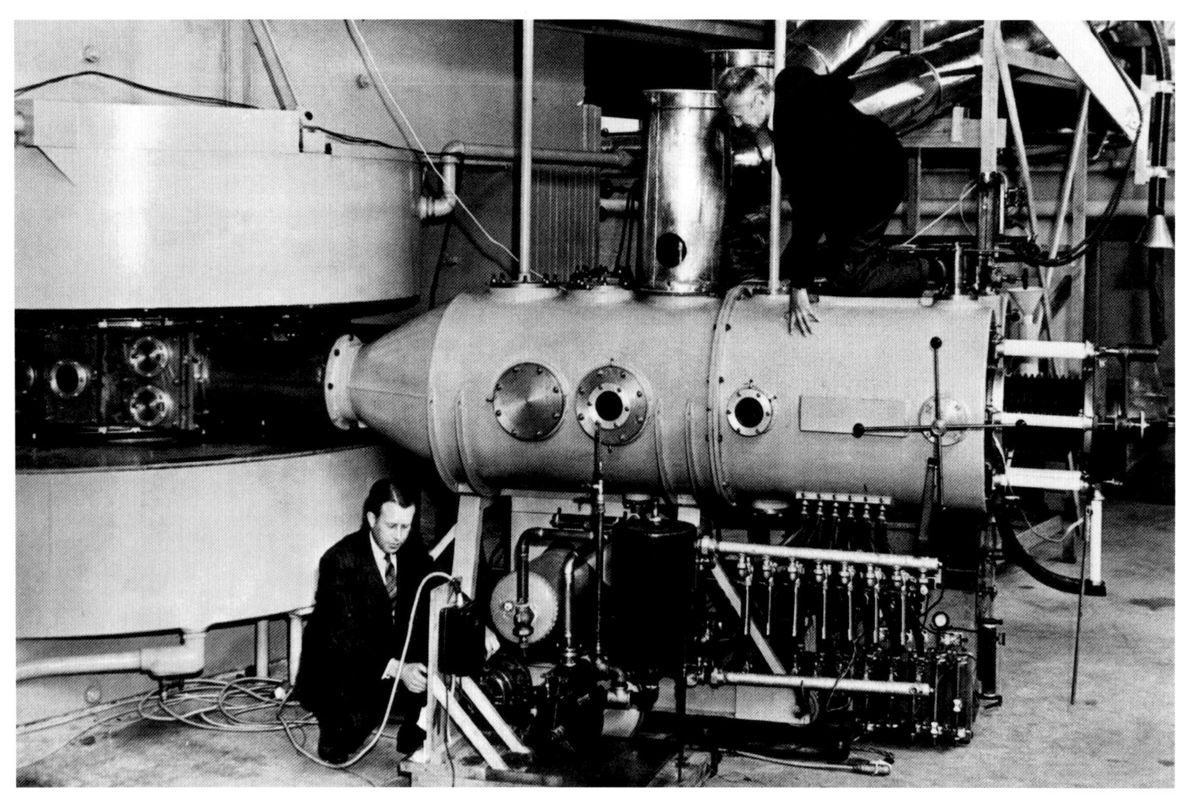

放射治疗的诞生：欧内斯特·劳伦斯（跪在地上的那位）和他的助手唐纳德·库克西（Donald Cooksey）正在调试一台粒子回旋加速器，以进行最后一次测试。

哀求儿子们让自己死了算了。“有时，我感觉不放弃未免太过残忍。”约翰后来写道。幸运的是，经过几次治疗，劳伦斯夫人的癌症得到缓解，又活了22年。更重要的是，一个全新的癌症治疗领域诞生了。

还是在伯克利的辐射实验室，完成一组实验之后，研究人员在机器旁发现了一只老鼠的尸体，他们终于开始关注辐射的危险。欧内斯特·劳伦斯突然意识到，机器产生的大量放射性物质可能对人体组织构成危险。因此，他为机器安装了保护屏障，机器运行过程中，操作员也撤退到另一个房间。后来人们发现，这只老鼠是死于窒息而非辐射，但谢天谢地，安全措施还是照常推进。

在癌症治疗领域，化疗是继手术和放疗之后的第三种手段，它的出现，同样来自类似出人意料的事件。第一次世界大战后，国际条约宣布化学武器为非法，尽管如此，仍有几个国家出于防范其他国家的考虑而生产化学武器。美国就在这些违规国之列。

出于显而易见的原因，这是高度机密，但1943年，美国海军的补给船“约翰·哈维”号（SS John Harvey）在货物里携带了芥子气，偏不巧赶上了德国对意大利巴里港的轰炸突袭。“哈维”号被炸毁，释放出大量芥子气，导致伤亡无数。海军方面意识到这是一次极好的芥子气杀伤效能测试（虽然事出偶然），便派化学专家斯图尔特·弗朗西斯·亚历山大（Stewart Francis Alexander）中校去研究芥子气对船员和附近其他人的影响。亚历山大是一位机敏而勤奋的调查员，做了一件利在千秋的事。他注意到一项可能遭到忽视的事实：芥子气极大地减缓了接触者体内白细胞的生成。由此，人们认识到芥子气的某些衍生物或许对治疗某些癌症有用。化疗就这样诞生了。

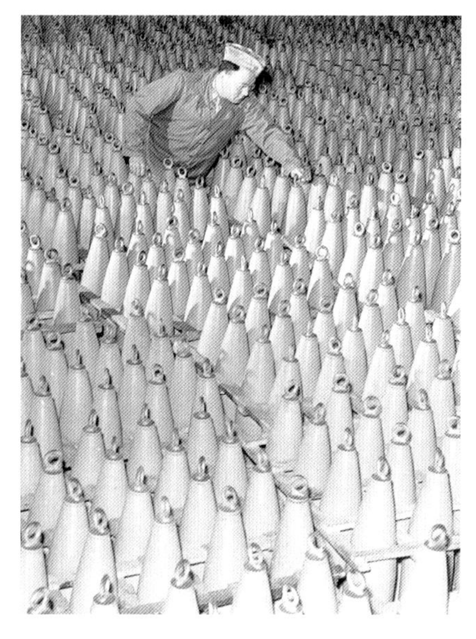

拿它做什么和它究竟是什么关系并不大：在这里，第二次世界大战时期被美军装载在弹头里的芥子气，成了化疗的基础。

“很值得一提的是，”一位癌症专家对我说，“我们基本上还在使用芥子气。当然，它们都经过改进，但本质上跟第一次世界大战里军队用来彼此残杀的武器并没有多大的不同。”

III

如果你想知道近年来癌症治疗取得了多大的进展，去乌得勒支的马克西玛公主儿童癌症中心一定是最糟糕的选择了。这里是欧洲最大的儿童癌症中心，由荷兰七所大学医院的儿童肿瘤部合并而成，荷兰全国的癌症治疗和研究都集中于此。这是一个明亮、资源丰富、充满活力的地方。约瑟夫·沃姆尔带我四处参观时，我们必须时不时地退到一边，因为骑着踏板赛车的小孩子们（这里所有的孩子都是光头，鼻孔里插着塑料管）以极快的速度从我们中间或周围穿行。沃姆尔快活地向我表示歉意：“我们多多少少是让他们来管理这个地方了。”

癌症在儿童中其实很少见。在全世界每年确诊的1400万癌症病例中，只有大约2%的患者年龄在19岁或以下。儿童癌症的主要原因是急性淋巴细胞白血病，约占白血病病例的80%。50年前，这等于是死刑宣判。药物可以缓解一段时间，但病魔很快会卷土重来，5年存活率不到0.1%。如今，存活率达到了90%。

突破性时刻来自1968年，田纳西州孟菲斯市圣犹大儿童研究医院的唐纳德·平克尔（Donald Pinkel）尝试了一种新的方法。平克尔确信，倘若按当时的标准做法，给予中等剂量的药物，会使一些白血病细胞逃逸，病情会在治疗停止后反弹。这就是为什么缓解总是暂时性的。平克尔用各种各样的药物对白血病细胞展开猛烈轰击，不光组合用药，始终给予尽量最大的剂量，还伴有若干次放疗。这种治疗方法很折磨人，最长持续时间可达2年，但它发挥了作用，患者的存活率显著提高。

希望他们不需要：2019年，由约瑟夫·沃姆尔（右一）领导的乌得勒支马克西玛公主儿童癌症中心。这是在与中心同名的马克西玛皇后（居中）访问期间拍摄的照片。

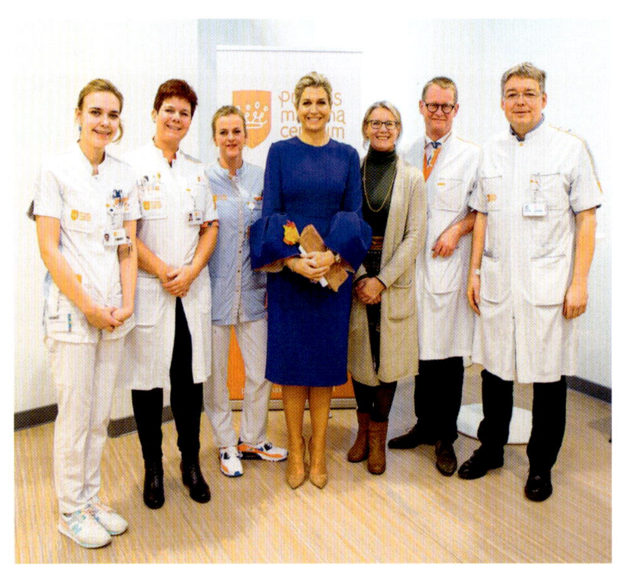

“我们基本上仍然沿用着白血病治疗早期先驱者的方法。”沃姆尔说，“那以后我们所做的一切都是细节调整。我们有了更好的方法来应对化疗的副作用，有了更好的方法来对抗感染，但基本上，我们做的仍然是平克尔做过的事。”

在任何人类身体上，这都是一件困难的事，更何况，这还是些尚在发育的年轻身体。儿童癌症死亡的病例，有很大比例的直接死因不是癌症，而是治疗。“治疗是有大量附带伤害的，”沃姆尔对我说，“治疗不仅影响癌细胞，还影响许多健康细胞。”最明显的表现就是毛发细胞受损，使得患者头发脱落。更严重的是，治疗还会对心脏和其他器官造成长期损害。接受过化疗的女孩有更大概率提前进入更年期，日后在生活中还有更大的卵巢衰竭风险。男女两性的生育能力都可能受到影响，在很大程度上，这取决于癌症的类型和治疗方式。

尽管如此，整个故事基本上仍然是积极的，不光儿童癌症如此，各年龄段的癌症都是如此。在发达国家，25年来的时间里，肺癌、结肠癌、前列腺癌、霍奇金淋巴瘤、睾丸癌和乳腺癌的死亡率猛跌了25%～90%。仅在美国，过去30年里死于癌症的人数就少了240万人（相较于死亡率不变的情况）。

许多研究人员梦想着找到一种方法来检测血液、尿液或唾液中化学成分的微小变化，在癌症早期还容易治疗的时候，就暴露出患癌的端倪。“问题是，”沃姆尔说，“就算我们现在能及早检测出癌症，我们也无法判断它是恶性还是良性的。在绝大多数情况下，我们关注的是癌症出现后的治疗，而不是从开始预防癌症。”据估计，全球的癌症研究资金，只有不超过2%～3%用于预防。

“你简直想象不出短短一代人里事情发生了多大的变化，”参观快要结束时，沃姆尔若有所思地说，“你知道这些孩子大部分都能治愈，可以回家重新过自己的生活，这真是世界上最叫人心满意足的事情了。但要是他们最开始根本不必到这里来，那该是何等美妙啊！我的梦想仅此而已。”

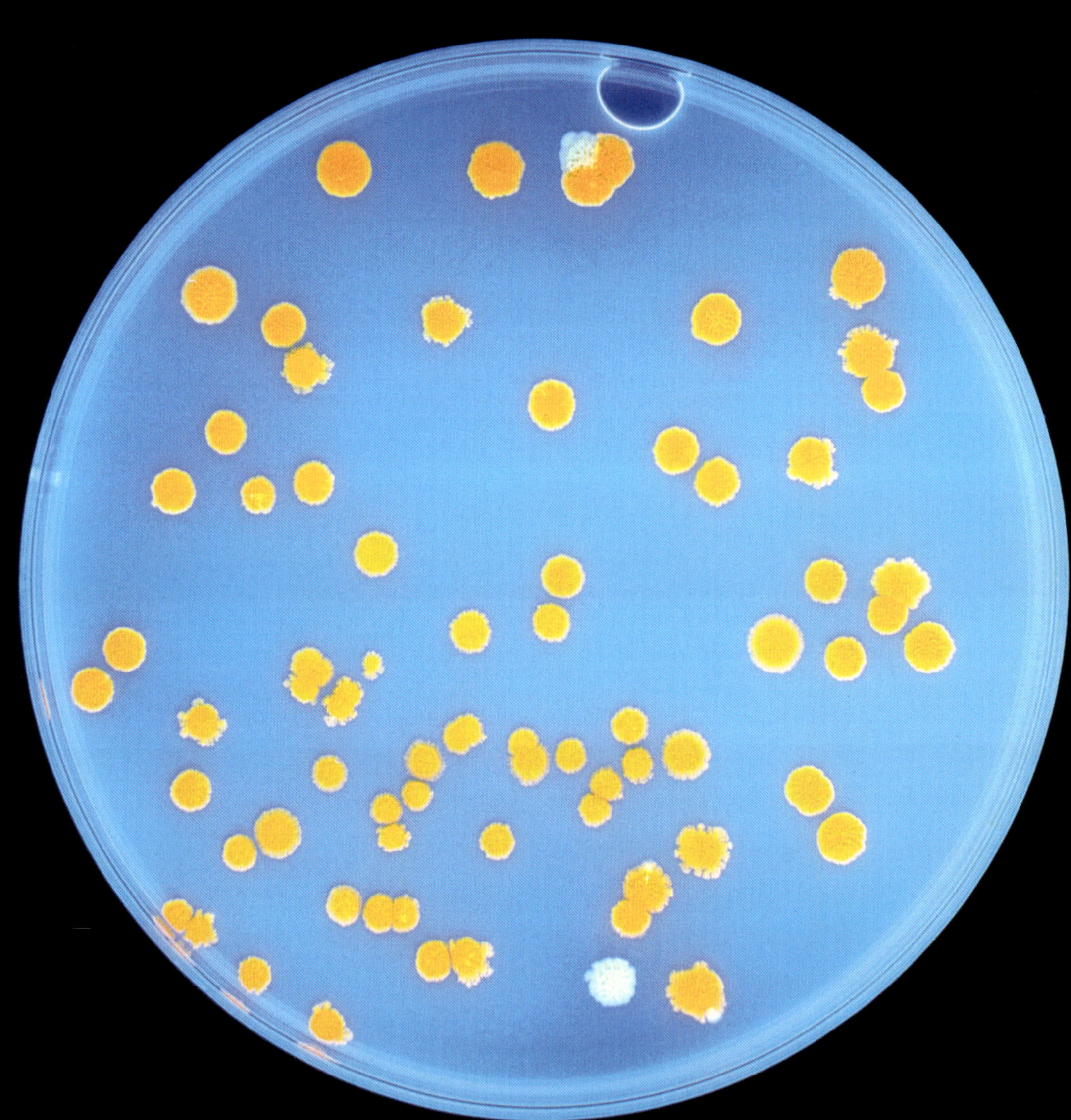

第二十二章

医疗：

“过度治疗”才是健康的最大杀手

全科医生：你给琼斯做手术是为什么？
外科医生：100磅。
全科医生：不，我是说他得了什么？
外科医生：100磅。

——幽默漫画杂志《潘趣》，1925

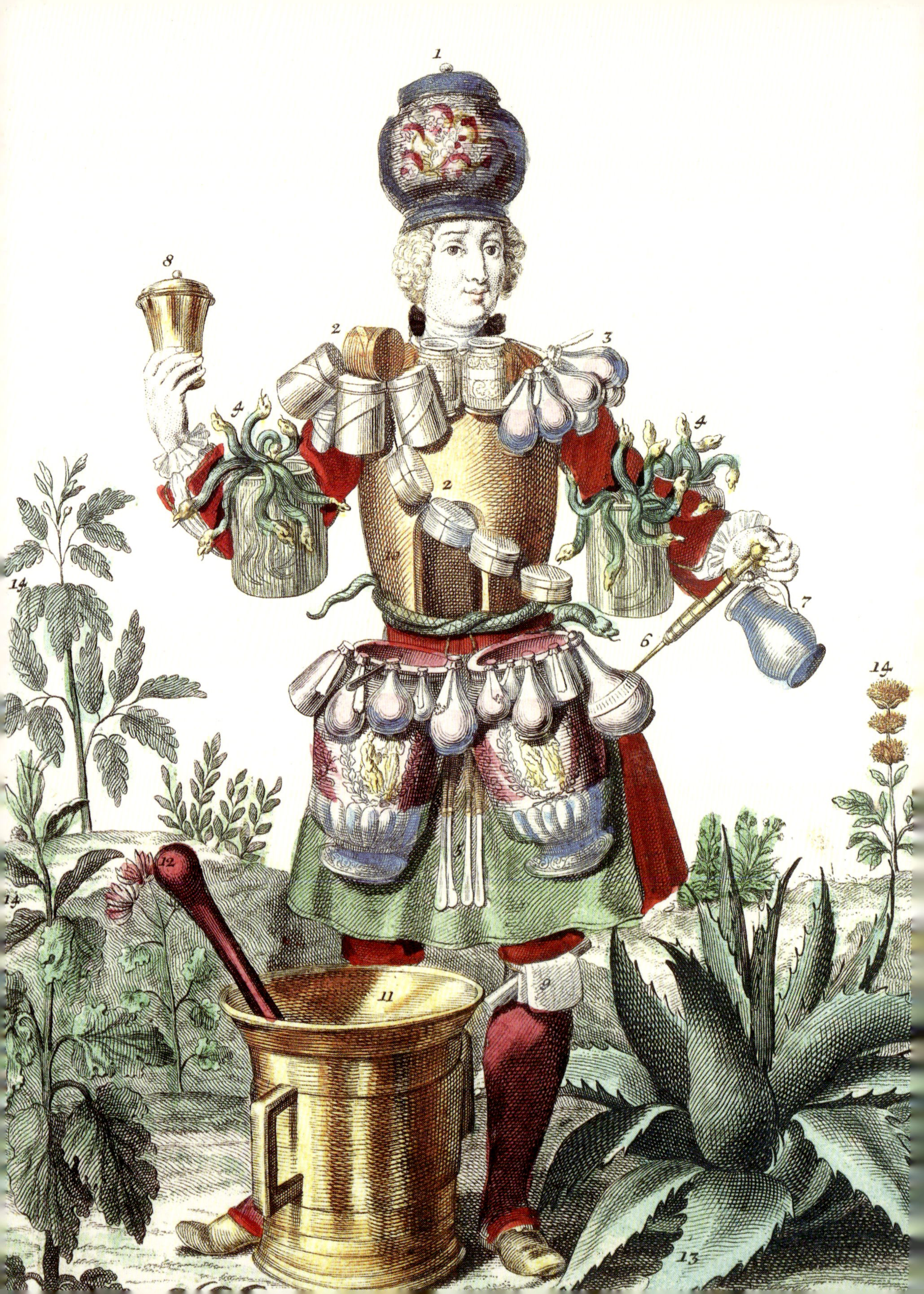
1
8
2
3
4
4
2
14
7
6
14
12
14
11
9
13

我想简短介绍一下阿尔伯特·沙茨（Albert Schatz），如果说，有一个人值得我们片刻的感激，一定非他莫属。沙茨生于1920年，逝于2005年，来自康涅狄格州一户贫穷的农民家庭。他在新泽西州罗格斯大学学习土壤生物学，不是因为他对土壤心怀热情，而是因为身为犹太人，他必须符合大学的就读配额，而且他无法进入更好的大学。他推断，不管他能从土壤肥力中学到些什么知识，至少回到家里的农场会有些用武之地。

这种不公平待遇，竟然阴差阳错地挽救了许多人的生命，因为在1943年，还是学生的沙茨产生了一种直觉，认为土壤微生物兴许能带来另一种抗生素，跟新诞生的青霉素并驾齐驱。青霉素固然很有价值，但对一类名叫革兰阴性菌的细菌不起作用。导致结核病的微生物，就属于此类细菌。沙茨耐心地检验了上千份样本，不到一年的时间，他就研制出了第一种能够消灭革兰阴性菌的药物——链霉素。这是20世纪微生物学最重大的突破之一。[1]

沙茨的指导员塞尔曼·瓦克斯曼（Selman Waksman）立即看到了沙茨这一发现的潜力。他负责该药的临床试验，其间他让沙茨签署了一份协议，将专利权转让给了罗格斯大学。不久之后，沙茨发现，瓦克斯曼将这一发现的功劳全部揽到自己的头上，并阻止沙茨受邀参加各种会议（沙茨本该在这些会议上获得赞扬和关注）。随着时间的推移，沙茨还发现，瓦克斯曼本人并没有放弃专利权，而是从中获得了每年高达数百万美元的丰厚利润分成。

由于无法得到任何满意的结果，沙茨最终起诉了瓦克斯曼和罗格斯大学，并以胜诉告终。在和解协议中，他以共同发现者的身份得到了部分版税和荣誉，但打官司本身毁了他：在那个年代，人

1　革兰阴性菌（Gram-negative）和革兰阳性菌（Gram-positive）里的“gram”不是重量单位克。它来自丹麦细菌学家汉斯·克里斯蒂安·革兰（Hans Christian Gram，1853—1938）。1884年，革兰发明了一种技术，通过在显微镜玻片上染色时的颜色来区分这两类细菌。这两类细菌的区别在于它们细胞壁的厚度，以及染料穿透其细胞壁的难易程度。

对页：这是一幅18世纪的插图，描绘的是一名药剂师正勤奋地为自己的营生工具编号。

本章章节页图片：土壤中的链霉素培养菌落，抗生素链霉素就是通过它被发现并研制出来的。

下图：伟大却长期得不到承认的阿尔伯特·沙茨，链霉素的发现者；塞尔曼·瓦克斯曼（底下），他实际上是窃取了沙茨的发现，并从中获利。

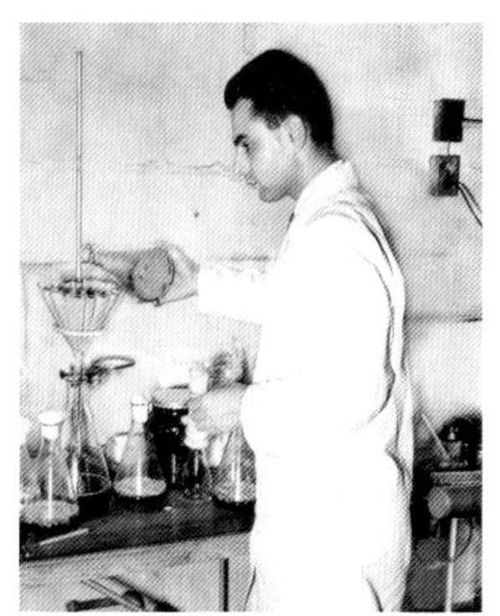

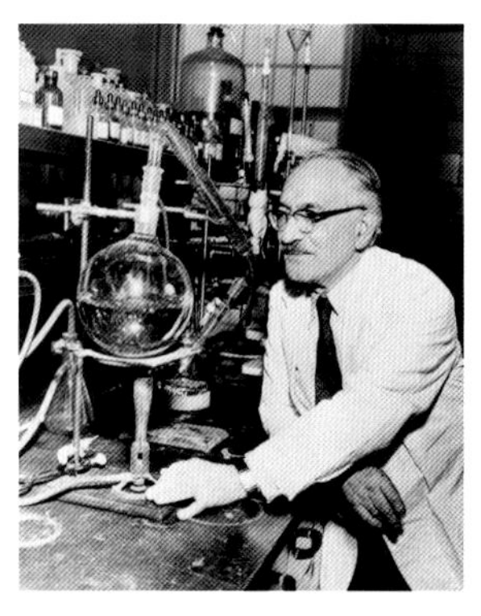

据估计，全球人均预期寿命在20世纪提高的幅度，相当于此前8000年的总和。

们认为起诉学术上级是很恶劣的举动。在好些年里，沙茨只能在宾夕法尼亚州一所小型农业院里就职。他的论文屡遭主流杂志拒稿。他写了一篇回忆链霉素发现的文章，唯一愿意发表它的刊物是《巴基斯坦牙科评论》（*Pakistan Dental Review*）。

1952年，塞尔曼·瓦克斯曼被授予诺贝尔生理学或医学奖，这是现代科学史上最不公正的一件事。阿尔伯特·沙茨一无所得。终其一生，瓦克斯曼都冒领着这一发现的功劳。不管是他的诺贝尔奖获奖感言，还是他在1958年出版的自传里，瓦克斯曼一句话也没有提到沙茨，只是顺便说自己的发现得到过一名研究生的协助。1973年，瓦克斯曼去世，多份讣告称他为“抗生素之父”，只可惜，他绝对不是。

瓦克斯曼去世20年后，美国微生物学会做了一次迟来的努力，邀请沙茨在链霉素发现50周年之际向学会发表演讲，以求弥补过失。为了表彰他的成就，学会未经深思，便授予沙茨最高奖项：塞尔曼·瓦克斯曼奖章。人生有时候真的太不公平。

如果说，这个故事有什么充满希望的寓意，那就是，不管怎么说，医学总归实现了进步。多亏了成千上万像阿尔伯特·沙茨这样基本上未获歌颂的无名英雄，在一代代人的努力下，我们抵御自然侵袭的武器装备变得越来越强大。放眼全球，各地的人均寿命都显著提高，令人欣慰地反映了上述事实。

据估计，全球人均预期寿命在20世纪提高的幅度，相当于此前8000年的总和。美国男性的平均寿命从1900年的46岁增加到20世纪末的74岁。同期美国女性进步更大，从48岁增加到了80岁。其他

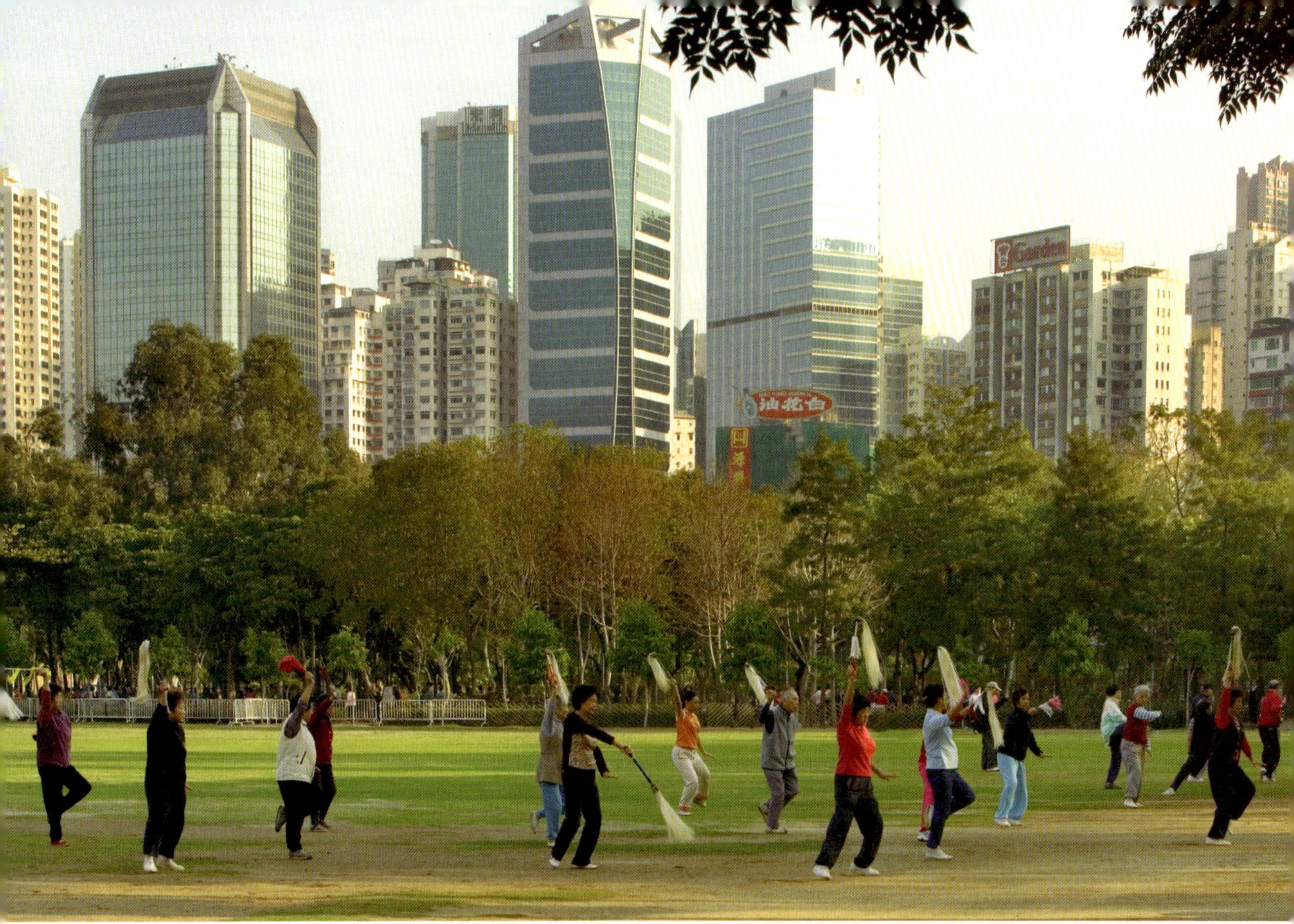

这些在香港维多利亚公园打太极的人，如今有望活到80多岁。这个年龄是1950年全球平均寿命的2倍。

地方的进展也令人惊叹。今天，一个在新加坡出生的女性预期寿命为87.6岁，是她曾祖母预期寿命的2倍还多。如果把全球视为整体，男性的预期寿命从1950年的48.1岁（这是可以追溯到的最早的可靠全球记录）增长到今天的70.5岁；女性从52.9岁提高到75.6岁。20多个国家和地区如今的人均预期寿命都高于80岁。位居榜首的是中国香港地区（84.3岁），紧随其后的是日本（83.8岁）和意大利（83.5岁）。英国的平均寿命为81.6岁，也相当不错，而美国的平均寿命要短不少，仅为78.6岁，具体原因将在下面进行讨论。不过，就全球范围而言，这是个成功的故事，大多数国家或地区，哪怕是发展中国家，在短短一两代人的时间里，人均寿命提高了40%～60%。

我们的死亡原因也跟从前不一样了。以下表格对比了1900年和现在的主要死因（每一类后所附数字指的是每10万人口中的死亡人数）。

1900年	现在
肺炎和流感，202.2	心脏病，192.9
肺结核，194.4	癌症，185.9
腹泻，142.7	呼吸道疾病，44.6
心脏病，137.4	卒中，41.8
卒中，106.9	事故，38.2
肾病，88.6	阿尔茨海默病，27.0
事故，72.3	糖尿病，22.3
癌症，64.0	肾病，16.3
衰老，50.2	肺炎和流感，16.2
白喉，40.3	自杀，12.2

两个时代最显著的区别是，在1900年，近一半的死亡由传染病引起，而现在只有3%。肺结核和白喉已经从现在的前10位中消失，取而代之的是癌症和糖尿病。导致死亡的交通事故从第7位跃至第5位，不是因为我们变得更笨了，而是因为其他原因已经从第一梯队中消失了。同样道理，1900年，每10万人口中有137.4人死于心脏病，而今天，每10万人口中有192.9人死于心脏病，数字虽然增长了40%，但几乎完全是因为抢先置人于死地的其他疾病消失了。癌症的情况也是一样。

必须指出，预期寿命数据存在问题。所有的死亡原因清单都多多少少有些任意性，对老年人来说尤其如此，他们或许有许多衰弱的症状，其中任何一种都可能导致他们死亡，同时，所有这些病症也必然全都产生着影响。1993年，两名美国流行病学家威廉·费格（William Foege）和迈克尔·麦金尼斯（Michael McGinnis）为

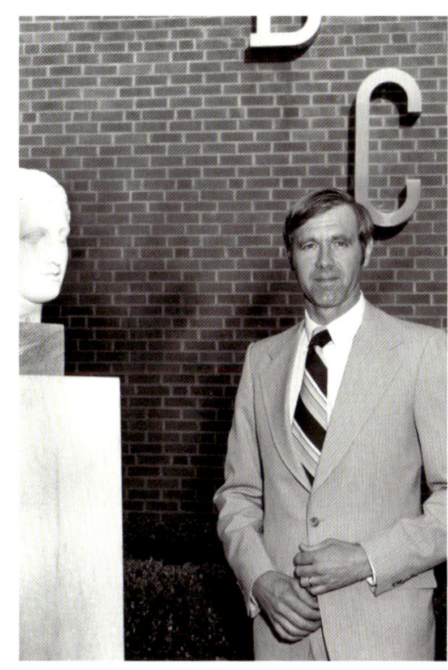

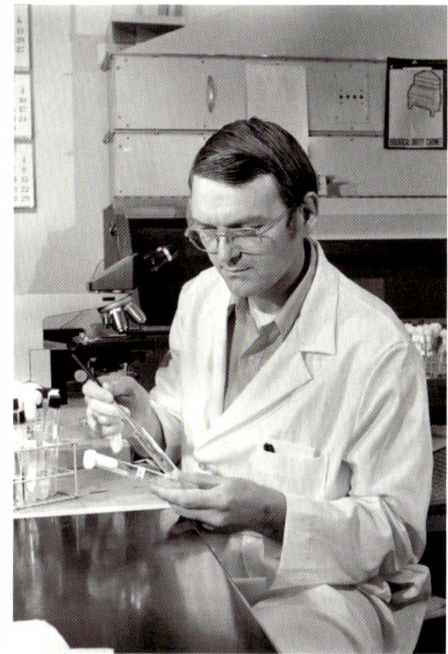

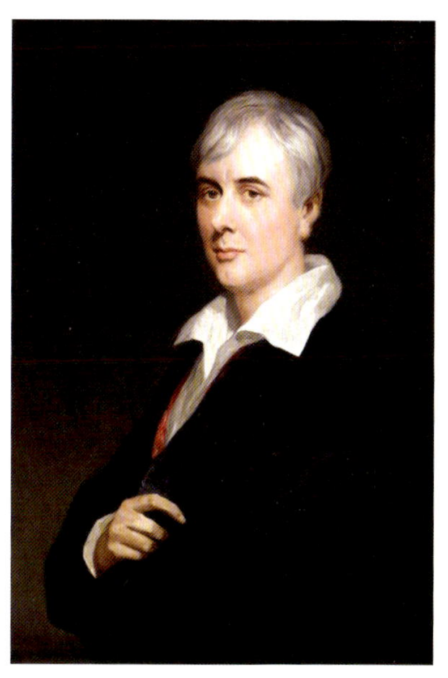

难以捉摸的死因：左边是威廉·费格，他在20世纪90年代与迈克尔·麦金尼斯对死亡证明的自信宣告发出了质疑；而乔治·博罗，他的一个世纪前的死亡记录一点都不精确。

《美国医学会杂志》共同撰写了一篇著名的论文，他们指出，在死亡主要原因记录上靠前的死因，如心脏病、糖尿病、癌症等，往往是其他条件导致的结果，真正原因是死亡证明上并未列出的吸烟、不良饮食习惯、非法使用毒品和其他行为因素。

另一个问题是，过去的死亡记录往往写得非常模糊，极具想象力。1881年，作家兼旅行家乔治·博罗（George Borrow）在英国去世，医生将他的死因列为“自然衰老”。谁说得出死因到底是什么？另一些人的死因，被记录为“神经发热”“体液停滞”“牙痛”“惊吓”，以及其他许多性质完全不确定的原因。这些含糊不清的说法，使得我们几乎不可能对现在和过去的死因进行可靠的比较。就算是在上面的两份清单里，也没人能判断1900年的衰老是不是和今天的阿尔茨海默病多少有点类似。

同样必须记住的是，儿童死亡率始终在扭曲历史上的预期寿命数据。当我们读到1900年美国男性的预期寿命是46岁时，这并不意味着大多数男性活到46岁就不行了。预期寿命很短是因为太多儿童在婴儿期就夭折了，而这拖低了统计数据的平均值。如果你已经度过了童年期，活到高龄的概率也不算小。很多人早早

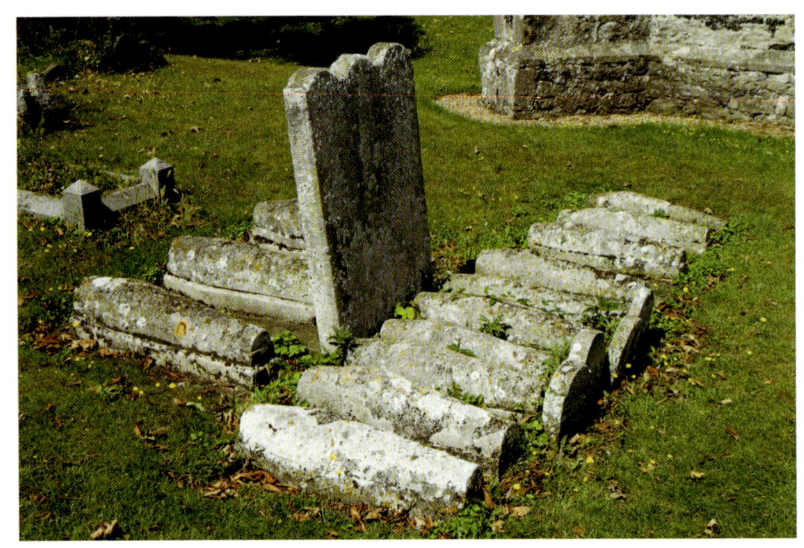

扭曲的平均值：这些在肯特郡的一个教堂墓地里的儿童墓碑，沉痛地提醒着人们，在18—19世纪的英国，儿童死亡到底有多普遍。

就死掉了，但如果有人活到老年，也绝不是什么奇迹。正如美国学者马琳·祖克（Marlene Zuk）所说："老年不是最近才出现的，但老年的共性却是最近才出现的。"然而，近年来最令人振奋的进步是幼儿死亡率的惊人降低。1950年，每1000名儿童中有216名（几乎占1/4）5岁之前死亡。今天，儿童早夭率仅为38.9‰，是70年前的1/5。

即使考虑到所有的不确定因素，有一点是毫无疑问的：到20世纪初，发达国家的人民已经享有了更长寿、更健康的生活前景。哈佛大学生理学家劳伦斯·亨德森（Lawrence Henderson）有句名言："到了1900年至1912年的某个时期，一名随机的患者随机选择一位医生给自己看病，前者从这场偶遇中受益的概率有史以来第一次超过了50%。"历史学家和学者们多多少少达成了一项普遍的共识：进入20世纪之后，医学出现了转机，并随着这100年的推进变得越来越好。

人们提出了许多理由，来解释这样的进步是怎样实现的。青霉素和其他抗生素（如前文沙茨发明的链霉素）的出现，对传染病产生了显而易见的重大影响，但随着20世纪社会各方面的发展，其他药物也大量涌入市场。到1950年，半数处方药物是过去10年

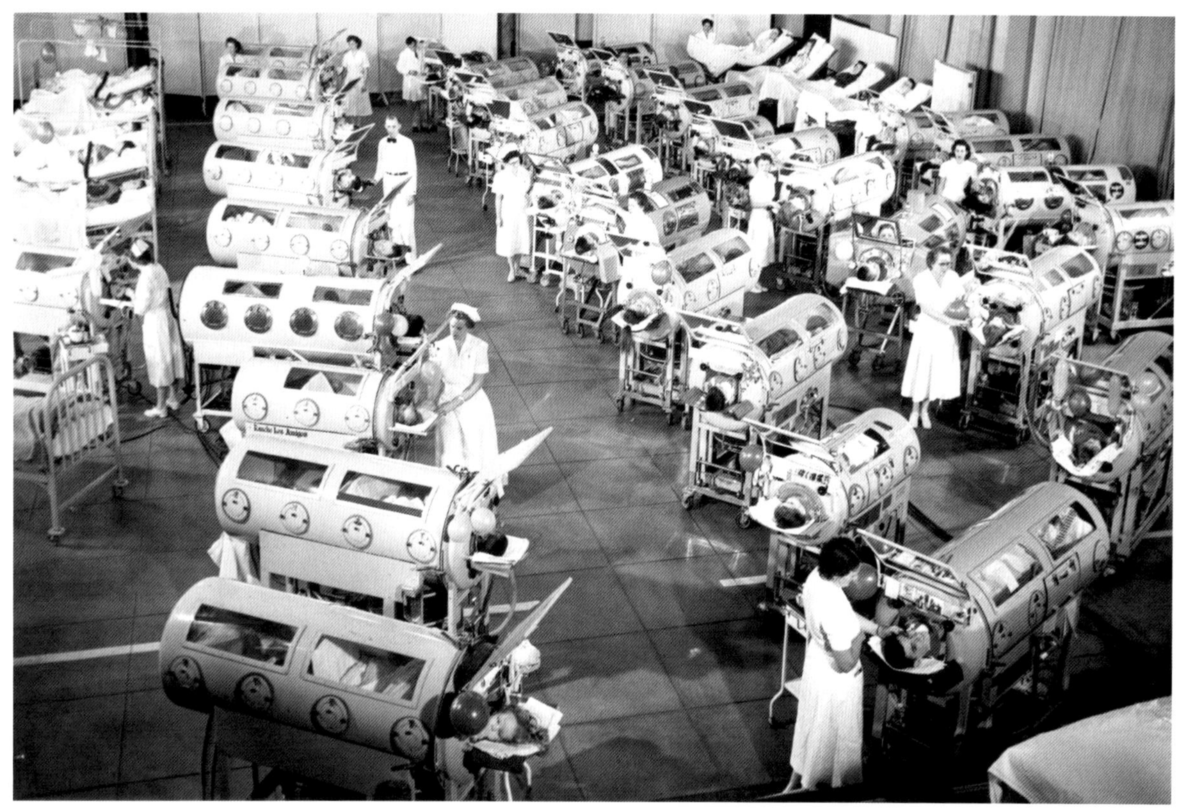

这是洛杉矶呼吸中心的一个房间，里面装满对抗小儿麻痹症的铁肺。从一个铁肺里取出一个病人需要动用35个人。

中发明或发现的。另一个巨大的进步可以归功于疫苗。1921年，美国大约有20万白喉病例；到20世纪80年代初，随着疫苗接种的普及，这一数字降至区区3例。在大致同一时期，百日咳和麻疹感染病例从每年约110万例降至仅1500例。在疫苗接种出现之前，美国每年有2万人身患小儿麻痹症。到了20世纪80年代，这一数字降至每年7人。根据英国诺贝尔奖得主马克斯·佩鲁茨的说法，疫苗在20世纪挽救的生命比抗生素更多。从来没人怀疑过，这些伟大的进步都归功于医学科学。不过，20世纪60年代初，一位名叫托马斯·麦基文（Thomas McKeown，1912—1988）的英国流行病学家再次研究了记录，注意到一些奇怪的异常现象。在有效的治疗手段出现之前，死于恶性疾病（如结核病、百日咳、麻疹和猩红热等）的人数就已经开始下降了。在英国，肺结核死亡人数从1828年的每百万人4000例下降到1900年的每百万人1200例，1925年下降到每

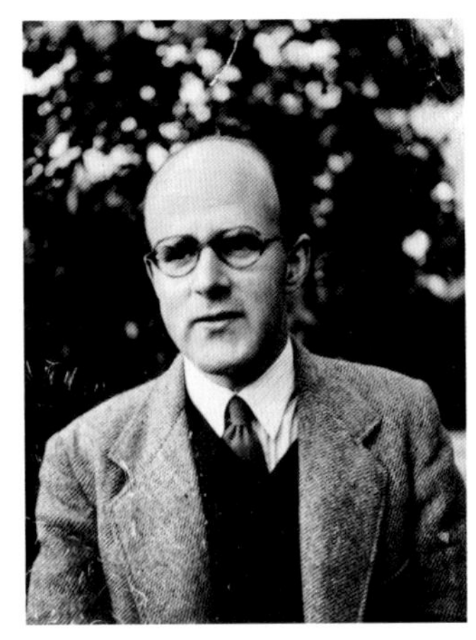

分子生物学家马克斯·佩鲁茨，他因批评托马斯·麦基文的论断而著称，后者认为“更好的卫生条件”能促进身体健康。

对页：这两张照片显示了19世纪末左右纽约拥挤的廉租公寓里穷人们的生活条件。这为佩鲁茨的怀疑提供了有力的证据。

百万人800例——一个世纪下降了80%。医学无法解释这一切。同样是在没有疫苗或其他有效医疗干预措施的条件下，儿童猩红热死亡人数从1865年的每万人23例减少到1935年的每万人仅1例。麦基文认为，总的来说，医学带来的改善可能仅占不到20%的原因，其余的都是卫生和饮食条件改善、生活方式更加健康，甚至还有铁路兴起（铁路改善了食物的流通分配，为城市居民带来了更新鲜的肉类和蔬菜）带来的结果。

麦基文的观点招致了大量批评。反对者坚持认为，麦基文在阐述其观点时所举的疾病例子，经过了精心挑选，在太多地方忽视了医疗保健进步所发挥的作用，或至少对其打了折扣。马克斯·佩鲁茨是批评他的人之一，佩鲁茨令人信服地指出，19世纪的卫生标准根本没有提高，相反，人们蜂拥入新兴工业化城市，居住在恶劣的环境中，进一步拉低了卫生标准。举例来说，19世纪，纽约市的饮用水质量稳步下降，甚至降到了危险的水平，到1900年，曼哈顿官方要求居民用水之前必须烧开。直到第一次世界大战之前，曼哈顿才有了第一家水过滤工厂。美国几乎所有其他主要城市或地区全都处于相同的境况，人口的增长超过了市政当局提供安全用水和高效排水系统的能力或意愿。

无论我们认为人均寿命延长的功劳该怎样分配，最重要的是，今天我们几乎所有人都能更好地抵御从前让曾祖父母一辈人奄奄一息的传染和疾病，而在需要的时候，我们也有更好的医疗保健可以求助。简而言之，生活从未如此美好。

或者至少这么说，只要我们基本上进入了小康，生活就从未如此美好过。如果说，今天的我们应该对一件事保持警惕和担忧的话，那就是20世纪的利益分配是何等的不公平。英国人的预期寿命总体上或许有了大幅增长，正如约翰·兰彻斯特（John Lanchester）在2017年《伦敦书评》的一篇文章中所指出，今天，格拉斯哥东部的男性平均寿命只有54岁，比印度的男性还短9年。

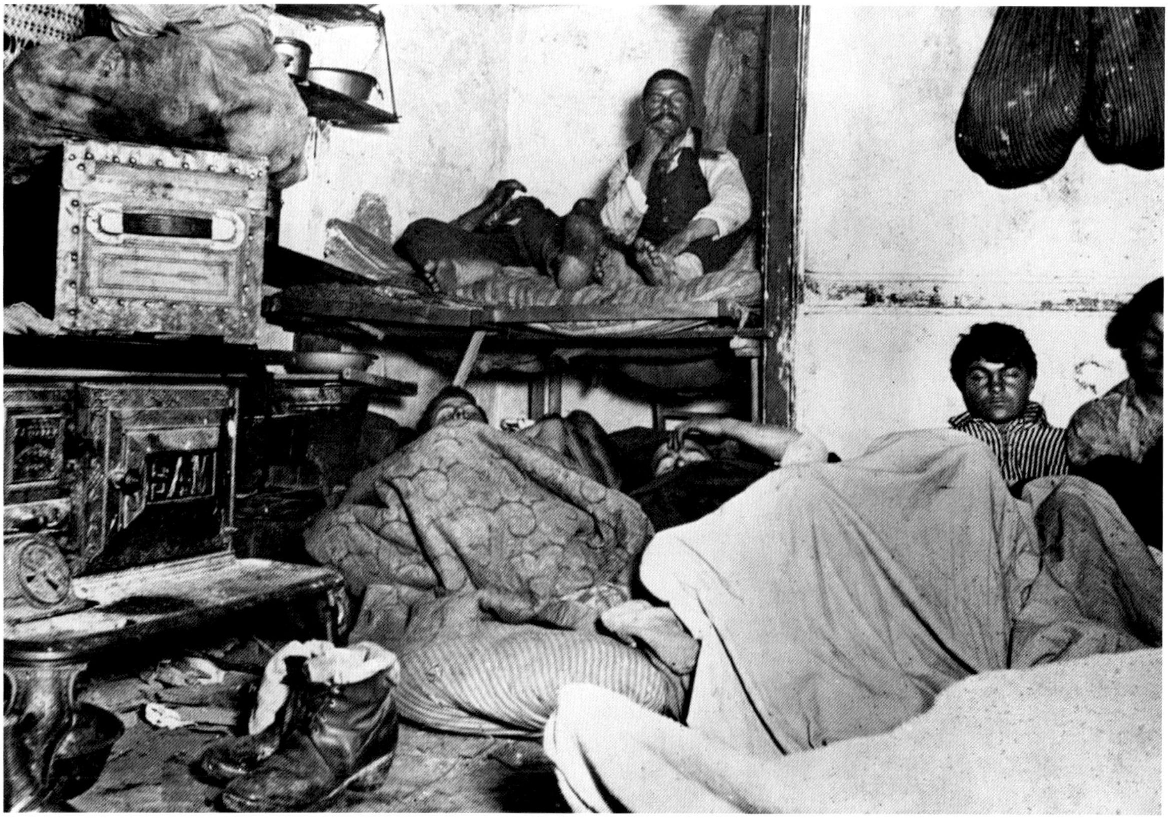

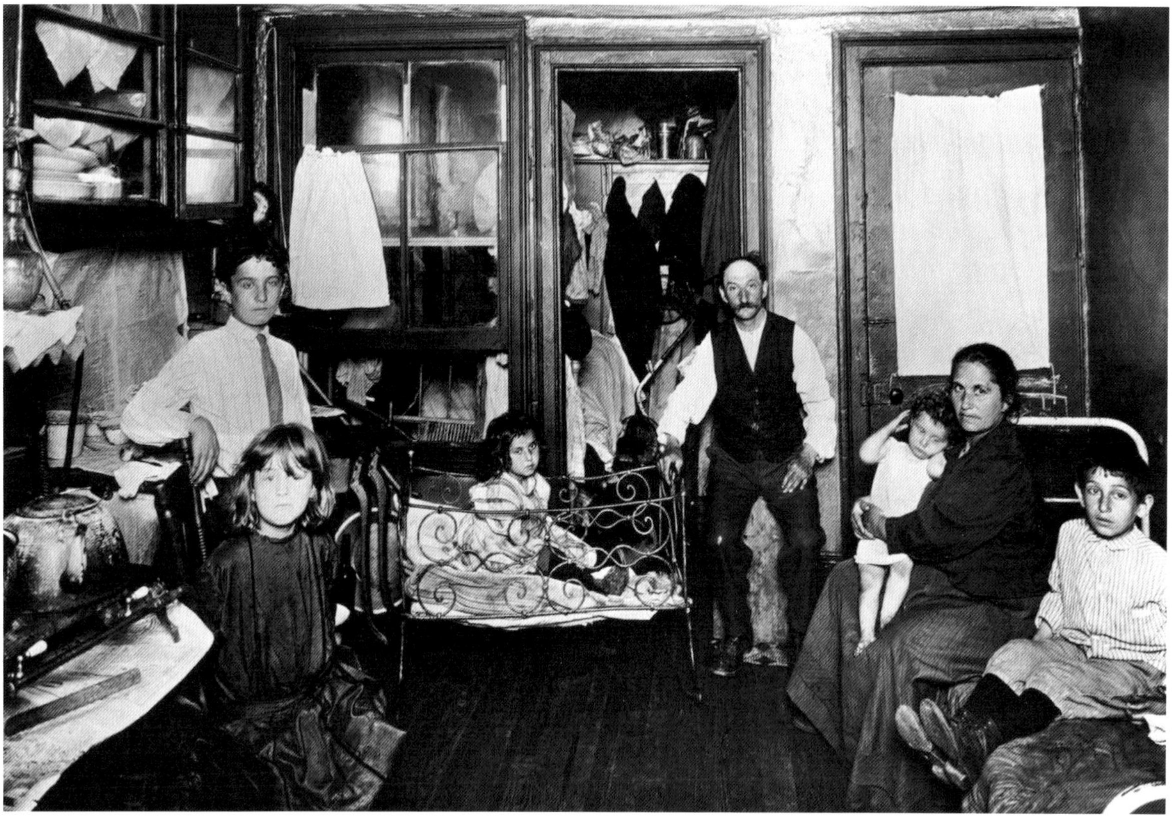

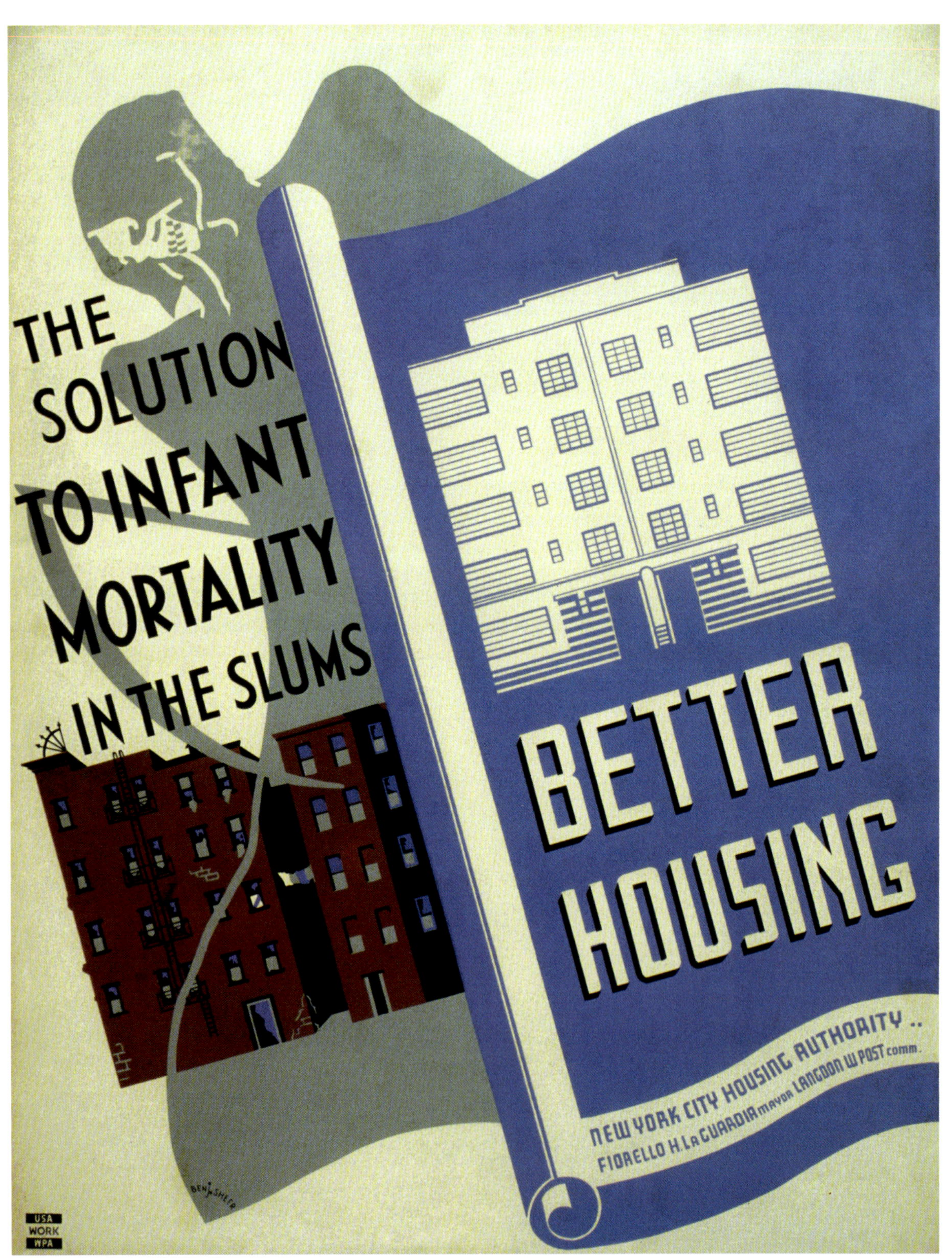
THE SOLUTION TO INFANT MORTALITY IN THE SLUMS
BETTER HOUSING
NEW YORK CITY HOUSING AUTHORITY ..
FIORELLO H. La GUARDIA mayor LANGDON W POST comm.
BEN SHEER
USA WORK WPA

同样的道理，一个住在纽约哈莱姆区的30岁黑人男性，比一个孟加拉国30岁男性的死亡风险要高得多。而且，跟你的想法不同，哈莱姆区的黑人男性，不是死于毒品或街头暴力，而是死于卒中、心脏病、癌症或糖尿病。

在西方世界的几乎任何一座大城市，搭乘公共汽车或地铁，你都可以在短短一趟行程里体验到类似的巨大差异。在巴黎，地铁B号线皇后港站到法兰西大球场站之间，不过五站路，可后者居民在任何一年里的死亡概率，都比前者居民要高82%。在伦敦，顺着地铁区域线，从西敏寺站往东前进，每隔两站，人均预期寿命就缩短一年。在密苏里州的圣路易斯，从繁华的克莱顿到前往市中心的杰夫-范德-卢街区只需驱车行驶20分钟，但你每走1分钟，沿途居民的预期寿命就会缩短1年；每走1英里，沿途居民的预期寿命就会缩短2年多。

关于当今世界的预期寿命，有两件事可以说得很自信。其一是，富裕真的大有帮助。如果你人届中年，特别富裕，来自几乎任何高收入国家，那么，你差不多能活到80多岁。一个其他方面跟你完全一样只是比你穷的人（跟你锻炼一样多，睡得一样多，饮食跟你同样健康，只是银行存款比你少），可能比你早死10～15年。对同等生活方式来说，这是很大的不同，只是没人说得准这到底是怎么回事。

可以肯定地说的第二点是，从预期寿命的角度看，做个美国人不是个好主意。跟其他工业化国家的同龄人相比，哪怕富裕也帮不了你的忙。一个随机选择的45～54岁的美国人，死于各种原因的概率是瑞典同年龄段人的2倍多。想想看：如果你是个美国中年人，你早死的风险，比瑞典乌普萨拉、斯德哥尔摩或林雪平等城市大街上随机挑出来的路人的2倍还高。用其他国家来比较，情况也差不多。每一年，美国每出现400名中年人死亡的案例，澳大利亚只出现220例，英国只出现230例，德国290例，法国300例。

对页：就像这张发布于1936年的海报自豪宣称的那样，纽约在20世纪30年代正努力提升自己的城市水平。

此类健康缺陷始于出生，并贯穿人的一生。美国孩子的童年死亡率比其他发达国家高出70%。在富裕国家当中，美国几乎在所有医疗健康指标上都处于或接近最差水平——慢性病、抑郁症、药物滥用、杀人、少女怀孕、艾滋病流行率。就连囊性纤维瘤患者，如果住在加拿大，平均寿命就比在美国长10年。最令人惊讶的一点或许是，这些更糟糕的结果，不仅适用于贫困公民，也适用于富裕的、受过大学教育的美国白人（比较对象是其他国家社会经济地位相当者）。

考虑到美国的医疗保健开支比其他任何国家都高（美国的人均医保支出是世界上其他所有发达国家平均水平的2.5倍），这一切不免显得有违直觉。美国人把总收入的1/5(每人每年10,209美元，总共3.2万亿美元）用于医疗保健。医疗保健是全美第六大产业，提供了1/6的就业岗位。医疗保健在国家议程上的位置已经高得不能再高了——除非你让全国每个人都穿上白大褂或医生制服。然而，尽管支出慷慨，美国医院和医疗保健的整体质量也毋庸置疑，但在全球预期寿命排行榜上，美国仅排在第31位，落后于塞浦路斯、哥斯达黎加和智利，仅领先于古巴和阿尔巴尼亚。

这样的悖论怎样解释呢？第一点（也是不可回避的一点）是，美国人的生活方式比大多数其他国家的人更不健康，而且社会各阶层都如此。艾伦·德茨基（Allan S. Detsky）在《纽约客》上指出："就算是富裕的美国人也无法躲开饮食过量、缺乏运动、压力重重的生活方式。"举例来说，荷兰或瑞典公民摄入的热量比普通美国人少20%左右。这听起来似乎并不夸张，但一年下来，美国人就多摄入了25万卡路里的热量。如果你每个星期多吃两块奶酪蛋糕，也能得到类似的增幅。

美国的生活也更危险，尤其是对年轻人来说。美国青少年死于车祸的概率是其他同类国家的2倍，死于枪击的概率是其他国家的82倍。美国人比其他任何国家的人都喝更多的酒，开更多的车，对

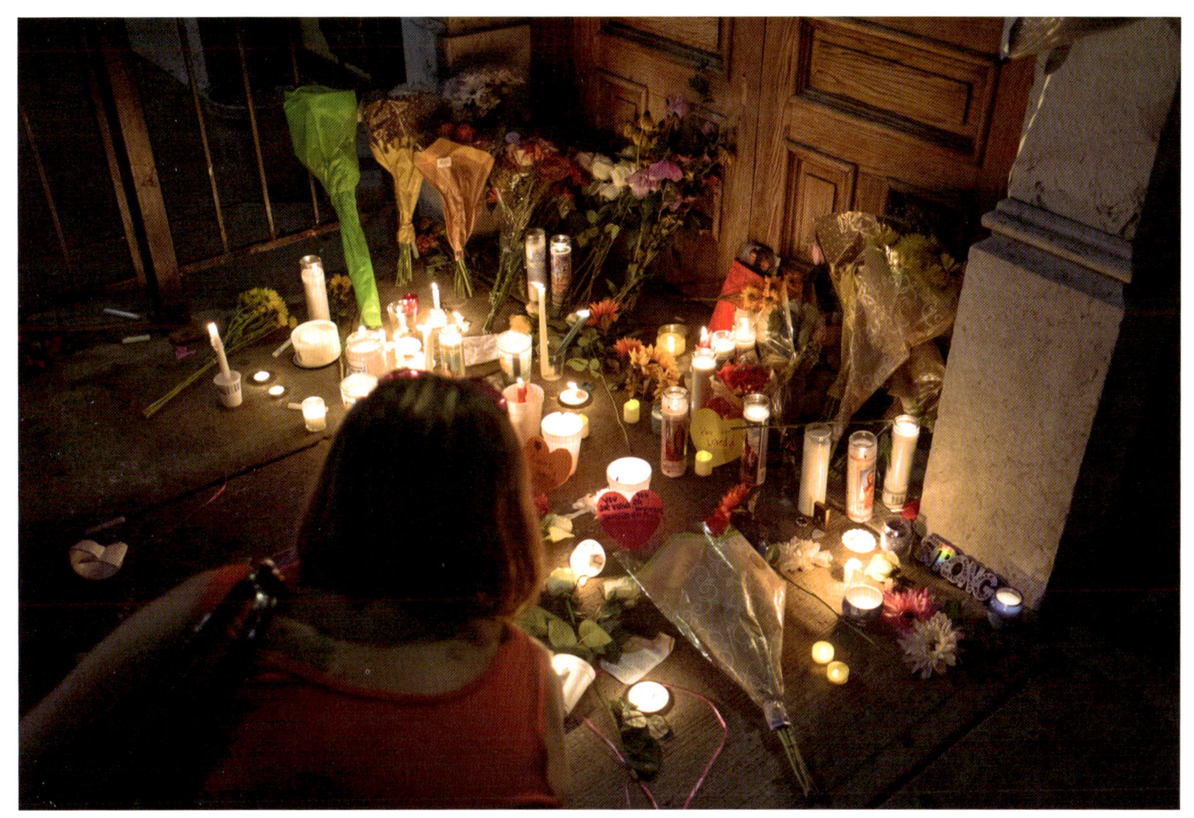

为枪支暴力的受害者守夜——令人担忧的是，这是美国年轻人死亡的常见原因。

系安全带比富裕国家的任何人（除了意大利人）都更不热心。几乎所有的发达国家都要求摩托车手和乘客戴头盔。在美国，60%的州无此类规定，有3个州不要求任何年龄的骑手戴头盔，还有16个州只要求20岁以下的骑手戴头盔。等这些州的公民一成年，他们就可以在骑摩托时让风吹过发丝（而且往往是在人行道上）了。戴头盔的骑手脑部受伤的概率要低70%，死于车祸的概率低40%。由于所有这些因素的影响，美国每年每10万人中有11人死于交通事故，与之相比，英国为3.1人，瑞典为3.4人，日本为4.3人。

美国真正有别于其他国家的地方在于其医疗保健的巨额成本。《纽约时报》的一项调查发现，血管造影在美国的平均成本为914美元，在加拿大仅为35美元。美国的胰岛素价格是欧洲的6倍。在美国，髋关节置换术的平均费用是40,364美元，几乎为

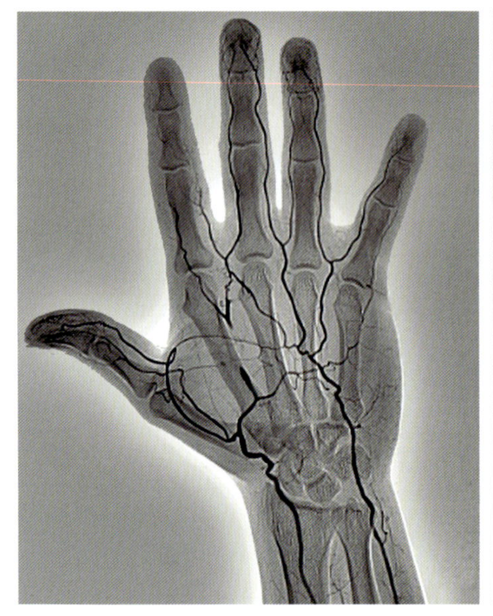

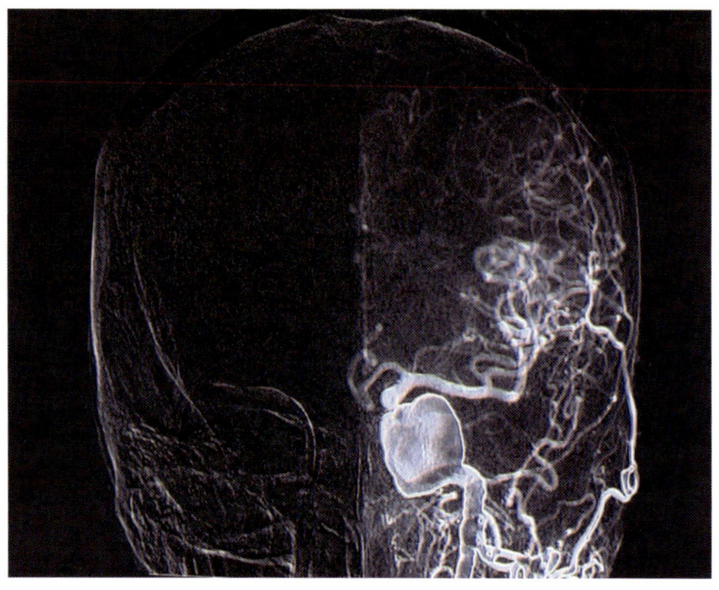

来自血管造影的警示：这个男子手部的图像显示，在他的拇指与食指的动脉造影微小区域内有血块的存在；而这张脑血管造影显示动脉瘤正在形成，他会有卒中的风险。

西班牙的6倍，而美国的MRI扫描费用为1121美元，比荷兰的4倍还多。整套体系出了名的笨拙和昂贵。美国大约有80万名执业医师，但支付系统的监管，竟然需要2倍于此的人数。由此得出的必然结论是，在美国，更高的医疗支出并不一定带来更好的药物，仅仅是成本更高罢了。

反过来说，支出过少也是有可能的，英国似乎决心在高收入国家里执这一类情况的牛耳。在37个富裕国家中，英国的人均CT扫描仪台数排名第35，人均MRI扫描仪台数在36个国家中排名第31，人均病床数在41个国家中排名第35。2019年初，《英国医学杂志》报道称，2010年至2017年削减医疗和社会保健预算导致英国近12万人过早死亡，这是一项相当震惊的发现。

医疗质量有一个公认的衡量标准，那就是癌症5年存活率，这里存在的差异很大。就结肠癌而言，韩国的5年存活率为71.8%，澳大利亚为70.6%，而英国只有60%（美国稍好，但也好得有限，是64.9%）。对宫颈癌而言，排第一的日本71.4%，紧随其后的是丹麦69.1%，美国位列中等，为67%，英国几乎垫底，为63.8%。对乳腺癌而言，美国位居世界前茅，90.2%的受害者5年后还活着，表现略高于澳大利亚（89.1%）和英国（85.6%）。值得指出的是，总体存活数据可能掩盖了大量令人不安的种族差异。例如，就宫颈癌而言，美国白人女性的5年存活率为69%，接近世界排名的前列，而黑人女性的5年存活率只有55%，落在世界排名的末尾（这里指的是无关贫富的黑人女性）。

综上所述，澳大利亚、新西兰、北欧国家和远东的富裕国家都做得很好，其他欧洲国家也做得不错。对美国来说，结果喜忧参半。对英国来说，癌症存活率很低，应该引起全国的关注。

然而，医学上没有任何简单的事情。如果考虑到“过度治疗”这个问题，几乎所有地方的结果都变得明显复杂起来。毋庸讳言，在历史的大部分时期，医学的关注点都是让生病的人好转，但如今，有越来越多的医生将精力投入预防疾病的产生上。这样一来，医疗保健的局面就发生了彻底的变化。有一个老掉牙的笑话似乎特别适合放在这里：

> 问：怎样定义“健康的人”？
> 答：还没检查过的人。

很多现代医疗保健背后的想法是，人再小心也不为过，做再多的测试也不为过。这种逻辑认为，趁着潜在的问题还没变成坏事（不管可能性是多么低），将之检查出来、处理或消灭掉，肯定会更好。这种方法的缺点在于众所周知的假阳性问题。以乳腺癌筛查为例。研究表明，在接受了乳腺癌筛查且没查出异样的女性中，有20%～30%其实有肿瘤。但反过来说，筛查还常常发现没必要关注的肿瘤，导致不必要的干预。肿瘤学家使用了“滞留时间”（sojourn time）这一概念，指从筛查发现癌症到癌症显现之间的间隔。许多癌症都有很长的滞留期，而且进展缓慢，患者几乎总是在癌症发作之前就

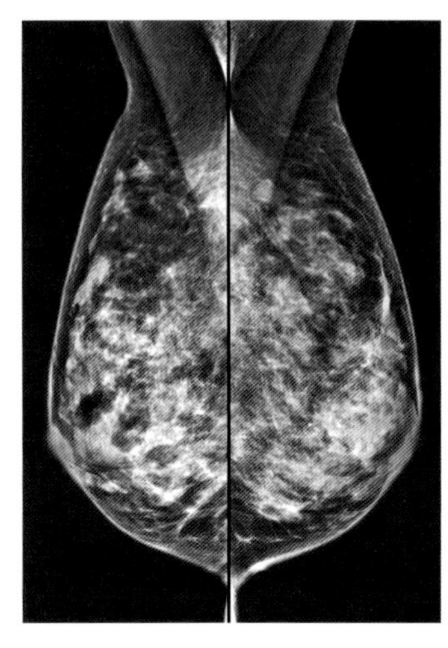

非精确科学：这张乳腺X光片上的标注写的是“密度不均”的组织，说明了确诊那些需要得到治疗的病例是有难度的。

死于其他原因了。英国的一项研究发现，多达1/3的乳腺癌患者接受的治疗，可能让她们身体残缺，甚至可能不必要地缩短她们的生命。

乳腺X光片的成像其实很模糊。准确地阅读它们，是一项具有挑战性的任务——甚至比许多医学专业人士意识到的更具挑战性。蒂莫西·乔根森举了一个例子：如果有一名50岁的妇女，乳腺X射线检查呈阳性，她患乳腺癌的概率是多少？160名妇科医生受邀做了评估，60%的人认为概率是十之八九。“实际上，这位女性患乳腺癌的概率仅为1/10。”乔根森写道。值得注意的是，放射科医生的评估表现也并不比妇科医生更好。

最遗憾的一点是，乳腺癌筛查并没有挽救太多生命。每1000名接受筛查的女性中，有4人死于乳腺癌（要么是因为没有发现乳腺癌，要么是因为乳腺癌的侵袭性太强，无法成功治愈）。而每1000名未曾接受筛查的女性中，有5人死于乳腺癌。故此，筛查在每1000人里只救了1个人。

男性的前列腺筛查，也有着类似令人不快的前景。前列腺是一个小腺体，体积类似核桃，重量不到30克，主要负责产生和分配精液。它紧紧地藏在膀胱旁（不用说，很难接近），周围包裹着尿道。前列腺癌是男性癌症死亡的第二大原因（仅次于肺癌），而且随着男性步入50岁或以上，患前列腺癌的情况会越发常见。问题是，前列腺癌的PSA检测并不可靠，它测量的是血液中前列腺特异性抗原（PSA）这一化学物质的水平。PSA值高，暗示有患前列腺癌的可能性，但仅仅是可能而已。确认前列腺癌是否存在的唯一方法是活组织切片检查，它需要将一枚长针从直肠插入前列腺，然后取出多个组织样本。这样的检查过程，可不是所有男人都能热情接受的。由于针头只能随机插入前列腺，能不能碰到肿瘤纯属运气。根据这些不确定的信息，医生必须做出决定：是通过外科手术切除前列腺（这是一项棘手的手术，结果往往令人沮丧），还是通过放射治疗。20%～70%的男性接受治

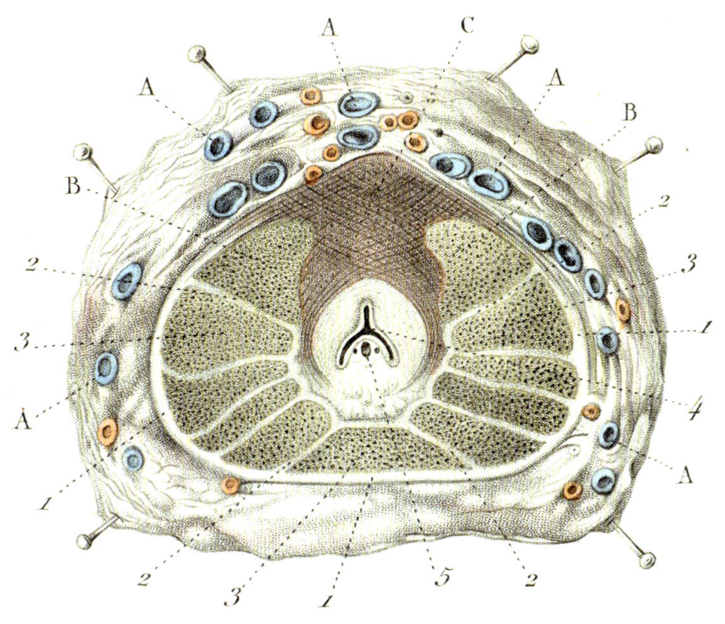

这是一张19世纪前列腺的插图。前列腺的难以靠近使人们要研究它变得困难。

疗后会出现阳痿或尿失禁。1/5的人只因为做了活检就出现了并发症。

亚利桑那大学的教授理查德·阿布林（Richard J. Ablin）写道，这种测试“不见得比投硬币更靠得住”。他的确应该知道，毕竟1970年发现前列腺特异性抗原的人就是他。他指出，美国男性每年在前列腺检查上至少花掉了30亿美元，还补充说：“我从未想过自己40年前的发现，会带来这样一场受利益驱动的灾难。”

有一份综合分析考察了6次随机对照试验（受试者包括382,000名男性）发现，每1000名接受前列腺癌筛查的男性里，约有1人因此得救，这对个人来说是个好消息，但对余生都要在尿失禁或不举中度过的其他很多人来说就不怎么妙了——这些人里的绝大多数，接受了难熬还很可能根本没用的治疗。

这并不是说男性不应该做PSA检查，女性不该接受乳腺癌筛查。尽管存在缺陷，但它们仍然是现有的最佳工具，而且毫无疑问确实能拯救生命，但那些接受筛查的人，或许应该对这些缺陷有个更清楚的认识。以下建议适用于任何严重的医疗问题：如果你担心的话，应该去找一位值得信任的医生咨询。

常规检查只能偶尔查出些病例，这种情况太常见了，以至于医生们给它起名叫“偶发瘤”。美国国家医学院估计，每年有7650亿美元（占医疗保健总支出的1/4）浪费在毫无意义的预防措施上。华盛顿州的一项类似研究认为浪费的比例还要更高，接近50%，它得出的另一个结论是，高达85%的术前实验室检查完全不必要。

在许多地方，因为害怕吃官司，以及部分医生夸大自己对收入的渴望（这一点不能不提），加剧了“过度治疗”的问题。按作家兼医生杰罗姆·格鲁普曼（Jerome Groopman）的说法，美国大多数医生“对治愈不怎么上心，反倒更担心吃官司、更在乎提高自己的收入”。另一位评论者更幽默地说：“一个人接受‘过度治疗’，催肥了另一个人的腰包。”

在这方面，制药业需要承担不少责任。制药公司通常会向推广自家药物的医生提供丰厚的奖励。哈佛医学院的马西娅·安吉尔（Marcia Angell）在《纽约书评》中写道：“大多数医生都以这样那样的方式接受制药公司的钱财或礼物。”一些公司花钱请医生到豪华度假村出席会议，医生们只需要到那里去打打高尔夫球，好好享受生活，别的什么也不用做。还有一些公司付钱给医生，让他们在并非其执笔的论文上署名，或是对他们并未真正做过的“研究”给予奖励。安吉尔估计，美国制药公司每年向医生支付的直接和间接费用总计“数百亿”美元。

在医疗领域，我们已经进入了一个可谓离奇的阶段：制药公司生产着完全符合其设计用意，却不一定有任何好处的药物。阿替洛尔（atenolol）是个典型合适的例子，这是一种旨在降低血压的β受体阻滞剂，自1976年来就是广泛使用的处方药。2004年一项囊括了24,000名患者的研究发现，阿替洛尔确实降低了血压，但较之完全不治疗的情况，它并没有减少心脏病发作或死亡。服用阿替洛尔的人跟其他所有人的死亡率一样，但正如一位观察人士所

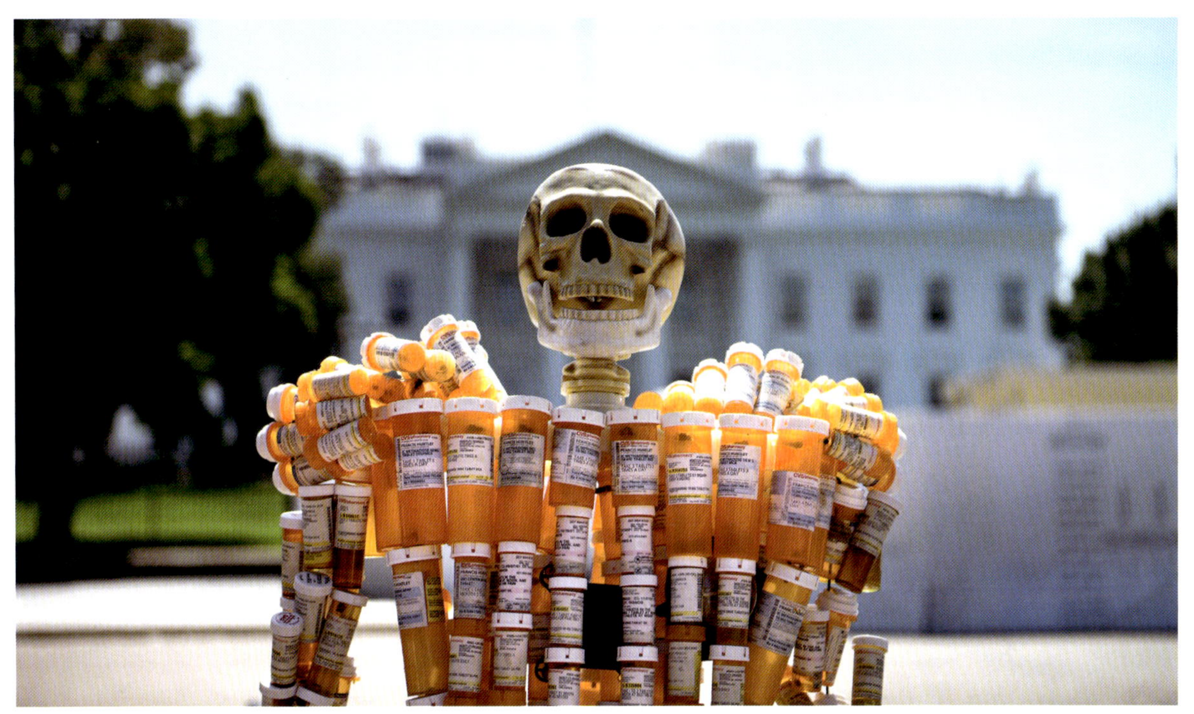

一个“过度医疗、过度用药”的国度？2019年，弗兰克·亨特利（Frank Huntley）在白宫外展示了一副骨架，取名叫“药片人”（PillMan）。这副骨架是由15年以来，他开到的处方药奥施康定和美沙酮药瓶子搭起来的。

说：“他们只是死的时候血压数据更好看。”

制药公司做的事，不见得总是最符合道德的。2007年，普渡制药公司因以虚假声明向患者推销阿片类药物奥施康定，付出了6亿美元的罚款。默克公司因未披露其抗炎药万络（Vioxx）的问题，支付了9.5亿美元的罚款，并对其停止销售，但在此之前，万络可能导致了多达14万例本可避免的心脏病发作。葛兰素史克公司目前保持着罚款的纪录，它因一系列违规行为被罚30亿美元。但让我再次引用马西娅·安吉尔的话好了：“这些罚款无非是做生意的成本。”跟这些违规公司被送上法庭之前所赚取的巨额利润相比，罚款几乎无关痛痒。

不管条件多么好，也不管有多么勤奋，药物开发天然地有些碰运气的成分。各地的法律都要求研究人员先在动物身上试验药物，然后再在人类身上进行试验，但动物并不一定能很好地替代人类，它们有不同的新陈代谢，对刺激有不同的反应，感染不同的疾病。很多年前，一位结核病研究员就注意到，“老鼠不咳嗽”。抗阿尔茨海默病的药物测试，对这一点做了令人沮丧的充分说明。由于自然条件下老鼠不会得阿尔茨海默病，研究人员必须先通过基因工程，让老鼠的大脑中积累一种与人类阿尔茨海默病相关的特定蛋白质（淀粉样蛋白）。使用一种叫作BACE抑制剂的药物治疗这些经改造的老鼠时，它们积聚的淀粉样蛋白消失了，这让研究人员大感兴奋。但把同样的药物用到人类身上，反而加剧了受试者的痴呆症。2018年底，三家公司宣布放弃BACE抑制剂的临床试验。

临床试验的另一个问题是，测试几乎总会排除掉那些患有其他病症或正在服用其他药物的受试者，因为这些因素有可能会让结果变得更复杂。这就是摆脱所谓混淆变量的设想。问题在于，就算药物测试排除了混淆变量，现实生活中却总是充满混淆变量。这意味着许多可能出现的后果并未进行过测试。比方说，我们很少会知道，同时服用多种药物会发生些什么。一项研究发现，在英国，6.5%的住院病人出现了药物副作用（大多是与其他药物同时服用所产生）。

所有的药物都是好处和风险参半的，而这些往往并未得到很好的研究。人人都听说过，每天服用小剂量阿司匹林，有助于预防心脏病发作。情况的确如此，但程度相当有限。一项研究考察了连续5年每天服用低剂量阿司匹林的人，免于心血管问题的概率是1/1667，免于非致命心脏病发作的概率是1/2002，免于非致命卒中的概率是1/3000，与此同时，服用者有1/3333的概率遭受重大肠胃出血（换言之，如果他们不曾连续5年每天服用低剂量阿司匹林本可免遭此难）。因此，对大多数人来说，每天服用阿司匹林导致内出血的概率，与免于心脏病发作或卒中的概率相当，但实际上，人碰上两者的风险都很小。

2018年夏，牛津大学的临床神经学教授彼得·罗思韦尔（Peter Rothwell）和同事们发现，对体重70千克以上者，低剂量阿司匹林完全无助于减少心脏病或癌症风险，但仍构成同等严重内出血的风

同理心和常识这样的日常因素，跟最先进的技术设备同样重要。

险。事情变得更加令人困惑了。由于约80%的男性和50%的女性超过了该体重阈值，看起来，有非常多的人不可能获得每日服用阿司匹林的益处，同时还承担了所有的风险。罗思韦尔建议，70千克以上的人应该把剂量增加1倍（每天服药两次而非一次），但这只是合理的猜测。

我并不想贬低现代医学带来的毋庸置疑的巨大益处，但不可否认的事实是，它远非完美，在某些方面，也并未得到广泛理解。2013年，一支国际研究团队调查了常见的医疗实践，发现146种"现行的标准做法，要么毫无益处，要么还不如被它所取代的前身"。澳大利亚的一项类似研究发现，156种常见的医疗方法"可能不安全或无效"。

实际上，人类的健康不能光靠医学，医学也用不着这么做。其他因素也会对结果产生重大影响，有时，这些因素真的很出人意料。以"待人友善"为例。2016年，新西兰一项针对糖尿病患者的研究发现，如果患者评价自己的医生"极具同情心"，那么，他们出现严重并发症的比例较之通常情况要低40%。一位评论员说，这简直可以"跟最密集的糖尿病药物治疗相媲美了"。

一言以蔽之，同理心和常识这样的日常因素，跟最先进的技术设备同样重要。至少在这个意义上，托马斯·麦基文或许正说到了点子上。

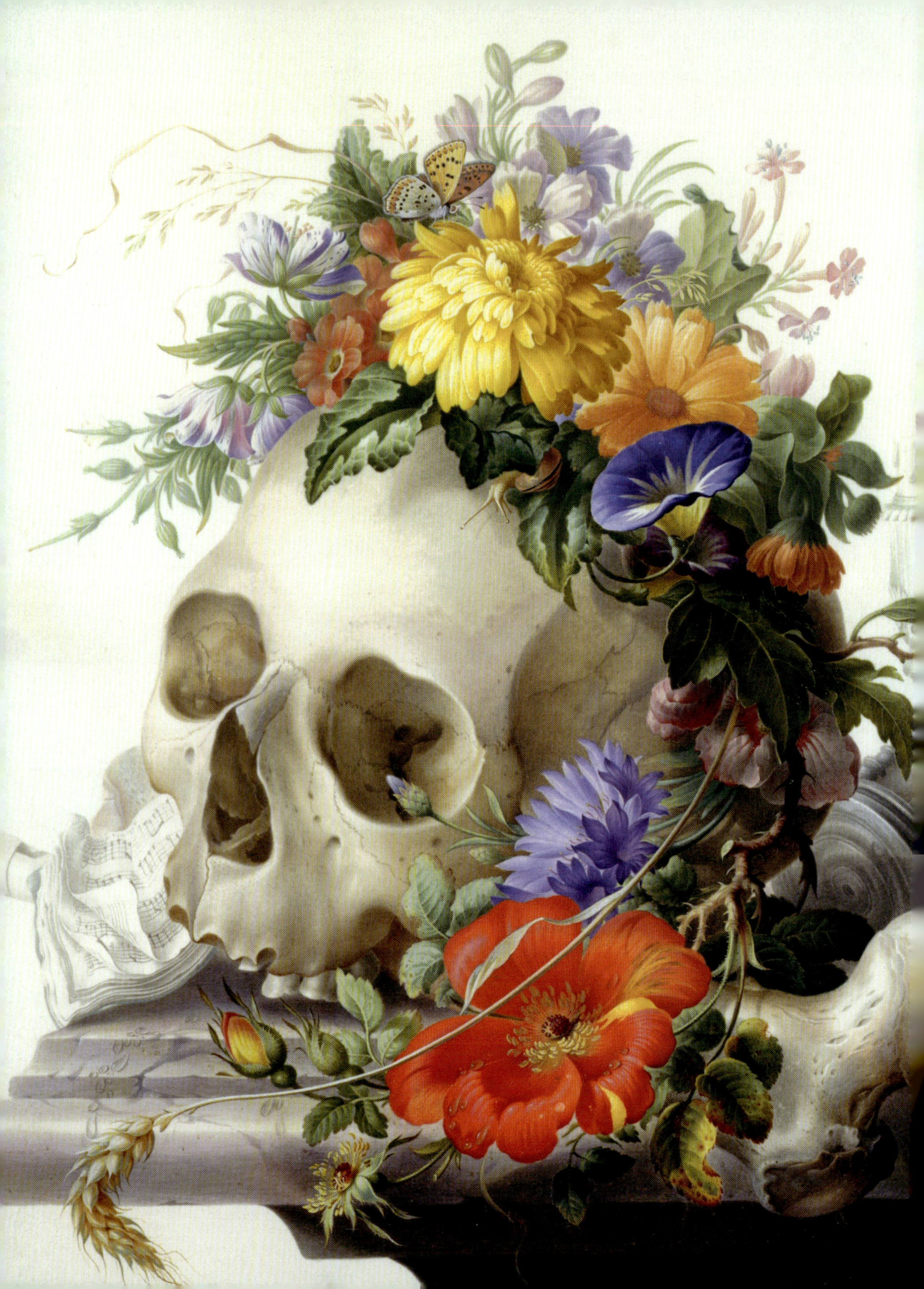

第二十三章

衰老和死亡：选择生活方式，就是选择死亡方式

“合理饮食。经常锻炼。终有一死。”

——佚名

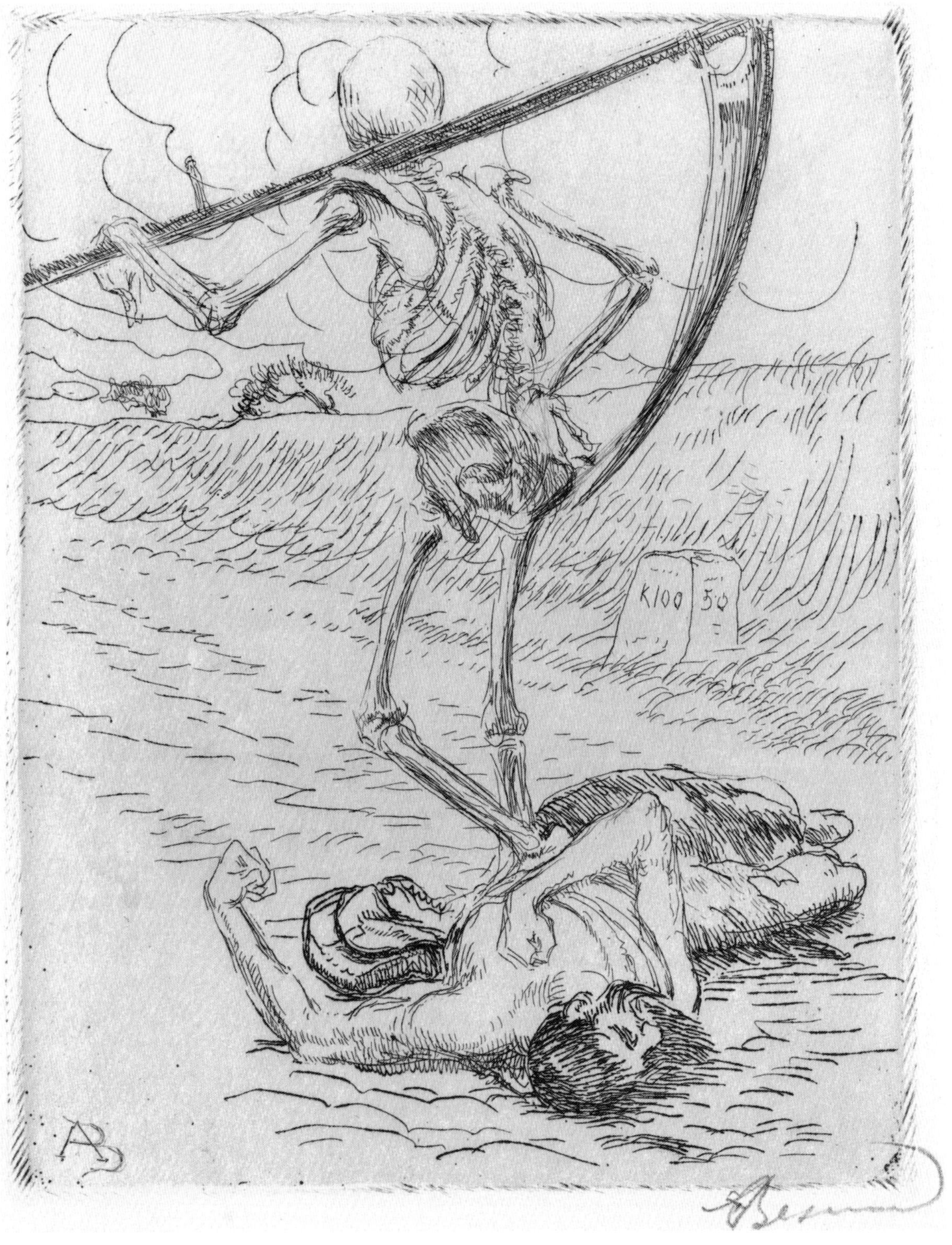
K100
50

I

2011年越过了人类历史上一座有趣的里程碑。这一年，全球死于心力衰竭、卒中和糖尿病等非传染性疾病的人数，首次超过了所有传染性疾病致死人数的总和。在我们所生活的时代，人的死亡多多少少是自己的生活方式导致的。会怎么死，实际上是我们自己在做选择，尽管当事者或许并没有仔细思考、反省过。

约1/5的死亡是突然发生的，如心脏病发作或车祸，另有1/5是短暂患病后迅速死亡。但绝大多数（约60%）是长期衰老的结果。我们活得很久，我们死得也很久。2017年，《经济学人》悲观地指出："65岁之后死亡的美国人中，近1/3的人将在重症监护室度过人生的最后3个月。"

毫无疑问，人的寿命比以往任何时候都长。在今天的美国，如果你现年70岁，那么，你明年死亡的概率仅为2%。1940年，人在56岁就达到了这一概率。放眼整个发达世界，90%的人能活到65岁的生日，而且绝大多数人身体健康。但如今，我们似乎已经达到了预期寿命增加的转折点。根据一项计算，就算我们明天能找到治愈所有癌症的方法，人类的总体预期寿命只会增加3.2年。消除心脏病现存的所有形式，也只会增加人5.5年的寿命。这是因为，死于这些疾病的人大多已经足够年长，就算没了癌症或心脏病，也迟早会有别的疾病把他们带走。在这方面，最生动的例子莫过于阿尔茨海默病。根据生物学家伦纳德·海弗里克（Leonard Hayflick）的说法，彻底根除它，只会给人增加19天的预期寿命。

人类寿命的大幅延长，来得自有代价。丹尼尔·利伯曼指出："自1990年以来，人类寿命每增加1年，只有10个月是健康的。"在50岁及以上人群中，已有近一半的人受累于慢性疼痛或残疾。我们很好地延长了寿命，却并未很好地延长生活质量。老年人让经济付出了很大的代价。在美国，老年人的比例，仅略高于总人口的

对页：死神并不冷酷，他只是不在乎：保罗·阿尔伯特·贝斯纳德对死亡和死神的镰刀的描述被恰如其分地命名为《漠不关心》（*Indifférente*）。

本章章节页图片：长久以来，艺术家们都喜欢提醒我们人类生命的短暂——这种偏好催生出了一整个流派，名叫"虚空静物画"（vanitas still life）。这幅图画就是一个例子，是荷兰画家赫尔曼·亨斯滕伯格（Herman Henstenburgh）的一幅水彩画，未标注日期。

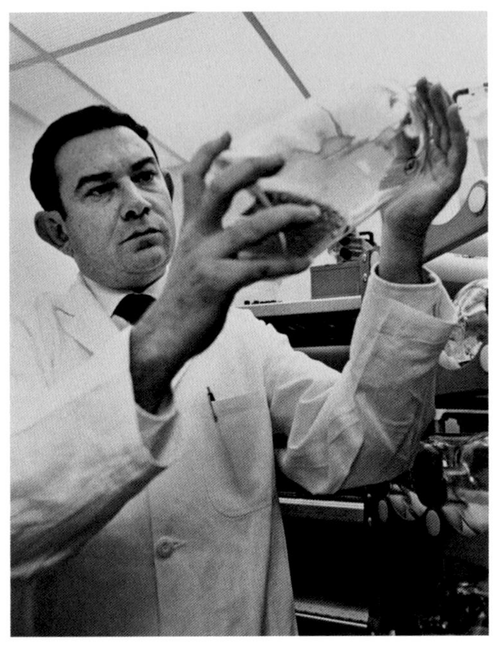

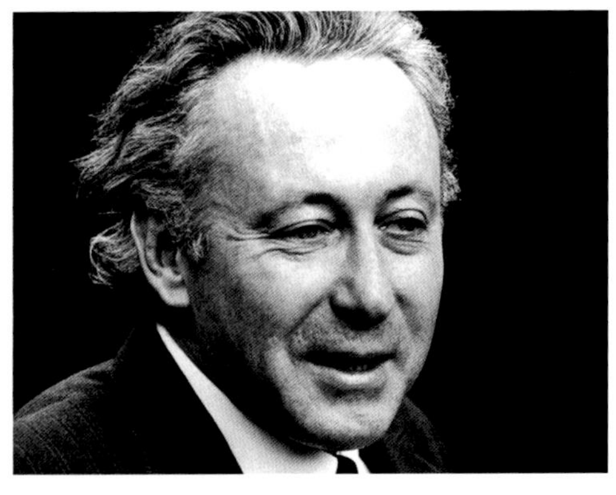

我们为什么会老去？我们依旧不明白这一点。人类细胞的寿命是有限的，伦纳德·海弗里克（上图）的理论明显是基于这点得出来的；据若列斯·梅德韦德夫（下图）估算，共有300种严肃理论都声称能提供解释。

1/10，却占据了一半的医院床位，消耗了1/3的药品。据美国疾病预防控制中心的数据，仅老年人摔倒一项，每年就给美国经济造成310亿美元的损失。

我们的退休生涯越来越长，但我们退休前所做的工作量却并未增加。1945年以前出生的普通人，在告别人世之前仅有望享受8年退休生活，但1971年出生的人，可以期待20多年的退休生活。按照目前的发展趋势，1998年出生的人，预计可享受35年的退休生活。但不管在什么年代，为退休生活提供经费的，始终是近40年的劳动。大多数国家尚未开始正视所有这些不健康、不事生产的老年人带来的长期成本。简而言之，老龄化向我们个人和社会都提出了大量的问题。

慢下来，失去活力和弹性，自我修复能力陷入稳定而必然的衰退（一句话，这就是衰老），是所有物种共同的固有现象：它始于生物体内部。到了某个时候，你的身体就决定走向衰老和死亡。你可以采用谨慎的良性生活方式来稍微减缓这个过程，但不可能永远逃避它。换句话说，一切都在走向衰亡。只不过，我们中有些人会更快抵达那一天。

我们不知道为什么生物会变老——或者说，我们其实有许许多多的设想，只是不知道有没有哪一种是正确的。大约30年前，俄罗斯生物老年学家若列斯·梅德韦德夫（Zhores Medvedev）统计出大约有300种严肃的科学理论解释我们为什么会变老，而且这个数字在此后的几十年里有增无减。西班牙瓦伦西亚大学的何塞·维纳（Jose Vina）和同事们对当下的思考做了总结，认为理论

细胞居然拥有某种记忆形式，可倒数出自己的灭亡时限——这个观点太过激进，遭到了几乎一致反对。

可分为三大类：基因突变理论（你的基因失灵，害死了你）、磨损理论（身体消耗变旧了）、细胞废物积累理论（细胞积累了毒副产物）。兴许是这三种因素共同发挥作用，也可能其中任意两者是剩下的第三个因素的副作用。也说不定是完全不同的东西。没人知道。

1961年，费城威斯塔研究所（Wistar Institute）的年轻研究员伦纳德·海弗里克（Leonard Hayflick）发现了一件在自己领域内几乎所有人都无法接受的事情。海弗里克发现，培养的人类干细胞（实验室里生长的细胞，与活体细胞相对）只能分裂大约50次，之后就会神秘地失去继续生长的能力。它们似乎有着预置的老死程序。这一现象，日后得名为海弗里克极限（Hayflick limit）。这是生物学上的一个里程碑时刻，因为这是第一次有人证明衰老是细胞内部发生的过程。海弗里克还发现，他培养的细胞，冷冻后保存不管多长时间，一旦解冻恢复，仍会精确地从冷冻之前的阶段开始衰老。很明显，细胞内部似乎有一种计数装置，跟踪着它们分裂的次数。细胞居然拥有某种记忆形式，可倒数出自己的灭亡时限——这个观点太过激进，遭到了几乎一致反对。

在大约10年时间里，海弗里克的发现毫无进展。但就在这时，加州大学旧金山分校的一组研究人员发现，每条染色体末端一段名为端粒的特殊DNA片段，起到了计数装置的作用。随着每一次细胞的分裂，端粒不断缩短，直到达到预定的长度（端粒的长

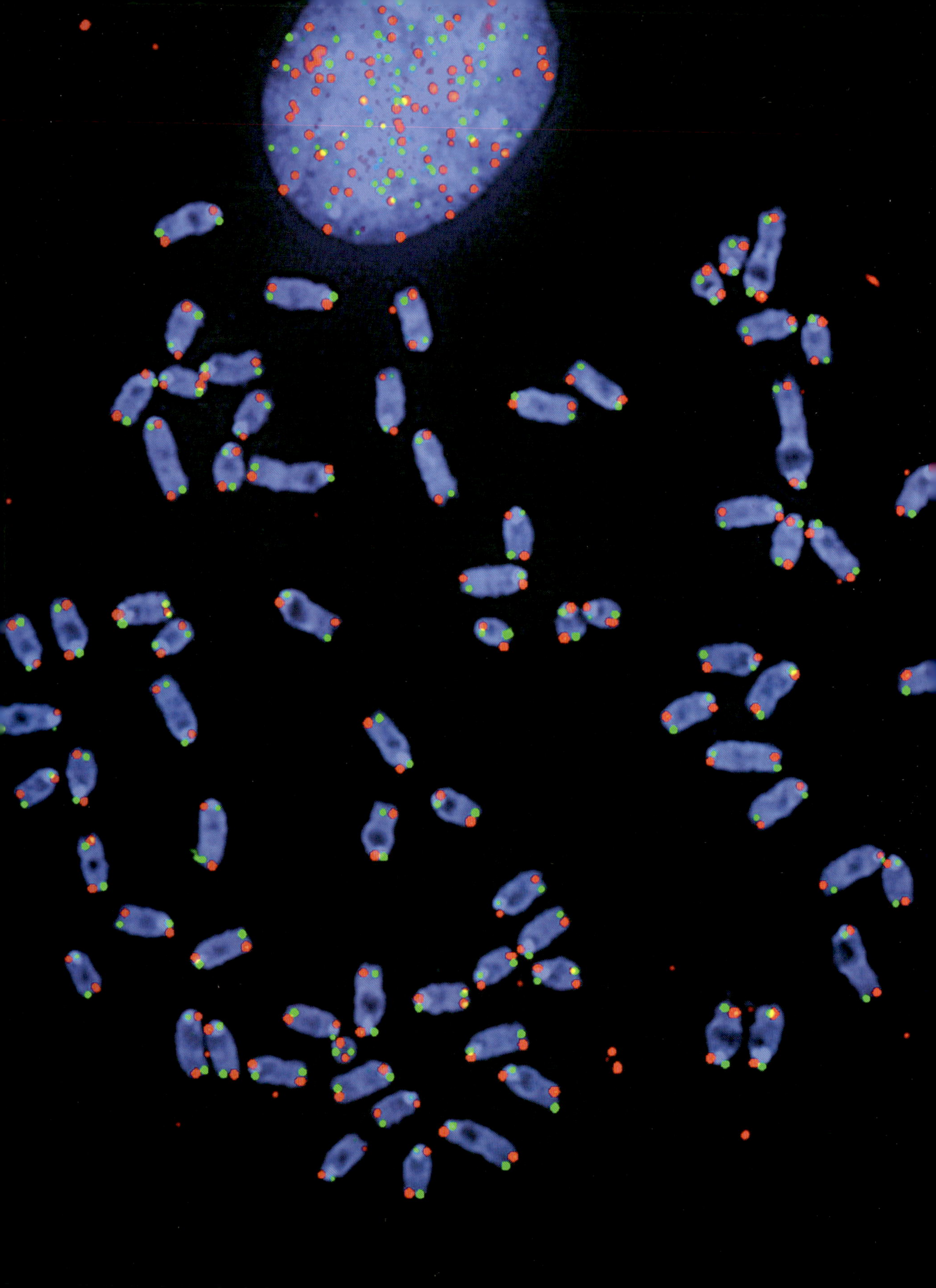

度因细胞类型的不同而有明显差异），细胞便死亡或不再分裂。有了这一发现，海弗里克极限突然变得可以接受了。人们称它为衰老的奥秘。如果能阻止端粒缩短，你就能够阻止细胞衰老。各地的老年病学家都异常兴奋。

对页：图片上，人类染色体末端显示为红点与绿点的叫作端粒，它们被认为与衰老相关，尽管具体情况仍是一个谜。

唉，多年来的后续研究表明，端粒缩短只是整个衰老过程的一小部分。60岁以后，人的死亡风险每8年增加1倍。犹他大学遗传学家的一项研究发现，端粒长度可能只占这种额外风险的4%。2017年，老年病学家朱迪思·坎皮西（Judith Campisi）对*Stat*杂志说："如果衰老完全是因为端粒，我们早就解决掉衰老问题了。"

事实证明，衰老不仅涉及端粒，端粒也不仅涉及衰老。端粒由一种叫作端粒酶的物质进行调节，当细胞达到预定的分裂限额，端粒酶就会关闭细胞。然而，在癌细胞中，端粒酶并不指示细胞停止分裂，而是让细胞无休止地增殖。这提出了一种抗击癌症的可能性，以细胞中的端粒酶为目标。总之，很明显，端粒不仅对理解衰老很重要，对理解癌症也很重要，只不过，我们距离完全理解两者还有很长的路要走。

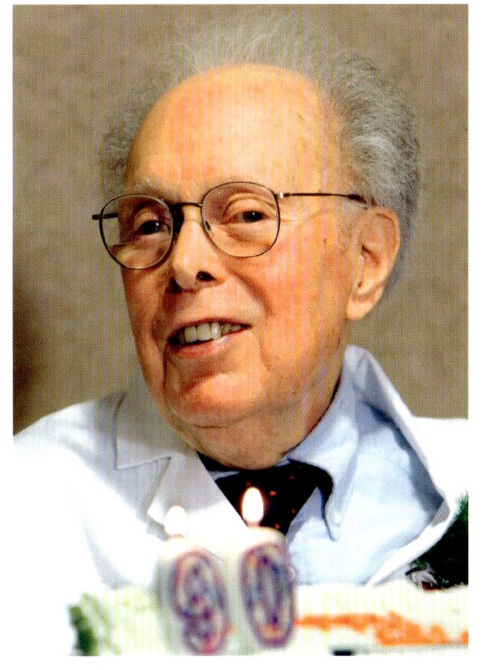

德纳姆·哈曼，他提出抗氧化剂可以抵御衰老，结果无意中大大增加了利润丰厚的食品补充剂行业的生意。

在有关衰老的讨论里，我们还经常会看到另外两个术语，分别是"自由基"和"抗氧化剂"（虽说多了这两个词，讨论也并不更见成效）。自由基是新陈代谢过程中体内积累的少量细胞废物。它们是我们呼吸氧气的副产物。一位毒理学家说过，"呼吸的生化代价就是衰老"。抗氧化剂是一种能中和自由基的分子，所以，人们猜想，如果你能摄入大量抗氧化剂补品，就能对抗衰老效应。遗憾的是，这种猜想并无科学证据的支持。

要不是加利福尼亚一位叫作德纳姆·哈曼（Denham Harman）的化学家在1945年从妻子的《女士家庭杂志》（*Ladies' Home Journal*）上读到一篇有关衰老的文章，并由此构建了一套理论，认为自由基和抗氧化剂是人类衰老的核心，我们大多数人恐怕都不会听说这两个词。哈曼的设想不过是一种直觉，并且已被后续研究证明是错误的，但不管怎样，它站稳了脚跟，不会消失了。如今，光是抗氧化剂补品的销售额，一年就达到20亿美元。

2015年，伦敦大学学院的大卫·格姆斯（David Gems）在接受《自然》杂志采访时表示："这是个巨大的骗局。氧化和衰老的概念之所以流传甚广，是因为靠它赚钱的人在为它续命。"

《纽约时报》指出："一些研究甚至表明，抗氧化剂补品可能有害。"2013年，业内重要学术刊物《抗氧化剂与氧化还原信号》杂志指出："补充抗氧化剂并不会降低许多年龄相关疾病的发病率，在某些情况下，它还增加了死亡风险。"在美国，还有一点相当特殊的额外考虑，那就是食品和药物管理局对补剂几乎是没有监督的。只要补剂不包含任何处方药，不会明显伤人或让人致死，制造商可以出售任何东西。"无须保证纯度或效力，无须规定指导剂量，很多时候对产品与正规药物一同服用可能产生的副作用不做提醒。"《科学美国人》上的一篇文章这么说。产品可能有益，但不必证明。

尽管德纳姆·哈曼跟补品行业毫无关系，也不是抗氧化剂理论的代言人，但他终身服用高剂量维生素C和维生素E（这些都是抗氧化剂），吃大量富含抗氧化剂的水果和蔬菜，必须说，这种做法显然没什么坏处。他活到了98岁的高龄。

哪怕你拥有强健的身体，衰老都对我们所有人产生着不可避免的后果。随着年龄的增长，膀胱弹性变差，容量大不如从前，这就是为什么衰老的诅咒之一是老年人永远在寻找厕所。皮肤也会失

每一次心跳泵出的血液量，随着年龄的增长而逐渐下降。如果没有其他东西先打垮你，你的心脏也会最终衰竭，这是个必然。

去弹性，变得更干燥、更像皮革。血管更容易破裂，形成瘀伤。免疫系统无法像以前那样可靠地检测入侵者。色素细胞的数量通常会减少，而仍然得以保留的细胞有时会变大，产生老年斑或褐黄斑（这跟肝脏毫无关系）。与皮肤直接接壤的脂肪层也变薄了，使得老年人更难保暖。

更严重的是，每一次心脏搏动泵出的血液量，随着年龄的增长而逐渐下降。如果没有其他东西先打垮你，你的心脏也会最终衰竭，这是个必然。由于心脏输送的血液量减少，身体其他器官得到的血液也在减少。40岁以后，流向肾脏的血液量每年减少1%。到女性进入更年期时，衰老的过程会体现得更加清晰。大多数动物停止繁殖后不久即告死亡，人类的女性却不会（当然，感谢老天），她们大约有1/3的人生处于更年期后的状态。人类是唯一存在更年期的灵长类动物，存在更年期的动物本来就很少，人类便是其一。墨尔本弗洛里神经科学和心理健康研究所使用绵羊来研究更年期，原因也很简单：绵羊差不多是我们知道会经历更年期的唯一陆生动物了。还有两种鲸鱼也有更年期。为什么动物会有更年期，是一个还没有答案的问题。

坏消息是，更年期是一种可怕的折磨。大约3/4的女性在更年期会出现潮热（这是一种突如其来的暖热感，大多出现在胸及以上的部位，由原因不明的激素变化所引起）。更年期与雌激素分泌量的减少有关，但即便是现在，仍然没有任何测试可以可靠地确定这种状况。女性正在进入更年期（一种叫作围绝经期的阶段）的

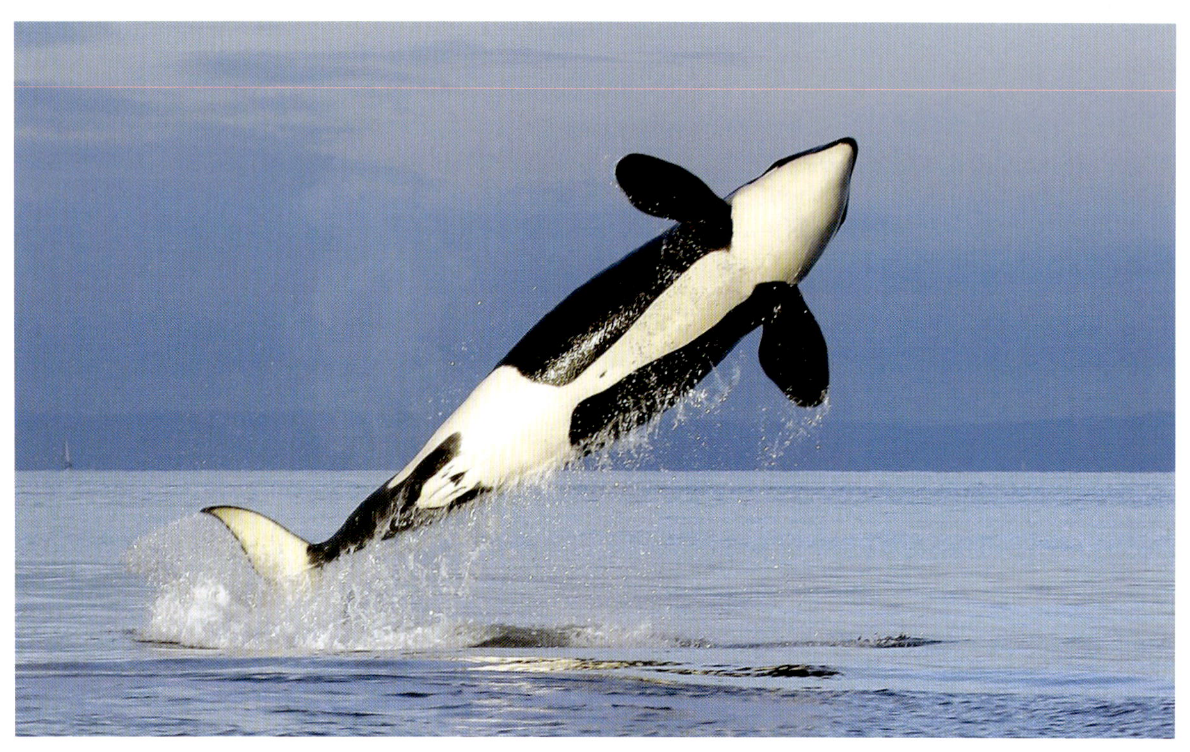

海洋里的更年期：逆戟鲸或虎鲸是少数几个非人物种中经历过这一女性生命里程碑的物种之一。

最佳指标是，月经变得不规律，她可能会产生一种“事情好像不大对劲的感觉”，英国女作家罗斯·乔治（Rose George）在英国惠康基金会的刊物《马赛克》上这么写道。

更年期和衰老本身同样神秘。人们为此提出了两种主要理论，也即所谓的“母亲假说”和“祖母假说”。“母亲假说”认为，生孩子既危险，对母亲的消耗又大，而随着女性的年龄增长，情况就越来越严重。所以，更年期是一种保护策略。因为不再受分娩的折磨和干扰，女性可以更好地专心维护自身健康，更好地抚养孩子们，让后者进入自己生育力最强的岁数。这很自然地带来了“祖母假说”，也即女性到了中年就停止生育，这样才能帮助子女养孩子。

顺便说一句，说更年期由女性耗尽了卵细胞而引发，纯粹是胡扯。她们还有卵子，尽管肯定已经不太多了，但足够维持生育。因此，触发更年期过程的，并非卵子的耗尽（可就连很多医生似乎都这么相信）。没有人知道真正的诱因是什么。

你活到110岁的概率是七百万分之一左右。女性的胜算比男性大，女性活到110岁的概率是男性的10倍。

II

2016年，纽约阿尔伯特·爱因斯坦医学院的一项研究得出结论，无论医疗水平有多大进步，活到115岁以上的人都不会太多。另一方面，华盛顿大学的古生物学家马特·凯伯莱恩（Matt Kaeberlein）认为，今天的年轻人可能会比如今的人长寿50%。加利福尼亚州山景城SENS研究基金会的首席科学家奥布里·德·格雷医生（Dr. Aubrey de Grey）更是相信，此刻还活着的一些人，有望活到1000岁。犹他大学的遗传学家理查特·考森（Richard Cawthon）认为，这种寿命跨度，至少在理论上存在可能。

我们只能拭目以待。能说的是，眼下，哪怕活到100岁，也是万里挑一的事。我们对超出这个岁数的人所知不多，部分原因在于超出这个岁数的人本来也不多。加州大学洛杉矶分校的老年学研究小组想方设法地跟踪了全世界所有的超级百岁老人（过完了自己110岁生日的人）。但是，由于世界上很多地方的记录都很糟糕，再加上人们出于种种原因，总希望外界认为自己比实际年龄更大，因此，研究人员为这类俱乐部接纳候选人的时候，总是分外谨慎。通常，研究小组的花名册上会有70位确认的超级百岁老人，但这大概是全世界实际人数的一半。

你活到110岁的概率是七百万分之一左右。女性的胜算比男性大，女性活到110岁的概率是男性的10倍。女性总是比男性长

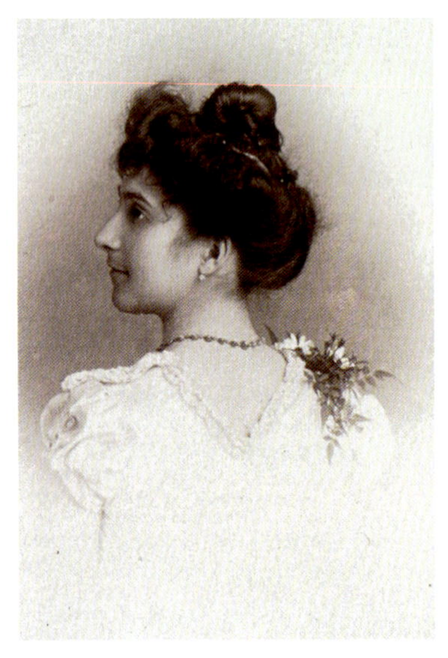

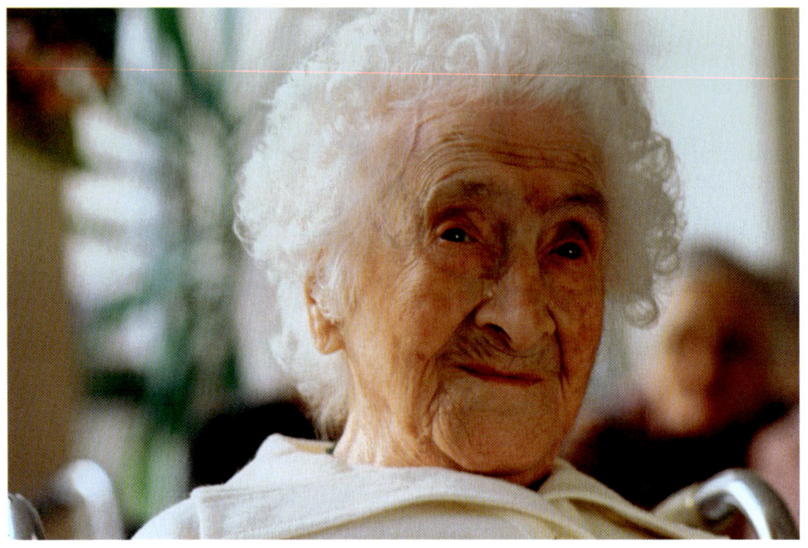

令人肃然起敬的珍妮·路易斯·卡尔芒：1895年的时候她20岁，1992年的时候她庆祝了自己117岁的生日，5年后，她最终以122岁的高龄去世。

2012年，已经115岁的木村次郎看上去相当愉快。

寿，这是个有趣的事实。考虑到男性不会死于分娩，这有些违背直觉。在历史的大部分时期，男性也不会因为照料病人而受到传染。可在历史的每一个时期、在研究人员考察过的每一个社会里，女性的平均寿命始终比男性长几年。哪怕如今男女享受的医疗保健多少相同，女性仍然比男性活得长。

据我们所知，世界上最长寿的人是普罗旺斯阿尔勒的珍妮·路易斯·卡尔芒（Jeanne Louise Calment），她于1997年去世，享年122岁又164天。她不仅是第一个活到122岁的人，也是第一个活到116岁、117岁、118岁、119岁、120岁和121岁的人。卡尔芒一生都过得悠悠闲闲：她的父亲是个富有的造船商，她的丈夫是个成功的商人。她从没工作过。她比丈夫多活了半个多世纪，比自己唯一的孩子（是个女儿）多活了63年。卡尔芒抽了一辈子的烟，117岁才最终戒了烟，而且哪怕在当时，她每天也会吸上两支。她每个星期吃1千克的巧克力，但她直到人生最后一刻，都过得兴致勃勃，身体健康。进入老年以后，她自豪而富有魅力地夸口说："我身上只有一条皱纹，而且我还坐在它上面。"卡尔

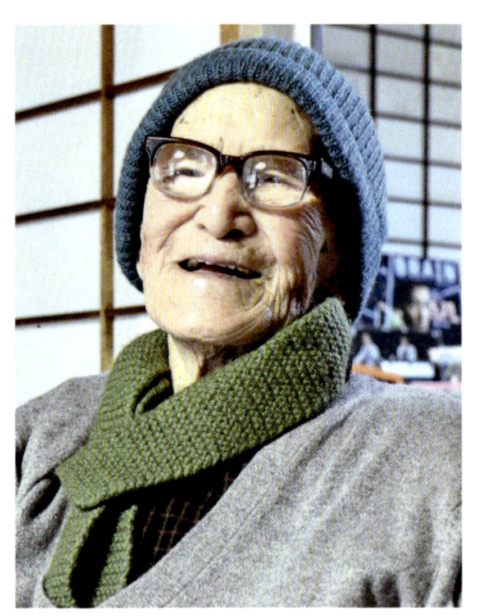

芒还是历史上一桩判断失误得最厉害的交易（但这桩交易让人甚感喜悦）的受益人。1965年，她陷入经济困境，同意将公寓卖给一位律师，但自己保留居住权直至去世，同时每月收取律师2500法郎。当时，卡尔芒已经90岁了，在律师眼里，这似乎是一笔挺不错的交易。实际上，先走一步的反而是那位律师，在签订协议30年之后，他一天也没住过那间公寓，反而付给卡尔芒90多万法郎。

与此同时，年龄最大的男性是日本人木村次郎右卫门，他于2013年去世，享年116岁又54天。他退休前是一名为政府工作的通信人员，过着平静的生活，退休后到京都附近的一座村庄居住了很长时间。木村遵循健康的生活方式，但这同时也是数百万日本人的生活方式。是什么使他活得比我们其他人长寿这么多呢？这个问题没有答案，但家族基因似乎扮演了重要角色。丹尼尔·利伯曼告诉我，活到80岁基本上是遵循健康生活方式的结果，但在那之后，就几乎完全是基因的问题了。或者如纽约城市大学名誉教授伯纳德·斯塔尔（Bernard Starr）所说："确保长寿的最好办法就是选择你的父母。"

截至本书撰写时，地球上有3人年龄确定达到了115岁（2名日本人、1名意大利人），还有3人年满114岁（2名法国人、1名日本人）。

有些人的寿命，比按任何已知标准推测所得到的都更长。乔·马钱特（Jo Marchant）在《自愈力的真相》（*Cure*）一书中指出，哥斯达黎加人的个人财富只有美国人的1/5，拥有的医疗条件更差，但寿命却更长。此外，在哥斯达黎加最贫困的尼科亚半岛，哪怕人们的肥胖率和高血压率都要高得多，寿命却最长。当地人还拥有更长的端粒。理论认为，他们得益于更紧密的社会关系和家庭关系。奇怪的是，研究发现，如果他们独自生活或每周没能至少见一次孩子，端粒长度的优势就消失了。这个离奇的事实说明，拥有良好和互相关爱的人际关系，会切切实实地改变你的DNA。反过来

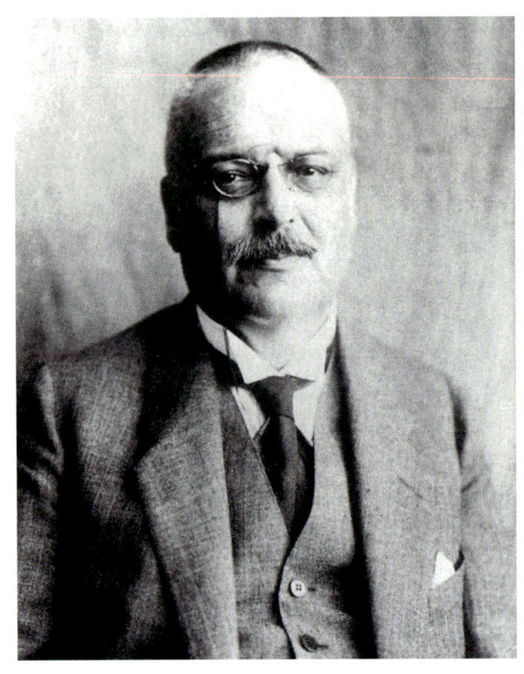

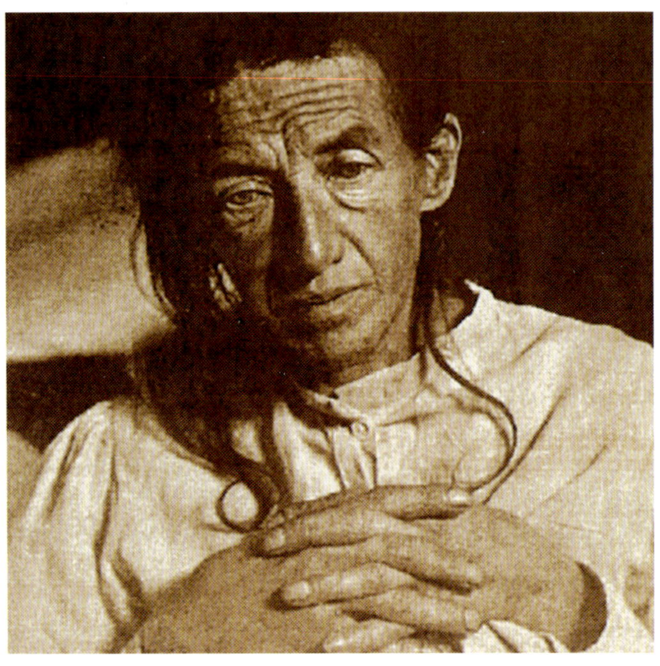

阿洛伊斯·阿尔茨海默，他以自己的名字（或者是别人用他的名字）命名了这种人类衰老过程中最令人费解的苦难之一。右图上的奥古斯特·德特首次向其展示了阿尔茨海默病的症状。

说，2010年，美国的一项研究发现，没有这样的关系，你死于任何原因的风险都会增加1倍。

III

1901年11月，在法兰克福的一家精神病院，一位名叫奥古斯特·德特（Auguste Deter）的妇女来到病理学家兼精神病学家阿洛伊斯·阿尔茨海默（Alois Alzheimer，1864—1915）面前，抱怨自己的健忘持续恶化。她能感觉到自己的个性逐渐失散，就像沙漏里的沙子一样。“我弄丢了自己。”她哀伤地解释说。

脾气粗暴但心地善良的巴伐利亚人阿尔茨海默，戴着一副夹鼻眼镜，嘴里叼着一支雪茄。对这位不幸女士不断恶化的病情，他无能为力，这让他感到既困惑又沮丧。对阿尔茨海默来说，这是个悲伤的时刻。与他结婚仅仅7年的妻子卡西莉亚，在这一年的早些时候去世了，留给他三个要抚养的孩子。因此，当德特走进他的生活时，他不得不同时应付自己最深切的哀恸，以及最严重的临床无能。此后的几个星期，这位女士变得越来越困惑和激动，阿尔茨海默的任何治疗都无法带来哪怕最轻微的缓解。

次年，阿尔茨海默搬到了慕尼黑，接受了一份新的职位，但仍然远程关注着德特夫人的病情，1906年，她最终过世，阿尔茨海默将她的大脑送去解剖。阿尔茨海默发现，这个可怜女人的大脑中充满了大量遭到破坏的细胞。他在一次演讲和一篇论文中报告了这些发现，从此与这种疾病产生了永久性的联系，尽管事实上，是他的一位同事1910年首次将之称为“阿尔茨海默病”的。值得注意的是，阿尔茨海默将从德特夫人大脑里提取的组织样本保留下来，经过现代技术做了重新研究，结果发现，她是受了一种不同于其他阿尔茨海默病患者的基因突变的折磨。看起来，她所患上的病，有可能根本不是阿尔茨海默病，而是另一种名为异染性脑白质营养不良的遗传性疾病。阿尔茨海默生前并未完全理解自己发现的重要性。1915年，他死于严重的感冒并发症，年仅51岁。

阿洛伊斯·阿尔茨海默，1909—1910年在慕尼黑大学（后排，左边）与他的团队，包括弗雷德里希·H.路易（Friedrich H. Lewy）（后排，右边）。

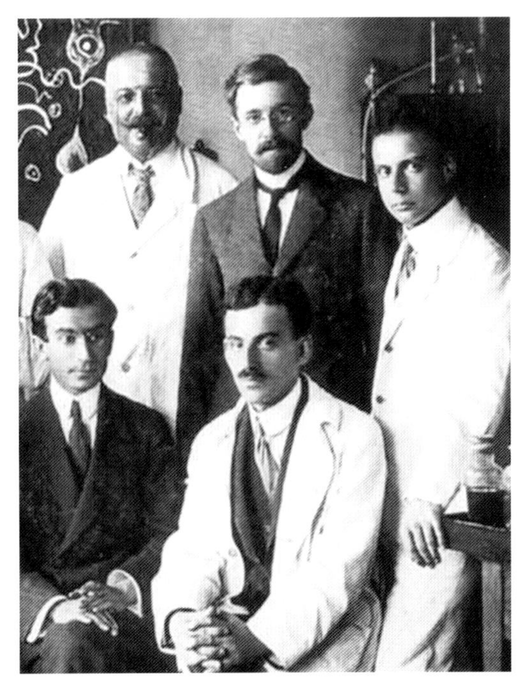

我们现在知道，阿尔茨海默病始于患者大脑中β-淀粉样蛋白斑块的累积。没人确切知道淀粉样蛋白正常运转时对我们发挥着什么作用，但一般认为，它们可能在形成记忆方面扮演着一定的角色。通常，使用完之后，它们会被冲掉，不再需要。然而，在阿尔茨海默病患者中，它们并没有完全清除，而是聚集成簇，也即俗称的斑块，妨碍大脑正常运作。

到了疾病的后期，患者还会积累缠结的tau蛋白纤维，称为“tau缠结”。tau蛋白与淀粉样蛋白的关系，以及二者与阿尔茨海默病的关系，至今仍不确定，但关键是，患者会承受

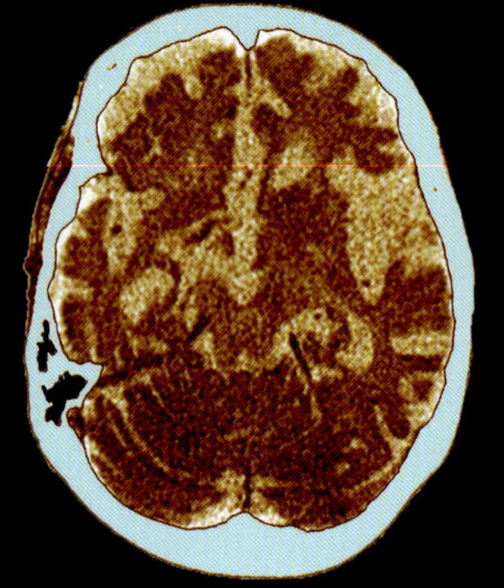
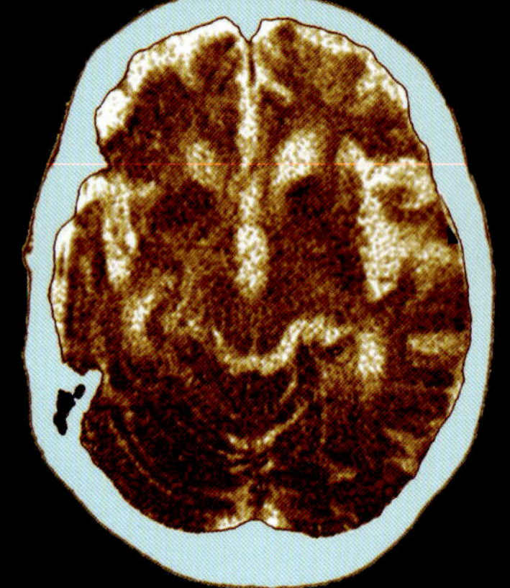
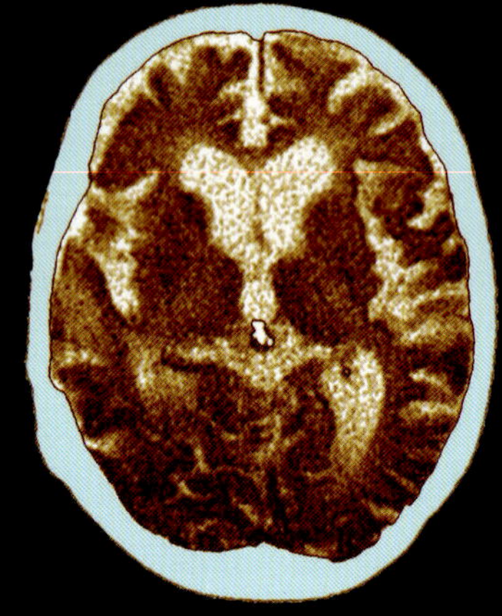

阿尔茨海默病留下的大脑情况恶化的痕迹，在这张受影响的大脑轴向或水平切片图中表现得十分明显，萎缩的区域以白色显示。

谢尔盖·科尔萨夫，他鉴别了一种与频繁酗酒有关的痴呆症。

不可逆转的记忆稳步丧失。在病情通常的发展过程中，阿尔茨海默病首先摧毁短期记忆，接着转移到所有或大部分其他记忆，导致混乱、脾气暴躁、抑制能力丧失，最终失去所有的身体功能，包括如何呼吸和吞咽。正如一位观察者所说，到最后，“人会从肌肉层面上忘记如何呼气”。可以这么说，阿尔茨海默病患者会死两次——第一次是意识上的死亡，第二次是身体上的死亡。

这一点在一个世纪前就已基本为人所知，但除此之外的一切就完全不明朗了。令人困惑的事实是，没有淀粉样蛋白和tau蛋白的积聚，仍有可能患上痴呆症；反过来说，淀粉样蛋白和tau蛋白积聚了也有可能不患痴呆症。一项研究发现，大约30%的老年人有大量的β-淀粉样蛋白积累，但并未表现出认知能力下降的迹象。

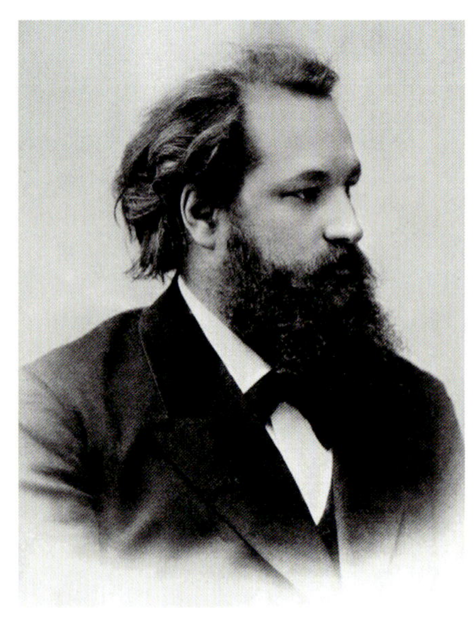

斑块和缠结或许不是导致这种疾病的原因，而只是它的“特征”，也即疾病本身留下的碎屑。简单地说，没有人知道淀粉样蛋白和tau蛋白的存在是因为患者制造了太多，还是因为患者未能将之充分清除。由于缺乏共识，研究人员分为两大阵营：一个阵营主要指责β-淀粉样蛋白（被挖苦地叫作“β-淀派”），另一个阵营主要指责tau蛋白（俗称“tau派”）。有

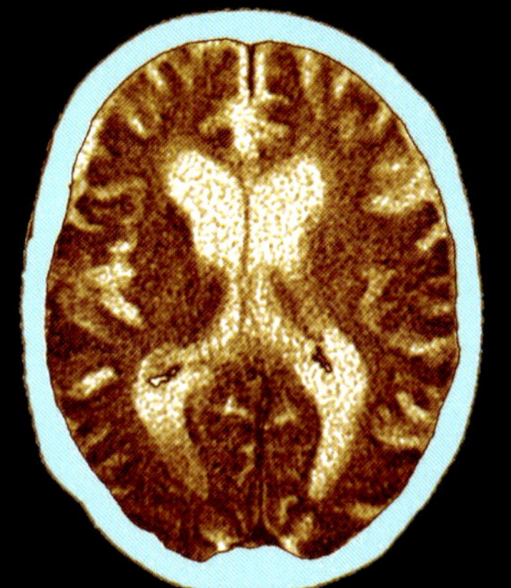
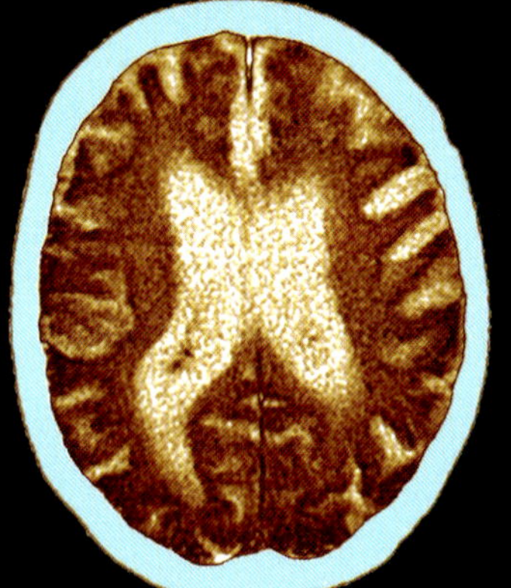
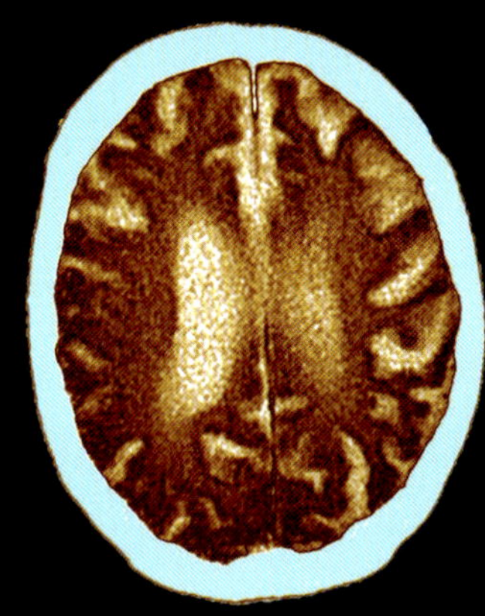

一件事我们知道，那就是斑块和缠结的积累非常缓慢，而且早在痴呆症的迹象变得明显之前就开始积聚。因此，很明显，治疗阿尔茨海默病的关键是，赶在积累造成真正损害之前尽早把它们处理掉。可直到现在，我们还没有可以这么做的技术，甚至无法确凿地诊断出阿尔茨海默病来。唯一能确认病情的办法是在患者死后进行尸检。

这里最大的谜团是，为什么有些人患上了阿尔茨海默病，有些人没有。研究人员发现了若干种与阿尔茨海默病相关的基因，但无一是直接导致生病的根源。单纯地变老，就足以极大地增加你对阿尔茨海默病的易感性，但这一点，对几乎所有糟糕的事情都成立。你接受的教育越多，患阿尔茨海默病的概率就越小，拥有不断探索的活跃大脑（与年轻时在课堂上长时间地被动学习相对）几乎肯定可以阻挡阿尔茨海默病的侵袭。在饮食健康、保持适度运动、维持合理体重、完全不抽烟、不过量饮酒的人群里，各类的痴呆症都相当少见。良性的生活并不能完全消除阿尔茨海默病的风险，但能将之减少约60%。

阿尔茨海默病占所有痴呆症病例的60%～70%，据信影响着全球大约5000万人，但阿尔茨海默病只是100多种通常很难区分的痴呆症中的一种。例如，路易体痴呆症（它得名自弗雷德里希·H. 路易医生，他曾在德国与阿洛伊斯·阿尔茨海默共事过）

跟阿尔茨海默病就很相似，因为它们都涉及神经蛋白的紊乱。额颞叶痴呆症是大脑额叶和颞叶受损（多由卒中引起）导致的。它常带给患者的亲人巨大的悲伤，因为患者通常会失去抑制力、丧失控制冲动的能力，做一些令人感到尴尬的事情——如在公众场合脱衣服，吃陌生人丢弃的食物，从超市偷东西，等等。科尔萨科夫综合征得名自19世纪一位名叫谢尔盖·科尔萨科夫（Sergei Korsakoff）的俄罗斯研究人员，这种痴呆症主要来自慢性酒精中毒。

加到一起，65岁以上的人里会有1/3死于这样那样的痴呆症。它给社会带来了巨大的代价，但令人困惑的是，各地的研究经费都严重不足。在英国，痴呆症每年让国民健康服务破费260亿英镑，但每年只获得9000万英镑的研究经费，相比之下，心脏病的研究经费是1.6亿英镑，癌症为5亿英镑。

几乎没有什么疾病比阿尔茨海默病更难治疗。它是导致老年人死亡的第三常见病因，仅次于心脏病和癌症，而我们完全没有有效的治疗方法。在临床试验中，针对阿尔茨海默病的药物失败率高达99.6%，属于整个药理学领域中失败率最高的。20世纪90年代末，许多研究人员曾暗示即将出现治疗方法，但事实证明，人们想得太乐观了。曾有一种很有希望的治疗方法，在测试时四名参与者染上了脑炎（大脑的炎症），只得撤回。在第二十二章中我们提到过，部分问题在于，阿尔茨海默病的试验只能在实验室老鼠身上进行，而老鼠并不会得阿尔茨海默病，它们必须经过特殊的培育在大脑内长出斑块，而这意味着，老鼠对药物的反应跟人类有所不同。许多制药公司现在已经彻底放弃了这一领域的药物研制。2018年，辉瑞宣布退出阿尔茨海默病和帕金森病的研究，对新英格兰的两家研究机构裁减300个工作岗位。想想看，如果可怜的奥古斯特·德特夫人是今天去看医生，她能得到的治疗也并不比120年前从阿洛伊斯·阿尔茨海默那儿得到的好多少，这真是发人深省啊！

IV

我们所有人，都会走到那一天。每天，全世界有16万人死亡。这意味着每年约有6000万人死亡，大致相当于每年都死掉瑞典、挪威、比利时、奥地利和澳大利亚的人口总和。反过来说，平均而言，全球的死亡率是0.7%，这意味着，在任何一年里，每100人中只有不到1人死亡。和其他种类的动物相比，我们非常擅长生存。

变老是一条通往死亡的确定道路。在西方世界，75%的人死于癌症，90%死于肺炎，90%死于流感，80%死于65岁以上人士会碰到的各种原因。有趣的是，在美国，自1951年以来再没有人死于年老，至少官方记录上再也没有，因为从那一年开始，死亡证明里剔除了“高龄”死因。在英国，“高龄”仍然可用，尽管用得不太多。

对我们大多数人来说，死亡是能想象出的最可怕的事情。2016年，小说家珍妮·迪斯基（Jenny Diski）因癌症即将迎接死亡，她为《伦敦书评》写下了一系列动人的散文，论述知道死亡将至的“极度恐惧”：“锋利的爪子撕挖着体内的器官，所有可怕的事情都在刮割我、侵蚀我、停驻在我的体内。”但我们似乎也有某种内置的防御机制。2014年，《临终关怀医学杂志》（*Journal of Palliative Medicine*）上发表的一项研究显示，50%～60%的绝症患者报告说，他们曾梦见自己即将离世，梦境情绪强烈却又令人甚感宽慰。另一项研究发现了死亡时大脑中化学物质激增的证据，这或许是濒死事件幸存者经常报告的强烈体验产生的原因。

大多数垂死的人在生命的最后一两天都失去了吃喝的欲望，有些人失去了说话的能力。当咳嗽或吞咽能力消失，他们往往会发出一种刺耳的声音，俗称“临死的哀鸣”（death rattle）。这听起来很难受，但对那些经历过的人来说似乎并非如此。然而，死亡时的另一种费力的呼吸，叫作“终末濒死呼吸”（agonal breathing），很可能真的很痛苦。患者无法呼吸是因为心脏衰竭，

就算是从未见过尸体的人，也能一眼就认出死亡。

终末濒死呼吸兴许只持续几秒，但也可能长达40分钟甚至更久，无论是对患者本人还是对陪伴在病床前的亲人来说，它都令人极其痛苦。有一种神经肌肉阻断剂可以让它停下来，但许多医生都不愿意开处方，因为这种药必然会加速死亡，故此被视为不道德甚至不合法，哪怕死亡已经近在眼前。

我们对死亡分外敏感，并常常做出最孤注一掷的行为来推迟这不可避免的事情。几乎在所有地方，都习惯对垂死之人进行“过度治疗”。在美国死于癌症的人里，有1/8曾在生命的最后两周接受化疗，哪怕此时早已不是化疗的有效期。三项独立的研究表明，如果癌症患者能在生命的最后几周接受的不是化疗而是姑息护理，实际上能多活几天，少受些苦。

就算是预测垂死者的死亡，也并非易事。马萨诸塞大学医学院的史蒂芬・哈奇医生（Dr Steven Hatch）写道：“一篇综述发现，即便是在身患绝症、中位数存活期只有四周的病人当中，医生也只对25%的病例正确地预测了一周之内的存活情况，而对另外25%的病例，医生的预测错了四周以上！”

死亡显现得很快。几乎就在死亡的同时，皮肤表面毛细血管里的血液就枯竭了，使得尸体带有一种与死亡相关的、幽灵般的苍白。“一个人的尸体，一看就像是业已离去的样子，确实也是那样。它了无生气，没了色彩，不再充盈着希腊人称为‘pneuma’的生命灵气。”舍温・努兰在《死亡之书》中这样写道。就算是从未见过尸体的人，也能一眼就认出死亡。

墨西哥亡灵节，通常在11月2日举行，家家户户会在那一天欢迎逝去的亲人的灵魂回来，进行短暂的团聚。

组织恶化几乎立刻就开始了，这就是为什么要赶紧“收获”（毫无疑问，这是医学界最丑陋的字眼）器官以供移植。由于重

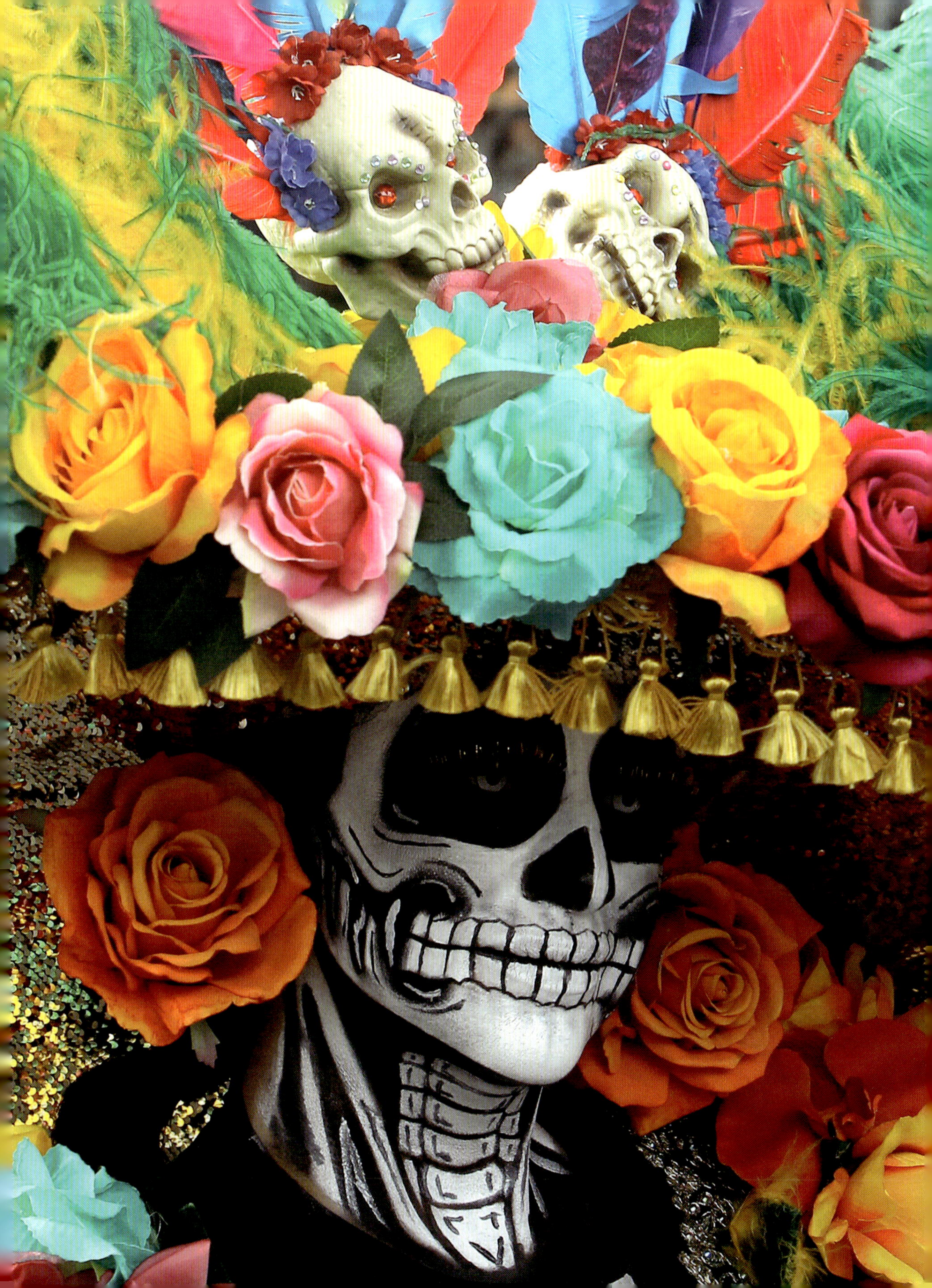

力的作用，血液汇聚到身体最靠下的部位，让那里的皮肤变成紫色，形成“尸斑”。内部细胞破裂，酶外溢而出，开始名为“自溶”的自我消化过程。有些器官的运转时间较长。肝脏在人死后会继续分解酒精，虽说它完全不需要再这么做了。不同细胞的死亡速度也不一样。脑细胞走得很快，只要3～4分钟，但肌肉和皮肤细胞或许可以持续几小时，甚至一整天。俗称“尸僵”的著名肌肉僵直，发生在死后30分钟到4小时，从面部肌肉开始，顺着身体逐渐向下、向外扩展到四肢。尸僵要持续1天左右。

一具尸体仍然生机勃勃，只不过，它不再是你的生命。它属于你留下的细菌，以及其他蜂拥而至的细菌。细菌吞噬身体，与此同时，肠道细菌产生一系列的气体，包括甲烷、氨、硫化氢和二氧化硫，以及一听名字就知道是什么意思的尸胺和腐胺化合物。腐烂尸体的气味通常在两到三天内就会变得很难闻，如果天气热的话更加刺鼻。接着，慢慢地，气味开始减轻，直到再没有剩余的肉，因此也就没有任何东西能产生气味了。当然，如果尸体落入细菌无法生存繁殖的冰川或泥炭沼地，整个过程会受到干扰；如果尸体保存在干燥条件下，则会变成木乃伊化的干尸。顺便提一句，有人说头发和指甲死后还会继续生长，这是个神话，从生理上也不可能。人死了以后，什么也不能再生长了。

对选择土葬的人来说，在密封棺材里腐烂需要很长时间——有人估计，即便是没有做防腐处理的尸体，腐烂也需要用掉5～40年时间。普通的墓地一般只在15年里有人来拜祭，故此，我们大多数人从地球上消失的时间，要远远长于从他人的记忆里消失。100年前，100个人里只有一个选择火化，但今天，3/4的英国人和40%的美国人都是火化的。如果你选择火化，你的骨灰大概会有两千克重。

就这样，你走了。但活着的时候一切挺好，不是吗？

图片来源
PICTURE ACKNOWLEDGEMENTS

Abbreviations used: AP = AP Images;
ASP = Alamy Stock Photo;
BI = Bridgeman Images;
Getty = Getty Images;
LC = Courtesy of the Library of Congress;
NARA = US National Archives and Records Administration;
NLM = US National Library of Medicine;
SHI = Science History Images;
SPL = Science Photo Library, London;
WC =Wellcome Collection
Endpapers: GraphicaArtis/Getty.
Cartoons on pages 4, 46, 90, 260, 323, 379, 453 © KipperWilliams 2022

Chapter 1:
0 © 1959 by Golden Press, Inc.;
2 Elementi di anatomia fisiologica applicata alle belle arti figurative, Francesco Bertinatti, 1837/NLM/The Internet Archive;
5 J-P Metsavainio/SPL;
7 Lennart Nilsson, TT/SPL;
8 Die Lunge by Fritz Schüler/Axel Springer Verlag Berlin;
9 KTSDesign/SPL;
10-11 James King-Holmes/SPL;
12 Laguna Design/ SPL;
13 Der Mensch als Industriepalast, Fritz Kahn 1926, Franckh/Kosmos Stuttgart, fritz-kahn.com.

Chapter 2:
16 WC;
18 Power and Syred/SPL;
20 l. and r. Steve Gschmeissner/SPL;
21 t. NLM/SPL;
21 b. NLM;
22 ISM/SPL;
23 Heidi Lynne Lewis;
25 LC;
26 Syndromeda/ Shutterstock;
29 © Delaware Art Museum/ Samuel and Mary R. Bancroft Memorial/BI;
31 The Metropolitan Museum of Art, N.Y. Twentieth-Century Photography Fund, 2009;
32 l. WC;
32 r. PNC/ASP;
33 LC;
35 t. Richard Wehr/Custom Medical Stock Photo/SPL;
35 b. NARA;
37 l. Power and Syred/SPL;
37 r. Steve Gschmeissner/SPL;
38 The Metropolitan Museum of Art, N.Y. The ElishaWhittelsey Collection, The Elisha Whittelsey Fund, 1959.

Chapter 3:
40 NIAD/National Institutes of Health/ SPL;
42 Thomas Deerinck, NCMIR/ SPL;
45 Steve Gschmeissner/SPL;
47 GL Archive/ASP;
49 t. Chantal Abergel, IGS UMR 7256
49 b. NLM;
50 SPL;
53 l. Nick Cote, Daily News-Sun/AP;
53 r. Michael Abbey/SPL;
54 David Scharf/SPL;
55 l. London School of Hygiene/SPL;
55 r. Dennis Kunkel/SPL;
57 t. WC;
57 b. NLM;
58 l. and r. WC;
59 t.l. HansWild/The LIFE Picture Collection/ Shutterstock;
59 t.r. © British Library Board. All Rights Reserved/BI;
59 b.l. and r. St. Mary's Hospital Medical School/SPL;
61 WC;
63 l. Image courtesy of the Advertising Archives;
63 r. © IWM;
64 © Washington University in St Louis;
67 John Durham/ SPL;
68 Eye of Science/SPL.

Chapter 4:
70 K H Fung/SPL;
72 Otis Historical Archives, National Museum of Health and Medicine/SPL;
73 Photo by Universal Images Group/ Getty;
75 Biophoto Associates/SPL;
77 Medimage/SPL;
78 TheWashington Post/Getty;
83 Media News Group/Orange County Register/Getty Images;
86 © World Memory Sports Council 2021;
87 l. Reproduced by permission of the Osler Library of the History of Medicine, McGill University;
87 r. © 1986, Suzanne Corkin, used by permission of TheWylie Agency (UK) Limited;
88 Korbinian Brodmann Museum;
89 WC;
91 Thomas Deerinck, NCMIR/SPL;
92 Science Source/ SPL;
93 t. and b. NLM/SPL;
94 Bettmann/ Getty;
96 George Rinhart/Corbis/Getty;
98 WC;
99 © Archives Charmet/BI;
100 SHI/ASP.

Chapter 5:
102 Oxford Science Archive/ Heritage Images/SPL;

104 DEA/G Costa/ Getty;
106 Etching by L. Mark, 1824/WC;
107 t. NLM;
107 b.WC;
108 t. and b. NLM;
109 Zephyr/ SPL;
110 l. and r.WC;
112 BI;
113 WC;
114 WC;
115 J.C. Revy, ISM/SPL;
117 Photo by Suren Manvelyan;
118 l. Lennart Nilsson, TT/SPL;
118 r. Freya Mowat/WC CC BY 4.0;
120-121 Illustrations by Henry Vandyke Carter from Anatomy by Henry Gray, Longmans 1893;
122 l. Steve Gschmeissner/SPL;
122 r. Capt. Horton/IWM/Getty;
124 t. Engraving by Romuald Ceracchi c.1820/WC;
124 b. DEA/A. Dagli Orti/Getty;
125 Portrait of Dame Ellen Terry c.1864
127 Steve Gschmeissner/SPL;
128 Noam Sobel, courtesy of UC Berkeley.

Chapter 6:

130 Anatomical Travelogue/SPL;
132 Photograph by Robert Howlett, 1857/ The Metropolitan Museum of Art, N.Y. Gilman Collection, Purchase, Harriette and Noel Levine Gift, 2005;
133 Leemage/Universal Images Group/ Getty;
134 ullstein bild/Getty;
135 DNA Illustrations/SPL;
136 Granger/BI;
137 AP/Shutterstock;
138 Chevalier Jackson Papers, Archives Center, National Museum of American History, Smithsonian Institution;
139 The Mütter Museum of the College of Physicians of Philadelphia;
140 F.G.Weller/ George Eastman Museum/Getty;
142-143 Illustrations from Anatomy by Henry Gray;
144 Yomiuri Shimbun/AP;
146 l. The History Collection/ASP;
146 r. AFP/Getty;
147 Kyodo News Stills/Getty;
148 © Christie's Images/ BI;
151 Middle Temple Library/SPL;
153 SPL;
154 l. Hulton-Deutsch/Corbis /Getty;
154 r. NLM;
155 GraphicaArtis/Getty.

Chapter 7:

156 K H Fung/SPL;
158 Illustration from Petit Livre d'Amour by Pierre Sala © British Library Board. All Rights Reserved/ BI;
160 Patrick Guenette/Alamy Stock Vector;
161 Illustration by Emile Beau, 1866/ SPL;
162 l. Cuzzort/WC;
162 r The Internet Archive;
164 CNRI/SPL;
166 Hoang Dinh Nam/AFP/ Getty;
167 Keystone/Getty;
168 l. Süddeutsche Zeitung Photo/ASP;
168 r. ullstein bild /Getty;
169 Courtesy of Thomas Jefferson University, Archives & Special Collections;
170 (all) Al Fenn/The LIFE Picture Collection/ Shutterstock;
171 l. Keystone/Hulton Archive/ Getty;
171 r. Alfred Pasieka/SPL;
172 l. Reprinted with permission, Cleveland Clinic Center for Medical Art & Photography © 2021. All Rights Reserved;
172 r. Popperfoto/Getty;
174 Rolls Press/Popperfoto/Getty;
175 BSIP/ UIG/Getty;
176 Ink drawing by Leonardo da Vinci, c.1490
178 l. Steve Gschmeissner/SPL;
178 r. Susumu Nishinaga/ SPL;
179 t.WC;
179 b. NLM;
180 l. Susumu Nishinaga/SPL;
180 r. NLM;
182 SHI/ASP;
184 Science Museum/WC CC BY 4.0;
185 Historical Picture Archive/Corbis / Getty;
186 Charles B.J.F. de Saint-Mémin, 1802/LC; Russell Lee, 1939/LC;
187 l. NLM/SPL;
187 r. American Philosophical Society/ SPL;
188 Courtesy of the Abraham Lincoln Presidential Library & Museum/© AP/ Shutterstock;
189 E. Holland Durando/Washington University.

Chapter 8:

192 Antonio Romero/SPL;
194 Art Archive/Shutterstock;
195 t. Historic Collection/ASP;
195 b. Darling Archive/ASP;
196 l. History and Art Collection/ASP;
196 r. GL Archive/ASP;
197 Patient JL, 15 pounds, 7 December, 1922. Patient JL, 30 pounds, 26 February, 1923. Images courtesy of Eli Lilly and Company;
199 Watford/Mirrorpix / Getty;
200 Photo: Furnace Ltd; Illustrations: Dover Publications. Anatomical and

Medical Illustrations: A Pictorial Archive ISBN # 9780486467528;
201 Scott Camazine/Science Source/ SPL;
202 Vintage Space/ASP;
203 Historic Images/ASP;
205 (all)WC;
206 SPL;
207 James Leynse/Corbis /Getty);
209 The NaturalWay is the Best Way for Mother and Child. Illustration by Eileen Soper. Courtesy of Chris Beetles Gallery, St James's, London on behalf of the AGBI. Poster from David Pollack Vintage Posters;
210 ullstein bild/ Getty;
211 JAIME REINA/AFP /Getty;
213 SPL;
215 The Granger Collection/ASP;
216 l. Universal History Archive/UIG/BI;
216 r. CharlesWilliams/WC;
217 WC https:// creativecommons.org/ licenses/by/4.0/;
218 t. Universitätsbibliothek Heidelberg/ heidICON;
218 b. Dr KeithWheeler/SPL;
219 t. and b. WC;
220 WC;
221 Smith Collection/Gado/ Getty;
222 Litotomia by Tommaso Alghisi, 1707/ WC;
223 t. Portrait by John Hayls, 1666/ Art Images /Getty;
223 b. The Royal College of Surgeons of England RCSSC/P 456.

Chapter 9:

224 WC;
226 Universal History Archive/UIG/Getty;
227 Nottingham University Hospitals NHS Trust;
228 G H Ford, 1863/WC;
229 Bettmann/Getty;
231 l.William Austin 1773/WC;
231 r. Portrait (detail) by Pierre Poncet, 17th century;
232 akg-images;
233 SHI/ASP;
234 l. © The Royal College of Surgeons of Edinburgh;
234 r. Engraving after photograph by H. Pollock/ WC;
236 The skeleton, drawing by Leonardo da Vinci c.1510-11 © Royal Collection/ Royal Collection Trust © Her Majesty Queen Elizabeth II, 2021/BI;
237 Microscape/SPL;
238 l. Lennart Nilsson, TT/SPL;
238 r. Steve Gschmeissner/SPL;
239 Science Source/akgimages;
240 l. The Getty/SPL;
240 r. SPL;
241 Smith Collection/Gado/Getty;
242 t. GL Archive/ASP;
242 b. Nick Veasey/SPL;
243 BSIP/Universal Images Group / Getty;
245 Zephyr/SPL;
246 Hulton-Deutsch/ Corbis/Getty.

Chapter 10:

248 © Archives Charmet/BI;
250 © Natural History Museum, London/BI;
251 John Reader/SPL;
252 Bettmann/Getty;
253 D Roberts/SPL;
254 © SZ Photo/BI;
255 Jeff Gross/Getty;
256 t.l. © TfL from the London Transport Museum collection;
256 b.l. © London School of Hygiene & Tropical Medicine, Courtesy Library, Archives & Open Research Access Service, LSHTM;
256 r. Topfoto;
258 © Pritchett & Hull Associates, Inc. Used with permission;
262 Archives New Zealand Te Rua Mahara o te Kāwanatanga.

Chapter 11:

264 Edward Kinsmand/SPL;
266 Photo © Leonard de Selva/BI;
268 © The Royal Society;
270 Universal History Archive/UIG/ Getty;
271 t. Photo by Bachrach, 1934/WC;
271 b.WC;
272 l. © Photo Researchers/Mary Evans Picture Library;
272 r. Hulton-Deutsch/Corbis/ Getty;
274 l. Dennis Kunkel Microscopy/SPL;
274 r. Anonymous/AP/Shutterstock;
277 l. The Alkemade Family;
277 r. Oldrich Picha/ CTK via AP;
279 ATP/RDB/ullstein bild/Getty;
280 Arterra/Universal Images Group/ Getty;
282 t. Northcliffe Collection/ANL/ Shutterstock;
282 b. CPA Media Pte Ltd/ASP;
283 Pictures from History/BI.

Chapter 12:

284 Dennis Kunkel Microscopy/ SPL;
286 Zephyr/SPL;
287 Steve Gschmeissner/SPL;
288 Steven May/Alamy Live News;
290 Image courtesy of TheWalter and Eliza Hall Institute of Medical Research (WEHI);
291 (all) Edelmann/SPL;
293 Steve Gschmeissner/SPL;
294 Bettmann/Getty;
296 l. Bettmann/Getty;
296 r. Irish Kidney Association CLG, Dublin;

297 National Pictures/Topfoto;
299 l. The Arthur H. Aufses, Jr., MD Archives, Icahn School of Medicine at Mount Sinai/Mount Sinai Health System, New York, N.Y.;
299 r. Living Art Enterprises/ SPL;
300 SIU/SPL;
302 Eye of Science/SPL.

Chapter 13:

304 Innerspace Imaging/SPL;
306 Sovereign, ISM/SPL;
308 l. Dennis Kunkel Microscopy/SPL;
308 c. Dr Tony Brain/SPL;
308 r. Dennis Kunkel Microscopy/SPL;
310 The National Archives/SSPL/Getty;
312 Apic/ Getty;
313 l. Universal History Archive/UIG / Getty;
313 r. The National Archives, London, England;
314 © London School of Hygiene & Tropical Medicine;
315 Peter Gardiner/SPL;
316 Boys and Kitten 1873 byWinslow Homer © Worcester Art Museum/BI;
318 l. Fritz Goro/ The LIFE Picture Collection/Shutterstock;
318 r. Bettmann/Getty;
319 l. Gemma Levine/ Hulton Archive/ Getty;
319 r.WC;
321 The National Archives, London, England.

Chapter 14:

324 Fine Art/Getty;
326 Science & Society Picture Library/ Getty;
328 (all)Wilbur Owen Atwater Papers/US Department of Agriculture/SPL;
330 Rick Friedman/Corbis/Getty;
331 l. Fernán Federici/WC CC BY 4.0;
331 c. Dennis Kunkel Microscopy/SPL;
331 r. Portrait by HenryWyndham Phillips/GL Archive/ASP;
332 The National Archives, London, England/ Mary Evans;
333 l. AP/Shutterstock;
333 r. WC;
335 WC;
336 Bettmann/Getty;
337 l. Russell Lee, 1939/LC;
337 r. Buyenlarge/ Getty;
339 l. Dennis Kunkel Microscopy/SPL;
339 r. Lennart Nilsson/Boehringer Ingelheim/ TT/SPL;
340 Scott Camazine/SPL;
341 t. The History Collection/ASP;
341 b. Rick Danzl/ The News-Gazette/ AP;
343 Marine Biological Laboratory Archives, 1930, https://hdl.handle.net/1912/16769;
344 NARA 026-g-037-021-001;
345 l.Wallace Kirkland/The LIFE Picture Collection/Shutterstock;
345 r. Pete Hohn/ Star Tribune/Getty;
348 Unknown artist, Dutch School, 1590/ Erich Lessing/akgimages;
350 Tony Camacho/SPL;
351 Douglas Sonders.

Chapter 15:

354 SPL;
356 WC;
359 t. SHI/ ASP;
359 b. FLHC A29/ASP;
361 Granger/ BI;
362 l. SHI/ASP;
362 c. Life and Letters of Dr.William Beaumont by Jesse S. Myer/WC;
362 r. Experiments and Observations on the Gastric Juice, and the Physiology of Digestion byWilliam Beaumont, 1838/ WC;
363 Steve Gschmeissner/SPL;
364 Patrick Guenette/ Alamy Stock Vector;
365 l. Courtesy of the Naval History and Heritage Command NH 102917;
366 l.WC;
366 r. Operative Treatment of Chronic Intestinal Stasis by William Arbuthnot Lane/WC;
367 l. Appleton's Cyclopædia of American Biography;
367 r. The Defective Delinquent and Insane by Henry A. Cotton/ WC;
368 t. NLM/SPL;
369 l. Charles Hewitt/ Getty;
369 r. The Wasp, 1882/California State Library/ The Internet Archive.

Chapter 16:

370 Night and Sleep (detail) by Evelyn de Morgan, 1878 © De Morgan Foundation/BI;
372 NARA;
374 Colin Varndell/ASP;
375 Natalia Pryanishnikova/ ASP;
377 Allan Hobson/SPL;
380 Provided by Russell G. Foster;
383 (both) Keystone- France/Gamma-Keystone/Getty Images;
385 The Insomniac from Tacuinum Sanitatis Codex Vindobonensis, Alinari/BI;
386 The Metropolitan Museum of Art, N.Y. Harris Brisbane Dick Fund, 1917;
389 Gaping's Catching by T L Busby, c.1826/WC.

Chapter 17:

390 Photo © Raffaello Bencini/ BI;
392 Biophoto Associates/SPL;
393 t. FLHC A31/ASP;
393 b. SPL;

394 l. American Philosophical Society/ SPL;
394 r. Biodiversity Heritage Library/The Internet Archive;
395 t. Science Source/SPL;
395 b. American Philosophical Society/ SPL;
397 Matthijs Kuijpers/ASP;
399 l. stf/AP/Shutterstock;
399 b. Bettmann/Getty;
400 Paul Slade/Paris Match/Getty;
404 l.WC;
404 r. Plate from the Nouvelles démonstrations d'accouchements by Jacques-Pierre Maygrie, 1840/ Adocphotos/ Corbis/Getty;
406 The Internet Archive;
407 WC;
408 t. Vintage MedStock/ Getty;
409 b.WC;
410 Ignelzi/AP/Shutterstock.

Chapter 18:
410 Eye of Science/SPL;
412 Studies of the foetus in the womb by Leonardo da Vinci, c.1510-13 © Royal Collection / Royal Collection Trust © Her Majesty Queen Elizabeth II, 2021/BI;
414 Dennis Kunkel Microscopy/SPL;
416-417 TheVisualMD/Science Source/ SPL;
418 Lennart Nilsson, TT/SPL;
419 l. NASA, Robert Markowitz/SPL;
419 r. Dr Najeeb Layyous/ SPL;
420 WC;
422 l. BI;
422 r. Pennsylvania State Library/The Internet Archive;
423 t. WC;
423 b.WC;
425 l. SPL ;
425 r. Middle Temple Library/SPL;
426 The Figure of the Child turning itself to the birth in Mellificium chirurgiæ 1685 by James Cooke © The Royal College of Surgeons of Edinburgh;
429 © British Library Board. All Rights Reserved/ BI;
431 WC;
432 Album/ASP.

Chapter 19:
434 WC;
436 WC;
437 AFP PHOTO/TANG CHHIN SOTHY/ Getty;
438 t.WC;
438 b. Old Paper Studios/ASP;
439 © Irene Tracey;
441 WC;
442 SHI/ASP;
443 Thomas Deerinck, NCMIR/SPL;
444 l. SPL;
444 r.WC ;
445 Kage Mikrofotografie GBR/ SPL;
446 l. Oxford Science Archive/Print Collector/Getty;
446 r. Courtesy of the South Canterbury Museum, NZ, 2012/186.10307;
447 Lennart Nilsson, TT/SPL;
448 t. The Metropolitan Museum of Art, N.Y. The Elisha Whittelsey Collection, The ElishaWhittelsey Fund and Harris Brisbane Dick Fund, by Exchange, 1970;
448 b. The Cleveland Museum of Art. Bequest of Dr. Paul J. Vignos, Jr.;
449 Pictorial Press Ltd/ASP;
450 Alphonse Daudet, 1893. Lithograph by Eugène Carrière. The Cleveland Museum of Art. Twenty-fifth anniversary gift, Mr. and Mrs. Lewis B. Williams Collection;
451 t. © New York Historical Society/BI;
451 b.WC.

Chapter 20:
454 Luisa Ricciarini/BI;
456 steeve-x-art/ASP;
459 Howard Earl Simmons/ NY Daily News Archive/Getty;
460 l. Steve Gschmeissner/SPL;
460 r. AMI Images/ Cynthia S Goldsmith, Olga I Kosoy/SPL;
461 l. Jack E. Boucher/LC;
461 r. James Cavallini/ SPL;
463 l. RBM Vintage Images/ASP;
463 r. NARA 165-WW-269B-013;
464 l. CBW/ASP;
464 r.WC;
466 New York Public Library/SPL;
467 LC;
468 l. FromToshin seiyo by Kanda Gensen, c.1720/WC;
468 r. WC;
469 WC;
470 Barts Health NHS Trust Archives RLHBH/P/2/9/4;
472 l. Stephan Bianchetti/ BI;
472 c.l. NLM;
472 c.r. WC;
472 r. WC;
473 United StatesWar Department, 1945/ NLM;
475 Bettmann/Getty;
477 NLM.

Chapter 21:
478 Steve Gschmeissner/SPL;
480 LOC/Science Source/SPL;
481 WC;
483 SPL;
485 l. akg-images;
485 r.WC;
487 t. SHI/ASP;
487 b. Keystone Press/ASP;
488 Pictorial Press Ltd/ASP;
489 The Miriam and Ira D.Wallach

Division of Art, Prints and Photographs: Print Collection, The New York Public Library. "Hugo Arnot." The New York Public Library Digital Collections;
490 WC;
491 l. NLM/SPL;
491 r. NLM/SPL;
493 NLM;
494 t.l. GL Archive/ASP;
494 c. PNC Collection/ASP;
494 b. John B Carnett/ Bonnier Corp/ Getty;
494 t.r. Daily Herald Archive/SSPL/Getty;
495 Paul Cannon/AP/ Shutterstock;
496 Hulton-Deutsch/Corbis/ Getty;
497 Bettmann/Getty;
498 dpa picture alliance/ASP.

Chapter 22:

500 J C Revy, ISM/SPL;
502 SHI/ ASP;
503 t. Photo by Julius Schatz. Courtesy of the Schatz family, albertschatzphd.com;
503 b. Roger Higgins/LC;
505 Francisco Martinez/ ASP;
507 l. Smith Collection/Gado/Getty;
507 c. Darling Archive/ASP;
507 r. Portrait by HenryWyndham Phillips/Rapp Halour/ASP;
508 Homer Sykes/ASP;
509 Bettmann/Getty;
510 Keystone/Getty;
511 t. Photo by Jacob Riis/Bettmann/ Getty;
511 b. Hulton-Deutsch/ Corbis /Getty;
512 Benjamin Sheer/Federal Art Project/ Granger/BI;
515 MEGAN JELINGER/AFP/Getty;
516 (both) Zephyr/ SPL;
518 Steven Needell/SPL;
519 SPL;
521 "Pill Man" sculpture © Frank Huntley;photo BRENDAN SMIALOWSKI/ AFP/Getty.

Chapter 23:

524 The Metropolitan Museum of Art, N.Y. Purchase, Anonymous Gift, in memory of Frits Markus, and Frits and Rita Markus Fund, 2003;
526 Heritage Images/ Getty;
528 t. Bettmann/Getty;
528 b. Fotos International/Getty;
530 Arturo Londono, ISM/SPL;
531 Nati Harnik/AP/Shutterstock;
533 Elaine Thompson/AP/Shutterstock;
536 (t. both) Sipa/Shutterstock;
536 b. The Yomiuri Shimbun via AP;
538 l. IanDagnall Computing/ASP;
538 r. SHI/ASP;
539 SHI/ ASP;
540-541 t. Zephyr/SPL;
540 b. Sputnik/ SPL;
545 ULISES RUIZ/AFP/Getty;

For Notes, Index and Bibliography, please visit www.penguin.co.uk/TheBodyIllustrated